全国中医药行业高等教育"十四五"创新教材

芳香中药学

世界中医药学会联合会芳香健康产业分会

王有江　印遇龙　李思婷　主编

U0200676

科学技术文献出版社
SCIENTIFIC AND TECHNICAL DOCUMENTATION PRESS
·北京·

图书在版编目（CIP）数据

芳香中药学 / 王有江，印遇龙，李思婷主编. —北京：科学技术文献出版社，2023.7

ISBN 978-7-5189-9885-2

Ⅰ.①芳… Ⅱ.①王… ②印… ③李… Ⅲ.①中药学—研究 Ⅳ.① R28

中国版本图书馆 CIP 数据核字（2022）第 237996 号

芳香中药学

策划编辑：薛士滨　　责任编辑：刘英杰　张雪峰　　责任校对：张永霞　　责任出版：张志平

出　版　者	科学技术文献出版社	
地　　　址	北京市复兴路15号　　邮编 100038	
编　务　部	（010）58882938，58882087（传真）	
发　行　部	（010）58882868，58882870（传真）	
邮　购　部	（010）58882873	
官 方 网 址	www.stdp.com.cn	
发　行　者	科学技术文献出版社发行　全国各地新华书店经销	
印　刷　者	北京虎彩文化传播有限公司	
版　　　次	2023 年 7 月第 1 版　2023 年 7 月第 1 次印刷	
开　　　本	787×1092　1/16	
字　　　数	836千	
印　　　张	37.5	
书　　　号	ISBN 978-7-5189-9885-2	
定　　　价	198.00元	

序

党的十八大以来，党和政府关心支持中医药学发展，习近平总书记指出，"中医药学是中国古代科学的瑰宝，也是打开中华文明宝库的钥匙"；并且说"传统医药是优秀传统文化的重要载体，在促进文明互鉴、维护人民健康等方面发挥着重要作用""要遵循中医药发展规律，传承精华，守正创新，加快推进中医药现代化、产业化，坚持中西医并重，推动中医药和西医药相互补充、协调发展，推动中医药事业和产业高质量发展，推动中医药走向世界，充分发挥中医药防病治病的独特优势和作用，为建设健康中国、实现中华民族伟大复兴的中国梦贡献力量"。这是中医药产业与事业发展的指导思想和大政方针，也是中医药传承精华、守正创新的方向和路径。

2019年，新型冠状病毒肆虐，给世界社会经济和人民生命健康带来了巨大影响。

中国首当其冲，但在党和政府的领导下，全国人民众志成城，坚持"生命至上，举国同心，舍生忘死，尊重科学，命运与共"的伟大抗疫精神，采用中西医结合，中西药并用方针，取得了抗击疫情的阶段性胜利。中医药早期介入、全程参与、筛选出三药三方，在各个阶段都发挥了重要作用，成为中国方案的亮点。

在三药三方及各地使用的数十种治疗"湿毒疫"的有效方药中，包括了很多种芳香化浊类中药。很多处方也都包含了"麻黄、桂枝、生姜、细辛、藿香、陈皮、金银花、薄荷"等芳香类中药，同时也有大量佩戴艾叶、苍术、白芷等芳香中药制成中药香囊的案例。回顾文献和实验研究，芳香类中药多有挥发油类成分，这类成分具有抑杀病毒细菌、促进胃肠蠕动、镇咳化痰、安神镇惊等药理作用，对传染性疾病具有较好的疗效，历代医案中多有记载。

芳香类中药是一类气味芳香，性偏温燥，多入肺、脾两经。临床常用的有以下几类：一类是芳香化湿类药物，具有健脾化湿、芳香化浊功效；一类是芳香理气类药，具有芳香行气、解郁散结功效；还有芳香开窍类药物，具有芳香开窍、醒神宁心的功效。由此可见，芳香类中药可以归到很多治则治法中，相应的方剂也较多，是临床应用广泛的一类中药。目前有些国家开展芳香疗法，挥发油治疗更是将芳香药推广到养生保健。

世界中医药学会联合会芳香健康产业分会组织编著的《芳香中药学》，总结了芳香类中药的历史文献、临床应用和养生保健作用。是以中医药界专家学者为主的精英们共同奋斗的结晶，开拓了中医药研究的新方向，丰富了中医药研究内容，值得借鉴和学习。

实践证明，芳香中药文化已将中医治疗、治未病、养生等诸多方面融为一体。随着经济社会发展与人民生活水平的提高，人们越来越重视生命和生活质量，芳香中药文化在满足人们不同层次的物质和精神需求方面将越来越被重视。芳香中药文化作为不可或缺的古典而时尚的文化，它将为各个行业"添香""加油"，增加魅力，带动芳香中医药与相关产业的发展。

此书深入浅出，通俗易懂，虽然有些内容尚有待严谨推敲和缺乏循证依据，但不失为芳香中药科普教育的一部教材，也是弘扬与传播中医药文化、芳香中药文化的载体，有利于芳香类中药的研究深入和普及推广，也望芳香类中药在养生保健、防病治病、瘥后康复中发挥更大作用。

书将付梓，先睹为快，不揣粗简，乐而为序。

中国工程院　院　士
天津中医药大学名誉校长　张伯礼
中国中医科学院名誉院长

于天津团泊湖

前　言

世界中医药学会联合会芳香健康产业分会是在有着19年辉煌历史的中国天然香料产业联盟基础上组建的学术团队。芳香健康产业分会决心与志同道合人士携手创建当代芳香健康产业的"线上黄埔军校"，培育出千万攻坚克难、能开辟新征程的铁血团队，为弘扬芳香中医药文化，推动芳香健康产业跨越发展而踔厉奋发、勇毅前行。

芳香健康产业分会整合海内外人才资源，广泛吸纳专家学者对芳香植物等科研成果，结合后疫情时代需求和中医药发展趋势，以构建人类卫生健康共同体的理念，加强中医药文化国际传播的愿景，精益求精的科学精神，多方征询各方人士意见，几易其稿，几百人奋笔疾书，用近5年时间完成了《芳香中药学》这项艰巨的富有开创性的芳香健康产业基础理论著作编撰工作。

古往今来，在中医临床实践中均涉及芳香类药物，古籍中亦有记载。尽管芳香类药众、功效独特、在"抗疫"中崭露头角，但缺乏系统总结、归纳和提升。因此，本教材将各类不同功能芳香中药进行全面梳理、提炼与归纳，同时吸纳了现代芳香植物药、芳香动物药及矿物药，以及芳香微生物药等科研成果，以使芳香药物的品种更丰富、应用更加科学化、系统化，促进教学、科研、科普、临床与产业融合发展。

本教材是从事多年中医药及芳疗教学与科研工作的具有丰富教学经验和临床实践的专家和中青年教授、博士等辛勤工作的成果。其中绪论由芳香健康产业分会专家指导委员会杨明主任起草，王有江、印遇龙、李思婷修订；总论由王有江、印遇龙、李思婷、吴克刚、师宝萍、赵梁军、吴鸿、刘海涛、赵海平、谢果珍、钟凌云、杜清等撰写；以李保印教授为首，周秀梅、陆少华、宋天彬、师宝萍等业界权威人士在百忙中审阅、修改了书稿；湖南中医药大学刘向前教授为本书配置了彩图并生成二维码显示在封底上；名誉会长印遇龙院士团队1年3次召开《芳香中药学》学术讨论会完善并提升了本书；长沙绿叶生物科技有限公司、湖南绿蔓生物科技股份有限公司、湖南诺泽生物科技有限公司和湖南诺茗心生物工程有限公司对本书出版给予资助支持；世界中医药学会联合会创会副主席兼秘书长、国家中医药管理局原副局长、教授李振吉先生领衔审定了此书。

在编撰过程中得到了全国多所中医药大学领导和专家团队的大力支持，特别是世界中医药学会联合会国际联络部王晶主任及各编委单位领导对出版此书给予高度重视、多方协助，在此深表谢意。本书的成功编撰与出版，还得益于中国科学院前沿科学重点研究计划项目（仔猪营养性腹泻的分子机制与干预修复，QYZDY-SSW-SMC008）、国家自然科学基金项目（仔猪肠道氧化应激损伤发生的分子机制及营养调控，32130099）、天津市合成生物技术创新能力提升行动项目（猪低蛋白日粮添加功能性氨基酸研发及应用，TSBICIP-CXRC-038）、

1

国家生猪技术创新中心先导项目、财政部和农业农村部：国家现代农业产业技术体系资助项目（CARS-35）和云南省科技项目（生猪产业提质增效关键技术研究，202202AE090032）等项目的研究成果和支持。本书在编撰过程中参考并引用了众多专家学者的最新研究成果及著作，在此一并表示衷心感谢！

本教材适用于中医药类专业的本科教学，是从事芳疗实践及芳香药物产品开发与研制的科研人员的参考书，也是中医药企业发展生产、开发产品的指南书，还可供芳香健康医学和芳香养生行业人员培训与科普使用。同时，教材第 10 章分析了芳香中药在畜禽生产中应用及其与人类健康关系，指明了芳香中药作为绿色添加剂在畜禽养殖中的开发路径，这可为畜禽科研工作者和养殖人员提供参考与应用。为有利于应用及产业开发，在出版本教材同时，出版《芳香中药大辞典》。

本教材在编撰中注重创新，打破传统教材写作模式，专门在第 11 章"芳香中药文化及其弘扬与传播"中对芳香中药文化进行了开创性阐释，回答了芳香中药文化内涵与外延、渊源、形成、历史使命、时代特征、融合发展与完善以及未来发展趋势与方向等，这将为芳香健康产业发展插上翅膀，为文化创意工作者、文艺工作者发挥和创作提供指南。

为撰写出有时代学术高度和价值的精品教材，全体编者与芳香健康产业分会密切合作，集编者各自的特长，进行系统分工、分头写作、反复修改、字斟句酌，但书中难免存在不足或遗憾，殷切希望广大读者及专家提出宝贵意见和建议，以便再版时修订。

本书得到中国工程院院士、世界中医药学会联合会副主席、天津中医药大学名誉校长、中国教育部高等学校中医学教学指导委员会主任委员、"人民英雄"国家荣誉称号获得者张伯礼教授认可，并亲笔作序，在此书出版发行之际，特表敬意和感谢。

本书在出版发行之际，得到广西壮族自治区科学技术协会和玉林市委与市政府认可、赞扬，并在推广传播方面给予了大力支持，本书编委会及世界中医药学会联合会芳香健康产业分会深表谢忱。

世界中医药学会联合会芳香健康产业分会
2023 年 7 月 1 日

编写说明

《芳香中药学》是世界中医药学会联合会芳香健康产业分会基础理论建设的主要组成部分，是分会专家团队团结奋斗的结晶，是海内外各界人士多方协助、支持的结果。

本书在继承中医药传统的基础上，注重结合后疫情时代中医药面临的新课题进行了大胆探索与创新，提出了未来中医药发展的方向和路径。

本书在选取芳香类中药时主要是从近年来出版的《中药学》《中药大辞典》《中国芳香植物资源》及论文中标明有挥发性成分的药材中选录。

全书分三大部分：绪论部分尽量高瞻远瞩、着眼全球、权威、超前；总论部分紧紧围绕"挥发油"与芳香药材种植、生产、加工、文化及畜禽健康进行论述，对于传统的成型科研成果介绍较少；各论部分在吸收传统中医药书写法前提下，破例在挥发性成分、得油率、现代科研主要成果及资源状况、开发前景方面侧重进行阐述。

本书在科学传播推广知识的同时，注重芳香健康产业发展，对中医药市场也有所介绍；与此同时，在关注人用芳香类中药时，也适当关注畜禽健康养殖问题，这是前所未有的探索。

书中各论按植物学分类方法进行分章，按药性进行分节，这是开创性举措。但是，这里的分类方法并不是科学意义上分类，而是为查找及写作时方便、顺畅。

《芳香中药学》编写团队

主　编

王有江

　　世界中医药学会联合会芳香健康产业分会会长，中国天然香料产业联盟创始人、主席，中国中药协会中药精油专业委员会副理事长，中国科普作家、高级政工师、著名文化创意工作者、《中国花卉报》特约记者、"天香庄园"园长

印遇龙

　　世界中医药学会联合会芳香健康产业分会名誉会长，中国工程院院士、博士生和博士后导师，现任湖南农业大学畜牧学科带头人、中国科学院亚热带农业生态研究所首席研究员、中国农业农村部动物营养实验室群学术委员会副主任、中国农学会微量元素与食物链分会理事长、中国饲料工业协会副会长、国家生猪产业技术创新战略联盟理事长

李思婷

　　世界中医药学会联合会芳香健康产业分会常务副会长，世界中医药学会联合会芳香健康产业分会专业技术标准审定委员会主任，中国中药协会中药精油专业委员会副理事长，欧洲芳香疗法学会亚太区主席、教授、博士，欧芳生物科技（上海）股份有限公司董事长

副主编

李伟明

　　河北省农林科学院功能性植物研究中心主任、研究员，世界中医药学会联合会芳香健康产业分会专家指导委员会副主任，世界中医药学会联合会芳香健康产业分会专业技术标准审定委员会副主任，河北省植物精油产业技术研究院院长

吴北峰

　　黑龙江中医药大学副教授、针灸学博士，世界中医药学会联合会芳香健康产业分会专家指导委员会副主任

吴克刚

　　广东工业大学教授、硕士研究生导师，芳香健康产业分会粤港澳大湾区芳香健康科技协同创新平台主任，世界中医药学会联合会芳香健康产业分会专家指导委员会副主任

周应军

中南大学教授、博士师导师，湖南今汉药业有限公司董事长，中国民族药学会副会长，长沙中药产业联盟副秘书长，世界中医药学会联合会芳香健康产业分会专家指导委员会副主任

麻浩珍

世界中医药学会联合会芳香健康产业分会副会长，中国保健协会副理事长，中国机构养老协会副会长，中国医学装备协会音乐医学与技术装备分会副会长，乾宁斋集团董事长，中医老字号乾宁斋第15代传人、教授

吴　鸿

华南农业大学原副校长、二级教授，现任广东省兽用中药与天然药物工程技术研究中心主任、药用植物研究中心主任、国家南药科技创新联盟专家委员会主任委员，世界中医药学会联合会芳香健康产业分会专家指导委员会副主任

刘向前

湖南中医药大学教授、博士研究生导师，韩国庆熙大学药学博士、韩国圆光大学中医药孔子学院中方院长，世界中医学学会联合会药膳食疗研究专业委员会常务理事兼副秘书长，长沙博海生物科技有限公司董事长，《中草药》杂志编委，世界中联芳香健康产业分会专家指导委员会成员

刘沁攸

世界中医药学会联合会芳香健康产业分会常务理事，澳门天然芳香产业协会名誉会长，云南大理大学芳香疗法客座教授兼双创导师，AEUA欧洲芳香疗法学会大中华区副主席，云南省整形美容协会细胞研究与应用分会副会长

杨学军

北京市农林科学院副研究员、博士，中国天然香料产业联盟副主席兼秘书长，世界中医药学会联合会芳香健康产业分会常务副秘书长、专家指导委员会成员

卢　涛

上海中医药大学中医基础理论专业博士，世界中医学学会联合会芳香健康产业分会专家指导委员会成员

杨爱红

南京中医药大学医学院·整合医学学院副教授，世界中医学学会联合会芳香健康产业分会专家指导委员会成员

张志国

湖南中医药大学教授，全日制硕士研究生导师与传承博士研究生导师，2016年全国名老中医药专家学术经验传承工作室导师

杨志臣

北京市农林科学院草业花卉与景观生态研究所副研究员、博士，世界中医学学会联合会芳香健康产业分会专家指导委员会成员

编　委（按姓氏笔画排序）

丁振柱（潍坊纳澳化妆品有限公司）

马　飞（北京市密云区博众医院）

马清毅（中医芳香理疗师、国家一级摄影师）

马誉修（世界中医学学会联合会芳香健康产业分会副秘书长）

于　虹（北京和合芳香健康科技集团有限公司）

王　卓（江西中医药大学）

王　婧（湖南农业大学）

王乐莅（湖南师范大学）

王丽红（佳木斯大学药学院）

王佳楠（国网信息通信产业集团有限公司）

王建芳（乡村振兴百城百县服务中心）

王晓龙（中国民族医药协会芳香医药分会）

毛舒鳞（台州市黄岩中医院）

尹　杰（湖南农业大学）

邓远坤（湖南农业大学）

石达友（华南农业大学）

叶　茂（四川国际标榜职业学院）

叶传财（福建省中药材产业协会香药分会）

史亚军（陕西中医药大学）

白苗苗（中国科学院亚热带农业生态研究所）

丛义艳（湖南师范大学）

冯培民（成都中医药大学）

匡振坤（台州市黄岩中医院）

邢月腾（安阳工学院）

乔　波（湖南中医药大学）

吕　娜（黑龙江中医药大学）

朱　震（南京中医药大学）

朱桂祯（长春中医药大学）

伍树松（湖南农业大学）

伍振峰（江西中医药大学）

任文凯（华南农业大学）

向　楠（山东中医药大学）

刘　丽（《中国化妆品》杂志社）

刘　旭（河北省农林科学院）

刘　波（江西中医药大学）

刘　勇（湖南省农科院植保所）

刘　涌（湖南省宁乡县畜牧水产事务中心）

刘　梅（湖南农业大学）

刘　敏（南京中医药大学）

刘江亭（山东中医药大学）

刘红南（中国科学院亚热带农业生态研究所）

刘红燕（山东中医药大学）

刘昊阳（北京农学院）

刘春雪（安佑生物科技集团股份有限公司）

刘昭纯（山东中医药大学）

刘思琦（黑龙江中医药大学）

刘钟栋（河南工业大学）

刘莹莹（湖南省畜牧兽医研究所）

刘海涛（华南农业大学）

刘智谋（湖南诺泽生物科技有限公司）

齐　鸣（中国科学院亚热带农业生态研究所）

闫景彩（湖南农业大学）

江红格（河南禹州市合同泰药业有限公司）

汤一新（四川省乐山市中医院）

阮　征（南昌大学）

孙　晖（日本 J＆J 株式会社·生活之木）

孙　蕾（台州市黄岩中医院）

孙浩然（英国 HAA 整全芳疗协会中国区）

牟晶晶（台州市黄岩中医院）

严作廷（中国农科院兰州畜牧与兽药研究所）

苏　丹（台州市黄岩中医院）

杜　清（江西中医药大学）

李　钊（欧洲芳香疗法学会中国专家委员会）

李　婉（中国科学院亚热带农业生态研究所）

李　淼（上海中医药大学）

李　瑞（中国科学院亚热带农业生态研究所）

李　漪（中国食品土畜进出口商会）

李阳兰（杭州觅兰健康管理咨询有限公司）

李玮辰（北京中医药大学）

李昌珠（湖南省林业科学院）

李建中（湖南师范大学）

李顺祥（湖南中医药大学）

李爱萍（福建省农业科学院作物研究所）

李维佳（河北瑞龙生物科技有限公司、河北省植物精油产业技术研究院）

李艳玉（内蒙古自治区赤峰市喀喇沁旗农牧局农牧技术推广中心）

杨　华（湖南农业大学）

杨　哲（湖南农业大学）

杨　敏（湖南诺茗心生物工程有限公司）

杨雨沁（上海中医药大学）

杨振霖（上海中医药大学）

杨焕胜（湖南师范大学）

吴　茜（黑龙江中医药大学）

吴　信（中国科学院亚热带农业生态研究所）

吴　萍（湖南常德市第一人民医院）

吴文刚（黑龙江中医药大学）

吴世林（广州智特奇生物科技股份有限公司）

邱　晨（苏州市山水职业培训中心）

邱　斌（云南中医药大学）

何兴国（长沙绿叶生物科技有限公司）

何流琴（湖南师范大学）

余　淼（成都大帝汉克生物科技有限公司）

陈晓宇（中央广播电视总台财经节目中心）

沈王明（台州市黄岩中医院）

张　梅［张家港威胜生物医药（苏州）股份有限公司］

张　萍［有机地球（北京）生物科技有限公司］

张小飞（陕西中医药大学）

张文远（芳香健康产业分会副秘书长）

张安琪（台州市黄岩中医院）

张宝堂（湖南绿蔓生物科技股份有限公司）

张娜娜（台州市黄岩中医院）

张海娜（河北省农林科学院）

张海燕（江西中医药大学）

张瑞义（上海中医药大学）

张蕴力（伊犁河谷农业科技集团有限公司）

陆紫蔓（上海中医药大学）

陈　晔（上海拾香集芳香健康科技有限公司）

陈　强（四川省乐山市中医院）

陈冬民（湖北省咸宁市桂花城建设办公室）

陈丽华（江西中医药大学）

罗建峰（台州市黄岩中医院）

岳鹏飞（江西中医药大学）

周逸群（湖南中医药大学）

周锡红（中国科学院亚热带农业生态研究所）

郑　琴（江西中医药大学）

郑开斌（福建省农业科学院农业生态研究所）

郑鹏飞（广东国医小镇集团有限公司）

赵　纳（中国中小企业协会芳香芳疗精油产业工作委员会）

赵华祥〔颐黎芳香医药科技（上海）有限公司〕

赵素梅（云南农业大学）

赵海平（江西中医药大学）

赵梁军（中国农业大学）

赵曦晨（华南农业大学）

钟　红（东方仟渡书院）

钟凌云（江西中医药大学）

段雪娟（广东工业大学）

侯同杰（河南慧慧农业科技有限公司）

侯改凤（中国科学院亚热带农业生态研究所）

侯瑞锋（河北普兰特生物科技有限公司）

俞　琦（台州市黄岩中医院）

姚　康（中国科学院亚热带农业生态研究所）

秦秀敏（黑龙江佳木斯市中医院）

展光忠（山东军环文化传媒有限公司党政理论网平阴工作站）

夏旭婷（湖南中医药大学中医学院）

陶晓朋（江苏圣彩健康产业集团有限公司）

倪姮佳（中国科学院亚热带农业生态研究所）

徐　康（中国科学院亚热带农业生态研究所）

高喜岩（台州市黄岩中医院）

高静霞（湖南农业大学）

郭　蕊（台州市黄岩中医院）

郭　鍪（中国科学院亚热带农业生态研究所）

郭海英（南京中医药大学）

唐圣果（湖南农业大学）

黄　莹（南京中医药大学）

黄　鹏（湖南农业大学）

黄小英（江西中医药大学）

曹远东（江西嘉博生物工程有限公司）

曹玉中（北京律师法学研究会）

龚　婷（上海中医药大学）

梁新丽（江西中医药大学）

董　豹（中关村联盟）

董　虹（北京农学院）

蒋　谦（湖南农业大学）

蒋政云（长沙绿叶生物科技有限公司）

游　燕（云南省药物研究所）

盛　杰（全国卫生产业企业管理协会美容产业分会）

谢果珍（湖南中医药大学）

谢俊雁（中国科学院亚热带农业生态研究所）

韩艳君（北京石油化工学院）

蒯梦妮（湖南常德市第一人民医院）

解　杨（江西中医药大学）

解洪涛（山东平阴县玫瑰研究所）

管武太（华南农业大学）

管咏梅（江西中医药大学）

廖益平［江海（张家港）粮油益邦生物科技有限公司］

谭成全（华南农业大学）

谭周进（湖南中医药大学）

谭曾德（黑龙江中医药大学）

谭碧娥（湖南农业大学）

翟振亚（江西省科学院）

熊　霞（中国科学院亚热带农业生态研究所）

熊维美（四川省乐山中医院）

潘军英（黑龙江中医药大学）

薛海萍（上海中医药大学）

魏博洋（台州市黄岩中医院）

审　稿　李保印　周秀梅　师宝萍　陆少华　宋天彬

终　审　李振吉　伍树松　周应军

彩　图　刘向前

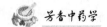

《芳香中药学》专家与领导团队

李振吉
　　世界中医药学会联合会创会副主席兼秘书长，国家中医药管理局原副局长、教授

易刚强
　　湖南中医药大学校长、硕士研究生导师，中国中医药信息学会中西医结合介入分会会长，湖南省药学会天然药物专业委员会常委，世界中医药学会联合会芳香健康产业分会专家指导委员会特邀专家

熊磊
　　云南中医药大学原校长、二级教授、博士研究生导师，世界中医药学会联合会芳香健康产业分会专家指导委员会特邀专家

杨　明
　　江西中医药大学原副校长，江西中医药大学中医香疗研究院院长，中国中药协会中药精油专业委员会理事长，世界中医药学会联合会芳香健康产业分会专家指导委员会主任

刘树民
　　黑龙江中医药大学中医药研究院院长、教授、博士研究生导师，《中药学》（新世纪第四版）副主编

王　晶
　　世界中医药学会联合会国际联络部主任，世界中医药大会办公室主任、中医药"一带一路"办公室主任，世界中医药学会联合会服务贸易专业委员会秘书长，中医学博士、芳香健康产业命题创立者与领导者

曹　鹏
　　南京中医药大学药学院院长、研究员、博士研究生导师，中华中医药学会青年委员会副主任委员

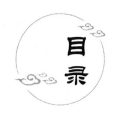

目 录

绪 论

总 论

各　论

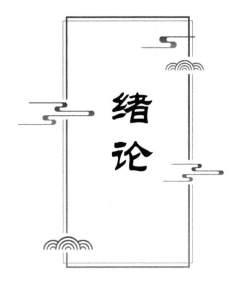

绪论

第 1 章

芳香中药学及其在中医药产业发展中的价值

1 芳香中药与芳香中药学

芳香中药是指在中医药理论指导下，用于预防、治疗疾病，且具有养生与康复以及调理精神障碍功能的芳香物质统称。古代医药家称之为"芳草""香木""芳香药"；现代植物学家称之为"芳香植物""芳香花草""香料植物"。从现代科学意义上说，芳香中药是指含有挥发性成分的中药材经提取、制备出的入药原料，包括芳香植物、动物、矿物、微生物及海洋生物、微生物以及香料等芳香性物质的统称。简言之，含有挥发性成分的药材即为芳香中药。

"芳香"的本质物质即挥发油（精油）。从功效方面诠释"芳香"，芳香就是唤醒你的嗅觉、唤醒你的魄，让你的肺不给病毒祸害的空间、时间和时机；芳香中药，即挥发油的给药方式主要是皮肤渗透法：按摩、涂抹、吸嗅、熏蒸；当然，也可内服，在医生指导下，用可吞式胶囊、微胶囊等进行内服调理。

传统与现代药材中具有挥发性成分的中药材数量和种类很多，目前我国已有记载的中草药种类达 12 000 多种，《中药大辞典》（第二版）收载 6008 味药，其中芳香中药占 21.6% 以上，对佑护中国人民健康、促进中华民族繁衍昌盛功载千秋。

中医药理论，归根结底可谓之"宇宙学"（亦称"宇宙论"），把人体运动规律与宇宙星体运行规律相协调，让人的行为与大自然变化规律一致，谓之天人合一。中医是中华民族智慧的凝集、结晶，是中华民族繁衍昌盛的瑰宝，其内涵博大精深、包罗万象，是中华各民族医药的总荟及提升。中医药学像参天大树，树大分枝；中医药学似浩瀚大海，汇聚无数江河。芳香中药学就是中医药学的"分枝""江河"。芳香中药学是在中医理论框架下研究芳香中药的基本理论，以及种植、养殖、加工与制备、质量控制与科学应用规律的学科。内容包括芳香中药基本概念、芳香中药的生物学特性、产地与采集、性味与归经、复配应用规律、用法用量与注意事项，以及芳香中药的物质基础与现代应用发展及中医药现代化、产业化、标准化、国际化等内容。芳香中药学是一门中医理论与调理实践有机结合，人的健康与畜禽健康共关注，在继承中医药独特且自成一体的理论基础上突出创新，强调与时俱进、面向未来，是既传统又新兴且具有战略价值的应用技术学科体系。

古往今来，在中医临床实践中，各类中药中均涉及芳香类药物。本书将各类不同功能的芳香中药进行全面梳理、提炼与归纳，同时吸纳了现代芳香植物药、香料植物药、芳香动物

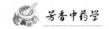

药、芳香矿物药、芳香微生物药及海洋微生物药等，在继承传统芳香类药用价值的同时，侧重对挥发油与纯露的研究应用，以使芳香药物的品种更丰富、功用更具前瞻性，从而更加科学化、系统化，促进教学、科研与应用进步，推动中医药芳香健康产业跨越发展。

2　芳香中药学的基本任务

芳香中药学的基本任务是在中医药理论指导下，应用现代科学技术研究芳香中药的基本理论、科学内涵与合理应用，开发芳香中药产品，保证临床治疗安全有效。

（1）传承与发展芳香中药基本理论和临床实践

从历代医药典籍中，挖掘整理芳香中药的治疗理论与方法，使其系统化、科学化，为学科发展奠定理论基础，为中医临床开辟新路径。

（2）阐释芳香中药的药性理论与科学内涵

融合现代多学科技术方法，开展芳香中药作用机制、药性理论和配伍理论等方面研究，阐释芳香中药发挥作用的物质基础与科学内涵，丰富与完善芳香中药的理论体系。

（3）提升与创新芳香中药品质和开发芳香医药产品

运用现代技术方法阐释芳香中药的物质基础，健全芳香中药质量标准，提升芳香中药品质；开展对芳香中药采用传统与现代分子育种技术，获得优质、高产的芳香中药资源新品种；开展中药挥发油、纯露的制备工艺及生产技术，以及芳香药材的综合利用等。

（4）培育一代运用芳香中药理论用于临床的中医药人才

从世界范围看，人才奇缺是中医药领域十分突出的大问题，而芳香中药相关人才更是凤毛麟角。当有了《芳香中药学》之后，就可以基于该著作在中医药院校里开设课程，也可以开设芳香中药学院，甚至可创办芳香中医药院校，为国家、为人类培养出芳香中医药人才和大师。

3　芳香中药学在中医药产业中的地位与作用

（1）创立芳香中药学有利于中药学发展进步

近年来，芳香植物（亦称香料植物）及其产业异军突起，芳疗与芳香疗法盛行中华，芳疗人士与日俱增，科研科普硕果累累：《中国芳香植物（上下册）》《中国辛香料植物资源开发与利用》《植物挥发油》《中国芳香植物资源（共6册）》《香料植物资源学》等科研成果陆续问世，有关社会组织开展"中医芳香康养论坛"活动十分活跃。从实践中我们认识到，这些均要从中医药角度给予科学说明、指导实践、引导发展，将为芳香中药理论增添新内容、扩大学术视野、丰富和发展中药学。

（2）创立芳香中药学有利于催生《芳香健康精准医学》和《芳香健康学》

中医芳疗始于夏商，成于秦汉，盛于明清，强调整体把握健康状态，注重个体化，治疗方式灵活，养生作用突出，具有简、便、廉、验的特点，临床应用广泛。在中华民族数千年预防疾病、康复养生中发挥了重要作用，形成了以芳香中药为载体的中医芳香疗法。

早在5000年前，古人开始认知和使用芳香中药，或佩香修饰，或借香疗疾，或蒸露养颜，用于敬天祭神、治病驱瘟、辟邪逐秽、美容养颜、提神醒脑、净化空气等日常活动。早在殷商甲骨文中就有熏燎、艾蒸和酿制香酒的记载，至周代就有佩戴香囊的习惯。马王堆出土的香囊、香炉中就有辛夷、佩兰、花椒、肉桂等芳香类药物，从古至今芳香中药对人类的健康与生活发挥了巨大作用。历经几千年发展，逐步形成了以芳香中药为载体的芳疗体系，这是以中医药理论为基础，借助芳香中药所特有的生理、心理和哲理3方面的治疗功效，将芳香中药制成适宜剂型，通过按摩、外涂、艾灸、熏香、内服等方式作用于局部或全身，以预防、治疗或康复疾病的一种传统自然疗法。在继承中医传统理论基础上进行创新创作，把人类在中医药实践成果整理成科研成果——《芳香中药学》，为将来的《芳香健康精准医学》和《芳香健康学》问世奠定基础、创造条件。我们一定紧紧依靠世界中医药学会联合会芳香健康产业分会专家团队，在海内外芳香疗法实践基础上，创立起有时代高度和应用价值的新医学，形成医药融合的中西结合的完整的现代芳香中医药理论体系。

（3）创立芳香中药学有利于中医药产业全面健康发展

芳香中药学的发展与现代中医药健康产业发展密切相关。大健康产业是社会发展到一定阶段的产物，是为人们整体健康提供相关服务及产品的一系列产业行为的统称。随着人们对健康观念的转变，并致力于整体健康，包括身体、精神、心理、行为等，健康产业将为人们提供以预防为主的健康产品及服务。中医药芳香健康产业是大健康产业的重要组成部分，是中国最重要的民族产业和国家战略产业之一。中医药芳香健康理念通过辨证施治和"治未病"等核心思想，满足人们的需求，并且进一步影响整个健康产业发展及医疗政策走向。

芳香中药作为中医药的重要组成部分，是独具特色的"治未病"功能与健康服务资源，在中华民族数千年预防疾病、康复养生中发挥了重要作用。近年来，中医药芳香健康产业作为大健康产业新的分支异军突起，其涵盖从芳香植物种植、芳香动物养殖，到加工提取挥发油、纯露、色素、特殊功效成分等，到医疗、美容、养生、心理治疗等芳香健康系列产品开发，再到观光与文化旅游、特色餐饮、康养娱乐等休闲养生衍生产品，这一系列过程就形成了低碳、高科技、无污染的中医药芳香健康产业。中医药芳香健康产业具有中医药原创思维和潜在优势，以中医药理论为指导，借助芳香物质所特有的生理、心理和心灵方面的治疗功效实现预防、治疗和康复疾病为宗旨，为健康中国战略实施提供保障。

（4）创立芳香中药学有利于饲料无抗时代畜禽产业健康发展

芳香中药学的建立和发展极大地促进了新时代畜禽产业提质升级，为养殖业的安全和高品质生产提供了理论基础。从20世纪50年代开始，低于治疗剂量的抗生素被添加在饲料中用于促进动物生长、提高饲料转换效率、降低畜禽发病率和死亡率，但是长期添加使用，导致细菌耐药性、环境污染、动物源食品药物残留、公共健康安全隐患等问题。从欧洲开始，全世界主要国家和地区已禁止将饲用抗生素用于动物生产。我国从2020年1月1日起，退出除中药外的所有促生长类药物饲料添加剂品种，自此，我国畜牧养殖业进入饲料无抗时代。在饲料无抗时代最重要问题是找到安全有效的饲用替抗产品，在众多替代品中，以植物挥发油为代表的芳香中药作为一种天然提取物，一方面具有抗菌、抗氧化、抗感染等作用；另一方面还具有无残留、无污染、无耐药性的特点。近年来，芳香中药成为畜禽养殖中替代抗生素的潜力饲料添加剂，而且更安全、更新型、更高效，并被认为是饲料禁抗之后解决畜禽健康养殖的最具潜力的举措之一。

参考《欧盟饲料添加剂目录》及《美国食品添加剂目录》直接或间接加到动物养殖中或预期成为动物食品组成部分物质的工作一直在进行中。目前在动物生产中研究应用较多的有山苍子或荜澄茄挥发油、当归挥发油、八角挥发油、广藿香挥发油、生姜挥发油、牛至挥发油、柠檬挥发油、辣椒挥发油、大蒜挥发油、香芹酚、百里香酚、肉桂醛等，这些芳香物质具有提高生产性能、增强免疫力、改善动物肠道、改善肉品质及防治动物疾病等功效。虽然植物挥发油已被公认为天然安全的饲用抗生素替代品，但其复杂的功能性物质，以及对动物机体产生影响的机制尚未阐释清楚，而芳香中药学理论的建立和发展，一方面将助推挥发油中生物活性物质鉴定和标准化；另一方面将有利于挥发油在养殖动物体内的促生长机制的阐明，并最终指导植物挥发油饲用替抗产品的开发。

（5）创立芳香中药学有利于食品行业中功能产品多元化

天然芳香中药材有些是药食同源，可直接作为食材或配料，部分芳香中药除可直接食用外还有抗菌、抗氧化作用，因此被制成抗氧化剂、防腐剂广泛应用在食品行业中。从芳香中药中提取的挥发油、纯露、色素等还可用于各种食品、饮料中。实践将证明，《芳香中药学》可以启发、引导食品行业创新发展。

（6）创立芳香中药学有利于日化行业科学应用与创新

芳香中药在化妆品行业中占据重要地位。很多芳香中药具有安全高效的美容护肤功效，从中提取得到的挥发油因具有润肤、美肤、祛癣、祛斑、防皮肤老化等多种保健功能，被广泛应用于各类化妆品、香水、洗涤剂中。

目前倡导香烟降焦，但随着降焦卷烟的香气量浓度大大降低，会直接影响吸烟者的舒适度和生理满足感，运用芳香中药增加香烟的香气量，将成为重要手段之一。因为有芳香中药的应用，香烟行业正朝着低焦化、健康化的方向发展。

芳香中药涉及农业、医药业、食品工业、饲料行业、化妆品工业、旅游业、文化创意产业等诸多行业领域，是多学科互相渗透、相互交叉、新兴、有无限潜力的朝阳产业。将芳香中药结合技术创新，实现"可药、可食、可妆、可饲"愿景目标将指日可待，这是开启人类生命科学的新路径、新希望、新愿景。

第 2 章

芳香中药在中医临床应用优势与特点

1 历史悠久的芳香中药推动了中医理论发展

    中国芳香中药历经 5000 多年积累发展，历久弥新，是世界上应用芳香中药历史最悠久的国家。从"神农尝百草"的炎黄时期至战国时期，《山海经》《诗经》《屈原赋》中已有对"佩兰""白芷""艾"等芳香药物的记载。我国现存最早的药学专著《神农本草经》全书记载 365 种药物，其中芳香药物占 10% 左右，较详尽地阐述了芳香中药的药性，为后世应用提供了重要依据。《楚辞》中就有"沅有芷兮澧有兰"，说明在公元前 278 年左右，在沅水、澧水两岸就有白芷、兰香草的种植栽培，并且芳香中药在民间应用已初具雏形。《五十二病方》中记载有以青蒿、辛夷、厚朴、白芷等入药配伍的病方。唐代中外交流与贸易扩大，大量芳香药物传入，进一步推动了芳香中药发展。我国药典《新修本草》补充的外来芳香药物就有苏合香、安息香、龙脑香等；《海药本草》中收集了外来芳香药物 50 余种，如青木香、没药、零陵香、降真香、丁香等；宋代《太平圣惠方》中以香药命名之方剂多达 120 首，如苏合香丸、安息香丸、木香散等；宋初《开宝本草》和唐慎微的《证类本草》等本草著作收录百余种香药，其中常见的有艾叶、麝香、乳香、龙涎香、沉香、笺香、檀香等数 10 种；明代《本草纲目》始设有"芳香开窍类"药材，记载"香木" 35 种，"芳草"类 56 种，首次对芳香中药作了较为科学的系统归类。这些经典著作不仅数量上较前增多，而且对芳香药的性能和临床应用也作了详细阐述。清朝大医学家徐灵胎总结了芳香中药的独特疗效，赞誉"凡芳香之物，皆能治头目肌表疾"等，充分印证了芳香中药的独特价值。

    芳香中药广泛应用于防疫、辟秽、养生、疗疾等众多领域。《山海经》记载熏草"佩之可以已疬"，其是描述佩香疗疾的较早文字记载，可见自古即有运用芳香药物防治疾病、辟秽消毒的记载。中医芳疗理论逐渐成熟与完善，备受历代中医药名家赞赏。华佗《中藏经》中记述了用绛囊盛安息香来防治传尸、肺痿、时气、瘴疟等病。晋唐时期芳香中药疗法不断丰富，香熏法、香熨法、香佩法、香枕法已非常流行，如《肘后备急方》中就记载香熏疗法所用艾经点燃后，可直接作用于患处，有燥湿、辟秽化浊之效。到宋元时期芳香中药药性认知逐渐深入，芳香中药方剂逐渐增多，《太平圣惠方》中以香药命名的方剂如乳香丸、沉香散、木香散、沉香丸等约 120 首；《圣济总录》中则以香药作丸散汤剂居多，仅"诸风"一门即有乳香丸 8 种、乳香散 3 种、乳香丹 1 种、木香丸 5 种、木香汤 1 种、没药丸 5 种、没药散 2 种、安息香丸 2 种、肉豆蔻丸 1 种；《普济方》中专列了"诸汤香煎门"，收集 97 方，并详细记载方药组成、制作、用法等；宋代《太平惠民和剂局方》收载方剂 775 个，其中含芳香中药方剂 275 个，约占全部方剂的 35%，诸如乌犀丸、龙脑苟犀丸、苏合香丸、安息香丸、胡椒理中丸、木香槟榔丸等。明清时期以芳香中药为载体的中医芳疗理论逐渐完善。明代贾所学《药品化义》载："香能通气，能主散，能醒脾阴，能透心气，能和合五脏。"清代"外治之宗"吴师机撰写外治法专书《理瀹骈文》记载"外治之理即内治之理；外治之药即内治之药。所异者，法耳"。外治常用组方中药以气味芳香为主，如辛辣温热药（生姜、干姜、花椒、吴茱萸），活血化瘀药（红花、桃仁、川芎），以及石菖蒲、艾叶、细辛、木香、酒、蒜、芥、葱等，有利于刺激体表与穴位，增加渗透能力，畅通经络。"率领群药，开结行滞，直达病所"，充分显示了芳香中药在中医临床治疗疾病中的功效与价值。

2　芳香中药的药性是中医临床遣方用药的重要法则

芳香类药物在中药材中占有较大比例，在临证治疗中具有不可或缺的作用。"气臭"之说，虽然在《黄帝内经》已见萌芽，宋代吴提的《圣济经》提出物之气臭与性味应"交取互用"，但系统论述"气臭"学说并将其列入药性理论的是《药品化义》。贾氏所论的 161 种药物都标明了所属何气，其中具香气的药物有 45 种，占总数的 27.8%。明代《药品化义》将体、色、气、味、形、性、能、力作为辨药八法，其中的气，即指擅躁、香、腥、臭、雄、和。该书还论述了五气所入，认为"香气入脾"；又论述了五气所能，认为"香能通气，能主散，能醒脾阴，能透心气，能和合五脏"。清代由于温病学派的出现，使芳香药在临床应用上更加广泛，尤其在温病中运用。如叶天士的《临证指南医案》湿病门中，52 例病案中有 47 例用到了芳香药。薛生白的《湿热病篇》中，治疗邪在卫表和邪在气分的方剂均用了芳香药。清代吴鞠通《温病条辨》中运用了大量的芳香药，如芳香解表的桂枝、薄荷、香薷、荆芥；芳香清热的金银花、青蒿；芳香除湿的厚朴、苍术、藿香、草果；芳香温里的丁香、小茴香、川椒；芳香行气的木香、沉香、豆蔻；芳香活血的乳香、没药；芳香开窍的郁金、石菖蒲、麝香等 40 余种。清代及民国初年的一些本草书籍，如《神农本草经百种录》《本草求真》《本草述钩元》《本草正义》等对芳香药的药性均有不少阐述。芳香类药物多味辛、芳香透散之效突出，可解除表邪、化湿除秽、温中醒脾、理气行滞、活血通经、开窍醒神，临床应用广泛。

3　芳香中药是传统中医药的瑰宝，在疫病防治历史上发挥了重要作用

历史上芳香中药用于疫病防治的记载　芳香中药被用于抗击瘟疫有几千年的历史，《中国疫病史鉴》记载，西汉以来的两千多年里，中国先后发生过 321 次疫病流行。几千年间，在古代医家和人民同各种疫病的斗争中，中医疫病防治方法体系逐渐形成。《素问》说"五疫之至，皆相染易，无问大小，症状相似"，从古至今芳香中药在疫病防控中发挥了不可替代的作

用。三国时期疫病流行，人们当时盛行用丁香、香草装入布囊用来防止不适气候的感染。梁代的《荆楚岁时记》记载：农历五月五日以艾草"悬门户上，以祛毒气"，即沿袭至今的农历端阳悬挂水菖蒲、艾叶以祛瘟辟邪的民间习俗。从汉代起，医书里都把瘟疫作为重点项目加以关注；晋朝葛洪的《肘后备急方》记载了"虏疮"（天花）、"狂犬咬"（狂犬病）等；提到"断瘟疫病令不相染，密以艾灸患者床四角，各一壮，佳也"。说明以艾叶熏蒸达到消毒隔离的作用已有广泛应用。其后的医书对疟疾、麻疹、白喉、水痘、霍乱、痢疾、肺结核等急性传染病及其辨证治疗都有明确记载。光绪年间"瘟疫流行，急而且速，至四、五月间尤甚，盖寒暖不时，疠气由坤方而至，人若感触，十无一生"，那时的抗瘟疫方药——避疫丹方，其中就有芳香中药细辛。由于中医药的有效预防和治疗，在有限的地域和时间内控制住了疫情的蔓延。中国历史上从来没有出现过像西班牙大流感、欧洲黑死病、全球鼠疫那样一次瘟疫就造成数千万人死亡的悲剧。

芳香中药在现代防治疫病的应用　在近现代瘟疫暴发中，芳香中药在疫病的防治实践过程中做出了重大贡献，包括 20 世纪 50 年代在石家庄、北京和广州暴发的流行性乙型脑炎，2003 年全国暴发的严重急性呼吸综合征（SARS），以及 2009 年全球暴发的甲型 H1N1 流感、2019 年的新型冠状病毒感染（COVID-19）等。2003 年在我国及全球多个国家流行过传染性非典型肺炎（infectious AP，IAP，俗称"非典"），世界卫生组织（WHO）称其为严重急性呼吸道综合征（severe acute respiratory syndrome，SARS），是一种会引起患者出现严重肺炎的传染病。芳香中药在抗击 SARS 时发挥了重要作用，其预防方案以提高人群对非典型肺炎的抵抗力为目的。如北京中医药大学的姜良铎教授根据古方玉屏风散加减提出的处方：苍术 12 g、白术 15 g、黄芪 15 g、防风 10 g、藿香 12 g、沙参 15 g、银花 20 g、贯众 12 g，方中含有多种芳香中药。并建议在潮湿地区点燃苍术、黄柏、艾叶熏香，可芳香化浊、温经散寒、净化空气，具有一定的预防作用。2003 年广东省中医院在治疗 SARS 过程中，根据病情表现分别采用达原饮（明代吴又可《瘟疫论》1642 年）、蒿芩清胆汤（清代俞根初《通俗伤寒论》1776 年）、甘露消毒丹（清代王孟英《温热经纬》1852 年）等方治疗，取得较好效果。可见芳香中药在这次疫情的防治中起到了不可替代的作用。

2019 年 12 月以来，湖北省武汉市等多个地区出现新型冠状病毒感染的情况，并存在人传人现象。随后，国家卫生健康委将新型冠状病毒感染纳入法定传染病乙类管理，采取甲类传染病的预防、控制措施。2020 年 1 月 30 日，世卫组织将新型冠状病毒感染疫情列为国际关注的突发公共卫生事件。在抗击新型冠状病毒感染（COVID-19）疫情中，国家卫健委版本的新冠病毒诊疗方案中，推荐使用"清肺排毒汤"方或银翘散合藿朴夏苓汤加减方，方中多以"麻黄、桂枝、生姜、细辛、藿香、陈皮、金银花、薄荷"等芳香中药为主药，疗效显著。可见，以芳香中药为载体的中医药疫病防治方法在临床治疗疫病等传染病中发挥了重要作用。而且，现代药物药理学的研究也证实了芳香中药的挥发油成分具有杀灭空气中的霉菌、病毒、细菌等作用，能净化环境、阻断传染源，同时可兴奋中枢神经，扶正祛湿，达到增强人体抵抗力的功效。

第 3 章
芳香健康产业应运而生及其奋斗方向

1 发展中医药芳香健康产业正当时

芳香中药是中华民族的瑰宝，是独具特色的中医药健康服务资源，在中华民族数千年预防疾病、康复养生中发挥了重要作用，其有效的实践和丰富的理论知识中蕴含着深厚的科学内涵。随着人们健康观念变化和医疗模式转变，芳香中药在养生与疾病治疗等方面的需求日益旺盛，临床应用日趋普及，具有极高的经济价值和增长潜力。因此，充分发挥芳香中药的特色优势，加快发展中医药芳香健康产业，是传承发展中医药事业的必然要求，是促进健康服务业发展的重要内容，对提高人民群众健康水平、推动大健康产业发展具有重要意义。

中医药芳香健康产业方兴未艾，具有良好的发展潜力和发展前景。中医药是中华民族瑰宝和独特的医疗卫生资源，以其丰富的中药材自然资源、悠久的中医药临床实践应用历史、疗效确切的中医药治疗案例、系统而又完善的中医药理论体系，使得中医药产业在全球医疗研究领域具有极其重要的地位。国家高度重视中医药发展，坚持把发展中医药复兴和传承提升至国家战略，并作为健康中国发展战略的重要组成部分给予政策推动：2016 年 2 月，国务院印发《中医药发展战略规划纲要（2016—2030 年）》；同年 10 月，国务院发布《"健康中国 2030"规划纲要》；2017 年 7 月，《中华人民共和国中医药法》（以下简称《中医药法》）开始实施。随着我国在中医药现代化研究进程的加速，中医药产业已经成为我国传统产业和现代产业良好融合的具有市场前景的战略性新兴产业，其在世界医药市场，特别是传统医药产业发展中具有无可比拟的优势。而芳香中药历经千百年的临床检验，证明在方剂中加入芳香药材能显著增强疗效，作用于人体的生物效应是多方面的，深刻认识到芳香中药具备的特点，阐明其药效物质基础、作用机制和体内代谢过程，利用新辅料、新技术，结合情志类疾病的生理病理特点，开发能充分发挥其优势与特色的给药系统和具备科学内涵的制剂产品，以促进我国中医药产业快速发展。

芳香中药作为独特的中药医疗资源，是中医药产业发展不可或缺的组成部分。芳香中药作为我国传统医学的宝贵遗产，自唐代起，随着中外交流扩大，大量芳香药物传入，丰富了我国"香药库"，如苏合香、安息香、龙脑香、没药、零陵香、降真香、丁香等。我国在世界上芳香植物种类最为丰富，多达数千种，已利用开发的有 200 余种，批量生产的天然香料品种也有 100 多种。据统计，目前芳香健康产业消费额为 700 多亿元，且每年增长 20%～30%。芳香健康产业方兴未艾，从芳香植物种植到观光旅游、特色餐饮，再到萃取加工提炼成挥发油，用于医疗、美容、养生、心理治疗等，由此形成产业链，推动芳香健康产业发展，形成庞大的就业市场、培训市场，甚至产生一些新兴的行业，针对植物特有的芳香物质的挥发油的研究开发，成为当代医药、天然芳香健康产业和农业发展的一个热点。

发展中医药芳香健康产业，首先要从药材质量的源头进行把控，严格控制芳香中药药材质量；其次是规范芳香中药挥发油的提取、纯化工艺，积极开展制剂创新，并运用现代药理学的研究方法，阐释芳香中药的物质基础与科学内涵；再次是要积极开展临床试验，找准芳疗的临床适应证和技术方案；还有一点是要加强医企合作，打通基础研究、临床应用和健康管理之间的壁垒，使芳香中药真正成为具有中国特色的养生手段，成为支撑中医药大健康产业发展的特色资源。

2 中医药芳香健康产业发展的主要方向

（1）提升创新水平，研发优质高效产品

传统芳香疗法工具有香炉、香药、香球、香囊、香熏筒、鼻烟壶等，科技创新含量低，市场竞争优势不明显，同质化严重。我国天然挥发油及香料产量约为世界的 1/3，绝大部分出口到国外，但出口额却只有国际市场的 8%～11%。日本、西欧从我国大量进口初级原料，利用其技术优势进行加工处理后，再制成药品、高档美容护肤品及保健品出口到世界各地，附加值大大增加。因此，中国目前整体生产水平低，中药挥发油以功效使用直接出口的量很少，出口以初级原料为主，迫切需要传承创新，开发高附加值的产品。

（2）培育芳香中医药专业人才，提高从业人员素质

与其他领域的人才短缺情况不同，芳香中医药专业人才的短缺，无论是从数量，还是专业结构和综合素质上看，都表现为整体性和普遍性的缺乏。针对目前芳香中医药人员人才奇缺的问题，需要在院校教育、继续教育等各个环节，采取有效措施，开设芳香中医药相关专业，有针对性地加强教育和培养。同时，还要注重高层次研究型人才和实践应用型两种不同人才的培养，呈现正金字塔形状的人才结构。

（3）促进芳香中药资源可持续发展与合理利用

芳香中药资源的开发利用和可持续性发展是复杂的庞大系统性工程。实现此战略任务要进行多方面的协调工作。随着资源与环境的破坏，芳香中药资源日渐贫乏，质量下降，制约了发展。切实解决芳香中药或香料植物资源的保护问题是保证芳香健康产业发展的重要基础。目前资源保护法规不够健全，可操作性差，资源保护落实难，保护工作不能充分发挥作用；规范化养殖、种植落实不到位，质量问题时有发生；实施科学的资源保护，法规的严密性和严肃性与实际的可操作性是应重点解决的实际问题，严密和细化相关内容，完善的法规落实，实现资源法制化和科学化保护；研究制定具体芳香中药品种的种植规程，政府及医药管理部门应当重视本地药材资源的科学发展问题，支持和鼓励科研单位、大专院校开展产地芳香

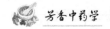

中药规范化种植的研究工作，提供研究资金，发展有地方特色的规模化的芳香中药产业。

3 中医药芳香健康产业当前重点任务

（1）构建芳香中药科学研究方法体系

1）阐释芳香中药的物质基础 运用现代提取分离技术方法与高效活性评价筛选技术，阐释中药芳香成分的物质基础与科学内涵。

2）探究芳香中药功效成分、作用及给药途径 开展芳香药材芳香成分透过肺部、鼻腔、皮肤的转运机制研究，探讨芳香中药功效成分对呼吸系统、神经生理系统、心血管系统、消化系统的生理效应，加强中药机制及给药途径研究。

3）阐明芳香中药挥发油的特性及复配理论研究 开展芳香中药有效物质、作用机制、特性探索、复配理论与调香技术研究，比较中医香疗挥发油复配与经典配伍理论的相关性及其临床应用价值，为中药复方挥发油开发提供理论支撑。

4）创立传统与现代芳香中药研究数据库和出版芳香中药工具书 基于古籍及现代文献，系统梳理芳香中药名称、别名、产地、功效、主治、用法、用量、禁忌，以及挥发油成分、功用、药理作用、临床应用等数据，构建信息采集、数据处理、管理与分析系统，建立传统与现代芳香中药研究数据库等工作需要全面立即展开。与此同时，芳香健康产业分会正在组织海内外专家学者与芳香企业家编撰权威的创新型的人畜健康共关注的《芳香中药大辞典》也是十分必要和适宜的有价值的工作。

（2）攻克芳香中药产业化发展共性关键技术

1）攻克高品质芳香中药资源的发现与种植关键技术 寻找区域特色突出、道地性明确的芳香中药与芳香植物，确定药材的采收时期与采收部位，系统构建种质优化、种植管理、产地初加工和储运技术体系，开展全链条质量追溯，打造高品质的道地中药材生产示范基地。

这项工作的前提条件是芳香药材优良品种选育、组培技术运用、太空育种途径的选择等，实践证明，优质芳香药材是发展芳香健康产业的基础和要素。

2）攻克芳香中药挥发油的提取制备关键技术 针对中药挥发油提取过程中普遍存在得油率低、易乳化的问题，通过"传热传质→油水流变""气浮→聚结"等油水分离技术，加快挥发油的乳化聚集速度，从工程学机理解决挥发油提取过程中的乳化、分散问题。

3）攻克中药挥发油的稳定化控制关键技术 围绕中药挥发油易挥发、稳定性差等关键问题，开展中药挥发油的挥发动力学研究，探讨适合中药挥发油特点的乳化包合、分子吸附、微囊包裹等稳定化控制技术。

4）攻克中药挥发油产品给药关键技术 根据疾病治疗与产品设计需要，设计吸嗅、经皮、口服等形式多样给药技术。吸嗅类主要包括鼻用温敏型凝胶、微乳泡沫、粉雾剂等；经皮类主要包括凝胶剂、乳膏剂、贴剂、纳米乳泡沫剂、脂质液晶纳米制剂等；口服类主要包括微囊、滴丸、脂质体等。

5）攻克中药挥发油产品评价关键技术 通过对外观、性状、理化参数、成分分析等评测，对中药挥发油的质量进行鉴定。运用气相色谱法、气质联用法、高效液相法、电子鼻等技术，建立中药挥发油产品的评价关键技术。

6）攻克芳香中药资源综合利用加工技术　针对中医香疗产品生产中存在的资源浪费和环境污染等问题，形成生产过程的浸膏、纯露、药渣等非挥发油产物循环利用与深加工关键技术，以提升中药资源的综合利用效益。

（3）创新中医药芳香健康新产品开发路径

1）开发可替代抗生素的芳香中药产品与技术　系统整理芳香中药在避瘟祛邪作用的古今文献，筛选临床有效方药或方案，开展芳香中药治疗细菌感染性疾病、耐药菌感染性疾病的临床评价研究；开展芳香中药产品缓解抗生素耐药及耐药菌敏化的作用机制研究，以及替代抗生素的芳香中药产品研发技术。

2）开发创新药物、养生品、功能性食品与化妆品等系列产品与技术　以中医药理论为指导，整合现代多学科技术方法，重点突破芳香中药新药发现与评价、高端制剂等关键技术，研发一批创新性强、科技含量高、市场前景好、拥有自主知识产权的创新产品，开展针对日化用品、养生品、功能性食品和功能性化妆品等大健康产品研发，加速中药芳香健康产业发展。

3）开发药食同源功能性食品、饮品等系列产品与技术　在芳香中药中，有一些是药食同源的药材，如重瓣红玫瑰、栀子花、百合、橘、枸杞、茉莉、甜杏仁等。近年来玫瑰功能性食品、饮品等系列产品大量投放市场，玫瑰鲜花饼、玫瑰饮料、玫瑰阿胶糕、玫瑰酒等随处可见，玫瑰酵茶也已问世。

（4）赋能健康养殖和生态环境友好提供新模式

研发芳香畜禽饲料添加剂产品，为健康养殖、环境友好和进行安全与高品质生产提供理论基础。目前在动物生产中研究应用较多的有牛至挥发油、柠檬挥发油、辣椒挥发油、大蒜挥发油、香芹酚、百里香酚、肉桂醛等，具有抗菌消炎、提高生产性能、增强免疫力、改善动物肠道、改善肉品质及防治动物疾病等功效。同时可改善养殖环境，为友好生态、美丽乡村建设提供芳香中药赋能。

4　中医药芳香健康产业发展的历史机遇

（1）中医药芳香健康产业是国家发展战略

中医药作为中国民族科学的瑰宝，也是打开中华文明宝库的钥匙，为中华民族的繁衍昌盛做出了重大贡献。近年来国家高度重视中医药发展，强调"要着力推动中医药振兴发展"，为新时代中医药振兴发展指明了方向，明确了任务。充分发挥中医药的独特优势，推进中医药现代化，推动中医药走向世界。习近平总书记明确指出"切实把中医药这一宝贵财富传承好、发展好、利用好，在建设健康中国、实现中国梦的伟大征程中谱写新的篇章。"这为芳香中药产业的发展指明了方向。

（2）国家产业发展政策为芳香健康产业发展提供政策支持

《国务院关于促进健康服务业发展的若干意见》（国发〔2013〕40号）和《中医药健康服务发展规划（2015—2020年）》等文件明确了中医药在健康服务业中的支柱地位。《健康中国"2030"规划纲要》指出，"到2030年，中医药在治未病中的主导作用、在重大疾病治疗中的协同作用、在疾病康复中的核心作用得到充分发挥"，实施中医治未病健康工程，将中医药优势与健康管理结合，努力实现中医药健康养生文化的创造性转化、创新性发展，为我国大健康产业发展提供了政策支持，迎来天时、地利、人和的大好时机。

（3）现代科学技术与方法为芳香健康产业发展提供了科技支撑

随着分子生物学、蛋白组学、代谢组学、网络药理学、生物信息学等为代表的分子机理研究技术广泛引入，针对系统性复杂性科学的大数据、云平台、物联网、互联网+、精准医疗等新理念的建立，标志着运用多学科综合研究中医药的模式已形成。芳香中药药材品种、质量、种植、采集、加工、炮制、提取等相关技术标准与技术规范，疗效与安全性评价标准、产品生产工艺与装备标准、质量控制标准、中医智能机器人等研究逐步形成体系，适应中医药现代化发展的技术与方法的创新体系正在逐步形成。

（4）芳香健康产业是今后最具市场潜力的朝阳战略产业

健康是促进人们全面发展的必然要求，是经济社会发展的基础条件，是民族昌盛和国家富强的重要标志。随着我国新型工业化、信息化、城镇化、农业现代化深入发展，人口老龄化进程加快，健康服务业蓬勃发展，人民群众对中医药服务的需求越来越旺盛，应用中药进行日常养生也愈来愈多。中医药芳香健康产业在我国属于朝阳战略产业，产业链从种植、养殖、萃取、生产加工、包装、流通到消费，涉及农业、林业、日用化工、教育、旅游观光、运输、经营等多个领域；芳香产品的应用也从传统的SPA馆、美容美发、医药保健、食品化工等行业，延伸到医疗养生、自然疗法、芳香食品、运动及芳香器材、教育、遗传基因信息等诸多方面。后疫情时代，芳香中药将发挥其独特而不可或缺的作用。因此，发挥芳香中药原创优势，带动中医药芳香健康产业发展至关重要。

中医药芳香健康产业在海内外日益受到重视，尤其在"治未病"、精神障碍调理及改善记忆、缓解压力等方面应用广泛，前景广阔。中医药芳香健康产业作为大健康产业中新的分支，为大健康产业发展注入了新的动力与活力。随着国家政策的支持和人们健康意识的增强，特别是新型冠状病毒带给人们的启示与教育，全世界的人们都清晰地认识到中医药不可或缺的作用，中医药产业迎来了千载难逢的发展机遇，中医药芳香健康产业发展的春天来了。

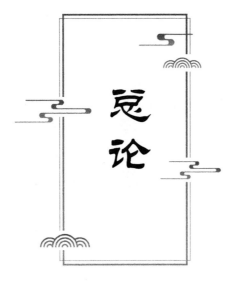

总论

第4章

芳香中药分类及栽培利用历史与未来发展

1 芳香中药分类

凡是具有挥发性成分的资源，均可称为芳香资源。人们通过嗅觉发现自然界蕴藏着丰富的芳香资源。火的使用，更让人们体会到芳香气味带来的身心愉悦之感，为芳香资源应用于医疗卫生领域开启了新大门，并衍生出芳香疗法及芳香药物。在芳香中药中习惯将含有挥发油的中药，不论得油率高低，均视为芳香中药。芳香中药资源的种类繁多，来源广泛，利用部位多处，分类方式尚无统一标准。

1.1 根据芳香中药生态特性及其来源划分

（1）一二年生草本芳香植物药　如芫荽、枯茗、细叶芹、旱芹、香旱芹、白芥、欧白芥、辣椒、芝麻菜、小茴香、八角茴香、黄葵、大叶石龙尾、腺毛黑种草、甜罗勒、罂粟籽、紫苏、欧芹、水蓼、香紫苏、香薄荷、芝麻、胡卢巴等。

（2）多年生草本芳香植物药　如番红花、春黄菊、藿香、当归、龙蒿、野艾、苍术、姜黄、柠檬草、香茅、香附子、小豆蔻、甘草、香根鸢尾、奈、香蜂花、椒样薄荷、留兰香、甘松、甘牛至、迷迭香、芸香、鼠尾草、小地榆、缬草、香根草、紫罗兰、生姜等。

（3）藤本芳香植物药　如金银花、香荚兰、刺山柑、啤酒花、荜澄茄、荜茇、胡椒等。

（4）灌木与亚灌木芳香植物药　如玫瑰、栀子、月季、山椒等是灌木；薰衣草、岩蔷薇、丁香罗勒、香叶天竺葵、广藿香、百里香等是亚灌木。

（5）乔木与小乔木芳香植物药　如依兰、白兰、香樟、桉树、枫香、杧果、辛夷、肉桂、阴香、丁香、八角茴香、大清桂、杏等是乔木；而锡兰肉桂、香柠檬、甜橙、山苍子、九里香、肉豆蔻、多香果、番石榴、花椒、大枣等是小乔木。

（6）芳香动物药　如麝香、麝鼠香、灵猫香、海狸香、龙涎香等，多为动物的分泌物或排泄物。

（7）芳香矿物药　如琥珀等。

（8）芳香微生物药　如昆布，以及海洋芳香微生物等。

1.2　根据芳香中药的入药部位划分

芳香中药按入药具体部位及其代表性芳香中药如下：

（1）根及根茎类入药的芳香中药　数量较多，占所有芳香中药的 70% ~ 80%。代表性芳香中药有干姜、白芷、当归、独活、前胡、防风、羌活、柴胡、北沙参、木香、白术、苍术、莪术、姜黄、郁金、细辛、香附、半夏、石菖蒲、党参、人参、黄芩、甘草、葛根、苦参、百合等。

（2）果实和种子类入药的芳香中药　主要有蔓荆子、五味子、肉豆蔻、枳实、吴茱萸、砂仁、草果、益智、小茴香、花椒、胡椒、苍耳子、栀子、枸杞等。

（3）全草类以草本植物地上部分入药的芳香中药　主要有薄荷、香薷、佩兰、青蒿、荆芥、鱼腥草、藿香、茵陈、蒲公英、夏枯草、益母草等。

（4）茎木类含茎类和木类芳香中药　如桂枝、降香、沉香、檀香等。

（5）皮类主要是以植物的茎皮、根皮或树皮入药　代表性的芳香中药有肉桂、厚朴、五加皮、牡丹皮、桑白皮等。

（6）叶类一般采摘营养生长盛期的叶片入药　如紫苏叶、大青叶、枇杷叶、艾叶、桑叶和侧柏叶等。

（7）花类多以花蕾、半开放或开放的花入药　如菊花、款冬花、旋覆花、红花、玫瑰、辛夷、丁香、玳玳花等。

（8）树脂类以植物分泌的树脂入药　代表性的芳香中药有松香、安息香、苏合香、乳香和没药等。

（9）藻类、真菌类及其他类主要的芳香中药　如昆布、玉米须、蜂房、冰片等。

1.3　根据芳香中药的主要功效划分

按中药的性味归经理论及其功能主治划分及其代表性品种如下：

（1）芳香解表药　多具辛辣味，有发散表邪，透达肌肤的作用。多入肝、脾、肺、肾、膀胱、胃经。代表性的芳香解表药有麻黄、桂枝、香薷、紫苏、荆芥、防风、羌活、细辛、藁本、生姜、薄荷、菊花、桑叶和白芷等。

（2）芳香清热药　味多为苦、辛，性多寒凉，可清泄里热，主治各种里热证。代表性的芳香清热药有金银花、蒲公英、野菊花、千里光、连翘、鱼腥草、夏枯草和大青叶等。

（3）芳香止咳化痰平喘药　可止咳、平喘、缓解或消除痰证。温化寒痰、长于治疗肺寒咳喘的药物药性多温燥；清化热痰、长于治疗肺热咳喘的药物药性多寒凉，味多辛、咸、苦，主归肺经。代表性的芳香止咳化痰平喘药有桔梗、前胡、枇杷叶、桑白皮、荔枝草等。

（4）芳香祛风湿药　味多辛、苦或甘，主要归肝肾二经，可祛除风湿邪气，性温热的祛风湿药多长于治寒痹，性寒凉的祛风湿药多用于治热痹。代表性的芳香祛风湿药有独活、油松节、寻骨风、老鹳草、五加皮、石菖蒲和藿香等。

（5）芳香化湿药　味多辛、苦，性多为温，主归脾胃经，可化湿运脾，健脾和胃。代表性的芳香化湿药有广藿香、佩兰、苍术、砂仁、豆蔻和草果等。

（6）芳香利水渗湿药　味多甘淡，性多寒凉或平，主归膀胱经、脾经和肾经，具有渗利水湿，畅通小便的功效。代表性的芳香利水渗湿药主要有金钱草、茵陈、泽泻、陆英和天胡荽等。

（7）芳香理气药　味辛、苦，性温，一般归脾、胃经，具有行气宽中、疏肝止痛等功效。代表性的芳香理气药有枳实、陈皮、佛手、厚朴、木香、香附、乌药、檀香、沉香和香橼等。

（8）芳香安神药　性味偏寒或甘平，主要归心、肝经。代表性的芳香安神药有琥珀、酸枣仁、麝鼠香、灵猫香、海狸香、柏子仁、缬草。

（9）芳香开窍药　气味芳香，善于走窜，多辛温，以入心经为主，可开窍醒神，治闭证神昏。代表性的芳香开窍药有麝香、苏合香、冰片、樟脑、安息香、石菖蒲。

（10）芳香温里药　多为辛、温热之品。归脾、胃经，可温中散寒止痛。代表性芳香温里药有干姜、肉桂、小茴香、花椒、胡椒、高良姜、荜茇、吴茱萸和丁香等。

（11）芳香止血药　苦寒者有之，辛温者有之，平涩者有之，以归心、肝经者为多，主治各种出血病证。代表性的芳香止血药有炮姜、大蓟、蒲黄、侧柏叶、降香和艾叶等。

（12）芳香活血化瘀药　药味多为辛、苦、咸，药性多偏温，亦有针对血热瘀滞的寒凉之品，多归心、肝经，以畅通血行，消散瘀血为主要功效。代表性的芳香活血化瘀药有川芎、月季花、姜黄、郁金、乳香、没药、五灵脂、红花和益母草等。

（13）芳香补益药　多味甘，药性有偏温和偏寒凉等。补气药多归脾肺经，补阳药多归肾经，补血药多归心肝经，补阴药多归肺、胃、肝、肾经。此类药物以补虚扶弱为主要功效，代表性的药物有白术、淫羊藿、当归、人参、党参、西洋参、甘草、刺五加、红景天、锁阳、百合和白芍等。

（14）芳香收涩药　味多酸涩，部分具有甘味，药性多温平。归心、肺、大肠、肾、脾经，具有止汗、止泻、涩精、缩尿、止带等功效。代表性药物有肉豆蔻、白果、五味子、山茱萸等。

1.4　芳香中药的其他分类方法

亦有学者按香气及植株特性将芳香药用植物分为香花植物、香草植物、香果植物和香木植物。香花植物指植物的鲜花中含有可提取的挥发油，如栀子、玫瑰、茉莉、野菊和桂花等；香草植物是全株或地上部分均具芳香气味的草本类植物，如薄荷、薰衣草、罗勒、紫苏、柠檬、马鞭草等；香果植物的果实具有芳香气味，如胡椒和柚、橙等柑橘类植物；香木植物则是树皮、木材具有芳香气味，如檀香树、山鸡椒、樟树和肉桂等。值得注意的是，芳香中药的药效成分除了挥发油外，还有生物碱、酚类、皂苷、多糖等多种成分，芳香成分不一定为其主要药效成分。另外，芳香中药的香气来源不一定与其入药部位一致，因此，各种分类方法有联系，也有区别。

当前，亦有学者按芳香中药道地药材的盛产地分为芳香南药与芳香北药。芳香南药主要是指广东、广西、云南、贵州、海南等省产的芳香中药材；芳香北药主要是指吉林、黑龙江、辽宁、内蒙古自治区产的芳香中药材。

2 芳香中药资源的分布及我国芳香中药资源的特点

芳香植物资源遍布全球，主流的说法是全世界共有芳香植物资源 3600 余种，涉及 163 科 756 属，大多分布在热带和亚热带地区。地中海沿岸、南太平洋各岛屿，如印度尼西亚、马来西亚等地均是芳香植物资源的主要分布区。这些地区生产的芳香中药举世闻名，如印度和巴基斯坦的姜黄、保加利亚的玫瑰、东南亚的胡椒、牙买加的生姜、斯里兰卡的肉桂和法国的薰衣草等。中国幅员辽阔，地形复杂，气候多样，孕育了丰富的芳香植物资源，是世界上芳香植物资源最为丰富的国家之一。统计数据表明，我国原产及引进的芳香植物资源约 95 科 335 属 800 种，占世界已知芳香植物资源的 24%。芳香成分蕴含于植物的根、茎、叶、花、果、皮和种子等部位，甚至有些植物所分泌的树脂亦含有芳香性成分，如乳香，是橄榄科植物乳香树及同属植物的树皮渗出的树脂。

我国芳香植物资源分布甚广，但集中分布于长江、淮河以南地区，尤其以西南和华南地区最为丰富。

2.1 中国芳香中药资源的科属组成

从科属组成上看，菊科、樟科、唇形科、木兰科、芸香科、伞形科、蔷薇科、姜科、百合科和豆科 10 科所包含的芳香药用植物占所有芳香药用植物的 50%，是芳香中药集中分布的科。

（1）菊科 我国现有芳香植物分布最多的科，分布着 100 余种芳香植物。菊花、苍耳子、白术、苍术、川木香、青蒿、红花、蒲公英、大蓟等芳香中药均来源于菊科植物。

（2）樟科 我国分布的樟科芳香植物亦有近百种，重要的芳香中药有荜澄茄、乌药、月桂叶、肉桂、阴香。

（3）唇形科 我国分布的唇形科芳香中药近 70 种，主要有薄荷、广藿香、黄芩、荆芥、夏枯草、香薷、紫苏叶等。

（4）木兰科 约 60 种芳香中药分布于木兰科，如八角茴香、厚朴、辛夷等。

（5）芸香科 分布着 60 多种芳香中药，主要有佛手、香橼、吴茱萸、花椒和玳玳花等。

（6）伞形科 芳香中药大概有 50 余种，包括柴胡、白芷、当归、川芎、藁本、前胡和羌活等。

（7）蔷薇科 此科中的芳香中药约有 50 种，含地榆、木瓜、玫瑰花、月季花、山楂、金樱子、枇杷叶等。

（8）姜科 分布着红豆蔻、草果、砂仁、姜、莪术、姜黄、郁金、草豆蔻、高良姜、益智等芳香中药。

（9）百合科 主要的芳香中药有百合、土茯苓、芦荟等。

（10）豆科 分布的芳香中药有补骨脂、胡卢巴、甘草、降香、苏木等。

2.2　中国芳香中药资源的地域分布

我国地理环境优越，南北跨热带、亚热带、暖温带、中温带和寒温带 5 个温度带，东西从多雨湿润地区到干旱荒漠地区，土壤类型亦丰富多样。不同的热量条件、水分状况和土壤性质使得不同区域分布的芳香中药资源各有特色。有研究表明芳香物质的挥发和产生直接受环境的影响，一般而言，温度高、光照强的环境有利于芳香物质的生成和释放。因此，我国芳香中药资源主要分布在华南、华北和西南等地区，在东北地区较少。

（1）东北寒温带区域　包括吉林、黑龙江、辽宁的一部分和内蒙古自治区东北部。区域内气候严寒，主要分布的芳香中药资源以落叶松、红松、樟子松、紫杉、臭冷杉等的木本类香材为主。另外，人参、细辛、桔梗、麻黄、防风、甘草、五味子等亦为本区域分布的主要芳香中药资源。麝香的来源——动物原麝在本区域也有分布。本区域芳香资源种类较少，但单一种类分布面积较大、蓄积量多，且较集中，如芳香植物杜香主要分布于大兴安岭，其所占面积约为大兴安岭林区面积的 20%。大面积的分布有利于芳香中药资源的开发，但本区域的芳香植物开发较为薄弱。

（2）华北暖温带区域　该区域属于暖温带大陆性季风气候，雨热同季，包括辽东、山东、黄淮海平原、辽河下游平原、黄土高原和冀北山地。主要分布着柴胡、黄芩、白术、金银花、藁本、秦艽、赤芍、连翘、小茴香、银柴胡等芳香植物。此外还盛产五灵脂和麝香。山东平阴被称为"中国玫瑰之都"，山东自古以来也是金银花的道地产区。

（3）华中亚热带区域　包括华东、华中的广大亚热带东部地区，气候温暖湿润。辛夷、蔓荆子、夏枯草、艾叶、苍术、香附、益母草、枳实、茵陈、泽泻、香薷、薄荷和荆芥等芳香药用植物主要分布在此区域。动物源芳香中药主要是灵猫香。本区域是我国许多重要芳香资源的分布地，如浙江诸暨，被誉为"中国香榧之乡"，全国约有一半的香榧产于此；湖北咸宁被誉为"中国桂花之乡"；江西是全国松香、松节油的重要产区之一；湖南是山苍子的最大产区；福建福鼎市有全国最大的连片种植的栀子花生产基地。

（4）华南亚热带热带区域　包括广东、广西、福建、海南和港澳台地区。本区域热量资源丰富，雨水充沛，气候湿润，适合芳香植物生长。本区域主要分布着檀香、沉香、高良姜、广藿香、陈皮、姜黄、莪术、肉桂、山柰、草果、安息香、降香、砂仁、木香和丁香等芳香中药资源。此区域亦分布有灵猫香。本区域是道地药材"南药""广药"的分布地，也是我国芳香资源的主要分布地，如广西壮族自治区，是全国乃至世界芳香中药资源最为丰富的地区之一，盛产各类香花、香果、香树和香木。广西横县是"中国茉莉花之乡"；广西苍梧被称为"中国八角之乡"；广西防城是"中国肉桂之乡"。这些美誉无不说明广西壮族自治区的芳香中药资源十分丰富。

（5）西南亚热带区域　包括云南、贵州、四川、重庆、陕西、甘肃南部及湖北西部。本区域日照少、云雾多、湿度大，冬暖夏凉。党参、藁本、花椒、柴胡、秦艽、川芎、郁金、白芷、当归、木香、山苍子、八角茴香和肉桂等芳香中药主要分布于此。此区域亦分布有灵猫香、麝香、五灵脂等动物药资源。本区域是我国道地药材"川药""云药""贵药"的产区。云南省是我国芳香中药资源集中分布及开发利用的大省，芳香中药资源的种类之多、分布之广居全国之首，有"香料王国"的美称，其中，依兰、肉桂、香茅和薄荷等芳香植物的种植范围较广、面积较大。

（6）西北干旱区域 包括黄土高原、内蒙古高原西部、河西走廊和新疆。本区域气候寒冷、干旱，冬冷夏热，昼夜温差大。虽然本地芳香资源并不多，但也分布着银柴胡、黄芩、苍术、防风、薤白、麻黄、甘草、川芎、红花等。新疆有60多年的芳香植物种植史，是我国最早大面积种植香料的地区之一，其种植的薰衣草、椒样薄荷这两种芳香植物的产量占全国薰衣草、椒样薄荷市场的90%以上。

（7）内蒙古温带区域 本区包括内蒙古自治区大部分、陕西北部、宁夏的银川平原和冀北的坝上地区，属温带草原区，半干旱气候，多风沙，分布有肉苁蓉、沙棘、麻黄、银柴胡、百里香和麝香等芳香中药资源。

（8）青藏高原高寒区域 包括西藏、青海南部、新疆南缘、甘肃西南缘、四川西部和云南西北边缘。本区气候寒冷，雨水较少，空气干燥，紫外线强烈，四季多风，主要分布着藏红花、甘草、甘松和麝香等芳香中药资源。

2.3 中国芳香中药资源的特点

（1）芳香中药资源种类多、数量大、分布广 我国是芳香资源最丰富的国家之一，尤其是芳香植物资源，已统计的有1000多种。全国各地均有芳香资源分布，但主要集中在长江、淮河以南地区，尤其以西南、华南最为丰富。

（2）特有的芳香植物资源非常丰富 玫瑰、小花茉莉、桂花和土沉香等是我国特有的芳香植物。小花茉莉挥发油和浸膏、桂花浸膏和净油是我国天然特产香料。

（3）开发利用明显不足 我国已开发利用的芳香植物约为150种，尚不足已知芳香资源的1/7；芳香动物资源也比较丰富，但科研的部门相当少，开发的企业屈指可数。

（4）地区分布的种类数量与规模不平衡 我国两广地区、云贵高原和长江流域的芳香资源种类多样，但较为分散，不利于开发；西北地区的芳香植物种类不多，但较为集中，利于开发；海南地区芳香资源种类多样且丰富，但开发利用迟缓。

3 芳香中药资源利用史及其发展方向

3.1 芳香中药资源开发利用史

芳香中药资源的开发利用历史悠久，有据可考的历史可追溯至五千年前。在远古时代，人类就观察与感知到芳香药物能驱赶蚊蝇、清新空气、愉悦身心，可以说芳香植物一经发现，就已被人类应用于医疗养生。古埃及、古中国、古印度、古希腊是最早应用芳香药物的国家。外国对芳香药物的应用始于埃及，由希腊及罗马发扬光大，近代盛行于欧洲。古埃及人常吃洋葱和大蒜以抗菌和预防感冒，并将芳香的树皮、树脂和香辛料运用于医疗、宗教祭祀和保存尸体。公元前2800年，古埃及人已开始制作简单的芳香剂制品，如用杜松、枯茗和乳香混合鹅油涂抹头皮以缓解疲劳和头痛。中世纪欧洲人认为并非所有的药是香料，但所有的香料都是药，而拉丁文中的香料（*Pigmenta*）与药为同义词。水蒸气蒸馏法的发明和"芳香疗法"一词的提出，开启了芳香药物用于医疗、保健和美容新纪元。

在中国，殷商时期的甲骨文中就有熏燎、艾蒸和酿制香酒的记载。《诗经》《楚辞》《尔雅》和先秦诸子著作中多有芳香中药及其利用的记载。中国芳香中药的应用萌芽于先秦、流行于秦汉魏晋、鼎盛于唐宋、扩大于金元明清，创新于近现代。芳香中药多被用于宗教祭祀、日常饮食、卫生保健、建筑园林、美容化妆和治疗疾病等。

（1）治疗疾病　芳香中药在中医药理论及实践中都具有重要地位，其广泛用于治疗内科、外科、妇科、儿科、五官科、神经科和皮肤科等各科疾病，使用途径有洗、沐、浴、浸、渍、浇、熏、灸、敷等，剂型有汤剂、丸剂、散剂、膏剂、酊剂等。古代典籍《诗经》记载："彼采艾兮，一日不见，如三岁兮"，西汉毛亨注释："艾所以疗疾"，说明春秋中叶以前就有采集艾叶以治疗疾病的记载。《山海经》记载了100多种药物，其中芳香药有薰草、杜衡、川芎、蘪芜等，并记述了这些芳香药物的应用，如杜衡"食之已瘿"。屈原的《离骚》记载了44种香草，大多可药用。《五十二病方》记载了青蒿、白芷、桂、辛夷、蜀椒、厚朴等芳香中药，并有用青蒿、桂花等熏疗"牝痔"的描述。《神农本草经》记载的芳香中药占全书药物的10%左右，并首次详细描绘了芳香中药的性味、生长环境和功能主治。隋唐时期，随着对外贸易的扩大，外来香药的传入，使得芳香中药的品种不断增多，《新修本草》将安息香、苏合香、阿魏、龙脑香和胡椒等外来香药正式收入国家药典，并详述其药性及功用，如书中记载"安息香，味辛苦，平，无毒。主心腹恶气鬼疰"，可见此时已将外来香药与中药的药性理论相融合。唐末李珣编撰的《海药本草》一书含芳香药物50余种，占全书所载药物的一半，且这些芳香药物大多为外来香药，如零陵香、艾纳香、茅香、迷迭香、降真香、丁香等。至宋代，芳香中药在临床各科的应用已相当广泛，如《太平圣惠方》记载了很多香方，如苏合香丸、木香散、沉香散等的组成、制作和用法，《小儿药证直诀》里收录了木香圆、龙脑散、豆蔻散和豆蔻香连圆等方。元代朝廷翻译了阿拉伯医学专著《回回药方》，促进了中医和十分重视芳香药物应用的阿拉伯医学的交融。明代李时珍所著的《本草纲目》列有芳香中药56种，此外还有很多芳香植物分别收录于该书的蔬部、果部和木部中。书中亦记载了用线香"熏诸疮癣"的方法。线香多用白芷、独活、甘松、山柰、丁香、藿香、藁本、高良姜、小茴香、八角茴香、连翘、大黄、黄芩、黄柏等芳香中药研末，以榆皮面作糊合剂，点灯置桶中，熏香以鼻吸烟咽下。到了明末，温病学派兴起，医学家们对"香"这一药性的认识深入，应用较广，而使其成为一种重要的药性，比如明末清初《药品化义》将香列为五气之一，并认为"香气入脾，能通气，能主散，能醒脾阴，能透心气，能和合五脏"。清朝，随着植物挥发油和纯露的提取工艺从西方国家传入，芳香药物的剂型更加多样化，出现了水安息油、冰片油、沉香油和薄荷油等挥发油制品，还有黄连露、青梅露、龟龄露和参苓露等芳香药露。《本草纲目拾遗》中记载了最早传入中原的露——"蔷薇水"，并介绍其具有芳香清洁和美容的功效。本书还记载了由沉香、檀香、木香、母丁香、细辛、大黄、乳香、伽楠香、水安息、玫瑰瓣、冰片等20多种芳香中药研末后制成的香饼，具有开关窍、透痘疹、愈疟疾、催生产、治气秘的作用。民国何廉臣在《增订通俗伤寒论》中写道："暑秽尤为繁重，辄致闷乱烦躁，呕恶肢冷，甚则耳聋神昏，急用芳香辟秽药，轻则葱、豉、石菖蒲、紫金锭片，重则蒜头、绛雪，而鲜青蒿、鲜薄荷、鲜佩兰、鲜金银花，尤为清芬辟秽之良药。"到近现代，芳香中药的研究与应用方兴未艾，多侧重于化学成分及药理作用研究。现代药理研究表明天然挥发油对心脑血管系统的影响主要体现在抗心肌缺血、抗脑缺血、抗心肌梗死、抗心律失常、增加心肌血流量、降低心肌耗氧量、抑制血小板聚集等方面；对中枢神经系统的影响主要体现在镇痛、镇静催眠、抗惊厥、抗癫痫、保护脑组织等方面；对呼吸系统的作用主要体现在止咳、平喘、祛痰、消炎等方面；对消化系统的影响主要体现在止泻、解痉等方面。另外，天然挥发油还有抗感染、抑菌作用。天然挥发油广泛的药理活性研究，为芳香中药的开发应用提供了理论支撑。

（2）饮食养生　自古以来，葱、韭、薤、椒、芫荽、姜、蒜、芹、蒿等芳香植物就已出现在人们的餐桌上，成为饮食中不可或缺的食材，它们或可直接食用，或可作为调味，还常用于腌制肉脯、果干，调制美酒等。《离骚》中有"蕙肴蒸兮兰藉，奠桂酒兮椒浆"的描述，说明人们用郁金、椒、桂等芳香中药酿酒。西晋左思在《蜀都赋》提到："蜀地自古生产辛姜、菌桂、丹椒、茱萸、筍酱，所制作的菜肴以麻辣、辛香为特色。"反映了川菜麻、辣、香的特点。

东晋张华的《博物志》中有用胡椒酿酒的记载。魏晋南北朝时期的人们尝试在酒曲中添加桑叶、苍耳、艾、茱萸等香料制成"香曲"，不仅加快了酿造速度，还增添了特殊的风味。宋代人们好香药，更是以香入茶，并以芳香中药做成"汤"，用于日常养生及待客。金元时期的食疗养生方中更是常见芳香中药的身影。《饮膳正要》及《居家必用事类全集》中，胡椒作为饮食调味品的记载就分别有三四十条，常在鹿、牛、羊、鸡、鱼等肉类食材的烹调上使用，以起到矫味增香的作用。到了明中叶，胡椒、苏木、丁香、檀香、豆蔻、陈皮等芳香中药作为调味品已广泛用于日常饮食，还出现了"大料物法""省力物料法""一了百当"等用多种香辛料调配的复合调料。到明清时期饮用香药汤水的风气盛行，《竹屿山房杂部》有两卷单独介绍了各类熟水与汤水，其中大部分都加入豆蔻、丁香、沉香、檀香和片脑等不同芳香中药。《本草纲目》中收载了20几种香酒方，包括有五加皮酒、地黄酒、当归酒、菖蒲酒、姜酒、茴香酒、菊花酒和松节酒等。到现代，天然食用香料的开发仍十分受重视。除新鲜香草、香辛料可用于食品添加外，从某些芳香植物中提取的挥发油、浸膏、香脂、净油、香树脂和酊剂等产品均可作为食品添加剂。目前我国允许使用的食品用天然香料已多达393种。

（3）驱邪避秽　我国人民早在殷商时期就通过焚烧艾叶和菖蒲以驱疫避秽。《山海经》中记载熏草"佩之可以已疠"。《周礼·秋官》有"莽草熏之""焚牡菊以灰洒之"等熏香形式来驱虫的记录。古人有佩戴香囊、焚香、沐浴兰汤和枕香以防病祛邪的习惯。《礼记·内则》记载："男女未冠笄者，鸡初鸣，咸盥漱栉縰，拂髦总角，衿缨，皆佩容臭。""容臭"即香囊。魏晋时期，佩戴香囊成为文人雅士高雅风流的象征，成为日常服饰搭配的必备饰品。三国时期华佗用麝香、丁香等制成香囊悬挂于患者的居所以预防疾病。唐苏鹗《杜阳杂编》卷下载："咸通四年，同昌公主出降……乘七宝步辇，四面缀五色香囊。囊中贮辟寒香、辟邪香、瑞麟香、金凤香。"香囊、香枕等甚至是古代陪葬的常见物品，一是反映了死者生前生活习惯；二是起防腐驱虫作用。长沙马王堆一号汉墓出土了一批香囊、香枕和香熏炉。香囊、香枕多由茅香、桂皮、花椒、高良姜、杜衡、辛夷、藁本、佩兰、干姜等香药制成。发展到现代，仍然有端午时节佩戴香囊的习俗。而熏香，则成了芳香疗法的一种形式，只是如今多用芳香挥发油，以呼吸吸入或皮肤渗透的方式进行身心保健和舒缓情绪。

（4）建筑与园林　我国的芳香文化深刻影响着我国古代的建筑及园林。《九歌》中有以桂木做栋梁、木兰做屋椽、辛夷和白芷点缀门楣以驱邪的介绍。《三辅黄图》卷三记载"椒房殿，在未央宫，以椒和泥涂，取其温而芬芳也。""椒房"是西汉皇后所居住的宫殿，以花椒和泥涂抹墙壁所造的房子，取其芳香，又蕴含多子之意。魏晋南北朝以后的皇宫和官员府邸多用香材建造房屋，用香料涂抹墙壁。这一风气可从"为宅舍，以香涂壁""沉香为阁，檀香为栏，以麝香、乳香筛土和为泥饰壁"等记载中窥见一斑。苏州园林沧浪亭的"闻妙香室"，以杜甫"灯影照无睡，心清闻妙香"的诗句命名，植物配置上以梅花为主。拙政园的"远香堂"，源于周敦颐《爱莲说》中"香远益清"的名句，以荷花为主景，无不说明芳香植物在园林造景中的重要地位。许多芳香植物树形优美、花色多样、芳香宜人，多栽种于公园、庭院，用作观赏与绿化，怡景又怡人。

（5）宗教祭祀　中国古人在祭祀时，习惯焚烧祭品和一些芳香植物，使之产生烟雾，并认为其香烟可通达神明。梁武帝祭天祀祖仪式十分讲究："南郊明堂用沉香，取天之质阳所宜也；北郊用土和香，以地于人亲，宜加杂馥，即合诸香为之。"丁谓在《天香传》中称："香之为用从上古矣，所以奉神明，可以达蠲洁，三代禋享首惟馨之荐。"《天皇至道太清玉册》中说："信灵香可以达天帝之灵所"，其香由降香、郁金、沉香、速香、藿香、甘松、白芷、大黄、香附、玄参等按定量合成。佛教中所用的香被统称为"梵香"，不但香化环境，而且营造了庄重的宗教氛围，在各种佛事活动中不可缺少，形成了独特的宗教香文化。两千年前，檀香、沉香、乳香等香料随佛教从印度传入我国，不仅带入了域外梵香，而且佛教在中国传播发扬的过程中，吸收了本土文化，将许多中国原生芳香植物运用到佛教中，丰富了梵香文化。

3.2　芳香中药植物栽培史

芳香植物的栽培及贸易使其从最初宗教祭祀的圣品、达官贵族的奢侈品和文人雅士的清雅之物转变为普通百姓广泛使用的治病良药和饮食调味料，芳香中药已渗透于人们日常生活的方方面面，极大地刺激了人们对芳香中药的需求，从而进一步推动了芳香植物的栽培加工和贸易流通。

世界上最古老的芳香植物园大约 4000 年前在埃及诞生。而我国从商周时期开始，就有关于古人采集、利用与栽培芳香植物的记载。《诗经》是其中出现较早、记载较全面的书籍，书中共载有植物 178 种，其中芳香植物 30 种左右，当时人们采集使用的芳香植物品种主要有泽兰、蕙、蒿、小蒜、艻、艾、香蒲、椒、桂、萧、郁金、白芷、香茅等。战国以后，古人逐渐将芳香植物从野生状态移种到园圃中栽培，并培育出姜、韭、薤、桂、椒、蒿、芷、香橼等多种本土香料，更加方便了对香料的利用。屈原的《楚辞》中有"沅有芷兮澧有兰"的描写，说明在公元 278 年左右，在沅水、澧水两岸已有白芷、兰的栽培种植。汉代张骞出使西域带回葱、蒜并在中原栽培。《齐民要术》一书收录了北方所栽培的芳香植物，如薤、葱、韭、胡荽、姜和蘘荷等，而这一时期南方香料作物的栽培仅有零星记载。隋唐时期，沉香、丁香、孜然和茉莉等芳香中药从南洋诸地传入中国，扩大了芳香植物引种栽培的范围。由于南方区域气候环境与南洋诸岛相似，外来的芳香植物多在南方进行驯化。《南方草木状》说"素馨、茉莉皆胡人自西国移植于南海，南人怜其芳香，竞植之。"从此出现了许多专门种植素馨、茉莉、蕙兰、丁香、高良姜、沉香和夜来香等香料作物的香农。清代吴其浚在《植物名实图考长编》中详细记录了 120 多种芳香植物的品种、栽培与利用等历史。

新中国成立后，中国从国外引进了薰衣草、迷迭香和香荚兰等芳香植物，目前大规模种植的芳香药用植物约 200 种，有些省区已成为重要芳香药用植物的栽培基地，如江苏、安徽的留兰香、薄荷、岩兰草；福建的白兰花、金合欢；新疆、陕西的香紫苏；云南、四川、浙江的玳玳花、墨红月季等。海南建立了热带天然香料良种繁育及加工示范区项目，大规模的栽培和生产高品质的产品，推动了我国芳香中药及相关产品的出口。我国传统的出口商品有八角、八角茴香、小茴香、桂皮、薄荷挥发油及薄荷脑等；樟挥发油、樟脑、八角茴香占世界总产量的 80%。2007 年以后，国内芳香植物种植技术已经成熟，产业更加多元化，包括芳香植物种植、芳香保健蔬菜开发、芳香茶叶开发、香草生态园、挥发油提炼、提取香料技术等多个领域。

古人已认识到气候、环境和土壤对芳香植物引种与栽培的影响，有"橘生淮南则为橘，生于淮北则为枳"；薄荷，虽处处有之，但"以苏州者为胜"及"荜茇生波斯国，复有舶上来者，更辛香"等记载，形成了"道地药材"的概念。因此形成了具有地域特色的芳香植物栽培。岭南地区以栽培沉香、素馨、檀香和高良姜等热带芳香植物为主；吴越地区以生产薄荷、兰香、芸香和柑橘等亚热带芳香植物为主；东北地区以种植艾纳香、甘松、参香等温带芳香植物为主；云贵川地区以生产白芷、草果和川芎等为主；秦岭南北一线则以生产花椒、甘草、阿魏、玫瑰等芳香植物为主。

在栽培技术上，古人已有相当科学的认识，极大地推动了我国芳香植物的栽培和生产。《齐民要术》记："韭，在窖则黄，在山则辛。葱，近水者甘，近山者辛"，指出择土对芳香植物种植的重要性，强调要因地制宜，亦总结出"白软地，蒜甜美而棵大；黑软次之；刚强之地，辛辣而瘦小也"的经验。芳香植物的园圃栽培对作畦要求较高，如种韭菜，"治畦，下水、粪覆，悉与葵同，然畦欲极深"，是考虑韭菜"根性上跳"的特性。《四民月令》里介绍了芳香植物播种移栽的时令，"正月别芥、薤，三月别小葱，六月别大葱，七月别薤，十月别大葱"。书中还有给生姜催芽以达到发芽早而整齐的介绍。芳香植物的田间管理主要注意肥水和谐，并配合中耕除草。如茴香为喜阴忌旱作物，其田间管理要注意"区南，约量中苘，以遮夏日。粪土相和，区先下水"。茉莉性不耐寒，在赣闽等地区多为盆栽，"霜时移北房檐下，见日不见霜，大寒移入暖处，围以草荐，盆中任其自干，至干极略用河水盏许浇其根，仅活其命"。

另外，中国是世界上最早利用温室栽培韭、葱等植物的国家。《汉书·召信臣传》有用温室栽培葱韭的记载："太官司园种冬生葱韭菜茹，覆以屋庑，昼夜蕴火，待温气乃生。"元代王祯在《农书》提到："至冬，移（韭）根藏于地屋荫中，培以马粪，暖而即长；高可尺许，不见风日，其叶黄嫩，谓之韭黄。比常韭易利数倍，北方甚珍之"，即利用马粪发酵产生热量培育韭黄的方法。近年来对芳香植物栽培的研究，着重于对重要芳香作物的选育和野生芳香植物资源的开发、利用和保护等。

3.3　芳香中药资源开发利用方向

中国芳香中药资源种类丰富、经济价值高、开发应用历史悠久。实践证明，芳香中药兼具医疗保健、饮食营养、杀菌驱虫、香化环境、净化空气、美化生态等价值，可开发出药品、养生品、食品、食品添加剂、日用化工品等产品，也可用于园林造景。但是，我国芳香中药资源的开发应用尚存在很多问题需要解决，同时也有巨大的潜力有待挖掘。今后，为了持续稳步发展我国芳香中药产业与事业，需要注重以下几个发展方向。

（1）资源开发利用　据统计，我国开发利用较充分的芳香中药资源约占已知芳香资源的1/5，绝大部分芳香中药资源未被有效开发利用，需要多学科结合，充分发现、评价、利用已有资源，同时要开展种质资源创新，加大优良品种培育力度，为药材标准化生产提供生物资源。同时做好芳香资源的规范化栽培、养殖及野生变家种、家养工作，以保证芳香中药资源的可持续发展。

（2）自然资源保护　历史上草药一直靠人工采挖，目前由于不当垦殖，使得中药野生资源逐年减少，有些甚至濒临灭绝。据调查，甘草、羌活、银柴胡、麝香等芳香中药的资源量普遍下降，当归、川芎等芳香中药的野生资源已很难发现。野生甘草的蕴藏量在近50年间从2×10^{6} t 锐减到不足 3.5×10^{4} t。另外，麝香资源减少了70%。需要国家立法保护，业界需要建立芳香中药资源保护的科研机构与人才队伍。

（3）标准化生产　芳香中药材的成分复杂，主要是次生代谢产物。主要成分与含量受到土壤、气候、栽培技术等多因素影响，具有道地性。因此，需要在国家层面首先评价和区划各类芳香中药的优势产区，同时规定栽培品种和栽培技术，实施产地、产家、产品三认证，实现区域化、道地化、标准化生产。

（4）精细精深加工　目前，芳香中药仍然以原料及初级加工品为主，精细精深的高附加值产品较少。挥发油是芳香中药发挥疗效的重要物质基础，其提取工艺是限制含挥发油产品质量的瓶颈问题，导致得油率低，质量不稳定，制约了天然芳香产品质量、使用效果和附加值的提高。特别是我国芳香中药资源的出口多以原料及初级加工品为主，处于产业链前端，效益低下，需要尽快提升。此外，我国对天然芳香产品的消费水平不高，虽然天然挥发油及天然香料产量占世界三分之一，然而消费却不到百分之一。急需通过宣传、教育、培训等途径，培育国民的芳香中药消费文化和消费群体，拉动产业升级。首先要做好芳香资源的规范化栽培、养殖及野生变家种、家养工作，以保证芳香中药原材料的质量稳定可靠可追溯。在提取技术上，要借助微波提取、超声提取、超临界流体萃取、亚临界水萃取等先进技术设备，提高挥发油的得油率和品质。

（5）芳香物质成分及功效研究　要加大对芳香物质的化学成分、作用效果、作用机制、毒副作用研究的支持力度，全面揭示和认知芳香中药的本质。

（6）芳香物质吸收机理　通过医学、药学、化学、农学、生物学等多学科交叉融合，研究芳香物质的吸收部位、吸收组织、传导运输、体内代谢机制，明确芳香物质对人体健康的系统影响。特别要重点揭示舌下、鼻孔、眼部、腋下、肚脐、肛门、阴部、脚底的吸收效率与特性。需要组织成立专门机构组织开展系统的研究与评价。

（7）功能景观应用研究及景观科学设计　研究各种芳香中药植物及其与其他植物组合的景观生态作用。从景观学、旅游学、生态学、心理学、生理学、公共卫生学等多方面综合评价芳香植物个体、群落、景观的作用效果，并积极大量用于造园适应环境建设需要。

（8）芳香中药产品开发　针对人体对芳香物质吸收和代谢动力学特点，设计制造各种产品：饮品、护肤品、含片、膏剂、贴片、冲泡剂、粉剂等。今后要借助微波提取、超声提取、超临界流体萃取、亚临界水萃取等先进的提取技术以提高挥发油的得油率和品质。同时，要促进天然香料产业的规模化发展，加大产品研发，开发出高附加值的天然芳香产品。要以芳香中药资源为主体，发展芳香饮食、芳香日化、芳香医药、芳香纺织、芳香美容、芳香文创、芳香农业、芳香园林、芳香旅游等产业，形成芳香中药健康产业集群。

（9）完善营销服务网络　建立一套营销服务网络体系。重点是：基于医生、芳香健康管理师、芳香疗法专家的咨询，结合线上线下销售渠道，借力相关大健康资源开展售后服务。创建芳香中药管理系统，由中医药芳香健康产业学会负责组建专业化、品牌化、智能化的芳香中药营销服务网络体系。

（10）构建芳香中药大健康产业管理体系　该体系借助多方面力量，协调、整合、管理整个产业，包括产地规划认证、品种规划认证、产品质量检测认证、生产主体资格认证、加工主体资格认证、购销主体资格认定、教育培训机构资格认证、从业资质认证、信息发布平台认定、售后服务平台认证等。

（11）构建全面开发大中药产业新模式　包括传统中药产业、中药农业、中药商业、中药保健品、中药食品、中药兽药、中药饲料、中药美容和中药旅游业等相关产业和项目，为乡村振兴和农民增收提供可借鉴的发展思路。

第 5 章

芳香中药材规范化种植、管理、采收与加工

1 芳香中药材规范化生产

1.1 芳香中药材 GAP 依据

中药材规范化（good agricultural practice，GAP）即中药材生产质量管理规范。其目标是规范中药材生产全过程，以保证中药材的真实、质优、稳定和可控。中药材 GAP 的研究对象是药用植物、药用动物及其赖以生存的环境。

中药材 GAP 为中药材生产提供应该遵循的要求和准则，各生产基地根据各自的生产品种、环境特点、技术状态、经济实力和科研实力，制定出切实可行的达到 GAP 要求的方法和措施，这就是标准操作规程（standard operating procedure，SOP）。SOP 是一个可靠的追溯系统，也是培训研究人员、管理人员以及生产人员的教材之一。

这里说的香料植物与香料动物，即芳香中药材，在西方称之为西药材，在中国是中药中的一个重要的分支和新兴类别，其栽培与管理应该而且必须按照中药材的生产要求，进行规范化种植与养殖和遵循技术标准操作规程，这样生产出来的芳香中药材及其产品，才可称为标准的芳香中药材、GAP 绿色芳香中药材或合格香料植物产品，其农药残留、重金属、亚硝酸盐及其他对人体有害物质的含量和致病有害生物的数目均符合有关卫生标准，食用后对人体无毒害作用，能充分发挥其医疗和养生功能。

中药材 GAP 工作在中国开展是 21 世纪初始的事情，但随着国际上"回归自然"潮流的兴起，它对中药材质量的全过程标准化管理和严格监控所产生的成效已经显现，显示出其强大的生命力和发展的必然趋势。至于芳香中药材 GAP 工作更是刚刚认识，正在起步，好多工作均需从零开始。即便如此，对把香料动植物生产纳入药用植物中进行规范化生产，严格按中药材生产要求进行 GAP 和 SOP 栽培与管理，得到了广大中医药企业以及专家学者和爱好者的一致赞同和身体力行。

提倡标准化种植的"绿色香料动植物"的 GAP 生产，与普通香料植物生产在栽培技术方法和措施以及加工生产上有不同的要求。首先，要求生产基地环境洁净，土壤、水质和空气中所含有毒物质必须控制在限量以下，保证连续生产出无污染的香料动植物产品。其次，要求生产技术严格，最大限度使香料动植物产品无毒无害。在生产中，提倡使用腐熟的有机肥和生物肥，控制或不施用化肥；利用生态防治、生物防治、物理防治、人工灭草等防治病、

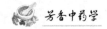

虫和草害，严格禁用高毒高残留农药，限量限时使用一般化学农药；禁止用未处理的污水灌溉；不用人工合成的植物生长调节剂等。再次，要求对产品实行化学分析和定期检测，使产品达到卫生质量标准；且在产品包装、运输和销售过程也要进行跟踪检测，防止香料动植物产品受到二次污染。

1.2　芳香中药材 GAP 生产对环境条件的要求

研究证明，只有良好的生态环境，才能生产出无公害的绿色芳香中药材及其产品。要求在一定范围内没有各种污染源，灌溉水质要达到农田灌溉水质标准 GB 5084—92，芳香中药材加工还要达到生产加工水质标准；生产基地大气环境要达到"大气环境"质量标准 GB 3095—82 的二级标准；土壤环境质量要达到土壤质量 GB 15618—1995 二级标准。因此，芳香中药材 GAP 生产基地环境检测具体项目，主要包括：农田灌溉水质指标，如 pH、汞、镉、铅、砷、铬、氯化物、氟化物、氰化物等；加工用水除检测上述项目外，还要检测细菌总数和大肠杆菌数；大气质量指标需检测总悬浮微粒、二氧化硫、氮氧化物与氟化物；土壤质量指标主要检测汞、镉、铅、砷、铬等残留量。土壤质量与能否合理使用肥料，是 GAP 无公害芳香中药材栽培技术中的重要环节。正确使用肥料必须限制在不对环境和芳香中药材产生不良后果，使产品中有害物质残留积累控制在人体健康的限度内（即农药残留和有害重金属不超标）；并使足够数量的有机物返回土壤中，以保持土壤良好的排水透气和保水保肥能力，促进芳香中药材持续健康地生长，减少肥料对环境的污染。

2　芳香中药材 GAP 栽培管理要点

2.1　芳香中药材 GAP 露地栽培管理要点

在自然条件下能正常生长、开花和结实的芳香中药材，常称为露地芳香中药材。在中国海南、台湾、广东、广西、云南等省区，许多芳香中药材适宜露地生产。多数芳香中药材喜阳光，需选择向阳开阔的场地。地势力求平整，以方便管理。在降水量多的地方和低洼处，必须有良好的排水系统，防止下大雨时雨水积在田间产生涝害。水源要充足，大面积及缺水地区栽培，最好安装喷灌系统，滴灌系统更佳。如果是连续种植 2～3 茬后的连作土壤，一般应该进行消毒。

芳香中药材对土壤总的特性要求是既排水透气又保水保肥，含有适宜的营养，不得病虫害，适当的 pH 等。虽然可以这么说，不管什么土壤条件，芳香中药材一般都能生长，但是，其产量和质量却不能令人满意，或者给以后的管理增加成本。改良条件不好的土壤虽然有些也可以在种植后进行，但改良土壤的最好时机应是在种植之前进行。

土壤改良可分为完全改良和部分改良。如果现有土壤不适合栽培芳香中药材，可以换用适宜的土壤，这种为根系层带来新土的方法称为完全改良。完全改良所需的成本太高，一般难以实现。通常采用的办法是部分改良，即向现有的土壤掺和一些材料来改善其不良的特性。

　　由于土壤的质地和结构，以及土壤中有机质含量和 pH，决定着土壤的排水透气与保水保肥状况，所以改良土壤实际上主要就是改良土壤的质地、结构、有机质含量和 pH，当然肥力也可在种植前进行改良。

　　改善土壤的 pH。每种芳香中药材都有其合适的土壤 pH，但多数适于微酸性，有些适宜中性或微碱性土壤。pH 太高或太低，植物会出现某些营养缺乏症及其他一些问题，所以必须调节改善。用于调节 pH 物质的用量，因具体材料、土壤质地、原有的 pH、需要把 pH 调节到多少及根系层厚度而异，最好经过测定。调节物质要与根系层土壤均匀混合。南方土壤一般偏酸，通常施用含钙的石灰物质来提高 pH，如石灰石粉（石灰石磨成的粉末，简称石粉）、生石灰或熟石灰。其用量因土壤的质地、石灰物质类型、原来土壤的 pH 为多少及需要调节到多少而有不同，调节后的土壤必须经过 pH 试纸或酸度计测定。如果使用熟石灰，一般土壤用量的计算依据为：10 cm 深的 1 m^2 面积土壤使用 100 g 熟石灰，可提高 pH 约 1 个单位。不应同时将石灰和化学肥料施在土壤上。如果一起施用，氮会变成气体而损失，磷被钙和镁固定，凝固在不溶解的无效化合物中。应该在施肥前一周撒布石灰，或在撒布石灰前一周施肥。在栽培过程中经常施用生理碱性肥料如硝酸钙、硝酸钠等，也能使土壤趋向碱性。

　　北方土壤一般偏碱，可使用硫黄粉来降低 pH。在土壤中增施有机质也有助于降低 pH，因为有机质分解会释放出有机酸。在栽培中施用酸性或生理酸性肥料，对降低土壤 pH 也有一定的作用。

　　灌溉浇水次数因芳香中药材种类、生长发育时期、土壤、季节、气候等的不同。一般确定是否需要进行浇水，主要是根据土壤的干湿情况来决定。不论气候如何，在生长期，大部分芳香中药材都可以在根系层土壤上面 1/3 ~ 1/2 干时就进行浇水；如果冬季需休眠的，则期间的浇水次数比生长期要大大减少。冬天宜在中午前后进行浇水，其他季节可于上午或下午进行浇水。

　　施肥技术基肥是指定植之前施入田间的肥料。有机肥料通常多作为基肥，如果数量多，可在翻耕之前先撒施，以同时达到改良土壤结构的目的；若数量少，则进行条施或穴施，即先在畦上挖沟或挖穴，把肥料施入，盖上泥土，再进行栽植，不让苗根直接接触肥料。各种饼肥，由于价格高、来源较少，通常也进行条施或穴施。有机肥中的厩肥和家禽肥，必须用塑料薄膜覆盖堆沤发酵一段时间，待腐熟以后才可使用，可以避免以后伤根（发酵产生高温）及生蛆。芳香中药材在整个生长发育期都需要营养，而且一般随着植株越大，需要量越多。定植之前往往都施有基肥，所以在定植后，芳香中药材还需经常进行追肥（主要是氮、磷和钾肥），特别在未施基肥时。

　　追肥是补充基肥的不足，在生长发育过程中施用的肥料。追肥多使用复合肥，但饼肥也可用水浸泡腐熟后兑水作为追肥。复合肥可兑水后再施，直接淋在根部，但浓度不可太高；也可进行干施，又分条施、环施、穴施、撒施（锄入土内或施后覆土以减少损失）等，但要施在须根多的上面，不要施在离开根系处及距离茎太近的位置，用量也不能过大。

　　当土壤过湿或要求速见施肥效果时，一些复合肥可用于叶面喷施，营养元素通过叶面吸收进入植株体内，这就是所谓的"根外追肥"。一般土壤追肥要 3 ~ 5 d 才能见效，而根外追肥可在喷后 12 ~ 24 h 即可见效。但适合于根外追肥的复合肥种类不多，而浓度也要求比追肥的浓度更低。

防寒越冬是对一些耐寒能力较差的芳香中药材，冬季及其前后在实行的一项保护措施，方法有覆盖法、培土法、灌水法、烟熏法、设立风障等。

覆盖法是在低温到来前，在地面上覆盖稻草、落叶、蒲帘、草帘、塑料薄膜等，待翌年春季低温过后再把覆盖物清理掉。此法常用于一些秋播一年生和二年生草本芳香中药材以及宿根类草本芳香中药材，在苗圃培育芳香中药材类植物幼苗时也多采用这种方法。

培土法是采用壅土压埋或开沟覆土压埋植株的基部或地上部分。此法适用于一些宿根草本和较低矮的灌木芳香中药材。

灌水法是根据水的热容量大，灌水后可以提高土壤的导热量，将深层土壤的热量传递到土壤的表面。在南方田间排水沟也可灌满水。

烟熏法是在霜冻或寒流到来之前，在圃地周围上风向点燃干草堆，使浓烟遍布苗木周围上空。因烟和水蒸气组成的烟雾能减少地面散热，故可防寒。

2.2 芳香中药材 GAP 设施栽培管理要点

原产于热带亚热带或中国南方的芳香中药材，在北方冬季需在温室内栽培才能正常生长、开花和结实，称为温室芳香中药材。其栽培方式为设施栽培或保护地栽培，是指在某种类型的保护设施内（如温室、大棚、阳畦等），人为地创造适宜芳香中药材生长发育的最佳环境条件，在不同季节尤其是不利于芳香中药材生长的季节，进行芳香中药材栽培的一种措施。

（1）补光和遮光设施 充分利用温室内的反射光是一种很好的补光措施，最简单的方法是将温室墙面涂白。此外，也可以在北墙内侧设置反射镜、反射板或反射膜，利用它们对阳光的反射，增加室内光照。为促进植物生长，也可人工补充光照，在温室内部通常都配有补光设施。适合于人工补光的灯有白炽灯、荧光灯、水银荧光灯等。温室内还应装有遮光设施，一般是用双层黑布或黑色塑料膜制成可以往复扯动的黑幕，主要用来缩短光照时间。根据不同植物对光照时间的不同要求，在下午日落的前几个小时，放下黑色布帐或薄膜，使温室内保持预定时间的短日照环境，满足植物对光照时间的要求。

（2）通风 我国使用的双窗面脊式温室和一面坡温室，均设有配套的通风降温装置，一般在顶部和侧面有通风窗，有的还在温室四周的墙角下设进风口，上部设出气口，通风效果更好。另外，也可装"空气压缩机"，把吹风机设在下部，产生"人造风"，对通风换气及降温十分有利。

（3）降温 一般温室降温主要依靠通风窗和门进行，如果通风换气无法满足要求时需用降温设备，应用较为普遍的有风扇 – 水帘降温系统，它由水帘、循环水系统、排风扇和控制系统组成；另一种为微雾降温，即将水以 4~10 um 的雾滴形式喷入温室，使其迅速蒸发，利用水蒸发时的潜能，大力吸收热量，然后将潮湿空气排出室外，从而达到降温目的。

（4）遮阳 也称为遮阴，主要是为了减弱温室或塑料棚内的光照强度，降低气温或植物体温。特别是夏季光照强、温度高时，需进行遮阳。遮阳材料要求有一定的透光率、较高的反射率和较低的吸收率，常用材料有遮光（纱）网、苇帘、竹帘等。目前我国使用的遮光纱网多由黑色或银色聚乙烯薄膜编制而成，中间坠以尼龙丝提高强度，遮光率为 45%~90%。

如在夏季栽培芳香中药材时，要特别注意进行遮阳处理，一般采用遮光率为 50% ~ 60% 的黑色尼龙网，防止烈日灼伤或暴雨侵袭。国外的遮阳网比较先进，出现了双层遮阳网、新型遮阳网等，前者分为内外 2 层，外层为银白色网，反射阳光和热量，内层为黑塑料网，用于遮挡和降温；后者能减轻光强度，并反射掉植物不需的光谱。国外还流行一种"流水遮阳系统"。

（5）栽培设施　花架用来放置盆栽芳香中药材，常见的有平台架和阶梯式台架。栽培床用于室内芳香中药材的栽培，就地设置的为地床，高出地面的为高床。还有一种用于生产种苗的苗床或扦插床，与栽培床大同小异，主要是床中所装基质种类和厚度不同。

（6）其他栽培设施　塑料大棚是不加温的大型越冬设备，由于其造价低廉、拆转方便，在北方可代替低温温室或冷床，得到广泛应用。塑料大棚主要有竹木结构大棚、悬梁吊柱竹木拱架大棚、拉筋吊柱大棚、装配式镀锌薄壁钢管大棚、无柱钢架大棚等类型。荫棚是培育芳香中药材不可缺少的设施，具有避免阳光直射、降低温度、增加湿度、减少蒸腾等特点，为阴性、半阴性及中性芳香中药材的养护、上盆或翻盆芳香中药材的缓苗、嫩枝扦插和幼苗管理创造了适宜环境。荫棚应选择在地势高燥和通风排水良好的地方，根据使用目的不同来确定荫棚的宽度和高度。温室芳香中药材用的一般高 2 ~ 3 m，宽 6 ~ 9 m；用于扦插或播种用的苗条一般宽度为 50 ~ 100 cm。用于遮阳的材料多用竹、苇帘、木板条、黑色尼龙网等，按照不同材料对遮阳要求采用单层或多层覆盖，地面可铺设煤渣和砖以防积水。

（7）灌溉设备　漫灌是一种传统的灌溉方式，同时也是对水资源利用最差的方式，多数芳香中药材生产者都采用这种方式。该设施主要由水源、水渠及动力设备组成。首先由水泵将水自水源送至总水渠，然后分配到各级水渠，最后送到种植畦内，或者是直接将自来水通过管道灌入畦中，浇水量以漫过畦面为准。这种方式不仅浪费水资源，而且不利于植物的生长。

（8）喷灌　用动力将水喷洒到空中，充分雾化后成为小水滴，然后像雨滴一样降落到地面的一种灌溉方式。喷灌系统由喷头、喷灌泵、动力机、喷灌输水管道和喷灌机组成。喷灌一般分为固定式喷灌和移动式喷灌 2 种。近年来，电脑全自动控制喷灌系统在芳香中药材生产中得到了应用。

（9）滴灌　滴水灌溉的简称，它将水增压、过滤、通过低压管道送达滴头，以点滴方式经常和缓慢地滴入植物根部附近，是植物主要根区的土壤经常保持最优含水状况的灌溉方式。一个典型的滴灌系统由贮水池、过滤器、水泵、肥料注入器、输水管线、滴头和控制器组成。一般利用河水、井水等水源都设贮水池，若是自来水就不用了。使用滴灌系统灌溉，水分直接到达植株根区，大大提高了水的利用率。生产中通常将滴灌与施肥相结合，施入的肥料集中在根区附近，很大程度上提高了肥料的利用率。

3　芳香中药材 GAP 生产中的采收

种子的采收芳香中药材因种类、生长环境、花的着生部位等不同，种子成熟时间很不一致，因此掌握适宜时间采收十分重要。成熟的种子应具备以下几个特点：①内部贮藏有机物质已达高峰；②养分运输已基本停止；③水分含量减少，硬度增加，对环境抵抗能力增强；

④种皮呈固有色泽；⑤具有发芽能力。种子成熟期间，必须注意观察，一经成熟应及时采收。种子脱粒过程中要尽量避免损伤种子，否则易染病。采收后的种子要用低温干燥进行贮存。

原料预处理芳香中药材采收后，绝大多数尚呈鲜品，因植株内部含水量高，若不及时加工处理，很容易霉烂变质，其有效成分特别是挥发性成分亦随之分解散失，严重影响芳香中药材质量和效益。所以，除少数要求鲜用或保持原状外，大部分芳香中药材必须在产地初步加工。芳香中药材经产地初加工后，剔除了杂物和质劣部分，保证了芳香中药材质量，同时可防止霉烂腐败，便于运输、深加工和贮藏。另外，在芳香中药材预处理时可根据产品需要，进行分级和其他技术处理，有利于芳香中药材进一步加工和充分利用设备以降低成本。

芳香中药材的采收与预处理方法直接影响芳香中药材的生产与功效，而且不同用途的芳香中药材也有不同的采收和预处理方法，因此注重芳香中药材的采收与预处理，是芳香中药材生产中的一个重要环节。

3.1 芳香中药材采收方法

不同用途采用不同采收方法，即使同一种植物因用途不同，采收的方法也不尽相同。如罗勒的采收方式，因利用方式不同而异。当作烹调或蔬菜食用时，可直接用手采摘未抽花序的嫩心叶，如此可不断促进侧芽产生，以便日后继续采收。若作为加工用途或萃取挥发油，宜待花序抽出开花初期采收最为适当，此时植株含油量最浓且风味最佳，为最佳采收时期，通常在早上露水干后即可采收。当运用于休闲香料植物观光园区时，则任其生长与开花，以欣赏不同罗勒品种的花色与花姿。采收方法因植物与利用部位而定，目前主要的方法有下列几种。

（1）摘取法　花类芳香中药材如丁香、菊花、薰衣草等，果实类药材如枳壳、梅等，都采用摘取法。在进入采收期后，边成熟边采摘。花期长、开放不整齐的应分批采摘，摘后及时阴干或晒干（或烘干），果实成熟不一致的也要分批摘取。采摘多汁多果时，应避免挤压，并要及时干燥，减少翻动次数，以免碰伤。叶菜类香料植物也要采用摘取法，摘后及时阴干或晾晒。部分种子类芳香中药材也要采用摘取法。

（2）刈割法　大部分的全草类芳香中药材如荆芥、薄荷、藿香等，用刈割法采收，可依次割取或分批割取。果实类的芳香中药材和大多数的种子类芳香中药材，也都采用刈割法采收。

（3）掘取法　以根或根茎类等部位采收作为药材的多年生的草本或木本芳香中药材，及部分全草类植物如细辛等，采收时采用掘取法。根及根茎类药材的采收，一般先将植物地上部用镰刀割去，然后用相应的农具采收，采收时应避免损伤药用部位。

（4）剥取法　以采收皮类做药材使用的芳香中药材，都是采用剥取法。一般在茎的基部先环割一刀，然后在其上相应距离的高度处再环割一刀，然后在两环割处中间纵向割一刀。纵向割完后，就可沿纵向刀割处环剥，直至茎皮或根皮全部被剥离下为止。此段剥离后将树锯倒继续剥皮。近年来试行活树割取法，采用环剥或半环剥方法，控制环剥面积，这样可以不用锯倒树木。

3.2　芳香中药材采收时间

在适当时节采收的芳香中药材，将保有最多的有效成分和香气。芳香中药材一般根据其采收的部位不同，采收的适期也有不同（表 1-1）。

表 1-1　芳香中药材各部位的采收时间表

部位	采收时间
根茎、根	深秋或初春
茎、叶	生长全盛时
花	花苞刚开放时
果实	充分生长而未成熟时
种子	完全老熟时
茎皮	春天初夏时
全草	花期中采收

（1）用作食品原料采收

用于作为食品原料的芳香中药材采收，分为采收新鲜叶片为食用和以采集干制品为备用。如采收皮、果实、种子等为目的，其采收方法也各不相同。

用作新鲜食品原料的采收用作新鲜食品的芳香中药材，主要是指以叶片为采收器官的这类芳香中药材。留兰香、薄荷、柠檬草等芳香中药材的香气成分主要集中在叶子当中，所以以叶子为采收目的。由于不需要采收花，为了避免植物开花而消耗养分，剪枝和摘心都是必要的措施，从而推迟开花期，获得最大采收量。假如罗勒的花已经开了，要将包括花在内及其下部的两对叶片一同摘去才可以促使新的枝条发育，使采收期延长。而采收叶或全草，则以茎叶茂盛或花含苞未放时最适宜。芳香中药材的采收最佳时间是在晴日的午前，即在上午约 10 时，因为这时太阳刚把叶子上的水晒干，空气也不会太热，芳香中药材的香味这时候最醇浓。可以剪下 3/4 的叶与茎后，剩约 1/4 的高度让它继续生长，这样并不会伤害植株。如果叶子太脏，可以用冷水快速冲洗，并立即设法擦干，这有助于芳香中药材的完整干燥。从挥发油的含有量来看，越靠近开花期，叶子越香，虽然生长期中只要是成熟的叶子都可以采收，但从品味上看，开花初期时采收比较理想。

用作干制品原料的采收作为干制品的采收，有些是以采收果实和种子为目的。采收果实的，多在果实自然成熟或将要成熟时进行采收，如栀子等，枳壳、梅等则宜在未成熟时采收。此种用途的芳香中药材要防止采收过晚，以免果实脱落，品质变差；而过早采收，不但品质不能保证，也影响产量，所以要适期采收。多数种子类芳香中药材如莳萝、八角茴香、小茴香等，其香气成分主要集中在种子当中，种子的采收要在果实充分成熟、籽粒饱满时进行。采收时连叶子带枝条一起割下来，其挂晒处理方法与花的采收相同，但种子易撒落于地面，不利于种子的收集，所以一定要用透气性的袋子套在其上，待晾干后直接用手在袋子的外部揉搓，让种子直接掉入袋中。一些蒴果类的种子，若待果实完全成熟后再采收，因蒴果会开裂，种子易散失而难以收集，故宜稍提前采收。对于成熟期不一致的果实或种子，应随熟随采，陆续采收。

此外用于干制品的采收，还包括以采收皮类为目的芳香中药材。皮类芳香中药材栽培年限较长，如肉桂需 15～20 年。一般是在春末夏初植物生长旺盛，当皮部养分和树液增多时，再进行采收。

（2）用作药材原料采收

芳香中药材所含成分的高低，与采收季节、方法和入药部位有密切关系，采收时间直接影响药材的产量、品质和采收效益。在同一年生长周期内，芳香中药材经历着孕蕾、初花、盛花和花凋谢、种子形成等不同的时期，这期间不同的采收时间，就直接影响芳香中药材作为药材的产量和质量。不仅是年内各时期与各月份有差异，对许多多年生的宿根性芳香中药材，还有适宜采收年限的问题，采收年限不同，产量也不相同。如芍药栽培 3 年采收，其单产为 300～400 kg/667 m²；如果 4 年采收，则单产为 400～500 kg/667 m²。

适期采收的药材不但产量高，品质也好，采收期还影响药材的质量。药效成分的含量高低，直接受采收影响。古代本草曾经记载"药物采收不知时节，不知阴干曝干，虽有药名，终无药实，不以时采收，与朽木无殊"，这表明我们的祖先早已懂得采收期与质量的关系。

此外，芳香中药材的适宜采收期还因用途不同而异。例如，紫苏以嫩叶供食用，其营养丰富，除含维生素和矿物盐类较高外，还含有紫苏醛、紫苏醇、薄荷醇、丁香油酚、白苏烯酮等有机化学物质，具特异芳香，有杀菌防腐作用。紫苏的根、茎、叶、花萼及果实均可入药，有散寒、理气、解鱼蟹毒等作用。一般紫苏在花穗抽出 1.5～3 cm 时，植株含挥发油最多，因此在 8—9 月花序初现时收割全草作提取紫苏挥发油用。另外在枝叶繁茂时采叶阴干，即得苏叶；在果实成熟时全株割下再晒干，然后打出果实，即为苏子，茎下半部除去侧枝即为苏梗。

总之，不论采收的是植株的营养器官，还是采收果实和种子，都必须适时采收。如果采收过早或过晚，不仅降低产量和品质，而且还降低经济效益。

（3）用作茶饮的原料采收

芳香中药材——茶，英文名为 Herb tea，这种非茶（茶叶）之"茶"系纯天然饮料，不仅气味芬芳、颜色漂亮，更重要的是，每一种芳香中药材茶都含有天然的营养成分，有养生和养颜作用，让饮用者无形中得到滋补强身的健康效益。

做茶饮的芳香中药材包括采收花和采收叶 2 类，如薰衣草、丁香、槐花、玫瑰、菊花、琉璃苣等以采花为主。如果将开花期分为初花期、中花期与末花期的话，丁香、槐花、玫瑰等应当在花蕾膨大但尚未开放时采收，辛夷等在花蕾微开而未全盛时摘取采收，菊花、薰衣草、琉璃苣等最好在中花期时进行采收。采收收割后用绳子捆成一束倒挂晾干后，收集花朵，装入干燥的花瓶或纸箱中。罗勒全草具芳香，在日本它和紫苏都作为香味蔬菜，在色拉和肉的料理中使用。罗勒在开花的季节采收后，干燥再制成粉末储藏起来，可随时作为香味料使用。以花为采收目的植物如朝鲜蓟等，在开花后立即沿基部切除，可以恢复植株的生长。柠檬马鞭草的茎叶泡茶，常被当作饭后茶饮，有清洁口腔与明目的功效，其茎和叶的采收方法与用于食品的新鲜芳香中药材的采收方法相同。

（4）用作提取挥发油的原料采收

挥发油是一种从芳香中药材中的花、叶、种子、果皮、枝干、树皮、木质、根、地下茎、树胶或油性树脂中萃取出来的浓缩液体，它是该植物的挥发性芳香物质以及植物免疫与修护系统的精华。挥发油的成分复杂，经单离可得多种有机化合物，主要成分为萜烯类，还含有烃类、醇类、醛类、酮类、醚类、酯类、酚类和其他化合物。原料不同，所得挥发油成分各异。植物制造出挥发油后，多半储藏在花、叶子、根部、果实和整株 5 个部位。挥发油的产量和品质还有赖于采收的时间，有些植物（如玫瑰等）应在上午最芳香时采收，有些植物（如茉莉等）则要在夜晚香气最浓时采收，有些植物（如玫瑰等）必须在原产地进行处理。用于生产挥发油的香料植物采收，要在花成熟后且受精前，才能保证挥发油的品质。例如薄荷在江苏和浙江地区，每年可收割 2 次，华北地区收割 1～2 次。第 1 次采收于 6 月下旬至 7 月上旬进行，不得迟于 7 月中旬，否则影响第 2 次产量，第 2 次在 10 月上旬开花前进行。收割时，选晴天在中午 12 时至下午 2 时进行，此时薄荷叶中薄荷油和薄荷脑的含量最高。每次采收用镰刀齐地面将上部茎叶割下，留桩要适当，否则影响新苗的生长。割回后要立即摊开晒干，不能堆积，以免发酵。摊晒 2 d 有七八成干时，扎成小把，再晒至全干即可。将薄荷茎叶晒至半干，再分批放入蒸馏锅内蒸馏，即得薄荷挥发油。

（5）用作其他用途的原料采收

芳香中药材因其特殊的香味及香味不同而功能有别，如药用、养生、美容、抗虫杀菌等功效，还可以用来做香料、香囊、香枕及其他工艺品。这些有特殊用途的芳香中药材的采收，必须保证其香味的纯正，要根据不同的芳香中药材特点适时采收，最好在开花前就采收，采摘方法与前面讲的相同，但须注意，想要有比较长的采收期，最好一看到花苞就把其剪掉，以减少不必要的养分消耗。即使需要不断地采收，仍然要考虑采摘后留给植株恢复活力的时间。

4　芳香中药材加工

4.1　芳香中药材预处理

芳香中药材除了作为食品，以新鲜的药草作为采收对象，采收后的芳香中药材可以将它冷冻起来，或是浸泡在橄榄油中，利用时就可以直接取出。在欧美也有许多园丁为节省空间，喜欢采用干燥的方法。在潮湿地区，要注意如何保持干燥，一般采用倒挂的方式放在阴凉的地方风干。等完全干燥后，用纸巾包起植株压碎后存在密封罐中。

罗勒采后加以清洗（水温 13 ℃），随后置于 4.5～7 ℃贮藏。作为干燥用的，可采用简单的空气干燥。罗勒采收后，以冷水浸渍，随后捞起，除去多余水分，捆绑成 1 束，再套以纸袋，将纸袋的顶端再捆绑 1 次，置放在干燥的地方，温度不要超过 24 ℃，经 2～4 周后即完成干燥。也可利用烘箱干燥，将叶片置于烤盘，放进 100 ℃ 烘箱经 3～4 h 后，将烘箱门半开即可。或采用微波炉干燥，将叶片加温 3 min 即可。

成熟的芳香中药材都面临着预处理问题，而且预处理的目的不仅仅是保证有利于芳香中药材的运输，更主要的是保证芳香中药材的品质和质量没有改变。所以生产芳香中药材需有正确的种类品种，良好的栽培技术，适合的土壤、灌溉设备、遮蔽设施、采收机器、干燥设施与设备等，还需要有较合适的加工设施或处理机械。如采根部的芳香中药材，就需要有清洗设备。

近年来天然香料产业发展较快，但加工质量不高是一个普遍存在的问题，而加工质量在很大程度上取决于加工方法。采收的芳香中药材多为鲜品，含水量较高，同时植株体内含有丰富的营养物质，湿度又大，微生物极容易萌生繁衍，并从其伤口、皮孔、气孔等处侵入内部，致使植株霉烂。有些虽然没有被霉烂，但也会发生变质，失去或降低利用价值。故芳香中药材采收后要及时进行预处理，清除或杀灭微生物，降低体内含水量，防止霉烂变质。

芳香中药材采收后在强太阳光下暴晒，会严重影响加工质量，必须采取阴干的方法。以根或根茎类作为药材的一类芳香中药材采收后，体表黏附有很多泥土和土壤微生物，有些还带有茎叶残体及须根，这些都是非药用部位，应清除。地上部位也是如此，如有些以花为采收目的的芳香中药材植株，在摘取花冠的同时，常把苞片摘下；有些在摘果时带入果柄，摘蕾时带入叶片等，这些带入的部分都必须全部清除，这样才能保证入药的药材纯净，才能保证药质量。这些杂物的清除都是伴随着加工工艺的，在加工前、加工中或加工后一并进行的。所以各类芳香中药材都需要确定适宜的采收时期，及时采取适宜的预处理方法。

4.2　芳香中药材综合加工

芳香中药材主要来源于天然香料，从芳香中药材的各个器官（花、叶、茎、根、皮、果、籽等）和分泌物通过蒸馏、萃取、吸附、压榨等方法提取各种挥发油以后，副产相当于挥发油数十倍乃至数千倍重量的"残渣""废液"，长期以来或随便丢弃，或当柴烧，很少得到充分利用，甚为可惜。

芳香中药挥发油只是大量生物质里的一小部分，也许它"最有价值"的并不只是这一点点挥发油，例如柑橘类（橙、柠檬、柑、橘、柚等）植物，人类大量种植它们最早、最大的目的在于其可食用的果肉，我们在采收加工时除了得到果肉（果汁）外，还可以从果皮中提取价值很高的果胶、橙皮苷、类胡萝卜素等；从花和叶中可以制取黄酮、叶绿素、类胡萝卜素、活性多糖等；大量的枝干与根也很有利用价值。

（1）花用芳香中药材　玫瑰、月季、蔷薇、大花茉莉、小花茉莉、素馨、桂花、白兰、黄兰、广玉兰、木兰、辛夷、铃兰、兰花、梅花、水仙、番红花、牡丹、紫荆、栀子、百合、依兰、玉簪、鹰爪花、鸡蛋花、荷花、姜花、各种菊花、树兰（米兰）、丁子香、橙花、玳玳、柚花、各种柑橘花、樟花、红花、九里香、山苍子、金针菜、缬草、岩蔷薇、薰衣草、刺槐、金合欢、紫藤、海桐、沙枣、紫罗兰、蜡梅、辣木、月见草、夜来香、含笑、金银花、啤酒花、香石竹（康乃馨）等，这些香花大多比较宝贵，从中取得的挥发油也较贵重，最好采用超临界、亚临界二氧化碳或适当的有机溶剂萃取得到浸膏，再用乙醇提取净油，这样做一般得油率会高一些。提取净油后的"残渣"还可以进一步从中提取色素（花青素、类胡萝卜素等）、多酚、黄酮等。采用水蒸气蒸馏法提取挥发油时副产品"香露"有许多现已用于芳香疗法或配制化妆水，如玫瑰香露、桂花香露、玳玳花香露、薰衣草香露、芳樟香露等均得到消费者好评，生产工厂也受益匪浅。蒸馏后的"残渣"可以提取色素（花青素、类胡萝卜素等）、多酚（黄酮、酚酸、原花青素等）、活性多糖、各种维生素（主要是维生素 C、维生素 E 等）、矿物质等。这些成分都是非常宝贵的，可以作为高级化妆品、食品和保健品的添加剂。提取这些成分以后的药渣一般都含有较多的蛋白质、淀粉、膳食纤维等，仍可以提取利用或作为饲用。目前中国只有玫瑰花、菊花、茉莉花、桂花和金银花的综合利用开展了一些前期工作，其他花的综合利用几乎都不受重视，今后要加强这方面研究。

（2）叶用芳香中药材　桉、樟、肉桂、天竺桂、月桂、松、杜松、柏、杉、桦、艾、蒿、龙蒿、薰衣草、杜鹃、芦荟、岩蔷薇、过路黄、灵香草、排香草、柠檬、橙、玳玳、柚、各种柑橘、百里香、地椒、薄荷、椒样薄荷、留兰香、藿香、广藿香、茴藿香、迷迭香、活血丹、胡卢巴、姜味草、荆芥、土荆芥、罗勒、丁香、罗勒、香蜂花、牛至、甘牛至、马郁兰、香青兰、神香草、石茅苎、香薷、石香薷、小鱼仙草、鼠尾草、紫苏、香紫苏、吉龙草、益母草、冬青、木豆、地檀香、滇白珠、杜香、香茅、柠檬草、橘草、枫茅、芸香草、紫罗兰、艾纳香、苍耳、泽兰、佩兰、柠檬、马鞭草、黄荆、山草果、细辛、天竺葵、互叶白千层、稠李、烟草、欧芹、莳萝、芫荽、众香、菖蒲、树兰、九里香、降香、黄皮、山苍子、八角茴香、小茴香等，它们的叶子大多是用水蒸气蒸馏法提取挥发油的，蒸馏后的"叶渣"目前都是就地当作燃料烧掉，虽然这也算是一种"综合利用"，但如果有机会分析一下"叶渣"的成分，就会觉得太可惜了。所有植物的绿叶都含有丰富的叶绿素和类胡萝卜素，大多数还含有一种或多种有价值的药用或保健用物质，如黄酮、酚酸、花青素、原花青素、生物碱、木脂素、皂苷、活性多糖、有机酸、萜类化合物、甾醇多酚、维生素等。只要通过分析，"找出"其中一个较有价值的成分提取出来，都有可能创造很高的经济效益。如桉树叶大多含有黄酮，提取桉叶油后的"渣"可以用热水、乙醇等浸取出黄酮，提纯后即得成品（芦丁），价值甚高，现在国内外需求量很大；香紫苏"渣"可提取香紫苏醇（用于制造降龙涎香醚和香紫苏内酯）；薰衣草"渣"可以提取类胡萝卜素、叶绿素、维生素 E、激素、脂肪酸酯等；各种松叶提取松叶油后都可以再进一步用有机溶剂提取"松叶（松针）浸膏"，这松叶浸膏富含叶绿素、类胡萝卜素、花青素、各种维生素、多酚、黄酮、苷类、萜类、粗蛋白、氨基酸、不饱和脂肪酸等，现已开发作为一种保健品，具有镇静、镇痛、解热、抗感染、镇咳、祛痰、抗氧化、减缓衰老、抗疲劳、抗突变、降血脂、降血糖、降低总胆固醇和低密度脂蛋白胆固醇、利胆降压、抑菌等作用。当然也可以把浸膏里每一种成分分离出来利用，价值更高，如艾蒿叶"渣"可以提取多酚（黄酮、酚酸、儿茶素等）、甾醇和多糖；迷迭香全草提取挥发油后再用有机溶剂提取鼠尾草酸、鼠尾草酚、迷迭香酚、表迷迭香酚、异迷迭香酚等抗氧化剂。迷迭香植物提取物可以作为畜禽饲料添加剂，增强动物的抗应激能力。提取挥发油后的"残渣"，有的还可以制作植物膳食纤维材料。厦门牡丹香化实业有限公司对芳樟树叶的综合利用已从提取芳樟叶油后的"叶渣"制取类胡萝卜素、叶绿素铜钠、樟木脂素、樟叶黄酮、樟叶皂苷等，产生的经济效益是单单提取挥发油的数十倍。

（3）枝干用芳香中药材　松、杜松、柏、桧、杉、樟、桦、芦笋、岩蔷薇、油楠、地檀香、杜鹃、黄荆、互叶白千层（茶树）、稠李、檀香、绿檀等。大的树干需要破碎成"木屑"才能用水蒸气蒸馏法提取挥发油，但蒸馏时间仍较长，消耗燃料多，得率较低。有些山区农民用干馏法制取松、柏和杉的焦油（木馏油），副产品为木醋酸（对食品有增香、除臭及防腐作用，是一种天然香料兼防腐剂，用于肉类、鱼类和贝类干制品的增香防腐，如熏火腿、洋火腿、香肠、鱼肉块、鱼香肠、鱼糕、鱼肉卷等，也用于沙丁鱼罐头、鳗鱼罐头、盐水火腿等，现在也用作饲料添加剂）和木炭（有的做成活性炭，价值更高）。松、柏和杉的焦油（木馏油）先用碱提取各种酚（愈创木酚、苯酚、邻甲酚、间甲酚、对甲酚、4-乙基愈创木酚、二甲苯酚等）加以利用，余下的再精制为松、柏和杉挥发油。其他植物枝干的综合利用与叶子的利用有些相似，有的枝干含有价值较高的药用成分，可以用有机溶剂萃取蒸馏后的"残渣"加以利用。

（4）枝干与叶用芳香中药材　此类芳香中药材提取各种"高价值"成分以后的"渣子"，一般的还可以用来种植食用菌，进一步提高它的利用价值。含半纤维素较高的"渣子"可以用水解法生产低聚木糖，这是一种很好的养生品，今后可能大量用作饲料添加剂。含纤维素较高的"渣子"可以用来造纸或制造各种人造板（纤维板、胶合板、木屑板等），也可以考虑发酵制造沼气用来照明、发电等。含木质素较高的"渣子"可以考虑用氧化法制造香兰素和紫丁香醛。现在已经有办法用适当的溶剂和硫酸作催化剂，把纤维素、半纤维素、木质素等高分子物质全部转化成液状的"多元醇"，用来制造醇酸树脂、胶合板等合成材料。

（5）果肉、果实、果皮、荚果和种子类用芳香中药材　甜橙、柠檬、柑、橘、柚、越橘、番荔枝、番木瓜、菠萝、草莓、香荚兰、合欢、八角茴香、小茴香、胡卢巴、香芹、旱芹、白芥、辣椒、花椒、山苍子、芫荽、柏、紫穗槐、香榧、胡椒、肉豆蔻、草果、砂仁、黄蜀葵、苍耳、茴芹、孜然等。柑橘和其他水果类（番荔枝、番木瓜、菠萝、草莓等）目前主要是采用压榨法得到果汁，再用高速离心机将挥发油分离出来，挥发油是生产果汁的"副产品"，果皮也是用压榨或离心法制取挥发油的。柑橘类果皮压榨后得到的"渣"可以提取黄酮（橙皮苷、新橙皮苷、柚皮苷、枳苷、川陈皮苷、新橙皮苷、柑橘素、二氢川陈皮素、甲基橙皮苷等）、柠檬苦素、生物碱（辛弗林、N-甲基酪胺等）、橘红多糖、果胶、类胡萝卜素、各种维生素等，其价值超过挥发油。提取挥发油后的砂仁"渣"含皂苷，可以提取利用。胡卢巴"渣"可以制取胡卢巴胶和薯蓣皂素。种子类提取挥发油后，有的含油脂量甚高，可以用压榨法或溶剂萃取法提取油脂。提取油脂后的"粕"一般蛋白质和淀粉含量较高，可以做饲料（加在其他饲料里喂养动物）。白芥提取芥子油（挥发油和油脂）后还可以提取各种甾醇和白芥子苷。小茴香提取挥发油和油脂后的"渣"还可以提取药用类黄酮。八角茴香用水蒸气蒸馏法提取挥发油后的"残渣"含有超过10%的莽草酸，可以用甲醇等有机溶剂或水浸取、精制得到。莽草酸有抗感染镇痛作用，通过影响花生四烯酸代谢，抑制血小板聚集，抑制动、静脉血栓及脑血栓形成，可作为抗病毒和抗癌药物中间体，还用于制造可有效对付致命的 H5N1 型禽流感病毒的药物"达菲"。

（6）鳞茎用芳香中药材　葱、洋葱、蒜、薤等用水蒸气蒸馏法提取挥发油后余下的"渣"，含有大量的蛋白质、淀粉、膳食纤维、脂肪、各种维生素、类胡萝卜素、氨基酸、微量元素

（尤其是硒和有机锗）等，营养丰富，仍然可以做成各种各样的菜肴、调味料、食品等，去掉强烈的辛辣味后往往更受一般人欢迎。提取挥发油后的洋葱"渣"含有较多的酚酸，食用对高血压、高血脂和心脑血管患者仍有很好的保健作用；洋葱是目前所知唯一含前列腺素 A 的食物，前列腺素 A 能扩张血管、降低血液黏稠度，因而具有降血压、减少外周血管和增加冠状动脉的血流量、预防血栓形成作用，对抗人体内儿茶酚胺等升压物质的作用，又能促进钠盐的排泄，可以考虑从提取挥发油后的洋葱"渣"提取前列腺素 A；洋葱"渣"还含有一种名叫"栎皮黄素 9"的物质，这是一种天然的血液稀释剂，是目前所知最有效的天然抗癌物质。大蒜所含的 100 多种成分中，其中几十种成分都有单独的抗癌作用。提取挥发油后的大蒜"渣"仍含有大量的蒜氨酸、大蒜辣素、大蒜新素、大蒜肽、胡蒜素等，蒜氨酸进入血液时便成为大蒜素，这种大蒜素即使稀释 10 万倍仍能在瞬间杀死伤寒杆菌、痢疾杆菌、流感病毒等。大蒜素与维生素 B_1 结合可产生蒜硫胺素，具有消除疲劳、增强体力的奇效。大蒜素还能促进新陈代谢，降低胆固醇和三酯甘油的含量，并有降血压和降血糖的作用，故对高血压、高血脂、动脉硬化、糖尿病等有一定疗效。大蒜含有的肌酸酐是参与肌肉活动不可缺少的成分，对精液的生成也有作用，可使精子数量大增。大蒜"渣"还含有较多的黄酮、活性多糖、糖脂、蒜氨酸酶等，这些物质可以提取利用。

（7）皮用芳香中药材　肉桂、柏、杉、桦、厚朴、稠李等植物的树皮，用水蒸气蒸馏法提取挥发油后一般含有较多的多酚，可以用水浸取法把多酚提取出来，其中有许多可以做养生品或功能性食品添加剂。价值最低的制作栲胶，余下的"渣"同枝干挥发油植物的利用类似。

（8）树脂用芳香中药材　安息香、秘鲁香、吐鲁香、苏合香、枫、没药、乳香、龙脑香、沉香、阿魏等，这些树脂制取纯净的净油后留下的"渣"都可以粉碎（或加入木料中粉碎）用作熏香材料。安息香、秘鲁香、吐鲁香、苏合香、枫等树脂有时含有较多的香兰素，可以考虑提取这种"天然香兰素"提高经济效益。

（9）根和根茎芳香中药材　甘松、缬草、甘草、樟、松、杉、香根草、败酱草、山败酱、马蹄香、狗脊、降香、香茅、姜、姜黄、高良姜、莪术、郁金、山柰、苍术、木香、土木香、当归、欧当归、川芎、莎草（香附子）、沙针、菖蒲、人参、鸢尾等，这些芳香中药材许多是药材，提取挥发油后的"残渣"仍然含有药用成分。如甘松"渣"含缬草萜酮、甘松新酮、甘松酮、甘松醇、青木香酮、广藿香醇、β-广藿香烯、甘松香醇、β-橄榄烯、甘松环氧化物、甘松香酮、异甘松新酮、甘松新酮二醇、甘松呋喃、去氧甘松香醇、甘松二酯、齐墩果酸、熊果酸、谷甾醇等；缬草"渣"含缬草素（可作安眠和降血压药物）、缬草碱、缬草宁碱、缬草生物碱、猕猴桃碱、缬草宁碱等生物碱，尚含缬草三酯、异戊酰氧基二氢缬草三酯、缬草环臭蚁醛酯苷、咖啡酸、绿原酸、黄酮、谷甾醇等；甘草"渣"含有甘草甜素、甘草皂苷、黄酮、酚酸、香豆精、生物碱、甘草新木脂素、谷甾醇、甘草多糖等；当归"渣"含阿魏酸、豆甾醇、谷甾醇、钩吻萤光素等；欧当归"渣"含绿原酸、咖啡酸、香豆素衍生物等；山柰"渣"含山柰酚、山柰素和皮香豆素；川芎"渣"含 4-羟基苯甲酸、咖啡酸、香荚兰酸、阿魏酸、瑟丹酸、大黄酸、香荚兰醛、匙叶桉油烯醇、β-谷甾醇等；姜黄"渣"含姜黄素、双去甲氧基姜黄素、去甲氧基姜黄素、二氢姜黄素、姜黄新酮、姜黄酮醇、原莪术二醇、莪术双环烯酮、去氢莪术二酮、姜黄酮、甜没药姜黄醇、莪术烯醇、异原莪术烯醇、莪术奥酮二醇、原莪术烯醇、表原莪术烯醇、姜黄多糖、菜油甾醇、豆甾醇、β-谷甾醇、胆甾醇、苦味素等；高良姜"渣"含黄酮、皂苷等；人参"渣"含有大量的人参皂苷、甾醇及其苷类等；姜用压榨法、水蒸气蒸馏法、有机溶剂和二氧化碳萃取法得到挥发油或净油后的"残渣"，都含有较多的姜辣素（分解生成姜酮与姜烯酮）、呋喃大牻牛儿酮、2-哌啶酸及天冬氨酸、谷氨酸、丝氨酸等多种氨基酸，还含有大量的淀粉，可以单独提取出来利用；姜油"残渣"可以制作上好的植物膳食纤维产品；提取挥发油后的鸢尾根茎粉和山柰根茎粉可作熏香材料，也用于制作香囊内容物。根茎一般含有大量的淀粉，所以提取挥发油后的根茎可粉碎、筛分制取淀粉，用于各种工业生产。

用超临界、亚临界二氧化碳提取各种辛香料的油树脂已经不是什么"新事物"了，这种方法可以一步到位把辛香料里面水溶性、醇溶性和油溶性物质全部提取出来，还可以利用"分步降压"法把萃取到的物质按极性"切分"开，就像精馏法一样，更有利于辛香料的综合利用。例如辣椒，原来用水蒸气蒸馏法得到的挥发油只有香味，没有辣"味"，现在用超临界二氧化碳萃取，得到的浸膏、净油色香味俱佳，既包含了全部的香味物质，辣椒素一点不少，色素（辣椒红，属于类胡萝卜素）也全在其中。用这种浸膏再分步提取挥发油、辣椒素和类胡萝卜素也是很有价值的。其他辛香料如胡椒、花椒、姜、姜黄、藏红花、大蒜、葱和洋葱等用超临界、亚临界二氧化碳提取都与辣椒相似，是目前公认最好的提取方法。超临界、亚临界二氧化碳提取各种辛香料后余下的"残渣"一般含有较多的蛋白质、淀粉，可用作饲料。

芳香中药材非产油部位的综合利用如栀子的果实可以制取各种食用色素；黄蜀葵的根、茎可制取黄蜀葵胶；牡丹的干燥根皮是一种中药，秋季采挖根部，除去细根、剥取根皮，晒干即为"丹皮"，生用或炒用，《本草纲目》称丹皮"滋阴降火，解斑毒，利咽喉，通小便血滞"。牡丹酚（丹皮的主要药用成分）有抗感染作用和镇静、降温、解热、镇痛、解痉等中枢抑制作用及抗动脉粥样硬化、利尿、抗溃疡等作用。牡丹皮的甲醇提取物有抑制血小板作用，对高血压有显著疗效。牡丹的茎和叶可以治疗血瘀病。柠檬的根和叶含伞形花内酯、东莨菪素、槲皮素、马栗树皮素和根皮素。甘草的叶含黄酮化合物——新西兰牡荆苷、水仙苷、烟花苷、芸香苷（芦丁）、异槲皮苷、紫云英苷、乌拉尔醇、新乌尔醇、新乌拉尔醇、乌拉尔宁、乌拉尔素、槲皮素、乌拉尔新苷等，甘草的地上部分分离可得到东莨菪素、刺芒柄花素、黄羽扇豆魏特酮、刺酮素、甘草宁等。洋葱的根、叶含有较多的酚酸、黄酮和活性多糖，洋葱皮含有山柰苷和山柰酚，这些成分都可以提取出来作药用或养生品用。有许多芳香中药材的种子含油脂较多，如樟科和松科植物的大部分品种、侧柏、榾、化香树、白桦、无花果、观光木、瓜馥木、苦楝、香椿、黄连木、青香木、紫椴、花椒、茶、番木瓜、白木香、待霄草、藤五加、灯台树、华山矾、夹竹桃、藿香等的种子都可以用来制取油脂。金合欢等树干分泌出的树胶，成分与阿拉伯胶相同，可作阿拉伯胶使用。木本芳香中药材的枝干可用作木材、人造板、造纸、熏香材料、烧炭（包括活性炭）、种植食用菌等。

第 6 章

芳香中药挥发油成分活性功能及其复配要点与规律

1 挥发油来源及其成分

芳香中药的挥发油来源于植物体内的次生代谢。植物的光合产物通过一系列化学反应被降解或合成的过程称为代谢作用，其中合成生物体所必需的化合物如糖类、脂肪酸类、核酸类等的代谢称为初生代谢，有些生物体利用某些初生代谢产物为原料，在一系列酶的催化作用下，形成一些特殊的化学物质，这些产物称为次生代谢物。次生代谢是一类特殊而且复杂的代谢类型，人们已清楚地认识到次生代谢及其调控是植物进化过程中出现的一系列复杂的对外界环境改变的适应。目前所知的一些次生代谢物对生物体的发育并不是必需的，而另一些人们已知其功能的次生代谢物多与植物的抗病和抗逆性相关，有的作为植物逆境传递信号，有的增强植物的抗病性等。次生代谢是植物在长期进化中对生态环境适应的结果。

芳香中药的挥发油成分（香气物质）属于植物次生代谢产物，是植物的基本组成物质，如脂肪酸、氨基酸、碳水化合物等作为前体物质，经过一系列酶促反应，生成一定的中间产物，然后由于环境条件的不同，有的经过氧化、还原，或者经过环化、缩合等不同反应，从而生成不同成分，构成挥发油的组成成分，主要包括：1）萜类化合物，如单萜、倍半萜及它们的衍生物；2）芳香族化合物，如萜源衍生物和苯丙烷类衍生物如酚类和其酯类；3）小分子脂肪族化合物；4）一些经水煮气蒸馏能分解出的小分子其他类别的挥发性物质。一般而言，同一种属植物的挥发油，其成分的种类及含量常有一定的规律性，绝非偶然。种属之间发生成分的变异，与植物本身的亲缘关系、生长环境、气候和土壤有着明显的联系。裸子植物和被子植物都含有萜类和多萜类的生物合成，但裸子植物挥发油组成比较简单，而且萜烯类常为主要成分；但被子植物的挥发油则比较复杂，多含萜醛、萜醇和萜酮。与单子叶植物相比，双子叶植物的挥发油含量较多。因此说芳香中药提取物挥发油成分的种类及含量，决定于植物中有无酶系和外界环境的影响。

芳香中药挥发性成分经过不同的提取方法，可以得到在化学和医学上称之为挥发油，商业上称为芳香油或精油，目前用得较广泛的称为挥发油。具体地说，所谓的挥发油，是指从植物的根、茎、叶、枝、干、花、果和种子及其分泌出的树脂和树胶，通过水蒸气蒸馏、溶剂浸提、压榨、吸附等物理方法分离制取的，具有特征性香气的油状物质。挥发油大多具有一定的香气，而且其香气显示植物原有的特征。如玫瑰挥发油具有优美浓郁的玫瑰香气。香料植物的挥发性成分大多是由几十种至几百种化合物组成的复杂混合物。1967 年以前，仅发现 750 种，近年来随着分离和检测技术的进步，新发现的香气成分越来越多，已达 4000 余种，而且发现很多关键性的微量香成分，这对调香会起到较大的推动作用。尤其是近年来，香料植物挥发油成分从立体化学方面的研究，日益引起人们注意，发现很多立体异构体对香气有较大的影响。如左旋香茅醇的香气较好，左旋薄荷脑的凉味比较强，这是光学异构体与香气的关系。作为几何异构体与香气关系的例子，如橙花醇（香叶醇顺式异构体）和茉莉酮，人们一般更喜欢顺式体的香气。因此研究香成分的化学成分和结构的化学，是发展天然香料工业的一环，已经引起海内外重视。

天然挥发油的挥发性成分含有多种化学成分，主要包括萜烯类化合物、酚类化合物、芳香族化合物、脂肪族化合物和含硫含氮类化合物，其中萜类（碳氢化合物类）是最主要的成分。广义地讲，萜不仅包括 $(C_5H_8)_n$ 为基础的一切化合物，甚至还包括化学结构上和亲缘上稍远的化合物。像檀香烯只有 9 个碳原子，也看作萜的一种。根据 Wallach 在 1887 年提出的"异戊二烯定则"，最小的萜应该具有 10 个碳原子骨架的单萜（C_{10}），碳原子数增加到 15 个则属于倍半萜（C_{15}），增加到 20 和 30，则为二萜（C_{20}）和三萜（C_{30}）。如根据其环的多少或有无，还可以分为无环萜、单环萜、双环萜等。挥发油成分以两个原则进行分类，首先以碳骨架分类：可以分为烷、烯、苯环、萜、杂环等；然后以官能团分类：萜类的碳氢化合物自成一组，另一组即以"含氧"成分分类，包括有醇、酯、醛、酮、酸、醚等。酚类化合物是指芳香烃中苯环上的氢原子被羟基取代所生成的化合物，根据其分子所含的羟基数目可分为一元酚、二元酚和多元酚；芳香族化合物是指碳氢化合物分子中至少含有一个带离域键的苯环，是具有与开链化合物或脂环烃不同的独特性质的一类化合物，如苯、萘、蒽、菲及其衍生物，其出现频率低于萜烯类化合物；脂肪族化合物在植物精油中占比较少，但几乎存在于所有植物精油中；含硫含氮类化合物是植物精油气味的影响因素，含量极少。

芳香中药在提取挥发油时会产生大量纯露，当然也可直接提取纯露。纯露是指从芳香中药的根、茎、叶、花等不同部位通过水蒸气蒸馏获得的带有疗愈功能的冷凝水。无"疗愈功能"的"花水"不能叫作纯露，挥发油与纯露协同作用后疗愈功能会更好。纯露中的水溶性化合物可以直接参与细胞中的水分代谢，从不同的角度与渠道帮助人体细胞恢复健康。

芳香中药挥发油与纯露中挥发性活性成分具有很好地预防疾病、治未病、医治疾病、疗愈、养生功能。

2 挥发油的活性功能

2.1 抗微生物

病毒或者病菌侵袭植物时，植物便会分泌并大量储存挥发油来抵抗外界的侵扰，提高自身的免疫力。研究表明，许多挥发油含有抵抗病毒、病菌侵袭的化学物质，这些物质也能保护人体和动物免受侵害。挥发油及其组分抗菌活性的作用机制被认为是主要由于其疏水性，使其极易穿过细胞膜脂质，改变膜蛋白结构以及酶的活性，破坏细胞膜完整性，使其通透性增加导致细胞内离子和其他物质的泄漏；ATP 的水解与合成减少导致细胞内 ATP 池减少；细胞质凝结以及质子动力降低。

芳香中药挥发油的抗菌活性越来越受到广泛关注和应用。早在 1960 年 Maruzella 和 Sicurella 报道了 133 种挥发油的体外抗菌活性，他们分别测试了 6 种病原菌，即大肠杆菌、金黄色葡萄球菌、枯草杆菌、粪链球菌、沙门菌和鸟型分枝杆菌，结果表明：71% 的挥发油对鸟型分枝杆菌有效、19% 对枯草杆菌有效、14% 对金黄色葡萄球菌有效、12% 对粪链球菌有效、6% 对大肠杆菌有效，其中最有效的挥发油是柠檬草、牛至、香薄荷、红百里香和肉桂。尤加利挥发油对引起呼吸道疾病的金黄色葡萄球菌、化脓性链球菌、肺炎链球菌、流感嗜血杆菌、肺炎克雷伯菌具有很强的抑制作用，其挥发能直接刺激呼吸道黏膜、促进分泌物增加、稀释痰液，具有祛痰作用，1，8- 桉叶素是其主要活性成分。鱼腥草具有显著的抗菌、抗病毒活性，主要成分癸酰乙醛对卡他球菌、溶血性链球菌、流感杆菌、肺炎双球菌和金黄色葡萄球菌有明显的抑制作用，对大肠杆菌、痢疾杆菌、伤寒杆菌及孢子丝菌等也有抑制作用。牛至叶挥发油、大果柏木树叶挥发油、葡萄柚皮挥发油对 7 种细菌（蜡状芽孢杆菌、黄色微球菌、单核细胞增生李斯特菌、金黄色葡萄球菌、铜绿假单胞菌、黑胫病菌、大肠杆菌）显示最高抗细菌活性，特别是牛至叶挥发油可与抗生素（链霉素和氨苄西林）媲美。大量临床证据表明，根除幽门螺杆菌可改善胃炎，显著降低胃溃疡和十二指肠溃疡的复发率；90% 口臭、57% 口腔溃疡、78% 慢性咽炎是由口腔幽门螺杆菌引起的。有研究报道，肉桂和百里香提取物对幽门螺杆菌具有体外抗菌活性，柠檬草挥发油对幽门螺杆菌的强效作用。研究证明丁香酚（丁香挥发油主要成分）和肉桂醛（肉桂挥发油主要成分）可抑制 30 株幽门螺杆菌的生长，酸性条件下二者抗菌活性有所增加，幽门螺杆菌没有对二者产生任何耐药性。美国 Listerine 生产的富含百里香酚、桉叶油素、薄荷脑等挥发油抗菌成分的漱口液在美国作为非处方漱口液使用最为广泛，目前在中国市场也十分广泛。这些植物挥发油成分抗菌谱广，能深入菌斑深层发挥有效杀菌作用，能够防止菌斑和牙龈炎的形成，预防牙周疾病。另外，与传统化学合成的漱口液抗菌消毒成分——氯己定比较，不会导致牙面和黏膜着色及引起味觉迟钝的副作用。

真菌感染比细菌感染更难治疗，因为许多真菌感染发生在血液供应不足的组织中，如指甲、头发和皮肤。柠檬草挥发油被发现对 15 种真菌有效，包括土曲霉、黄曲霉、赭曲霉、寄生曲霉、烟曲霉、黑曲霉、青霉、黑曲霉、黑曲霉、串珠镰刀菌念珠菌、根腐病菌等，其富含的柠檬醛（70% ~ 80%）是抗真菌活性成分。大多数香茅属、樟属植物挥发油的抗真菌活性与氯化乙基汞、氯氧铜、Thiovit 等常用合成的药用杀菌剂同样有效。澳大利亚茶树挥发油的抗真菌作用已有许多报道，被认为是最安全、最有效的挥发油之一，尤其是在阴道里。茶树挥发油已被证明是可有效治疗指甲深层感染的白色念珠菌。众所周知，这些感染很难治疗，但茶树挥发油却有很好的疗效。另外，电动扩散器和喷雾器可使挥发油微细雾化，并与空气充分混合后吸入，这是使挥发油进入肺部最有效的方法，是一种非常适合治疗酵母、真菌、细菌甚至病毒感染肺部的方法。迷迭香叶挥发油对 6 种真菌（黄曲霉、赭曲霉、黑曲霉、赭绿青霉、绳状青霉菌、白念珠菌）显示较强抗菌活性，这主要归因于其富含的 1，8- 桉叶

素和 α-蒎烯。迷迭香叶挥发油和牛至叶挥发油的抗真菌活性可与抗真菌药（氟康唑、酮康唑）媲美。玫瑰草挥发油对引起皮肤疾病的细菌（肺炎克雷伯菌、绿脓杆菌、金黄色葡萄球菌、酿脓链球菌）和真菌（黑曲霉、白色念珠菌、犬小孢子菌、须毛癣菌、红色毛癣菌、疣状毛癣菌）等病原体均具有显著的抑制作用，玫瑰草挥发油制成的亲水性软膏和聚乙二醇混合软膏对供试微生物的抗菌效果甚至优于庆大霉素乳膏和咪康唑 BP 乳膏两种市售药膏。金黄色葡萄球菌和铜绿假单胞菌是皮肤和黏膜常见的条件致病菌和烧伤创面感染细菌，特别是金黄色葡萄球菌是烧伤创面中最常见的感染细菌。植物挥发油不仅在加速伤口收缩速度，而且在恢复正常表皮和真皮结构方面对伤口愈合过程具有促进作用。

病毒因其繁殖和生长寄生于宿主细胞，生理机制与宿主相同，防治难度较细菌和真菌大，新冠病毒等病毒流行是当今医学难题。鱼腥草挥发油通过干扰病毒包膜而杀灭流感病毒来发挥抗流感病毒的作用十分显著，降低流感病毒感染力 50～800 倍。檀香挥发油的抗病毒活性在猴子上试验发现，对单纯疱疹病毒最有效，其抗病毒作用机制可能与檀香挥发油对细胞内谷胱甘肽 -S- 转移酶活性的调节作用有关。大蒜挥发油对疱疹病毒 1 型和 2 型、副流感病毒 3 型、牛痘病毒和人鼻病毒（一种普通感冒病毒）有效果，其主要功能活性成分是大蒜素和大蒜烯。

2.2 抗氧化

生命体内的"活性氧"是指氧化反应产生的，具有"引发"其他物质形成自由基或发生氧化的含氧化学物质，具体来讲如超氧阴离子、过氧化物、羟基自由基、一氧化氮等，即日常所说的"自由基"。可见，体内正常代谢会自然产生不少自由基，而且正常生理产生的自由基并不是我们普通理解的对健康有害。它对机体健康也有着非常重要的意义，如机体的自身抗菌、抗癌及病变的自我修复能力很多时候是自由基发挥了积极作用。正常、健康的机体内还存在自我清除自由基的体系以维持着体内"氧化与抗氧化的动态平衡"。不过，由于个体的生理因素及生活环境会导致体内产生过量自由基，打破体内"氧化与抗氧化的动态平衡"会产生"氧化应激"反应。人们很早就认识到辐射可以在体内产生活性氧。皮肤细胞在紫外线的作用下可以产生氧自由基。许多化学药物如抗癌剂、抗生素、杀虫剂、麻醉剂、农药等都可以诱导产生活性氧。氧化应激是机体产生活性氧和抗氧化防御能力之间的一种失衡，在氧化应激中先天抗氧化系统受到限制，从而成为诱发癌症、糖尿病、高血压、动脉粥样硬化、急性肾功能衰竭、阿尔茨海默病和帕金森病等高发疾病的主要罪魁祸首。目前，天然的抗氧化剂补充剂，特别是药食同源植物引起人们的兴趣，而且氧化应激在许多慢性和退行性疾病病因学中的意义表明，抗氧化治疗是一种很有前途的治疗途径。

芳香中药挥发油的许多芳疗生理活性就是基于"双向调控"机体内自由基。一般来讲，一个外部导入机体内的物质，必须在物理、化学或生物层面具有很好的反应活性，才能在体内发挥调节生理功能、防治疾病、维护健康的作用。通常，对于机体病理部位或药物靶点来说，外在导入物质的活性越大效果越好。众所周知，绝大部分芳香分子属于小分子，分子小反应活性强；绝大多数芳香物质具"亲脂性"，易于穿透生物膜进入细胞；很多芳香物质分子结构中具有易被氧化的"部位"。正是因为这些因素决定了芳香物质基于"双向调控"机体内自由基来发挥芳香疗法的生理功能。在机体内，若芳香物质在"活性氧"作用下形成稳定性产物（即不易被进一步氧化的产物），则发挥"清除自由基"的功能来防治一些疾病；若芳香物质在"活性氧"作用下形成不稳定性产物（即易被进一步氧化的产物），则发挥在机体病变部位或药物靶点产生大量自由基"清除病因"来防治一些疾病。我们应该意识到，芳香物质基于"双向调控"机体内自由基来发挥芳香疗法的生理功能，芳香物质的新鲜程度（氧化情况）及人体生理状况会产生不同的芳疗效果。当然，有时候不新鲜的芳香物质也许芳疗效果更好。

体内过量自由基与许多退行性疾病，如癌症、心血管疾病、白内障、免疫系统衰退和脑功能障碍有关。在正常的代谢条件下，线粒体消耗的氧气有 2% ~ 5% 在体内代谢过程中转化为活性氧（活泼自由基），它们在异常条件下过量产生的自由基会由体内抗氧化系统自然清除。若体内抗氧化清除防御的失败会导致一种被称为氧化应激的病理生理状态。为了抵消它们的负面影响，清除或减少体内自由基的形成对健康至关重要。体内过量自由基及其引发的脂质过氧化会对细胞、组织，甚至在某些情况下对整个器官造成极大的损害，从而产生一系列致命的疾病。具有抗氧化活性的物质能够通过减少有害自由基的形成来阻止或延缓氧化和脂质过氧化过程。在医药和营养科学中，自由基清除活性已成为评价中药、食品生物抗氧化效果的重要标准之一。植物挥发油的抗氧化能力主要取决于其化学成分，酚类及带有双键的次生代谢产物是植物挥发油抗氧化活性的来源。例如从多种水果和坚果（如石榴、覆盆子、葡萄、核桃、菱角等）提取的多酚类化合物鞣花酸是有效清除自由基的强抗氧化剂，对维持机体氧化还原稳态、修复氧化应激损伤有重要的调节作用。从传统植物（如凤尾蓍、莳萝、香叶蒿、神香草、欧薄荷等）中提取的植物挥发油是含氧单萜化合物如醇、酚、醛、酮和酯的丰富来源。特别是酚萜类化合物，如百里酚或香芹酚是植物挥发油产生最强抗氧化活性的主要化合物。从肉桂、肉豆蔻、丁香、罗勒、欧芹、牛至和百里香等药食两用植物中提取的挥发油，由于含有百里酚和香芹酚等主要成分，具有显著的抗氧化活性。酚类化合物具有显著的氧化还原性能、清除自由基和分解过氧化物作用，从而在植物挥发油中发挥重要的抗氧化活性。其他单萜化合物如某些醇类、醚类、酮类、醛类和芳樟醇、桉叶素、柠檬醛、香茅醛、薄荷酮等在植物挥发油的抗氧化性能中起关键作用。

2.3　抗肿瘤

芳香中药挥发油作为抗癌剂正日益引起科学家的研究兴趣，以设计出天然最佳的替代物来选择性作用各种肿瘤靶细胞。已有大量研究揭示了一些植物挥发油及其成分用作抗肿瘤剂的实例，效果显著，可能的机制是通过增加癌细胞中的活性氧和活性氮水平，也可能涉及细胞凋亡、DNA 修复、细胞周期停滞和抗增殖等多种途径。一些植物挥发油显示对肝癌、肺癌、结肠癌和前列腺癌具有潜在抗癌活性，如野艾蒿（*Artemisia lavandulaefolia* DC.）挥发油及其主要单一成分 1，8- 桉叶素能对抗来自口腔表皮癌中普遍存在的 KERATIN 形成肿瘤细胞系 HeLa 亚系。甜莱姆（*Citrus limettioides* Tan.）挥发油通过诱导细胞凋亡抑制结肠癌。一些研究表明，挥发油单一成分，如香芹酚、百里酚、柠檬烯和柠檬醛通过诱导线粒体功能障碍对人类不同癌细胞能产生有效的细胞毒作用，特别是百里香酚和香芹酚作为抗癌治疗剂效果尤为显著。牛至叶挥发油、柑橘属挥发油、艾草叶挥发油对 MCF-7（人乳腺癌细胞）、HeLa

（宫颈癌细胞）、Jurkat（急性 T 细胞白血病细胞）、HT-29（人结肠癌细胞）、T24（人膀胱移行细胞癌细胞）等表现出抑制增殖的活性。血管生成是指从已有的血管中发芽生成新血管的过程，肿瘤的生长、侵袭和转移依赖于新生血管的形成。抑制肿瘤介导的血管生成，阻断癌细胞的营养途径，就可以有效抑制癌细胞增殖。血管内皮生长因子（vascular endothelial growth factor，VEGF）是肿瘤新生血管形成中的关键性促血管生长因子，可在体内诱导血管新生。目前已经得到公认，VEGF 对内皮细胞的分化、增殖作用是由血管内皮生长因子受体-2（vascular endothelial growth factor receptor-2，VEGFR-2）介导的。2016 年，马来西亚理科大学学者 Saad Sabbar dahham 等用裸鼠研究口服沉香挥发油对直肠癌的抑制作用，结果显示：未口服沉香挥发油组的肿瘤组织的大量血管坏死和凋亡较少、有致密的细胞层；而口服沉香挥发油组的肿瘤组织致密细胞少、血管坏死严重、肿瘤细胞池多（肿瘤细胞池：肿瘤细胞凋亡后留下的生存微环境）。这一研究结果显示沉香挥发油在直肠癌预防/治疗中的可能应用。

2.4 调节免疫力

人的一生时刻都会感染上各种各样的病原微生物，但是我们强大的免疫系统可以抵抗大部分病原微生物，还有些病原微生物是可以和我们终身相伴而不致命的。所以，我们应清醒地认识到机体免疫力的重要性，并时刻注意保护免疫系统和增强其抗病能力。因为免疫系统可令人被病原微生物感染以后产生保护自己的抗体（如免疫球蛋白），它可以在人体内存在数月、数年或者十几年。

早期发现，森林中许多树木散发出的挥发性有机化合物，如 α-蒎烯、柠檬烯等具有杀菌活性，被称为植物杀菌素，也称植物精气。植物精气营造的森林香氛不仅可以缓解压力、放松机体，还可以提升机体免疫功能。研究表明，植物精气通过诱导细胞内穿孔蛋白（细胞毒性 T 细胞等细胞产生的可在细胞膜上形成孔的蛋白质）、颗粒溶素（一种增强细胞膜通透性，具有广谱抗病原微生物及溶解肿瘤细胞活性的蛋白）和颗粒酶（外源性的丝氨酸蛋白酶，来自细胞毒淋巴细胞和自然杀伤细胞释放的细胞质颗粒。）显著增强人体自然杀伤细胞（natural killer cell，NK）活性，同时也提高 NK 细胞的数量。NK 细胞是机体重要的免疫细胞，与抗肿瘤、抗病毒感染和免疫调节有关，这有力地说明了森林环境（森林浴之旅）对人类免疫功能有积极的作用。森林中自然挥发的植物精气收集冷凝后就是植物挥发油，因此不少植物挥发油也是具有调节免疫力功能。日本东京药科大学 Chiaki Takagi 等学者发表了他们关于"芳香疗法对健康成人免疫影响"的研究。他们选择年龄 24 岁左右的健康男女志愿者来参与这项研究，每位志愿者将 3～5 滴挥发油滴在棉花上，放在床边，在睡眠时吸入挥发油气味连续 6 周。所用挥发油为葡萄柚挥发油、狭叶薰衣草挥发油、迷迭香挥发油、茶树挥发油，并以蒸馏水作为对照。每周测量唾液的分泌型免疫球蛋白 A（secretory immunoglobulin a，sIgA），结果发现，薰衣草挥发油油和葡萄柚挥发油显著增加唾液 sIgA 水平，其中薰衣草油增加 3.5 倍、葡萄柚挥发油增加 2.55 倍。sIgA 作为黏膜免疫系统的效应分子在呼吸道黏膜抗感染中发挥关键作用，病菌、病毒引起感染的首要条件是其黏附在组织细胞上，sIgA 能够阻止其黏附于黏膜表面，保护黏膜不受损害；sIgA 能抑制细胞内病毒的复制、转录及组装。因此，sIgA 作为黏膜免疫的主要抗体，担负着重要的免疫功能，如有助于预防流感病毒或呼肠孤病毒感染。

2.5 镇痛消炎

炎症是对抗感染及损伤部位的一种有益正常反应，如血管的变化和化学物质的释放有助于在损伤部位破坏有害物质和修复受损组织。炎症被认为是引发受损部位肿胀、发红、疼痛和发热的主要原因。不过，严重的炎症必须控制，以避免进一步破坏组织，所以采用类固醇或类固醇抗感染药来阻止磷脂酶或环氧化酶介导的炎症。非类固醇抗感染药物被认为是世界上最常用的一类药物。然而，非类固醇抗感染药除了具有潜在的抗感染活性外，还存在严重的副作用，如出血、穿孔、胃肠道溃疡、梗阻等，使其应用受到很大限制。事实上，许多芳香植物都具有潜在的抗感染活性，如丁香含有的丁香酚、鼠尾草含有的鼠尾草酸，迷迭香含有的迷迭香酸可通过阻断环氧化酶 -2（cyclooxygenase-2，COX-2）来发挥抗感染作用。具有消炎作用的挥发油包括薰衣草挥发油、德国甘菊挥发油、蓍草挥发油和罗马甘菊挥发油，对湿疹、肿块、瘀伤和感染伤口等都有好处，可用于皮肤消炎。

许多研究也报道了肉桂及其挥发油的抗感染活性。到目前为止，已经分离出几种具有抗感染活性的黄酮类化合物（如棉皮苷、鼠曲草素、橙皮苷、棉皮素 -8-O-β-D- 葡萄糖醛酸苷、海波拉亭、汉黄芩苷和槲皮素）。从桂皮中提取的 2′-hydroxycinnamaldehyde 能通过抑制 NF-κB 的激活来抑制一氧化氮的产生，使其可以作为抗感染剂。桂皮乙醇提取物还可通过减少 Src/Syk 介导的 NF-κB 激活来发挥显著的抗感染作用。石榴皮提取物（主成分为鞣花酸）可通过 NF-κB 信号通路调控肠道炎症，改善肠道健康。桂枝中多种化合物通过抑制中枢神经系统 iNOS、COX-2 和 NO 的表达发挥抗感染作用，桂枝通过这一机制可能成为治疗或预防炎症介导的神经退行性疾病的潜在来源。

植物挥发油已经被用来缓解疼痛和炎症几十年了。通常，植物挥发油比许多药物止痛具有更有效的镇痛作用。植物挥发油用在炎症治疗中的好处还表现在它比许多合成药物和传统药物的副作用更少。丁香挥发油具有杀菌消炎、局部止痛作用，可以避免牙根感染及牙龈发炎；有临床应用葡萄籽油为基础油稀释的薰衣草挥发油推拿治疗偏头痛患者，有效率高达99%。植物挥发油在缓解疼痛过程中易被人们接受，不会像吗啡、哌替啶等药物易成瘾，植物挥发油镇痛有着很好的发展前景。辛夷挥发油可以降低炎性组织的通透性，减轻组织的充血水肿、坏死和炎性细胞的浸润，抑制急性炎症的反应。

环氧化酶是催化花生四烯酸转化为前列腺素（PG）的关键酶，目前发现环氧化酶有两种 COX-1 和 COX-2 同工酶，COX-2 为诱导型，各种损伤性化学、物理和生物因子激活磷脂酶 A2 水解细胞膜磷脂，生成花生四烯酸，后者经 COX-2 催化加氧生成前列腺素。COX-2 在正常组织细胞内的活性极低，当细胞受到炎症等刺激时，其在炎症细胞中的表达水平可升高至正常水平的 10 ~ 80 倍，引起炎症部位 PGE2、PGI2 和 PGE1 含量的增加，导致炎症反应和组织损伤。有研究表明，植物挥发油的抗感染作用机制可能与花生四烯酸在膜中的结合形成竞争关系，通过减少 COX-2 的诱导，使得花生四烯酸代谢的前列腺素和二十碳化合物变化微细，从而诱导较小程度的炎症。茶树油的主要成分 4- 萜烯醇在体外通过激活单核细胞抑制炎症介质的产生。

2.6　防治心血管疾病

多数研究认为森林环境的降低血压作用在生理方面是降低体内肾上腺素和去甲肾上腺素水平，减少交感神经活动，增加副交感神经活动，从而诱导放松效应以及血压和心率下降。过去，人们认为可能森林中的体力活动产生了降血压效应，但并未得到足够充分科学依据支持。近年来，越来越多的研究发现是森林中的芬多精（即植物向空气自然释放的挥发性物质，多为萜类物质，如果把这些气相物质冷凝为液体回收，其实就是挥发油）发挥了降低血压的作用。不少研究表明，森林浴这一人体健康效应，在长时间远离森林后会失效，因此建议应长时间、多次森林浴。但是对于生活在大都市的人们，这并不是一件很容易办到的事，不过也许可以尝试体验一下嗅闻那些源自大自然的芳香植物挥发油，也许有同样芳疗效果。如有临床报道连续吸入由薰衣草和佛手柑混合而成的挥发油可以有效地降低原发性高血压患者的血压，中国台湾扁柏材油的芳香气味可使人的血压降低。α-蒎烯和柠檬烯是许多林木材的主要挥发性成分，不少临床应用已经表明人体吸入α-蒎烯和柠檬烯可降低收缩压和生理放松作用。吸入α-蒎烯可显著增加副交感神经活动；吸入d-柠檬烯使心率变异性的高频功率明显增加，心率降低。柏木脑（又名柏木醇、雪松醇）天然存在于柏木油和桧叶油中，嗅闻柏木脑使心率、收缩压和舒张压降低，抑制交感神经活动，增强副交感神经活动。

血浆胆固醇和三酯甘油水平的升高与动脉粥样硬化的发生有关，特别是血浆低密度脂蛋白胆固醇（LDL-C）水平与冠心病的发病率呈明显正相关、血浆高密度脂蛋白胆固醇（HDL-C）水平与冠心病的发生呈负相关。饲喂大鼠肉桂粉（15%）35 d后，总胆固醇、三酯甘油和LDL-C均有所降低。人体试验也表明每天口服1 g、3 g和6 g肉桂会降低人体的血糖、三酯甘油、总胆固醇和LDL-C水平。动物实验表明，肉桂醛通过舒张麻醉犬和豚鼠的外周血管产生降压作用，甚至可引起犬血管舒张作用持续到血压降至基线的恢复期。肉桂分离得到的肉桂醛和肉桂酸对心肌缺血的积极作用，预示其治疗心血管疾病的潜力。

2.7　抗过敏

生物进化过程中形成了一套自动识别"外物"的机制，任何个体在生长过程都在建立并不断完善这套自我保护的识别机制。当有外来物进入人体后，若被机体识别为有用或无害物，则这些物质将进入体内，最终被吸收、利用或被自然排出；若被识别为有害物时，机体的免疫系统则立即做出反应，将其驱除或消灭，这就是免疫反应发挥的保护作用。但是，如果这种免疫反应超出了正常范围，即免疫系统对无害物质做出了一种"变态反应"，对机体本身的正常组织进行攻击和破坏，这非常不利于人体健康。临床上通常说的过敏反应和过敏性疾病其实就是机体免疫的这种异常变态反应。进入人体后引起免疫系统发生异常变态反应的物质称为过敏原，是造成过敏的罪魁祸首。过敏原大多是一些大分子物质，常见的有食物（小麦、花生、大豆、坚果类、牛奶、鸡蛋、鱼和甲壳类动物等，由食物过敏引发的过敏疾病占过敏总数的90%左右）、吸入物（花粉、粉尘、螨等）、微生物及昆虫毒素、药物、异种血清和物理因素等。

科学研究发现，瞬时受体电位锚蛋白 1（transient receptor potential ankyrin1，TRPA1）的激活与过敏性疾病密切关联，这正是以 TRPA1 作为抗过敏靶点研发抗过敏药物的理论基础。不少香味化合物作为 TRPA1 的拮抗剂或激动剂应用于过敏性疾病。具有 TRPA1 拮抗剂效应的香味化合物有：樟脑、1，8- 桉叶素、薄荷醇、冰片、蒈醇、2- 甲基异冰片；具有 TRPA1 激动剂效应的香味化合物有：百里香酚、香芹酚、1'S-1'- 乙酰氧基胡椒酚乙酸酯、肉桂醛、α-n- 己基肉桂醛、百里香醌、异硫氰酸酯、二烯丙基三硫化物、二丙基三硫化物。

TRPA1 拮抗剂具有抗感染、抗过敏作用，可能与其在感觉神经元中表达的 TRPA1 阻断活性有关。樟脑通过 TRPV1 脱敏和 TRPA1 阻滞产生抗过敏作用，用于鼻减充血药和止咳及皮肤治疗的止痒、镇痛。1，8- 桉叶素是一种罕见的人 TRPA1 天然拮抗剂，抑制 TRPA1 以产生抗过敏、镇痛和抗感染，但其同分异构体 1，4- 桉叶素能激活人 TRPA1。薄荷醇用于鼻腔时，过敏反应（咳嗽阈值、催咳和累积咳嗽）明显改善。各种拮抗剂中，冰片、2- 甲基异冰片和蒈醇对人 TRPA1 的抑制作用强于樟脑和 1，8- 桉叶素。人 TRPA1 的 S873、T874 和 Y812 残基通过与香味化合物己基环上的羟基相互作用而起到抑制作用。

感觉神经元中 TRPA1 表达的激活和随后的下调（脱敏）可能与 TRPA1 激动剂的抗过敏作用有关。百里香酚可激活人 TRPA1，一旦激活，进一步暴露于百里香酚会使活化的人 TRPA1 脱敏，因此百里香酚的抗过敏作用可能是由于感觉神经元表达的 TRPA1 下调（脱敏）所致。异硫氰酸酯是抗过敏作用也可能是由于 TRPA1 在感觉神经元中的表达下调（脱敏）所致。1'S-1'- 乙酰氧基胡椒酚乙酸酯（姜科植物挥发油成分）对人 TRPA1 激动效应的 EC50 值约为异硫氰酸烯丙酯（典型的 TRPA1 受体激动剂）的 1/4，因此被认为是一种可能的抗哮喘药物。肉桂醛的激活阻断了 TRPA1 通道以产生抗过敏作用。百里香醌（黑香种子挥发油中主要单萜化合物）可能通过共价蛋白修饰激活 TRPA1，其已被用作治疗湿疹、哮喘、支气管炎和炎症等。

2.8 调节睡眠

利用天然挥发油的芳香疗法已日益成为改善睡眠质量最流行的补充（或替代）医疗措施之一。一些植物挥发油帮助睡眠的作用已被许多动物试验、人体临床试验所证实，其生理、药理及其作用机制等也被科学揭示。但是，绝大多数研究主要是基于客观的科学试验方法来评价挥发油的促眠效果，只有少数研究了挥发油对人睡眠的主观效果。2018 年，日本学者广井广史研究发现：吸入薰衣草挥发油和甜橙挥发油改善睡眠仅对睡眠质量较差的大学生有用；从仪器测量的客观数据来看，薰衣草挥发油似乎比甜橙挥发油改善睡眠更有效，尤其是在改善睡眠潜伏期（睡眠潜伏期短说明入睡快）方面；从 OSA 评分的主观评价来看，挥发油有助于维持睡眠、延长睡眠时间、减少做梦，但客观评价认为甜橙挥发油改善睡眠比薰衣草挥发油更有效。

芳香疗法用于女性改善睡眠和情绪一直在民间获得较好的临床试验效果，然而嗅觉暴露于挥发油是否影响男女夜间客观睡眠的科学研究并不多见。2005 年，美国卫斯理大学心理学系 Namni goel 博士研究了嗅觉刺激对青年男女夜间睡眠的影响，结果发现，薰衣草挥发油增加了男性和女性深度或慢波睡眠的比例，所有受试者在暴露薰衣草挥发油后的早晨都有较高的精力，证实了薰衣草挥发油促进深度睡眠的效果。不过，薰衣草挥发油还增加了女性第 2 阶段（轻度）睡眠，并减少了快速眼动（REM）睡眠和在女性第 1 次入睡后（在睡眠后出现潜伏期后醒来）的时间，而男性则有相反的效果。因此，薰衣草挥发油作为一种温和的镇静剂在促进青年男女的深度睡眠方面有着实际的应用意义，特别是对于年轻女性更为有效。

2.9　改善记忆

香气是一种令人愉悦的气味，嗅闻吸入气味分子产生的神经冲动通过嗅觉神经从嗅觉受体传递到嗅球，从而激活嗅觉系统。这些神经冲动会通过大脑中控制着意识辨别、嗅觉记忆和嗅觉情绪的区域（梨状皮质、眶额皮质、下丘脑和边缘系统，特别是杏仁核和海马）从而对动物和人产生药理、生理和心理作用。如动物研究表明，薰衣草和玫瑰挥发油调节神经递质系统，发挥抗焦虑作用；临床研究表明，嗅闻某些挥发油可以调节情绪、认知能力、脑电波、唾液皮质醇水平、心率和血压。

人们现代生活中的压力对睡眠和幸福感会产生负面影响，探索非药物方法来解决与现代压力相关的健康问题是十分有意义的，也是必要的和紧迫的。长期以来，芳香物质被用于精神、心理、生理方面，通过芳香疗法来治疗疾病和帮助健康，愉快的气味吸入可能会对心理和生理产生积极的影响。因为嗅觉是我们感官中最基本和最能唤起回忆的，在嗅觉和情感之间有很强的联系，嗅觉可以对记忆和学习产生深远的影响。如薄荷挥发油成分的中枢神经系统兴奋作用，对从事注意力、形象记忆、工作记忆和视觉反应相关的脑力劳动有改善作用，如薄荷香气可改善的打字工作效率。

2007 年，德国吕贝克大学神经内分泌系的 4 位学者 Rasch B，Büchel C，Gais S 和 Born J 在《科学》报道了他们的研究，在人睡眠时每间隔 30 s 向环境中释放玫瑰气味 30 s（间隔目的是防止嗅觉疲劳），研究睡眠时气味对视觉空间学习记忆的影响（人通过眼睛获取外部事物空间位置信息的学习记忆）。结果发现：当清醒时在玫瑰气味中学习，在慢波睡眠（slow-wave sleep，SWS）中再次暴露这种气味可以促进陈述性记忆，但不能改善程序性记忆；在快波睡眠或清醒时，或在先前的学习环境中没有这种气味，当睡眠时气味再暴露则不会产生促进记忆效果；功能性磁共振成像显示，慢波睡眠的气味再次暴露明显激活大脑海马区。

2.10　抗抑郁

目前，临床实践中经典的抗抑郁药包括：三环类抗抑郁药、选择性 5- 羟色胺再摄取抑制剂和单胺氧化酶抑制剂。据报道，有 30% 的患者即使使用这些药物，症状不能完全得到缓解或出现一些副作用，如出现恶心、失眠、躁动、体重增加、嗜睡、性功能障碍和心血管不良等现象。使用抗抑郁药物的另一个缺点是需要很长时间的治疗才能获得抗抑郁效果。越来越多的抑郁症患者探索其他非药物干预。在美国，约 53.6% 的抑郁症患者使用替代疗法（补充和替代医疗）辅助治疗抑郁症。抑郁症患者选择的补充和替代医疗方式之一就是芳香疗法，芳香疗法是一种经济可行、无创的替代疗法，用于改善心理健康和增加幸福感。在英国，芳香疗法已越来越受欢迎，被报道为最常用的补充和替代医疗方式之一。

芳香疗法最为核心的治疗工具是植物挥发油。由于挥发油是亲脂性的，挥发油成分到达血流后，可以很容易地循环到身体的所有器官。嗅闻吸入芳香疗法的挥发油气相不仅可以通过鼻毛细血管网和肺支气管进入循环系统，还可以通过嗅觉上皮细胞直接刺激大脑区域，因此吸入挥发油的作用机制还包括：刺激鼻腔上皮细胞中的嗅觉感受器细胞产生信号，通过嗅球和嗅道传递到大脑边缘系统和下丘脑，引起神经递质（例如血清素）的释放，从而产生情绪调节效果。吸入芳香疗法中应用于防治抑郁较为常见的挥发油主要是薰衣草和柑橘类挥发油，它们可作为单一挥发油使用，也可与其他挥发油混合使用。芳香疗法另一种最常见的方式就是用挥发油按摩，多数临床表明挥发油推拿按摩比吸入芳香疗法能更有效地缓解抑郁症状。其实，在挥发油按摩过程中，实际融合了挥发油香熏和推拿按摩同时带来的健康效果，两种疗法均已证明对减轻心理症状有效，特别是用于缓解人的心理压力。按摩是治疗抑郁症的一种流行疗法，其中约 2.1% 的重度抑郁症患者接受按摩治疗以缓解抑郁症状。所以，用挥发油按摩的芳香疗法应是挥发油与按摩产生了协同增效的作用。

中医学认为柑橘属植物在减轻焦虑或失眠症状方面很有用，也常可作为抗抑郁辅助药物。2013 年，巴西圣保罗州立大学生物科学院药理学系 Celso A R A costa 等学者研究探讨了口服苦橙皮挥发油抗焦虑、抗抑郁作用的生物活性及其抗焦虑的可能作用机制和急性治疗后小鼠大脑特定结构的神经化学变化，同时也监测了 14 d 治疗后小鼠可能的毒性迹象。他们的研究结果表明，急性（5 mg/kg）或 14 d 重复［1 mg/（kg·d）］给药后，通过明暗箱实验观察到苦橙皮挥发油的抗焦虑活性是由 5- 羟色胺受体介导的；强迫游泳测试中未观察到苦橙皮挥发油的抗抑郁活性；神经化学方面测试显示，皮质、纹状体、脑桥和下丘脑的神经递质水平没有变化；口服挥发油治疗后，除了胆固醇水平降低外，没有观察到任何运动障碍、毒性及生化变化的迹象。酸（苦）橙挥发油、甜橙挥发油是两种芳香疗法中较为常见的柑橘类挥发油。另有实验动物的行为学实验，验证了口服或吸入酸（苦）橙挥发油的抗焦虑作用。特别是，酸（苦）橙挥发油香熏疗法的临床应用降低了术前或疾病患者的焦虑水平；在等待牙科治疗的患者或处于焦虑状态的健康志愿者的临床研究中，甜橙挥发油降低焦虑水平也表现出积极作用。甚至有临床研究报道了柑橘挥发油芳疗的性别差异效应，环境中甜橙挥发油气味更有利于女性焦虑水平较低，情绪更积极，平静程度较高。另外，柠檬挥发油通过增强 5- 羟色胺能神经元来抑制多巴胺活性产生抗焦虑、抗抑郁的作用。

2.11 抗焦虑

薰衣草挥发油是已知缓解焦虑症最有效的挥发油之一，被认为是有效、可安全替代阿普唑仑、劳拉西泮、安定等抗精神病药物。如德国制剂 Lasea® 的主要成分 Silexan（一种专利的薰衣草油），自 2009 年被批准在德国用于焦虑情绪及焦虑状态的治疗以来，至今已在全球 20 个国家销售，已被证明在抗焦虑和抑郁方面发挥重要治疗作用。薰衣草挥发油中的芳樟醇和乙酸芳樟酯被认为是降低焦虑的主要功能化学成分。如芳樟醇被发现对边缘系统和自主神经传递有抑制作用，最终导致血压下降，这种系统性效应关联 γ- 氨基丁酸 A 型受体，在降低焦虑水平方面起到重要的作用。从 2000—2018 年间的研究报道来看，绝大部分文献研究表明：在焦虑自我评估报告及生理指标（如血压、心率、皮质醇或嗜铬粒蛋白 A）方面均可显示薰衣草挥发油的明显抗焦虑效果。因此，薰衣草芳香疗法无论在身体还是精神方面都具有很好抗焦虑作用，被认为是有效又普遍安全的焦虑干预，甚至被建议在护理实践中将薰衣草芳香疗法纳入旨在缓解不同医疗机构患者焦虑的项目中。

越来越多的科学研究已经表明薰衣草挥发油的主要特征成分芳樟醇及其衍生物（如乙酸芳樟酯）有抗焦虑、镇痛和抗感染作用。不少动物实验研究也揭示了芳樟醇可干扰小鼠 γ-氨基丁酸（GABA）能神经元的传递，并在神经肌肉连接处修饰烟碱受体 – 离子通道动力学的神经作用机制。芳樟醇是目前研究最多的镇痛作用单萜，其抗惊厥、镇痛和抗焦虑活性的分子作用机制与其调节 γ-氨基丁酸（GABA）能神经元功能有关。不过，挥发油中次要成分也可能对整体活性有重要贡献，甚至是协同效应发挥主要作用。

2.12　预防阿尔茨海默病

2018 年，美国加州大学 Hanh M. Pham 等学者报道了他们关于肉桂醛（肉桂挥发油主要成分）改善老年痴呆症（阿尔茨海默病）果蝇模型的寿命和健康跨度的研究，他们发现肉桂醛显著提高了 Tau 蛋白过表达导致的雄性老年痴呆症果蝇的攀爬能力，但对野生型老年痴呆症果蝇的攀爬能力没有改善。实验时，他们通过研究老年痴呆症果蝇的求爱和交配来分析对短期记忆的影响，发现肉桂醛也改善了 Tau 蛋白过表达导致的雄性老年痴呆症果蝇的短期记忆。由于只观察到肉桂醛对 Tau 蛋白过度表达导致的雄性老年痴呆症果蝇的寿命和健康跨度改善，因此推测可能是由于肉桂醛抑制了 Tau 蛋白的聚集。不过，肉桂醛作为一种潜在的老年痴呆症治疗药物的安全性和有效性还需要在哺乳动物模型中进行进一步的研究，以及得到人体临床验证。

齿叶薰衣草挥发油在改善老年痴呆症患者的认知、抽象思维和概念理解方面也有作用，如研究表明齿叶薰衣草挥发油对老年痴呆症大鼠有改善记忆和认知的能力。如伊朗有临床应用香蜂草挥发油防治 65 ~ 80 岁老年痴呆症及缓解患者焦虑方面取得积极效果。日本有临床研究让老年痴呆症患者早上使用迷迭香和柠檬挥发油、晚上使用薰衣草和橙子挥发油来显著改善患者的认知功能。中国台湾的有临床研究，薰衣草挥发油对痴呆症患者的焦虑有积极治疗作用，但薰衣草挥发油通过按摩对患者的焦虑情绪改善更有效。可见，国内外已有研究报道在临床上使用芳香疗法治疗老年性痴呆病获得了积极效果。

2.13　促进畜禽健康

科研与实践证明，天然挥发油在畜禽生产过程中发挥着重要作用，主要包括促进采食、调控肠道菌群、抗感染抗氧化、促进饲料营养吸收等作用。

天然挥发油中富含的芳香类物质，其气味具有很好的诱食作用，能促进仔猪食欲，增加采食量。此外，天然挥发油可优化畜禽的胃肠道环境。在肉仔鸡日粮中添加 0.1% ~ 0.3% 的百里香挥发油，均发现能对肠道中的大肠杆菌有抑制作用。同样，在日粮中添加黄连挥发油也能够显著抑制大肠杆菌的生长，而对回肠和盲肠中的乳酸菌无抑制作用。Okti 等研究表明薰衣草挥发油可以替代维吉尼亚霉素在肉鸡中抗感染促生长作用，提高了体重和饲料转化率，提高了 SOD 和 GSH-Px 酶活，降低了氧化产物丙二醛（MDA）含量，减少了回肠和盲肠中有害菌的数量。另外，日粮中添加天然挥发油与微生态制剂的复合物对畜禽能显著增加日增重，降低料重比，提高十二指肠和回肠绒毛高度，增加肠道吸收面积，促进营养吸收。

通过改变细菌细胞膜的通透性，天然挥发油可以抑制或杀灭仔猪肠道内的有害细菌，但对乳酸菌和双歧杆菌等肠道益生菌没有抑制作用，并可预防仔猪腹泻。而在反刍畜禽动物中，天然挥发油可以减少瘤胃微生物发酵过程中产生的甲烷和二氧化碳等气体，使更多的饲料转化为挥发性脂肪酸（VFA）和菌体蛋白，为反刍动物生长提供更多的营养。柏妍等研究发现牛至挥发油和莫能菌素对荷斯坦犊牛具有相似的效果，牛至挥发油能提高血清中 SOD、GSH 和 GSH-Px 的浓度及瘤胃球菌属在瘤胃中的数量。当前研究表明，天然挥发油通过破坏细胞质膜的完整性来使细菌性病原体致死，细胞质膜的破坏，进一步会引起内环境 pH 和无机离子的失衡，进而导致质子原动力的衰竭和 ATP 的损耗，对革兰阴性菌更有效。

植物芳香类物质具有降低菌株毒力的特性。肉桂挥发油、牛至挥发油、百里香挥发油、桉叶挥发油、茶树挥发油、薄荷挥发油、迷迭香挥发油和茴香挥发油等植物挥发油对肠道致病菌和益生菌具有一定的抑杀能力，其中肉桂挥发油和牛至挥发油的综合抑菌效果最佳。植物挥发油减少仔猪盲肠中志贺氏大肠杆菌和弯曲杆菌含量。丁香酚可抑制 NF-κB 信号通路，减轻传染性胃肠炎病毒（TGEV）诱导的仔猪肠道功能损害和炎症反应。日粮中添加香芹酚 - 百里香酚混合物抑制 TNF-α 释放和减少肠球菌属和大肠杆菌的数量，缓解断奶对肠道的应激反应，减少仔猪腹泻的发生。鞣花酸和人参皂苷可通过 NF-κB 和 PXR 信号通路抑制肠道炎症反应，改善仔猪肠道健康和降低腹泻。没食子酸通过抑制 NF-κB 信号通路，对猪小肠上皮细胞系（IPEC-J2 细胞）的屏障功能起积极作用，从而减轻 LPS 诱导的炎症反应。日粮中添加原儿茶酸可以提高断奶仔猪肠道紧密连接蛋白的表达和抑制 NF-κB/促分裂素原活化蛋白激酶（mitogen-activated protein kinases，MAPK）通路，减少炎症因子的分泌，对肠道屏障起到保护作用。母体日粮白藜芦醇减轻断奶相关的肠道炎症和腹泻，改善子代肠道形态结构和营养物质消化吸收，且对感染轮状病毒（RV）仔猪所致的仔猪腹泻具有缓解功效。茶多酚减轻产肠毒素性大肠杆菌（ETEC K88）引起的腹泻症状。

3　挥发油复配意义及其要点与规律

挥发油具有挥发性高、分子量小、容易被人体吸收利用等特点，而复方挥发油可以增效。挥发油在中国发展到今天，已经初步摸索出了大部分挥发油的归经、毒性、复配和禁忌，在调制中可为参考。

3.1　挥发油复配意义

由于生活节奏加快，疲劳、情绪暴躁、失眠等亚健康状态困扰大量人群，各种急慢性疾病如前列腺炎、癌症、白血病、高血压、糖尿病、神经疼痛综合征等反复发作、久治不愈，严重影响患者生存质量。药物的长期服用对身体有一定伤害，甚至会形成依赖性，产生后遗症等。而中药挥发油可以通过独特的中医外治方法给药，从而安全治疗疾病。复方挥发油是在中医理论基础上将药效确切的单方挥发油按一定比例混合配制而成的复配挥发油，是多种挥发油配伍的产物，符合组分中药的特征。

中草药临床时有"单方独味"效果不错，但更多的是许多种药材组成的"处方"或叫"配方"，中医医生推崇的是后者，讲究"君臣佐使"、辨证施治、因人而异，数千年来医疗实践证实它的正确性。西医原来大多使用单方单味治病，头痛医头，脚痛医脚，如早期的磺胺药、抗生素，一针下去，药到病除，到了现代，也学起中医来，药里总要加点维生素什么的，以减少一些药物的毒性和副作用。当然，这仅仅学了一点点而已，距离中医的"辨证施治"还很远。不过这足以说明药物配伍的必要性了。

中药挥发油为脂溶性成分，口服难以吸收，疗效不理想的同时不良反应也频频发生。而复方挥发油可以经过皮肤或黏膜局部用药，降低对胃肠道不良反应的同时又因脂溶性高而易于吸收达到治疗浓度。因此，在中医基础理论的指导下，提取、应用和发展临床疗效确切的中药材挥发油成分，并将其在临床有效方剂的基础上进行配伍是中药创新发展的新方向。

3.2 挥发油复配价值

由两种或两种以上的挥发油配合称为"复配精油"或"复方挥发油"。复方挥发油的增效性（synergy）通常几种挥发油调和在一起，称为增效挥发油（synergized essential oils）。synergy是指两种或多种挥发油混合在一起，产生协同增效作用。

中医开药方，往往是用多味不同的药材混合在一起，其目的就是协同增效作用。挥发油本质上也是药用植物的一种体现，是从芳香药用植物中提取出来的精华，因此，在临床时，可以参考中药配伍君臣佐使的原则，选择不同功效和香气的挥发油进行调配。中药的配伍是在数千年临床应用和观察基础上总结出来的，这种方法同样可以应用在挥发油的调配中。

单方天然挥发油由上百种成分构成，不同的植物中提取出的植物挥发油含有不同的活性成分，其功效也千差万别。一般而言，植物挥发油含有醇类、醛类、酸类、酚类、丙酮类、萜烯类等物质。以玫瑰挥发油为例，其由上百种组分（约占86%）和一些微量化合物组成（约占14%），这两部分的组成比率不同，功效和味道也不同。保加利亚产的大马士革玫瑰中含有33%～55%香茅醇，30%～40%的牻牛儿醇和橙花醇，16%～22%的硬脂脑，1.5%～2%的苯乙醇，0.2%～2%的倍半萜环状醇，以及一些微量合成物。因挥发油产地、季节、提取方式等因素均可影响其成分组成，从而影响其功效。此外，单一的植物挥发油作用具有局限性，且植物活性成分在体内容易降解形成不同次级酚类产物。因此，利用植物挥发油中活性成分的差异进行科学复配，对减少植物挥发油的拮抗作用，提高其协同功效和利用率等具有重要意义。

复方挥发油的效果首先是增效，两种以上的挥发油融合在一起，不是简单地 $1+1=2$，其功效是 >2；复配挥发油简单易行，不需要任何复杂设备即可进行调配，且功效明显提升。

挥发油复配的核心内容是通过配伍，按君、臣、佐、使排列成"有制之师"，使复方挥发油成为一个整体，实现"整体综合调节"的干预或治疗作用。单味挥发油是组成复方精油的元素，各个挥发油之间，必定存在着潜在的协同或制约关系，正是基于这些潜在关系，形成既有分工又有合作、既有协同又有制约这样一个整体，其目标、功能、定位应该十分明确，这种组合体的属性或效果，绝不是各味挥发油的属性或功能叠加的一个简单综合。

3.3　挥发油复配要点

（1）根据有效成分进行搭配　现在的挥发油产品大多有成分分析，在调配复方挥发油时，可以根据挥发油的主要成分进行调配。单一植物萃取而来的挥发油尽管因不同季节、气候、加工工艺等因素的影响会有区别，但主要有效成分大同小异，可根据不同植物中有效成分的差异进行组合，提高其功效。此外，根据不同活性成分的分子机制进行复配，可形成科学配伍，达到精准利用的目的。例如：百里香挥发油的主要成分百里香酚，而牛至挥发油活性成分同样是以百里香酚、香芹酚为主。根据二者主要活性成分进行利用，可避免重复叠加，提高利用效率。

（2）根据功效进行搭配　挥发油萃取自植物的某一部分或全株，通常具有该植物的特定功效。结合人体或动物的代谢特点，基于植物挥发油抑菌、抗氧化、抗感染、调节肠道菌群等功效进行合理搭配，可在较低生物浓度的情况下提高植物挥发油功效。例如：菟丝子挥发油抑菌机制是通过降解细菌细胞壁，破坏细胞膜蛋白质结构，导致细胞质凝聚，减弱质子运动力。百里香酚、对甲基异丙基苯和萜烯对大肠杆菌的细胞质膜有破坏作用，能使其质子泵功能失调，致使细胞死亡，而其中酚类物质可靶向调节体内肠道菌群。因此，基于植物挥发油不同的功效及其作用机制进行科学配伍，可有效提高其协同功效。

（3）根据芳香味道进行搭配　复配挥发油的最妙之处，是在达到功效的同时，亦可进行香气味的调配。

该种方式主要用于食品添加剂、化妆品等产品的研发与应用，根据不同植物挥发油的香味将几种挥发油混合配比在一起，形成不同芳香味的复方挥发油。

3.4　选取单方挥发油进行调配时应遵循的原则

首先，选取主成分相同的挥发油，强化某一成分；其次，选取主成分不同的挥发油，扩大复方挥发油的治疗范围；再次，根据中医相生相克理论，选择不同成分的挥发油，以达平衡药性作用；还有，应注意最终功效挥发油香气的和谐性。做功效挥发油复方配制，可以完全参照中药配伍思路，挥发油领域与现代医学领域的特点不同，组合物中各成分之间具有配伍关系，而不是简单的组合。因此，在复配的过程中，要注重一味挥发油在治疗中的功效，而不应该只以挥发油的成分作为参考；再有，在实际应用方面，在中医辨证论治原理的基本原则上，从挥发油之间相互联系的角度整体把握，而不片面夸大单味挥发油或挥发油成分中主成分的作用，而忽视单方挥发油成分之间和多味挥发油之间的相互关系，或只重视挥发油配方整体效用而忽视其药物配伍的规律等。

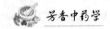

3.5 挥发油复配规律

挥发油成分在中医五味中属于辛味,辛入肺,肺主皮毛,挥发油通过皮毛及呼吸进行血液循环发挥疗效。《素问·经脉别论》上论述"脉气流经,经气归于肺,肺朝百脉,输精于皮毛。毛脉合精,行气于府。府精神明,留于四藏,气归于权衡。权衡以平,气口成寸,以决死生。"挥发油的分子量小,利用喷雾吸入、闻香、涂擦、穴位按摩等将挥发油于特定部位给药,并通过黏膜、皮肤或呼吸渗入局部组织或血液循环发挥局部或全身作用。

根据中华中医药学会 2009 年 3 月 26 日颁布的《中医体质分类与判定》标准,对人体体质进行分类后辨证施治(表 3-1)。

表 3-1 不同体质适用不同类型的挥发油

体质类型	症状	适用挥发油
平和质	体态适中、面色红润、精力充沛等表现	薰衣草、五味子等挥发油
气虚质	元气不足,以疲乏、气短、自汗等气虚表现	人参、迷迭香、檀香等挥发油
阴虚质	阴液亏少,以口燥咽干、手足心热等虚热表现	薄荷、天竺葵、洋甘菊等挥发油
阳虚质	阳气不足,以畏寒怕冷、手足不温等虚寒表现	生姜、肉桂、山苍子等挥发油
痰湿质	痰湿凝聚,以肥胖、腹部肥满、口黏苔腻等痰湿表现	陈皮、葡萄柚、甜橙等挥发油
温热质	湿热内蕴,以面垢油光、口苦、苔黄等湿热表现	广藿香、冬青、薄荷等挥发油
血瘀质	血行不畅,以肤色晦暗、舌质紫黯等血瘀表现	没药、玫瑰、乳香等挥发油
气郁质	气机郁滞,以神情抑郁、忧虑脆弱等气郁表现	佛手柑、川芎、当归等挥发油
特禀质	先天失常,以生理缺陷、过敏反应等表现	辛夷、乳香等挥发油

因气和血紧密相连,相互滋生,气虚可致血虚,血虚亦可致气虚体质,临床需要进行气血双补,将适用气虚质和血虚质的挥发油复配使用;因气虚无力行血而致血行瘀滞的病理体质,将适用气虚质和血瘀质的挥发油复配使用;如临床上的痰湿体质,是本虚标实,气虚阳虚为本,多痰多湿为标,将挥发油复配进行标本同治;挥发油复配需要注意的事项很多,气味浓烈度与溶解性也是必须考虑要素;挥发油分为高、中、低音节,这是与物理和化学属性有关,也要注意好搭配。

一般掌握以上挥发油复配规律和注意事项,那么复配出来的挥发油基本就有了它独特的药理功效和沁人心脾的香气。

第 7 章

芳香中药现代提取分离技术与创新制剂技术

芳香中药功效成分区别于其他中药功效成分的典型特征就是具有挥发性和气味刺激嗅觉发生反应,这些成分仅少数为水溶性,绝大多数为水不溶性,其油状混合物即芳香中药挥发油。

目前关于天然挥发油提取的方法相当多,其中水蒸气蒸馏法因设备简单、操作简便、提取成本低等优点而广泛应用,同时也是当下芳香中药挥发油提取最为常用的方法。

1 原料预处理意义及其技术

芳香植物挥发油是由腺毛分泌出来的,腺毛为特殊的腺体,其体细胞壁间阻力是植物挥发油提取过程中的主要障碍。因此,为了释放滞留在这些腺体中的挥发油,进行预处理以造成腺体的破坏并释放滞留的挥发油。一旦腺体被破坏并释放出挥发油,就可以使用合适的技术轻松提取。生产实践证明,对芳香中药植物挥发油原材料进行适当前期处理可显著提高挥发性成分得油率。主要方法:

1.1 破碎或研磨预处理

原料尺寸大小对芳香中药植物挥发油的得油率有很大影响。尺寸减小是一种最简单的预处理方法,因为它有助于改善接触表面积,以便萃取介质充分接触到挥发油。减小原料尺寸可采用切割、粉碎、研磨等方法,如使用完整的葛缕子种子进行超临界流体萃取时,挥发油得油率仅为 0.09%,而当种子被磨碎再提取时,挥发油得油率为 2.55%,产量提高了 27 倍。在从各种柑橘皮中提取挥发油时,尺寸从整个果皮减小到 1.1 mm,挥发油产量显著提高;但当进一步减小到 0.5 mm 时,挥发油产量并没有进一步提高,因此 1.1 mm 可以说是临界粒径。破碎或研磨时温度也会显著影响挥发油的产量,低温研磨可防止温度升高导致挥发油挥发损失,如低温研磨香菜种子后获得的挥发油产量显著高于高温时提取。

1.2 酶法预处理

水解酶如纤维素酶、半纤维素酶、果胶酶和木聚糖酶具有水解植物细胞壁的能力,因它们有助于释放被束缚在芳香中药材细胞壁内的挥发油。这些酶还能将脂蛋白和脂多糖分解成更简单的分子，以促进更多的挥发油被提取出来。pH、温度、预处理时间、酶浓度和酶类型等因素对获得最佳结果起着重要作用。大多数已知的酶对特定成分具有选择性。一种酶不能水解所有类型的多糖和多肽，因此，多种酶混合物比相同浓度的单个酶获得更高的产量。与单一酶相比，纤维素酶和半纤维素酶的混合物产生更高的迷迭香挥发油得油率。

1.3 快速减压预处理

在一个密闭系统中，将植物材料与压缩的 CO_2（通常是超临界 CO_2）接触，使 CO_2 扩散到毛状体中。突然对系统减压时，CO_2 迅速膨胀，导致毛状体腺体细胞破裂并促进挥发油释放。压力越高会导致越多的 CO_2 扩散到腺体中，突然减压时腺体就会发生更强有力的破裂，导致更大程度的破裂，从而导致更多的挥发油释放。减压速率也会影响挥发油产量，越快的减压导致更有影响力的腺体爆裂，从而导致更多的挥发油释放。与使用亚临界 CO_2 相比，使用超临界 CO_2 更有效。

1.4 微波预处理

微波辐射能使细胞壁破裂，辐射穿透细胞并导致其中存在的水分加热。这种微波加热能促进水分蒸发，从而对细胞壁膜施加巨大的压力，导致其破裂。在 800 kW 的微波功率下，预处理时间从 1 min 增加到 2 min，沉香木挥发油产量可从 0.0379% 提高到 0.0779%，提高 1 倍多；若进一步增加预处理时间从 2 min 到 3 min，产量则从 0.0779% 提高到 0.0877%。在从黑孜然种子中提取挥发油的过程中，微波功率从 180 W 增加到 900 W，可使挥发油产量持续增加。但是，微波预处理的主要缺点是在处理过程中会损失一些挥发油。

1.5 电阻法预处理

电阻法预处理是利用交流电通过电穿孔组织软化效应使生物组织渗透的处理方法。组织透化的程度取决于诸如电场强度、温度、处理时间、电学和植物组织的物理特性等参数。例如，在酸橙皮的预处理过程中，观察到 25 V/cm 的电场强度不会显著提高产量，但当将场强增加到 50 V/cm 时，组织透化程度和挥发油产量有显著提高，若再进一步增加场强到 75 V/cm 和 100 V/cm 时却未进一步增加。电阻法预处理的主要优点是它不会显著影响挥发油的质量和组成。

1.6 电流体预处理

这是一种较新的预处理方法，目前还没有太多研究。其与电阻法预处理不同的是，此法利用感应电场来引起电穿孔效应。当样品流过作为初级线圈的螺旋玻璃管时，电压被提供给线圈。样品首先与极性溶液（例如 HCl）混合，然后通过螺旋玻璃管，以获得良好的电场感应效率。例如：在从葡萄和柚子皮中提取挥发油的过程中，挥发油产量随着提供给初级线圈的励磁电压的增加而增加，但样品 pH 和激发频率增加会对产量产生负面影响。

2　传统提取分离技术

2.1　水蒸气蒸馏法

水蒸气蒸馏法（Hydrodistillation，HD），是利用水蒸气将植物挥发性成分从原料中提取出来的一种方法。芳香中药挥发油在提取的过程中，水通过加热作用变成高温水蒸气穿过芳香中药，待芳香中药挥发性成分从植物组织中变成水蒸气散发出来，与水蒸气混合而被带离组织，经冷凝后通过油水分离的方法得到较纯的挥发油。此法适用于具有挥发性、能随水蒸气蒸馏而不被破坏、与水不发生反应、难溶于或不溶于水的成分提取。

早在中世纪，阿拉伯人就采用 HD 从植物组织中提取出挥发油。现今，国内外学者仍青睐 HD，且此法一直是芳香中药挥发油提取最为常用的方法。HD 提取的挥发油质量、产率高，而且此法具有设备简单、操作容易、绿色环保等优点。但是，HD 也存在着些许缺点，此法中会因为植物原料组织长时间地置于高温中，导致其中所含有的热敏性成分热分解，易水解成分发生水解及原料焦化等，从而对挥发油产品质量造成不利的影响；还有能耗高、耗时长等缺点。

更值得一提的是，此法是同时制备芳香中药挥发油和芳香中药纯露的唯一工艺方法。

2.2　有机溶剂萃取法

有机溶剂萃取法（Solvent extraction，SE），是利用有机溶剂（如甲醇、乙醇、丙酮、石油醚、正己烷等）对芳香中药进行连续回流提取或热浸、冷浸提取等，随后提取液经蒸馏或减压蒸馏去除有机溶剂，即得挥发油粗制品。SE 作为芳香中药提取的一种传统方法，深受众多研究者的喜爱。目前，很多芳香中药挥发油，例如：花叶艳山姜叶挥发油、崖柏挥发油等均采用此法制备而成，且得油率分别为 0.34%、7.84%。SE 设备简单、投资小，挥发油得油率高，大多数国内外研究者仍使用此法来提取植物挥发油。但是此法也存在着些许缺点，例如：SE 提取的芳香中药挥发油纯度较低，主要是因为植物体中的树脂、蜡等杂质会同时被提取，而且这些杂质还会掩盖挥发油中的主要致香物质；芳香中药挥发油提取过程中需用大量有机溶剂，严重污染环境，并且最终挥发油产品中残留的提取溶剂也较难除去。

2.3　其他传统提取方法

芳香中药挥发油提取的传统方法除上述介绍的 HD 和 SE 外，还存在着一些传统的提取方法，例如：吸收法、压榨法、吸附法等，其中吸收法和吸附法适用于热敏性的贵重挥发油提取，工序复杂，耗时长；压榨法是最为传统的挥发油抽提方法，该法所得挥发油产品不纯，且得油率低，成品保存时间短。

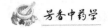

3 现代提取分离技术

3.1 超临界 CO_2 流体萃取法

超临界 CO_2 流体萃取（supercritical carbon dioxide fluid extraction，SFE-CO_2）是近 30 多年发展起来的新型挥发油提取方法。此法的原理在于将超临界流体控制在超过临界压力和临界温度状态下，从植物材料中萃取挥发油，当超临界流体恢复到常温和常压条件时，溶解在超临界流体中的挥发油即刻与其分开。历年来，国内外学者都会采用 SFE-CO_2 法提取芳香中药挥发油，且提取出来的挥发油有杧果皮挥发油、罗勒挥发油等，得油率均可达到 6.0% 以上。

与 HD 法相比，SFE-CO_2 法能够避免芳香中药挥发油中的某些组分分解或是流失，主要原因在于此法在提取过程中的操作温度偏低，挥发油中热敏组分不会因为温度过高而发生分解，而且还能防止可能存在的水解及水溶作用致使挥发油组分流失。此外，SFE-CO_2 还具有溶解能力可调和选择性高的优点。SFE-CO_2 因具有上述优点，而使得提取制备所得的芳香中药挥发油香气极接近于芳香中药植物本身所特有的香气，而且在提取过程中萃取出的某些高沸点物质还可以增加挥发油的留香时间，因此，此法尤其适合高档挥发油的提取制备。但是，SFE-CO_2 法成本较高，目前工业化生产还未普遍应用。

3.2 同时蒸馏 – 萃取法

同时蒸馏 – 萃取法（simultaneous-dist extraction，SDE）是近 20 多年发展起来的新型挥发油提取方法。原理是利用样品蒸汽和萃取剂蒸汽在密闭装置中充分混合，样品中各组分在低于各自沸点时就能被蒸出，而且混合物沸点在蒸馏时会一直保持不变，当样品中某一组分完全被蒸出后，温度才会上升至蒸馏瓶中剩余组分的沸点。样品中的挥发性组分会优先被蒸出，随后在冷凝管上和萃取剂完成萃取，根据萃取剂与水比重存在的差异而将两者分离，最终回收萃取液即得目标成分。当下 SDE 由于其有着自身特有的优势而被大量地用来提取芳香中药挥发油。SDE 与传统提取方法 HD 相比，提取的新疆产罗马甘菊油得油率较高，且对于小分子易挥发化合物如单萜等和水溶性较好的化合物如醇类等还有着较高的得油率；薛山也发现在 HD、SDE 和 UAE 3 种方法中，SDE 提取紫苏叶挥发油的得油率最高，达到了 8.21 mg/g 鲜重。

SDE 具有以下几个优点：样品的水蒸气蒸馏和馏分的溶剂萃取两步过程合二为一，与传统的 HD 相比，实验步骤减少，溶剂用量降低，且样品在转移过程中损失降低；提取所得的芳香中药挥发油可直接用于 GC-MS 分析；此法对芳香中药挥发油中微量成分的得油率较高。同时也是存在缺点的，如操作温度高，所得挥发油的香气存在着失真现象。

3.3　亚临界提取法

（1）亚临界水提取　亚临界水提取法（subcritical water extraction，SWE）提取挥发油始于 1998 年，自国外学者 Basile 等第 1 次用亚临界水提取出了迷迭香叶片中的挥发油以后，此法广泛应用于天然产物提取等领域中，而且在国内也已取得了成功。亚临界水（subcritical water）也称超加热水、高压水，其本质是处在临界温度下的液态水，是指在特定的压力下，使水的温度达到 100 ℃以上，临界温度 374 ℃以下，水体仍保持为液体状态。SWE 因得油率高、产品质量好等优势，备受广大国内外研究者的关注。阿育魏实［*Trachyspermum ammi*（Linn.）Sprague］挥发油经 SWE 提取后的得油率显著高于 HD，得油率高达 12.96 mg/g 干重；Mottahedin 等也发现，采用 SWE 提取姜黄根（*Curcuma longa* Linn.）挥发油可明显提高其中姜黄素的质量和得油率，最多得油率达到了 90.19%。

SWE 具有提取时间短、得油率高、挥发油品质好、能耗低、绿色环保等优势，是一项开发潜力巨大、应用前景广阔的新型提取技术。与 SFE-CO$_2$ 相比，尽管两种提取方法的提取能力、得率、选择性、挥发油品质旗鼓相当，然而 SFE-CO$_2$ 中的 CO$_2$ 必须处于 25 MPa 以上的超高压状态下才能实现萃取，而 SWE 法中的亚临界水的压力远远低于超高压状态，由此使得 SWE 在设备上更容易实现，也更适用于芳香中药挥发油的工业化生产。但是，此法也存在一定的局限性，若要用于芳香中药挥发油规模化工业生产中，许多地方仍需不断完善。

（2）亚临界有机溶剂提取　是利用处于亚临界状态（图 4-1）的有机溶剂进行的亚临界萃取（subcritical extraction），依据物质间相似相溶的基本原理，利用天然植物原料与萃取溶剂充分接触过程中发生的分子扩散作用，使得物料中的可溶组分转移到液体溶剂中，并通过恒温蒸发及压缩冷凝的手段将溶剂与提取物分离，以获得目标提取物的一种萃取技术。

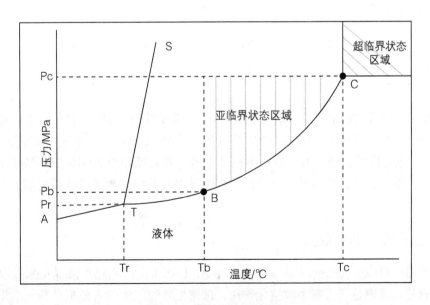

图 4-1　溶剂的亚临界状态

亚临界萃取技术诞生于油脂加工，1934 年，美国 H.ROSENAL，P .T–rvithck 利用丙烷和丁烷的混合物在试验室对油料进行了提取试验，证明了该混合溶液能从油料中提取 97% 的油脂；1961 年，日本学者安田耕作等人用液化丁烷对大豆生坯进行了浸出研究，证明了浸出粕中水溶性蛋白保存率达到 85% 以上。自此，研究人员开始进行大量研究，探索对香精香料、色素及生物活性成分的提取并获得成功，目前以在中草药及茶叶的农残脱除、提升低等级烟叶品质等领域得到应用；在植物挥发油提取方面，已经规模化生产，并逐渐扩大应用面，如提取微藻挥发油、青蒿挥发油等。

亚临界萃取有许多优点：1）常温浸出，低温脱溶，有效成分几乎不变性；2）萃取油脂色泽浅，残溶小，精炼率将提高；3）热源除了蒸汽，有的工艺条件使用热水即可，能耗低；4）亚临界流体 4 号溶剂来源广，价格低，其他溶剂见表 4–1；5）设备密闭性好，能很好地循环利用溶剂，节能、环保；6）产能适合进行中小工业化规模生产；7）是生产贵重油料、挥发油和色素的理想工艺。不足之处有：1）仍然属于有机溶剂萃取，存在一些毒性，萃取出的油脂不是理想的绿色食品；2）一次性固定投资成本大，不亚于 6 号溶剂浸出；3）耗电大，耗电大约在 62 kW·h /t，但是少于 6 号溶剂浸出能耗。

表 4–1　亚临界萃取溶剂

	二甲醚	丙烷	丁烷	四氟乙烷	液氨
分子式	CH_3OCH_3	C_3H_8	C_4H_{10}	CH_2FCF_3	NH_3
沸点（℃）	−24.9	−42	−0.5	−26.2	−33.4
蒸气压（20 ℃ MPa）	0.53	0.83	0.23	0.6	0.88
介电常数（25 ℃）	5.17	1.69	1.78	9.51	16.9
临界温度（℃）	129	95.7	152.8	101.1	132.3
临界压力（MPa）	5.32	4.4	3.6	4.07	11.3

本书侧重点是挥发油内容，以亚临界提取柑橘挥发油为例：柑橘挥发油主要成分是挥发性物质（85% ~ 99%），主要由萜烯类碳氢化合物及其含氧衍生物；非挥发性物质占 1% ~ 15%，包含固醇、脂肪酸、蜡、类胡萝卜素、香豆素和类黄酮等 200 多种化合物，具有抗氧化、抗感染、抗癌等多种生物活性。亚临界提取的柠檬烯是柑橘挥发油的主要成分，占 32% ~ 98%。

3.4　超声波辅助提取法

超声波辅助提取（ultrasonic–assisted extraction，UAE）是运用超声波强化来提取植物组织中的有效成分。原理是利用超声波空化作用，加速植物组织中的有效成分释放溶出；另外，超声波次级效应（如机械震动、击碎、化学效应等）同样也能加速植物组织中有效成分的扩散、释放，使其与提取剂充分混合而利于有效目标成分的提取。目前 UAE 法提取芳香中药挥发油备受广大研究者的关注，此法提取的芳香中药挥发油得率较高，被大量应用于芳香中药挥发油的辅助提取中。UAE 法提取的金柑果皮挥发油得率达到 2.24%，发现对金黄色葡萄球菌、大肠杆菌、沙门氏菌、黑曲霉、酵母菌均有一定抑制作用，最小抑菌浓度（MIC）分别为 1.0%、0.5%、0.5%、0.5%、0.1%，此外可延缓食用油脂的货架期，具有良好的抗氧化活性，清除羟自由基能力为 42.71 U/mL，对 DPPH 自由基清除率达到 82.5%，总抗氧化能力达到 9.00 U/mL。

UAE 法具有提取时间短、提取温度低、得油率高、节能等优点，对传统的提取工艺方法有较大的改进，其经济型较好、适应性广泛。但是，此法仅作为一种辅助手段，需与其他提取方法联用才能获得理想的提取效果。

3.5　微波辅助提取法

微波辅助提取法（microwave-assisted extraction，MAE）是利用微波加热的特性来对植物物料中目标成分有选择性地提取的一种方法。MAE 通过调节微波的参数，能有效地加热植物物料中的目标成分，以利于目标成分的分离和提取。MAE 的原理是在微波场中，植物样品组织吸收大量的能量，其细胞内部由于水及其他物质的存在，会对微波能吸收较多，周围的非极性提取剂反而吸收得少，因此在细胞内部会产生热应力，然后提取物料的细胞因其内部产生的热应力而破裂，使得细胞内部目标物质直接接触相对较冷的提取剂，由此可加速目标物质从细胞内部向提取剂中转移，从而强化整个提取过程。目前，在芳香中药挥发油的提取中，MAE 主要是作为一种辅助手段来提高挥发油的质量和产率等。微波辅助有机溶剂法提取的柑橘花挥发油得油率达到 1.04%，还发现总抗氧化能力和 DPPH 自由基清除率均要强于 SFE-CO$_2$。此外，微波辅助水蒸气蒸馏法提取薰衣草挥发油可减少各种副产物的生成，还能获得更好的挥发油脂得油率。

MAE 的优点在于提取快速、高效，可减少浪费，节省能源等。此法同 UAE 一样，确实改进了传统的挥发油提取工艺，但却只是作为一种辅助提取手段，使用时需与其他技术联用才能发挥其理想的提取效果。

3.6　生物酶制剂辅助提取法

生物酶制剂辅助提取法是利用酶解反应破坏植物组织细胞壁结构，使得组织细胞内的有效成分溶出于溶剂中，从而达到提取目的的一种新型芳香中药挥发油提取方法。Passos 等对用生物酶预先处理过的葡萄籽进行挥发油提取，挥发油得油率达到 13.7%，与没有酶处理的样品相比，发现挥发油得油率提高了 106%，研究还发现，葡萄籽经生物酶处理的时间越长，其挥发油得油率越高。

生物酶制剂辅助提取法中所采用的生物酶（例如纤维素酶、果胶酶等）能在温和条件下分解植物组织，可节省提取时间、提高得油率、减少破坏有效成分，然而由于生物酶的价格成本较高且现有酶解技术不能完全破坏原料的细胞壁，以致难以大规模地用于工业生产中。

3.7 分子蒸馏法

分子蒸馏法（molecular distillation，MD），又称短程蒸馏，是在高真空度下，依靠分子运动的平均自由程不同，实现液体混合物组分分离的一项高新技术。目前，众多研究者采用MD 提纯芳香中药挥发油，提纯出来的芳香中药挥发油质量好、纯度高。有报道称，MD 提纯的大蒜挥发油外观质量明显提高，平均总得油率达到 0.48%，纯度高达 99.85%；另外，洋葱挥发油经 MD 提纯之后，纯度也可达 94.20%。

MD 的操作温度远低于提取物料常压下的沸点温度，同时芳香中药组织被加热的时间极短，热分解作用被抑制，不会对组织本身造成损坏。此外，MD 还能有效地阻止其他有毒成分进入，挥发油产品的安全性提高，因此 MD 常作为芳香中药挥发油的一种精制、纯化、除蜡手段。

4 创新制剂技术

4.1 微胶囊技术

微胶囊（microencapsule）是一种能包埋和保护某些物质的具有聚合物壁壳的半透性或密封的微型"容器"或"包装物"。广义上，微胶囊还包括一些能包纳、保护并控制释放其他物质，但并没有明显壁壳的微粒。通过特殊的方法，利用天然或合成的高分子材料包覆固体、液体甚至是气体物质，制成有囊壁的微型胶囊以及保留或截留其他物质的微粒，从而达到保护、控释等效果，这一过程称为微胶囊化（microencapsulation），实现微胶囊化过程的技术称为微胶囊技术。由于芯材、壁材和微胶囊化方法不同，微胶囊的大小、形态和结构变化较大。微胶囊的颗粒直径尺寸范围在零点几微米至几千微米之间，一般为 5～200 μm，囊壁厚度 0.5～150 μm。也有上至数毫米大的毫米级微胶囊，下至 0.1～1 nm 的微胶囊。常见的微胶囊化方法包括：喷雾成型法、相分离法、流化床包涂法、超分子包合物形成法、糖玻璃化技术、锐孔—凝固浴法、复相乳液法、蔗糖共结晶法等。

采用水蒸气蒸馏或压榨法从芳香中药材中制备得到的与水不相混溶的挥发性油状成分，称为挥发油。挥发油通常情况下是具有特殊而浓烈气味的油状液体，常温下可以挥发，可溶于浓乙醇和大多数有机溶剂，几乎不溶于水；对空气、日光及温度较敏感，易于分解变质。由于芳香中药挥发油沸点低，挥发性高，一些成分在室温或低于室温的条件下就会挥发，稳定性较差，有效作用时间短，影响终端产品的品质以及药效，所以芳香中药挥发油的缓释和控释技术是目前国内外研究的热点，也是难点。其中，微胶囊化是最为引起关注的缓释和控释技术。微胶囊化从 20 个世纪 50 年代就开始发展，至今这方面的研究仍然处于方兴未艾之势，每年有大量专利获得批准。在国外，特别是美国的微胶囊香料已广泛用于食品、医药、日化产品等多个领域。

与其他天然产物的微胶囊技术相比，挥发油的微胶囊化难度较大，这主要是因为：1）挥发油通常是几十种，甚至上百种不同组分（如醇、酚、酯、酮、烃等）的混合物，它们对水和油的溶解性各不相同，因此要将所有组分完全包埋在壁材中是十分困难的；2）不同组分具有不同沸点，组分挥发性差异大，一些组分即使 0 ℃以下仍具有很强的挥发性，易挥发成分的挥发损失导致包埋后组分和功效变化；3）许多组分对 pH 值、光、热、氧敏感，给微胶囊制作带来了难度。芳香中药挥发油组分有的稳定，有的挥发性很强，有的易受氧化，还有的相互之间或与药物、载体物质之间易发生反应。对挥发油进行微胶囊化是为了保护这些组分，以避免其挥发或受到外界热、水和氧气作用而发生降解反应的最好手段之一。芳香中药挥发油微胶囊化的意义：

（1）抑制挥发损失　通过微胶囊化，挥发油由于囊壁的密封作用，挥发损失受到抑制，组分保留完整，从而提高挥发油制品储藏和使用的稳定性。

（2）保护敏感性成分　微胶囊化可使挥发油免受外界不良因素，如光、氧气、温度、湿度、pH 值的影响，大大提高耐氧、耐光、耐热的能力，增强稳定性。如橘油中柠烯的含量约占总挥发性组分含量的 90%，柠烯在贮藏过程中极易发生反应生成氧化产物，其中最早生成的氧化产物——1，2- 环氧柠烯和香芹酮是影响橘油香气的重要原因，微胶囊化就可避免橘油中的柠烯氧化及其导致的风味变质。柠檬醛是许多芳香中药挥发油的重要组分，在空气中易挥发，易氧化变质，遇热快速分解，给使用带来不便，经 β-CD 包合微胶囊化后，热稳定性得到了一定程度的提高。薄荷和大蒜油经 β-CD 包合微胶囊化后，抗光解性、热稳定性及湿稳定性得到明显提高。

（3）具有控制释放作用　微胶囊化可使挥发油达到控制释放效果，如在酸性或碱性释放、高温释放以及缓慢释放等。典型的例子就是可实现口服挥发油肠道释放，避免消化道黏膜损伤。

（4）避免挥发油制品成分间反应　芳香疗法经常会使用复方挥发油，微胶囊化可将复方中不同挥发油的活性成分隔离保护起来，从而避免与其他成分反应，从而改善挥发油制品稳定性。

（5）掩盖不良气味　一些可口服挥发油具有重要的生理活性。如大蒜油富含的大蒜素具有抗菌消炎、抗病毒、抗肿瘤、杀虫、抗癌、降血压、降血脂、预防动脉粥样硬化、保肝以及提高机体免疫能力等作用，现在人们已经从大蒜中提取出大蒜素应用于医药、食品、保健品。但是大蒜油有强烈的令人不愉快刺激性气味，对胃肠道有强烈刺激性，很大程度上限制它的应用和推广。将大蒜油制成微胶囊后，既可保护功能成分，又掩蔽了不良气味。

（6）增溶与改善乳化分散作用　微胶囊化可使挥发油在水溶液中形成稳定乳浊液。对于难溶性挥发油微胶囊化后可适度提高其水中溶解度，起到增溶作用，如 β-CD 包合后，薄荷油的溶解度从 0.02% 提高 0.5%，提高 24 倍。丁香酚在水中的溶解度为 14.17 μg/mL；而被 β-CD 包合后则为 76.41 μg/mL，溶解度提高了 4 倍多。

（7）改变物理形态　芳香中药挥发常温为液体，微胶囊化能将液体挥发油转变为自由流动的粉末，使其易于与其他配料混合。

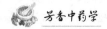

4.2 微乳技术

微乳液（Microemulsion，ME），通常定义为由表面活性剂、助表面活性剂、油和水等组分按适当比例混合后自发形成的一种无色、外观透明或半透明、各向同性、低黏度、热力学稳定的分散体系，具有超低界面张力、较高增溶能力，其液滴分散均匀，粒径在 1 ~ 100 nm之间。微乳体系最先是在 1943 年由英国化学家 Schulman 和 Hoar 发现的，直到 20 世纪 70 年代石油危机爆发后，微乳液体系在原油开采方面存在巨大潜在应用价值，将其发展推向了高潮。目前，微乳液的应用在各行各业中得到迅速发展，例如：日用化工、生物技术、环境科学、精细化工、材料科学等领域。

对于单项微乳液而言，根据水油比例的不同，可将微乳液分为：水包油型（O/W）、油包水型（W/O）、双连续型（B.C.）。虽然微乳液、纳米乳液与普通乳状液间在结构和成分上存在许多相似之处，但三者也有着显著的差异。微乳液的形成是自发的，不需要外力做功，可长期放置且离心后仍不分层，但需要 5% ~ 30% 的表面活性剂及助表面活性剂的辅助作用。微乳液中表面活性剂具有产生界面张力梯度、形成界面膜、促成微乳形成的作用，而助表面活性剂主要是一类具有 3 ~ 5 个碳原子的醇和长链烷烃，其可调节表面活性剂的 HLB 值、降低液滴的界面张力、增强界面膜的流动性。

目前，微乳液的制备方法众多，但其中较为典型的是亲水亲油平衡值法和盐度扫描法。1）亲水亲油平衡值法（HLB 法）：HLB 值是影响微乳液体系中的一个关键因素，乳化剂的HLB 值是由表面活性剂和助表面活性剂共同决定的，且与体系的温度、油相、添加剂的种类及数量有关。通常来说，HLB 值为 4 ~ 7 的表面活性剂有利于形成 W/O 型微乳液，HLB 值为 9 ~ 20 的表面活性剂有利于形成 O/W 型微乳液。2）盐度扫描法：当体系里油与水的比值为1 时，确定了表面活性剂和助表面活性剂的浓度后，通过改变体系的盐度以制备不同类型的微乳液。一般情况下加入长链醇利于这种转变的发生，但并不是所有的体系都能够发生这种转变。

芳香中药挥发油制成微乳液的最大优势可结合纯露一起制剂化，同时分散在水相产品中不影响透明度和产品分散稳定性。如吴芳等制备了以 Tween80 为表面活性剂，柠檬烯为油相，12- 丙二醇、聚乙二醇、无水乙醇分别为助表面活性剂的 O/W 型微乳液。芳香中药挥发油制成微乳液还可改善功效。如 Gaysinsky S. 等根据临界胶束浓度制备了以丁香酚为油相的微乳液，发现丁香酚定向均匀地分布于微乳液的界面膜上，且以具有抗菌活性的基团朝向水相，利于损坏微生物的细胞膜，从而引起细胞死亡，发挥抗菌作用。陈硕等结合拟三元相图制备了以薄荷挥发油为油相的微乳液，发现微乳液能增加大肠杆菌细胞膜的通透性，利于核酸释放以致死亡。

4.3 纳米胶囊技术

纳米胶囊（Nanocapsule），也称毫微粒（Nanoparticle），是 20 世纪 80 年代发展起来的新技术，是具有纳米尺寸的新型药物制剂。纳米胶囊的概念是 20 世纪 70 年代末 Narty 等人首先提出来的，相对于普通微胶囊，其具有良好的靶向性和缓释作用等独特的性能而备受人们重视。它已经应用到医药、香料及食品等领域。纳米颗粒微小，易于分散和悬浮在水中，形成胶体溶液，外观是清澈透明的液体。通常制备的微胶囊粒径在 5～2000 μm 之间，称为微米级的微胶囊。而纳米胶囊的粒径在 10～1000 nm，纳米胶囊的粒径对于纳米胶囊来说是很重要的指标，这是区分一般微胶囊和纳米胶囊的最重要因素，也与纳米胶囊的被动靶向性密切有关。纳米胶囊制备的方法主要包括乳液聚合法、界面聚合法、单凝聚法及干燥浴法等，但主要是单凝聚法及干燥浴法。采用的材料有明胶、白蛋白、淀粉等。纳米胶囊挥发油负载量一般为 10%～70%。

以明胶为壁材，采用单凝聚法制备纳米胶囊实例：取 1% 明胶溶液 10 mL，加 0.5% 的吐温 –20 溶液，加温至 35 ℃，加沉淀剂（20%w/v 硫酸钠）7 mL，使溶液初显浑浊，此时即为凝聚点。加异丙醇 1.2 mL 时，使浑浊消失，强烈的散射光减弱。然后在 35 ℃加入固化剂戊二醛溶液 0.6 mL，剧烈搅拌，约放置 20 min 后，固化过程将结束时，加入 1.2% 焦亚硫酸钠溶液 5 mL 过滤，沉淀透析除去无机盐，固体物冷冻干燥，得纳米微粒，粒径约 200 nm。戊二醛是一种比甲醛更好的交联剂，通常用过量的戊二醛固化，这样固化快而且重现性好。固化时，pH 值很重要，如 pH 值在 8 以上，反应非常快并发生过度的交联，产品常常带黄色，直径大于 5 nm 或由块状聚集体或薄片所组成。若 pH 值在 4 时进行固化，反应速度太慢而且得油率极低。

5　挥发油质量管理技术

随着挥发油使用的推广和普及，目前全世界有着专属的最佳产地，叙利亚、土耳其和保加利亚以玫瑰挥发油名扬天下，印度以茉莉挥发油和檀香挥发油闻名，欧洲和巴尔干半岛以薰衣草挥发油闻名，法国和地中海沿岸地区以迷迭香挥发油闻名，法属留尼旺岛以天竺葵挥发油闻名。这些挥发油之所以以较高的品质闻名于世，不仅仅是因为栽种基地的天气和土壤等条件优越，更主要的是都拥有自己的香料植物培育园，以便能控制采集时间，同时他们有精良的加工设备和严格的质量管理技术，以确保挥发油的高活力品质。

5.1　挥发油原料植物的种植基本要求和采集规范

（1）种植　纯正的挥发油均是从有机栽培的植物中萃取的，在无污染的环境下种植，不使用化学肥料、化学杀虫剂和除草剂，以避免化学污染。因为农药和化肥会残留在植物体中，在萃取的过程中必然会进入挥发油内，所以无论种植、除草、采摘等过程都应采用标准化处理。采收后必须存放在帆布袋中，忌用塑料袋。萃取高品质挥发油，有时需要 3 次提炼 3 次萃取。

（2）采集　要保证获得高质量的挥发油，必须在挥发油含量最高最香的时刻用手工采集花瓣和植株，并在 24 h 内送到工厂进行加工。制造挥发油的植物原料加工前须得到精心的科学预处理。

（3）采集的季节和时间　在不同的季节，1 d 当中不同的时间采集，其挥发油会具有不同的生命力。植物的采收，必须在成熟时，当花成熟时会产生特殊的香味，而且最好在植物受精前采集。因为有些植物的花朵成熟后，在受精前具有的香味可维持8d之久，而受精之后香味在1h之内就会消失。

（4）采集部位的选择　单一植物由其不同的部位可萃取不同的挥发油，其功效、用法与价格差异很大。因此有的香料植物采集时，需要分部位采收、单独预处理、单独加工及产品单独存放。

5.2　挥发油储藏环境要点

挥发油易挥发，必须储藏于密封完好、深色的玻璃瓶内或铝合金器皿内，避免使用塑胶、易溶解或油彩表面的容器。光、热、温湿度及空气都会使挥发油产生化学反应，从而破坏蕴藏其中的生命力，所以储藏挥发油的容器应避光、紧密封盖，储藏的地点必须阴凉和干燥。挥发油的药用期限为3～5年，最好在保存期限内使用。但经过稀释或调制过后的挥发油，其使用期限会缩至几个月。

在相当好的储藏状况下（意指保持在常温状况之下），品质好的挥发油保存期限比大量生产的廉价挥发油久得多。大部分挥发油可保存4～5年，柑橘类的挥发油可保存1～2年。这也与酒的保存类似，挥发油中也有放了几十年却越陈越香的好挥发油。如果你有窖室，玫瑰挥发油、茉莉挥发油、花梨木挥发油或广藿香挥发油放在窖室里可以保存很久。此外，要有好的植物品种、先进的栽培技术、适宜而肥沃的土壤、时尚的灌溉设备、优良的遮蔽设施、现代的采收机械和蒸馏设备等条件搭配，才能生产出优质的高级挥发油。

5.3　挥发油的评价和分级要求

挥发油是很多行业的原材料，因此质量要求很高，分级标准也很严格。在国际上，挥发油一般分为5个等级：最高等级就是医用挥发油，必须通过世界挥发油品质认证机构认证；第2等是食疗口服类挥发油，必须有原产地的有机栽培证明；第3等是芳香疗法挥发油，必须是天然植物提取的；第4等是日化用挥发油，用于香水香精原料；再等而下之的就是化学用香精。医用挥发油与食疗类挥发油可以口服；芳香疗法挥发油只能用于香熏、按摩等，不能食用；其他等级就更不行了。不过，在很多时候，提及芳香疗法时所涉及的挥发油用途也包括食疗和医疗。另外，医疗用等级是唯一可以对人体的脏腑器官进行修复的挥发油。由花朵部分取得的芳香挥发油，如玫瑰、茉莉、洋甘菊、橙花、柠檬马鞭草等，皆为稀有的高档挥发油。

5.4　挥发油纯度简易检验技巧

（1）将挥发油滴入热水中，纯挥发油会散成微粒状，干涸后不会有黑色黏稠物。而不纯的挥发油，会成浮油发散状，而且干涸后会有黑色黏稠物。

（2）将纯挥发油滴在卫生纸巾上，干涸后不留痕迹，且持续有原先的清香味道。不纯的挥发油滴在卫生纸巾上，会有油渍产生，而且芳香味道很快就挥发消失殆尽。

第8章

芳香中药药性与配伍及临床规律

1 芳香中药药性及其相关理论

中药治疗疾病的基本原理，就是在辨证论治基础上，针对患者的不同病机，或祛邪去因，或扶正固本，或调节脏腑功能失常，以纠正机体偏离健康的状态。前人将中药这种纠正特性概括为药物的偏性，例如：四气、五味、归经、升降浮沉及毒性等，统称为中药的药性（或性能）；将偏性的应用过程概括为"以偏纠偏"。正如徐灵胎所言："凡药之用，或取其气，或取其味……或取其所生之时，或取其所生之地，各以其所偏胜，而即资之疗疾，故能补偏救弊，调和脏腑，深求其理，可自得之。"中医药是中华民族的瑰宝，利用现代科学技术探究相关作用机制，对发展好中医药具有十分重要意义。

芳香中药也是遵循上述"以偏纠偏"原则展开应用的，但在偏性发挥过程中更注重"取其气"，也即以"气"用事，此处之"气"，首先是指中药质量鉴定指标（形、色、气、味等性状）中的气，即气臭或气味，气臭之中，又以"香"气最为重要，其次是指能够用以解释芳香中药纠偏特性的药性之"香"。如此，芳香中药之"香"，如同五味之"味"，不再单纯用以标示中药的性状，也标示了芳香中药的药性。而将"香"列入药性理论并做系统阐述的，首推贾所学《药品化义》："香能通气，能主散，能醒脾阴，能透心气，能和合五脏"。

1.1 "香"与功效关系

芳香中药的纠偏应用，既包括了通过内服或外用方式对疾病发挥的治疗作用，也包括了通过嗅"香"对人体心理或（和）生理状态的调节作用。其主要功效有：

（1）避秽防疫 秽指一些与疫气有关或类似的致病物质。正如《神农本草经百种录》言："香者气之正，正气盛则除邪辟秽也。"芳香中药多能避除秽浊邪气，鼓舞人体正气，达到养身防病、治病的目的。古人常用麝香、檀香、迷迭香、苏合香等作熏香、佩香、含香、浴香、枕香等使用，以防病祛邪。现代有环境香气疗法，即利用燃香或香气自然挥发预防流行疾病。

（2）解表散邪 六淫邪气侵犯肌表，可引起的各种表证。徐灵胎谓："凡药香者，皆能疏散风邪。"《神农本草经百种录》言："凡芳香之物皆能治头面肌表之疾。"芳香中药多具疏散之性，能走肌表而开毛窍，祛除头面肌表六淫之邪。如紫苏、辛夷、菊花、薄荷、香薷等，具疏散表邪，解除表证之功。

（3）化湿醒脾　《本草正义》载"芳香能助中州清气。"《本草纲目》言"中气不运，皆属于脾，故中焦气滞宜芳香，以脾胃喜芳香也。"芳香中药多辛温香燥，善疏畅气机，宣化湿浊，醒脾助运。如苍术、厚朴、广藿香、佩兰等芳香化湿，宜治湿阻中焦证；木香、檀香、炒麦芽、炒谷芽等悦脾开胃，宜治饮食积滞证。

（4）宣闭开窍　香气浓郁之宣闭开窍药，走窜之性较强，能通达宣行，能入心窍，开窍启闭，苏醒神志。如麝香、苏合香、龙脑香、安息香、熏陆香等为急救常用之品，宜治邪阻心包，神志昏迷等病证。

（5）通窍止痛　芳香中药行散走窜，芳香上达，通窍止痛，如辛夷、白芷、羌活、薄荷、细辛等上行头目，通窍止痛，宜治鼻塞、鼻渊、头痛、牙痛等。

（6）行气活血　陈自明言："气血闻香则行，闻臭则逆。大抵疮疡，多因荣气不从，逆于肉理，郁聚为脓，得香之味，则气血流行。"芳香中药走窜通达，善行气消滞，活血通经，宜治气滞血瘀之痛证。如香附、乌药、玫瑰花等芳香疏泄，行气活血，通经止痛，宜治肝郁气滞，月经不调，胸胁胀痛等；乳香、没药、木香、白芷等均为外科治疮疡常用之品。

1.2　"香"与四气关系及应用原则

四气，又称四性，指寒、热、温、凉4种药性。它反映了药物影响人体寒热病理变化、阴阳盛衰的作用倾向。寒凉属阴，温热属阳。

（1）主要内容　凡能消除或减弱热证的药物，性多寒凉，称为寒凉药。多具疏散风热、清热泻火、凉血解毒及缓减急躁情绪、滋润皮肤黏膜等作用，如牡丹皮、金银花、菊花、薄荷、茵陈、青蒿等。凡能消除或减弱寒证的药物，性多温热，称为温热药。多具发散风寒、温经通络、散寒调中及缓减情绪低落和忧郁等作用的药物，如细辛、木香、苍术、厚朴、肉桂、肉豆蔻等。平性药寒热偏性不明显，在常用药中，也占有一定比例，如佩兰。

（2）与四气的关系　芳香中药一般芳香之气浓烈者，其性多温热。如《本草经疏》云："凡香气之甚者，其性必温热""姜黄……辛香燥烈，性不应寒"。亦有个别芳香之品属寒凉之性，如《神农本草经百种录》云："香则无不辛燥，唯菊不甚燥烈"，还有金银花、茵陈、青蒿等亦归寒凉之列。

（3）应用原则　《素问·至真要大论》云："寒者热之，热者寒之。"《神农本草经》云："疗寒以热药，疗热以寒药。"指出了寒热药性与治则的关系。即寒凉药用治阳热证，温热药用治阴寒证，是临床所必须遵循的用药原则。正如王叔和云："桂枝下咽，阳盛则毙；承气入胃，阴盛以亡。"李中梓《医宗必读》谓："寒热温凉，一匕之谬，覆水难收。"若为寒热错杂之证，当寒热药并用。若为真寒假热证，则当用热药治疗，必要时反佐寒药；真热假寒证则当用寒药治疗，必要时反佐热药，不可真假混淆。同时，《素问·六元正纪大论》亦云："寒无犯寒""热无犯热"，强调了三因制宜中的因时制宜，寒冬季节无实热证者，不宜使用寒药，以免损伤阳气；炎热季节无寒证者，不宜使用热药，以免伤津化燥。

1.3　"香"与五味关系及应用原则

五味，是指酸、苦、甘、辛、咸 5 种药味，用以反映药物补、泻、散、敛等作用性质。

（1）主要内容　五味除标示真实滋味外，更主要是用以反映药物的作用特点。其中，将淡附于甘，涩附于酸，习称五味。辛、甘、淡属阳，酸、苦、咸属阴。

辛能散、能行，具有发散、行气、行血等作用特点。如能发散表邪的药物、能疏畅气机的药物及消散瘀血的药物，多标以辛味。其中，具"行""散"作用特性，且气味芳香的药物，历来也多标以辛味。

甘能补、能和、能缓，具有补虚、和中、缓急止痛、调和药性或调和药味等作用特点。如补虚扶正的药物，多标以甘味。

酸能收、能涩，即具有收敛、固涩等作用特点。如收敛固涩，治疗滑脱证的药物，多标以酸味。

涩能收、能涩，与酸味药的作用相似。历来将滋味不酸，但具有收涩作用的药物，多标以涩味。

苦能泄、能燥。泄：降泄，指降泄肺气，或降泄胃气；清泄，指清除火热邪气；通泄，指通泄肠道。燥：即燥湿，苦寒燥湿；苦温燥湿。一般而言，止咳平喘药、泻下药、清热药、燥湿药，多标以苦味。

咸能下、能软，具有软坚散结、泻下通便等作用特点。能消散痰核、瘰疬、癥瘕等病证的药物，多标以咸味。

淡能渗、能利，具有渗湿、利水等作用特点。有此类作用的药物很多，但历来标以淡味的很少。

（2）与五味的关系　具体如芳香中药中的白芷、薄荷、木香、沉香、川芎、莪术等，多标以辛味；厚朴、苍术、广藿香、丁香、牡丹皮、金银花及当归等，多标以苦味。

（3）应用原则　四气和五味合参并结合其他药性特点及具体功效，是准确指导临床用药的基石。其中，芳香中药多味辛，芳香透散之效突出。如《本草经疏》载"藿香禀清和芬烈之气，故其味辛。"《本草乘雅》谓佩兰"臭香，味辛，气化中药也。"《本草正义》载"香附辛味甚烈，香气颇浓，皆以气用事，故专治气结为病。"古人将"辛""香"并提以示其药性特征，说明芳香中药升散走窜之性与辛味"能行、能散"特性相类似。它们分别从不同的角度概括中药的药性，彼此独立而又密切联系。正如《圣济经·审剂篇》所言："物有气臭，有性味……交取互用，以为虚实补泻之法。"

1.4　"香"与归经关系及应用原则

归经，是指药物对机体某一或某些部位（脏腑或经络）的选择性作用，也即药效所在，有作用的"定位"概念。

（1）主要内容　一般而言，具有芳香化湿、温中健脾等作用的药物，多归脾、胃经，如藿香、苍术、厚朴等；具有解表散邪、通窍止痛、降气平喘等作用的药物，多归肺经，如薄荷、辛夷、厚朴等；具有行气止痛作用的药物，多归肝、脾、胃经，如川芎、郁金、姜黄等；具有开窍醒神作用的药物，多归心、脾经，如麝香、苏合香等。

（2）与归经的关系 正如《素问·金匮真言论》云："中央色黄，入通于脾……其臭香"；李东垣言："芳香之气助脾胃"；《药品化义》谓："香气入脾"；而《本草求真》载："气塞宜通，在心与肺，则有宜于熏香、安息香；在脾，则有宜于川芎、香附"。故芳香中药主要通过脾胃，行"香"的中正之气，逐偏颇之"邪"，故其以归脾、胃、肝、肺、大肠经为多，心、肾次之。

此外，《本草纲目》列25味"引经报使"药，如细辛入心经、肾经；羌活入膀胱经；白芷入大肠经、肺经；葱白入肺经；牡丹皮心包经等，其中，12味为芳香药。《本草洞诠》言："剂中用为向导，则能接引众药，直入本经"。《理瀹骈文》亦云："率领群药开结行滞，直达病所……"均强调了临床上芳香药物归经与配伍相结合的应用特点。

（3）应用原则 掌握药物归经，有助于提高临床用药的准确性。正如徐灵胎所言："不知经络而用药，其失也泛，必无捷效。"临床运用则应多考虑脏腑经络在生理病理上的相互关系，重视"虚则补其母，实则泻其子"的治则，必要时采用两经或多经用药。也即徐灵胎所言："执经络而用药，其失也泥，反能致害。"

1.5 "香"与升降浮沉关系及应用原则

升降浮沉，是指药物作用趋向的一种药性，是与病势趋向相对而言的，是作用的定向概念。

（1）主要内容 升与降，浮与沉是相对的。升，即上升提举，趋向于上；降，即下达降逆，趋向于下；浮，即向外发散，趋向于外；沉，向内收敛，趋向于内。升浮属阳，沉降属阴。

具有解表散邪、开窍醒神、温里散寒等作用的药物，多能上行向外，药性升浮，如细辛、白芷、麝香、艾叶等；而具有清热、止呕、利湿、平肝等作用的药物，则多能下行向内，药性沉降，如金银花、广藿香、薏苡仁、菊花等。由于药物作用具有多效应、多层次特点，故有些药物具有双向性，如菊花既能疏散风热（升浮），又能平肝（沉降）；有些药物升降浮沉特性不明显，如乳香、没药等。

（2）与升降浮沉的关系 一般而言，凡辛、甘，温、热之品，大都具升浮之性；凡苦、酸、咸，寒、凉之品，大都具沉降之性。正如李时珍言："酸咸无升，辛甘无降，寒无浮，热无沉"，此处之"无"是指大多数。而芳香中药多以"气"（香）用事，结合其他偏性特征，或体现轻扬升浮之性，或体现沉降内敛之性。如藁本"辛温香燥，性味俱升，善达巅顶，以发散太阳经风寒湿邪"；细辛"辛温发散，芳香透达……辛香走串，上达巅顶"；薄荷"轻扬升浮""质轻宣扬，疏散风热，宣散透疹"；木香"乃三焦气之药能升降诸气"（《本草纲目》）；丁香辛温芳香，尤善降逆，"最止呕哕"（《玉楸药解》）"诸花皆升，旋覆独降；诸子皆降1，蔓荆独升"；川芎，"上行头目，下调经水，中开郁结……"（《本草汇言》）。其中，"香"而辛、甘，偏温或热者，多具升浮之性；"香"而酸、苦、咸，偏寒或凉者，多具沉降之性。

影响因素主要有：①炮制。大多药物，酒制则升、姜炒则散、醋炒则收敛、盐炒则下行，如牡丹皮经酒炙，活血化瘀之力增强。②配伍。在复方中，升浮药配伍在大队沉降药中则能随之下降；反之，沉降药配伍在大队升浮药中则能随之上升。如牛膝具沉降之性，与桔梗、柴胡、枳壳等升达清阳、开胸行气药同用后，沉降之性不显。正如李时珍所言："升降在物，亦在人也。"

（3）应用原则 逆病势选药，利用药物之升降浮沉性能，纠正人体气机之失常，使之恢复正常。如合欢花具解郁安神之功，可治情志不遂，忿怒忧郁之心神不安，烦躁失眠。顺应病位，因势利导，祛邪外出。如外感风热病位在上在表，宜升浮不宜沉降，选用菊花、薄荷以疏散外感之邪。

1.6 "香"与毒性关系及应用原则

毒性，是指药物对人体能产生损害的一种药性，用以反映药物的安全性。

（1）主要内容 有毒与无毒是相对而言的。药物能否产生中毒反应，与药物的品种、质量、贮存、加工炮制、配伍、剂型、给药途径、用量、用药时间长短及患者的体质、年龄、性别、种属、证候性质等都有密切关系。因此，使用具有潜在性毒性损伤的药物时，应从上述各个环节进行控制，避免中毒发生。

药物的毒性反应指药物引起的人体组织与器官在生理生化功能方面的异常和结构方面的改变。毒性反应和不良反应较难区别，但其发生与剂量有关，是药理作用的加强，也是可以预知的。毒性反应造成的功能障碍或器质性病变，有的停药后可逐渐恢复，但也常造成一些不可逆的损害，终身不愈。

（2）与毒性关系 芳香中药属以"气"（香）用事之品，虽给药途径、使用剂量等方面都安全可控。但部分药物辛香燥烈、香窜散气，有耗气伤阳、夺血伤阴之虞，应当在专业人士指导下应用。如《本草经疏》载麝香："性能开窍，故主难产堕胎也。"孕妇忌用。朱丹溪《局方发挥》指出香药"香窜散气"，应用不当"无不被祸""例用辛香燥热为方，不知权变，宁不误人"告诫使用者，不宜"多服、久服、常服"，否则必会有伤阴、耗液、劫血、助火之弊。叶天士也屡称"香燥泄气""凡血液枯槁，大忌香燥""虚质不可专以辛香"，大凡香气如烟云，先升后降，诸香皆泄气，沉香入少阴肾，疏泄肾气，尤为劳怯忌用。

现代研究证实，其麝香对动物子宫呈明显兴奋作用，且对妊娠子宫较非妊娠子宫敏感。石菖蒲气味芳香，化湿开窍，但报道称其主要有效成分 α - 细辛醚、β - 细辛醚有致畸、致癌作用。细辛挥发油中的有毒成分黄樟醚，若用之过量，则会导致呼吸中枢麻痹等不良反应，甚至死亡。另外，有些人群的皮肤对药物的直接刺激比较敏感，在使用含芳香中药的皮肤制剂时，需要仔细询问过敏史，注意控制应用品种、剂量等因素，防患于未然。

（3）应用原则 在中药香疗学的学习体系中，构建"有毒"理念，是安全合理应用芳香中药的有力保障。

2 芳香中药配伍及其相关理论

《吕氏春秋·别类》："夫草有莘有藟，独食之则杀人，合而食之则益寿。"《汉书·艺文志》："调百药齐和之所宜。"其中，"合""和"即指配伍，是根据病情需要与药物特性，以有效、安全为目的，按照一定的法则将两味或两味以上药物合用的应用方式。其中，"配"乃搭配、调配之意，"伍"为队伍、序列之谓。

配伍形式主要包括：单味中药的"七情"配伍、方剂的"君臣佐使"配伍。前者是后者的基础，后者是中药配伍的高级形式，可使得"药力"发挥至极。芳香中药在应用过程中同样需要遵循上述配伍原则以更好地发挥其"香"疗作用。

2.1 中药"七情"配伍

"七情"配伍首见于《神农本草经》，该书序录云："药有阴阳配合……有单行者，有相须者，有相使者，有相畏者，有相恶者，有相反者，有相杀者。凡此七情，合和视之。当用相须相使者良。勿用相恶相反者。若有毒宜制，可用相畏、相杀者。不尔，勿合用也。"《神农本草经》虽提出了七情配伍的名称，但未作详细解释。后世医家关于七情配伍有众多阐释，但以明代《本草蒙筌》和《本草纲目》尤为详细，其含义概括如下：

单行即用单味药就能发挥预期治疗效果，不需要其他药辅助，如独参汤用一味人参补气固脱，用于气虚欲脱或阳虚欲脱者；清金散用一味黄芩治肺热咳血的病证等。

相须即性能功效相类似的药物配合使用，以增强原有疗效，如芳香化湿之藿香、佩兰合用，能增强化湿和中效果；芳香甘寒之金银花配伍苦微寒之连翘增强清热解毒之功。

相使即在性能功效方面有某些共性的药物配伍合用，而以一药为主，另一药为辅，辅药能增强主药疗效，如芳香化湿的厚朴与理气健脾的陈皮相配，陈皮能增强厚朴的化湿之功；补气利水的黄芪与利水消肿的防己合用，防己能增强黄芪利水效果。

相畏即一种药物的毒性反应或副作用，能被另一种药物减轻或消除，如辛温之生半夏或生南星的毒性能被生姜减轻或消除，故曰生半夏或生南星畏生姜。

相杀即一种药物能减轻或消除另一种药物的毒性或副作用，如辛温之生姜能减轻或消除生半夏或生南星的毒性，即云生姜杀生半夏或生南星。

相恶即两药合用，一种药物能使另一种药物原有功效降低，甚至丧失，如传统记载人参恶莱菔子，因为莱菔子能削弱人参的补气作用，相恶只是两药的某方面或某几方面的功效减弱或丧失，而不是二药的各种功能全部相恶。

相反即两药合用，能产生或增强毒性反应或不良反应，如"十八反""十九畏"中的若干药物（见"配伍禁忌"）。

2.2 方剂"君臣佐使"配伍

君臣佐使首见于《神农本草经》，但其用于药性分类，该书将所载药物分为上、中、下三品，即上品为君，中品为臣，下品为佐使。从成无己开始，君臣佐使作为分析组方结构的核心理论被广泛运用于方剂学领域，沿用至今，但其应用最早提出的则为《黄帝内经》。

君药 是针对主病或主证起主要治疗作用的药物。这里实际包括两层意义：所谓针对主病或主证，是指治疗对象而言。即组方时首先要明确患者疾病的病因、病机，若同时或者有几种疾患，则宜选择针对其中最主要病证的药物为君，以解决主要矛盾。而起主要治疗作用，是指君药与方中其他药物之间的关系而言。即在组成方剂的几味药物中，君药应是各药综合作用的中心，起最主要的治疗作用。

例如，一患者就诊时，见有脘腹胀满，不思饮食，口淡无味，恶心呕吐，嗳气吞酸，肢体沉重，怠惰嗜卧，常多自利，舌苔白腻而厚，脉缓等湿滞脾胃证，为湿阻气滞，脾胃失和所致。针对主要病证，宜用燥湿健脾，行气和胃之法，故选用平胃散治之。方中以苍术辛香苦温为君药，其最善燥湿，兼以健脾，能使湿去而脾运有权，脾健则湿邪得化。正如《本草正义》卷1谓："凡湿困脾阳……非茅术（苍术）芳香猛烈，不能开泄。而脾家郁湿，茅术一味，最为必需之品。"方中苍术与臣、佐、使药的厚朴、陈皮、甘草相比，作用最强，由此可见君药在方中起决定性作用，占主导地位，是必不可少的药物。

臣药 意义有 2 点：一是辅助君药加强治疗主病或主证的药物；二是针对兼病或兼证起治疗作用的药物，以解决次要矛盾。

前述平胃散中的臣药为厚朴，其辛香温散，味苦性燥，一方面助君药苍术燥湿，二者配伍有相须之妙；另一方面脾气之转输，湿邪之运化，皆赖于气之运行，亦即"气化则湿亦化"，厚朴长于行气除满。《本草汇言》曰："厚朴，宽中化滞，平胃气之药也。凡气滞于中，郁而不散……或湿郁积而不去，湿痰聚而不清，用厚朴之温可燥湿，辛可以清痰，苦可以下气也"。

总之，君臣药相伍，燥湿以健脾，行气以化湿，湿化气行则脾气健运。臣药在方中之药力小于君药，在方中的地位仅次于君药，除了少数单方外，绝大多数方剂皆配伍之。

佐药 意义有 3 点：一是佐助药，即协助君、臣药以加强治疗作用，或直接治疗次要兼证的药物。平胃散中的佐药陈皮理气和胃，芳香醒脾，助苍术燥湿、协厚朴行气。陈皮、厚朴芳香化湿，有醒脾调中之功。二是佐制药，即制约君、臣药的峻烈之性，或减轻、消除君臣药毒性的药物。例如：四逆汤为急救阳衰阴盛证的名方。方中君药附子、臣药干姜合用，虽然回阳救逆之功显著，能救人于俄顷，但两药均为大辛大热之品，颇为燥烈，附子尚有毒性，若单独运用，有使正气暴散之虞；佐以甘草后，既解附子之毒，又缓两药之烈，另有补气之功，以加强回阳救逆之效，使四逆汤的毒烈之性得以降低。三是反佐药，即根据某些病证之需，配伍少量与君药性味或作用相反而又能在治疗中起相成作用的药物。如于温热剂中加入少量寒凉药，或于寒凉剂中加入少量温热药。此种配伍有两种情况，一是病重邪甚，服药格拒时须加以从治者，例如急救阴盛阳脱证的白通加猪胆汁汤，就是于大剂辛热回阳救逆药中，加入苦寒的猪胆汁、咸寒的人尿，以"引姜、附之温入格拒之寒而调其逆"。同样道理，主治热结里实、气阴两伤之阳明温病证的新加黄龙汤，以性寒的芒硝、大黄泄热通便为主，配伍益气养阴之品，妙在加入温热姜汁以温胃止呕，防止病势拒药，克服药不能进的现象。二是制约某些方中过寒或过热之品。例如治疗湿热痢疾的芍药汤，方中辛热之肉桂与苦寒之黄芩、黄连、大黄相配，目的在于止腹痛并防止苦寒药伤罚脾胃之弊。佐药在方中地位次于臣药，一般用量较轻，但含义较广，在方剂配伍上具有重要意义。

使药 意义有 2 点：一是引经药，即能引方中诸药以达病所的药物。由于有些药物对某脏、某经有较强的治疗作用，即对某组织器官有亲和力。因此，医者组方时宜根据疾病的部位选择恰当的药物，有助于提高疗效。若方中其他药物已具有直接作用于所治疗脏腑经络的特性，一般不必再用。如传统认为苦辛微寒之柴胡入肝经，有疏肝解郁之功，所以在治疗肝胆病的方剂中或以柴胡为君药，或用柴胡为引经药。二是调和药，即具有调和诸药作用的药物。在绝大多数方剂中，特别是在用大寒大热大辛大苦或药力较猛的药物时，往往配伍一味甘缓之品，以其调和之功，减轻或消除方中各药物配伍后产生的不良反应。甘草即具有上述特点，故在众多方剂中常以甘草为使。金代医家李果曰："甘草，其性能缓急，而又能协和诸药，使之不争。故热药得之缓其热，寒药得之缓其寒，寒热相杂者用之得其平。"如前述平胃散中以甘草为使，甘平入脾，既可益气补中而实脾，令"脾强则有制湿之能"（《医方考》），合诸药泻中有补，使祛邪而不伤正，又能调和诸药。使药在方中之药力较小，用量亦轻。

2.3 配伍之所"宜"与所"忌"

在中药配伍变化中有些有利于治疗，为"宜"；有些不利于治疗，为"忌"，称为配伍禁忌。

配伍所"宜" 中药"七情"配伍除单行外，其余3组配伍的实际结果可以归纳为3类。其中相须、相使为一类，其使药物间产生协同效果，使疗效增强，临床用药要充分利用；相畏、相杀为一类，是同一配伍关系的两种提法，说明某些药物同用后，由于相互拮抗作用，能减轻或消除药物的毒性或副作用，临床应用毒烈性药时需考虑选用；相恶、相反为一类，两种配伍均不利于临床效果，尽量避免使用，其中相恶，说明合用的药物因相互拮抗而抵消或削弱原有的功效，临床用药时应加以注意，而相反则属于配伍禁忌。

配伍禁忌 是指某些药物合用会产生剧烈的毒副作用或降低药效，因而应当避免合用，也即《神农本草经》所谓："勿用相恶、相反者。"目前医药界共同认可的配伍禁忌，有"十八反"和"十九畏"。

十八反，五代后蜀韩保昇《蜀本草》统计《神农本草经》中相反的药物，提出"相反者十八种"，今人所谓"十八反"之名盖源于此。"十八反"歌诀最早见于金代张从正《儒门事亲》。

本草明言十八反，半蒌贝蔹及攻乌。藻戟遂芫俱战草，诸参辛芍叛藜芦。

十八反，即乌头反半夏、瓜蒌、贝母、白蔹、白及；甘草反海藻、大戟、甘遂、芫花；藜芦反人参、丹参、玄参、沙参、苦参、细辛、芍药。事实上，"十八反"中的药物从开始记载就不止18味，加上后来的分化，如乌头分为川乌、附子、草乌，瓜蒌分为全瓜蒌、瓜蒌皮、瓜蒌子、天花粉，贝母分为川贝母、浙贝母，芍药分为赤芍、白芍。

十九畏，是金元以后医家概括出的19味配伍禁忌药。由于从宋代开始，一些医药著作中出现了畏、恶、反名称使用混乱的状况，与《本经》中的原义不符，作为配伍禁忌的"十九畏"正是在这种情况下提出的。"十九畏"并非19种具有"相畏"配伍关系的药物，这些药物的配伍关系大多属于"相恶"或"相反"的范畴，应当避免合用。"十九畏"歌诀首见于明代刘纯《医经小学》：

硫黄原是火中精，朴硝一见便相争。

水银莫与砒霜见，狼毒最怕密陀僧。

巴豆性烈最为上，偏与牵牛不顺情。

丁香莫与郁金见，牙硝难合京三棱。

　　川乌草乌不顺犀，人参最怕五灵脂。

　　官桂善能调冷气，若逢石脂便相欺。

　　大凡修合看顺逆，炮爁炙煿莫相依。

　　指出了共 19 味相恶或相反的药物，即硫黄畏朴硝，水银畏砒霜，狼毒畏密陀僧，巴豆畏牵牛，丁香畏郁金，牙硝畏京三棱，川乌、草乌畏犀角，人参畏五灵脂，官桂畏赤石脂。

　　另外，目前某些属于"香"药范畴，但含有较大毒性化学成分的药物及其产品在应用中也当引起重视，如艾蒿、苦艾、菖蒲、冬青树、土荆芥、香柠檬薄荷、苦茴香、黄樟、园柏、山金车、野生甘牛至、英国鼠尾草、大西洋松叶等。

3　芳香中药配伍应用及其规律

　　徐灵胎言："药有个性之专长，方有合群之妙用""……方之既成，能使药各全其性，亦能使药各失其性。操纵之法，有大权焉，以方之妙也"。同理，芳香中药之"香"的应用同样可以达到"合群之妙"，但前提是在组药成方的过程中，既要重视以法统方，又要做到合理配伍。纵观目前常用方剂中能体现合"香"之妙的配伍应用，大概可总结为以下几个方面：

3.1　芳香中药之配伍应用

　　（1）芳香化湿　是一种运用具有芳香化湿作用的药物为主组方，以治疗水湿病证的方法，属祛湿治法。湿邪为病较为复杂，其治法亦较多，如芳香化湿法、清热祛湿法、温化水湿法、利水渗湿法、祛风胜湿法等，其中芳香化湿法尤为常用。代表方证尤其是治疗湿邪困阻中焦证，代表方如藿香正气散。本证系由风寒在表，湿滞脾胃所致，尤以夏月常见。风寒犯表，正邪相争，则恶寒发热，头痛；内伤湿滞，湿浊中阻，脾胃不和，升降失常，则恶心呕吐，肠鸣泄泻；湿阻气滞，则胸膈满闷，脘腹疼痛。治疗当以外散风寒，内化湿浊，理气和中，升清降浊为法。

　　藿香正气散配伍分析方中藿香辛温芳香，外散风寒，内化湿滞，辟秽和中，为治霍乱吐泻之要药，重用为君。半夏曲、陈皮理气燥湿，和胃降逆以止呕；白术、茯苓健脾助运，除湿和中以止泻，助藿香内化湿浊以止吐泻，同为臣药。紫苏、白芷辛香温散，助藿香外散风寒，紫苏尚可醒脾宽中，行气止呕，白芷兼能燥湿化浊；大腹皮、厚朴行气化湿，畅中行滞，且寓气行则湿化之义；桔梗宣肺利膈，既益解表，又助化湿；煎加生姜、大枣，内调脾胃，外和营卫，俱为佐药。甘草调和药性，并协姜、枣以和中，用为使药。诸药相合，使风寒外散，湿浊内化，气机通畅，脾胃调和，清升浊降，则寒热吐泻腹痛诸症可除。此类方剂又如平胃散、甘露消毒丹等。

　　（2）芳香解表　是一种运用芳香发汗、宣肺的药物为主组方，以祛除在表之邪，治疗表证的治法。代表方证表证是六淫之邪侵袭人体肌表肺卫所致病证，其邪未深入、病势轻浅，故宜用辛散轻宣的药物，如芳香类药物与解表药相配伍，能透邪解表、芳香辟秽。正如

《黄帝内经》所言："因其轻而扬之。"利用其辛散祛邪的作用使邪从肌表而出。代表方如香薷散。

该方所治之证乃夏月乘凉饮冷，外感风寒，内伤于湿所致。夏感风寒，邪滞肌表，正邪相争，卫闭营郁，则恶寒发热，头痛身痛，无汗，脉浮等风寒表实证；露卧饮冷，则湿伤脾胃，气机受阻，升降失常，故胸脘痞闷，腹痛吐泻。治当发散表寒，祛除里湿。香薷散配伍分析方中香薷辛微温，入肺胃经，芳香质轻，辛温发散，为夏月祛暑解表要药，故重用为君药。厚朴辛香苦温，行气除满，燥湿运脾，为臣药。白扁豆甘淡性平，健脾和中，渗湿消暑，为佐药。诸药合用，祛暑解表，化湿和中，有表里双解之功。

另外，银翘散，吸取了"风湿于内，治以辛凉，佐以苦甘"之训，重用金银花、连翘，配伍薄荷、牛蒡子、竹叶达到利于透邪的目的，也是芳香解表的好证明。

（3）芳香行气　是一种运用芳香理气的药物为主组方，以理气、行气，治疗气滞证的治法。代表方证是气机不畅，多责之于肝、脾。肝主疏泄，脾主运化，诸多因素影响脏腑气机运行，导致宣降疏泄失常。芳香类药物大多气香性温，味辛，善于行散，能理气、调中、散结，适于气机不利的气滞、气逆等证，与理气剂相配伍可加强畅通气机之功。代表方如天台乌药散。本方证因寒凝肝脉，气机阻滞所致。足厥阴肝经绕阴器，过少腹。若肝经气机郁滞，复感外寒，则可内外相合，发为小肠疝气，此谓"诸疝皆归肝经"。厥阴气滞寒凝，又可发为痛经、痕聚等。治以行气疏肝，散寒止痛之法。

天台乌药散配伍分析方中乌药辛温，入肝经，行气疏肝，散寒止痛，为君药。青皮疏肝行气，木香理气止痛，共助君药疏肝行气；小茴香暖肝散寒，高良姜散寒止痛，共助君药散寒止痛，四药辛温芳香，俱为臣药。槟榔下气导滞，能直达下焦而破坚，川楝子理气止痛，但性苦寒，与辛热之巴豆同炒，去巴豆而用川楝子，巴豆既可制其苦寒之性，又能增其行气散结之力，为方中佐使药。诸药合用，以辛温芳香之品，行气疏肝，散寒通滞，则诸症自除。此类方剂又如加味乌药汤等。

（4）芳香开窍　是一种运用性味芳香，具有宣闭开窍作用的方药，治疗秽浊之邪阻闭心包所致神昏的治法。代表方证是心为君主之官，主神明而藏神，故邪蒙清窍则神明内闭、神志昏乱，治宜开窍醒神。芳香类药物多辛香走窜，具有化浊辟秽、开窍醒神之功。代表方如安宫牛黄丸。本方证系温热邪毒内闭心包所致。温热邪毒，逆传心包，扰乱神明，故高热烦躁、神昏谵语，或昏愦不语；里热炽盛，灼伤津液，则口干舌燥；舌为心窍，热闭窍机，则舌蹇不语；热闭心包，邪热阻滞，阳气不通，故为热厥，手足厥冷等。治宜清热解毒、开窍醒神为法，并配辟秽安神之品。

安宫牛黄丸配伍方中，牛黄苦凉，善清心、肝大热，清心解毒，辟秽开窍；犀角咸寒，善入营血，清心安神，凉血解毒；麝香芳香走窜，善通全身诸窍，芳香开窍醒神。三药相配，清心开窍，凉血解毒，共为君药。黄连、黄芩、山栀大苦大寒，黄连清心火，黄芩清肺、胆之火，栀子清三焦之火，清热泻火解毒，以增牛黄、犀角清解心包热毒之力，共为臣药。冰片辛散苦泄，芳香走窜，善通诸窍，兼散郁火；郁金辛开苦降，行气解郁，二者相伍，芳香辟秽，化浊通窍，以增麝香开窍醒神之功；雄黄劫痰解毒，助牛黄辟秽解毒；朱砂镇心安神，兼清心热；珍珠清心肝之热，镇惊坠痰，共助镇心安神之功，以除烦躁不安；原方以金箔为衣，取其重镇安神之效，共为佐药。用炼蜜为丸，和胃调中，为使药。诸药相合，清热泻火、凉血解毒与芳香开窍并用，但以清热解毒为主，意在祛邪外出，"使邪火随诸香一齐俱散也"。另温开剂中的苏合香丸更是"汇集诸香以开其闭"，运用 10 种辛香之品配合，起散寒止痛、开窍之功效。

3.2　芳香中药之配伍规律

中药"七情"配伍和方剂"君臣佐使"配伍等，是古代医家的智慧凝练与经验汇总。方剂作为中医临床治病的主要形式和手段，其必然存在着某种客观配伍规律，并且还是"理、法、方、药"的核心环节。同样，芳香中药合"香"之妙的临床应用也存在着其客观规律，并遵从"病证结合、方证对应、理法方药统一"的原则。就其客观规律可概括为："香"之动与静结合、气与血结合、寒与热结合及上与下结合等配伍规律。

（1）动与静结合之配伍规律　体现动与静结合之配伍规律的方剂，例如：

桂枝汤（《伤寒论》）功效：解肌发表，调和营卫。主治：外感风寒表虚证。方中芳香中药桂枝、芍药等量相配，辛散与酸收，散中有收，汗不伤正；助阳与益阴同用，阴阳兼顾，营卫并调。

四物汤（《仙授理伤续断秘方》）功效：补血调血。主治：营血虚滞证。方中芳香中药熟地滋阴补血、白芍养血敛阴，川芎活血行气，当归补血行血。四药合用阴柔辛甘相伍，补中寓行，补血不滞血，行血不伤血。

酸枣仁汤（《金匮要略》）功效：养血安神，清热除烦。主治：肝血不足，虚热内扰之虚烦不眠证。方中芳香中药酸枣仁重用以养血补肝，宁心安神；川芎之辛散，调肝血，疏肝气。二药寓散于收，补中有行。

生化汤《傅青主女科》功效：养血活血，温经止痛。主治：血虚寒凝，瘀血阻滞证。方中芳香中药全当归补血活血，化瘀生新；川芎辛散温通，活血行气；桃仁活血祛瘀；炮姜入血散寒，温经止血；黄酒温通血脉以助药力，诸药合用，具有活血养血、化瘀生新、温经止痛之功。

七厘散《同寿录》功效：散瘀消肿，定痛止血。主治：跌打损伤，筋断骨折之瘀血肿痛，或刀伤出血。方中芳香中药血竭活血散瘀止痛，且能收敛止血。红花、乳香、没药祛瘀行气，消肿止痛；辛香之麝香、冰片，以助活血通络、散瘀止痛之力，儿茶性味凉涩，以助收敛止血。诸药散瘀消肿定痛的同时，又显收敛止血之功。

苏合香丸（《广济方》，录自《外台秘要》）功效：温通开窍，行气止痛。主治：寒闭证。方中诸多香药在开窍醒神，散寒止痛，行气活血的基础上，又以白术补气健脾，燥湿化浊，诃子温涩敛气，二药一补一敛，防辛散走窜太过，耗气伤正。诸药芳香辛温相须，补敛寒镇相佐，温散开窍则无耗气伤正之弊。

（2）气与血结合之配伍规律　《素问·调经论》曰："人之所有者，血与气耳。"两相维附，临证时，应调气不忘血、调血不忘气。体现气与血结合之配伍规律的方剂，例如：

柴胡疏肝散（《证治准绳》）功效：疏肝解郁，行气止痛。肝气郁滞证。方中芳香中药柴胡苦辛而入肝胆，功擅条达肝气而疏郁结，为君药。芍药养血柔肝，缓急止痛，与柴胡相伍，养肝之体，利肝之用，且防诸辛香之品耗伤气血。全方主以辛散疏肝，辅以敛阴柔肝。

逍遥散（《太平惠民和剂局方》）功效：疏肝解郁，养血健脾。主治：肝郁血虚脾弱证。方中芳香中药柴胡疏肝解郁，当归养血和血，白芍酸苦微寒，养血敛阴，柔肝缓急。3 药同用，补肝体而助肝用，使血和则肝和，血充则肝柔。白术健脾益气，薄荷透达肝经郁热。整方疏柔合法，肝脾同调，气血兼顾。

芍药汤（《素问病机气宜保命集》）功效：清热燥湿，调气和血。主治：湿热痢疾。方中重用芍药养血和营、缓急止痛，配以当归养血活血，体现"行血则便脓自愈"之义，木香行气导滞，"调气则后重自除"，入少量温热之肉桂，既可助归、芍行血和营，充分体现了芳香中药气血调和之功。

加味乌药汤（《奇效良方》）功效：行气活血，调经止痛。主治：肝郁气滞之痛经。方中芳香中药香附、乌药疏肝解郁，行气止痛；延胡索行气活血，调经止痛；木香、砂仁行气止痛而消胀，生姜温胃散寒。诸药合用，辛香温散，寓行血于疏肝调经之中，气血兼顾。

当归补血汤（《内外伤辨惑论》）功效：补气生血。主治：血虚发热证。方中重用黄芪，补气固表，以急固浮阳而使热退，且补气又助生血。配以少量当归养血和营，并得黄芪生血之助，使阴血渐充，则浮阳秘敛，虚热自退。全方重用甘温以补气，阳生阴长以生血。

（3）寒与热结合之配伍规律　"寒者热之""热者寒之"或"疗寒以热药"，"疗热以寒药"为临床应用寒性或热性药的基本指导原则。体现气与血结合之配伍规律的方剂，例如：

安宫牛黄丸（《温病条辨》）功效：清热解毒，豁痰开窍。主治：邪热内陷心包证。方中芳香中药牛黄苦凉，清心解毒，豁痰开窍；麝香芳香辛温走窜，通达十二经，芳香开窍醒神。冰片、郁金芳香辟秽，通窍开闭，以加强麝香开窍醒神之功；全方苦寒清热与芳香开窍合法。

新加香薷饮（《温病条辨》）功效：祛暑解表，清热化湿。主治：暑温夹湿，复感外寒证。方中芳香中药香薷辛微温，芳香质轻，辛温发散，为夏月祛暑解表要药；厚朴苦辛性温，行气除满，燥湿运脾；金银花、连翘等辛凉轻清之品，药性偏凉，以清热解暑见长，全方为辛温复辛凉之剂。

葱豉桔梗汤（《重订通俗伤寒论》）功效：疏风清热。主治：风温初起证。方中芳香中药葱白辛温通阳，豆豉解肌发表，二者合用，疏风散邪，共为君药；薄荷、连翘疏散风热，助君解表。全方辛凉与辛温同伍，透邪于外。

藿朴夏苓汤（《感证辑要》引《医原》）功效：化湿解表。主治：湿温初起证。方中芳香中药薏苡仁微寒，淡渗利湿以健脾，使湿热从下焦而去；白蔻仁辛温，芳香化湿，利气宽胸，畅中焦之脾气以助祛湿；厚朴辛温苦燥，行气除满，化湿和胃，藿香辛温芳香化浊，发表解暑。方中辛温芳化苦燥寒清同用。

甘露消毒丹（《医效秘传》）功效：利湿化浊，清热解毒。主治：湿温时疫之湿热并重证。

方中芳香中药茵陈善清利湿热而退黄，连翘、薄荷、清热解毒，透邪散结，消肿利咽；白豆蔻、石菖蒲、藿香行气化湿，悦脾和中，令气畅湿行。诸药利湿化浊、清热解毒，以利弥漫三焦之湿热毒邪消除。

连朴饮（《霍乱论》）功效：清热化湿，理气和中。主治：湿热霍乱。方中芳香中药厚朴辛苦性温，宣畅气机，化湿行滞；石菖蒲辛温芳香化湿醒脾；栀子苦寒，清心泻热，导湿热从小溲而出；淡豆豉宣郁止烦，合栀子以清宣郁热而除心烦。诸药苦辛合法，寒温并用，清化降利以和中。

（4）上与下结合之配伍规律　气血通过络脉渗灌周身上下以发挥营养滋润作用。而芳香中药多走窜通达，行气活血，安五脏及引经报使，作用机体几乎无所不到。体现上与下结合之配伍规律的方剂，例如：

羌活胜湿汤（《脾胃论》）功效：祛风胜湿止痛。主治：风湿犯表之痹证。方中芳香中药羌活、独活二药均辛香苦燥，羌活善祛上部风湿，独活善祛下部风湿，二者合用，可促散周身上下风湿而止痹痛。

三仁汤（《温病条辨》）功效：宣畅气机，清利湿热。主治：湿温初起或暑温夹湿之湿重于热证。方中芳香中药杏仁宣利上焦肺气，"盖肺主一身之气，气化则湿亦化"（《温病条辨》）；白蔻仁辛温，芳香化湿，利气宽胸，畅中焦之脾气以助祛湿；薏苡仁微寒，淡渗利湿以健脾，使湿热从下焦而去。利于三焦湿热上下分消气行湿化，热清暑解，水道通利，则湿温可除。

桂苓甘露散（《黄帝素问宣明论方》）功效：清暑解热，化气利湿。主治：暑湿证。方中芳香中药白术清香气浓，健脾运化水湿；官桂香气浓厚，助膀胱化气，一运一化，有利于湿化暑解。

苏子降气汤《太平惠民和剂局方》功效：降气平喘，祛痰止咳。主治：上实下虚之喘咳证。方中芳香中药紫苏子清香，善降上逆之肺气，消壅滞之痰涎；肉桂香气浓厚，温肾助阳纳气；当归辛甘温润，既止咳逆上气，又可养血补虚以助肉桂温补下元。各药治上顾下，兼顾肺肾。

（5）其他配伍规律　外感病则往往具有由表入里、由浅而深、由轻而重的发展传变过程；而标本兼治，是指同时兼顾治标和治本。体现表里双解或标本兼治的配伍规律，例如：

香薷散（《太平惠民和剂局方》）功效：祛暑解表，化湿和中。主治：阴暑。方中芳香中药香薷芳香质轻，辛温发散，为夏月祛暑解表要药。厚朴气香，苦辛性温，行气除满，燥湿运脾。二药辛温芳香以解表，苦温燥化以和中，有表里双解之功。

藿香正气散（《太平惠民和剂局方》）功效：解表化湿，理气和中。主治：外感风寒，内伤湿滞证。方中芳香中药藿香辛温芳香，外散风寒，内化湿滞，辟秽和中；陈皮、厚朴理气燥湿；白术健脾助运，除湿和中；紫苏、白芷辛温发散，燥湿化浊。各药配合表里同治，利于风寒外散，湿浊内化。

缩泉丸（《魏氏家藏方》）功效：温肾祛寒，缩尿止遗。主治：膀胱虚寒证。方中芳香中药益智仁温肾固精，缩小便。乌药行气散寒，能除膀胱肾间冷气，以止小便频数。二药相配，收散有序，涩而不滞，标本兼顾。

第 9 章

芳香中药炮制目的、方法、技术及其装备现代化

中药炮制是以中医药理论为指导，根据临床辨证施治用药的需要和药物自身性质，以及调剂、制剂的不同要求，制备中药饮片的一门制药技术。芳香中药炮制就是把具有芳香成分的中药或者特殊香药，按照规定程序炮制的方法与技术及装备。

芳香药物在历代古籍中记载繁多，并在原有基础上继承、补充和创新。最早的中医典籍《黄帝内经》指出："热中、消中，不可服膏粱、芳草、石药。石药发痛，芳草发狂……芳草之气美，石药之气悍，二者其气急疾坚劲。"这是我国对芳香中药早期记载。而芳香中药由于是具有特殊气味的中药，多含有易挥发成分，如薄荷、藿香、紫苏等，为了更好地使有效成分发挥药性，增强疗效，减低或消除不良反应，保存其固有香气，因此对芳香中药也有适宜炮制方法的相关记载，"生香药"必须根据品种、产地等特点，施以相应的特殊处理，才能使其功效充分发挥，并消除其可能具有的毒副作用，这就是"香药炮制"。

芳香中药均含有挥发油类物质，多数以游离状态存在，少数以结合形式存在。游离状态的挥发油在自然状态下易于挥发损失，一般遵循前人"勿令犯火"原则，如含游离挥发油的香薷、薄荷等宜在采收后或喷润后迅速加工切制，以免挥发油损失，影响质量。部分香药炮制根据临床辨证用药要求合理进行炮制，如荆芥用于解表散风，应尽量保存其挥发油。

1 芳香中药炮制主要目的

传统香文化历史悠久，凝聚了几千年来华夏文明的精髓。制香是一个系统工程，即讲究制作的工艺，而芳香中药的炮制更是要与天地之道相互配合和相互作用，这样才能使传统香更加符合天道自然法则，真正做到天、地、人的和谐统一。

芳香中药品种繁多，方法迥异，因此炮制价值也是多方面、多层次的。一种炮制方法会同时具有不同的炮制目的与价值。

1.1 提高药物纯度，确保用药质量

中药在采收、运输、贮藏保管过程中，常混有泥沙、霉败品、非药用部位等杂质；在切

制、其他炮制加工过程中，常产生碎屑或残存辅料，这些情况都不利于用药剂量的准确性。通过净制等手段，达到规定的药用净度标准，确保芳香中药的质量。

1.2　降低或消除药物的毒性或副作用，确保用药安全

各种芳香药材均含有多种挥发性成分，药味浓厚，性能走窜，施于皮肤、孔窍、脑穴等部位，其香味刺激，激发经络之气，发挥疏通经络、调节气血、解毒化瘀、扶正祛邪等作用。降低毒性是中药炮制的主要目的之一。有些芳香药物虽具有较好的疗效，但因毒性或副作用使患者中毒或死亡。根据芳香中药的特点，采用不同方法降低毒性成分，可发挥其特有疗效并保证用药安全性。如艾叶芳香若燥，早在《本草图经》就有记载："（艾叶）然亦有毒，其毒发则热气上冲，狂躁不能禁，至攻眼有疮出血者，诚不可妄服也。"在《毒药本草》也找到相关病例，通过采用蒸、煮等方法降低毒性。川楝子味苦，寒，有小毒，《本草经疏》认为"其味苦气寒，极苦而寒，故其性有小毒"现代研究发现川楝素既是其药效成分，也是其毒性成分，采用炒法毒性降低。

炮制还可以降低或除去药物的不良反应。如厚朴生品辛辣峻烈，对咽喉有刺激性，姜炙后，可以消除不良反应；乳香、没药本身具有刺激性，经过炮制后，刺激性降低，更好地发挥疗效。

1.3　增强疗效，确保疗效充分发挥

芳香中药除了通过配伍来提高疗效外，炮制也是达到这一价值的有效方法和手段。如生香附长于理气解郁，醋制后转入肝经，增强疏肝止痛作用，并消积化滞。酒制后通经脉，散结滞。辅料炮制与药物产生协同作用而增强疗效。

1.4　改变或缓和药物的性能，确保用药稳妥

药性过偏，会带来一定的不良反应。过寒伤阳，大热伤阴，过酸损齿伤筋，过苦伤胃耗液，过甘生湿助满，过辛损津耗气，过咸助痰湿等。如芳香中药细辛、白芷、麝香、艾叶等，其药性上行向外，作用升浮，可以通过采用不同炮制方法来缓和其药性。

1.5　改变或增强药物的作用部位和趋向，确保用药方位和方向

李中梓所云："制药贵得中，不及则无功，太过则伤性……酒制升提，盐制润下，姜制温散，醋制收敛……去穣者宽中，抽心者除烦。"与陈嘉谟在《本草蒙筌》中炮制辅料对药物作用部位或者趋向的改变理论基本一致，芳香中药通过不同辅料炮制，也能达到改变药物作用部位或者趋向的作用。如郁金生品归肝、心、肺经，多生用于疏肝行气以解瘀，醋炙后引药入血分，增强疏肝止痛作用；生茴香入肝、肾、脾、胃经，能散寒止痛，理气和胃，盐炙后专攻下焦，疗疝止痛。沉香大多以酒制为主，酒制升提，具有向上、向外的作用，沉香为理气药，沉香酒制引药上行，增强理气作用，同时治疗上焦头面病邪疾病。

1.6　矫正气味，利于服用

一些芳香药物如五灵脂、乳香、没药等通过辅料炙法后，都可以达到矫正气味便于患者服用。如甲香，需先用碳汁煮，次用泥水煮，最后用好酒煮，矫臭矫味，更好地发挥药效。

1.7　利于贮存和保存药效，确保药材品质

沉香属珍贵药材，含有大量挥发性成分，但如果干燥或者贮存不当，会使药效损失。在历代记载中，沉香的炮制方法多样，如有酒制、醋制、蜜制等法，清朝出现了焙法，其价值就是使沉香充分干燥，便于贮存和保存药效。

2　芳香中药炮制主要方法

芳香中药炮制与传统炮制方法与价值相近，主要是去其杂质，便于使用，导顺治逆，理其香性。此外还可以根据配伍的要求，用特定的炮制方法使香材药性发生改变。因此，芳香中药的炮制也同样是需要遵循中医药基础理论，依据临床用药和芳香疗法的需求，采用适宜的制药技术。但同一种香材可能会根据不同的香方需求，而使炮制方法有所不同。

传统芳香中药的炮制方法有很多，分成水制、火制、水火共制3大类。水制包括洗、漂、淬、泡、浸、水飞等，火制包括煅、煨、加辅料炒或清炒、烘焙等，水火共制如煎煮等。芳香中药的炮制要求严格，炮制方法是否恰当，会对香药的质量产生重要影响。每一种方法的使用都有自己独特工艺，程序也多复杂，如薄荷的炮制，除了晒干外，还有蒸法炮制，蒸出薄荷脑油；再如樟脑炮制，研细后，还需与细的陈壁土共同拌匀，并加入薄荷汁蒸制等；辛夷花的炮制，以芭蕉水浸，用浆水煮，再焙干；枳实的炮制，以酒浸，再以黄精汁煎煮，熬成膏后，加柏子仁捣碎，酒浸等；高良姜的炮制，剉碎后用麻油拌炒等。这些均用到了多道炮制工序和多种辅料，炮制方法相比较中药炮制而言更为复杂和精细。

芳香药材的炮制与传统的炮制有相似之处，但又有很多差别。同一种香药，根据不同的香方等需求，炮制方法也有所不同。

（1）修制　一是使香材纯净，二是做切制、粉碎处理，即采用拣、摘、揉、刮、筛、凉及切、捣、碾、镑、挫等方法，除去杂质、多余的水分、变质的部分及其他非药用成分，并使其大小规格满足要求。如龙涎香需要清除其中的砂石；琥珀研粉能发挥更好的药效；研磨麝香必须放置少许水，自然研细，不必用筛具过滤等。作为香料，不宜使用很多麝香。

（2）炒法　根据用方需要，加辅料或不加辅料，火候上有炒令黄，炒令焦等。如制檀香的方法之一，就是选好檀香，制成碎米粒大，慢火炒令烟出紫色，断腥气即止。白檀香以蜜拌之，净器内炒如干，加入炼蜜，炒至黑褐色止，勿焦。

（3）蒸法　即利用水蒸气或隔水加热香材。可清蒸，也可加入辅料。一方面可以使香材由生变熟；另一方面，也可调理药性、分离香材。如笃耨香黑白间杂者，必须分离单用，其法为以瓷器盛香入笼中蒸，沸后约半小时则白浮于上黑沉于下，分而用之即可，但值得注意的是芳香成分易挥发，蒸的火候、次数视要求而定。

（4）煮法 用清水或加料浸煮。如制甲香，即需先用碳汁煮，次用泥水煮，最后用好酒煮。或用米泔水浸多日后，再用米泔水煮，待水尽黄气发出时收，凉后再火炮。龙鳞香用梨汁浸隔宿，微火隔汤煮，阴干。

（5）炙法 用液体辅料拌炒，使辅料渗入和合于香材之中，以改变香材的药性。常用的辅料主要有蜜、梨汁、酒等辅料。如厚朴对咽喉有刺激性，生姜汁炙 3 次，取令香熟为度。

（6）炮法 用武火急炒，或加沙子、蒲黄粉等一起拌炒；炮与炒只是火候上的区别，炮烫用武火，炒炙用文火。

（7）烘焙法 将香材置于容器（瓦器等）中加热使其干燥。如沉香烘焙后，便于贮存和保存药效；陈皮煮至软，然后焙干打粉；荷花宜用鲜荷花，取花瓣而整体烘焙干使用。

（8）水飞法 把粉碎后的芳香中药加水研磨（其粉末即"飞"入水中），再将液浆静置沉淀，将沉淀物晒干研细备用。此法能防止香材在研磨时粉末飞扬的损耗，又可分离出香材中可溶于水的成分，使香更加细腻。如飞樟脑，即取樟脑 50 g，滑石 100 g，放一起同研，入新挑子内，文武火炒之，上用瓷器盖之，自然飞在盖上，其味夺真。

3 芳香中药炮制技术

3.1 常见芳香中药炮制技术

芳香中药包括常见的芳香饮片品种及特殊香材品种等，其中常见的芳香中药品种包括如乳香、没药、苍术、川芎、莪术、吴茱萸等，而特殊香材品种则有沉香、檀香、甲香等。他们的炮制方法既有与主流常见的炮制方法相类似之处，也有其各自的炮制特点。

常见的芳香中药本身也应用于中医临床，其炮制方法与主流炮制方法基本一致，但在作为香料原料应用中，也有其特殊的炮制方法和炮制技术。

（1）乳香 炮制始见于《银海精微》中记载的"制过""炙"等方法，在《经效产宝》中增加了"研"的炮制方法。《重修郑和经史政类备用本草》首次提到了"炒法"并对"研"的程度有了一定规定。到了宋以后，除了沿用前人研、炒等方法外，增加了煮、蒸及用灯心草等辅料炮制乳香的方法。目前常见的可用于香料炮制的方法和品种，包括生品饮片、乳香粉及酒乳香等。其中生品即取原药材，除去杂质、捣碎；乳香粉的制备是采用研法，用指甲、灯草、糯米等适量共同研磨；或用茅香煎水煮过，待水干，入乳钵研细，如粘钵则用煅醋淬滴赭石适量入内同研（《炮炙大法》）；而酒乳香采用酒煮法，将乳香用适量酒同煮，等酒干燥至 5~7 分时，取出即得。

乳香生品味辛、苦，性温。归心、肝、脾经。具有活血定痛，消肿生肌的功能，但气味辛烈，对脾胃有刺激性，易引起呕吐，多外用，也可以内服，用于胸痹心痛，胃脘疼痛，痛经经闭，风湿痹痛等。经炮制后，乳香可缓和刺激性，便于粉碎，长于活血止痛，收敛生肌，用于心腹疼痛，风湿痹痛，研磨后乳香的则可入香方，具有疏通经络、调节气血之功。现代研究表明，乳香含有树脂、树胶、挥发油等成分，通过采用气相等方法发现，炮制对树脂、树胶成分影响较小，对挥发油等成分发生一定变化。通过药效学等研究发现，挥发油具有一定镇痛作用，但毒副作用比较大，树脂具有一定镇痛作用。研究表明，乳香酸类化合物对肿瘤酸类具有抵抗细胞增殖、分化诱导和细胞凋亡等作用。

在常用成香配伍中，乳香多采用研磨法和酒制法，如"苏州王氏帱中香"中应用到了乳香，采用的是乳香研磨法，即取乳香5 g（另研，除乳香外，其方中还包括多种香材，檀香50 g（直剉如米豆大，不可斜剉，以清茶清浸令没，过1日取出窨干，慢火炒紫）、沉香10 g（直剉）、龙脑、麝香各一字（另研，清茶化开）。右为末净蜜300 g同浸檀茶清，更入水半盏，熬百沸，复秤如蜜数为度，候冷入麸炭末150 g，与脑麝和匀，贮瓷器，封窨如常法，旋丸爇之（《香乘》）。在另一个成香方"苏内翰贫衙香（沈）"中，乳香采用酒制法，取乳香250 g（皂子大，以生绢裹之，用好酒5 g同煮，候酒干至5~7分取出）；另有白檀200 g（砍作薄片，以蜜拌之，净器内炒如干，旋入蜜，不住手搅，黑褐色止，勿焦）、麝香一字。右先将檀香杵粗末，次将麝香细研入檀，又入麸炭细末50 g借色，与元乳同研合和令匀，炼蜜作剂，入瓷器实按密封，地埋1个月用（《香乘》）。

（2）没药　与乳香同属于树脂类的芳香类药物，其炮制方法种类记载少于乳香，仅有生品和炒制品记载。没药始载于《海药本草》曰："按《徐表南州记》：生波斯国，是彼处松脂也，状如神香赤黑色。"炮制始载于唐代昝殷的《经效产宝》，书中有过"研"的记载。宋代增加了"碾""蒸制"及"用辅料炮制"没药的方法。在宋代的《苏沈良方》有："没药三分，以前八物用童便五升，无灰酒二升，银器内熬令浓"的记载，首次提出用辅料童便炮制。《传信适用方》首次采用了用酒炮制的方法，载有"浸少时研成膏"。明代缪希雍在《炮炙大法》中记载："以灯心草同研或以糯米数粒同研，或以人指甲二三片同研，或以乳钵坐热水中乳之，云皆易细。"清代多沿用去油的炮制方法，新增灯心草炒、童便酒制的方法。目前常见的可用于香料应用的炮制方法和品种包括生品饮片和炒制品等。其中生品是取净药材，除去杂质、捣碎；炒制品是取净没药适量，置于适宜热锅内，炒至表面熔化显光亮时，喷洒适量米醋，炒干后取出；或每500 g用灯心草200 g同炒，炒至圆脆可为粉度，扇去灯心草磨粉用（《全生集》）。

没药生品性平，味苦、辛，归心、肝、脾经，具有散瘀定痛、消肿生肌等作用，其气味浓烈，对胃有一定的刺激性，容易引起恶心、呕吐，故多外用；经炮制后能减少刺激性，便于服用，利于粉碎。又因醋入肝经，入血分，如醋制没药能增强其散瘀止痛、疏肝行气的功效，并能缓和刺激性，其活血止痛，收敛生肌作用强，并能矫臭矫味，缓和对脾胃的刺激性，利于粉碎；炒没药可缓和刺激性，利于粉碎。用于肠痈、风湿痛等。现代研究表明，没药中主要化学成分有单萜、倍半萜、三萜、甾体及木质素等。药理研究表明，没药具有抗肿瘤、止痛等药理作用，没药挥发油既是香料的主成分，又是没药发挥药效作用的物质基础。挥发油中含量较高的β-榄香烯、石竹烯分别具有抑制血栓形成和抗感染的相关活性。

在常用成香配伍中，没药多与其他香材混合在一起制造香而得，如"唐密传承古造第一和合香准提供（线香）"中，没药与沉香、檀香、肉豆蔻、白胶香、苏合香、没药、石菖蒲、丁香、藿香、松黄、菊花、红景天、白芍、赤芍、柴胡、黄芩、天竺黄、蒲公英、甘草、泽泻、皂角刺、芍药、山豆根、车前子、仙鹤草、山茱萸、五味子、刺五加、玉竹、桔梗、石斛等 200 余种草本草木药材和合而成，可用于活血通络、清心除烦、益脾胃，理补元气（《香乘》）。

（3）苍术　作为常见的清热燥湿药，也同样是芳香中药，可用于成香配伍中。苍术的炮制方法首先在唐《银海精微》记载了"浸"和"（米泔浸）去皮法"。随后出现"炒微黄色""炒黄"等不加辅料的炮制方法。但这一时期只有简单记载方法，没有记载确切的炮制目的。宋代对炮制辅料做出了明确规定，《三因极一病证方论》载有："米泔浸三宿取出洗净晒干，再以大麻腐汁浸术，上二寸许，入川椒二十一粒，葱白七根煮黑油出，洗净焙干"。明朝出现对炮制目的的简单记载，《本草发挥》："经泔浸火炒，故能发汗"。《医宗粹言》有"可羡盐水制过其漂燥之烈性颇纯，不伤真液"。到了清末，炮制苍术方法已经达到了 50 余种。目前常见的可用于香料应用的炮制方法和品种包括生品饮片、苍术粉、蒸苍术、米泔浸苍术和炒苍术等。其中生品是以糯米泔浸去其油，切片焙干用，亦有用脂麻同炒，以制其燥者（《本草纲目》）；苍术粉即研成细末；蒸苍术是将苍术以米泔浸洗极净，刮去皮，拌黑豆蒸引之。又拌蜜酒蒸，又拌人乳透蒸，皆润之使之不燥也。凡 3 次蒸时，须烘晒极干，气方透。（《炮炙大法》）；米泔浸苍术即以米泔浸 1 宿入药（《局方》曲术丸）；米泔浸洗，再换泔浸二日，去上粗皮用（《本草衍义》）；炒苍术是用脂麻共同拌炒等。

苍术味辛苦、性温，归脾、胃、肝经。具有燥湿健脾，祛风散寒，明目的功能，长于祛湿发汗。用于风寒感冒，风湿痹痛；经炮制后，苍术辛燥之性大减，长于固肠止泻。用于脾虚泄泻，久痢，如米泔制苍术辛燥之性缓和，健脾和胃作用增强，用于脾胃不和等。现代研究表明，苍术主要含挥发油，主要成分为苍术素。经过炮制后的挥发油明显减少，并以米泔水和麸炒效果最佳，因此可以达到缓和燥性的目的。此外，苍术具有抗胃溃疡、降血糖、抗感染等作用，少量苍术挥发油对蛙有镇静作用，同时使脊髓反射亢进；较多量则呈抑制作用，终致呼吸麻痹死亡。

在常用成香配伍中，苍术多采用研磨法入香，入"清秽香"，此香能解秽气避恶气，即取苍术 400 g、速香 500 g。右为末，用柏泥、白及造。一方用麝少许（《香乘》）；"远湿香"，是取苍术 500 g（茅山出者佳）、龙鳞香 200 g、芸香 50 g（白净者佳）、藿香（净末）200 g、金颜香 200 g、柏子（净末）400 g，各为末，酒调白及末为糊，或脱饼，或作长条。此香燥烈，宜梅雨褥湿时焚之妙（《香乘》）。

（4）川芎　早在唐代《仙授理伤续断秘方》就出现川芎的净制方法"汤泡七次""热汤洗三次"，宋代《重修政和经史证类备用本草》"净水洗净"。川芎的炒法和焙法炮制始见于宋代《博济方》"微炒"，《太平惠民和剂局方》"焙""炒令微黄"；煅制始见于明代《济阴纲目》"烧燃盖甑中存性"；到了清代液体辅料逐渐完善，《本草纲目拾遗》"醋炒""米泔水浸洗收干"，《得配本草》"白芷同蒸，焙干去芷用"。目前常见的可用于香料应用的炮制方法和品种包括生品饮片、川芎粉及酒川芎等，其中生品是取原药材，除去杂质，分档、略泡、洗净、润透、切薄片、干燥，川芎粉即研成细末，酒川芎是取净饮片，用定量黄酒拌匀，焖润至酒被吸尽后，置于适宜热锅炒干，取出、放凉。

川芎味辛、性温，归肝、胆、心包经，具有活血行气，祛风止痛的功能。气厚味薄，辛香走窜力强，长于活血行气，祛风止痛，用于胸痹心痛、月经不调、头疼、风湿痹痛，临床也以生用为主；酒川芎则借酒力引药上行，增强活血、行气、止痛作用，用于血瘀头痛、胸肋疼痛、月经不调、风寒湿痹及跌打损伤等。现代研究表明，川芎主要含有挥发油、生物碱、酚类、内酯等成分。川芎的有效成分川芎嗪和阿魏酸等具有抗氧化、清除氧自由基、扩血管、抗血小板聚集和血栓形成等多种作用，经过酒炙后川芎嗪含量显著增加，增强活血行气和止痛的炮制作用。

在常用成香配伍中，川芎多研磨应用，如"透体麝脐丹"，即取川芎、松子仁、柏子仁、菊花、当归、白茯苓、藿香叶各 50 g。右为细末，炼蜜为丸，如桐子大，每服 5 ~ 7 丸，温酒茶清任下，去诸风，明目轻身，辟邪少梦，悦泽颜彩，令人身香（《香乘》）。

（5）莪术　最早炮制方法出现在南北朝雷敩的《雷公炮炙论》："凡使，于沙盆中用醋磨令尽，然后于火畔吸令干，重筛过用之。"宋代出现大量醋制法，《太平惠民和剂局方》"醋煮令透切，焙"，《三因极一病证方论》"醋浸一宿，焙"，还出现"麻油煎切""炮炒"等方法。到了明代增加了"炮后醋炒""火炮醋浸煨切"，清代在古代炮制基础上，增加了"煮熟用"等方法。目前常见的可用于香料应用的炮制方法和品种包括生品饮片、莪术粉及醋莪术等，其中生品是取原药材，除去杂质、分档、略泡、洗净、润透、切薄片、干燥，莪术粉即研成粗末。醋莪术即用定量米醋拌炒，焖至吸尽，放热锅中拌炒；或用米醋和水煮至透心，醋液被吸尽后，取出、切厚片、干燥。

莪术味辛、苦，性温。归肝、脾经。具有行气破血，消肌止痛的功能，长于行气止痛，破血祛瘀，多用于饮食积滞，瘀滞经闭；醋莪术能增强破血消癥作用，用于瘀滞经闭，肋下癥块。现代研究表明，莪术化学成分主要由挥发油和二苯基庚烷两类组成，此外还有生物碱、黄酮等少量成分。莪术挥发油对恶行肿瘤细胞具有良好的抑制作用，经过炮制后抗肿瘤作用显著提高。此外，还有保肝、抗病毒、镇痛抗感染等作用。

在常用成香配伍中，莪术采用醋制法，如"木香饼子"，以木香、檀香、丁香、甘草、肉桂、甘松、砂、丁皮、莪术各等分，莪术醋煮过，用盐水浸出醋浆，水浸 3 日，为末，蜜和，同甘草膏为饼，每服 3 ~ 5 枚（《香乘》）。

（6）吴茱萸　在汉代以前对炮制鲜有记载，到汉代有了洗法和炒法。洗法最早载在汉代《金匮玉函经》："洗，汤洗七遍"，加辅料炮制最早出现在南北朝时期《雷公炮炙论》记载："凡使，先去叶、核并杂物，用大盆一口，使盐水洗一百转，自然无涎，日干，任入丸散用。"还对醋制有记载："若用醋煮，即先沸醋三十余，沸后入茱萸待醋尽晒干。"清代出现其他辅料。《本草述》曰："糯米一碗，同萝卜煮烂为度，出茱萸晒干。"目前常见的可用于香料应用的炮制方法和品种包括生品饮片、烘焙吴茱萸和醋煮吴茱萸等。其中生品是取盐水洗 100 转，自然无涎，日干，任入丸散中用；或每 500 g，用盐 100 g，研末，投东流水 40 L 中分作 100 ℃洗（《雷公炮炙论》）；烘焙法须深汤中浸去苦烈汁七次，始可焙（《本草衍义》）；醋煮法是先煮沸醋 30 余度，煮沸后加入吴茱萸，待醋尽干。每用 500 g，使醋一锐为度（《雷公炮炙论》）。

吴茱萸味辛、苦，性热，有小毒。归肝、脾、胃、肾经，具有散寒止痛，降逆止呕，助阳止泻的功能，生品有小毒，多外用，长于祛寒燥湿，用于口疮，湿疹，牙痛，高血压；各种方法炮制后的制吴茱萸均降低了毒性，常供内服，用于厥阴头疼，寒疝腹痛，寒湿脚气等。现代研究表明，吴茱萸含有生物碱类成分，主要是吴茱萸碱、吴茱萸次碱等。其生品和甘草制品粗粉中吴茱萸碱、次吴茱萸碱含量无明显差异，但是水煎液中甘草制品比生品高。水提取物有抗菌作用，其煎剂对霍乱弧菌有较强的抑制作用，对绿脓杆菌、金黄色葡萄球菌有一定的抑制作用。其挥发油的主要成分是吴茱萸烯，有芳香健胃、抑制肠道内异常发酵作用。

在常用成香配伍中，吴茱萸采用烘焙法，如"杏坛霭"记载，取沉香、郁金香、松脂、侧柏叶、吴茱萸子、栀子花、蜜糖。制法：沉香用奇楠、削成小方粒。郁金香用其根茎，焙干打粉，松脂、栀子花、吴茱萸子皆烘干，打细粉。侧柏叶先捣泥和以过量蜜糖。将和蜜糖、侧柏叶之泥状物混进郁金香、松脂、栀子花、吴茱萸子之细粉，压成香饼，两面沾满奇楠香之小方粒，焙干待用。此香亦可酿成较粗之盘香或者塔香，焚、熏用皆可（《燕居香语》）。

（7）陈皮　药用历史悠久，最早以橘柚之名始载于《神农本草经》，被列为上品。古籍中最早提到陈皮净制的是唐代孙思邈《备急千金要方》"去赤脉，去瓤"的净制方法，随后出现"炙令黄焦香气出""去白"及微炒、醋炙等方法。宋元时期是陈皮炮制革新的鼎盛期，除了沿用前人保留的方法之外，又发展了一些其他制法，如麸制、姜制、童便制、黑豆制、盐制等，且记载描写更为具体。到了明清炮制方法已经有 20 余种。目前常见的可用于香料应用的炮制方法和品种包括生品饮片、炒陈皮和烘陈皮等。其中生品是取原药材，除去杂质，喷淋清水，润透、切丝、阴干；炒陈皮即取净陈皮丝，置炒制容器内，用文火加热，炒至颜色加深，有香气逸出时，取出晾凉。或用麸炒法炒至内皮黄色有香气为度；烘法是将陈皮煮至软，然后焙干打粉。

陈皮生品：长于燥湿化痰，多用于湿痰咳嗽，湿阻中焦；炒陈皮：炒后可除去燥烈之性，以理气力胜，多用于脾胃气滞，胸脘胀满或呕吐。现代研究表明，陈皮主要含黄酮、挥发油、生物碱和一些微量元素。通过统计学分析确定了陈皮饮片最佳炮制工艺为每千克陈皮加水量 33%，焖润 64 min，焖润温度为 45 ℃，能让陈皮更好地发挥临床疗效。且经过炮制后有效成分橙皮苷含量依次为：土炒陈皮 > 生陈皮 > 麸炒陈皮 > 蜜炙陈皮 > 甘草炙陈皮 > 童便制陈皮 > 姜汁炙陈皮 > 乌梅汁炙陈皮 > 盐炙陈皮。

在常用成香配伍中，陈皮多打成粗粉，如"翠云龙翔"香方中，陈皮、丁香打粗粉，檀香必用印度老山檀打细粉，龙涎香制成溶液。将檀香细粉混合于陈皮、丁香粗粉之中，掺入龙涎香溶液，摊开，阴干。将白及于粗瓷碗中加水研出稠汁，以适量加入已阴干之檀、陈、丁香之粉中，制成塔香。烘干即可使用。另有用中国台湾香人所制之艺术香炉时，以此香中通，焚时可见直烟、下行烟、瀑布烟各种形象（《燕居香语》）。

（8）荆芥　最早炮制方法是净制，出现在《卫生家宝产科备要》；金元时期，《活幼心书》中有"去根，老梗"；《瑞竹堂经验方》"去枝"等记载繁多。炒法、焙法最早出现在宋代，《本草述》中有"以新瓦半生半炒"，《普济本事方》中记载："纸七、八重裹焙"。明代以炒法为主，到了清代以醋制、醋炒法及童便制法为主，《得配本草》云："敷毒，醋调"，《本草蒙筌》："治产后血晕，杵末搅入童便"。目前常见的可用于香料应用的炮制方法和品种包括生品饮片、荆芥末和荆芥炭等。其中生品是取原药材，除去杂质，喷淋清水，洗净，润透，干燥；研法即取荆芥研磨；荆芥炭是取净荆芥段，置于温度适宜热锅内，炒至表面焦黑色，内部焦黄色，喷淋清水少许，灭尽火星，取出，摊晾。

荆芥味辛，性微温，归肺、肝经，具有解表散风、透疹、消疮的功能，生品辛散之力较强，长于解表散风、透疹、消疮，用于感冒、头疼、麻疹；荆芥炭辛散之性减弱，味苦涩，具有收敛止血作用，用于便血、崩漏、产后血晕。现代研究表明，荆芥中主要有效成分为挥发油及黄酮类化合物。以止血时间和凝血时间为指标，采用正交试验优选荆芥炭最佳炮炙条件为温度 180 ℃，炒制 5 min。荆芥挥发油是中药活络油中主要成分，通过镇痛活性检测评价，发现其具有较好的镇痛作用。此外，荆芥挥发油对流感病毒具有抑制或直接杀灭作用。

在常用成香配伍，荆芥主要采用研磨法，如"玉容散"中，白牵牛团粉、白蔹、白细辛、甘松、白鸽粪、白及、白莲蕊、白芷、白术、白僵蚕、白茯苓、荆芥、独活、羌活各 15 g，白附子、鹰条白、白扁豆、防风各 15 g，白丁香 30 g，共同研磨。治䵟黑皮䵟（又名䵟黑斑）。初起色如尘垢，日久黑似煤形，枯暗不泽，大小不一，小者如粟粒赤豆，木者似莲子、芡实，或长，或斜，或圆，与皮肤相平（《普济方》）。

（9）肉豆蔻 最早炮制在唐《外台秘要》载有"和皮碎"；宋代方法逐渐多样，《本草衍义》出现"去核""去粗皮"，《增广太平惠民合剂局方》载有"研末，生姜汁煮，面糊为圆"；《普济方》异效散中肉豆蔻"去核"，《景岳全书》"锉如豆大"；《玉楸药解》"蜜小丸烘干"。目前常见的可用于香料应用的炮制方法和品种有煨制品，其中最主要的是面裹煨，即先以面裹，于塘灰中炮，以面熟为度，去面，焙干用（《炮炙大法》）。

肉豆蔻味辛、微苦，性温，归脾、胃、大肠经，芳辣香燥，可散可涩，具有温中行气，涩肠止泻，开胃消食的功效。长于暖胃消食，下气止呕，用于脾胃虚寒，不思饮食。但生品含有大量油质，具有较强刺激性，一般多用煨制品；煨肉豆蔻可除去部分油质，免于滑肠，刺激性减少，增强了固肠止泻的功能，用于脾胃虚寒，久泻不止。现代研究表明，肉豆蔻的化学成分主要含脂肪油、挥发油和肉豆蔻醚等，我国藏、蒙古族用肉豆蔻治疗心脏病。有效成分挥发油可使由乙醇引起鸡的睡眠时间延长，作用机制可能与抑制单胺氧化酶有关。经过炮制后，不同炮制品明显抑制小鼠体内小肠推进功能，对新斯的明（西药）所致的小鼠推进功能亢进有明显抑制作用，有对抗 M 受体的功能。

在常用成香配伍中，肉豆蔻与多种香材共同制备得到成香，如"兰清香枕三号"，其调和五脏六腑，取沉香、檀香、熏陆香、白胶香、肉豆蔻、连翘、吴茱萸、松黄、肉桂、天山雪莲、红景天、苏合香、刺五加、观音草、木香、远志、灵芝、天竺黄、白豆蔻、茯苓、青蒿、葛根、鸡血藤、旱莲草、降香、当归、人参、九节菖蒲等两百余种中药材制成。长期使用可暖脾开胃，祛胃寒胃胀。对于脾肾虚弱、不思饮食、冠心病、心脑血管供血不足、心悸气短、强健心脏等颇有疗效（《香乘》）。

（10）益智仁 常见的可用于香料的炮制方法和品种有生品饮片、盐益智仁和益智仁末等，其中生品是取原药材，除去杂质及外壳，筛取种子，用时捣碎。盐益智仁是取净益智仁，用适量食盐水拌匀，焖润至吸尽，置于适宜热锅内炒干，色泽加深，取出，晾凉。益智仁末采用研法，即取原药材研磨成粗粉末。

益智仁味辛、性温，归脾、肾经，具有暖身固精缩尿，温脾止泻摄唾的功能。长于温脾止泻，收摄唾涎，用于脾寒泄泻，腹中冷痛；盐益智仁辛燥之性缓和，专行下焦，长于固精、缩尿，用于肾虚遗尿，小便频数，遗精白浊。现代研究表明，益智仁含有挥发油、黄酮类、庚烷类衍生物及其他成分。益智仁盐炙前后其挥发油均能抑制乙酰胆碱酯酶活性，这与其治疗老年痴呆密切相关，且盐炙后可除去潜在的毒性成分喇叭茶醇。此外，益智仁在抗癌、抗过敏、抗衰老等方面发挥重要作用。

在常用成香配伍中，益智仁多采用研磨法，如"香身丸"中，取丁香 75 g、藿香叶、零陵香、甘松各 150 g、香附子、白芷、当归、桂心、槟榔、益智仁各 50 g、麝香 10 g、白豆蔻仁 100 g。右为细末，炼蜜为剂，杵千下，丸如桐子大，嚼化 1 丸，便觉口香，5 日身香，10日衣香，15 日他人皆闻得香，又治遍身炽气、恶气及口齿气（《香乘》）；"内苑蕊心衣香"中，取藿香 25 g、益智仁 25 g、白芷 25 g、蜘蛛香 25 g、檀香 10 g、丁香 15 g、木香 10 g，同为粗末，裹置衣笥中（《香乘》）。

从上述芳香中药的炮制可以看出，当作为香方组成时，除了少数中药需采用特殊的加工方法，如醋制法、酒制法、烘焙法等，其余大多数均采用生品研磨成粉末（粗末或细末）入香方中应用。

3.2　特殊芳香中药炮制技术

特殊芳香中药本身在中医临床或有应用，但应用不广泛，主要作为香材应用于各类香方中，但也有其独特的加工炮制方法和炮制技术。

（1）沉香　在陶弘景的《名医别录》中被列为上品，载："沉香、熏陆香、鸡舌香、藿香、詹糖香、枫香并微温。悉治风水毒肿，去恶气。"《新修本草》在木部上品中收载有沉香，指出"沉香叶似橘叶"，但在其功用记载上并无新意。李时珍在《本草纲目》中对沉香的品种、主治和附方做了系统的总结，他指出："沉香品类，诸说颇详，今考……诸书，撮其未尽者补之云。香之等凡三：曰沉，曰栈，曰黄熟是也。沉香入水即沉，其品凡四：曰熟结，乃膏脉凝结自朽出者；曰生结，乃刀斧伐仆，膏脉结聚者；曰脱落，乃因水朽而结者；曰虫漏，乃因蠹隙而结者。生者为上，熟脱次之。坚黑为上，黄色次之。角沉黑润，黄沉黄润，蜡沉柔韧，革沉纹横，皆上品也。"清代在沉香功效应用上多有见解，《本经逢原》载："沉香专于化气，诸气郁结不伸者宜之。温而不燥，行而不泄，扶脾达肾，摄火归元。主大肠虚秘，小便气淋及痰涎血出于脾者之要药"。目前常见的可用于香料的炮制方法和品种有生品饮片、沉香末、蜜制沉香、烘焙沉香、蒸沉香等。其中生品是取净药材，打成小方块或削成极薄之片（《燕居香语》）；沉香末或取净药材，研成粗粒或粉（《香乘》），或以纸裹置怀中，待燥研之，或入乳钵，以水磨粉晒干亦可，若入煎剂，惟磨汁临时入之（《本草纲目》）；蜜制沉香是取净药材用蜜水浸，慢煮一日（《香乘》）；烘焙沉香是将沉香清水漂洗 3 次，至浸水清澈，取出阴干再焙干（《燕居香语》）；蒸沉香是将沉香细锉，加以鹅梨 10 枚，研取汁，于银器内盛却，蒸 3 次，梨汁干，即用之（《香谱》）。

沉香性味辛、苦，微温，功能行气止痛，温中止呕，纳气平喘，用其制作熏香有抑菌、清新空气、提神等作用，可防止传染病的流行，甚至对呼吸道疾病、心脏病及心绞痛等有很好的缓解、治疗作用。沉香的香味可使人感觉到全身舒畅，经脉柔顺，气机调和。

在常用成香配伍中，沉香多采用研磨（水飞）、打碎（咀）、到末等方法炮制，如"王将明太宰龙涎香（沈）"中，记载取金颜香 50 g（另研）、石脂 50 g（为末，须西出者，食之口涩生津者是）、龙脑 2.5 g（生）、沉、檀各 75 g（为末，用水磨细、再研）、麝香 2.5 g（绝好者）。右为末，皂儿膏和入模子脱花样，阴干爇之（《香乘》）；"江南李主煎沉香（沈）"中，沉香（咀）、苏合香挥发油各不拘多少。右每以沉香 50 g，用鹅梨 10 枚细研，取汁，银石器盛之，入甑蒸数次，以稀为度。或削沉香作屑，长半寸许，锐其 1 端，丛刺梨中，炊饭时，梨熟乃出之（《香乘》）；"梅英香二"中，沉香 150 g（剉末）、丁香 200 g、龙脑 35 g（另研）、苏合油 10 g、甲香 10 g（制）、硝石末 5 g。右细末入乌香末 5 g，炼蜜和匀，丸如芡实大焚之（《香乘》）。

（2）檀香　最早见于《局方》，载："凡使，先碎剉，捣罗为末，方入药用。"《本草品汇精要》："剉碎用，不见火。"《普济方》："剉，茶青浸，炒黄。"现行，取原药材，除去杂质，镑片或锯成小段后劈成小碎块。或取原药材，加水浸泡 3~5 日，蒸 1~1.5 h，取出，镑成 1 mm 厚的片，晒干。目前常见的可用于香料的炮制方法和品种有檀香末、浸檀香、剉檀香、炒檀香、蜜制檀香、酒制檀香、复制檀香等。其中檀香末直接打成细粉（《燕居香语》）；浸檀香是将檀香用印度老山檀，切条浸于龙涎香溶液中（龙涎香液制法见前），泡 3 个昼夜取出，阴干打粉（《燕居香语》）；剉檀香是直到如米豆大，不可斜剉，以清茶清浸令没，过 1 日取出窨干，慢火炒紫（《香乘》）；炒檀香是到如米粒许，慢火煏，令烟出紫色，断腥气即止（《沈氏香谱》）；蜜制檀香是将檀香细剉，水 6.25 kg，白蜜 3.13 kg，同于锅内煎，五七十沸，焙。檀香祈作薄片子，入蜜拌之，净器炉，如干，旋入蜜，不住手搅动，勿令炒焦，以黑褐色为度（《沈氏香谱》）；酒制檀香是将直檀香（片）蜡茶清浸 1 夜，控出焙干，以蜜酒拌，令匀，再浸 1 夜，慢火炙干（《香谱》）；复制檀香是将大块的檀木劈开，劈成利于研磨的尺寸，一般长 2~3 cm、粗 3~5 mm，然后将劈好的檀木放在盆中，用砂器茶具浸泡上等乌龙茶或云南团茶，一边翻动檀木，一边用热茶淋洒。洒匀之后，盖住盆口，防止檀木的香气外泄。使檀木浸在茶水中约 72 h，并且每隔 5 h 要翻动 1 次。随后的工作就是把檀木晾干。将浸泡好的檀木均匀摊开，放在通风较好，没有阳光的地方阴干，直到干透。二是等到檀木晾干以后用粮食酒将蜂蜜稀释，通常每 500 g 檀木，用粮食酒 200 g，蜂蜜 100 g。将稀释好的蜂蜜倒入装有檀木的盆中，不断翻动，使蜂蜜与檀木全部浸匀。密封放置 3 d，每天翻动 1 次。3 d 以后再把檀木晾干。将浸泡好的檀木均匀摊开，放在通风较好没有阳光的地方阴干，直到干透。最后一道工序就是对檀木进行炒制。将晾干的檀木在锅中炒制，先用大火炒 5 min；再用中火炒 20 min；最后用小火炒 10 min，等到锅上有紫色气体升起就说明檀木已经炒好。

檀香性味辛，温。归脾、胃、心、肺经，具有行气温中，开胃止痛的功能，多生用，用于寒凝气滞，胸痛，腹痛，胃痛食少，冠心病，心绞痛治疗，如治冠心病心绞痛的冠心苏合丸（《全国新药介绍》）；治气厥的调气散（《丹溪心法》）；治恶毒风肿的檀香饮（《圣济总录》）。炮制后药材洁净，便于调剂和制剂。

在常用成香配伍，檀香多采用研末法制备，如"蜡梅香"中，取沉香、檀各 15 g，丁香 30 g。右为细末，以麝香一字，龙脑 2.5 g，生蜜和之（《青烟录》）；"瞿仙神隐香"中，取沉香、檀香各 50 g、龙脑、麝香各 5 g、棋楠香、罗合、榄子、滴乳香各 25 g。右味为末，炼蔗浆和为饼焚用（《青烟录》）。

（3）甲香　在我国最早的炮制专著《雷公炮炙论》中有记载："凡使（甲香）须用生茅香、皂角二味煮半日，却漉出，于石臼中捣，用马尾筛筛过用之。"《经验方》："甲香修制法，不限多少，先用黄土泥水煮一日，以温水浴过，次用米泔或灰汁煮一日，依前浴过后，用蜜、酒煮一日，又浴过，焯干任用。"目前常见的可用于香料应用的炮制方法和品种有蜜酒制甲香、煮制甲香、米泔制甲香、复制甲香等。其中，蜜酒制甲香包括：一是洗净，先以黄泥水煮，次以蜜水煮，复以酒煮，各一伏时，更以蜜少许炒（《香乘》）；二是以新牛粪汁 3 L、水 3 L 火煮，三分去二取出，净水淘刮，去上肉焙干。又以清酒 2 L，蜜半合火煮，令酒尽，以物挠，候干以水淘去蜜，暴干别末（《香乘》）；三是甲香如龙耳者好，其余小者次也，取 50~100 g，先用炭汁 1 碗煮尽，后用泥水煮，方同好酒一盏煮尽，入蜜半匙，炒如金色（《陈氏香谱》）。煮制甲香包括：一是黄泥水煮令透明，遂片净洗焙干（《陈氏香谱》）；二是炭灰煮两日，净洗，以蜜汤煮干（《香谱》）；三是甲香以浆水泥一块同浸 3 日，取出候干，刷去泥，更入浆水 1 碗煮干为度。入好酒一盏煮干。于银器内炒，令黄色（《香谱》）；四是甲香以及煮去膜，好酒煮干（《香谱》）。米泔制甲包括：一是甲香以米泔水浸 3 宿后，煮煎至赤沫颜沸，令尽泔清为度，入好酒一盏，同煎良久，取出，用火炮色赤，更以好酒 1 盏泼地，安于泼地上，盆盖 1 宿，取出用之（《香谱》）；二是每甲香 500 g，以泔 15 L，于铛中，以微火煮经一复时，即换新泔。又经 3 换即滤出，众手刮去香上恶物讫，用白蜜 450 g，水 10 L，又慢火煮一复时，水干，又以蜜 450 g，水 10 L，再煮都三复时，以香烂止，炭火热烧地，洒清酒令润，铺香于其上，以新瓷瓶盖合密，埋一复时，待香冷硬，即臼中用木杵捣，令烂，以沉香 150 g，麝香一分和合，略捣，令相乱，入即香成，以瓷瓶贮之，更能埋之，经久，方烧尤佳（《传信方》）。

在常用成香配伍中，甲香可采用多种炮制方法制备得到后，研末使用，如"婴香（武）"中，取沉香 150 g，丁香 20 g、制甲香 5 g（各末之）、龙脑 35 g（研）、麝香 15 g（去皮毛研）、旃檀香 25 g（一方无）。右 6 味相和令匀，入炼白蜜 300 g，去沫，入马牙硝末 50 g，绵滤过，极冷乃和诸香，令稍硬，丸如茨子，扁之，瓷盒密封窖半个月（《香乘》）。

特殊芳香中药的制法也较为特殊，多采用多道工序反复炮制的方法，如蜜酒制、米泔制、后蜜制等，其目的同样是达到香气溢出并具有一定的芳香治疗作用。

4　芳香中药炮制装备现代化

从"九五"中药现代化大行动中，涌现出大量现代炮制设备，为提高效率和降低成本发挥出自己特有作用，而芳香中药炮制也需要借鉴并应用到其中的部分设备，以更好地提高芳香中药炮制的效率和生产力。目前与芳香中药炮制较为关联的现代化设备包括净制、切制、炒制、蒸煮和烘焙设备等。

4.1 净制设备

（1）洗药机　洗药工序是芳香中药药材净制加工的重要组成部分。目前洗药机有回转式、刮板式和超声式。其中回转刮板式工作原理主要由搅拌刮板回转，使被洗的药材在水中上下来回翻动，类似于人工掏洗药的动作；被洗的药材由于被强制翻动，这就加剧了药材之间摩擦而导致药材表里所附夹着尘土、泥沙等杂物易于脱离药材而沉入槽底，但香药性质特殊，一般很少使用。一些芳香中药如益母草等有效成分容易随水流失，所以选择用超声处理。这样不仅可以加速有效成分快速溶出，提高药物浸出效率，还可以保护芳香中药特有成分。

（2）筛药机　一般包括两种类型的筛药机器：振荡式筛药机和箱式双层电动筛药机。振荡式筛药机由筛子主体、玻璃纤维板弹簧、偏心轮、电机及底座组成。具有效率高，噪音小等特点。筛选时，还可以根据需要更换不同孔径的筛网。箱式双层电动筛药机与振荡式相似。分上下两层，上层孔筛较大，下层较小。整个药筛在密封箱中操作，避免工作中的灰尘飞扬，具有适用范围广等特点。有些香药属于全草类，所以在筛药过程中注意相关参数设置，以免破坏药材。

（3）润药机　目前的润药机分为注水式真空润药机和超声润药机两种。注水式真空润药机工作原理是将药材纤维空隙中的空气抽出，水在负压的条件下，通过毛细管迅速进入植物细胞组织中。润药的目的是让失水的植物细胞吸水膨胀，为提取工序创造条件，药材中的有效成分一般在水或其他溶媒作用下才可以实现交换。超声波具有方向性、空化作用等特性。当超声波通过媒质时，在媒质中产生急速的疏密变化，使媒质分子间形成许多微小空隙，这一特性被称为空化作用。超声润药正是利用这一特性，加速药材软化，不仅大大缩短了润药时间，亦为科学控制润药质量提供了保证。XY-Z 型数控超声润药机替代传统的主观经验鉴别来控制润药质量，实现单片微型计算机实时自动控制，达到"少泡多润，药透水尽"，减少中药材有效成分在水中的流失，既保证了中药饮片的质量，又提高了中医临床疗效。但在使用的过程中要注意：根据不同的药材来确定不同的真空度、时间及加水量，尽量做到水尽、药透。

4.2 切药设备

芳香中药一般属于全草类，多可采用切药机来进行切制。由于是全草类药物居多，所以大多数情况下，采用剁刀式切药机。该机器结构简单，由电机、台面、输送带、切药刀等组成。适用性强。其工作原理是：将润至适中的中药放入机器台面后，启动机器，再将药槽内的药材捋顺，压紧。压紧的药材经输送带进入刀床，被横切成饮片。厚度由偏心部分进行调节。

4.3 炒制设备

需要炒制的芳香中药有大量生产需求，多可采用炒药机。常用的有滚筒式、平锅式或微机程控式。滚筒式炒药机温度可以根据不同药材或者炮制方法进行调节。由于炒药筒匀速回转，因而药物受热均匀，饮片色泽一致，且时间比手工炒制缩短，所以广泛使用。平锅式炒药机工作原理是：接通电源，打开加热装置，待温度适宜，将药材倒入平锅内，开启搅拌器，做顺时针运转，使药物均匀受热。炒好后，打开锅边出药口挡板即可。近年来出现了新研制的中药微机程控炒药机，采用电、油、燃气 3 种较为清洁的热源，基本具备了 9 大系统。一些企业采用"三开门"结构，即上开门、下开门、整体开门，便于进出物料和清理炒筒残留物；炒筒内壁装有"人字形"螺旋板，具有填充率高炒制均匀、反转快速出料的特点；智能化过程控制，即炒制过程自动控温、恒温、计时，便于实现炒制过程的数据化管理；光滑的不锈钢锅体，便于清洁，使外观整洁，符合 GMP 要求。还要企业在炒药机上配有塔式废气处理装置，有效地除去废气中的尘埃，部分或全部除去废气中的烟雾及 NO、NO_2、CO 等有害物质，同时降低排放废气的温度。可以根据芳香中药的性质选择不同的炒制设备。

4.4　蒸煮设备

部分芳香中药有蒸煮的炮制要求，目前常用的蒸煮设备有可倾式蒸煮锅、蒸药箱、电气两用蒸煮箱等。蒸煮锅是以一定压力的蒸汽为热源（也可选用电加热），具有受热面积大、热效率高、加热均匀、液料沸腾时间短、加热温度容易控制等特点。蒸煮锅内层锅体（内锅）一般采用耐酸耐热的材质制造，外形美观、安装容易、操作方便、安全可靠。

4.5　烘焙设备

芳香中药干燥是必不可少的工作，但本身独特的性质，所以在干燥工具上也是有所要求的。在生产实践中，全国各地设计并制造出多种干燥设备，如翻版式、热风循环、远红外线辐射、微波等技术。热风循环烘箱由箱体、加热器、鼓风机、烘车及风力调节器等部分组成。工作原理是：将药材置于烘车上，推入烘箱内，密闭。空气由鼓风机送入，经加热器加热，热空气将药材干燥，变成湿热空气，由出口排出，由于湿热空气不断补充，保证药材水平不断蒸发而干燥。远红外线辐射干燥技术其原理是：电能转变成远红外线辐射，被干燥物体的分子吸收后产生共振，引起分子、原子的振动，导致物体发热，将大量水分变成气态扩散，达到干燥灭菌目的。值得注意的是，香药这种具有芳香挥发性成分的饮片一般温度不超过 60 ℃为宜。

目前，虽然在炮制设备现代化取得不错成果，但仍然存在一些问题。一是标准化程度低。中药炮制设备，包括芳香中药炮制设备多为非标准化设备，产品性能参差不齐，得到的芳香中药饮片在质量就可能会存在较大差异；二是设备落后。相比较其他的制药装备，芳香中药炮制的设备自动化水平不高，大多数为单机或单元操作，缺乏现代信息技术和控制技术的应用，无法实现在生产过程中对饮片炮制程度、质量进行全程、全方位监控，不能保证饮片临床疗效；三是智能化水平低。芳香中药本身气味芳香，有效成分容易流失，一些机械化水平高的企业，只是针对"形态"炮制进行研究，处于离线检测阶段，许多环节如炮制过程、质量验收等还需要有经验的人进行感觉评价，从而在一定程度影响饮片质量和疗效。

针对以上问题，未来芳香中药炮制设备：一是要着重对芳香中药炮制中信息的采集，注重单个节点的流程控制、数据记录，可以与物联网结合，采用先进设备对物料状态进行跟踪，以便更好地使香药本身发挥疗效；二是采用"电子鼻""电子眼"等设备或组态技术进行远程实时监控，每个电子设备的工艺参数要依据《中国药典》或者不同的地方炮制规范分别进行设置，与计算机控制技术相匹配，使炒制、煎煮及其他炮制方法能够通过这一设备在线控制产品和逐步实现炮制单元装备智能化，提高数据采集的实时性、准确性；三是实现芳香中药炮制生产过程质量在线检与控制，积极研发新型智能化芳香中药炮制设备和信息化管理系统，集合装备制造技术、质量控制技术，采用如过程分析化学或者近红外光谱分析技术，实现在线生产数字控制，实现芳香中药炮制设备现代化、智能化，加快芳香健康产业发展，为中医药事业添砖加瓦。

第10章

芳香中药与畜禽健康养殖

1 畜禽健康与人健康密切相关

1.1 人的健康需要安全优质的动物性食品

"民以食为天，食以安为先"，食物是人类赖以生存的物质基础。人体从食物中摄取营养以维持人体生存、生长发育及身体健康，因此，人的健康需要安全优质的食品作为保障。肉、蛋、奶等动物性食品的质量和安全与人类健康密切相关，关乎每个人的健康和寿命。随着国家经济社会的快速发展，人们对食品的诉求已由"吃饱"转变为"吃好"，对肉、蛋、奶等动物性食品的需求急剧增加，已成为大食物观中粮食安全的重要组成。随着健康意识的提高，人们普遍追求科学、均衡的营养，更加关注食品的质量和安全。

人体正常代谢过程中需要的蛋白质、脂肪、碳水化合物、矿物质、维生素、膳食纤维等营养物质都需要从食品中摄取，优质的动物性食品中含有人体需要且容易消化的蛋白质、脂肪、矿物质、维生素等。与植物来源的蛋白质相比，动物性蛋白质含必需氨基酸比较丰富，且氨基酸之间的比例比较均衡，更符合人类的需要。如表7-1所示，植物来源（如面粉和大米）的蛋白质往往存在特定氨基酸（如赖氨酸）含量较低等问题。此外，人类对于肉、蛋、奶中的蛋白质消化率通常高于94%，而大米蛋白质消化率仅有87%，大豆为60%。因此，对于人类而言，相对于植物蛋白，动物蛋白质是必不可少的优质蛋白。总之，安全优质的动物性食品是人类必需氨基酸、脂肪酸、常量矿物质、微量元素和维生素重要来源，为人类健康提供了重要保障。

表7-1　人体和几种食物中蛋白质氨基酸模式

氨基酸（%）	人体	全鸡蛋	牛奶	牛肉	大豆	面粉	大米
异亮氨酸	5	3.2	3.4	4.4	4.3	3.8	4
亮氨酸	9.8	5.1	6.8	6.8	5.7	6.4	6.3
赖氨酸	7.5	4.1	5.6	7.2	4.9	1.8	2.3
蛋氨酸+半胱氨酸	3.7	3.4	2.4	3.2	1.2	2.8	2.3

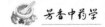

氨基酸（%）	人体	全鸡蛋	牛奶	牛肉	大豆	面粉	大米
苯丙氨酸＋酪氨酸	6.3	5.5	7.3	6.2	3.2	7.2	3.8
苏氨酸	3.8	2.8	3.1	3.6	2.8	2.5	2.9
缬氨酸	6.5	3.9	4.6	4.6	3.2	3.8	4.8
色氨酸	1.0	1.0	1.0	1.0	1.0	1.0	1.0

1.2 当前人们的肉类食品存在问题给人们健康带来隐患

在畜牧业生产中，由于兽药、饲料添加剂等的不规范使用，给动物性食品的质量和安全及人类的健康带来隐患。近年来，畜禽产品因兽药残留和其他有毒有害物质超标造成的餐桌污染及食品安全事件时有发生。例如，少数养殖户、经营者和生产企业为获取最大利润，置国家法律于不顾，违规违法使用化学品或药物，导致"苏丹红鸭蛋""毒奶粉""瘦肉精""抗生素残留"等一系列畜禽产品安全问题，极大危害了人们身体健康和畜牧业发展，并造成了巨大的经济损失和社会问题。特别是抗生素的违规使用甚至滥用，已成为各国政府和社会高度关注的问题。2020 年之前，在中国畜牧业快速发展的同时，畜禽饲料中的抗生素使用量与日俱增。从 20 世纪 50 年代开始，低于治疗剂量的抗生素被添加在饲料中用于促进动物生长、提高饲料转换效率、降低畜禽发病率和死亡率。抗生素因其低廉的价格，广泛而有效的抗菌效果在畜禽生产中被大量使用。2018 年中国抗生素总使用量约为 21 万吨，其中 10 万吨用于畜禽养殖业。抗生素在人类和动物感染性疾病的治疗中是一种非常有效的药物，用于人类和动物预防疾病，也可促进动物的生长。抗生素虽然给人类的生产生活带来了诸多益处，但是长期添加使用也导致了细菌耐药性、环境污染、动物源免疫力降低、食品药物残留、公共健康安全隐患等问题。诸多的研究表明，在动物身上无序使用抗生素终将对人类健康产生直接或间接的不利影响，残留在动物体内的抗生素最后也会通过食物链传播到人体内积蓄，其中最突出的问题是引起人类致病菌的抗生素耐药性。据调查，中国每年有超过 8 万人因耐药性而死亡，因此，抗生素滥用的顽疾再度引发全球关注。

1.3 必须设法解决畜禽产品安全所面临的问题

畜禽产品质量安全问题关系消费者乃至下一代的健康和安全。保障畜禽产品的质量和安全已成为保障人类健康、提高人民生活水平、维护社会稳定和谐发展的重大政策问题。大力发展安全优质的畜禽产品是提高人们健康水平、保障粮食安全的重要手段和有效途径。

为维护我国动物源食品安全和公共卫生安全，针对抗生素对食品安全、人体和环境存在的危害和风险，2019 年 3 月农业农村部发布第 194 号公告，按照《国家遏制细菌耐药行动计划（2016—2020 年）》和《全国遏制动物源细菌耐药行动计划（2017—2020 年）》部署，决定实施药物饲料添加剂退出计划。同时明确 2020 年 7 月 1 日起，饲料生产企业停止生产含有促生长类药物饲料添加剂（中药类除外）的商品饲料。

畜禽产品质量安全事关经济社会发展，事关人民群众的切身利益，更关系每个人的身体健康。在当前畜牧生产中，存在的隐患主要是化学品、抗生素、药物等带来的隐患，表现为在动物性食品中存在药物残留和重金属超标的风险。因此，必须设法解决畜禽产品安全所面临的这一重大问题。解决的途径主要是加强饲料生产的监管、完善兽药监控体系，从源头上禁止使用违规违禁的药物和化合物，同时健全兽药、饲料、养殖、屠宰、食品加工等的全程监控体系，形成溯源机制，杜绝食品安全问题的发生。其中，研发抗生素的替代品或实用的替抗、减抗技术，有效减少抗生素在畜禽生产环节的应用是解决问题的关键。在饲料中加入可饲用芳香中药粗提物或提取物已成为畜禽无抗养殖的有效解决方案。许多植物生物活性成分可提高动物生产性能、抗氧化性能、免疫力，并且可改善肉质。通过改善动物的免疫和健康状况，从而达到减少抗菌药物在动物养殖中的使用及其在动物产品和环境中的残留。以植物挥发油为代表的芳香中药作为一种天然植物提取物具有独特的优势。一方面，芳香中药具有抗菌、抗氧化和抗感染症等功效；另一方面，芳香中药还具有无残留、无污染和无耐药性等特点。近年来，随着在畜禽生产中对芳香中药应用研究的深入，芳香中药逐渐成为具有替代抗生素潜力，是安全、新型、高效的饲料添加剂。未来，具有独特生物活性功效的芳香中药必将在替抗、减抗，保障畜禽产品安全方面发挥不可替代的作用。

2　芳香中药可使畜禽健康

2.1　芳香中药为什么能使畜禽健康

芳香中药由于其抗菌、抗氧化、抗病毒、抗寄生虫活性和免疫刺激等作用，在无抗养殖背景下保障畜禽健康养殖的作用越来越受到关注。

芳香中药及其衍生物对食源性病原和腐败微生物具有一定的抑菌或杀菌活性。对大肠杆菌、空肠弯曲菌等革兰阴性菌及枯草芽孢杆菌、大肠菌群梭菌等革兰阳性菌都表现出广谱抑制活性。很多芳香中药活性物质及其代谢物与细菌的特定蛋白质结构域结合，可致使蛋白质相互作用的修饰或抑制。对细胞壁和细胞膜结构的影响可能基于植物的亲脂性化学结构，积聚在细菌细胞膜和线粒体的脂质双分子层中，使细胞更具渗透性。抗菌机制还包括抑制细菌群体感应系统，影响其致病过程中的关键事件，包括影响各种细胞过程，包括信号转导、有丝分裂、凋亡和免疫反应。芳香中药挥发油的抗菌活性不是某种特定作用模式的结果，而是因为不同成分对微生物细胞不同细胞器中的不同靶标的协同作用。芳香中药挥发油还可发挥益生元的作用，通过抑制宿主动物肠道中大肠杆菌、梭状芽孢杆菌、葡萄球菌等有害细菌的生长，可以促进包括乳酸菌在内的有益细菌的生长，从而减少病原体在肠道中的定植。

芳香中药活性成分可能影响动物机体组织中的脂质代谢，表现出对抗氧化酶活性的有益作用，如超氧化物歧化酶（SOD）、谷胱甘肽过氧化物酶（GSH-PX）和过氧化氢酶（CAT）的活性，从而保护机体免受氧化损伤。其抗氧化能力主要来源于其酚类化合物，酚类化合物可通过 NF-κB 等信号通路清除自由基和活性氧（ROS），如单氧和超氧或羟基自由基、氢供体、金属螯合剂和酶系统抑制剂等，可以单独或协同预防与氧化应激相关的慢性动物疾病。

在畜禽饲料中添加芳香植物如牛至、迷迭香、百里香、藏红花和鼠尾草等被认为是动物食品掺入天然抗氧化剂的一种简单而传统的方法，可以通过终止氧化级联反应的开始或进程来抑制或延迟脂质氧化（氧化酸败），可以提高畜禽肉制品和蛋黄在冷藏或长期冷冻储存期间的氧化稳定性。芳香中药挥发油还对病毒具有直接杀灭作用，降低病毒感染宿主细胞的能力。通过溶解或作用于病毒尖刺蛋白和受体蛋白，阻止病毒进入宿主细胞，抑制病毒在宿主细胞内的复制，包括抑制病毒蛋白合成或病毒蛋白修饰。研究表明，白藜芦醇以剂量依赖性方式抑制猴肾细胞中非洲猪瘟病毒的 DNA 复制、蛋白质合成和病毒复制位点合成。原花青素通过抑制病毒 RNA 合成、蛋白表达和子代产生，对 Marc-145 细胞中的猪蓝耳病毒感染表现出有效的抗病毒活性。在感染 H9N2 禽流感病毒的受精卵中，金合欢叶提取物（黄酮类）能够阻断 H9N2 禽流感病毒的复制。

此外，芳香中药具有一定的抗寄生虫作用，已被证实可以预防艾美尔球虫（ *E. maxima* ）、堆型艾美尔球虫（ *E. acervulina* ）和毒害艾美尔球虫（ *E. necatrix* ）感染的不良影响，牛至挥发油是对抗隐孢子虫（ *Cryptosporidium ZT.* ）的有效生物活性物质。科学界对芳香中药抗寄生虫的分子机制研究较少，要对其寄生虫细胞毒性活性由细胞凋亡介导，可能涉及磷脂酰丝氨酸外化、DNA 片段化、细胞周期停滞、线粒体膜电位丧失和前鞭毛体中活性氧的产生等加强科学研究。

很多芳香中药挥发油可以在动物免疫抑制情况下促进免疫调节，包括促进吞噬作用，调节免疫球蛋白和细胞素分泌，增强淋巴细胞表达，促进干扰素 γ 的释放等，从而改善动物的健康状况，更好地发挥生长潜力。例如：槲皮素作为一种芳香中药广泛存在的类黄酮化合物，在动物中不同类型的细胞上表现出抗感染潜力，尤其对树突状细胞功能具有免疫调节作用，并且可以安定肥大细胞和保护胃肠道细胞。有研究发现石香薷挥发油在饲粮中的添加能显著提高黄羽肉鸡 21 日龄体重和 1～21 日龄平均日增重，同时降低 1～21 日龄、22～42 日龄和 1～52 日龄料重比。此外，石香薷挥发油还能显著提高黄羽肉鸡血浆和空肠黏膜免疫功能，并提高黄羽肉鸡盲肠微生物有益菌群数量和多样性。在多种动物应激情况下，都被证实了芳香中药挥发油能抑制炎症因子分泌，降低机体抗感染反应，从而增强动物免疫功能，达到整体防病治病的效果。

2.2　芳香中药使畜禽健康的药理及其作用

（1）作为畜禽促生长剂　芳香中药性饲料添加剂是无抗条件下促动物生长的重要途径。大量研究表明，日粮中添加芳香中药提取物或挥发油可显著改善体重增加、采食量和饲料转化率，并降低发病率和死亡率。其促生长的机制主要包括改善饲料的风味和适口性，从而增加采食量；促进内源性消化酶、唾液、胆汁和黏液的分泌从而促进营养物质的消化利用；抑制病原菌繁殖或通过 mTOR 和 Wnt/β-catenin 等信号通路改善肠道形态结构和消化吸收功能。芳香中药对动物生长性能的作用效应因剂量、环境和日粮条件等因素的不同而呈现作用差异。

（2）作为饲料抗生素替代添加剂　大量在畜禽中的抗生素替代试验证实了多种芳香中药及其提取物添加到日粮中可发挥与抗生素相当的促生长、改善肠道健康等作用。在仔猪中，饲粮中牛至挥发油已被证实可抑制 *Proteobacteria* 菌门中沙门氏菌和大肠杆菌的增殖，降低仔猪营养性腹泻。香芹酚显著抑制了金黄色葡萄球菌，稳定仔猪断奶过渡期间的细菌总数。断奶仔猪饲粮中添加 0.01% 杜仲黄酮，其生长性能和腹泻指数与添加抗生素组相当，杜仲黄酮改善了断奶仔猪的肠道形态，减少了大肠杆菌定植。添加 0.2% 白藜芦醇可改善断奶仔猪的生长性能、营养物质消化率和血清 IgG 水平，并减少肠细胞脱落，其效果与饲料中抗生素相当。断奶仔猪饲粮中加入 200~400 mg/kg 山苍子精油能显著提高仔猪日均增重，降低料肉比和腹泻率。作用机制可能与提高抗氧化能力、抗感染水平和肠道屏障功能等因素相关。在肉仔鸡饲粮中添加 500~2000 mg/kg 黄花蒿水提物具有与添加 50 mg/kg 金霉素相当的生长促进效果。添加 100~300 mg/kg 厚朴酚与添加抗生素（30 mg/kg 硫酸黏菌素）一样可提高鸡的生长性能，与硫酸多黏菌素处理组相比，添加厚朴酚显著提高了肉鸡的抗氧化能力。添加 2% 的山竹皮提取物可以提高肉鸡的生长性能。反刍动物中，饲粮中添加 500 mg/L 肉桂醛增加了瘤胃中的多不饱和脂肪酸和丁酸盐，其效果与饲粮中添加抗生素（12 mg/L 莫能菌素）相当。

（3）改善畜禽产品品质　芳香中药挥发油对畜禽产品品质的影响主要通过其抗氧化活性。饲料中使用芳香中药对动物胴体质量的研究发现，可以提高胴体重量、胸肌重量、肉质嫩度和多汁性，减少家禽和猪的脂质氧化，降低猪和牛腹部脂肪沉积。饲粮中添加 100~400 mg/kg 微囊化的香芹酚（30%）和肉桂醛（60%）对肉鸡生产性能和肉品质产生有益影响；黄花蒿提取物可降低肉鸡胸肉或大腿肉中的硫代巴比妥酸反应物质（TBARS），具有有效的抗氧化活性。TBARS 值的降低可能是由于黄花蒿中多酚类化合物或维生素 E 的单独或联合抗氧化性能。在肥育猪中，主要用来改善肉品质和减少运输应激。日粮添加牛至挥发油的生猪腹部肋条肉在存储条件下（34 周）表现出更强的稳定性。因此，牛至挥发油及其活性成分（主要是香芹酚和百里香酚）可以用作脂肪稳定剂，以延长肉制品的品质和货架期。饲喂芳香中药挥发油的猪在运输后活重收缩减少，热胴体重和屠宰率更高。芳香中药挥发油在提高抗氧化酶活性方面优于维生素 E，从而降低运输诱导的氧化应激，改善肉质。

（4）提升母猪繁殖泌乳性能　母猪泌乳期体重损失过多，将会对母猪的繁殖性能造成不利的影响，如断奶至发情间隔（Weaning-to-estrus interval，WEI）延长，排卵率，受精率，胚胎存活率降低等。母猪的泌乳期采食量，也是影响其体况及泌乳性能的主要因素。近年来植物提取物对母猪性能影响的研究指出（表 7-2），众多植物提取物都有提高母猪泌乳期采食量，改善母猪泌乳期体况及泌乳性能的作用。此外，植物提取物还具有提高母猪活产仔数，缩短 WEI 的效果。

表 7-2　植物提取物对母猪性能的影响

植物名称	主要有效成分	添加时间	添加量	作用效果（与对照组相比，%）			参考文献
				母猪平均日采食量	仔猪日增重	断奶均重	
大茴香	茴香脑	G_{85}—L_{21}	5000	+9.6	+21	+16.4	Wang 等

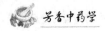

植物名称	主要有效成分	添加时间	添加量	作用效果（与对照组相比，%）			参考文献
				母猪平均日采食量	仔猪日增重	断奶均重	
大豆	黄豆黄素	G_{85}—L_{18}	15	−2.5	+3.9	+2	Hu 等
			30	+1.1	+7.0	+3.4	
			45	+3.0	+10.3	+6.3	
胡卢巴籽	皂苷	G_{108}—L_{21}	1000	—	+11.6	+13.9	Hossain 等
			2000	—	+11.6	+12.2	
人参	人参多糖	G_{90}—L_{28}	100	—	—	+6.6	Xi 等
			200	—	—	+9.1	
			400	—	—	+6.7	
止痢草	香芹酚，百里香酚	G_1—L_{21}	15	+2.2	+8.3	+6.9	Tan 等
		G_1—L_{19}	250	+4.1	+6.5	+4.5	Ariza-Niet 等
		G_{109}—L_{22}	1000	+1.8	—	—	Allan 等
		G_{110}—L_{21}	1000	0	—	—	Amrik 等
		L_1—E_1	1000	+6			Kis 等
丝兰	皂苷	G_{107}—L_23	200	+3.8	+2.6	−4.3	Ilsley 等
皂树			250	0	−5.0	−7.8	
植提混合物	香芹酚，辣椒素，肉桂醛		100	+2	+11.6	0	
植提混合物	植物精油，黄酮	G_{107}—L_{22}	40	+1	—	+7.0	Wang 等
植提混合物	香芹酚，肉桂醛，辣椒油树脂	G_{90}—L_{28}	100	—	+13.4	+10.4	Matysiak 等
植提混合物	柠檬酸，山梨酸，香芹酚，香草醛	G_{108}—L_{25}	500	+6.1	−2.6	−1.8	Balasubramania 等
			1000	−3.4	+12.4	+10.5	
植提混合物	黄芩，金银花	G_{107}—L_{28}	720	0	+8.6	+1.5	Liu 等
			1310	+11.5	+2.0	+9.2	
植提混合物	大豆异黄酮，黄芪多糖	L_1—L_{21}	100	+7.0	+14.1	+11.1	王志龙 等
			200	+10.3	+19.4	+16	
			300	+2.3	−2.1	+1	

注："G"表示妊娠，"L"表示泌乳，"E"表示发情，如"G_{85}—L_{21}"表示添加时间由妊娠第85天到泌乳第21天。

植物提取物成分复杂，具有抗菌、抗氧化及调节机体肠道微生物区系稳态等多种生物学特性，多种生物学功能通过不同的作用途径影响母猪性能。其可能的主要作用机制如图 7-1 所示。

母猪在妊娠后期，胎儿迅速发育，母猪代谢旺盛，产生大量的 ROS 并蓄积，母猪易发生进程性氧化应激，影响母猪的繁殖性能，导致母猪产仔性能下降，泌乳力降低。唇形科植物提取物具有较强的抗氧化特性，一方面可以自身作为供氢体，直接清除机体内蓄积的 ROS 自由基，从而减轻母猪机体的氧化损伤；另一方面还可上调机体抗氧化酶相关基因的表达，促进抗氧化酶如 SOD 等的产生和分泌，增强机体的抗氧化能力。黄酮类物质，如黄豆黄素，可通过抑制 NADPH 氧化酶活性，抑制 $O_2 \cdot -$ 的产生，还可与 $O_2 \cdot -$ 聚合，清除体内蓄积的 $O_2 \cdot -$，从而减轻母猪妊娠后期氧化损伤。另有研究表明，母猪妊娠期氧化应激会导致机体出现胰岛素抵抗，降低母猪泌乳期的采食量。然而止痢草油的抗氧化作用还可能通过降低母猪妊娠后期氧化损伤，提高机体胰岛素敏感性，从而提高泌乳期采食量。

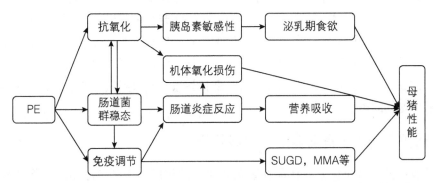

注：→：促进；⊣：抑制；PE：plant extract 植物提取物；SUGD：泌尿生殖系统疾病 swine urogenital disease；MMA：乳腺炎 – 子宫炎 – 无乳症 mastitis-metritis-agalactia。

图 7-1 植物提取物影响母猪性能的可能的作用机制

妊娠母体肠道菌群重塑是诱导妊娠代谢紊乱综合征的重要角色，且妊娠过程中发生的氧化应激会进一步导致母体肠道菌群紊乱。肠道菌群不仅会影响机体的免疫炎症反应，还会作用于机体的抗氧化系统，如大肠杆菌等有害菌及其产物会作用于机体肠道上皮细胞膜表面的 FPR，致使机体产生更多的 ROS，导致机体更易发生氧化应激。大量研究表明，止痢草油、皂苷等植物提取物具有促进乳酸杆菌等有益菌生长，抑制大肠杆菌等有害菌繁殖，维持机体肠道微生物稳态环境，提高机体肠道营养吸收功能的作用。综上所述，植物提取物影响母猪繁殖性能的可能机制主要有以下几点：1）降低母猪氧化损伤，提高母猪胰岛素敏感性，提高母猪食欲和泌乳力；2）增强母猪抗菌抗感染能力，降低泌尿繁殖系统疾病患病率；3）维持肠道微生物稳态，提高机体消化吸收及抗氧化能力，调节免疫功能。植物提取物含有多种生物活性物质，具有抗菌、抗氧化、免疫调节及调节肠道功能等多种功能，其多种功能对母猪性能有不同的影响机制，这些机制相互联系，相互作用，共同起到维持母猪机体生理功能稳定，提高母猪繁殖性能的效果。

（5）防治家禽球虫病 芳香中药挥发油中的酚类物质可作为一种抗鸡球虫病的专用制剂。如牛至挥发油的主要成分香芹酚和百里香酚能够抵抗柔嫩艾美尔球虫和堆型艾美尔球虫及混合型感染。鸡饲料中添加 300 mg/kg 的牛至挥发油，对柔嫩肠杆菌显示出抗球虫作用。腹泻的严重程度、死亡率、盲肠损伤评分和每克粪便球虫卵囊产量的记录值表明，每公斤饲料中添加 5.0 和 7.5 g 牛至挥发油对柔嫩肠杆菌感染的效果最显著。大蒜或肉桂中的化合物也显示出强大的抗球虫和抗菌效果。将黄花蒿中发现的纯化合物，即青蒿素、1，8-桉树脑和樟脑，添加到肉鸡饲料中，发现对球虫有中等程度的预防作用。芳香中药挥发油应用于抗球虫在大规模推广之前，其用量水平、作用机制及临床效果还有待进一步探究。

（6）减少甲烷等有害气体产生 芳香中药及其提取物可以抑制甲烷等有害气体和恶臭物质产生，从而改善动物圈舍环境，减少环境污染。如皂苷、单宁等活性物质均能有效抑制动物甲烷的排放；大蒜中的有机硫和从苦橙中提取的黄酮类化合物联合使用，剂量依赖性方式减少了绵羊的甲烷排放量高达 12.8%。芳香中药抑制甲烷产生的机理可能涉及抑制产甲烷微生物的生长繁殖，或者抑制共生的原生生物的生长繁殖，促进涉及利用氢的代谢途径。如抑制瘤胃的原虫数量、减少产甲烷菌的乙酸含量。很多研究已证实芳香中药提取物可以降低猪肠道和粪便的脲酶活性，降低尿素的分解效率，降低肠道微生物厌氧分解能力等。如肉桂醛、皂甙、多酚等活性物质，可显著降低猪舍空气中有害气体（氨气和硫化氢等）浓度水平，减少恶臭物质和有害气体的排放。樟科植物提取物能够显著降低猪粪尿中的尿素氮分解速度，增加氨态氮的保留，从而减少氨气的挥发。

2.3 芳香中药用于畜禽养殖的发展趋势

虽然芳香中药作为抗生素替代品在畜禽养殖中的作用已得到广泛验证，但从科学和产业的角度考量，这些植物制剂产品的安全性、毒副作用及有效性还有待更多科学数据支撑。如果要在动物饲料中大规模使用芳香中药作为替代抗生素的饲料添加剂，还应该对其作用机制、毒性和临床效果进行更为全面深入研究，是否会导致养殖环境中病原菌的选择性进化仍需关注。未来，要加强现代分子技术、细胞工程技术、合成生物学等在芳香中药资源评价、有效成分挖掘、药理药效等方面的研究工作，为芳香中药高质量服务畜禽健康养殖提供科学支撑。

关于芳香中药挥发油作为饲料添加剂的使用，还需要关注它们在胃肠道中的作用位置和时间。仔猪灌服生物活性物质，如香芹酚、百里香酚、丁香酚和肉桂醛，在 2 小时内几乎全部被胃或小肠的前面部分吸收。所以有必要开发受保护的挥发油形式，延迟其释放和吸收，确保能到达肠后部。为了延长挥发油的抑菌活性，微胶囊化、纳米颗粒技术可使植物挥发油增溶增效、可有效延缓植物生物制剂的吸收，保护它们免受环境因子的影响，减少在胃中破坏，更好地在肠道发挥功效，并尽量减少其不良的适口性或强烈的气味。例如，山苍子挥发油在 2 小时内几乎被胃或小肠的前段吸收，到达小肠后段的量很少，而利用微胶囊包被技术保护的肠溶包被山苍子精油，可避免山苍子精油在胃中的破坏，减少在小肠前段的吸收，大部分可在小肠后段释放，有利于发挥山苍子挥发油真正的功效，提高了仔猪的生长性能和抗氧化能力，有利于仔猪的机体健康。

此外，芳香中药原料及其植物制剂产品，面临标准缺乏问题，只有少数的植物提取物有质量标准，对原料没有强制性标识要求，亟须开展相关原料标准和检测方法标准的制定、修订工作，规范其生产、流通和使用等环节。需要对芳香中药饲料掺假售假、非法添加、标签不规范的行为加大处罚力度，对违法行为起到威慑作用。可以从标签检查入手，有效规范芳香中药饲料界定不明、虚假夸大宣传等乱象。不断完善芳香中药饲料中非法添加物筛查数据库，让非法添加物无所遁形。用最有力的科学数据、最严格的法律法规、最规范的行业标准保障畜禽养殖健康、可持续发展。

3　如何给人们提供安全优质肉食产品

3.1　芳香中药用于畜禽健康养殖要注意解决好有关问题

近年来，芳香中药植物保护与开发利用工作蓬勃发展，国家芳香植物种质资源库的建设快速推动芳香植物资源收集、育种、芳香物质代谢调控、功能研发。特别是利用芳香中药植物开展饲料添加剂的探索工作，为开发利用唇形科芳香植物薰衣草、迷迭香、百里香、牛至、药用鼠尾草等提供了重要科学数据。至今，已有大量的芳香类草药及其产品广泛应用于动物日粮，如欧盟有 100 多个科的近 600 种植物被用于畜禽饲养。欧洲议会及理事会饲料添加剂新功能组的第（EC）1831/2003 号法规中包含了大量天然香料以及提取物、酊剂和挥发油。登记在"植物学定义的天然产品"项下的条目超过 500 个，从 *Abelmoschus* 到 *Ziziphus japonicus*。为了保障饲料添加剂的安全有效，政府制定了严格的规则制度。作为植物饲料添加剂（PFA）使用的草药成分、提取物和植物制剂必须符合国家食品和饲料立法关于成分和安全性的所有要求。关于产品的标识、质量、活性和功效、安全性以及产品的销售，都有对应的规定和规范，并辅以相应的指导，确保其能满足实际要求。整体要求所有植物源饲料添加剂最关键和最必要的是必须对动物和使用者是安全的，确保动物产品的安全，必须保障动物福利和环境友好。

欧洲食品安全局（EFSA）发布的关于饲料添加剂的标识、特征和使用条件指南（2017 年）明确指出，对于植物源性添加剂，特征描述应包括原植物的学名及其植物分类（科、属、种，甚至亚种）；应标明用于获取活性物质的植物部位（如叶、花、种子、果实、块茎、根）；植物的鉴定标准和其他相关方面应加以说明；对于通过提取获得的多种化合物的混合物，建议遵循相关术语描述，如挥发油、酊剂、提取物和广泛用于定义调味产品的相关术语来描述提取过程；应选择一种或多种标记化合物，以便在不同的研究中识别。因此，芳香中药及其产品在实际应用过程涉及与质量保证和安全有关的注意事项主要包括：1）原始原料的鉴定；2）植物原料的自然变异；3）种植和收割情况；4）污染或掺假；5）活性物质的鉴定；6）产品的一致性和稳定性；7）危害物的识别和描述。

近年来，为了更好地保障畜禽健康养殖，中国政府部门为加大对天然植物饲料资源的开发利用，在 2013 年，农业部将 115 种具有药食同源特性的天然植物列入《饲料原料目录》。2014 年，国家标准委启动了《天然植物饲料添加剂通则》标准修订工作，并将标准名称调整为《天然植物饲料原料通用要求》，对标准内容重新进行了规定，以保障我国天然植物饲料原料产品质量安全，规范产品的生产和使用。标准首先明确了饲用天然植物使用的基本形式，将饲料原料用天然植物明确为天然植物干燥物、天然植物粉碎物和天然植物粗提取物3种基本形式，并分类对其进行了科学定义。尤其是标准中对粗提物的定义，明确规定了"粗提物应为天然植物经适当的方法对有效成分进行提取，但未经进一步分离纯化获得的产品"，从生产工艺角度有效界定了天然植物粗提物的范畴。这一科学定义，尤其是对行业使用最为广泛的天然植物粗提物的定义，为天然植物粗提物饲料原料与天然植物提取物饲料添加剂的区分提供了科学依据，明晰了原料与添加剂的界定范畴，为行业管理提供了技术支撑。因此，随着《天然植物饲料原料通用要求》实施，将有更多的芳香中药被列入《饲料原料目录》，为在畜禽健康养殖中的广泛应用奠定了坚实基础，也将促使芳香中药在中国未来畜禽健康养殖中发挥更大的实用价值。

3.2　芳香中药用于健康养殖路径

近年来，在畜禽健康养殖过程中最大的危害就是畜禽传染病，当前的畜禽传染病发生与流行比较严重，呈现出新的特点，新传染病不断出现，老传染病又重新抬头；病毒、细菌、支原体、原虫等混合感染性疾病在增多。在当前畜禽传染病非常复杂的新形势下，如何发挥中草药，尤其是具有明显抗畜禽病原菌与病毒、增加机体免疫功能等功效的芳香中药防治畜禽传染病的优势，更好地解决动物性食品安全问题，就成了亟待解决的核心难题。

（1）芳香中药单方药材在畜禽健康养殖中的应用　由于每一味芳香中药所含有的功能性化学成分都非常丰富，根据畜禽具体生产中所需要达到的不同目的，针对减抗、替抗为其主要目的时，就选择使用抗病原菌功能为主的芳香中药，主要包括牛至、百里香、肉桂、山苍子、丁香、迷迭香、茴香、茶树、桉叶、香柠檬、香紫苏、鼠尾草等常用芳香中药。针对以上单方中药，也主要是采取将单味芳香中药经粉碎之后做成饲料添加剂散剂，直接在饲料里按一定比例添加。由于单味芳香中药，功效更加明确，畜禽养殖使用过程中的针对性也更强，因此也更会受畜禽养殖行业的欢迎。

（2）芳香中药复方药材在畜禽健康养殖中的应用　近年来，畜禽传染病不仅没有减少，反而还越来越多，虽然研发上市的畜禽疫苗也越来越多，但是畜禽传染病的危害却越来越严重。在这种形势之下，可以充分应用芳香中药组方成为饲料添加剂，并主要以不同功效原药经粉碎之后做成芳香中药饲料添加剂散剂，直接在饲料里按一定比例添加。添加方式主要分为两种，一种是在畜禽饲料中长时间一直添加；另一种就是分阶段定期添加。这种添加应用芳香中药的方式，不仅中药加工方式非常简单，同时在给畜禽养殖中的使用方式上也便捷，能够较好发挥芳香中药复方所含有多种具有抗菌、抗病毒、增加机体免疫功能等中药成分的作用，芳香中药复方效果好，应加强这方面研究与应用。

（3）芳香中药挥发油、纯露在畜禽健康养殖中的应用　芳香中药挥发油及纯露具有良好的抗菌活性，具有高安全性、低毒副性等优点，但其易挥发性、溶解性差和气味大，限制了其广泛应用于畜禽养殖行业中。因此，通过改善芳香中药挥发油的挥发性和水溶性、掩盖其气味，是芳香中药挥发油作为饲料添加剂在畜禽领域中应用所面临的首要问题。现代中药成分提取与分离技术也越来越高，通过采取不同的提取与分离技术，将芳香中药明确的功能性成分提取分离出来，根据不同芳香中药功能性成分性质等特点，按中药君、臣、佐、使配伍原则，生产制作出芳香中药提取物颗粒制剂、口服液制剂、注射液制剂等。以上制剂与传统散剂对比有非常多的优势，功能性成分更加明确，生物利用度更高，让畜禽使用后其吸收速度更快，因此更合适在畜禽传染病的治疗期间使用，或者是紧急性预防期间使用。

芳香中药挥发油、纯露在畜禽健康养殖中应用是个新课题，今后研究应该重点解决好以下问题：运用现代药物开发的一些理念和手段对芳香中药挥发油、纯露的有效成分进行研究，主要对有效成分进行分离、筛选和研究，并对这些有效成分进行适当复配和修饰，以期达到增强药理作用的目的；从分子、基因角度入手，对挥发油、纯露进行临床安全性评价，更深入地研究挥发油、纯露的抗菌、抗病毒、抗肿瘤、抗寄生虫、抗氧化等作用机制；对挥发油、纯露进行适当复配，积极开发新型复方挥发油、纯露产品。总之，今后芳香健康产业需要继续加大对芳香中药挥发油、纯露在畜牧养殖中的开发与应用，促进中国畜牧养殖行业的健康、安全、稳定与可持续发展。

（4）芳香中药提取挥发油后的残渣在畜禽健康养殖中的应用 芳香中药提取挥发油后会有大量残渣，这些残渣是经过高温消毒、水洗净化的可用于工业生产的有多种用途的原料。据《香料植物资源学》载，芳香中药除了含有挥发性成分外，非挥发性成分也含有丰富的风味、明显的功效、多种的药用成分：单宁、维生素、矿物质、类黄酮、苦味素、苷、色素、生物碱等，如人参皂苷和妊娠多糖等可通过 PXR 和 NF-κB 等信号通路抑制肠道炎症，降低仔猪腹泻。

芳香中药提取挥发油后的残渣，可以进一步加工，提取其中的有效成分；也可以经过简单加工用于畜禽健康养殖。当然，芳香中药提取挥发油后的残渣，因品种不同、加工工艺有别、产量不同等诸多情况，要进行深入研究和具体试验。在这方面，印遇龙院士团队与芳香健康产业分会团队已达成共识，正在芳香中药资源综合开发利用，建立循环经济体系方面踔厉奋发、创意探索、果敢前行。

3.3 芳香中药用于畜禽健康养殖的价值及前景展望

在畜禽养殖过程中使用芳香中药及其提取物，可以发挥多方面的积极作用，包括促进营养物质消化吸收，发挥抗感染、免疫调节或保护肝脏的作用，改善肠道微生物菌群结构，减少肠道炎症标志物与维护黏膜完整性，减少氧化应激等。芳香中药精油因其独特的抗菌性能，作为饲料添加剂的发展前景广阔。因此，建立和发展芳香中药学理论，一方面将有助于奠定芳香中药挥发油的鉴定、评价和标准化生产的理论基础；另一方面将有利于阐明芳香中药挥发油在动物生产中促生长机制和抗菌机制，从而指导天然挥发油饲用替抗、减抗产品的精准开发，高质量地服务畜禽产品安全和人类健康。

在减抗与替抗宏观政策下，畜牧业开始向"绿色养殖"发展，寻找抗生素替代品是畜牧业发展的当务之急。畜禽生产无抗时代要解决的首要问题是找到安全有效的饲用替抗产品。在众多抗生素替代品中，以天然挥发油为代表的芳香中药作为一种天然植物提取物具有独特的优势。一方面，芳香中药具有抗菌、抗氧化和抗感染等功效；另一方面，芳香中药还具有无残留、无污染和无耐药性等特点。近年来，随着在畜禽生产中对芳香中药应用研究的深入，芳香中药逐渐成为具有替代抗生素潜力，安全、新型、高效的饲料添加剂。目前，在动物生产中应用较多的芳香中药类成分有山苍子挥发油、当归挥发油、八角挥发油、广藿香挥发油、生姜挥发油、牛至挥发油、柠檬挥发油、辣椒挥发油、大蒜挥发油和香芹酚、百里香酚、肉桂醛等，这些芳香物质在提高动物生产性能、增强免疫力、改善动物肠道健康、改善肉品质及防治动物疾病等方面发挥了独特作用。近年来，印遇龙院士团队最新研究发现，由碎米、红薯、南瓜、陈皮和红茶等地源性饲料配制成的蒸粮料显著提高了大围子猪和二元杂交猪的瘦肉率，减少了猪肉的蒸煮损失，并改善了猪肉中脂肪酸的组成（提高了花生四烯酸、α亚麻酸、EPA 和 DHA 含量），猪肉中嘌呤含量降低一半。研究表明日粮添加低水平牡丹皮可以促进仔猪日采食量、降低料肉比，提高仔猪后肠微生物的丰富度，特别是提高了 *Tenericutes* 的相对丰度，同时降低了 *Bacteroidetes* 的相对丰度。

可以预见，由芳香中药及其提取物为生产安全优质肉质产品提供保障，人们过上健康安全的美好生活愿景就在明天。

第11章
芳香中药文化及其弘扬与传播

1 芳香中药文化诠释

1.1 芳香中药文化内涵与外延

芳香中药文化是中医药文化的重要组成部分，也是中华优秀传统文化之一，在中华民族文化史及世界文化史上有着重要地位，并且产生着重大而深远的影响。

芳香中药文化是指人们在长期的历史发展过程中，围绕芳香药材的采集、炮制、应用而逐渐形成的一系列方法、技术、规范、制度，以及由此而产生的习惯、传统、观念、认知、精神的综合概念。这是基于芳香性中药材独有的芳香辛散特性，在中医理论基础之上构建起来相对独立的文化体系，其既包含芳香避秽、驱疫疗疾、理气解郁、平衡阴阳的芳香药物功能与应用，又蕴含修身养性、启智开悟、天人合一、陶冶情操的芳香精神境界与格局。

芳香中药文化归属于中医药文化，而又增加了中医药文化的宽度和高度。其基本的药性药理遵循四气五味，与中医整体辨证、阴阳五行、虚实表里、经络腧穴等结合进行治病疗疾。但其具备的芳香走窜、辛散理气、导滞解郁等功能更在"四气五味"之外，增加了香药性能。正是这一"香性"的存在，是其更具有嗅觉捕捉性和通过嗅觉来影响精神、情绪、心智、意念的功能。这就扩大了中药外用调理精神情绪的功能，进而引发了与心理、意志、情操、道德相关联的更宽泛的文化现象。

芳香中药文化兼有芳香物质文化和芳香精神文化双重内涵。所谓芳香物质文化就是长久以来人们在芳香本草药物应用过程中，通过对芳香药性的理解和运用，形成的用香习惯和传统。如佩戴香囊、沐浴香汤、涂抹香粉、焚香抚琴、红袖添香等习惯行为，以及由此而形成的文学、艺术、礼仪等传统形式。所谓芳香精神文化则是指在人们长期用香过程中，获得的心理感受、情操陶冶、通灵开悟、精神升华等。如祭祀、敬祖用香取其灵性；宗教修行用香重在净心；哲人修身养性用香明理开悟。芳香中药文化所具备的物质与精神甚至灵性相融合的特点，是其独有而区别于其他文化的特征，也是其基本的内涵构成。

芳香中药文化涉及宗教文化、书斋文化、民俗文化、休闲文化、养生文化、大健康文化等，与各领域文化融合发展并为这一领域文化增添特色。如祭祀文化和宗教文化中用香的礼仪和仪规；书香文化中的香诗词歌赋及文人用香；民俗文化中敬祖、节气用香；养生文化中品香修身养性；休闲文化中香氛静心环境建设；大健康文化中治未病及熏香防疫。

芳香中药文化的最高境界是香品德、香情操和香精神。以"芳香避秽""扶正祛邪"引申出来的"明德惟馨"（"至治馨香，感于神明。黍稷非馨，明德惟馨"《尚书》），一直是中国香文化的精神境界。所以，以香喻人、以香比德也是中国文化的精华，如以兰草（佩兰）比君子，以蕙草（零陵香）比女德，以梅花喻精神。香精神文化一直影响着中华民族的人生观、世界观和道德正念。芳香中药文化中"和香"之"和"，也是中华民族精神的体现，蕴含着国人对家庭"和睦"、民族"和谐"、世界"和平"的努力与向往，也成为民族文化之魂而影响着世界。

芳香中药文化是自然科学与人文哲学完美结合的产物，同时也影响和推动着自然科学和人文哲学的发展。芳香中药文化满载着中医药宝贵物质财富和丰富人文精神的芳香气息，随着中华民族特有的思维模式、艺术手段、精神气质广为传播，香火绵延与兴旺，为世界各国天然芳香文化，为世界医药文化发展增添芬芳。芳香中药文化外延涉及中医文化、现代药学文化、香文化，以及哲学、艺术、历史、宗教、信仰等方方面面的文化体系与现象。芳香中药文化与中药、中医文化密不可分，融合发展，相得益彰，互补互用，共荣共兴。所以说，芳香中药文化就是中药文化、中医药文化，也是世界医药文化桂冠上的明珠。

1.2　芳香中药文化渊源

芳香中药文化源远流长，与中华文明同步，与人类发展史同行，与世界用香文化同源。芳香中药文化的起源，可追溯到距今4100年前的夏商时期。在《尚书》这部我国最早的历史文献汇编里有这样的记载："正月上日，受终于文祖。在璇玑玉衡，以齐七政。肆类于上帝，禋于六宗，望于山川，遍于群神。辑五端。既月乃日，觐四岳群牧，班瑞于群后。岁二月，东巡守，至于岱宗。柴，望秩于山川，肆觐东后。"（《尚书·舜典》）这里记载的是舜帝接受尧帝禅让，告知天地时的祭祀活动。燔木升烟，祭拜天地和四季。据考证，燔柴是柏木、栎木、灌木、香草等有香气的植物，用燔柴与牲、陶器、玉器等一同祭祀天地，这是关于芳香文化的最早记载。

中医药发展史证明，芳香中药文化是中医药发展史上光辉篇章。第1部起始于先秦、成书于东汉的中药学巨著《神农本草经》，融汇几代医药学家的辛劳与智慧，传承者们宁肯隐去自己的姓名，而冠以"神农"之名，就是对神农氏这个中华民族药学、香学圣祖的一种纪念。《神农本草经》所载药物365种，其中植物药就有252种，动物药67种、矿物药是46种，其中10%是芳香植物或与芳香药有关物质成分。同时，神农氏设立的蜡祭之礼作为年终大祭，以香气敬神明，也正与古老的祭祀文化吻合。

芳香中药文化源远流长，早已扎根在国人心里。这里诠释和展示芳香中药文化，旨在向世人展示中华中医药文化，旨在推动中医药文化的发展和传承。这是时代的需要，也是后疫情时代的需要。

1.3　芳香中药文化历史使命

习近平总书记指出："当前，中医药振兴发展迎来天时、地利、人和的大好时机，希望广大中医药工作者增强民族自信，勇攀医学高峰，深入发掘中医药宝库中的精华，充分发挥中医药的独特优势，推进中医药现代化，推动中医药走向世界，切实把中医药这一祖先留给我们的宝贵财富继承好、发展好、利用好，在建设健康中国、实现中国梦的伟大征程中谱写新的篇章。"这是为中医药振兴发展吹响了冲锋号。

时光流转，万象更新。党的十八大以后，习近平总书记在多个场合谈到中国传统文化，表达了自己对传统文化、传统思想价值体系的认同与尊崇。他一再指出："中医药学是中国古代科学的瑰宝，也是打开中华文明宝库的钥匙。"并且说"传统医药是优秀传统文化的重要载体，在促进文明互鉴、维护人民健康等方面发挥着重要作用。""要遵循中医药发展规律，传承精华，守正创新，加快推进中医药现代化、产业化，坚持中西医并重，推动中医药和西医药相互补充、协调发展，推动中医药事业和产业高质量发展，推动中医药走向世界，充分发挥中医药防病治病的独特优势和作用，为建设健康中国、实现中华民族伟大复兴的中国梦贡献力量。"

时下，中华民族经过新冠病毒（COVID-19）的考验，使中医中药进一步得到包括一部分西医人士在内的绝大多数中国人的充分肯定，这必将极大地促进中医药事业发展。目前我们需要深入思考 3 个问题：一是中华民族为什么能够孕育出中医学？二是作为中华文明瑰宝的中医学、中药学、芳香中药学如何在现代社会与未来得以弘扬与发展？三是如何促进芳香中药学与世界各国的芳香医药学互学互鉴，博采百家之精华，使之更好地继承、弘扬、创新与发展？

中医文化和芳香中药文化，始终与中华文明息息相关、互为一体。如今，中华文化的强势回归、全面振兴，为芳香中药文化的复兴带来了绝佳契机，历史赋予芳香中药文化重大使命，尽管任重道远，但前途光明美好。

2　芳香中药文化形成与时代特征

2.1　芳香中药文化形成

（1）芳香祭祀礼仪　考古发现人类开始使用芳香类物质的时间在远古时期，距今约 6000 年以前。湖南澧县城头山遗址（距今 6800 年）就有祭坛和人类燔柴祭天的痕迹，之后的仰韶文化遗址（距今 6000—5000 年）、良渚文化（距今 5000—4000 年）、红山文化遗址都相继发现了燎祭痕迹。殷商时期甲骨文出现，甲骨文中"柴"字的写法，形是"手持燃木的祭礼""燎"字的写法，形是"燃烧的柴木"。《说文》解释为："柴，烧柴寮祭也""寮，柴祭天也"。可见燔柴祭祀早就出现。甲骨文"香"字，形如"容器里盛的禾与黍（小米）"，也是盛谷物向神明祭献之意。到篆体文字时演变为上"黍"下"甘"，《说文》解释为："香，芳也。从黍从甘。"自此，"香"，有了明确定义"芳也"，取意为谷物甘甜的气味。《诗经》有："其香始升，上帝居歆"。由此可见，芳香物质应用是和祭祀文化分不开的，这就使芳香（香药）文化一开始就被赋予祈福平安、恭敬自然的含义。正因为这种含义的存在，使得香（香药）文化薪火相传、绵延不断、源远流长。

（2）神农尝百草传说　神农尝百草而识香药。传说神农氏是长江流域炎族的首领，尊称"炎帝"。他所在的远古时期，百姓以采食野果、吃生猎物为生，经常有人中毒而死亡，寿命很短。炎帝神农氏为使族人解除疾苦，延长寿命，就跋山涉水，行遍三湘四水尝百草，了解百草之平、毒、寒、温之性。为找寻治病解毒良药，他几乎咀嚼品尝过所有植物，"一日而遇七十毒"，然后又寻药解之。神农在尝百草的过程中，识别了百草，发现了哪些可以攻毒祛病，哪些有毒致命，哪些无毒可食。炎帝神农氏也终因误尝断肠草而死，被先民尊为"药祖、药神、圣祖"。神农氏对中华文明的贡献很多，发明耒耜（古时类似犁的农具）、播种五谷、兴农耕、重卦观象、创制蜡祭等，以至于后世的文明构建时以一族人或一群人的集体智慧代名词出现，将其精神凝聚成"神农氏"这一人文符号。由于神农氏发明耒耜以耕种五谷，尝百草以辨识药性，并制作陶器以蒸煮食物、熬炼药物，使"香花毒草"分辨清楚，也才有了本草香药及用法。《淮南子·修务训》有记载："神农……尝百草之滋味，水泉之甘苦，令民知所避就。当此之时，一日而遇七十二毒。"《搜神记》卷一："神农以赭鞭鞭百草，尽知其平毒寒温之性。"《纲鉴易知录》记载："民有疾，未知药石，炎帝始草木之滋，察其寒、温、平、热之性，辨其君、臣、佐、使之义，尝一口而遇七十毒，神而化之。"确认了这一传说的存在和意义。

（3）一带一路及传播　2100多年前，中国汉代张骞两次出使西域，开辟出一条横贯东西，连接欧亚的丝绸之路，为汉朝开辟通往中亚的交通要道提供了宝贵的资料。张骞不仅是丝绸之路的开拓者，而且从西域带回好多香料植物种子，如芝麻、胡椒、大蒜、芫荽、茴香、核桃、石榴等，逐渐在中原栽培；之后安息香、苏合香、没药、迷迭香等也陆续沿丝绸之路进入我国，丰富了中国芳香性中药种类。

隋唐时期，随着国力强盛，政治统一，经济繁荣，文化昌盛，日本与韩国派来"遣唐使"，到我国学习汉文化、中医文化，把芳香疗疾养生的方法带回本国发展传承，使之之后的汉药、汉方发展起来。同一时期，鉴真东渡日本，带去中国的芳香文化。

公元1405—1433年间，郑和七下西洋，在不到20年时间里跨越了半个地球，进行了一系列海上探险，完成了人类历史上伟大的壮举。郑和船队中，有郎中180余人，这些随船医生在航线沿路各国不断补充、采买药材、芳香药材配成中药，医治船员坏血病等航海疾病，极大地降低了船员的伤亡率，保证了船员身体健康，顺利在海上长时间航行。郑和下西洋后海上"丝绸之路"畅通，源源不断的东南亚香药，如沉香、檀香、胡椒、肉桂、豆蔻等源源不断进入中国，也增添了中国芳香中药种类。

芳香中药文化的形成，不是一朝一夕和一时一地，而是在漫长的历史发展过程中和人类不断应用的过程中，逐渐积累和丰富起来。

2.2　芳香中药文化在各时代的特征

芳香中药文化与各个历史时期的政治、经济、文化、医药、宗教、外交等结合表现出不同的时代特征：芳香中药文化于夏商时期开始萌芽，于春秋战国时期逐步显现，在秦汉时期得到发展，在唐宋时期基本形成，在明清时期兴旺发达，在现、当代兴盛壮阔。

（1）夏商时期　芳香中药文化以祭祀、祈福形式表现并延续。由于当时的人们对自然和生命认识的局限性，以为生老病死上天主宰，所以用焚烧柏木、柏叶、栎木、萧这些香材（香药），敬献五谷、鬯酒等，祭祀、祈福，以消灾避祸，保命延年。祭祀前还用"兰汤"（兰草与零陵香煮汤）沐浴，净身净手以表敬意。此时的香药文化满含敬意、虔诚、祈愿，延续下来，成了当时祭祀文化的一部分。

（2）春秋战国时期　以香草香药比喻或表达自己高尚品德。如《尚书·君陈》说："至治馨香，感于神明。黍稷非馨，明德惟馨。"把清明的治国之道，高尚的道德情操视为最高尚的香。孔子言论："芝兰生于深林，不以无人而不芳。君子修身立德，也不应因贫贱而改节。以'兰香'来比喻君子。"《荀子·礼论》有："刍豢稻粱，五味调香，所以养口也；椒兰芬苾，所以养鼻也……故礼者养也。"是说香气入鼻，修身养性。《楚辞》里也以香喻人的就更多："户服艾以盈要兮，谓幽兰之不可配""扈江离与辟芷兮，纫秋兰以为佩。朝饮木兰之坠露兮，夕餐秋菊之落英"，佩香草洁身，以香草香花比喻士大夫屈原自身高洁、品德高尚。以香喻人，佩香喻德，借香修身形成芳香中药文化的高境界。与此同时，让佩香囊、沐兰汤也成为一种养生手段。《礼记·内则》："男女未冠笄者，鸡初鸣，咸盥漱，拂髦总角，衿缨皆佩容臭。""容臭"即香囊。《九歌》："浴兰汤兮沐芳，华采衣兮若英。"写兰汤沐浴。

（3）秦汉时期　芳香中药文化体现出来的是"和"文化。丝绸之路上的香料贸易让西域和南海的珍贵香药源源不断进入中土（中国），宫廷贵族和士大夫阶层用香药种类由草木香的兰、蕙、椒、桂、萧、芷、柏、艾，增加了苏合香、安息香、乳香、丁香、沉香等名贵香料，香药和合使用的方剂出现。"汉建宁宫中香"就包括沉香、白附子、丁香皮、藿香叶、零陵香、檀香、白芷、茅香、茴香、甘松、乳香、生结香（沉香1种）、枣、苏和油14种香药组成（陈敬《陈氏香谱》）。汉张仲景的《伤寒杂病论》确立了辨证论治的原则，奠定了中医治疗的基础，同时也提出了使用香药祛寒散湿防治的概念。汉代名医华佗，就用茵陈（茵陈蒿、白蒿，香药萧的嫩芽）治疗黄疸，用紫苏解鱼蟹毒，用香药曼陀罗花、当归、香白芷、川芎与生草乌、炒南星一起发明"麻沸散"（中国第1个中药麻醉剂），其中香药比例过半。汉代宫中用香养生成为规定和习惯，大臣上朝要口含香，衣服要熏香，皇帝封王要赠送香炉，后宫沐浴要用香。蔡质编写的《汉官仪》记录了当时宫廷礼仪规定，尚书郎上朝奏事之前要"女侍执香炉烧熏"，奏事时要"含鸡舌香伏奏事"。汉代道教兴起，道家修炼时也要香汤沐浴。《三皇经》记载道家修炼时："凡斋戒沐浴，皆当盥汰五香汤。"汉代众多史料表明"和香"形成规制，复方香药合剂用于疗疾、养生增多。

（4）魏晋时期　芳香药文化与魏晋风骨修身养性、结合、与道家养生相结合。魏晋南北朝时期，思想自由，玄学思潮兴起，文人风骨雅兴，而且多为士人。他们开始用香、咏香、做香。推进了香文化向民间发展。例如："竹林七贤"抚琴、作画、咏诗无不焚香。咏香的诗也很多，例如：曹植的《洛神赋》"践椒途之郁烈，步蘅薄而流芳。"《迷迭香赋》"播西都之丽草兮，应青春之凝晖。流翠叶于纤柯兮，结微根于丹墀。"刘绘《博山香炉》"蔽亏千种树，出没万重山。上镂秦王子，驾鹤乘紫烟。下刻蟠龙势，矫首半衔莲"他们的诗，不是写香药熏衣熏被、养生疗疾，而是抒发了一种修身养性的美感。

（5）南北朝时期　道教兴盛、佛教也已开始进入，道家在炼丹药、修心性、治病养生多用香药。道教经典明确规定和阐述用香可以"通感"、"达言"、开窍、辟邪、治病等。佛教刚刚进入，在供奉佛祖、持戒修行、参禅悟道时大量用香。这就推动了香药文化与宗教文化的融合。葛洪《抱朴子》中就记载了许多道家用香炼丹药、防病疗疾方剂。如用"鸡舌香"与乳汁合煎治疗眼疾，用青蒿（香药）治疗疟疾。还记载了许多香药内服、佩戴、涂敷、焚熏等方法。

（6）隋唐时期　芳香中药文化普及期。芳香文化与斗香、斗茶、美容香体、佛教文化、唐诗雅文化、海外传播等融合在一起，达到了前所未有的完备。唐代宫中用香药普遍而多样，规定前朝议事要摆香炉燃宫中香，读公文要沐手焚香，后宫女眷用"七香描黛"（7种香粉和黛色而成的描眉粉）、香汤泡浴（华清池）、香粉敷身，佩戴香囊，用帐中香（"杨贵妃帷中衙香"）、被中香炉（香球）等。唐玄宗送杨贵妃的"太真香囊子"；唐敬宗的在宫中玩"风流香箭"；宫中常举办斗香、斗茶活动。而且，宫中香、帐中香、薰衣香、品茗香药各有配方，养生、怡情各有区分。唐代佛教盛行，用香已经细分，供养佛香、诵经用香、修行用香、浴佛用香甚至读不同经卷都有不同香方。法门寺博物馆的"唐鎏金卧龟莲花纹五足朵带银熏炉、银炉台"等香具精美豪华。寺院僧人用篆香（用模具把香粉在香炉中打出篆体文字）、百刻香（按刻度12时辰燃一炉香，燃到不同刻度就知道时辰）来计时。佛教用香把芳香中药文化的"敬""净""静""寂"发挥到了极致。唐代经济和文化发达，吸引海外遣唐使到长安等地学习汉文化，同时也学习香药文化、汉医学，唐代的香药文化也由此传到朝鲜半岛、日本国等。鉴真大师东渡日本，把佛教文化、香药及香文化一起传播到日本。日本汉方药中许多名方是中药芳香药名方，如"救心丸""苏和丸"等。这是芳香文化对中药文化的世界性贡献。

芳香中药文化在唐诗中被赋予文雅和风流。"博山炉中沉香火，双烟一气凌紫霞"这是李白的《杨叛儿》，写博山炉中香烟美妙；"朝罢香烟携满袖，诗成珠玉在挥毫"这是杜甫写官宦用香；"水塘耀初旭，风竹飘徐霞。晨起对炉香，道经寻两卷"这是白居易《冬日早起闲咏》写焚香读书；"八蚕茧绵小分炷，兽焰微红隔云母"这是李商隐写用香的雅致；"何幸含香奉至尊，多惭未报主人恩"这是王维写敬意；"蹙金妃子小花囊，销耗胸前结旧香。谁为君王重解得，一生遗恨系心肠"这是诗人张祜的《太真香囊子》，写唐玄宗与杨贵妃用香的风流韵事……天然芳香药文化，在文人笔下，在这些诗句释放着沁人的芬芳。

（7）宋元时期　芳香中药文化的发展成熟期。在这一时期，芳香中药文化与中药学、传统文化、市井文化融合，一起走向成熟，众多芳香文化专著如《香谱》出现。这些"香谱"记载了香药产地、性味、特征，香品制作、香方调配、香药修制、香事活动等，对研究香药文化和养生做出了贡献。代表性的有沈立《香谱》、洪刍《香谱》、曾慥《香后谱》、颜博文《香史》、候氏《萱堂香谱》、《香严三昧》、叶庭珪《南蕃香录》和陈敬《陈氏香谱》等，分别归入类书、食货、谱录、杂艺、农家等类。现在存世的有洪刍《香谱》、曾慥《香后谱》和陈敬《陈氏香谱》。归纳这些香谱，见香方的合香均取法于中医君、臣、佐、使的组方配伍方法。大部分方剂，是本着理气调中、降逆、清心醒神、燥湿驱虫、扶正祛邪、温中祛寒、回阳救逆、提神醒脑、祛风止痛、化湿解暑、辟疫等，如理气作用的沉香、檀香、木香、香附、甘松等占方剂总数的1/3。这些香药都有理气调中、降逆的作用。如"南蕃龙涎香"云："兼可服，三两饼茶酒任下，大治心腹痛，理气宽中。"开窍药麝香、龙脑、苏合香、安息香占20.2%。开窍药使用的香方有提神醒脑的作用。《香谱》中有大量的闻思香、清神香、清心香和清远香等，供文人焚于书房，借以清心醒神。如"窗前省读香"云："读书有倦意焚之，爽神不思睡。"此外，还有提神醒酒、坐禅修道、美化环境、香身利汗、熏衣避邪等方剂。《香谱》不同于药方，其安全性、养生意义更加明确。

宋代与元代文人雅士常与斗茶、插花、挂画的上流社会优雅生活结合，在这个典雅的时代，闲雅之风盛行，而香文化、香生活，则是这般休闲雅事的较高境界。"小阁藏春，闲窗锁昼，画堂无限深幽。篆香烧尽，日影下帘钩。"（李清照《满庭芳》）"何日归家洗客袍？银字筝调，心字香烧。"（蒋捷《一剪梅·舟过吴江》）焚香抒情。文徵明的《焚香》"银叶莹莹宿火明，碧烟不动水沉清"，杨庭秀《焚香》"削银为叶轻如纸""不文不武火力均"就是隔火焚香的情景。品香，让香药这一物质，上升为一门艺术享受，并以此陶冶情操。与之配套的是精美的成套品香器具，宋代的官、哥、钧、定、汝 5 大名窑均烧制仿古钟鼎精美炉具，以品香"静心契道，品评审美，励志翰文，调和身心"。

宋元时期香药文化是一个从朝堂到市井的普遍普及时期。宋朝特设"香药局"专司香药的使用。"香药局"掌管"异香、香叠、香炉、香球"及"装香篆细灰"等事务，专司香药的使用（《宋史》）。宋朝市舶司专负责香药贸易，香药贸易十分繁盛，进口香药种类繁多。以《宋会要辑稿》记载绍兴三年市舶司收税后发往临安的舶货清单为例，其中香药类有 50 多种，如乳香、龙脑、麝香、沉香、檀香、木香、苏合油、豆蔻、龙涎香、荜澄茄、降香、肉豆蔻、诃子、舶上茴香、附子、黄熟香、生速香等。这就推动了香药在全社会的应用。宋代繁华街市有香铺，小巷人家有专门请"香婆子"上门大香篆，读书有"红袖添香"，抚琴有"焚香听琴"，出行有"宝马雕车香满路"。

（8）明清时期　芳香中药文化发展的高峰期。与中医中药学、温病学融为一体，也在名人笔记和著名小说里和大家族生活融为一体，又混入一些西洋香氛围。以明代周嘉胄《香乘》为代表的香学专著、药学巨著李时珍《本草纲目》为代表的医学专著，均从香药应用的专业角度记载了大量方剂和具体功能，让香药修身养性、祛病疗疾、怡情养性和合共在，自此，香文化与中药文化完美结合。同一时期，明代的贾所学《药品化义》、清代吴师机撰写外治法专书《理瀹骈文》把"香气"与香药外治的中医香疗理论逐渐完善并推向顶峰。确认"香能通气，能主散，能醒脾阴，能透心气，能和合五脏"。明清时期"温病学说"的形成，让芳香性药物"芳香避秽""祛邪扶正"的防疫祛瘟功能更加深入民心。在《红楼梦》《西厢记》等明清小说里，在《遵生八笺》《燕闲清赏》等名人笔记里，采香药、制香品，大家族用香已与日常生活结合，赠礼、怡情、饮食、吟诗作赋，香文化渗透其中。如《红楼梦》中"暖香""冷香丸""木樨清露""香茶"等诸多生活用香。屠隆在《考盘余事》写道"香之为用，其利最溥，物外高隐，坐语道德，焚之可以清心悦神；四更残月，兴味萧骚，焚之可以畅怀舒啸；晴窗榻帖，挥尘闲吟，篝灯夜读，焚以远避睡魔，谓古伴月可也；红袖在侧，密语谈私，执手拥炉，焚以熏心热意，谓古助情可也；坐雨闭窗，午睡初足，就案学书，啜茗味淡，一炉初热，香霭馥馥撩人；更宜醉筵醒客；皓月清宵，冰弦戛指，长啸空楼，苍山极目，未残炉热，香雾隐隐绕帘；又可祛邪辟秽，随其所适，无施不可。"描述文人写作用香之佳境。在清末，随着对外交流增加和民族融合，西方香水、鼻烟、花露水已经进入中国，作为香药的另一种形式已经同样成为中国香药的一部分，既丰富了芳香中药，同时也使传统香药文化受到一定冲击。

（9）现代和当代　芳香中药文化发展的兴盛壮阔期。第二次世界大战后，化学工业高速发展起来，一些化学合成的药品，有的是化学合成的芳香药品充斥市场，如化学合成的挥发油、各种保健品等。随着千百万人的临床应用结果分析，全世界的专家得出一致意见，化学合成的产品危害人类的健康。在当代，芳香中药文化正在催生芳香药用植物种植产业。芳香药物种植园与观光、休闲、健步、闻香、园艺相结合，营造身心愉悦的大环境。在这种环境中，让人闻香而充分放松自己，享受香气和香花、香草给视觉带来的美感，动手制作香囊、插花甚至学习栽培，呈现出良好的大养生环境。

21世纪以来，天然芳香药材、药物、芳香疗法及其理念与观念得到认可与应用，各种社会组织及广大专家学者纷纷行动起来，一个返璞归真、回归自然、应用天然芳香产品浪潮逐步掀起。应对肆虐世界的新型冠状病毒（COVID-19）过程中给人们又一次启示：芳香药材、芳香药物、芳香疗法、芳香理念、芳香生活与人类的生存与发展至关重要，一个弘扬传播芳香中药文化、大力发展芳香中医药产业与事业、树立应用芳香中医药理念、发展芳香健康产业的热潮正在全世界兴起。

3 芳香中药文化的社会化融合发展与完善

3.1 芳香中药文化与中医养生和治未病

芳香中药文化是中药文化的一部分，属于中医药文化的范畴。由于它具有香文化的特性，如修身养性、调理情致、陶冶情操、启智开悟等，所以，与中医养生文化融合并在中医大健康领域有着重要地位。

中医大健康养生提倡"天人合一"的自然观，提倡"性、命双养"的养生观，提倡"治未病"思想，正与芳香中药文化相契合。芳香中药在疗疾治病时也是把"性、命双养"和"治未病"放在首位，常采取佩戴、熏闻、涂抹、热灸、喷洒等方便易行的外用方法，避免内服药物走消化系统而对其他脏器造成影响，可以长期作为预防和养生使用。例如：佩戴香囊、艾灸、熏香、闻香等。利用芳香中药的芳香避秽、理气化瘀、扶正祛邪特性防病和治未病。

中医大健康强调的和谐统一、辨证互补，也是芳香中药文化的精髓。芳香中药的外用，就是要求对事物整体把握，直观辨证地用香药并达到效果。

中医大养生的"致中和""阴阳平衡"思想，也是芳香中药文化的精髓——和香精神。和天和地和万物，"中也者，天下之大本也；和也者，天下之达道也。致中和，天地位焉，万物育焉"。《中庸》《神农本草经疏》有："夫药之生也，气禀乎天，味承乎地，性在其间，气为阳，味为阴，五味四气，各归其类。"香药外用，多有纯阳之气，以此扶阳养正，补益劳作之损，也是养生之道。

芳香中药文化中的以香喻人、修身养性、陶冶情操是中医大健康提倡情致养生的层面。芳香中药文化以香草喻人，以芳香比君子修身立德。同时，无论是皇家贵胄、文人雅士，还是黎民百姓都在用香过程中得到性情颐养。《临川四梦》记载汤显祖提出"四香"，即"不乱财，手香；不淫色，体香；不诳口，口香；不嫉害，心香"，以此作为品德准则。

3.2　芳香中药文化与当代芳香疗法

芳香中药文化引领和指导芳香疗法在中国的发展。近几年，当国外芳香疗法纷纷进入国内，使我们回望源远流长的中医药文化中的芳香文化，让我们为颇具特色的芳香中药文化而自豪。一大批有识之士，包括中医药专家学者、中国香文化学者、达人，正在积极用中医香疗理论引领西方芳香疗法在国内落地。西方香疗多以挥发油、纯露为载体在美容、香体、养生、灵修等领域应用。挥发油和纯露是芳香植物挥发性物质，其芳香植物挥发成分与芳香中药的挥发成分相同，使用方法与芳香中药的外用有异曲同工之处。所以，以中医香疗理论为基础，结合中医推拿、涂敷、吸嗅、沐浴等方法在全国推行。人们基于对芳香中药的驱疫疗疾、舒经活络、疏肝解郁等功效认知，也很快接受西方芳疗。我国《中药学》《香料植物资源学》作者等有识之士不断在中医香疗与西方芳疗的结合方面进行比较研究，也辨证吸取了西方挥发油应用的优势，用先进技术从传统芳香中药中提取挥发油。用中医整体辨证理论、经络腧穴理论、阴阳平衡理论结合中药性味，分析西方挥发油中"萜、烯、醇"的疗愈作用原理，研究并总结出具有中医特色的《中医香疗学》，得到国内外医学、医疗领域认可，受到业界好评，也推动了中医香疗的传承和发展。

3.3　芳香中药文化与民俗普及

芳香中药文化对中国民俗习惯的影响可谓深远。从祭祀、敬祖香火不断，到传宗接代的"香火延续"，民俗节气、大小庆典无不用香。烧香、用香成了寻常百姓家的日常之事：节日要祭祀烧香祈愿福祉、寻求平安；欢庆丰收要烧香感恩天地雨露；家有喜事更要烧香告知祖先；寒食节、清明节、盂兰盆节、中元节都是祈福烧香的日子。更不用说端午插艾草、挂菖蒲、涂雄黄、佩香囊；重阳节插茱萸；甚至孩子出生、建房挖井、义结金兰、发财升官等，都要举行相应仪式，烧香告天示人。民俗中的香药使用是芳香中药文化中表敬意、祈愿美好的表达。正是这一文化形式让芳香中药显得神秘且神圣。

国人把芳香文化融入自己的日常生活。喝香茶如茉莉花茶（一种吸附了茉莉花香的绿茶）、橘普茶（陈皮＋普洱茶）、菊花茶、桂花茶、玫瑰花茶、薄荷茶等；煲汤做菜有茴香、丁香、肉桂、豆蔻、五香粉、十三香等；佩戴首饰有蜜蜡、琥珀挂件（矿物质香药），沉香、檀香手串，甚至辟邪戴朱砂，赠送香囊、香帕等。

源于芳香文化的民俗普及性，长期以来使得"香"也成了一切美好的代名词。吃得"香甜"，是赞美食物美味；睡得"香甜"，是形容睡眠好；"古色古香"是说物品古雅；"国色天香"比喻事物品位；"入芝兰之室久而不闻其香，入鲍鱼之市久而不闻其臭"是说交友；"香消玉殒"也说美人离世。"香"，也成为一种精神："斯是陋室，惟吾德馨"主人品德高尚；"灵芬一点静还通"是说启智开悟；"馨香远播"是赞扬人名声好，（与"臭名昭著"品相对）；"书香门第"是对家族文化的称颂。

4 芳香中药文化核心理念与价值

芳香中药文化历经几千年传承，已经根植于传统文化和中华民族灵魂深处，并融汇于中医药领域，逐渐形成了自己独特的文化核心理念和价值观。可归纳为：正气、和合、礼敬、雅致、明心、立德。

芳香中药文化核心之"正气"，是基于香药的"驱邪扶正"功能，能祛除致病之"邪祟"即风、寒、暑、湿、燥、热（火），养阳气扶正气，也是基于特殊芳香性药物的安神辟邪作用，逐渐形成了"芳香祛秽""芳香养正"，以香驱除一切邪毒、邪恶、邪气，树立正念、正气、正能量，弘扬正道的文化理念。

芳香中药文化核心之"和合"观念，是基于香药配伍讲求"君、臣、佐、使"和合，辨证用香，协同作用，而忌讳单方偏香。芳香之气又得益于天地精华，"气禀乎天，味承乎地，性在期间矣"。缪仲淳《神农本草经疏》自序和香配伍理念就是"和天、和地、和万物"，合乎自然取香采药之理、炮制之法、和合之道，要求"使众香咸为一体……比其性，等其物而高下之，如医者之用药，使气味各不相掩"。《陈氏香谱》上升到文化价值便是"和合"文化、"和合"精神，是"和谐生存、合作发展"，世界人民的愿景就是各取所长、优势互补的团结、协调、一致的境界。可谓：和合天下香氛满盈、人民安居乐业！

芳香中药文化核心之"礼敬"，是基于香药在祭祀、敬祖、礼佛等用法中燃香品、敬香酒、沐香汤皆是表敬意、虔诚和祈愿，这一习俗延续形成人们对香药的敬畏之心，对用香品的恭敬之心。也让人们潜意识中形成了对香文化是"礼"文化、"敬"文化，有仪式感，含敬畏心。上升为人与人、人与自然、人与万物的尊重、敬畏之心，以及中华礼仪之邦的"礼仪""礼节""尊敬"行为。

芳香中药文化核心之"雅致"，是基于香药之气通过嗅觉捕捉，调节人的思维、感知和敏锐、精细程度。香药外用时要求环境清雅、洁净，发香器皿讲求精致、高雅，施香用香者均要静心体会过程。在文人雅士书桌文案、琴房、茶室等，香与雅物一起更被环境和主人渲染得高雅静寂、赏心悦目，使人修身、养性、怡情，在诗词歌赋中被吟咏得风雅、经典。所以，与茶、花、琴、画一起成为雅文化的象征之一。

芳香中药文化核心之"明心"，是基于芳香药醒脑开窍、通灵启智功能能够使人"明心见性"，开悟明理。"花气无边熏欲醉，灵芬一点静还通"（朱熹《香界》）就是这种境界。自古至今人们也以香喻人、以香比德、以香表明自己品行志向，如佩戴香囊表高洁，以兰香比君子德行，用梅香喻坚贞志向等。"香"成为美好、怡人、有感染力的代名词。

芳香中药文化核心之"立德"，是芳香文化的最高境界，是基于"明德惟馨""香以熏德"的香精神和目标，让所有用香施药者都把自己的香品德放在首位，树立高尚的"医德""香德"，用高尚的道德情操约束和引领自己行为，"说香话""奉香事"，成为一个有"香品德"的人，而芳名远扬、馨香远播。

芳香中药文化的核心理念，自古至今影响和规范着国人的思想和精神，有的已融化在行动中，成为行为准则和道德境界，如"明德惟馨"，已成为国人品德行为准则；芳香中药文化中的"和合"理念，是中华民族精神的精华，这一理念引申为"天、地、人和""家和合""民族和合""国家和合""世界和合"的祈愿；芳香中药文化中"扶正祛邪"的正能量，是中华民族"正气存内，邪不可干"的坚毅果敢的意志力和不可战胜的精神力量。

5　践行芳香中药健康价值是未来发展方向

在当代生活节奏加快，社会化竞争激烈，人们的浮躁、烦恼、郁闷等心理问题和疲劳、失眠、精神不振等亚健康状况不断出现。芳香中药的理气、解郁、舒筋活络、减压、祛躁功效能针对这些适应证。如内服药"木香顺气丸""藿香正气水""苏合香丸""安息香丸""安神补脑液"，外用品闻"沉静香""清远香""助眠香""怡心香"，涂抹"玫瑰挥发油""薰衣草挥发油""佛手柑挥发油"等都会起到相应的良好作用。当代兴起的"芳疗馆""SPA馆""中医调理馆"甚至"艾灸馆""品香馆""香茶室"等，大多是应用芳香中药或提取物进行外用保健或让客人在优雅的环境中修身养性。这样，在一个安静环境中，如古圣先贤、文人雅士一般静静享用芳香植物的精华，或约上三五知己，或一个人、一杯茶、一炉香、一卷书、一曲雅乐，让自己心平气静、减压祛躁、心安当下，或许能即刻明辨是非，放下烦恼，开悟明志。这是芳香植物带给人的精神享受和文化感觉，也是当下时尚典雅的休闲养心方式。芳香中药文化修身养性和雅致养生提高了当代人生活质量和品位。

芳香中药文化与中华文明同步，传承了五千多年，是中华民族文化的一缕香魂。无论是其在中医药领域驱疫疗疾的功效、习惯、技艺，还是在民俗文化、民族精神中凸显出来的芳香精神、文化作品、艺术形象等都是经典而鲜明的文化符号，对当代"弘扬中国优秀的传统文化"起着推波助澜的作用。十几年来，中国香文化界专家学者也把香文化和中药文化结合，研究和探索适合当代社会的芳香中药疗疾和养生方法，著书立说，挖掘和恢复更多芳香中药的香谱、香方和古法香品，推动了传统香药行业的发展。中国香文化学者，也带着富有中国传统文化特色和中医药养生功能的香文化著作、香品、香药应用技艺，应邀参加国际交流和展示，深得赞赏。弘扬芳香中药传统文化和现代芳香中药文化有着现实意义及深远影响，为树立民族文化自信、助力传统文化崛起助力赋能。

芳香中药在重大疫情中的有效使用，让全球认识到中国芳香药物功能。历史上芳香中药用于疫病防治的记载已有几千年的历史。《中国疫病史鉴》记载，自西汉以来的两千多年里，中国先后发生过 321 次疫病流行。每次疫情都有芳香性中药的大量应用，从焚熏驱疫到饮用汤剂（"大锅汤"）到佩戴香囊到治疗方剂，芳香性药物起着重大作用。资料统计显示，单从东晋到清朝末年的医药等书籍中仅熏燃避疫方就有 98 个，共涉及用药 110 味，总使用频数938 次，这些药大部分是芳香类中药，如苍术、川芎、芜黄、羚羊角、鬼箭羽、附子、藜芦、细辛、甘草、白芷、石菖蒲、白术、白矾、降香，甚至雄黄、朱砂、雌黄、虎骨等，这些多用于焚熏驱疫。在当代，2003 年中国暴发的严重急性呼吸综合征（SARS），2009 年全球暴发的甲型 H1N1 流感，以及 2019 年的新型冠状病毒（COVID-19）中，芳香中药应用较多，发挥出独特作用，如 2003 年非典中的玉屏风散加减，处方为苍术 12 g、白术 15 g、黄芪 15 g、防风 10 g、藿香 12 g、沙参 15 g、银花 20 g、贯众 12 g，其中大部分是芳香中药；2019—2020

年抗击新冠病毒中国国家卫健委推荐使用"清肺排毒汤"方、银翘散合藿朴夏苓汤加减方，方中也多以"麻黄、桂枝、生姜、细辛、藿香、陈皮、金银花、薄荷"等芳香中药为主药，疗效显著。疫情中也有大量使用艾草、苍术、白芷等芳香中药制作成中药香囊佩戴在身上的案例。在这次防控新冠肺炎实践中芳香中药发挥的作用巨大，这是对芳香中药文化的又一次检验、弘扬与传播。

经过多年实践，芳香中药文化已将中医治疗、养生、生活习俗等诸多方面融为一体，形成一道芳香康养文化景观；芳香的气息已开始融入人们生活的各个领域，成为人们的一种生活方式和生活习惯。随着经济社会发展与人民生活水平的提高，人们越来越重视生命价值和生活质量，芳香中药文化在满足人们不同层次的物质和精神需求方面将越来越被重视。芳香中药文化作为不可或缺的古典而时尚的文化，它将为各个行业"添香""加油"，增加魅力，带动芳香中医与相关产业走向世界。

芳香中药文化在重大疫情中的加速弘扬与传播，特别是芳香中药文化在当代得到快速弘扬与发展，引领和指导来自西方的芳香疗法在中国发展并进行改造。"一株小草改变世界、一枚银针联通中西、一缕药香跨越古今。"源于中华大地的中医药，几千年来，为中华民族繁衍昌盛做出卓越贡献，它凝注在中华儿女的血液之中，成为跨地域、跨文化交流的载体，也为世界人民的健康和文明交往做出了重大贡献。新时代，中国文化在世界各地愈发受到追捧，进一步对外阐释、传播好中医药文化，不但是中医药自身发展的内在要求，而且是讲述中国故事、传播中华价值观、践行"一带一路"倡议的重要着力点之一。

芳香中药文化在当前中医复兴、中医药产业兴旺、中药现代科技快速发展，特别是国家关于中医药发展的政策高度吻合的形势下，恰逢良机，其必将对内推动中医药产品、芳香康养产业发展，增强中国文化软实力，对外推进中医药文化由民族性向世界性转变，弘扬民族精神，彰显民族力量，为中华中医药文化振兴并屹立于世界医药文化之巅贡献力量。

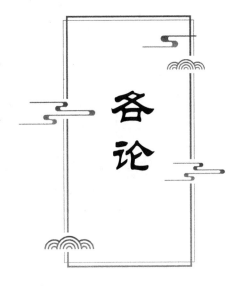

各论

第12章
一二年生草本芳香植物药

1 芳香解表药

001 **紫苏** zǐsū（附 紫苏叶、紫苏梗）

为唇形科紫苏属紫苏 *Perilia frutescens*（Linn）Britt 和野生紫苏 *Perilla frutescens var. purpurascens*（Hayata）H.W. Li 的成熟果实，一年生草本，别名桂荏、白苏、赤苏等，叶和梗入药。

生物学特性、采收与预处理

适应性很强，对土壤要求不严，沙质壤土、黏壤土上栽培生长均良好。前茬作物以蔬菜为好，果树幼林下均能栽种。

采收与预处理 选择晴天收割，香气足，方便干燥。收紫苏叶药用应在7月下旬至8月上旬，紫苏未开花时进行。收苏子梗应在9月上旬开花前，花序刚长出时采收，用镰刀从根部割下，把植株倒挂在通风背阴的地方晾干，干后把叶子打下药用。收苏子应在9月下旬至10月中旬种子果实成熟时采收。割下果穗或全株，扎成小把，晒数天后，脱下种子晒干，每公顷可产 1125 ~ 1500 kg。在采种的同时注意选留良种，选择生长健壮的产量高的植株，等到种子充分成熟后再收割，晒干脱粒，作为种用。在提取紫苏挥发性成分时，可采用微波和超声波预处理，以获取更多挥发油。

性味、归经及典籍记载

性味辛、温，归肺、脾经。《本草纲目》载："解肌发表，散风寒，行气宽中，消痰利肺，和血温中止痛，定喘安胎。"《本草正义》载："紫苏，芳香气烈，外开皮毛，泄肺气而通腠理，上则通鼻塞，清头目，为风寒外感灵药；中则开膈胸，醒脾胃，宣化痰饮，解郁结而利气滞。"

挥发性成分

挥发油得油率为 0.62% ~ 3.03%，其成分主要为紫苏醛、柠檬烯、芳樟醇、呋喃酮类衍生物、丁香烯、肉豆蔻醚，以及蒎烯、薄荷醇、苯甲醛、丁香油酚等。

相关经方、验方

（1）失眠 川芎、酸枣仁、知母、琥珀、白芍、夜合花、牡蛎、龙骨、百合、紫苏各等份，诸药共研细末，炼蜜为丸，每丸重 5 g。

（2）风热感冒　金银花 30 g、连翘 25 g、牛蒡子（炒）25 g、蒲公英 30 g、黄芩 30 g、防风 15 g、紫苏叶 15 g、荆芥穗 10 g、葛根 15 g、牛黄 0.1 g，煎汤服用。

（3）小儿暑湿感冒且消化不良　广藿香 80 g、紫苏叶 160 g、香薷 80 g、陈皮 40 g、厚朴（姜制）80 g、枳壳（炒）20 g、砂仁 20 g、白扁豆（炒）40 g、山楂（炒）20 g、六神曲（炒）20 g、麦芽（炒）20 g、茯苓 20 g、甘草 11 g、滑石 66 g、朱砂 3.3 g，制丸服用。

现代科研主要成果及其药理作用

紫苏叶水浸膏及紫苏醛能显著延长环己巴比妥钠小鼠的睡眠时间，以及抑制猫的上喉神经反应、蛙坐骨神经及蜗牛神经细胞兴奋性。此外，紫苏水提物还可抑制大鼠运动。采用跳台法和水迷路法观察紫苏子油对东莨菪碱小鼠学习记忆能力的影响，结果表明，紫苏子挥发油可减少小鼠跳台错误次数，明显提高小鼠水迷路测验的正确率，缩短到达终点时间，并能促进小鼠脑内核酸及蛋白质的合成，调节小鼠脑内单胺类神经递质水平。

紫苏叶挥发油对炎症病理过程中的渗出、肿胀、白细胞的聚集、增多及肉芽组织的增生具有抑制作用。

道地药材资源及开发前景

紫苏原产中国，主要分布于印度、缅甸、日本、朝鲜、韩国、印度尼西亚和俄罗斯等国家。紫苏在我国主要分布在河北、山西及安徽等地，华北、华中、华南、西南及台湾省均有野生种和栽培种。

紫苏作为药食兼用的特色作物，在食用、医用保健、香料加工方面具有显著优点。在医药方面，紫苏叶是藿香正气系列、参苏系列、儿童清肺系列、感冒清热颗粒、香苏正胃丸、六合定中丸、午时茶颗粒、通宣理肺丸等治疗外感咳嗽和调理肠胃的常用中成药的重要组分。紫苏叶食用也很普及，随着人们对健康的重视，紫苏叶被制作成紫苏茶、饮料、紫苏青梅酒等，其应用处于上升趋势。

紫苏籽中含有大量油脂，出油率高达 45%，且油中主要为多不饱和脂肪酸，以必需脂肪酸为主，亚油酸及亚麻酸含量分别为 15.44%、62.73%。紫苏粉制成的紫苏风味面包营养、保健价值高，同时拥有紫苏籽特有的清香气味。近年来，紫苏酱及各种调味料也相继问世。也有研究者将不同种类的花籽、果酱及紫苏油粕混合，利用超声波萃取植物香味。

芳香健康养殖开发路径　因富含特有的活性物质，添加到饲料中可提高动物的生产性能，改善肉品质，增强动物的免疫和抗病力。紫苏梗为我国传统药食两用型紫苏属植物干燥茎，含有酚酸类、黄酮、苷类、萜类、挥发油等多种功能性成分，紫苏梗中含有丰富的蛋白及纤维素成分，可用于饲料添加物或提取功能性成分。紫苏梗是营养价值较高的食品原料，适宜于作为食用原料及饲料被利用。

附　紫苏叶 zǐsūyè

为唇形科紫苏的干燥叶（或带嫩枝）。夏季枝叶茂盛时采收，除去杂质及老梗，或喷淋清水、切碎，干燥。其味辛，性温，归肺、脾经。内服：煎汤，10～15 g。外用：捣敷或煎水洗。解表散寒，行气和胃。用于风寒感冒，咳嗽呕恶，妊娠呕吐，鱼蟹中毒。现代药理学研究表明紫苏全草含挥发油约为 0.5%，内含紫苏醛约为 55%，左旋柠檬烯为 20%～30% 及 α-

蒎烯少量。还含精氨酸、枯酸、矢车菊素 3-（6- 对香豆酰 –β –D– 葡萄糖苷）5–β –D– 葡萄糖苷。幼叶的挥发油中含异白苏烯酮等。尖紫苏全草含挥发油，内含异戊基 –3– 呋喃甲酮、紫苏醛、α – 蒎烯、β – 蒎烯、d- 柠檬烯、L- 芳樟醇、莰烯、薄荷醇、薄荷酮、紫苏醇、二氢紫苏醇、丁香油酚。有解热、抗菌、使血糖升高的作用。

附　紫苏梗 zǐsūgěng

为唇形科紫苏的干燥茎。秋季果实成熟后采割，除去杂质、晒干，或趁鲜切片、晒干。其味辛、性温，归肺、脾经。用法用量为煎汤内服，7.5 ~ 15 g，有理气宽中、止痛、安胎作用。用于胸膈痞闷、胃脘疼痛、嗳气呕吐、胎动不安。紫苏梗中含有酚酸类、黄酮及其苷类、挥发油类、萜类等多种化学成分。《中华人民共和国药典》规定紫苏梗中以迷迭香酸为药用标志成分，其含量不少于 0.10% 可达到《中华人民共和国药典》标准。迷迭香酸具有较强的抗氧化、抗感染、抗菌、抗病毒、抗肿瘤等活性，是紫苏梗中主要关注的药用指标。紫苏梗中有丰富的蛋白及纤维素成分，可作为饲用添加物，或用于功能性成分的提取，具有孕激素样作用和干扰素诱导作用。

002　香薷 xiāngrú

为唇形科石荠苎属石香薷 *Mosla chinensis* Maxim. 或江香薷 *Mosla chinensis* Jiangxiangru 的干燥地上部分，前者习称"青香薷"，后者习称"江香薷"。一年生草本，别名香绒、石香薷、香茸、满山香、青香薷、香熏草、七星剑等，全草入药。

生物学特性、采收与预处理

香薷对土壤要求不严格，怕旱，不宜重茬。花期 7—10 月，果期 10 月至翌年 1 月。

采收与预处理　在生产田中选穗大健壮的母株，当上部花序种子已经成熟，下部开始落地时，在早晨轻轻割取，放在塑料上晾晒 3 ~ 5 d 即可脱粒。拣去杂质，用水喷润后，除去残根，切段、晒干。在提取挥发性成分时，可将香薷进行切段预处理，以获取更多挥发性成分。

性味、归经及典籍记载

性味辛、微温，归肺、脾、胃经。《本草纲目》载："世医治暑病，以香薷饮为首药，然暑有乘凉饮冷，致阳气为阴邪所遏，遂病头痛发热恶寒，烦躁口渴，或吐或泻，或霍乱者，宜用此药，以发越阳气，散水和脾。"《本草经疏》载："香薷，辛散温通，故能解寒郁之暑气，霍乱腹痛，吐下转筋，多由暑月过食生冷，外邪与内伤相并而作，辛温通气，则能和中解表，故主之也、散水肿者，除湿利水之功也。"

挥发性成分

香薷挥发油得油率在 0.3% ~ 3.8% 范围内，主要成分有百里香酚、β – 金合欢烯、萜品烯 –4– 醇、芳樟醇、香荆芥酚、对 – 聚伞花素等。

相关经方、验方

（1）中暑发热　柴胡 10 g、葛根 20 g、黄芩 10 g、香薷 10 g、青蒿（后下）10 g、金银花 10 g、青天葵 10 g、扁豆花 8 g、藿香 10 g、甘草 6 g，煎汤服用。

（2）感冒　药粉麻黄 15 g、香薷 15 g、板蓝根 10 g、蒲公英 10 g、桔梗 12 g，共为细末。成人一般 3.5 g，儿童约 1 g，将药粉倒入肚脐中心，然后用胶布贴敷固定，勿令药粉撒漏。

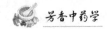

现代科研主要成果及其药理作用

香薷中提取分离鉴定出包括挥发油在内的化学成分总共 100 多种，这些化合物主要是黄酮和香豆素，但是，目前对中药香薷的研究只限于几种，还有待于进一步的研究。

近年来随着研究深入，药理研究证明香薷挥发油有较广谱的抗菌作用，其主要抗菌有效成分为百里香酚、香荆芥酚和对聚伞花素等。有研究表明香薷挥发油对金黄色葡萄球菌、表皮葡萄球菌、伤寒杆菌、变形杆菌等 10 种菌株均有一定的抑制作用。此外，有报道指出在体外实验中香薷挥发油具有抗流感病毒 A3 的作用。

香薷挥发油对金黄色葡萄球菌生物被膜形成的抑制率可达 91.3%，对成熟的金黄色葡萄球菌生物被膜清除率为 78.5%，香荆芥酚、3- 蒈烯、香荆芥酚乙酸酯和 α- 石竹烯对金黄色葡萄球菌生物被膜的形成抑制作用显著，其中 3- 蒈烯的抑制率最高，为 93.9%，而对 - 聚伞花素和百里香酚乙酸酯对成熟的金黄色葡萄球菌生物被膜清除作用比较明显。

菌斑是牙周病、龋病的主要病因，抑制菌斑是预防这两种疾病的重要手段。中药香薷挥发油稀释液具有广谱抗菌的作用，能有效抑制菌斑中的细菌生长，有止血、镇痛作用，可以考虑在临床推广使用。

道地药材资源及开发前景

香薷主要分布在江西地区，如分宜、新余等地，现全国各地均有栽培。

香薷的药用前景十分广阔，且分布广泛，资源丰富，目前主要用于医药、日化产品与食品行业。在医药方面，香薷目前用于研制新型抗感冒药，临床上常将香薷与其他药物配伍成香薷饮、香薷散、香薷汤等方剂使用。香薷的提取液及其挥发油被制成香薷丸、油膏涂鼻剂、香薷油润喉片、栓剂等多种形式的制剂，用于治疗中暑发热、感冒恶寒、牙龈肿痛、下肢水肿、颜面浮肿等。香薷可以做成保健药品及食疗药品，如保健药物牙膏、洗手液、空气净化剂、洗涤剂等。香薷食疗在消暑湿、祛热方面有很好的作用，尤其是随着生活水平的提高，得空调病的人越来越多，而香薷饮是治疗空调病的良方。

值得一提的是，由于小儿机体的特殊性，香薷相对于西药而言在治疗小儿发热方面有很好的疗效，青蒿香薷散浸浴用于治疗夏季小儿外感发热、加柴胡香薷饮用于治疗小儿暑温高热等效果明显。

芳香健康养殖开发路径　香薷植物资源丰富，其挥发油含有金合欢烯、芳樟醇等香气成分，可作为畜禽饲料添加剂。香薷植物油可以增强特异性和非特异性免疫应答，通过促进 T 淋巴细胞和 B 淋巴细胞的增殖来提高机体的防治机制作用，还可以对小鼠、大鼠、豚鼠和家兔离体回肠的自发性收缩具有显著抑制作用。

003　芫荽 yánsuī

为伞形科芫荽属芫荽 *Coriandrum sativum* Linn. 的全草，一二年生草木，别名香菜、香荽、胡菜、原荽、园荽、胡荽、莞荽、延荽菜、满天星，全草入药。

生物学特征、采收与预处理

长日照作物，具有抗寒性强、生长期短、栽培容易等特性，性喜冷凉。生长适温 15 ~ 18 ℃，30 ℃以上停止生长。需经 13 ~ 14 ℃以下的低温才能通过春化阶段，再经 12 h

以上的长日照才能抽薹开花。芫荽的适应性较强，营养生长时期既可度过酷暑，也能度过严寒。从播种到采收，生育期 60 ~ 90 d，在我国各地不同的自然条件均可栽培。阳光充足，雨水充沛，土壤肥沃，疏松的石灰性砂质壤土上栽培生长良好。对鳞肥的反应最为敏感，磷肥可提高挥发油的含量。在结实期间切忌天气干旱。

采收与预处理　全草春、夏可采，切段晒干；夏季采果实去杂质，晒干留用。芫荽在高温时播后 30 d、低温时播后 40 ~ 60 d 即可采收。采收时可间拔，也可一次性采收。在提取芫荽籽挥发性成分时，可进行粉碎预处理，并利用植物挥发油各组分蒸气压力的不同得油率浮动技术，蒸气压力可有变化，以获取更多挥发油。

性味、归经及典籍记载

性味辛、温，归肺、胃经。《本草纲目》载："胡荽、辛温香窜、内通心脾、外达四肢、能辟一切不正之气，故痘疹出不爽者，能发之。诸疮皆属心火，营血内摄于脾，心脾之气得芳香则运行，得恶臭则壅滞故而。"

挥发性成分

种子、茎叶中皆含有挥发油。芫荽籽与茎叶的挥发油性质和成分完全不同，呈现完全不相同的香气。成熟的种子经干燥后水蒸气蒸馏法提取，得油率为 0.3% ~ 1.1%，主要成分有芳樟醇、樟脑、龙脑、α – 蒎烯、β – 蒎烯、双戊烯等。茎叶挥发油的主要成分是链状脂肪醛和链状脂肪醛、烷烃或者是链状脂肪醇，相对含量成分较高的是环癸烷、癸烯 –1– 醇、癸醛、2– 癸烯 –1– 醇、壬烷和十二烯醛等。

相关经方、验方

（1）感冒、风寒流行性感冒、发热头痛　鲜芫荽 30 g、黄豆 50 g、加水 1000 mL，文火煎至 600 ~ 700 mL，调食盐服。

（2）高血压　鲜芫荽 10 g、加葛根 10 g、水煎服，早晚各 1 次，每次服 50 mL，服 10 d 为 1 个疗程，对治疗高血压有辅助疗效。

（3）新生儿硬肿症　新鲜芫荽 25 ~ 50 g、洗净、放入水中稍烫后取出，搓成小团，以能渗出药汁为度，用药团轻涂患处，1 日 3 ~ 4 次，每次 3 ~ 5 min。

现代科研主要成果及其药理作用

用硅藻土吸附芫荽的甲醇提取物，依次用己烷、氯仿、丙酮、甲醇洗脱，其中，己烷部分及氯仿部分对肿瘤细胞有抑制增殖的活性。芫荽挥发油对枯草芽孢杆菌和根霉菌有一定的抗菌活性。芫荽籽挥发油具有较好的抗氧化性能，其清除 –OH 自由基的能力呈浓度依赖逐渐上升。芫荽种子中的挥发油含有抗坏血酸、生育酚、总多酚、没食子酸、槲皮素等抗氧化物质。芫荽挥发油对 1，1– 二苯基 –2– 三硝基苯肼（DPPH）自由基有明显的清除能力。芫荽果实和果实挥发油有治疗呕吐、腹痛等功效，其挥发油能促进唾液分泌，加速胃肠蠕动，增加胆汁分泌。芫荽中还含有雌二醇、雌三醇，这两种激素可调整女性激素水平，促进排卵，用其治疗排卵障碍所致的不孕症。

道地药材资源及开发前景

芫荽原产于地中海沿岸等地，在阿根廷、缅甸、英国、法国、荷兰、印度、意大利、俄罗斯、摩洛哥、巴基斯坦、罗马尼亚、西班牙、土耳其、美国等地均有栽培。拉美和亚洲一些地区，芫荽是一种极为重要的蔬菜，同时芫荽是一种调味配菜，不仅营养价值高，还具有极高的药用价值和食疗功效。

芫荽最早在西汉时（公元前 1 世纪）由张骞从西域带回，现我国各省区均有栽培，它也是人类历史上应用最早的芳香蔬菜之一，种子含植物油约 20%。芫荽的香味浓郁独特，可以制成花草茶，其温肾散寒、辛温香窜、内通心脾，对于肠胃不适的患者可起到缓解作用。用芫荽茎叶制作成的烟丝，其不含尼古丁成分且焦油量低，对人体危害小，且香味浓郁依然，将有可能成为香烟的替代品。

芳香健康养殖开发路径　芫荽在肉兔养殖中可发挥作用，研究发现芫荽及其提取物能显著增强幼兔的免疫能力。

004　罗勒 luólè

为唇形科罗勒属罗勒 *Ocimum basilicum* Linn. 的全草，一年生草本，别名九层塔、金不换、圣约瑟夫草、甜罗勒、兰香，全草入药。

生物学特性、采收与预处理

喜温暖湿润气候，不耐寒，耐干旱，不耐涝，以排水良好、肥沃的砂质壤土或腐殖质壤土为佳。花期通常 7—9 月，果期 9—12 月。种子繁殖。

采收与预处理　罗勒茎叶采收在 7—8 月，拔取全草，除去细根和杂质，晒干即成。当植株达 20 cm 高、封垄后进行采收，选择未抽薹的幼嫩枝条前端采收，长度 5～10 cm，每 7～15 d 采收 1 次。提取挥发油需在花序出齐时进行，海南地区一般 1 年能采收 3～4 次。收割时用镰刀离地面 20～25 cm 植株部位割下，避免摇动根系而影响再生能力，随后加强肥水管理，促其重新萌发新的茎叶。收割后应尽快进行加工，以免伤口及叶片变褐发黄，影响挥发油品质。采用纤维素酶预处理，挥发性成分得油率比温水浸泡预处理法和直接蒸馏法有明显提高。

性味、归经及典籍记载

味辛、甘、性温，归肺、脾、胃、大肠经。《嘉祐本草》载："罗勒，按《邺中记》云，石虎讳言勒，改罗勒为香菜。此有 3 种：一种堪作生菜；一种叶大，20 步内闻香；一种似紫苏叶。"《本草纲目》载："罗勒，今俗人呼为翳子草，以其子治翳也。常以鱼腥水、米泔水、泥沟水浇之则香而茂，不宜粪水。"

挥发性成分

全草含挥发性成分，得油率为 0.02%～0.04%，挥发油被鉴定出 27 种化合物，主要是萜类化合物，包括十六酸乙酸乙酯、酸松油酯、香叶醇等，主要包括黄酮类化合物 10 种，包括槲皮素、异杨梅树皮苷、李糖苷、山奈酚等；其他化合物包括香豆素有 7- 羟基 -6- 甲氧基豆素、迷迭香酸等。罗勒叶的挥发油为黄绿色，成分为甲基黑椒酚、芳樟醇、桉叶油素等，有较强的驱蚊作用。

相关经方、验方

（1）咳噫　生姜（捣烂）200 g，入兰香叶 100 g，椒末 5 g，盐和面 200 g，裹作烧饼，煨熟，空腹吃。

（2）疳气鼻下赤烂　兰香叶（烧灰）10 g，铜青 2.5 g，轻粉 2 字，上为细末，令匀，看疮大小干贴之。

（3）毒蛇伤　九层塔、毛麝香、血见愁各适量，七星剑捣烂敷。

现代科研主要成果及其药理作用

近年来研究对象主要集中在水和醇提取物、挥发油及从罗勒中分离得到的各种化合物、挥发油类、黄酮类、香豆素等。

目前，国内外诸多专家已将天然抑菌保鲜剂作为食品保鲜的研究重点。罗勒挥发油可通过破坏菌体细胞的完整性对大肠杆菌与金黄色葡萄球菌均有显著的抑制作用，可作为天然抑菌保鲜剂。除可食用和作为调料外，甜罗勒油是化妆品及皂用香精的调香原料，它具有清甜的茴香、辛香、酒香和草香，又兼有膏香和木香底蕴，香气有力、留长。

道地药材资源及开发前景

原产于非洲、美洲及亚洲热带地区。中国各地均有栽培。

将罗勒挥发油开发成一种新的预防抑郁症的保健品，且挥发油作用形式为香熏，方便易行，在休息、睡觉或工作时均可使用，作用时间短，大大提高睡眠与工作质量。新鲜的甜罗勒叶带有薄荷香的甜辛香，干甜罗勒叶具有甜美的强烈辛香，有辛辣感，有茴香样底蕴。甜罗勒可用于肉类、蛋类、鱼类佐料，也用于奶酪、面食调味料。有许多的人将罗勒的嫩叶作为一种绿色蔬菜与其他食物搭配，特别在调制凉菜时，以罗勒的嫩叶作为点缀，既美味又美观。成熟期的罗勒叶阴干后的粉碎细末被广泛用于食物调味、罐头杀菌、焙烤食品的加工等。罗勒调味料有多种剂型，如粉剂调味料、酊剂调味料、挥发油调味料等。甜罗勒也是ISO 承认的天然食用香料植物。同时，以罗勒挥发油提取物作为原料的美容化妆品，在美容界也有很好的市场前景。

芳香健康养殖开发路径　在饲粮中添加罗勒，可以促进母鸡排卵，抑制病原微生物，同时还能激发动物机体抗感染能力，加强垂体、肾上腺皮质活动的功能，增强机体的抗应激能力，能够调节和提高机体免疫能力和生产性能。

005　香紫苏 xiāngzǐsū

为唇形科鼠尾草属香紫苏 *Salvia sclarea* Linn. 的全草，二年生草本，野生种为多年生草本，别名欧丹参、快乐鼠尾草、南欧丹参、香丹参、麝香丹参、莲座鼠尾草、四楞蒿等，干燥全草入药。

生物学特性、采收与预处理

喜光，耐寒，耐旱，耐瘠薄，对环境适应力强，在沙土、黏土、壤土、山地均可生长，在成长期昼夜温差越大越容易积聚香气，幼苗怕涝，不耐荫。

采收与预处理　9—10 月采收，洗净，切段，晒干。利用超声波或微波预处理，可明显提高得油率。

性味、归经及典籍记载

性味辛、温，归肺经。《全国中草药汇编》载："治感冒，百日咳，支气管炎，肾盂肾炎。"

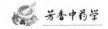

挥发性成分

全株含挥发油，得油率为 0.7% ~ 1.5%，主要成分为芳樟醇、α-松油醇、乙酸芳樟酯、β-石竹烯、香附烯等。香紫苏中共鉴定出 18 种化合物。

香紫苏挥发油成分有滋补、安神、调经等作用，主要用于治疗胀气、消化不良、月经不调等。

相关经方、验方

（1）香港脚、十二风痹、不能行　松叶 30 kg，挫细，以水 4 石，煮取 4 斗 9 升，以酿米 5 斗如常造酒法，另煮松叶汁，以渍米并饭，其酿封 7 日后，澄饮之取醉，得此酒力者，甚众。熏洗用：香紫苏 250 g、忍冬花 200 g、木馒头 350 g、苏木 100 g 为粗末，以水煎数沸，桶盛分 3 度添用，只 1 次洗完，永除病根。

（2）骨髓炎　香紫苏研粉，混匀温开水调包患处。

（3）小儿疳积　香紫苏 9 ~ 30 g，水煎服。

现代科研主要成果及其药理作用

香紫苏醇对金黄色葡萄球菌、表皮葡萄球菌、大肠杆菌、普通变形杆菌、绿脓杆菌等表现出了很高的抗菌活性，其氨基衍生物具有抗葡萄球菌和抗放线菌作用；香紫苏醇对癌细胞的杀伤作用是通过相对专一性机制诱导癌细胞程序化死亡，癌细胞程序化死亡呈现时间和剂量的依赖性；同时香紫苏醇还具有利胆作用。从香紫苏中得到的小盖鼠尾草酚具有抗肿瘤作用，得到的 β-氧化石竹烯有防癌活性，抗疟作用，对小鼠肝和小肠的解毒酶-谷胱甘肽 S 转移酶呈强的诱导活性。

香紫苏挥发油具有解痉作用，可抑制平滑肌的抽搐，减少阵痛。同时，挥发油内含有的类似雌激素成分，能够使已松弛的子宫恢复其原有的机能，是调整子宫与荷尔蒙平衡的良好的补药，有很好的调经、通经等作用。香紫苏二醇与大鼠的多巴胺受体相互作用可导致其体温变化和其他部位中枢神经系统的改变。从香紫苏中提取的匙桉醇还具有平喘、祛痰、细胞毒活性等作用。香紫苏以其较好的解痉作用，可缓解紧张性头痛、偏头痛，同时有促进血液循环、兴奋神经系统作用，是著名的壮阳、催情挥发油。

道地药材资源及开发前景

原产于欧洲南部和中东，法国、俄罗斯和中国的江苏、安徽、江西、湖北、广东、四川、云南等地均有栽培，现陕西省是国内最大的香紫苏种植基地。

香紫苏挥发油可直接用作按摩油，有安神作用。其特有的龙涎香香气，可用于露酒等软饮料配方，烟草香精、化妆品香精等日化香精的加香。浸膏的香气极浓、细腻、持久，可用于烟草加香和高档日化香精中。水蒸气蒸馏花序后的残渣可再经溶剂萃取，制备成浸膏，并进一步提取高含量的香紫苏醇，用于加工香紫苏内酯和龙涎醚。目前市面上已开发的产品有香紫苏油、香紫苏浸膏、香紫苏醇、香紫苏内酯和龙涎醚等产品，更多的产品还在开发中。

除了在医药和香料方面具有重要用途外，其具有的抗菌作用也有很好的开发前景。研究表明，香紫苏不仅抑菌谱广，且活性很高，可直接将其天然产物活性部分加工成农药用于生产实践，有较强的市场竞争能力。同时，它的资源丰富，使用安全，因此它的药品、日化、香精开发研究前景也十分乐观，具有极大的研究与利用价值。要充分利用香紫苏丰富的自然资源，挖掘潜力，生产更多原料，研制更多高档的精品，使香紫苏在丰富人们食物、医疗保健及牧业生产中，起到更大更重要作用。

天然龙涎香来源于抹香鲸的代谢产物，抹香鲸近于灭绝，香紫苏挥发油和龙涎香一样具有琥珀 – 龙涎香香味，可作为天然龙涎香的替代品，具有很高的开发利用前景。

香紫苏是一种辛辣的芳香植物，具有抗感染、抗菌、抗氧化、解痉、抗惊厥、降血糖等功效和增强机体消化的效果。口服香紫苏的乙醇提取物对 LPS 诱导的大鼠牙龈组织炎症具有抑制作用，可以降低 IL-6、IL-1β 和 TNF-α 等细胞因子的产生。

006 苍耳子 cāng'ěrzǐ（附 苍耳草）

为菊科苍耳属苍耳子 *Xanthium sibiricum* Patr. 的干燥成熟带总苞的果实，一年生草本，别名菜耳实、牛虱子、苍子、胡苍子、苍耳蒺藜、老苍子等，果实入药。

生物学特性、采收与预处理

我国北方 4—5 月出苗，7—8 月为花期，8 月以后果实逐渐成熟，果实不易脱落，以落入土中的种子进行扩散传播。种子经越冬休眠后萌发。

采收与预处理 苍耳子矮种在 7 月，高种在 9—10 月成熟。这时果实已由青转黄，叶已大部分脱落，可采收。采收时选择晴天，把植株割下，用打谷工具把果实打下，拣去粗梗残叶，晒干，去净杂质即成。采用超声波对苍耳子进行预处理，可获取更多挥发油。

性味、归经及典籍记载

性味辛、苦、温，有毒，归肺经。《神农本草经》载："主风头寒痛，风湿周痹，四肢拘挛痛，恶肉死肌。久服益气，耳目聪明，强志轻身。一名胡菜，一名地葵。"《本草正义》载："苍耳子，温和疏达，流利关节，宣通脉络，遍及孔窍肌肤而不偏干燥烈，乃主治风寒湿三气痹著之最有力而驯良者。又独能上达巅顶，疏通脑户之风寒，为头风病之要药。"

挥发性成分

利用水蒸气蒸馏挥发性成分，得油率为 0.2%；应用超临界二氧化碳萃取挥发性成分，得油率为 2.59%；采用超声波辅助提取法可达 9.25%。苍耳子挥发油主要含脂肪酸、烷烃类和萜烯类。烷烃类成分主要有二十烷、十八烷、十九烷、二十一烷等；脂肪酸有棕榈酸、亚油酸、Z- 油酸、E- 油酸、硬脂酸和山嵛酸等。

相关经方、验方

（1）大麻风 苍术 500 g、苍耳子 150 g，各为末，米饭为丸，如梧子大，日 3 服，每服 10 g，忌房事 3 个月。

（2）鼻炎 辛夷 25 g、苍耳子 12.5 g、香白芷 50 g、薄荷叶 2.5 g，上并晒干，为细末，每服 10 g，用葱、茶清食后调服。

（3）耳鸣 苍耳子 0.5 g、捣烂，以水 2 升、绞滤取汁、和粳米 25 g，煮粥食之，或作散煎服。

现代科研主要成果及其药理作用

研究发现，苍耳子乙醇提取物有较强的抗感染镇痛作用，能显著减轻热刺激产生的疼痛，抑制二甲苯所致的耳部肿胀。苍耳子具有抗过敏作用。苍耳醇提物可抑制 compound

48/80 诱导的小鼠过敏性休克和大鼠腹腔肥大细胞释放组胺，可抑制 IgE 依赖性和非依赖性肥大细胞脱颗粒，其后的介质释放及速发型过敏反应，但它对组胺或 5- 羟色胺引起的大鼠皮肤血管通透性升高无显著影响，表明其抗过敏机制为稳定肥大细胞膜，而不是减弱介质的致炎作用。苍耳子 70% 乙醇提取物是苍耳子抗过敏的有效活性部位。苍耳子提取物可抑制人肝癌细胞增殖，苍耳子提取物可抑制 S180 肉瘤生长，抑瘤率与给药浓度呈正相关，因此推断出苍耳子提取物具有抗肿瘤作用。

道地药材资源及开发前景

广泛分布于东北、华北、华东、华南、西北及西南各省区，俄罗斯、伊朗、印度、朝鲜和日本也有分布。常生长于平原、丘陵、低山、荒野路边、田边。

在工农业生产方面有着广泛用途。种子可榨植物油，苍耳子油与桐油的性质相仿，可掺和桐油制油漆，也可作油墨、肥皂、油毡的原料，又可制硬化油及润滑油。其茎皮纤维发达，可代替麻织制麻袋或麻绳。油渣中蛋白质的含量高达 13.8%，它的水溶液可作为农药用于防治棉蚜虫、菜青虫、红蜘蛛等农业主要害虫，其有着较好开发前景，许多应用还待进一步挖掘。

芳香健康养殖开发路径　苍耳及其提取残渣具有诱食作用，在蛋鸭养殖中，通过在基础日粮中加入适量苍耳子填料，可提高蛋鸭采食量。

附　苍耳草 cāng ěr cǎo

为菊科苍耳或蒙古苍耳的全草。夏季割取全草，去泥，切段晒干或鲜用。苦辛、寒，有毒。现代药理学研究发现全草含苍耳苷、黄质宁、苍耳明（有中枢神经系统抑制作用）。此外，尚含查耳酮衍生物、水溶性苷、葡萄糖、果糖、氨基酸、酒石酸、琥珀酸、延胡索酸、苹果酸、硝酸钾、硫酸钙等，具有祛风散热，解毒杀虫的功效。叶的酊剂对猫静脉注射，可引起短暂的血压下降，并抑制脊髓反射的兴奋性。苍耳各部分都含相当量的碘，可治疗麻风、慢性鼻炎、功能性子宫出血、早期血吸虫病等临床疾病。

007　牛蒡子 niúbàngzǐ

为菊科牛蒡属牛蒡子 *Arctium lappa* Linn. 的根、果实、叶，二年生草本，别名大力子、恶实、万把钩、泰黏子、牛子、鼠黏子、荔实、蒡翁菜、便牵牛、蝙蝠刺等。

生物学特性、采收与预处理

为长日照植物，对光照条件要求高。生长期温度以 20 ~ 25 ℃最为适宜，直根可耐 –20 ℃低温，地上部分耐寒性差（3 ℃以下低温即枯死）。喜温暖略干燥和阳光充足环境，适应性强，抗旱，耐寒能力较强，怕潮湿积水，对土质要求不严，以疏松、肥沃的沙质土壤为宜。

采收与预处理　四季可采，选取根洗净切片晒干用。果实、叶洗净，晒干用。

在提取挥发性成分时，采用超声波对牛蒡进行预处理，可获取更多挥发油。

性味、归经及典籍记载

味辛、苦，性寒，归肺、胃经。《名医别录》载："主明目，补中，除风伤。"《本草经疏》载："恶实，为散风、除热、解毒之要药。"《本草备要》载："润肺解热，散结除风，利咽膈，理痰嗽，消斑疹，利二便，行十二经，散诸肿疮疡之毒，利腰膝凝滞之气。"

挥发性成分

牛蒡根超临界 CO_2 萃取挥发油，得油率为 2.7%，主要化学组成为亚麻酸甲酯（17.82%），亚油酸（9.26%），三甲基 -8- 亚甲基 - 十氢化 -2- 萘甲醇（7.69%），苯甲醛（7.39%），棕榈酸（6.80%），1，8，11- 十七碳三烯（4.46%），乙酸乙酯酸（3.00%），桉叶二烯（2.78%）等。挥发油中酯、烯、酯醇、甾醇及有特殊气味的醛类、萜烯类等化合物用于护发、护肤等用途。

相关经方、验方

（1）风热浮肿（咽喉闭塞）　牛蒡子若干，炒半生半熟，研细，每服 1 匙，热酒送下。

（2）小舌痛　牛蒡子（炒）、甘草（生）等分为末，水煎，含咽。

（3）头风白屑　牛蒡叶捣汁、熬浓涂头上，第 2 天早晨以皂荚水洗去。

现代科研主要成果及其药理作用

现代研究证明牛蒡子活性成分包括木脂素类、挥发油类、脂肪油类及萜类等，木脂素类化合物为其主要活性成分，特别是木脂素类化合物中的牛蒡苷和牛蒡苷元。研究结果发现牛蒡苷元比牛蒡苷具有更强的药理活性，为牛蒡子中的直接有效成分，具有显著的抗感染、抗病毒、抗肿瘤、抗糖尿病、抗 PAF 受体及钙拮抗等功能。

牛蒡子提取物牛蒡苷元具有良好的抑制金黄葡萄球菌、大肠杆菌、绿脓杆菌、白色念珠菌及枯草杆菌等菌活性的特点。牛蒡苷元能有效抑制或阻碍炎症因子的释放，而发挥抗感染作用；牛蒡苷元在体内外均能有效抑制流感病毒的复制，达到抗病毒的目的；牛蒡苷元通过抑制 HIV-1 病毒的应答而起到抗病毒作用；牛蒡苷元能够抑制 TNF-α 表达及 NO 释放，因此牛蒡苷元对肾病综合征、肾炎具有一定的保护作用。

道地药材资源及开发前景

主产区主要分布于东亚、欧洲等地，国内主要集中在黄淮流域。牛蒡子的根深及土壤以下生长，受外界环境污染较少，堪称"绿色蔬菜保健珍品"。牛蒡子既美味营养，又具备人体调节功能，越来越受消费者青睐。牛蒡子作为防病、治病的药食两用植物，也是一种"药食兼用型"野生植物，其食用和临床应用的前景非常乐观。

随着人们对牛蒡子营养价值和功能因子研究的不断加深，对牛蒡子的综合利用和深加工开发研究增强，牛蒡子产品的开发将有广阔的市场前景。

芳香健康养殖开发路径　牛蒡子可应用于生猪养殖，在猪日粮中适量添加牛蒡茎叶或提取的残渣能显著地提高猪机体免疫功能和饲料转化率。

2　芳香清热药

008　大青叶 dàqīngyè

为十字花科菘蓝属菘蓝 *Isatis indigotica* Fort. 的干燥叶，二年生草本，别名大青、蓝叶、蓝菜、蓝腚叶等，干燥叶入药。

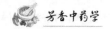

生物学特性、采收与预处理

耐寒、喜温暖、忌高温、较耐旱、怕水涝，适于土层深厚、土质疏松肥沃、排水良好的沙质土壤种植。可育苗栽培或根繁殖。

采收与预处理 夏、秋季采收，拣去杂质及枯叶，洗净，稍润，切段，晒干，鲜用或晒干生用。有研究利用水蒸气蒸馏法提取大青叶中挥发性成分时，先适当把原料切段进行预处理，挥发性成分得油率会有提高。

性味、归经及典籍记载

性味苦、寒，归肝、心、胃经。《本草纲目》载："高二三尺，茎圆，叶长三四寸，面青背淡，对节而生，八月开小花，红色成簇，结青实大如椒颗，九月色赤。"

挥发性成分

相关研究发现大青叶中分离鉴定的化合物占大青叶挥发性成分总量的89.95%，其主要成分是6，10，14-三甲基-2-十五烷酮、壬醛、苯乙基异硫氰酸酯和棕榈酸。后续相关研究证明大青叶挥发油主要成分为正二十九烷、棕榈酸及植酮，其次是11-戊烷-3-基二十一烷、植物醇、邻苯二甲酸二丁酯。

相关经方、验方

（1）眼干 大青叶15 g，黄芩、知母、生地、山药各10 g，五味子、乌梅各8 g，水煎服，每日1剂，每日2次。

（2）热病烦渴 大青叶5 g、甘草3 g、淡豆豉3 g、茉莉花3 g，用200 mL开水冲泡5～10 min即可，至色淡。

（3）脑热耳聋 大青叶、大黄（锉、炒）、栀子（去皮）、黄芪（制）、升麻、黄连（去须）各50 g，玄明粉100 g，上7味，捣罗为末，炼蜜丸如梧桐子大，每服30丸，温水下。

（4）咽喉唇肿、口舌糜烂、口甘面热 大青叶、升麻、大黄（锉、炒）各100 g，生干地黄（切、焙）150 g，上4味粗捣筛，每服13.5 g，以水1盏，煎至7分，去滓，温服，利即愈。

现代科研主要成果及其药理作用

现代药理研究表明，大青叶在清热解毒上具有特殊作用：抗病原微生物、抗病毒。大青叶对乙型脑类病毒、腮腺炎病毒、流感病毒等均有抑制作用，菘蓝叶中的大青素B、蓼蓝叶中的吲哚苷体外显示有抗病毒作用，研究表明吲哚苷还对小鼠流感病毒性肺炎有广谱抗菌作用。在抗菌方面大青叶煎剂有广谱的抗菌作用，对金葡球菌、甲链球菌、脑膜炎球菌、肺炎球菌、卡他球菌、伤寒杆菌、大肠杆菌、流感杆菌、白喉杆菌及痢疾杆菌均有一定作用，对多种耐药菌株仍敏感。其所含成分色胺酮对能引起脚癣的须发癣菌、红色癣菌、断发癣菌、犬小孢霉、石膏状小孢霉、乳状表皮癣菌、枯草芽孢杆菌、多黏芽孢杆菌有强抑制作用。大青叶煎剂对酵母菌致热的大鼠有解热作用；对由霍乱、伤寒混合疫苗引起的发热兔有明显降低体温的作用，且降温快、毒性小。

道地药材资源及开发前景

主产于安徽省与河北省多个市县、江苏宿迁、泰州、如皋、海门、河南郸城、山西榆次、清徐等地，以河北所产质量好，安徽产量大。

近几年，人们越来越重视健康与环保，天然抗菌剂重新受到重视。中医药研究已确定大青叶中含有抗菌物质，指明大青叶和板蓝根具有广谱抗菌作用。但是这些研究成果主要用在食品、医药、饲料等方面，在纺织品抗菌整理方面尚未应用。因此，开发一种具有抵抗微生物作用的纺织品对人类健康来说特别重要。采用天然或天然再生材料为抗菌整理剂成为纺织品后整理剂是一种发展趋势，也为纺织品特种整理开拓了广阔的发展前景。大青叶是一种传统中草药，来源广泛，价格低廉，如果能够通过染整方法和工艺施加在纺织品上，使纺织品具有抑菌性且有一定的牢度，可以在很大程度上增加产品的附加值，对绿色环保也有重大意义。近年来对大青叶的研究主要集中在中药领域，研究侧重点在化学成分和药理作用方面。虽然目前织物的抗菌整理产品有很多，但是越来越多的人倾向于具有环保性的抗菌整理产品。抗菌性与环保性相结合的纺织产品在将来会有很好的前景。

芳香健康养殖开发路径　大青叶作为一种临床常用的中草药，有清热解毒的疗效，其主要作用为抗病毒、抗菌、增加动物的免疫力等。饲粮添加 0.75% 板蓝根和 0.75% 大青叶可显著提高肉鸡采食量和体增质量，降低料质量比，提高半净膛率；板蓝根、大青叶、青黛及其简单复配剂对改善鸡肉品质增强机体免疫性能，降低应激造成的损伤也有积极作用。

009　青蒿 qīnghāo

为菊科蒿属青蒿 *Artemisia annua* Linn. 的干燥地上部分，一年生或多年生草本，别名黄花蒿、嫩青蒿、香蒿、臭蒿、青蒿梗等。

生物学特征、采收与预处理

喜温暖湿润气候，不耐阴，忌涝。种子发芽温度 8 ~ 25 ℃。在阳光充足，疏松肥沃，富含腐殖质，排水良好的砂质壤土栽培为宜。花期日照时相对较短、温度相对较低、降雨量较小的区域内青蒿中青蒿素含量较高。

采收与预处理　青蒿的最佳采收期应为生长盛期至花（蕾）期之前。采集青蒿样品应选择在采收期的晴天中午 12 时至 16 时为宜。拣去杂质，除去残根，水淋使润，切段，以晒干为最好，其次才是阴干。《中国药典》中载，青蒿提取挥发性成分，简便易行的方法是水蒸气蒸馏法。加工前进行切段预处理，可提高青蒿挥发性成分得油率。

性味、归经及典籍记载

性寒、味苦，归肝、胆经。青蒿最早记载于《五十二病方》中的"牝痔方"（约公元前168 年）。东汉《神农本草经》以草蒿为正名，以青蒿为别名，此时尚无截疟的功效记载。现存最早关于青蒿有截疟的文献是东晋《肘后备急方》，其治寒热诸疟方中有："青蒿一握，以水二升渍，绞取汁，尽服之"的记载。

挥发性成分

挥发油的得油率约为1%，主要成分有蒿酮、樟脑、1,8- 桉叶油素、α-蒎烯、龙脑、石竹烯、石竹烯氧化物、大根香叶烯，其他还有月桂烯、柠檬烯、β-蒎烯、莰烯、β-丁香烯等。其组成及百分含量因产地和采收条件不同而有差异。另外，青蒿还含倍半萜、二萜、黄酮、苯丙酸、香豆素等成分。

相关经方、验方

（1）温病后期、邪伏阴分证、夜热早凉无汗出者　青蒿 6 g、鳖甲 15 g、细生地 12 g、知母 6 g、牡丹皮 9 g。

（2）阑尾炎、胃痛　青蒿、荜茇等量，先将青蒿焙黄，共捣成细末，早、午、晚饭前白开水冲服，每次 2 g。

（3）少阳三焦湿遏热郁、气机不畅、胸痞作呕、寒热如疟者　青蒿脑 7.5～10 g、淡竹茹 15 g、仙半夏 2.5 g、赤茯苓 15 g、子芩 7.5～15 g、枳壳 7.5 g、陈皮 7.5 g、碧玉散（包）15 g，水煎服。

现代科研主要成果及其药理作用

青蒿所含青蒿素有明显的抗疟作用。由于青蒿素的速效与低毒性，已被 WHO 列为推荐的抗疟新药。青蒿素还可减慢心率，抑制心肌收缩力，降低冠脉流量，降低血压，且有一定的抗心律失常作用。青蒿素、青蒿琥酯对体液免疫有抑制作用，三者对特异性细胞免疫功能有增强作用，对非特异性免疫功能有抑制作用。

近年来，我国科学家以青蒿素为基础相继研制出了双氢青蒿素、蒿甲醚、蒿乙醚、青蒿琥酯等具有更强活性和其他优点的抗疟药物，以青蒿素衍生物为基础的联合疗法成为各国应对疟疾疫情的首选药物。研究表明，青蒿素分子中的过氧基团是其关键的抗疟药效团，过氧基团能够氧化疟原虫所吞噬的血红细胞中的铁卟啉，同时形成自由基，破坏疟原虫的消化空泡细胞膜，最终杀伤疟疾虫。

青蒿素及其衍生物可透过血脑屏障，改善脑神经免疫状态，对包括帕金森、阿尔茨海默病、中风等中枢神经系统疾病具有一定的干预效果。研究表明，青蒿琥酯等有助于保持血脑屏障的完整性，修复蛛网膜下出血后神经系统的损伤。

道地药材资源及开发前景

在我国广泛分布，生长于河岸、砂地及海边，主要分布在辽宁、河北、山东、江苏、湖北、浙江、福建、广东等地。目前，在重庆市酉阳县建立了通过 GAP 认证的生产基地。

青蒿的应用具有悠久的历史。青蒿中的青蒿素是我国医药工作者 70 年代初发现的一种新型抗疟药，也是目前国际上防治疟疾的首选药物，药理学研究表明青蒿素对疟原虫红细胞内期有直接杀灭作用，并可减少疟疾的复发。青蒿素产品已经在泰国、缅甸、古巴等 10 个国家注册复方蒿甲醚，已在国外 49 个国家或地区得了产品专利保护，目前 WHO 已同意青蒿素开始在国际市场上市，我国已组成了有关青蒿素出口集团公司，国际市场潜力很大。

芳香健康养殖开发路径　青蒿素是一种倍半萜内酯类化合物，其特殊的过氧基团结构使其具有抗疟疾、抗菌、抗感染、抗氧化、抗寄生虫、免疫调节、缓解热应激、促进生长等作用。在无抗养殖的时代背景下，青蒿也被更多应用在动物疾病的预防和治疗及改善畜禽产品品质上，成为代替抗生素的常用中药之一。

青蒿提取物可缓解动物热应激，在肉鸡日粮中添加不同用量的酶解青蒿可提高肉鸡体内抗氧化酶的活性、提高日增重和采食量、降低血液酸碱度从而缓解热应激状态，生产性能也相应改善；青蒿提取物可促进鸡生长及防治疾病，青蒿素及其衍生物可渗入球虫卵囊内，抑制或杀灭球虫卵囊，干扰孢子化的过程；青蒿提取物能提高鸡免疫力和生产性能，青蒿作为天然的植物饲料添加剂加入肉鸡饲料中可明显提高其生产性能。青蒿可促进猪生长及防治疾病，在仔猪饲粮中添加青蒿活性提取物发现免疫球蛋白呈增长趋势，仔猪在生长过程中腹泻率和发病率下降。青蒿可促反刍动物生长及防治疾病，青蒿素衍生物青蒿琥酯的纳米乳制剂还可以预防和治疗山羊焦虫病。青蒿素还可用于治疗牛环形泰勒焦虫病和双芽巴贝斯焦虫病，新鲜青蒿治疗牛环形泰勒焦虫病疗效十分显著，抗虫有效率为 100%。新鲜黄花蒿在抗牛双芽巴贝斯焦虫病上具有奏效快、退烧快、疗程短和无副作用等优点，平均经过 1 d 治疗患牛体温可降至正常，3～5 d 可康复。另外，青蒿琥酯可减少甚至消灭机体中的血吸虫，转阴率达 100%。新鲜青蒿对治疗耕牛便血和结膜炎疗效显著，青蒿可以改善瘤胃内环境，提高营养物质的吸收率，促进反刍动物的生长性能。青蒿提取物可在一定程度上改善牦牛瘤胃发酵状况，可作为牦牛甲烷的抑制剂，同时改善牦牛瘤胃发酵的作用，促进短链脂肪酸生成，提高消化率和代谢率。蒿提取物作为饲料添加剂对家兔的生产性能方面有显著的提升，对家兔免疫能力的提升也有一定的影响，对加快生长速度、提高饲料利用率等方面有着较好的使用前景。添加青蒿粉或青蒿提取物均能有效促进兔的生长速度，增大采食量。研究表明，青蒿粉能显著提高生长肉兔平均日采食量，显著降低肌肉亮度和黄度，显著降低背腰肌重和背腰肌率，显著提高圆小囊重量，其最适添加量为 4%～8%。同样的，在饲粮中添加不同种类的青蒿提取物可降低獭兔 10% 以上的料重比。研究表明，饲粮中添加青蒿能有效地抑制兔球虫的感染。青蒿提取物作为饲料添加剂对家兔、獭兔的生产性能方面有显著的提升，对家兔免疫能力的提升也有一定的影响，对加快生长速度、提高饲料利用率等方面有着较好的应用前景。日粮添加 10% 青蒿渣替代部分粗饲料通过提高湖羊的抗氧化能力和调节瘤胃菌群结构，从而改善湖羊的生长性能和健康状况，并降低了饲养成本提高了湖羊的经济效益，为青蒿渣替代部分粗饲料应用于反刍动物养殖提供了理论依据。

010　板蓝根 bǎnlángēn

为十字花科菘蓝属菘蓝 *Isatis indigotica* Fort. 的根，二年生草本，别名大蓝根、大青根等，干燥根入药。

生物学特性、采收与预处理

耐严寒，喜温暖，但怕水涝，我国长江流域和广大北方地区均能正常生长。种子极易萌发，15～30 ℃范围内均发芽良好，发芽率一般在 80% 以上。种子寿命为 1～2 年。板蓝根正常生长发育过程必须经过冬季低温阶段，方能开花结子，故生产上就利用这一特性，采取春播或夏播，当年收割叶子和挖取其根，种植时间为 5～7 个月。如按正常生育期栽培，仅作留种用。

采收与预处理　秋至霜降时采挖，夏播的宜在霜降后采挖。将挖取的板蓝根去净泥土、芦头、茎叶，晒至全干。可采用超声波辅助法进行预处理，然后提取挥发性成分。

性味、归经及典籍记载

性味苦、寒，归心、胃经。《日华子本草》载："治天行热毒。"《本草便读》载："清热解毒，辟疫，杀虫。"《分类草药性》载："解诸毒恶疮，散毒去火，捣汁或服或涂。"《广西中草药》载："治乙脑，流感，流脑，咽喉炎，口腔炎，扁桃体炎。"

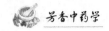

挥发性成分

挥发性成分得油率为 0.6%，主要成分为十六酸，占挥发油的 38.5%。主要化学成分为生物碱、有机酸、蒽醌、黄酮、苯丙素、甾醇、芥子油苷、核苷及其代谢产物等。

相关经方、验方

（1）流行性感冒　板蓝根 30 g、羌活 15 g，水煎服。

（2）大头天行　黄芩（酒炒）15 g、黄连（酒炒）15 g、陈皮（去白）6 g、甘草（生用）6 g、玄参 6 g、连翘 3 g、板蓝根 3 g、马勃（包煎）3 g、鼠粘子 3 g、薄荷 3 g、僵蚕 2 g、升麻 2 g、柴胡 6 g、桔梗 6 g，研末少量，多次送服。

（3）肝炎　板蓝根 30 g，水煎服。

现代科研主要成果及其药理作用

现代药理学研究发现板蓝根有清热解毒、凉血利咽的功效，具有抗感染、抗病毒、解热和提高免疫力等作用，在临床上常被用于治疗各种感染，如咽炎、扁桃体炎、肝炎、角膜炎等。大量实验发现，生物碱是板蓝根抗病毒作用的关键成分。板蓝根不仅能够直接杀灭病毒，还能扶助正气、调节机体免疫功能，即板蓝根通过扶正祛邪、标本兼顾来发挥抗病毒作用。目前研究显示，其具体抗病毒机制主要有：①通过干扰病毒自身核酸的合成发挥直接抗病毒作用；②有效成分作用于细胞膜表面，与病毒产生竞争性吸附，阻断病毒进入细胞的途径；③通过阻碍病毒在细胞内的生物合成发挥抗病毒疗效；④板蓝根中有机酸类具有较强的抗内毒素活性，能清除氧自由基，并有效抑制炎性因子的合成与释放，起间接抗病毒的作用；⑤促进抗体生成，提高机体防御功能。

道地药材资源及开发前景

主产于江苏、河北。板蓝根作为临床常用中药，在抗病毒、抗菌、提高免疫方面疗效突出，应用前景广阔。自加入 WTO 以来，经济全球一体化，国家大力支持和关注中医药的发展，中医药产业发展迅速，同时也面临一些挑战，板蓝根的化学成分、药理活性、作用机制及不良反应的研究仍然不够全面。随着政府的大力支持和中医药现代化及科技的发展，相信有一天，板蓝根和更多中药及其制剂会走出国门、走向世界，造福于更多的人。

芳香健康养殖开发路径　板蓝根多糖活性成分具有一定的体外抑菌、抗病毒作用，且能促进动物免疫机能。板蓝根是传统的清热解毒药物，具有抗病毒、抗感染、抗内毒素等药理作用，在治疗流行性乙型脑炎、流感、脑膜炎、咽痛、溃疡、血便和痢疾等疾病有良好的效果。其中板蓝根多糖对猪的流感病毒、伪狂犬病病毒、猪繁殖与呼吸综合征病毒及羊传染性脓疱病毒等均有良好的抗病毒效果。并且，在畜牧生产方面以板蓝根多糖为原料的疫苗佐剂、饲料添加剂、抗病毒药物也越来越多。

011　德国甘菊 déguógānjú

为菊科母菊属德国甘菊 *Matricaria recutita* Linn.［*M.chamomilla* Linn.］的花或全草，一年生草本，别名母菊、德国春黄菊、蓝春黄菊、匈牙利春黄菊、蓝甘菊、洋甘菊等，干燥花序入药。

生物学特性、采收与预处理

适应性强、耐寒。每年 4—5 月播种，在肥沃、疏松、排水良好、无杂草的弱酸性至中性沙壤土（pH 6.5 ~ 8.4）上种植。土壤干燥应立即浇水，成长期、采收期可根据土壤湿度适时浇水。

采收与预处理　应选择晴天，使用手工或专用采摘工具采摘，及时将采摘后的头状花序在田间铺平，晾晒 4 h 后，收回集中晾晒。将集中的德国甘菊头状花序进行 3 ~ 4 d 的自然阴干，厚度在 8 cm，每 0.5 h 翻动 1 次，至头状花序拨开中间不软时，装袋、贮藏、备用。

性味、归经及典籍记载

味辛、微苦、性凉，归肺、肝经。《中华本草》载："其清热解毒、止咳平喘、祛风湿，主感冒发热、咽喉肿痛、肺热咳喘、势痹肿痛、疮肿。" 1882 年收入德国药典，随后载入欧洲药典。中国卫健委颁药品标准·维吾尔药分册（1999 年版）也已收载德国甘菊及其 3 种制剂（祖卡木颗粒、复方木尼孜其颗粒、强力玛得土力阿亚特蜜膏）质量标准。

挥发性成分

主要含有香豆素、总黄酮和挥发油等多种化学成分，得油率为 0.2% ~ 0.4%，挥发性化合物主要成分是醇氧化物双环大根香叶烯、蒿酮、大根香叶烯 D、β - 罗勒烯香芹酮、薄荷醇等。

相关经方、验方

（1）改善干燥或敏感性肤质　甜杏仁植物油 10 mL + 德国甘菊挥发油 3 ~ 5 滴，每天 2 次，适量涂抹及按摩。

（2）改善皮肤湿疹　甜杏仁植物油 5 mL + 德国甘菊挥发油 10 滴，每天 2 ~ 3 次，涂抹于局部患处，消炎收敛的治疗效果显著。

（3）治疗经血过少、过多、经期疼痛、月经不规则、阴部瘙痒等妇科常见问题　甜杏仁植物油 20 mL + 德国甘菊挥发油 5 滴 + 玫瑰挥发油 3 滴 + 天竺葵挥发油 2 滴，每天 2 ~ 3 次，涂抹小腹和腰背部。

现代科研主要成果及其药理作用

挥发油为蓝色黏稠液体，具有显著的消炎作用，可治疗支气管哮喘、风湿病、过敏性胃炎、结肠炎、湿疹等，有减轻过敏反应并有局部麻醉作用。临床上主要用于治疗感冒咳嗽、咽喉肿痛、关节骨痛、痴呆舌重等疾病。

黄酮类成分是德国甘菊主要药理活性成分。总黄酮主要为槲皮素、芹菜素、木樨草素、万寿菊苷、木樨草素等，具有抑制真菌、消炎、抗氧化、降血糖、降血脂、氧化应激神经保护、促进血液循环、抗病毒、保肝及解痉等多种药理作用。

其挥发油对蛋清致大鼠足肿胀、棉球植入法致大鼠肉芽增生及二甲苯致小鼠耳肿胀均有不同程度的抑制作用，对急性炎症、慢性炎症及对急性炎症引起的肿胀、渗出具有显著的抗感染作用，可显著促进成纤维细胞增殖和迁移，其促进作用呈剂量依赖性，也可显著提高小鼠皮肤创伤愈合速度，增加创面皮肤真皮厚度和成纤维细胞数目。挥发油可以减少促肾上腺皮质激素（ACTH）水平升高带来的压力，可镇静、抗焦虑。而挥发油与地西泮联合给药能降低 ACTH 水平，可能是其中的活性成分结合地西泮和 γ - 氨基丁酸受体起作用。

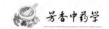

道地药材资源及开发前景

原产于英国、德国、匈牙利、埃及等国家，具有长期栽培种植历史。它生命力顽强，可以在干旱、盐渍及水分较大的土壤中生长，作为一种抗逆性好的药用植物和香料植物，具有很好的开发价值和经济价值。我国主要产区为新疆，多产于新疆北部和西部。多地庭园有栽培，可供观赏。

被誉为"草药中的明星"，是国际上最畅销的 5 种草本植物之一，且是食品、化妆品和药品中重要的添加剂。德国甘菊茶是欧美人士极力推崇的花草茶之一。根据美国调查报告，德国甘菊茶不仅是美国最畅销的花草茶，在德国受欢迎的程度也是名列前茅。1989 年美国农业部估计全球"德国甘菊挥发油的产量"每年 54 吨左右；1995 年全球产量约为每采收季 500 吨；1998 年跃升到每采收季 1000 吨。目前有学者克隆了母菊（E）-β-法尼烯合酶基因，并研究了该基因的功能，此外利用气相色谱-质谱联用仪（GC-MS）技术检测茉莉酸甲酯处理后德国甘菊叶片中挥发性萜类含量的变化。该研究初步探讨了茉莉酸甲酯调节德国甘菊萜类次生代谢的规律，为通过基因工程手段提高母菊倍半萜含量提供了理论基础。

我国对其关注和研究相比于西方较晚，产品的研发和创新欠缺，但国内市场对德国甘菊相关产品的认可度高、需求量大，大多数产品都来自海外，自有品牌和产品较少。

作为草药，德国甘菊已经使用有上千年的历史了，具有消炎、防腐、止痉挛及发汗等作用。它的醇提取物具有较好的降脂作用，主要通过抑制胆固醇吸收、调节血脂代谢、促进胆固醇排泄来实现。

012 草木樨 cǎomùxī

为豆科草木樨属草木樨 *Melilotus suaveolens* Ledeb.、小花草木樨 *M.indicus*（Linn）All 的全草，二年生草本，别名铁扫把、省头草、辟汗草、野苜蓿等，干燥全草入药。

生物学特性、采收与预处理

草木樨生长适应性强，对土壤要求不严，山区、平原均可栽种，但喜阳光，最适于在湿润肥沃的沙壤地上生长。适合在东北、华北等地及西部地区的干旱瘠薄土地上种植。常生长在山坡、河岸、路旁、砂质草地及林缘。在欧洲为野生杂草。

采收与预处理 花期为 5—9 月，果期为 6—10 月。夏秋采收，洗净，切碎晒干。在提取挥发性成分前，将草木樨进行切段预处理。

性味、归经及典籍记载

味辛、性平，归脾、大肠经。《四川中药志》载："清热，解毒，杀虫，利小便。治皮肤疮，风丹，赤白痢，淋病。"

挥发性成分

草木樨茎秆及叶得油率为 0.1% ~ 0.2%，主要成分包括樟脑（15.62%）、4-萜品醇（11.92%）、桉叶醇（11.32%）、龙脑（10.31%）、3,3,6-三甲基-1,4-庚二烯-6-醇（4.51%）、2-丁酰呋喃（3.71%）、松油醇（3.66%）和胡薄荷酮（3.35%）等。

相关经方、验方

（1）疟疾 草木樨 15 g，煎汤。在疟发前 1 h 服用。

（2）疮疡、坐板疮、脓疱疮　草木樨、黄柏、白芷、雄黄、红砒、冰片、艾绒等磨粉，卷成纸条，点燃熏。

现代科研主要成果及其药理作用

草木樨挥发油可以抑制毛细血管通透性亢进，有着治疗足肿的潜在作用。

现代药理学研究发现，草木樨叶和花的提取物具有显著抗感染作用，能抑制毛细血管通透性亢进，增强毛细血管的抵抗力，并且能改善动、静脉血流，促进淋巴循环，缓解淋巴管痉挛，并能激活网状内皮系统，促进炎症部位代谢功能，抑制组织胶体渗透压的升高。草木樨含有的总酚酸、黄酮具有抗氧化、清除自由基作用。草木樨还含有大量香豆素类成分，其能够增加脉搏速度、血管容量和血循环，并激活血管收缩。此外，香豆素还具有微弱的雌激素样作用。

道地药材资源及开发前景

草木樨分布较广，我国主要产于东北、华北、西南各地，其余各省常见栽培。欧洲地中海东岸、中东、中亚均有分布。

草木樨属植物多具有良好的抗感染、抗氧化、抗自由基损伤的作用，其中黄花草木樨应用最为广泛，并被日本开发为草木樨流浸液片，用于治疗各型痔疮及创伤、外科手术等引起的软组织损伤肿胀。我国草木樨属植物资源丰富，但开发利用较少，多作为牧草使用，仅川藏地区将草木樨作为民族药，用于脾脏病等的治疗。草木樨在优越的水肥条件下，如果人工予以栽培驯化，是能够生产出较高产量的鲜草和籽实的。尤其是它分布广、适应性强、营养价值较高，而含的香豆素又比较低，因此，它是一种很好的种质资源，将它驯化、培育成抗性强、饲用价值高的高蛋白质饲料作物是可能的。草木樨除具有很高的饲用价值外，还是一种蜜源植物。另外，黄花草木樨具有减轻土壤盐碱成分对植物的危害，改善土壤结构，增加土壤肥力，提高土地生产能力作用。它的根系发达，根瘤多，且根、茎、叶等富含氮、磷、钾、钙和多种微量元素，作为草粮轮作、间种品种或压制绿肥以培肥土壤，还能起到防风固沙、保持水土的作用，是非常有前途的植物。

芳香健康养殖开发路径　草木樨含有丰富的营养物质，其中粗蛋白的含量较高可达到16.67%，粗脂肪的含量为2.14%，同时还含有大量的胡萝卜素、矿物质等，是饲喂家畜的良好饲料。

013　金盏菊 jīnzhǎnjú

为菊科金盏菊属金盏菊 *Calendula officinalis* Linn. 的花、根，一年生或二年生草本，别名金盏花、长春菊、黄金盏、长生菊等。

生物学特性、采收与预处理

喜阳光充足环境，耐寒怕热。生长适宜温度为 7～20 ℃，幼苗以稍湿条件为好，成株则以稍干为宜。宜在肥沃疏松和排水良好的沙质土壤或培养土种植。

采收与预处理　秋季或第 2 年春季采花及根，洗净，鲜用或晒干备用。采用微波超声协同法进行预处理，以提高挥发性成分得油率。

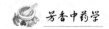

性味、归经及典籍记载

味淡、性平，归肺、胃、大肠经。《本草拾遗》载："金盏菊花性平、味苦，功用清热解毒、活血调经、行气止痛。"

挥发性成分

花含挥发油约为 0.02%，主要成分为 α-杜松醇、依兰油醇、δ-杜松烯、α-依兰油烯、△-杜松烯等。

相关经方、验方

（1）胃寒痛　金盏菊鲜根 50～100 g，水煎服或兑酒服。

（2）疝气　金盏菊鲜根 100～200 g，酒、水煎服。

（3）癫痫　金盏菊干根 50～100 g，酒、水煎服。

现代科研主要成果及其药理作用

花提取物可降低反射兴奋性，对中枢神经系统有镇静作用。

花浸泡油对皮肤有很好的滋润、抗感染及促进细胞再生作用，治疗皮肤创伤疗效很好，在治疗干裂皮肤、暴露在低温或冷水中造成的冻伤及尿布疹和擦伤都有独特的疗效，同时还可改善旧疤、减轻静脉曲张和治疗慢性溃疡。此外，对青春痘、皮肤冻伤、皮肤病、皮肤疤痕等都有显著的治疗效果。

道地药材资源及开发前景

原产欧洲，在欧洲栽培历史较长。中国金盏菊的栽培是 18 世纪后从国外传入我国。清代乾隆年间，上海郊区已见批量金盏花生产。1949 年以后，金盏菊在园林中广泛栽培，应用于盆栽观赏和花坛布置。现在我国四川、贵州、广东、广西等地均有栽培。

除了用作景观植物，还具有极高的药用和经济价值。金盏菊挥发油芳香优雅怡人，可以净化人的心灵和思绪，具有舒缓心口发热、增强心脏功能的功效，已经应用于芳香疗法。研究报道金盏菊提取物能保湿皮肤、预防皮肤衰老，对紫外线也有一定的防护作用，在化妆品方面应用前景广泛，在药品开发方面具有较大潜力。

芳香健康养殖开发路径　金盏菊具有抗氧化、抗真菌、抗肿瘤、肾保护等生物活性，具有良好的止血、抗感染、加快小鼠创面愈合速度，开发兽用药前景广阔。

3　芳香收涩药

014　罂粟 yīngsù

为罂粟科罂粟属罂粟 *Papaver somniferum* Linn. 的种子，一年生或二年生草本，别名罂子粟、罂粟米、米囊、御米、囊子、御米子等，罂粟种子、花、茎叶、果实均可入药。

生物学特性、采收与预处理

果实为球形，或椭圆形，种子粒小而多，适宜种植在温湿地带，无论土壤肥瘠均能生长。不宜在低洼、潮湿、光线差的地方育苗和栽植。

采收与预处理　6—8 月果实焦黄时，采摘果实，剖取种子，晒干。在提取挥发性成分前，将罂粟子进行破碎预处理，以提高挥发性成分得油率。

性味、归经及典籍记载

味甘、性平，有毒，归肺、胃、大肠经。《本草图经》载："性寒。"《绍兴本草》载："微寒。"罂粟壳为现行《中国药典》所载品种，"有毒"，用量 3～6 g，属国家规定的唯一麻醉药品管理的中药，其种子也应属此类。

挥发性成分

罂粟子挥发油得油率为 0.45%，主要成分为醛类、呋喃酮类、吡嗪类、柠檬烯、异丁酸丁酯物质可以产生浓郁的香味。同时还含有 30 多种生物碱，其中主要含吗啡，含量为 10～15%，此外还含有少量的罂粟碱（约 1%）、可待因（约 1%）、蒂巴因（约 0.2%）及那可汀（约 3%）等。

相关经方、验方

（1）赤白泻痢、里急后重　罂粟子 6 g，炙甘草 5 g，水煎，临卧空腹温服。

（2）肺痿咳嗽　罂粟子 250 g，淘洗焙干，炒黄熟研为末，以砂糖丸弹子大，每服 1 丸，临睡前含化。

现代科研主要成果及其药理作用

现代研究证明，罂粟子挥发油能够调整机体内尿酸的代谢，大幅度降低血尿酸水平。提高血清超氧化物歧化酶活性，增强抗氧化功能。罂粟子植物油的脂肪酸组成中亚油酸相对量较大，总的不饱和脂肪酸量较高，对降低血液中胆固醇，增强血管柔韧性和渗透性，防治动脉粥样硬化、冠心病和脑血管病有一定的作用。同时动物实验显示，罂粟子挥发油可以降低三酯甘油含量，对肝脏有一定的保护作用。

罂粟因其所含吗啡等生物碱具有显著成瘾性，故将其列为毒麻药品而严格管理和使用。

注意　本品易成瘾，不宜常服；孕妇及儿童禁用；运动员慎用。

道地药材资源及开发前景

原产于地中海东部、伊朗、埃及等地，唐朝时传入中国。在中国古代相当长的一段时间里，罂粟是作为观赏植物来种植的，进而作为食物、补品和药物而被中国人所接受。在明代罂粟已被人所熟知，并有一定的种植面积。及至清中后期，罂粟被大面积种植。

罂粟子以其多功效医疗价值而被国内外医学界公认。但长期以来，罂粟子作为罂粟的副产物，其医疗功效及成瘾性的两面性一直困扰大众，故在国际上禁止流通，其营养价值不能很好地开发利用。直至 2006 年，被国家卫健委批准为新资源食品，成为一种新型的油料作物。因为它具有辛香气味，罂粟子的挥发性成分可以作为调味品，故而广泛应用于家庭食品的调味、食品生产厂家与调味品厂的原料添加，并作为各式面包、西点烘焙及食品馅料的加香调味。在欧美国家，罂粟子及其制品主要作为面包、汉堡、馅料、沙律酱等的添加物。罂粟子含有高品质、高含量的功能性因子黄酮、不饱和脂肪酸、维生素，同时含特殊的生物碱、蛋白多糖、植物荷尔蒙、多不饱和脂肪酸等，有良好的食疗保健作用，成为营养学家的研究重点，可作为一种新型的油料作物被研究和开发利用。

4 芳香止咳化痰平喘药

015 葶苈子 tínglìzǐ

为十字花科独行菜属葶苈 *Lepidium apetalum* Willd.、琴叶葶苈 *L.virginicum* Linn. 和播娘蒿属植物播娘蒿 *Descurainia sophia*（Linn.）Webb.ex Prantl.［*Sisymbrium sophia* Linn.］的成熟种子，前者习称"南葶苈子"，后者习称"北葶苈子"，一年或二年生草本，别名丁历、大适、大室。

生物学特性、采收与预处理

栽培或生长于海拔 3100 m 以下的向阳斜坡、草地、路边、麦田中、水沟边。喜温暖、湿润、阳光充足的环境，适宜栽培在土壤肥沃、疏松、排水良好的坡地。

采收与预处理 每年 4—6 月种子成熟时，割起全株，晒干，打出种子，扬净果壳、灰渣。也可炒制，取净葶苈子，用清炒法，炒至有爆声。在提取挥发性成分前，将葶苈子进行破碎预处理。

性味、归经及典籍记载

性味寒、辛、苦，归肺、膀胱经。《神农本草经》载："主癥瘕积聚结气，饮食寒热，破坚逐邪，通利水道。"《名医别录》载："下膀胱水，伏留热气，皮间邪水上出，面目浮肿。身暴中风热痱痒，利小腹。"

挥发性成分

北葶苈子和南葶苈子的种子中都含有挥发油，北葶苈子挥发性成分得油率为 0.15%，南葶苈子挥发性成分得油率为 0.12%。北葶苈子种子的挥发性成分主要为 4-（氯甲基）苯甲腈（88.9%），其次为 2- 氰基 - 吡啶（2.73%）、6，9- 十八碳酸甲酯（1.59%）等；南葶苈子种子的挥发性成分主要为 3- 亚甲基 - 壬烷（68.14%），嘧啶（29.32%）等。

相关经方、验方

（1）急性咽炎、咽喉红肿疼痛 生葶苈子（包煎）6 ~ 10 g，开水送服；或葶苈子研末冲服，每日 3 次，每次 3 ~ 5 g。

（2）青光眼高眼压症 葶苈子（包煎）10 g，加水煎成 30 mL 煎液，分 2 ~ 3 次温服。

（3）心力衰竭 葶苈子 3 ~ 6 g 研末，每天 3 次，饭后开水送服。

现代科研主要成果及其药理作用

从挥发油的化学成分研究显示，南、北葶苈子存在较大的差异。4-（氯甲基）苯甲腈在挥发油中含量最高，它是一种重要的有机中间体，广泛应用于医药、染料，用于合成吡咯并吡咯二酮（1,4-Diketo-pyrrolopyrrole，DPP）。

现代研究表明，葶苈子具有止咳平喘作用，葶苈子所含芥子苷是镇咳的有效成分，炒用可提高芥子苷含量，故镇咳效果更好。葶苈子中的葶苈苷、葶苈子水提液均有不同程度的强心作用，能使心肌收缩力增强，心率减慢，对衰弱的心脏可以增加心血输出量，降低静脉压。葶苈子尚具有降血脂、抗血小板聚集、抗肿瘤、抗菌、利尿及抗抑郁等作用。葶苈子中的苄基芥子油具有广谱抗菌作用，对酵母菌等 20 种真菌及数十种其他菌株均有抗菌作用。葶苈子对人鼻咽癌细胞和千田子宫颈癌细胞株有极强的抑制作用。

道地药材资源及开发前景

北葶苈子主产于河北、辽宁、内蒙古，此外，吉林、山西、甘肃、青海、黑龙江等地亦产；南葶苈子主产于江苏、山东、安徽，此外，甘肃、河南、山西、陕西、河北、浙江等地亦产。

中药葶苈子具有多种生物学活性，临床应用较广。其止咳平喘、消肿利尿及治疗肺心病方面研究较早。近年来对其抗癌、抗菌、强心及调血脂等作用研究较多。为了开拓药源，寻找高效低毒的新药，有必要进行更深入的研究，使葶苈子在医疗保健中起到重要作用。

芳香健康养殖开发路径　葶苈子汤可以有效治疗猪气喘病，葶苈子粉可与饲料混合以防治禽霍乱。在兽医临床上利用葶苈子可以治疗家畜创（烫、烧）伤。

016　千日红 qiānrìhóng

为苋科千日红属千日红 *Gomphrena globosa* Linn. 的花序或全草，一年生草本，别名火球花、百日红，干燥全草入药。

生物学特性、采收与预处理

喜温暖及阳光充足的环境，耐炎热干燥气候，不耐寒，适宜栽培于斜坡向阳、湿润而排水良好、疏松肥沃的土壤中。

采收与预处理　在花开放时，选择直径 2 cm 以上的花序采摘，随即需晒干。遇连阴雨天可用文火烘干，以防久堆变质。贮藏要放在干燥处，防止受潮发霉。千日红药用以身干、花序完整不碎、色泽鲜艳、红紫色或白色、不焦、无叶、无柄、无杂质的为佳。采用微波辅助萃取千日红挥发性成分时，以挥发性成分得油率为指标，考察萃取时间、液料比、微波功率等影响因素。

性味、归经及典籍记载

性味甘、咸、平，归肺、肝经。《福建民间草药》载："祛风，镇肝，退热，明目。"《南宁市药物志》载："清肝明目，散结消瘰。治瘰疬初起，肝热目痛，血压高头痛。"《广西中药志》载："花序：凉血消肿，止痉咳。治百日咳；外治疮疡肿痛。全株：煲水外洗，治跌打疮疖。"

挥发性成分

干花序挥发性成分得油率为1.34%，其主要成分为棕榈酸（16.39%）、14-甲基三十二烷（5.85%）、二十七烷（5.82%）、三十一烷（5.67%）、二十一烷（5.19%）、二十四烷（5.07%）、二十五烷（4.87%）等，花香中含单萜物质罗勒烯。

相关经方、验方

（1）慢性支气管炎、支气管哮喘　千日红花20朵、枇杷叶5片，杜衡根0.9 g，水煎，加冰糖适量冲服。

（2）咯血　千日红花10朵、仙鹤草9 g，煎水，加冰糖适量口服。

（3）小便不利　千日红花序3～9 g，水煎口服。

现代科研主要成果及其药理作用

研究表明，千日红全草所含的千日红苷-Ⅰ、Ⅱ、Ⅲ、Ⅴ、Ⅵ，苋色素，异苋色素等有祛痰平喘作用，尤其对支气管炎有明显效果。千日红全草制成的注射液、花序片剂及30%的花序

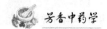

注射液用于治疗支气管炎等症，其全草注射液临床治疗单纯型、痰湿型咳嗽疗效好，且对咳、痰、喘均有较好效果。其花序片剂及注射液具有平喘、祛痰等作用，可治疗支气管炎、支气管哮喘、百日咳、肺结核咯血、头风目痛、视物昏糊、瘰疬初起、痢疾、小儿惊风、夜啼等。

道地药材资源及开发前景

原产于热带美洲，是热带和亚热带地区常见花卉，长江以南普遍种植。千日红多糖的抗氧化、抗癌等生理活性，有望将其开发成新制剂。千日红含丰富的能清除自由基的黄酮类物质、丰富的微量元素 Zn、Fe、Cu、Mn 等，而 Cd、Pb、As 含量低于国家卫生标准，都为将千日红开发为食用花卉、保健食品提供了依据。千日红含有水溶性色素花色苷，为天然色素，不仅色泽艳丽、多样，有玫瑰红、浅红、淡红、淡黄等一系列颜色，而且安全无毒，可用于食品着色，尤其是工业提取时不用有机溶剂，成本相对较低，具有较大的发展潜力。

此外，千日红中的植物源酪氨酸酶抑制剂具有美白祛斑、抗衰老的作用，将其开发制成系列美容护肤制品或许是一个趋势。

芳香健康养殖开发路径　千日红水提物显著降低急性肝损伤小鼠血清中 AST 和 ALT 的水平，以及肝脏组织中 MPO 水平，并且其明显减少肝脏炎性细胞浸润，减轻肝脏中央静脉充血。

017　芥子 jièzǐ

为十字花科白芥属白芥 *Sinapis alba* Linn. 或芸薹属芥菜 *Brassica juncea*（Linn.）Czern.et Coss. 及油芥菜 *B.juncea*（Linn.）Czern.et Coss.var.*gracilis* Tsen et Lee. 的成熟种子（或嫩茎、叶），一年生草本。前者习称"白芥子"，后者习称"黄芥子"。前者别名芥子、欧白芥、辣菜子、芥菜、胡芥、白芥子、蜀芥等；后者别名芥、大芥、雪里蕻、皱叶菜、黄芥。

生物学特征、采收与预处理

喜温暖湿润气候，较耐干旱，喜阳光，适宜肥沃湿润的砂质壤土栽培，忌瘠薄或低洼、积水地。

采收与预处理　春、秋季采摘嫩茎叶，鲜用或晒干备用。在提取挥发性成分前，将白芥进行破碎预处理。夏末秋初果实成熟时采割植株，晒干，打下种子，除去杂质。

性味、归经及典籍记载

性辛、温，归肺、肝、脾、胃、心包经。《开宝本草》载："味辛，温，无毒。"《本草拾遗》载："主冷气。"《医学入门》载："能发汗，散腹中冷气作痛。"《现代实用中药》载："镇咳，并治胃病。"

挥发性成分

种子中含有挥发性成分，得油率为 0.164% ~ 1.10%。白芥种子含芥子油苷，内有白芥子苷、脂肪油、芥子酶、芥子碱、赖氨酸、精氨酸、组氨酸等，还含 4- 羟基苯甲酰胆碱、4-羟基苯甲胺。

相关经方、验方

（1）风湿涎痰、结成痞块　外用，白芥子为末，醋调敷患处；内服，白芥子为末，神曲打糊丸梧子大，每服 15 g，清晨参枣汤下。

（2）风湿脚气肿疼无力　白芥子、芸薹子、蓖麻子、木鳖子（去壳）、白胶香各 50 g，胡桃（去壳）5 枚，捣 3 千杵，成膏。每用皂子大，涂患处。

现代科研主要成果及其药理作用

所含的异硫氰酸苄酯具有广谱抗菌作用，对酵母菌、20 种真菌及数十种其他菌株均有抗菌作用。白芥子水浸液在试管内对堇色毛癣菌、许兰毛癣菌等有不同程度的抗真菌作用。

临床中白芥子可用于前列腺增生的治疗。药理研究证实白芥子乙醇提取物对丙酸睾酮所诱发的小鼠前列腺增生有显著的抑制作用，显著抑制小鼠血清酸性磷酸酶活力，具有抗雄激素样活性；白芥子苷和 β - 谷甾醇均能明显降低由丙酸睾酮诱发的去势小鼠前列腺增生，降低小鼠血清酸性磷酸酶活力，白芥子苷能明显降低滤纸片埋藏引起的大鼠肉芽肿增殖，β - 谷甾醇能明显降低组胺诱发的小鼠毛细血管通透性增加，表现出抗雄激素和抗感染活性。

白芥子可刺激皮肤，提高表皮温度，使表面的细胞之间空隙增大，从而促进药物的吸收。白芥子细粉、白芥子挥发油、白芥子脂肪油对黄芩苷的透皮吸收起促进作用，白芥子还可促进麻黄的吸收。

道地药材资源及开发前景

原产于欧洲，我国辽宁、山西、新疆、山东、安徽、四川、云南多有栽培。

十字花科芥属植物中很多种子均已成为国内外研究热点，日本人将黑芥的种子提取物（主要成分为硫代异氰酸烯丙酯，俗称黑芥子油）用作抗菌剂、香辛剂、调味品等。白芥子中含有与其效果一致，但更为温和的成分硫代异氰酸对羟苄酯，同样可开发成抗菌剂等。白芥子中还含有较多的维生素，可用于治疗夜盲症（Vit.A 缺乏）、癞皮病（Vit.B$_2$ 缺乏）、坏血病（Vit.C 缺乏）等。白芥子中所含的芥子碱和芥子酸具有抗辐射作用，可开发成防晒护肤化妆品或抗衰老的保健品。白芥子中含有抗雄激素物质，有望用于治疗由雄激素代谢异常引起的前列腺增生、痤疮、脱发等疾病。

白芥子中的各种化学成分及其功能现已基本清楚，关于白芥的药理研究已有一些报道，目前应加快对各种成分提取工艺、药理学、毒理学、剂型、使用剂量等方面的研究，尽快开发出适应临床需要的新产品，提高中药制剂的科技含量，尽快打开国际市场。

芳香健康养殖开发路径　白芥可用于治疗动物结核病，膝关节滑膜炎，治疗犬、猫、兔的癣病和疥癣病，治疗长期不愈的肺气肿马、骡。

5　芳香祛湿化湿利水渗湿药

018　水蓼 shuǐliǎo

为蓼科蓼属水蓼 Polygonum hydropiper Linn.［Persicaria hydropiper Linn.Spach］的地上部分、根、果实，一年生草本，别名辣蓼、柳蓼、红辣蓼、水辣蓼等。

生物学特性、采收与预处理

喜湿，多生长于湿地、水边或水中。在半阴的潮湿处或浅水中易于生长。在肥沃的黏土和沙土里生长较好。适应性强，几乎遍及我国南北各地的沟谷溪、水沟、林缘湿地。

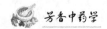

采收与预处理 花期为 5—9 月，果期为 6—10 月。春、夏季采收嫩枝叶鲜食，或夏、秋开花时采割茎叶和根；果熟后采收果实（蓼实）。采用微波法进行预处理，以提高挥发性成分得油率。

性味、归经及典籍记载

性味辛、苦、平，归脾、胃、大肠经。《本草药性大全》载："去疮癣胀疼，水蛊黄肿腹膨。"《常用中草药手册》载："治菌痢，肠炎，风湿痛，皮肤湿疹。"《河北中草药》载："止血，用于月经过多，功能性子宫出血，便血，外伤出。"

挥发性成分

用水蒸气蒸馏挥发油，或用温水、乙醇萃取提取液，挥发性成分得油率为 1.2% ~ 1.8%，其主要成分为水蓼二醛、异水蓼二醛等，另含有 α – 葎草烯、姜黄烯等成分。

相关经方、验方

（1）细菌性痢疾、肠炎 水蓼干品 15 ~ 30 g，单用，或与马齿苋配伍煎汤，每日 1 剂，水煎服。

（2）小儿消化不良 水蓼全草 15 g、麦芽 12 g，水煎，早、晚饭后分 2 次服。

（3）功能性子宫出血 水蓼开花时的地上部分切碎，1000 g 放置玻璃容器内，以 30% 乙醇 2000 mL 浸没，常温静置 48 h（每日搅拌 3 次），过滤取液约 2000 mL，密闭贮存，每次服 20 mL，每 2 h 服 1 次。

现代科研主要成果及其药理作用

研究结果表明，从水蓼中分离出的化合物对多种细菌表现出不同程度的抑制作用，其中黄酮类化合物的抑菌效果较好，槲皮素对金黄色葡萄球菌的抑制作用最好。水蓼具有治疗小肠性腹泻的潜在治疗作用，水蓼的乙醇与水粗提物对菜蚜虫有很强的毒杀作用，醇提物对蛞蝓有毒杀作用，水提液与醇提液对蛞蝓有拒食和驱逐作用。

道地药材资源及开发前景

蓼科植物有 40 属 800 余种，主要分布在北温带，生长于海拔 450 ~ 1500 m 的沟边、水旁，我国有 11 属，约 180 多种。分布于南北各省，秦岭产 8 属，52 种，6 变种。

蓼属植物中很多种类为我国重要的药物资源。水蓼药用在我国有一千多年的药用历史，常用于胃痛、小儿疳积、风湿痛、头疮、湿疹等。多以采集野生应用，以叶多、带花、辣味甚者为佳，是一种药食兼用的植物资源。

我国民间食用或制作酸菜也有悠久的历史。湖南加工成蓼酱，用作香辣味调味料。水蓼提取物水溶液，对微生物尤其是酵母菌的繁殖有较强的抑制作用，可作保鲜剂和增味剂。在日本主要用于腌制品、沙拉酱、梅子干等。

芳香健康养殖开发路径 水蓼具有抗菌、抗病毒、抗氧化、调节免疫力、抗应激、抗炎及抗肿瘤等作用，其黄酮类化合物具有生理活性强、毒副作用低的优势，在猪防治病毒性疾病中具有很好的应用前景。

019 **玉米须** yùmǐxū

为禾本科玉蜀黍属玉蜀黍 *Zea mays* Linn. 的须状花柱和柱头，一年生，高大草本，别名玉蜀黍须、蜀黍须、苞谷须、龙须等。

生物学特性、采收与预处理

喜温，短日照作物，灌浆和成熟需保持在 20 ~ 24 ℃；低于 16 ℃或高于 25 ℃，淀粉酶活动受影响，导致籽粒灌浆不良或出现败育现象。日照时数在 12 h 内，成熟提早。长日照则开花延迟，甚至不能结穗。玉米对土壤要求不严格，土质疏松，土层深厚即可，土壤 pH 以 6.5 ~ 7.0 最适。耐盐碱能力差。

采收与预处理　夏、秋季玉米成熟时收集，鲜用或晒干生用。萃取玉米须挥发性成分时，可采用超声波辅助法进行预处理。

性味、归经及典籍记载

性味甘、淡、平，归膀胱、肝、胆经。《岭南采药录》载："又治小便淋沥砂石，苦痛不可忍，煎汤频服。"《滇南本草》载："宽肠下气。治妇人乳结红肿，或小儿吹着，或睡卧压着，乳汁不通，红肿疼痛，怕冷发热，头痛体困。"《四川中药志》载："清血热，利小便。治黄疸，风热，出疹，吐血及红崩。"

挥发性成分

挥发性成分得油率为 0.136%，主要成分为二十一烷（6.53%）、二十九烷（10.70%）、三十六烷（4.11%）、亚油酸乙酯（3.57%）、豆甾 -5- 烯 -3- 醇（6.67%）、β - 谷甾醇（7.89%）、豆甾 -7- 烯 -3- 醇（6.82%）等。

相关经方、验方

（1）慢性肾炎、肾病综合征　玉米须 50 ~ 60 g，水煎服，每日 1 ~ 2 次。

（2）齿龈出血　玉米须 50 g，以沸水冲泡，1 日内频服。

（3）妊娠水肿　玉米须 30 g、冬瓜皮 60 g，加水 1000 mL，煎取 300 mL，分 2 次服，连服 5 d。

现代科研主要成果及其药理作用

玉米须中挥发性成分有利尿作用，利尿作用主要是肾外性的，可增加氯化物排出量，但作用较弱。

现代研究表明，玉米须可通过多种途径调节血压及血脂，具有较好的降血压、降血脂的保健功效。能促进胆汁排泄，降低其黏度，减少其胆色素含量。能增加血中凝血酶原含量，提高血小板数，可应用于治疗膀胱及尿路结石患者。玉米须中最主要的活性成分是多糖，其占比约为 70%；此外，还含有种类繁多的化合物，如黄酮类、有机酸、生物碱、甾醇、鞣质、隐黄素及矿物质等。玉米须具有抗癌、降血糖血脂、干预糖尿病、保护肝肾、抗氧化、抗菌消炎等作用。

道地药材资源及开发前景

原产美洲，明代始传入中国，入药始载于《滇南本草图说》。《本草纲目》云："玉蜀黍种出西土，种者亦罕。其苗叶俱似蜀黍而肥矮，亦似薏苡。苗高三四尺。六、七月开花，成穗，如秕麦状。苗心别出一苞，如棕鱼形，苞上出白须垂垂。久则苞拆子出，颗颗攒簇。子亦大如粽子，黄白色。可炸炒食之。炒拆白花，如炒拆糯谷之状。"

玉米须具有明确的药用价值，又方便经济，但对其开发利用水平仍比较低，要充分研究

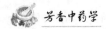

玉米须的化学成分和药理作用，以加快玉米须的综合利用，提升玉米作物的附加值，能够产生良好的经济效益和社会效益。

芳香健康养殖开发路径　利用玉米须为原料提取的多糖能提高肉鸡生长性能，还有提高肉鸡的免疫力的功能。

020　泽漆 zéqī

为大戟科大戟属泽漆 *Euphorbia helioscopia* Linn. 的全草，一年或二年生草本，别名五朵云、五灯草、五凤草、猫儿眼睛草。

生物学特性、采收与预处理

生于山沟、路边、荒野、湿地。在肥沃的黏土和沙土里生长较好。适应性强，几乎遍及我国南北各地的沟谷溪、水沟、林缘湿地。

采收与预处理　4—5月开花时采地上部分，鲜用或晒干用。萃取挥发性成分时，采用超声波法先进行预处理。

性味、归经及典籍记载

性味辛、苦，微寒，有毒，归肺、大肠、小肠经。据《神农本草经》载："主皮肤热，大腹水气，四肢面目浮肿，丈夫阴气不足。"《别录》载："利大小肠，明目。"《药性论》载："治人肌热，利小便。"气血虚弱和脾胃虚者慎用。

挥发性成分

主要含二萜酯类、黄酮、三萜、甾醇、多酚类、氨基酸及天然油脂类化合物。目前对其挥发油类成分研究较少，含有倍半萜类挥发油橄榄醇和 β - 桉油醇。

相关经方、验方

（1）水肿　泽漆 15 g、槟榔 30 g、附子 30 g（炮裂，去皮、脐）、木香 15 g、肉桂 15 g（去皱皮）、陈皮 15 g（汤浸，去白、瓤，焙）、泽泻 15 g、川大黄 15 g（锉碎，微炒）、郁李仁 15 g（汤浸，去皮，微炒）、厚朴 15 g（去粗皮，涂生姜汁，炙令香熟），上述各药粉碎成细粉，加炼蜜制成蜜丸，丸如梧桐子大，用治食症痞气，脾胃虚弱，头面及四肢浮肿，欲变成水病者。

（2）肺炎　泽漆 150 g、半夏 12 g 制成泽漆汤，临床常用于急性支气管炎、急性支气管肺炎、病毒性肺炎、感染性肺炎等。

（3）肺结核　沙参 100 g、黄精 150 g、何首乌 150 g、山药 150 g、土茯苓 150 g、干泽漆 100 g、夏枯草 100 g、鱼腥草 150 g、山楂 150 g、神曲 100 g、甘草 30 g，煎汤内服。临床上治疗肺结核有很好疗效。

（4）腮腺炎　每年 4—5 月泽漆开花时采鲜品适量，洗净切段，置锅内加水熬至熟透，滤去药渣，将药汁用武火浓缩到一定程度后改用文火浓缩成膏状，制成泽漆膏外敷可治疗腮腺炎。

（5）神经性皮炎　鲜泽漆白浆敷癣上或用楮树叶捣碎同敷。

现代科研主要成果及其药理作用

现代研究与临床证明，泽漆具有良好的抗肿瘤活性，单药泽漆或泽漆与其他中药配伍治疗肺癌、肝癌、食管癌等多种恶性肿瘤有效。研究表明，中药泽漆的抗肿瘤成分较多，其抗肿瘤作用机制主要为抑制肿瘤细胞的生长增殖，诱导细胞凋亡作用，细胞毒作用，调节免疫作用，抑制肿瘤细胞逃逸作用，抗氧化、抗自由基作用，抗肿瘤转移活性，抑制肿瘤血管形成等，这些作用机制是通过多途径、多靶点协调而实现的。

临床用于治疗腹水、水肿、肺结核、颈淋巴结核、痰多喘咳、癣疮，民间还用于治疗宫颈癌、食道癌等。近年来，泽漆的治疗范围进一步扩大，泽漆具有平喘止咳作用，是一味疗效确切的化痰止咳药物，主要是通过化痰，使痰量减少，而达到止咳、平喘的目的。另外，泽漆具有抑菌作用，对小麦赤霉病菌、番茄早疫病菌、苹果炭疽病菌的相对抑制率达 60% 以上。但泽漆乳汁对皮肤和黏膜有刺激作用，易引起毒性反应。

道地药材资源及开发前景

全国除新疆、西藏外，大部分地区均有分布，以江苏、浙江产量较多。

作为一种天然的草本药物，具有价廉、易得的优势，其抗肿瘤作用民间应用广泛，具有一定临床疗效支持，是一味很有开发价值的药材。目前，泽漆的临床应用逐渐增多，而对其化学成分的研究也越来越受到人们重视。长期的实验研究和临床实践均证实，中药泽漆抗肿瘤作用明显，并能较好地改善癌症患者的生活质量，缓解其他抗肿瘤药物带来的不良反应，提高远期生存率。但既往的文献报道多限于有效成分的化学鉴定、分析，以及细胞、动物实验的初步探索，一些疗效机制有待深入探索。

芳香健康养殖开发路径　　泽漆可以抑制多杀性巴氏杆菌，可用于防治禽霍乱。将泽漆作为饲料喂养母兔，可促进母兔分泌乳汁，提高仔兔的免疫力，减少仔兔黄痢病的发生。

021　薏苡仁 yìyǐrén

为禾本科薏苡属薏米 *Coix lacryma-jobi* Linn.var.*ma-yuen*（Roman.）Stapf 的干燥成熟种仁，一年生或多年生草本，别名薏苡、苡米、薏仁米、药玉米、六谷子等。

生物学特性、采收与预处理

喜温暖湿润气候，怕干旱、耐肥。各类土壤均可种植，对盐碱地、沼泽地的盐害和潮湿的耐受性较强，但以向阳、肥沃的壤土或黏壤土栽培为宜，忌连作。

采收与预处理　9—10 月茎叶枯黄，果实呈褐色，大部成熟（约 85% 成熟）时，割下植株，集中立放 3 ~ 4 d 后脱粒，筛去茎叶杂物，晒干或烤干，用脱壳机械脱去总苞和种皮，即得。在提取挥发性成分前，要对薏苡仁进行破碎预处理。

性味、归经及典籍记载

性味甘、淡、凉，归脾、胃、肺经。《本草纲目》载："薏苡仁阳明药也，能健脾、益胃，虚则补其母，故肺痿肺痈用之。"《本草经疏》载："薏苡仁，性燥能除湿，味甘能入脾补脾，兼淡能渗泄，故主筋急拘挛不可屈伸及风湿痹。"

挥发性成分

挥发油为薏苡仁中特有的活性成分，超临界 CO_2 萃取种子得油率为 2.24%，挥发油主要由油酸（38% ~ 51%）、亚油酸（30% ~ 38%）、棕榈酸（14% ~ 18%）和硬脂酸（2% ~ 3%）等长碳链脂肪酸组成，不饱和脂肪酸含量较高。

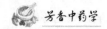

相关经方、验方

（1）阑尾炎　薏苡仁 30 g、附子 6 g、败酱草 15 g，用水 400 mL，煎至 200 mL，每日 1 次。

（2）湿热水肿　薏苡仁（炒）40 g、粳米 30 g，将薏苡仁，粳米洗净，放入锅内，加清水适量，武火煮沸后，文火煮成粥，每日服用。

（3）湿热型肾结石　薏苡仁 60 g，白酒 500 mL，薏苡仁洗净，装入纱布袋内，扎紧口，放入酒罐中，盖好盖，浸泡 7 d 即成，酌量饮用。

（4）气管炎　薏苡仁（捣碎）500 g，水 3000 mL，煎煮浓缩至水为 100 mL，每日服用。

现代科研主要成果及其药理作用

现代药理研究表明，薏苡仁具有抗肿瘤、抗感染镇痛、降血糖、降血压和提高机体免疫力等多种药理活性。临床也证实了其相关药理作用，特别是在宫颈癌、肺癌和消化道肿瘤中的治疗，如以薏苡仁挥发油为主要成分的康莱特注射液的使用。

薏苡仁尚具有温和的镇痛抗感染作用，其中薏苡素也称薏苡酰胺，是其镇痛活性成分。薏苡仁还具有抗动脉血栓形成和抗凝血作用。除此之外，薏苡仁中的多酚类提取物对 HepG2 人体肝癌细胞具有明显的增殖抑制作用。薏苡仁中的谷蛋白胃蛋白酶解物在体外能有效抑制血管紧张素转换酶（ACE）活性，进一步研究分离出其中谷蛋白 ACE 抑制肽 GAAGGAF 具有显著的降压作用，可作为抗高血压及相关疾病药物的良好天然成分。

道地药材资源及开发前景

全国各地均有种植，目前种植主要集中在贵州兴仁县，薏苡种植面积和产量居我国首位，成为全国乃至东南亚薏苡仁加工销售最大集散地，具有"中国薏仁米之乡"的称号。贵州省黔西南州兴义市、兴仁县、安龙县、贞丰县、普安县、晴隆县、册亨县、望谟县 8 个县市现辖行政区域为盛产地，其他如福建、广西、云南、浙江等地也在大力发展薏苡仁产业。

薏苡仁既是中草药，也是食疗佳品。目前，我国对薏苡仁的研究和开发多集中在抗癌药物方面，以薏苡仁挥发油为主要成分的抗肿瘤新药"康莱特注射液"能有效地抑制癌细胞增长。随着对薏苡仁抗癌作用研究的不断深入，其单方和复方制剂在癌症的治疗方面将会发挥出更大的作用。根据薏苡仁的特点，可开发多种形式的抗癌、降血糖、降血脂等药品和功能保健食品，形成薏苡仁功能食品系列，对于繁荣市场，满足不同人群的需要也是非常有意义。

薏苡仁凭借其营养价值高、保健功能强等特点将其开发成多种功能性食品，发挥其保健、美容等功能，并取得了较好的成效。近年来，薏苡仁规范化种植基地已经建立，薏苡产业化发展势在必行。

芳香健康养殖开发路径　薏苡仁壳被应用在肉牛饲料中，具有育肥效果。

6　芳香温里药

022　莳萝 shíluó

为伞形科莳萝属莳萝 *Anethum graveolens* Linn. 的果实，一年生或二年生草本，又名洋茴香、野茴香、莳萝椒、土茴香等。

生物学特性、采收与预处理

高达 60 ~ 120 cm，全株无毛，有强烈香味，喜温热湿润环境，不耐高温干燥，也不耐寒冷，多生长在亚热带地区。也可进行播种和扦插繁殖，宜选地下水位较高，pH 5 ~ 6.5，肥沃湿润的沙壤土播种育苗。

采收与预处理　夏、秋季果实成熟时采收果实，去净杂质，晒干。采用水蒸气蒸馏法提取莳萝挥发油时，先要将莳萝切段，并用纯净水浸泡，然后再进行加工。

性味、归经及典籍记载

味辛、香，性温，归脾、胃、肝、肾经。《广州记》载："生波斯国。马芹子色黑而重，莳萝子色褐而轻，以此为别。"《本草纲目拾遗》载："小儿气胀，霍乱呕逆，腹冷不下食，两肋痞满。"《日华子本草》载："健脾，开胃气，温肠，杀鱼肉毒，补水脏及壮筋骨，治肾气。"

挥发性成分

果实富含挥发油，得油率约 4.0%，主要化学成分包括香芹酮、柠檬烯、顺式二氢香芹酮、9- 十八碳烯酸乙酯、β – 水芹烯、对丙烯基苯甲醚、芹菜脑、二氢黄蒿萜酮、β – 月桂烯等。

相关经方、验方

（1）小儿气胀、霍乱呕逆、腹冷食不下及胁痛　莳萝为末，糊丸如绿豆大，约 3 g。

（2）疝气偏坠、女子瘕病　莳萝 15 g，炒褐色，为细末，无灰好酒调服。

现代科研主要成果及其药理作用

药理学证实，莳萝挥发油具有抗肿瘤、抗氧化、抗菌等作用，在治疗胃病、失眠、肌肉痉挛、痔疮、利尿、调节生理周期、催乳、抗生育、杀虫等方面发挥一定功效。其挥发油香气成分是单萜类化合物，是一种天然兴奋剂，可激活谷胱甘肽 -S- 转移酶的分泌，有效中和致癌物质，尤其是氰基和苯丙衍生物的自由基，起到抗癌效果。莳萝主要成分柠檬烯作用于与细胞生长有关的小分子 G 蛋白，抑制其异戊二烯，并增加潜在生长抑制剂 TGF-β 的活性和生长量，发挥抗肿瘤作用。

挥发油含有萜类，是抑菌的主要成分，对大肠杆菌、伤寒沙门氏菌有较强的抑菌作用，且对金黄色葡萄球菌及蜡状芽孢杆菌的抑制作用强于商用杀菌剂。莳萝挥发油能消除亚硝酸盐，发挥抗氧化作用，最高清除率可达 78.4%。莳萝挥发油对棉花黄萎病菌最低抑菌浓度（MIC）为 0.625 μL/mL，对棉花黄萎病菌生物量、孢子萌发和菌丝抑制作用，呈浓度依赖关系。

地道药材资源及开发前景

原产于欧洲南部，历史记载最早见于印度。从地中海沿岸、印度等地传至欧洲，唐代时传入我国，在东北、西北、华南均有分布，甘肃、广东、广西等地均有规模化栽培。

莳萝挥发油是良好的芳香型保健物质，不仅天然健康、给人以愉悦的享受，还可以净化空气、消毒、杀菌、治疗疾病。既可作为医药原料，也可作为食品添加剂直接添加到食品中，其应用广泛且备受欢迎。今后，需要发展莳萝挥发油的精深加工，提高资源利用率、开发食品新产品和新配方，促进芳香疗法的发展，为取代化学添加剂开辟新思路。

芳香健康养殖开发路径　莳萝提取物的主要成分为酚类与黄酮类化合物，其药理活性主要包括镇痛、抗感染、抗菌、抗氧化、降胆固醇等，作为饲料添加剂可提升斑鳢、稚鱼的免

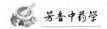

疫力及生长速度。

023　孜然芹 zīránqín

为伞形科孜然芹属孜然芹 *Cuminum cyminum* Linn. 的果实，一年生或二年生草本，别名藏茴香、安启、司拉嘎保、枯茗、香旱芹等。

生物学特征、采收与预处理

喜冷凉气候，较耐旱，适应性强，对土壤要求不严格，一般以沙壤土为好。北方地区主要以春季栽培为主，一般在早春土壤解冻后抢墒播种。孜然芹种子在 7 ℃时开始发芽，15 ℃左右为发芽适宜温度。

采收与预处理　孜然芹一般 4 月开花，5 月结果，果实快成熟时采收。提取挥发性成分前，先对孜然芹进行干燥预处理。

性味、归经及典籍记载

味辛、性温，归脾、胃、肾经。《普济方》中，就有用孜然芹治疗消化不良和胃寒、腹痛等症状的记载。据《唐本草》记载，将孜然芹炒熟后研磨成粉，就着醋服下去，还有治疗心绞痛和失眠的作用。

挥发性成分

果实含有丰富的挥发油，果实经破碎后用水蒸气蒸馏而得的挥发油，得油率为 2.4% ~ 3.6%；通过超临界萃取法提取，得油率为 8.79%。孜然芹挥发油主要成分有枯茗醛、4-氨基吡啶、异丙苯、α-莰酮、对丙烯基苯甲醚、对伞花烃、蒈烯、3-（2-呋喃基）-3-戊烯酮-2、对乙基苯甲醚、β-蒎烯、大茴香脑、2-氨基吡啶、苯并呋喃、水芹烯及松油烯等 10 余种成分，其组成及百分含量因产地和采收条件不同而差异显著。

相关经方、验方

（1）治肺及"龙"病　豆蔻 3.78 g、沙棘果 3.78 g、肉桂 3.78 g、孜然芹果 5 分，以上 4 味研成细粉，早晚以青稞酒各服此散 6 分。

（2）治"龙"病、胃病及消化不良症　孜然芹 18.9 g、紫硇砂 11.3 g、硼砂煅灰 1.3 g，以上 3 味研成细粉，早晚各服 4 分。

（3）肺寒症　石榴 250 g、小豆蔻 150 g、甘草 100 g、葡萄干 100 g、桂皮 150 g、荜茇 200 g、石灰华 100 g、孜然芹 100 g，以上 8 味粉碎、研细、混匀、过筛后内服，每日 2 次，每服 1 ~ 1.5 g。

现代科研主要成果及其药理作用

孜然芹挥发油表现出很强的抗氧化活性，现代药理学研究发现，γ-萜品烯是孜然芹树脂中最有效的抗氧化活性组分之一，IC50 值为（0.73±0.07）mg/mL，其活性高于抗氧化剂 BHA 和 BHT。挥发油也具有明显的杀菌抑菌的作用，对细菌、霉菌、酵母菌都有抑制作用，其抑菌活性成分主要是枯茗醛。枯茗醛具有较强的醛糖还原酶和 α-葡萄糖酶的抑制活性，对食品防腐具有抑菌活性的主要成分是枯茗醛和枯茗酸。挥发油抑菌活性大小顺序为米曲霉＞枯草芽孢杆菌＞黑曲霉＞白色葡萄球菌＞大肠杆菌＞根霉。提取挥发油的残渣经有机溶剂萃取后抗菌活性较挥发油小。此外，挥发油对于红蜘蛛、朱砂叶螨、棉蚜等具有熏蒸活性，也能明显增加小鼠胃、肝、食管中谷胱甘肽 S- 转移酶活性和谷胱甘肽的浓度。

孜然芹种子具有治疗口疮、消化不良、慢性发烧、痔疮、失眠、疖子，祛除胃肠道寄生虫等作用，并对关节炎及头痛、偏头痛、神经衰弱有一定的疗效。此外，其中富含香豆素、邻苯二甲酸、多炔、类萜等多种活性成分，具有降脂肪、抗血小板和提高免疫等功能，有助于减少高血压和癌症对人体健康的威胁。

孜然芹的提取物制成的复方卡力孜然酊可治疗白癜风。

道地药材资源及开发前景

原产埃及、埃塞俄比亚、俄罗斯、伊朗、印度、北美等地区。目前，新疆是我国孜然芹最主要的产地，因其适宜新疆南疆地区栽培，其主产区包括吐鲁番、托克逊、焉耆县、库车县、沙雅县、岳普湖县、墨玉县、皮山县、和田、酒泉、金塔县、瓜州县、高台县、玉门、张掖等市县，这些地区占据了我国90%以上的孜然芹产量。

作为一种药食同源的植物，其具有广阔的应用市场和价值。在我国西北地区，孜然芹是必不可少的调味料。在中国新疆维吾尔族和哈萨克族民间，将果实研末，用作食品中的调料，果实也可入药，治消化不良和胃寒腹胀。挥发油也常用于香料工业，特别是调配日用香精的重要原料，广泛用于冷饮、糖果、烧烤食品、肉类及腌制品等食品的调香。所以，要充分利用孜然芹丰富的资源，深挖其药用潜力，研制高档精品，使孜然芹在丰富菜篮子、医疗保健及幸福生活中发挥更大作用。

芳香健康养殖开发路径 孜然芹对正常小鼠胃排空有明显抑制作用，具有行气、温里、散寒的功效，可治疗畜禽类因气滞与寒滞所致的便溏与消化不良等症。在此方面，可有针对性地进行畜禽药物开发。

7 芳香活血化瘀药

024 红花 hónghuā

为菊科红花属红花 *Carthamus tinctorius* Linn. 的干燥花，一年生草本，别名红蓝花、刺红花、草红花等。

生物学特性、采收与预处理

喜冷凉干爽、阳光充足的环境，抗旱、抗寒、抗盐碱性强。对土壤要求不严，但以肥沃、排水良好的沙壤土为好。花果期为5—8月。

采收与预处理 5月下旬开花，5月底至6月中、下旬盛花期，分批采摘。选晴天，每日早晨6—8时，待管状花充分展开呈金黄色时采摘，过迟则管状花发蔫并呈红黑色，采收困难，质量差，产量低。采回后阴干或用40~60℃低温烘干。在提取挥发性成分时，先将红花进行破碎预处理。

性味、归经及典籍记载

味辛、性温，归心、肝经。《唐本草》载："治口噤不语，血结，产后诸疾。"《开宝本草》载："主产后血运口噤，腹内恶血不尽、绞痛，胎死腹中，并酒煮服。亦主蛊毒下血。"《本草

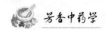

经疏》载："红蓝花，乃行血之要药。其主产后血晕口噤者，缘恶血不下，逆上冲心，故神昏而晕及口噤，入心入肝，使恶血下行，则晕与口噤自止。腹内绞痛，由于恶血不尽，胎死腹中，非行血活血则不下；瘀行则血活，故能止绞痛，下死胎也。红蓝花本行血之药也，血晕解、留滞行，即止，过用能使血行不止而毙。"孕妇慎用。

挥发性成分

运用微波技术对红花中挥发油的含量进行测定，测得红花中挥发油的含量为 4.196%。采用石油醚、正己烷和二氯甲烷提取所得挥发油的主要成分相似，但含量依次降低，均含有的化学物质为 9，12，15-十八碳酸三烯 -1- 醇、2,4-二十三烷二酮和棕榈酸，正己烷提取挥发油中壬酸 -2- 丙烯酯含量较高，石油醚提取挥发油中 1,4-二十九碳二烯含量较高，二氯甲烷提取物中乙酸羽扇醇酯和 1，2- 环氧十九烷含量较高，且只在二氯甲烷提取物中存在。

相关经方、验方

（1）口㖞、颊腮急紧、胃中火盛、汗不止　红花、酒黄柏、桂枝各 0.3 g，苏木、甘草各 15 g，炙甘草、葛根各 4.5 g，当归身、升麻、黄芪各 6 g，水酒煎，每日 1 剂，分 2 次服。

（2）妇人淋疾　红花 6 g，甘草 4.5 g，阿胶、滑石（包煎）各 3 g，水煎，每日 1 剂，分 3 次服。

（3）目赤红肿　红花 4.5 g，连翘 6 g，当归、生地黄各 9 g，紫草 6 g、赤芍 9 g、大黄 45 g，甘草 3 g，水煎服。

现代科研主要成果及其药理作用

挥发油对大鼠足冻伤具有明显的修复作用，尤其是在冻伤早期给药，可明显降低受损组织炎性渗出，明显减轻水肿程度。研究中，虽模型组在没有感染的情况下可数日后自身修复痊愈，但有的鼠足产生较严重溃烂，直至剩下足掌，愈后不良；而涂抹红花挥发油的鼠足均没有产生溃烂，在持续一段时间的微小肿胀阶段后基本恢复冻伤前的状态，外观没有改变，其活动功能也没有产生变化。

红花黄色素可以显著降低血黏度、血浆黏度和红细胞聚集指数，羟基红花黄色素 A 与芍药苷联用对脑缺血再灌注大鼠脑组织磷酸化蛋白激酶 B（p-AKT）阳性细胞表达明显增加，对脑缺血再灌注损伤有保护作用。并且红花黄色素具有较高的对脑血管作用选择性，其在较低剂量能显著降低急性脑缺血引起的脑梗面积，采用静脉注射能够起到降低血管通透性和增加脑血流量的作用。

道地药材资源及开发前景

我国红花的栽培历史悠久，分布甚广，从亚寒带边缘的黑龙江到热带边缘的广东，从高海拔的青藏高原到低海拔的江苏、浙江及福建沿海地区，都有红花种植。根据红花生产状况、生产特性和气候条件，可划分为 4 个主要分布区：①新甘宁区，包括新疆、甘肃、宁夏；②川滇区，包括四川、云南、贵州等省；③冀鲁豫区，包括河北、河南、山东、山西、陕西等省；④江浙闽区，包括浙江、江苏、福建、安徽等省。

我国新疆红花种植面积、干花产量和种子产量均占全国 80% 左右，主要分布在昌吉、塔城、伊犁及巴音郭楞等地，为新疆 4 种主要油料作物之一。新疆气候干燥，光照充足，热量丰富，红花色泽鲜亮，种子含油率高，亚油酸含量高，油品质量好，其红花子、红花油、红花丝、红花色素及花粉驰名中外，是新疆的重要出口创汇产品。

芳香健康养殖开发路径　在饲料中添加红花黄色素，可以提高蛋鸡产蛋率，降低料蛋比，进而提高蛋鸡、肉鸡的生产性能，可以使肉仔鸡和仔猪日均采食量显著提高，从而提高生产性能。

025　益母草 yìmǔcǎo

为唇形科益母草属益母草 *Leonurus japonicus* Houtt. 的新鲜或干燥地上部分，一年或二年生草本，别名蓷、萑、益母、茺蔚等。

生物学特性、采收与预处理

喜温暖湿润环境，耐严寒，喜阳光，以较肥沃的土壤为佳，需要充足水分条件，但不宜积水，怕涝。花期为 6—9 月，果期为 7—10 月。

采收与预处理　全草在每株开花 2/3 时采收，选择晴天齐地割下，应即摊放，晒干后打成捆。提取挥发性成分前，先将益母草进行切段预处理。

性味、归经及典籍记载

性味苦、辛，微寒，归肝、心包、膀胱经。《本草纲目》载："益母草之根、茎、花、叶、果实，并皆入药，可同用。若治手、足厥阴血分风热，明目益精，调妇人经脉，则单用茺蔚子为良。若治肿毒疮疡，消水行血，妇人胎产诸病，则宜并用为良。盖其根、茎、花、叶专于行，而其子则行中有补故也。"

挥发性成分

益母草含挥发油 0.05% ~ 0.1%，主要成分为 1- 辛烯 -3- 醇、3- 辛醇、罗勒烯、芳樟醇、壬醇、copaene、β - 榄香烯、β - 波旁烯、顺式石竹烯、反式石竹烯、β - 荜澄茄油烯、葎草烯、allo-aromadendrene、γ - 榄香烯、γ - 杜松烯、△ - 杜松烯、石竹烯氧化物、十四（烷）酸、十九烷、甲基棕榈酸、邻苯二甲基丁酯、叶绿醇等。

相关经方、验方

（1）妇人经前经后、感冒头痛发热、谵妄烦躁等症　益母草、柴胡、半夏、当归、牡丹皮、黄芩各 9 g，水煎，分 2 次服。

（2）妇人气血两虚、腰酸腹胀、赤白带下、经久不孕或胎动不安等症　益母草 120 g，人参、炒白术、芍药（醋炒）、川芎各 30 g，熟地黄、酒当归各 60 g，炙甘草 15 g，上为细末，炼蜜为丸，弹子大，每服 1 丸，空腹蜜汤或酒送下。若脾胃虚寒多滞者，加砂仁（姜汁炒）30 g；腹中胀闷者，加山楂肉（饭上蒸熟）30 g；多郁者，加香附（酒制）30 g。

现代科研主要成果及其药理作用

益母草对子宫有双向调节的作用，其水提物能抑制缩宫素对子宫的兴奋作用，但对各生理时期的子宫痉挛均具有抑制作用。益母草能降低心肌缺血再灌注的心律失常发生率，减少心肌缺血再灌注损伤。其机制可能是通过增加超氧化物歧化酶（SOD）活性，提高心肌抗氧化能力，稳定心肌细胞膜，减少心肌酶的释放，减轻细胞内钙超负荷，从而阻止心肌细胞凋亡，减轻心肌缺血再灌注损伤。

益母草可降低红细胞压积、延长复钙时间及降低血液黏度。益母草注射液主要提取成分

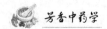

氯化胆碱和胡卢巴碱，二者均能明显抑制 ADP 诱导的血小板聚集。

道地药材资源及开发前景

全国大部分地区均有分布，商品药材多来源于野生，主产于山东、河南、江苏、安徽等省。我国益母草属植物资源在医药、保健品、轻化工等领域应用广泛，且已形成系列产品。

药用历史悠久，从古代方剂中配伍使用到如今临床制剂，益母草开发利用从未停止。目前取益母草为主要原料，以现代化生产技术批量生产的药品有益母草膏、益母草口服液、益母草冲剂等，不但配方科学安全，而且使用起来更加简便卫生，成本也较低，从而成为受医院、药店、患者欢迎的药品类型。

益母草中最主要的活性成分为生物碱类，具有活血调经的功效，因此，加入了益母草的益母草卫生巾、益母草暖宝宝等妇科用品是市场上的畅销产品。益母草富含黄酮和酚酸类成分，具有很好的抗氧化作用，其也被加入到了某些化妆品中，如爽肤水、面膜等。

芳香健康养殖开发路径　饲料添加益母草提取物，能提高初产绿壳蛋鸡的产蛋性能及其蛋品质。益母草提取物对蛋禽上易出现的输卵管炎也有较好的作用效果，其可改善蛋禽产蛋率及蛋品质。在种猪方面，益母草、淫羊藿等复方中草药能够显著提高母猪的繁殖性能，改善其泌乳能力，提高产活仔数，缩短发情间隔。针对生产中常见的母猪子宫炎、乳腺炎、产后缺乳症等可用益母草提取物或相关中药方剂进行拌料治疗。

8　芳香补益药

026　补骨脂 bǔgǔzhī

为豆科补骨脂属补骨脂 *Psoralea corylifolia* Linn. 的干燥成熟果实，一年生草本，别名破故纸、婆固脂、胡韭子、故子、黑故子、破故子等。

生物学特性、采收与预处理

喜温暖湿润气候，宜向阳平坦、日光充足的环境。苗期虽喜欢潮湿，但忌水淹。对土壤要求不严，一般土地都可种植，但以富含腐殖质的砂质壤土为最好，黏土较差。种子在 20 ℃左右，有足够湿度的土壤中，7～10 d 出苗。

采收与预处理　秋季果实成熟时采收果序，晒干，搓出果实，除去杂质。提取挥发性成分时，先采用微波方法对原料进行预处理。

性味、归经及典籍记载

性味辛、苦、温，归肾、脾经。《药性论》载："补骨脂主男子腰疼膝冷，囊湿，逐诸冷痹顽，止小便利，腹中冷。"《开宝本草》载："补骨脂主五劳七伤，风虚冷，骨髓伤败，肾冷精流及妇人血气堕胎。"《本草经疏》载："补骨脂，能暖水脏，阴中生阳，壮火益土之要药也。"

挥发性成分

挥发油得油率为 0.2% 左右，成分中主要是萜烯类及其含氧衍生物、醇类和酯类、补骨脂酚、反式石竹烯、石竹烯氧化物等。AOAC 法分析结果表明，补骨脂油脂部分含三酰甘油、二酰甘油、单酰甘油及游离脂肪酸，经皂化后主要为 C18∶1、C20∶0、C18∶3 长链脂肪酸。

相关经方、验方

（1）无症状性蛋白尿　补骨脂 60 g，加水适量，煎至 150 mL 后取药液服用，每日 1 剂，每日 3 次，服 1 个月后减量。

（2）慢性湿疹　补骨脂干馏取挥发油制成 10% 酊剂，每日外搽。

（3）治小儿遗尿　补骨脂（炒）50 g，为末，每服 5 g，热汤调下。

现代科研主要成果及其药理作用

补骨脂具有补肾助阳、固精缩尿、暖脾止泻、纳气平喘、抗肿瘤、抗菌、调节雌激素水平、抗抑郁等多种功效。近年来，研究发现补骨脂还具有增强免疫力、治疗骨质疏松症、抗病毒、雌激素样及治疗白癜风等功效，同时还具有清除胆汁、肝药酶诱导、抗良性前列腺增生等功效。

现代多个研究证实补骨脂酚有显著的细胞毒性，能诱导多个肿瘤细胞株的细胞凋亡，但因其吸收差，直接作为药物使用有很大的不足。目前，有研究者在进行结构修饰和剂型改进方面的研究工作，以期改善其吸收利用，增强其抗肿瘤效果，作为抗肿瘤药物进行开发。

补骨脂还具有神经保护作用，补骨脂素对淀粉样蛋白损伤海马神经元胆碱能系统有保护作用，其通过上调磷酸化 Bcl-2 家族抗凋亡因子和 Bcl-XL 表达来实现对于过氧化氢诱导的 PC-12 细胞损伤的保护作用。补骨脂所含异补骨脂查尔酮通过 NF-κB 途径抑制小胶质细胞激活，减轻甲基苯基四氢吡啶所致的小鼠帕金森病。

道地药材资源及开发前景

产于云南（西双版纳）、四川金沙江河谷，常生长于山坡、溪边、田边。河北、山西、甘肃、安徽、江西、河南、广东、广西、贵州等地有栽培，印度、缅甸、斯里兰卡也有分布。

作为温肾补阳的传统中药，其多种药理活性已被研究证实。对颈椎骨质增生、高血脂、放化疗后白细胞降低、无症状性蛋白尿、出血、痛经、小儿脱肛及复发性口疮等具有良好改善和治疗效果。随着补骨脂所含活性成分的研究逐步深入，为临床治疗及新药物研发提供了可靠依据。补骨脂具有的新型生物活性已倍受关注并被开发利用，显示出广泛的药用价值，开发利用前景良好，有望从补骨脂成分中开发出新一代产品。此外，其含有香豆素，芳香扑鼻，提取物有望用于化妆品与天然香料开发。

芳香健康养殖开发路径　补骨脂具有抗感染、抗菌、抗肿瘤、抗风湿等活性，其较强的抑菌作用有望成为解决抗生素滥用问题的有效途径之一。作为常用的饲料植物类添加物，补骨脂广泛用于兽用功能性饲料的开发，为中草药治疗动物疾病提供更多的可行性，具有广阔的开发应用前景。

027　**胡卢巴** húlúbā

为豆科胡卢巴属胡卢巴 *Trigonella foenum-graecum* Linn. 的干燥成熟种子，一年生草本，别名香草、香豆、芸香。

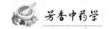

生物学特性、采收与预处理

喜温暖、稍干燥的气候，较耐旱、耐寒、怕高温潮湿气候，怕涝，喜阳光充足环境。对土壤要求不严，以土层深厚、疏松肥沃富含有机质的壤土为好。

采收与预处理　通常于8—9月种子成熟时后割取全草，搓下或打下种子，簸净杂质，晒干即可。提取挥发性成分时，先采用超声波辅助法对原料进行预处理。

性味、归经及典籍记载

味苦、性温，归肾经。《嘉祐本草》载："胡卢巴，主元脏虚冷气。得附子、硫黄，治肾虚冷，腹胁胀满，面色青黑；得薥香子、桃仁，治膀胱气。"《本草纲目》载："胡卢巴治冷气疝瘕，寒湿脚气；益右肾，暖丹田。"

挥发性成分

种子含挥发油3.3%左右，主要成分为棕榈酸乙酯、亚油酸乙酯、油酸乙酯、正己酸乙酯、肉蔻豆酸乙酯、辛酸乙酯、十五酸乙酯等。另有研究得出，胺类、酸类、醇类、酯类、酮类分别占挥发油含量的0.54%、0.18%、66.32%、12.13%、0.61%。

相关经方、验方

（1）气功头痛　盐胡卢巴、荆三棱各25 g，干姜12.5 g，将上面几种药材碾为粉末服用，每服用10 g，用生姜汤或温酒调服。

（2）散寒止痛　盐胡卢巴（盐适量，将胡卢巴置于盐水中，炒干）120 g，盐、黄酒适量，将胡卢巴置于盐水中，炒干研末，每日10 g，每日1次，黄酒送服。

（3）肠气、疝气、呕吐、小腹疼痛　盐胡卢巴10 g、吴茱萸10 g、川楝子12 g，巴戟、川乌各6 g，小茴香12 g，上为细末，酒煮面糊为圆，如梧桐子大，每服15圆，空心，温酒吞下，小儿5圆，小茴香汤下。

现代科研主要成果及其药理作用

胡卢巴挥发油具有清除自由基的功效，对DPPH自由基有较强的清除能力。当质量浓度为200 mg/L时，其对猪油的抗氧化活性最强，但其抗氧化活性小于同浓度的维生素C。近年来，又发现胡卢巴种子中的挥发油有催乳作用，轻度驱肠线虫作用，但杀虫力比土荆芥油低，还因为具有强烈的香气，除用于奶油块、干酪、泡菜汁、甜酒、糖浆中作香料外，还用于香水和卷烟生产。

胡卢巴子植物油中以不饱和脂肪酸为主，质量分数高达78.91%，具有较高的营养价值；其中亚油酸和油酸含量非常高，分别占43.60%和34.72%，其和为78.32%。不饱和脂肪酸具有降低血脂中的三酯甘油和抗氧化、抗自由基、抗肿瘤、增强免疫的作用；亚油酸是必需脂肪酸，人体内不能合成，只能从食物中摄取，亚油酸具有类似于维生素E的作用，可以起到预防动脉硬化的作用。

道地药材资源及开发前景

原产于欧洲南部及亚洲西部、地中海地区，目前在我国"三北"地区和中南等地均有栽培，其适生地区是宁夏、甘肃、青海、新疆、内蒙古。

胡卢巴资源丰富，使用安全，药用价值高，且富含多种营养物质及多种活性成分，具有抗抑郁、抗氧化性、降血糖、降血脂、抗肿瘤等功效，市场潜力大。特别是胡卢巴总黄酮的抗抑郁作用，目前在市场上还未得到开发。以胡卢巴为主要成分的各种减肥、保健品、降糖产品在国际市场上受到欢迎，开发胡卢巴降血糖降血脂产品在我国有广阔前景。

胡卢巴与面食等混合食用，有一种特殊的香味，深受人们喜爱。此外，以胡卢巴为主要成分的袋泡茶，可提高身体耐久力，增强男士性功能。胡卢巴多糖因为具有较高的半乳糖含量和优良的乳化功能而广泛应用于食品、药品、石油领域。在工业方面，胡卢巴种子提取物常被作为护肤品和制胶的原料；在医药方面，还可以用来作催乳剂和制药用。

芳香健康养殖开发路径　胡卢巴种子添加到断奶仔猪日粮中可改善肠道菌群和免疫机能。而在断奶仔猪上添加 0.03% 的包含胡卢巴 40% 的植物挥发油，提高断奶仔猪的生产性能、IgG 含量和 N 的消化率，降低有毒气体的含量。在肉鸡饲养上，胡卢巴粉对其生产性能有积极促进的作用，但应控制用量不超过 3%。

9　芳香平肝息风药

028　蒺藜 jílí

为蒺藜科蒺藜属蒺藜 *Tribulus terrestris* Linn. 的干燥成熟果实，一年生草本，别名刺蒺藜、白蒺藜、硬蒺藜、蒺藜子。

生物学特性、采收与预处理

生于田野、路旁及河边草丛，喜温暖湿润气候，耐干旱，怕涝。以阳光充足、疏松肥沃、排水良好的砂质壤上适宜栽培，多雨地区及黏土、洼地均不宜栽种。花期 5—7 月，果实 7—9 月。

采收与预处理　秋季果实成熟时，割取全株，晒干，打下果实，除去杂质、去刺、洗净、晒干。提取挥发性成分时，先采用超声波辅助法进行原料预处理。

性味、归经及典籍记载

味辛、苦，性微温，有小毒，归肝、肺经。《神农本草经》载："蒺藜子，味苦温。主恶务血，破积聚，喉痹乳难；久服长肌肉，明目轻身。"《本草别录》载："主身体风痒，头痛、咳逆伤肺，肺痿，止烦、下气；小儿头疮，痈肿，阴溃，可作摩粉。"

挥发性成分

干燥果实含挥发油，主要成分癸二烯醛、香芹烯、肉桂酸乙酯、反式茴香烯、α-松油醇、芳樟醇等。α-松油醇为主要杀菌成分的复方松油醇皮肤消毒液原液，对金黄色葡萄球菌、大肠杆菌、绿脓杆菌、白色念珠菌有显著的杀菌作用；芳樟醇对中枢神经系统，包括睡眠、抗惊厥、降体温等有随着剂量增加而作用增强的药理作用。

相关经方、验方

（1）眼疾　蒺藜 120 g、葳蕤（炒）90 g，共同研末为散，每次 9 g，每日 2 次，白开水送服。可治目生翳障、视物不明、目赤肿痛、迎风流泪等。

（2）疖肿及乳腺炎　蒺藜研为细末，加等量红糖，以醋调成糊状外敷，纱布固定，待药

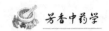

糊干后重换，连续用药 3 ~ 7 d。

（3）头痛 蒺藜 10 ~ 15 g、僵蚕 6 ~ 10 g，加减配伍他药治疗内伤头痛。

现代科研主要成果及其药理作用

临床研究表明，以蒺藜提取物为有效成分的中成药心脑舒通胶囊，可改善心功能，抑制左心室重构，改善高血压病的预后。心脑舒通胶囊治疗脑梗死后遗症，疗效明显、安全，可有效改善患者血液流变学、血脂、血糖、C 反应蛋白等指标。心脑舒通胶囊还具有改善缺血、再灌注损伤大鼠脑神经功能，调节小胶质细胞及 AS 功能的作用。

近年来发现刺蒺藜的生物碱及挥发油成分可以抑菌，对治疗各种疔、疮、痈及湿疹等效果显著。此外刺蒺藜的皂苷可以增强性欲，提高性功能，临床可用于治疗泌尿系炎症、阳痿等。

道地药材资源及开发前景

分布于全国各地，长江以北最普遍。主产于河南、河北、山东、安徽、江苏、四川、陕西等地，野生也很多。

现代临床研究证明，蒺藜具有抗动脉粥样硬化，治疗冠心病心绞痛、脑血管障碍性疾病、肺心病急性期、高血压，以及增强性功能与抗衰老等作用。随着对蒺藜药理作用研究的深入，这种古老的中药将在现代医学中发挥更大作用。

芳香健康养殖开发路径 蒺藜具有抗肿瘤、降糖、抗感染、提高免疫、心血管和神经保护等生物活性，常应用于为兽医临床抗感染药物的研发。

10 芳香止血药

029 荔枝草 lìzhīcǎo

为唇形科鼠尾草属荔枝草 *Salvia plebeia* R.Br. 的全草，一二年生草本，别名雪见草、癞蛤蟆草、青蛙草、皱皮草等。

生物学特性、采收与预处理

喜温暖湿润环境，土壤以较肥沃、疏松的夹砂土较好，用种子繁殖。

采收与预处理 6—7 月割取地上部分，除去泥土，扎成小把，晒干或鲜用。冬季或是春季嫩草，药效更好。提取挥发性成分时，先采用超声波辅助法对原料进行预处理。

性味、归经及典籍记载

味苦、辛，性凉，归肺、胃经。《生草药性备要》载："治跌打伤，去瘀，洗痔疮。"《采药书》载："凉血，止崩漏，散一切痈毒。"

挥发性成分

得油率为 0.19%，成分主要以烯烃、烷烃、酚、醇、酯为主，其中含量较高的有卜石竹烯、角鲨烯、丙酸乙酯、二十一烯和二十七烷等。

相关经方、验方

（1）咳血、吐血、尿血 鲜荔枝草根 25 ~ 50 g，瘦猪肉 100 g，炖汤服。

（2）痔疮便毒、口腔白疱疮、走马牙疳　大五倍子 1 个，贯穿一孔，将癞子草炕干，打成粉注入，装满封口，在火上煅后研粉，外加冰片，调麻油搽患处。

（3）乳痈初起　鲜荔枝草叶 2 片，揉软后塞鼻，如右侧乳腺炎塞左鼻孔，左侧塞右鼻孔，每次塞 20 min，每日塞 2 次。

（4）红白痢疾　荔枝草（有花全草）100 g、墨斗草 50 g、过路黄 50 g，煎水服，每日 3 次。现坠胀者，外加土地榆、臭椿根皮各 50 g。

现代科研主要成果及其药理作用

荔枝草醇提取液试管内能抑制金黄色葡萄球菌、八叠球曲、枯草杆菌。煎剂体外（直接镜检法 1.9 mg/mL，培养法 3.9 mg/mL）可抑制或杀死钩端螺旋体，具有抗感染、抗菌作用。在对复方荔枝草颗粒剂的抗菌作用研究提示，该方中荔枝草为君药，临床常用于治疗泌尿系统感染、肾盂肾炎。荔枝草临床上广泛用于治疗无名肿毒、流感、咽喉肿痛、乳痈、淋巴腺炎、肾炎水肿、疔疮疖肿、痔疮肿痛、子宫脱出、尿道炎、阴道炎、宫颈糜烂等，且效果较好。

荔枝草中粗蛋白含量高，微量元素的含量也很丰富，具有较高的营养价值。

道地药材资源及开发前景

我国分布广泛，资源丰富，在山东、河南、江苏、安徽、湖北、四川、贵州、浙江、江西、福建、广东、广西、云南、台湾等地均有分布，主产于江苏、浙江、安徽。

荔枝草药用价值比较好，但药效物质基础尚未阐明。据记载，宜冬季采收或在春季采收嫩草，如果抽薹以后药效将大为降低，故需要进一步研究荔枝草药效物质基础的动态含量变化规律，对荔枝草化学成分及其药理作用深入研究，及在医疗、养生等方面的开发利用将会有更广阔的前景。

芳香健康养殖开发路径　荔枝草抗菌解热力强，有较好的抗氧化能力，其注射液可治疗猪支气管肺炎。

第13章

多年生草本芳香植物药

1　芳香解表药

030　荆芥 jīngjiè（附　荆芥炭）

为唇形科荆芥属荆芥 *Schizonepeta tenuifolia* Briq. 的干燥地上部分，多年生草本，别名香荆芥、线芥、假苏、四棱杆蒿。

生物学特性、采收与预处理

性喜阳光，适应力强。多生长在温暖湿润的环境中，对土壤要求不严，一般土壤都能种植。高温多雨季节怕积水，短期积水就会造成死亡。种子容易萌发，生长适温为 20 ~ 25 ℃，幼苗能耐 0 ℃左右的低温。耐高温，较耐寒，但 –2 ℃以下会出现冻害，忌连作。

采收与预处理　采收茎叶宜在夏季孕穗而未抽穗时，芥穗宜于秋季种子 50% 成熟、50% 还在开花时采收。选晴天露水干后，用镰刀割下全株阴干，即为全荆；摘取花穗晾干，称荆芥穗；其余的地上部分由茎基部收割、晾干，即为荆芥梗。提取挥发性成分时，先要对荆芥进行切段预处理。

性味、归经及典籍记载

性味辛、微温，归肺、肝经。《本草纲目》载："散风热，清头目，利咽喉，消疮肿。治项强，目中黑花，及生疮，阴㿉，吐血，衄血，下血，血痢，崩中，痔漏。"《本经逢原》载："产后止血，童便制黑用。凡食河豚及一切无鳞鱼与驴肉俱忌之；食黄鱼后服之，令人吐血，惟地浆可解。与蟹同食动风。"

挥发性成分

地上部分含挥发油 1.3%，穗含挥发油约 4.11%，主要成分为右旋薄荷酮、消旋薄荷酮、少量右旋柠檬烯。

相关经方、验方

（1）风热感冒头痛　金银花 20 g、连翘 20 g、薄荷 12 g、荆芥 8 g、淡豆豉 10 g、牛蒡子（炒）12 g、桔梗 12 g、淡竹叶 8 g、甘草 10 g，煎汤服用。

（2）皮肤瘙痒　亚麻子 26 g、荆芥 24 g、苦参 24 g、炙甘草 18 g、威灵仙 18 g、何首乌（洗、焙）30 g，上为细末，每次 6 g。

（3）鼻窦炎　黄芩 10 g、蚤休 10 g、苍耳 10 g、白芷 10 g、桔梗 10 g、甘草 10 g、路路通 15 g、薏苡仁 30 g，煎汤服用。

现代科研主要成果及其药理作用

挥发油含药血清对甲型流感病毒的增殖具有显著抑制作用，5% 左右浓度的荆芥、桂枝挥发油含药血清对甲型流感病毒具有直接杀灭作用。荆芥挥发油可通过抑制肺组织中 NF-κB-α 磷酸化降解和 NF-κB 活性，减少炎症相关细胞因子的合成和释放，具有良好的抗感染作用。对脂多糖诱导的急性肺损伤具有保护作用。

目前研究表明，荆芥挥发油的药理作用主要体现在抗感染、抗流感病毒方面，且两者作用机制均与 Toll 样受体介导的信号转导通路相关，上述作用为荆芥解表散邪功效提供了药理学依据，但究其抗感染、抗过敏及抗肿瘤等与功效相关的药理作用机制研究尚不系统、完整，有待于深入探讨。

道地药材资源及开发前景

荆芥产自新疆、甘肃、陕西、河南、山西、山东、湖北、贵州、四川及云南等地，自中南欧经阿富汗，向东一直分布到日本，在美洲及非洲南部逸为野生。人工栽培主产于安徽、江苏、浙江、江西、湖北、河北等地。

以荆芥穗为原料所提取的挥发油，即使用不同的提取方法，其化学成分种类差异也较小，如选取荆芥挥发油为研究对象，最好将荆芥穗作为挥发油的原料来源。荆芥挥发油具有芳香气息，可考虑作为化妆品、保健品来研发应用。

芳香健康养殖开发路径　荆芥具有抗病毒和抑菌作用，可生产兽药用于治疗家兔病毒及细菌感染引起的发热。

附　荆芥炭 Jīngjiètàn

为唇形科荆芥属荆芥的炮制加工品，2020 版《中国药典》中记载"取荆芥段，照炒炭法炒至表面焦黑色，内部焦黄色，喷淋清水少许，熄灭火星，取出，晾干。"其味辛、涩，性微温。归肺、肝经。用法用量 5 ~ 10 g，收敛止血。对于便血、产后出血、衄血等各种出血病症疗效突出。荆芥中含挥发油及黄酮、苷类等多种成分，经炒炭后，挥发油含量显著降低，挥发油中所含成分也发生了质的变化，生品中原有的成分如 β-蒎烯、香芹酮等炒炭后未能检出，而炒炭后检出的荆芥酚、乙酰呋喃等 9 种成分在生品中未能检出，但主要成分薄荷酮、胡薄荷酮等仍存在。现代药理学研究者创新性地利用现代纳米技术，首次探索发现了荆芥炭的止血物质基础为 SHC-NPs，并对该成分的粒径大小、光学性质及表面官能团进行了表征。荆芥炭的总黄酮部位是其止血作用的主要有效活性部位，荆芥炭乙醇提取物 StE 和 M 均为止血的活性成分。

031　防风 fángfēng

为伞形科防风属防风 *Saposhnikovia divaricata*（Trucz.）Schischk. 的干燥根，多年生草本，别名北防风、关防风、哲里根呢。

生物学特性、采收与预处理

耐寒、耐干旱，忌过湿和雨涝，对土壤要求不严格，但应选择地势高的向阳土地，土壤

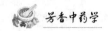

以疏松、肥沃、土层深厚、排水良好的沙质壤土为宜。黏土、涝洼、酸性大或重盐碱地不宜栽种。

采收与预处理　冬季在10月下旬至11月中旬或春季在萌芽前采收。用种子繁殖的防风，第2年就可采收。春季分根繁殖的防风，在水肥充足、生长茂盛的条件下，当根长30 cm、粗1.5 cm以上时，当年即可采收。秋播的于翌年10—11月采收。采收时须从畦一端开深沟，按顺序挖掘，根挖出后除去须根及泥沙，晒干。提取挥发性成分时，先要对防风进行粉碎预处理。

性味、归经及典籍记载

性味辛、甘、微温，归膀胱、肺、脾、肝经。《本草纲目》载："三十六般风，去上焦风邪，头目滞气，经络留湿，一身骨节痛。除风去湿仙药。"

挥发性成分

得油率为0.25%，主要为人参炔醇、α-蒎烯、己醛、戊醇、己醇、壬醛等。

相关经方、验方

（1）术后肠胀气　防风10 g、木香3 g，煎汤服用。

（2）感冒、咳嗽、哮喘　黄芪50 g、白术15 g、防风15 g，煎汤服用。

（3）感冒高热　荆芥30 g、柴胡15 g、防风10 g、薄荷10 g，煎汤服用。

现代科研主要成果及其药理作用

防风挥发油类成分具有一定的清除自由基的能力。防风中含有甘油酯类、多糖，以及锌、铬、锶、镍等多种微量元素。其挥发油的抗感染效果已经被众多学者认可，高剂量的防风挥发油能抑制二甲苯所致的小鼠耳郭肿胀，抑制小鼠腹腔毛细血管通透性，抑制率约40%。除此之外，防风挥发油能缩短小鼠的出血时间和凝血时间，具有抗感染和止血作用。

道地药材资源及开发前景

主要分布在内蒙古、黑龙江、吉林、辽宁、山西、陕西、甘肃、宁夏等省区。

近代以来防风的实验主要以分离其主要有效成分、增加有效成分得油率及建立相关质量鉴定标准等为研究目的。防风临床上多用于治疗感冒头痛、风湿痹痛、风疹瘙痒、破伤风等症，为治疗偏头痛之要药。治疗偏头痛多与祛风、活血、通窍之品白芷、川芎等同用，以增强祛风、通窍、止痛作用。防风在中医药产品开发方面前景广阔。

芳香健康养殖开发路径　防风具有解热、镇痛、抗菌、抗病毒及增强免疫功能等作用，可使肠道神经调节、免疫功能恢复正常。

032　羌活 qiānghuó

为伞形科羌活属羌活 *Notopterygium incisum* Ting ex H.T.Chang 或宽叶羌活 *Notopterygium franchetii* H.de Boiss.的干燥根茎和根，多年生草本，别名羌青、护羌使者、羌滑、退风使者、黑药、蚕羌、竹节羌、条羌等。

生物学特性、采收与预处理

喜凉爽湿润气候，耐寒，稍耐荫。适宜在土层深厚、疏松、排水良好、富含腐殖质的砂壤土栽培，不宜在低湿地区栽种。

采收与预处理　栽培 3 ~ 4 年秋季倒苗后至早春萌芽前割除地上部分，挖取根茎。一般于播后 2 ~ 3 年的秋季，地上茎叶枯萎后采收。将刨出的羌活地下根茎，去掉芦头，去净泥土，晒干或烘干即可入药出售。提取挥发性成分时，先要对干燥羌活做破碎预处理。

性味、归经及典籍记载

性味辛、苦，温。归膀胱、肾经。《本经逢原》载："羌活乃却乱反正之主帅，风能胜湿，故羌活能治水湿，与川芎同用，治太阳、厥阴头痛，发汗散表，透关利节，非时感冒之仙药也。昔人治劳力感寒，于补中益气汤中用之，深得补中寓泻之意。"

挥发性成分

水蒸气蒸馏法得油率为 0.18%，挥发油中主要成分有 α – 侧柏烯、α – 蒎烯、β – 蒎烯等。

相关经方、验方

（1）白癜风　羌活 10 g、防风 10 g、黄芩 10 g、甘草 15 g、白芷 15 g、川芎 15 g、苍术 15 g、生地 30 g、细辛 5 g，煎汤服用。

（2）枕神经痛　川芎 30 g、葛根 30 g、羌活 12 g、忍冬藤 18 g、细辛 4 g、白芷 10 g、白芍 10 g、丹参 30 g、僵蚕 10 g，煎汤服用。

（3）风寒感冒　羌活 15 g、防风 15 g、苍术 15 g、细辛 5 g、川芎 10 g、白芷 10 g、黄芩 10 g、甘草 10 g、地黄 10 g，煎汤服用。

现代科研主要成果及其药理作用

羌活具有抗感染解热镇痛作用。羌活水提取物对迟发型变态反应引起的肝损伤具有一定的保护作用。研究结果显示，大鼠在服用羌活水提取物后其足趾肿胀、水肿等症状明显改善。羌活具有抗心律失常作用，羌活挥发油具有控制心率、改善心肌营养性血流量及扩张冠状动脉等作用。羌活挥发油及多糖具有显著的抗氧化活性，在一定范围内随质量浓度升高呈线性增大。

抗氧化实验研究表明，羌活挥发油具有显著的清除 DPPH 自由基和 OH 自由基的能力，这主要是因为羌活挥发油中含有烯烃类物质和醇类物质。抑菌实验表明羌活挥发油对于绿脓杆菌和大肠杆菌具有良好的抑制活性，对金黄色葡萄球菌的抑制作用较弱。

道地药材资源及开发前景

主要分布于中国的陕西、四川、甘肃、青海、西藏等地区，生于海拔 2000 ~ 4200 m 的林缘、灌丛下、沟谷草丛中，或生于海拔 1700 ~ 4500 m 的林缘及灌丛内。

羌活挥发油拥有良好的抗氧化和抑菌活性并包含多种功效性成分，为其作为一种天然抑菌剂应用到食品及医疗行业提供了理论依据。可作为一种多功效的食品添加剂应用到食品行业。羌活中的紫花前胡苷具有改善学习记忆障碍的功能，其与升高胆碱能神经系统作用有关。紫花前胡苷有望发展为健忘症新的预防和治疗药物。

芳香健康养殖开发路径　羌活有良好的抗感染和抗病毒活性，作为兽药应用广泛，可用于治疗家畜感冒、流行热等疾病。

033　细辛 xìxīn

为马兜铃科细辛属北细辛 *Asarum heterotropoides* Fr. Schmidt var. *mandshuricum*（Maxim.）

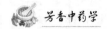

Kitag.、汉城细辛 *Asarum sieboldii* Miq. var. *seoulense* Nakai 或华细辛 *Asarum sieboldii* Miq. 的干燥根和根茎，多年生草本，别名华细辛、小辛、少辛、盆草细辛。

生物学特性、采收与预处理

喜冷凉气候和阴湿环境，多生于林荫湿处山沟腐殖质厚的湿润土壤中。细辛是早春植物，顶凌出土，花期和果期都较早。细辛冬季能耐 -40 ℃以下低温，怕高温，畏强光，在遮阴条件下生长良好，气温高于 35 ℃时，叶片枯萎。

采收与预处理　细辛花期 5 月，果期 6 月，地下部根茎于 9 月后形成越冬芽。采收时除去杂质，喷淋清水，稍润，切段，阴干。采用水蒸气蒸馏法提取挥发性成分时，先将细辛进行切碎预处理。

性味、归经及典籍记载

性味辛、温，归心、肺、肾经。《本草经百种录》载："细辛，以气为治也。凡药香者，皆能疏散风邪，细辛气盛而味烈，其疏散之力更大。且风必挟寒以来，而又本热而标寒，细辛性温，又能驱逐寒气，故其疏散上下之风邪，能无微不入，无处不到也。"不宜与藜芦同用。

挥发性成分

水蒸气蒸馏根及根茎的得油率为 0.62% ~ 4.40%，茎枝的得油率为 0.32%，叶的得油率为 0.18% ~ 0.60%，叶柄的得油率为 0.40%，全草的得油率为 0.31% ~ 3.30%。

主要成分是甲基丁香油酚、α - 蒎烯、β - 蒎烯、月桂烯、细辛醚、柠檬油精、黄樟醚、α - 水芹烯、3- 蒈烯、伞花烃、1,8- 桉叶素、γ - 松油烯、α - 异松油烯、番桧烯水合物、樟脑、优香芹酮、4- 松油烯醇等。

相关经方、验方

（1）偏头痛　川芎 30 ~ 50 g、白芷 15 g、细辛 8 ~ 15 g、全蝎 10 g、蜈蚣 20 条，煎汤服用。

（2）小儿疱疹性口炎　冰片 2 g、青黛 30 g、细辛 10 g、枯矾 10 g、琥珀 10 g、硼砂 10 g，除细辛外，其他共研细末，将药粉涂敷口内溃疡面上。

（3）通关开窍　猪牙皂 10 g、鹅不食草 5 g、细辛 5 g，粉碎成细粉，过筛，混匀，即得。每用少许，吹鼻取嚏。

现代科研主要成果及其药理作用

甲基丁香酚是细辛挥发油中的主要抗菌成分之一，对 10 种皮肤癣菌、5 种深部真菌、3 种酵母及酵母样菌具有抑制和灭杀作用。细辛挥发油能破坏丝菌体、改变孢子细胞膜的选择通透性，而影响其营养物质的吸收利用；挥发油的渗入使丝菌体细胞死亡，孢子失去萌发力。细辛挥发油的抗菌杀菌机制是多方面的综合作用。

细辛挥发油口服或复方煎剂灌肠给药，均有显著的解热作用。对异物注射引起的发热，以及伤寒疫苗和细菌内毒素引起的发热，均有良好的降温解热作用。离体实验表明，细辛挥发油对兔、鼠心脏有明显的兴奋作用，表现为正性肌力、正性频率作用。研究发现细辛挥发油、醇浸剂对多种真菌、杆菌和革兰阳性菌均表现出良好的抑菌作用。

道地药材资源及开发前景

北细辛分布于东北、山西、陕西、山东、河南等地，汉城细辛分布于陕西、山东、安徽、浙江、江西、河南、湖北、四川等地，华细辛分布于辽宁。

细辛作为传统的中药材，应用非常广泛，医学上常用治风寒头痛，鼻渊，齿痛，痰饮咳逆，风湿痹痛。细辛挥发油在化妆品、医药等行业用途很多。以辽细辛浸膏为添加剂原料，广泛用于日用产品，如肥皂、化妆品、牙膏等，具有抗菌、消炎、止血、镇痛等疗效。含细辛的兽药用于治咳嗽喘、便秘；含细辛的农药作杀虫剂和杀菌剂。近年来，由于细辛的挥发油具有特殊芳香气味，国外已将细辛作为建筑材料的防蛀填料和防蚊驱虫原料。

芳香健康养殖开发路径　细辛作为兽药应用广泛，与其他中草药配注可治疗禽流感、鸡呼吸道感染等多种疾病。

034　藁本 gǎoběn

为伞形科藁本属藁本 *Ligusticum sinense* Oliv. 或辽藁本 *Ligusticum jeholense* Nakai et Kitag. 的干燥根茎和根，多年生草本，别名西芎、香藁本。

生物学特性、采收与预处理

喜冷凉湿润气候，耐寒，忌高温，怕涝，对土壤要求不严，但以疏松肥沃、排水良好的沙壤土为好。忌连作。花期为 8—9 月，果期为 9—10 月。

采收与预处理　秋季茎叶枯萎或次春出苗时采挖，除去泥沙，晒干或烘干。采用水蒸气蒸馏法提取挥发性成分时，先将干燥的藁本进行破碎预处理。

性味、归经及典籍记载

性味辛、温，归膀胱经。《别录》载："藁本实，主风流四肢。"《本草图经》载："藁本，今西川、河东州郡及兖州、杭州有之。叶似白英，香又似芎劳，但草劳似水芹而大，藁本叶细耳。根上苗下似禾霖，故以名之。五月有白花，七、八月结子，根紫色。"

挥发性成分

根及根茎挥发油含量为 0.38% ~ 0.65%，辽藁本挥发油含量高于其他藁本为 1.5%。挥发油主要成分中含有萜类、香豆素类、苯酞类、烯丙基苯类等，如 3- 丁基苯酞、蛇床酞内酯、新蛇床酞内酯、β - 水芹烯、反式 - 罗勒烯、薰衣草醇、α - 水芹烯、α - 蒎烯、柠檬烯、异松油烯、榄香素、肉豆蔻醚、γ - 木罗烯、甲基丁香酚等。

相关经方、验方

（1）慢性单纯性鼻炎　苍耳子 10 g、白芷 20 g、葛根 15 g、麦冬 20 g、藁本 10 g、黄芩 15 g、薄荷 10 g，煎汤服用。

（2）偏头痛　当归 12 g、川芎 30 g、赤芍 15 g、白芷 10 g、天麻 10 g，煎汤服用。

（3）风寒感冒　川芎 2 g、菊花 24 g、黄芩 12 g、栀子 3 g、蔓荆子（炒）3 g、黄连 2 g、薄荷 2 g、连翘 3 g、荆芥穗 3 g、羌活 2 g、藁本 2 g、桔梗 3 g、防风 3 g、甘草 2 g、白芷 8 g，制丸服用。

现代科研主要成果及其药理作用

乙醇提取物和挥发油均能明显对抗二甲苯所致的小鼠耳郭肿胀，对小鼠角叉菜胶性足跖肿胀等也有较好的抗感染作用。藁本挥发油对伤寒 - 副伤寒杆菌所致的家兔体温升高有明显的解热作用，作用持久；能对抗苯丙胺引起的小鼠运动兴奋，抑制自发活动，加强戊巴比妥钠催眠作用。藁本乙醇提取物能明显延长电刺激麻醉大鼠颈动脉血栓形成时间，其中丁基苯

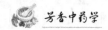

酞是藁本抗血栓的活性成分之一，有较强的抑制血小板聚集的功能。

近年来关于藁本的研究有了最新进展。藁本挥发油能明显延长 $NaNO_2$ 和 KCN 中毒小鼠存活时间。藁本水或乙醇提取物可延长正常小鼠常压状态下缺氧存活时间，并降低死亡时瓶内氧气残存量。丁基苯酞、丁烯基苯酞是藁本扩张血管、改善脑部微循环、抗心肌缺血缺氧的活性成分。藁本乙醇提取物可对抗小鼠实验性胃溃疡的形成。且其可明显促进 SD 大鼠的胆汁分泌，具有良好的利胆作用。

道地药材资源及开发前景

分布于新疆、陕西、山西、浙江、江西、河南、湖南、湖北、四川、吉林、辽宁、山东等地。

为我国传统药材之一，对风寒感冒、巅顶头痛、鼻塞、身痛等症有较好疗效。此外，寒滞肝脏、脘腹疼痛亦可选用。现代医学研究证明，藁本挥发油有镇静、解热及抗感染作用，还能明显减慢耗氧速度，增加组织耐氧能力，加醇提取物可降压，可治疗常见致病性皮肤癣菌。

新疆藁本挥发油可作为抑制植物病原真菌的天然活性成分资源开发利用，这些挥发油或其功效组分可用于谷物储仓、果蔬保鲜、设施栽培及土壤等方面熏蒸防控植物病害，在农业上是理想的绿色生物熏蒸剂。

茎叶用做川味名菜回锅肉配料，口感独特，回味悠长，具有很好的推广开发价值。

芳香健康养殖开发路径　藁本具有祛风、散寒、止痛功能，可用于风寒感冒、风湿肢节痹痛。在多种动物疼痛模型中，藁本提取物都表现出良好的镇痛作用。

035　生姜 shēngjiāng（附　生姜皮、生姜汁、干姜、炮姜）

为姜科姜属姜 *Zingiber officinale* Rosc. 的新鲜根茎，多年生草本，别名姜根、百辣云、勾装指、因地辛、鲜生姜。

生物学特性、采收与预处理

喜温暖湿润气候，不耐寒，怕潮湿，怕强光直射，忌连作。宜选择坡地和稍阴的地块栽培。以土层深厚、疏松、肥沃、排水良好的砂壤土或重壤土为宜。

采收与预处理　秋、冬季进行采收。拣去杂质，洗净泥土，用时切片。采用超临界 CO_2 流体法萃取挥发油时，先将干燥的生姜进行破碎预处理。

性味、归经及典籍记载

性味辛、微温，归肺、脾、胃经。始载于《神农本草经》，列为中品，"味辛温，主治胸满咳逆上气。温中止血、出汗、逐风、湿痹、肠澼、下痢，生者久服去臭气，生山谷。"《金匮要略》载："半夏、生姜汁均善止呕，合用益佳；并有开胃和中之功。用于胃气不和，呕哕不安。生姜皮性味辛、凉。"

挥发性成分

得油率约为2%，成分主要为 α-姜烯、β-檀香菇醇、β-水芹烯、6-姜辣素、3-姜辣素、4-姜辣素、5-姜辣素、8-姜辣素、生姜酚、姜醇、姜烯酮、姜酮等。

相关经方、验方

（1）感冒风寒　生姜 5 片、紫苏叶 50 g，水煎服。

（2）产后腹疼　生姜、当归各 150 g，羊肉 1000 g，加水适量炖汤，分次服。

（3）急性肠胃炎　生姜 5 片、茶叶 20 g、大蒜 1 头，捣碎，煎水调红糖适量饮。

（4）受寒腹痛　鲜姜 9 g、白胡椒（打碎）7 粒、红糖 15 g，热开水 300 mL，冲服。

现代科研主要成果及其药理作用

生姜挥发油成分存在于根茎部位的角状细胞空隙内，特别是在表层组织含量较丰富。6- 姜酚是生姜中的主要生物活性成分，能显著抑制炎症细胞内 PDE4 蛋白的表达，升高细胞内 cAMP 的含量，产生抗感染作用。

生姜乙醇提取物也具有抗感染作用，腹腔给药能抑制角叉菜胶和 5- 羟色胺（5-HT）引起的大鼠足跖肿胀和皮肤水肿。生姜乙醇提取物用液态沙堡琼脂基稀释为 0.0625% ~ 0.2500% 的浓度，即可对培养基中常见的皮肤癣菌 - 红色毛癣菌、犬小孢子菌、须癣毛癣菌、絮状表皮癣菌有极为显著的抑菌和杀菌作用。

道地药材资源及开发前景

原产于太平洋群岛，我国中部、东南部至西南部广为栽培，在河南、山东、湖北、四川等省种植较多，资源丰富，著名的品种有白姜、片姜、黄瓜姜、台姜、黄姜、白丝姜、黄丝姜、义乌生姜、贵州的生姜和四川的蜀姜等。生姜是我国传统的出口创汇农副产品之一，在山东、广西、湖南、江西等地均有大量出口。

生姜挥发油的抑菌作用非常明显，具有很大的应用潜力，可以作为食品、化妆品等行业的抑菌剂进行开发。姜皮挥发性成分的得油率明显高于全姜和去皮姜，约为后者的 3 倍以上。因此，将姜皮挥发油作为天然防腐剂开发可以变废为宝，这是其他防腐剂无法比拟的。同时，生姜挥发油具有特殊的芳香，亦可作为食品、化妆品的质优价廉原料开发系列产品。

芳香健康养殖开发路径　生姜作为食药两用的天然植物，具有来源广泛、绿色无残留等特点，并且具有抗氧化、抗感染、调节脂质代谢、促免疫、抗癌和抑菌等多重药理作用。其作为饲料添加剂可提高家禽的生产性能和免疫力、提高动物抗氧化性能。

附　**生姜皮** shēngjiāngpí

为姜科姜的根茎外皮。秋季挖取姜的根茎，洗净，用竹刀刮取外层栓皮，晒干。其味辛，性凉。归脾、胃经，具有行水消肿功效。主要用于水肿初起，小便不利。多煎汤内服，常规用量 2 ~ 6 g。生姜皮具有发汗解表，温中止呕，温肺止咳，解毒的功效，常用于主治外感风寒、胃寒呕吐、风寒咳嗽、腹痛腹泻、中鱼蟹毒等病症。阴虚内热者忌服。现代药理学表明，挥发油是生姜皮的主要药效成分，主要有 α - 姜烯、β - 檀香萜醇、β - 水芹烯、α - 姜黄烯、姜醇、紫苏醛、橙花醛等，此外还含天冬氨酸、谷氨酸、丝氨酸等多种氨基酸。对消化道有轻度刺激作用，可使肠张力、节律及蠕动增加，有时继之以降低，可用于因胀气或其他原因引起的肠绞痛。对循环和呼吸有着一定的作用，还具有抗菌及抗原虫作用。姜油酮及姜烯酮的混合物亦有止吐效果。

附　**生姜汁** shēngjiāngzhī

生姜汁为生姜捣汁入药，性辛、微温，归脾、胃经。功同生姜，但姜汁辛散之力更强，开痰止呕之功更胜，温中止呕、发汗解表、润肺止咳。与生姜相比，偏于有化痰、止呕，主要用于恶心呕吐及咳嗽痰多等症。呕逆不止、难以下食者，可取汁冲服，易于入喉。也可以配竹沥，喂服或鼻饲给药，治疗中风痰热神昏者。用法用量3～10滴，冲服。便于临床应急服用。阴虚内热者忌服。生姜汁能显著抑制半夏毒针晶腹腔注射所致的小鼠毛细管通透性增加，减少腹腔渗出液和白细胞数目，降低蛋白质和炎症介质PGE2的含量，也可减轻半夏毒针晶所致的大鼠足跖肿胀。生姜汁中的一种硫醇蛋白酶对鸡肉、牛肉有明显的致嫩作用。生姜汁多应用于痰饮、呕吐、血证、昏厥等急症，也可消痞散结，温通阳气，治疗胃脘痛，涤痰开窍治疗痰浊瘀血闭阻清阳所致的头痛、惊厥、中风等病症。

附 干姜 gānjiāng

干姜为生姜干燥根茎入药，辛、热，归脾、胃、肾、心、肺经。《本草经疏》载："干姜炒黑，能引诸补血药入阴分，血得补则阴生而热退，血不妄行矣。治肠僻，亦其义也。"《本草正》载："下元虚冷，而为腹疼泻痢，专宜温补者，当以干姜炒黄用之。若产后虚热，虚火盛而唾血、痢血者，炒焦用之。若炒至黑炭，已失姜性矣。其亦用以止血者，用其黑涩之性已耳。若阴盛格阳、火不归元及阳虚不能摄血，而为吐血、衄血、下血者，但宜炒熟留性用之，最为止血之要药。"

干姜具有温中散寒、回阳通脉、温肺化饮的功效，用于脘腹冷痛，呕吐泄泻，肢冷脉微，寒饮喘咳。药理学证实干姜具有镇痛消炎、镇静催眠等功效。

干姜及其提取物具有镇静催眠、中枢抑制、对抗中枢兴奋药的作用，可通过抑制中枢神经兴奋，使患者大脑功能和神经系统恢复正常，延缓消化性溃疡的发生。

附 炮姜 páojiāng

炮姜为干姜的炮制品。味苦、辛，性热，归脾、胃、肾经，《本草崇原》载："后人以干姜炮黑谓之炮姜，姜味本辛，炮过则辛味稍减，若炮制太过，本质不存，谓之姜炭，其味微苦不辛，其质轻浮不实，又不及炮姜之功能。"炮姜具有温中散寒、温经止血的功效，用于治疗脾胃虚寒、腹痛吐泻、吐衄崩漏、阳虚失血等证。药理学证实炮姜具有抗肿瘤、抗感染、抗动脉粥样硬化等功效。

姜经过炮制，能产生大量的6-姜烯酚和姜酮，改变姜的药性并扩大其适用范围，从而使炮姜和姜炭具有温经止血、温脾止泻的功效。另外，炮姜水煎液对大鼠应激性胃溃疡、醋酸诱发胃溃疡、幽门结扎型胃溃疡有明显抑制作用，而干姜则没有此活性。炮姜对胃癌SGC-7901细胞有更强的抑制作用。

姜的不同药用部位与炮制品均具有温里、散寒的功效，可治疗畜禽类因气滞与寒滞所致的便溏等症。

036 葱白 cōngbái

为百合科葱属葱白 *Allium fistulosum* Linn. 的鳞茎，多年生草本，别名葱茎白、葱白头、大葱。

生物学特性、采收与预处理

抗寒性较强，喜冷凉不耐炎热。不耐阴，属中等强度光照作物。耐旱不耐涝，根系较短，根群小、不发达。喜肥，适应性较强。

采收与预处理 夏、秋季采挖，除去须根、叶及外膜，鲜用。将葱白干燥、切段，然后提取挥发性成分。

性味、归经及典籍记载

性味辛、温，归肺、胃经。《本草纲目》载："葱，所治之症，多属太阴、阳明，皆取其发散通气之功。"《本草经疏》载："葱，辛能发散，能解肌，能通上下阳气，故外来怫郁诸证，悉皆主之。"

挥发性成分

得油率为 0.46%，主要成分有烷烃、烯烃包括芳香烃、脂肪酸、醇醚类、酮醛类、含硫化合物等组成，如 1- 甲乙基丙基二硫化物、二丙基三硫化物、2，2- 二甲基 -1，3- 二噻烷等，有发汗解热及利尿、健胃作用。葱白挥发油还能刺激支气管分泌，故有祛痰之效。此外，对痢疾杆菌、皮肤癣菌有抑制作用，葱白滤液还有杀灭阴道滴虫等作用。

相关经方、验方

（1）儿童疝气 葱白根 20 g、肉桂 10～20 g、丁香 20 g、鲜生姜 20 g，脐部敷疗。

（2）小儿肠炎 吴茱萸 3 g、肉桂 3 g、黄连 3 g、木香 3 g、苍术 5 g，上药捣细末与适量葱白捣如泥状，摊成饼分 2 次敷于神阙穴。

现代科研主要成果及其药理作用

葱白提取物能显著降低高脂血症大鼠血清总胆固醇（TC）、三酯甘油（TG）和低密度脂蛋白（LDL-C）水平，同时能显著增加高密度脂蛋白（HDL-C）水平，有显著的降脂、护肝作用。研究表明，葱白提取物对急性心肌缺血有明显保护作用，其能显著降低急性心肌缺血大鼠 ST 段抬高幅度，缩小心肌缺血性梗死面积和减轻损伤程度，其作用与硝酸甘油相当，甚至优于硝酸甘油。其作用机制可能与其通过促进冠状动脉侧支循环开放，舒张血管，增加缺血区的血流供应，抗氧化，改善心肌缺血时糖的有氧氧化受阻情况，抑制心肌酶的外漏等有关。

此外，药理研究证明葱白尚具有抗血小板聚集、抗肿瘤、抗菌及抗真菌作用，具体的调控机制有待进一步研究。

道地药材资源及开发前景

葱白是我国具有明显资源比较优势的传统香辛调味料大国，全国各地均有栽植。但其深加工尚处于起步阶段，国内市场对葱深加工产品需求还相对较低。在崇尚"回归自然"的今天，人们更加追求"天然、安全、营养、有效"。因此，以生物酶解技术、超临界流体萃取技术、分子蒸馏技术、微胶囊技术、喷雾干燥技术、功能性调味料功能鉴定技术等新型食品制造技术，研发功能调味料及高附加值天然香精，将为解决我国葱白产业深加工问题提出一整套综合集成技术，其经济效益非常可观。

近几年葱白产业发展十分迅速，在品种产量及质量方面均有重大突破和创新。然而由于加工技术相对滞后，食品加工领域的专利技术尚属空白，使得大葱的葱粉加工规模小，产业链短，技术含量小。随着人们健康意识的增强，深加工制品的市场潜力很大。

芳香健康养殖开发路径 葱白具有抑菌、镇静作用，可治疗畜牧胎动不安、慢性鼻炎

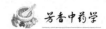

等，其作为饲料添加剂可防治鸡白痢、鸡传染性喉气管炎。

037 薄荷 bòhe

为唇形科薄荷属薄荷 Mentha haplocalyx Briq. 的全草或叶，多年生草本，别名蕃荷菜、菝蘭、吴菝蘭、南薄荷、猫儿薄荷等。

生物学特性、采收与预处理

喜温暖、潮湿、阳光环境。地下根茎的耐寒能力远大于地上部，一般可忍受 –20 ～ –15 ℃，在生长后期，昼夜温差大，有利于植株体内挥发油的积累。在整个生长期需要充足的阳光，日照越长，光合作用越强，越有利于挥发油的积累和增加油中的含醇量。

采收与预处理　夏、秋季茎叶茂盛或花开至 3 轮时，选晴天，分次来割，晒干或阴干。1 年可收 2 次，当植株普遍现蕾，开花 10% 左右，天气连续晴 5 ～ 7 天，气温较高，地面干燥时进行收割。植株割下后，先把下部自然脱叶部分（无叶茎秆）锄掉，随后摊放于田间晒至半干以上再行加工。提取挥发性成分时，可采用超声波辅助法进行原料预处理。

性味、归经及典籍记载

性味辛、凉，归肝、肺经。薄荷最早记载于唐代孙思邈《千金·食治》中，名为蕃荷菜，"味苦、辛、温，无毒。可久食，却肾气，令人口气香。主辟邪毒，除劳弊。形瘦疲倦者不可久食，动消渴病"。《本草纲目》载："吴、越、川、湖人多以代茶。苏州所莳者，茎小而气芳，江西者，稍粗，川蜀者更粗，入药以苏产为胜。"

挥发性成分

新鲜叶含挥发油 0.8% ～ 1%，干茎叶中含挥发油 1.3% ～ 2%。薄荷挥发油中含有薄荷醇、乙酸薄荷酯、柠檬烯、薄荷酮等抑菌、抗病毒的成分，中医用以疏风清热治感冒。

相关经方、验方

（1）湿疮、臁疮、黄水疮、足癣　薄荷 20 g、苍术 15 g、黄柏 20 g、紫苏叶 20 g、苦杏仁 40 g、乳香 12 g、没药 12 g、轻粉 5 g、红粉 5 g，除轻粉、红粉外，其余苍术等 7 味粉碎成细粉，将轻粉、红粉分别水飞成极细粉，与上述粉末配研、过筛、混匀即得。外用，用花椒植物油或食用植物油调敷患处。

（2）风热感冒　薄荷 12 g、金银花 20 g、连翘 20 g、荆芥 8 g、淡豆豉 10 g、牛蒡子（炒）12 g、桔梗 12 g、淡竹叶 8 g、甘草 10 g，煎汤服用。

（3）上呼吸道感染　薄荷 5 g、苍耳子 9 g、白芷 9 g、辛夷（包煎）10 g、荆芥 10 g、桔梗 8 g、生甘草 6 g，煎汤服用。

现代科研主要成果及其药理作用

薄荷挥发油可有效抑制单纯疱疹病毒的两种血清型，对 HSV–1 的 IC50 值为 0.002%，对 HSV–2 的 IC50 值为 0.008%，可见薄荷挥发油对 HSV–1 的抑制作用更强。薄荷煎剂可很好地抑制单纯疱疹病毒的活性，但该抑制性有一定的限度，即当病毒感染量达到一定量时，薄荷煎剂的抑制作用会随着感染量的不断增大而逐渐减小直至消失。薄荷有较强的抑制呼吸道合胞病毒（RSV）作用，此病毒是导致儿童病毒性肺炎、急性支气管炎等急性呼吸道感染病症的主要病原之一。

此外，水提取物对牛痘病毒、孤儿病毒、Semliki 森林病毒和流行性腮腺病毒均有抑制作用，薄荷已经成为发展前景广阔的抗癌药物。

道地药材资源及开发前景

分布于华北、华东、华中、华南及西南各地，全国各地均有栽培。薄荷属中有许多品种，其中椒样薄荷在新疆伊犁栽培较多、开发较好。

作为药食两用的中药材，应用广泛，具有较高的开发利用价值。现在应用广泛的复方薄荷挥发油滴鼻液用于治疗干燥性鼻炎、萎缩性鼻炎。薄荷及薄荷提取物可以作为天然的食品添加剂、调味剂、抗氧化剂等，薄荷所含的挥发油也作为香料、香精被广泛应用到食品、化妆品、日用品中。随着薄荷及其提取物在食品、化妆品等方面中不断开发应用，深加工利用程度将不断提高，具有非常广阔的开发利用前景。薄荷挥发油抗肿瘤的作用机制尚不明确，是未来研究分析的重点。

芳香健康养殖开发路径　蛋鸡日粮中添加薄荷提取物，可以提高生产性能；薄荷挥发油对于畜禽呼吸道疾病亦有很好的效果。

038　**柴胡** cháihú

为伞形科柴胡属柴胡 *Bupleurum chinense* DC. 或狭叶柴胡 *Bupleurum scorzonerifolium* Willd. 的干燥根，多年生草本，别名地重、山菜、茹草、柴草。

生物学特性、采收与预处理

喜温暖气候，较能耐寒耐旱，忌高温和涝洼积水。现多野生于较为干旱的山坡、林中隙地、草丛等处，适应性强。

采收与预处理　春、秋季挖取根部，拣去杂质，除去残茎，洗净泥沙，捞出，润透后及时切片，随即晒干。提取挥发性成分时，可先将柴胡干燥根进行破碎预处理。

性味、归经及典籍记载

性味辛、苦、微寒，归肝、胆、肺经。《神农本草经》载："柴胡主心腹肠胃结气，饮食积聚，寒热邪气，推陈致新。"《本草纲目》载："柴胡治阳气下陷，平肝、胆、三焦、包络相火，及头痛、眩晕，目昏、赤痛障翳，耳聋鸣，诸疟，及肥气寒热，妇人热入血室，经水不调，小儿痘疹余热，五疳羸热。"

挥发性成分

得油率为 0.46%，成分中有 2- 甲基环戊酮、柠檬烯、月桂烯、反式 - 葛缕醇、α - 萜品醇等。挥发油的主要解热物质为月桂醛、γ - 古芸烯和 2,4- 葵二烯醛等。

相关经方、验方

（1）外感风寒感冒　柴胡 5～15 g、防风 5 g、陈皮 7.5 g、芍药 10 g、甘草 5 g、生姜 3～5 片，水 1.5 L，煎 7～8 分，热服。

（2）肝气胁痛　柴胡、陈皮各 6 g，赤芍、枳壳、醋炒香附各 5 g，炙草 2.5 g，水煎服。

（3）痢疾　柴胡、黄芩等分，半酒半水，煎 7 分，浸冷，空腹服之。

现代科研主要成果及其药理作用

柴胡提取物可以有效地抑制 5-HT 的唯一配体门控离子通道受体 5-HT3R，通过控

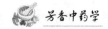

制 Ca^{2+} 含量的变化来改善抑郁症状的症状。柴胡可以明显提高血清中脑源性神经营养因子（BDNF）水平，以此达到治疗抑郁症的效果。皂苷可以明显增 BDNFmRNA 与蛋白在大鼠海马区的表达，还可以提高大鼠在旷场实验中的自主活动得分及增加大鼠对于糖水的偏爱度。

柴胡疏肝散可以影响抑郁症模型大鼠的海马、杏仁体中的 BDNF 及酪氨酸激酶受体 B 的表达，从而起到缓解抑郁症的作用。柴胡通过对受损海马体的保护起到抗抑郁作用。

道地药材资源及开发前景

多分布于东北、西北、华北、华东及河南等地，其种植区多在年平均气温 3 ~ 14 ℃，降雨量充足，海拔高于 1000 m 的山地，如甘肃、四川、河南等地。目前主产于辽宁、吉林、黑龙江、甘肃、河北、河南、安徽、山西、陕西、山东、江苏、四川、湖北、内蒙古等地。

柴胡在妇科疾病治疗、消化系统疾病治疗、抑郁症治疗和肝病方面的临床治疗等方面有着广泛应用。中医学认为，妇科疾病的形成原因一般与外感和内伤两者有关，常见妇科疾病的病机变化主要体现在脏腑功能异常和气血失调等方面。临床数据结果显示，柴胡可以有效缓解经前期紧张、月经失调、慢性盆腔炎及子宫脱垂等症状，药用前景广阔。

芳香健康养殖开发路径　柴胡为辛凉解表药，可用于畜禽热感病。柴胡提取物作为饲料添加剂，具有改善石斑鱼肝脏形态结构、降低肝脏脂肪含量和提高免疫力的作用，且无毒副作用、环境友好。

039　灵香草 língxiāngcǎo

为报春花科珍珠菜属灵香草 *Lysimachia foenum-graecum* Hance. 的全草，多年生草本，别名广灵香、广零陵香、黄香草、蕙草、零陵香、满山香等。

生物学特性、采收与预处理

喜阴凉、潮湿的环境，在相对湿度为 60% ~ 80% 的阔叶林下生长良好，适宜生长温度为 5 ~ 30 ℃，夏秋高温季节日均温度不超过 30 ℃为宜。土壤宜选深山阴凉湿润，具有落叶层而富含腐殖排水良好的杂木林地。要求土质松厚、灰黑色或棕黑色。在种植方面灵香草对土质要求不高，全国各地均可种植，生长期为 80 d，北方 1 年可种 1 ~ 2 茬，南方可种 2 ~ 3 茬。

采收与预处理　一年四季可收，但以冬季采收为好，其产量多，质量好。将全株拔起，去净泥沙，烘干或阴干。为了继续生产，只采收地上部分，从根部 4 ~ 5 cm 处割收，不除掉根，以利再生。提取挥发性成分时，可对原料采用微波法进行预处理。

性味、归经及典籍记载

性味辛、甘、温，归肺、胃经。灵香草之名始载于《嘉祐本草》。《广西中药志》载："散风寒，辟瘟疫岚瘴。治时邪感冒头痛。"《湖南药物志》载："用于头风旋运，痰逆恶心，懒食。"

挥发性成分

全草含挥发油 0.21%，其化学成分因产地、提取方法等不同而有一定差异。主要组成为 3，5，5- 三甲基己醇（1.15%），β- 蒎烯（10.31%），丁酸戊酯（2.89%），紫苏醛（1.44%），2- 甲基丁酸甲酯（0.86%），辛酸甲酯（1.25%），异丁酸香叶酯（1.66%），十一酮 -2（3.93%），癸烯酸甲酯（7.49%），癸酸甲酯（5.40%），香树烯（6.79%），β - 芹子烯（11.17%），反式 -β - 金合欢烯（2.09%），α - 榄香烯（1.35%）等。

相关经方、验方

（1）五色诸痢　灵香草（去根，以盐、酒浸半月，炒干），每 50 g 加入广木香 7.5 g，为末。里急腹痛者，用冷水服 7.5 g，通 3 ~ 4 次，用热米饮服 7.5 g，止痢。只忌生梨一味。

（2）头风白屑　灵香草、白芷等分，水煎汁、入鸡子白搅匀，敷数十次，终身不生。

（3）头风旋运、痰逆恶心、懒食　灵香草、藿香叶、莎草根（炒）等分，为末，每服 10 g，茶下，日 3 服。

现代科研主要成果及其药理作用

灵香草挥发油气味芳香，具有浓郁持久、防腐杀菌、消炎解毒、提神醒目、避瘟疫等功效，广泛用于食品、医药、烟草、纺织、日用化工等。

在灵香草正丁醇提取物的化学成分研究中共分离鉴定了 21 个齐墩果烷型三萜皂苷类化合物，发现苷元为 cyclamiretinA 的所有 13 β，28、环氧、齐墩果烷型三萜皂苷对肿瘤细胞均具有较强活性。临床及实验证明，灵香草提取物有醒脑提神的作用，可以消除或减轻抗组织胺药物所致脑力活动减弱。在临床研究方面有研究人员用灵香草、油透骨草石油醚及乙醇取物与薰衣草挥发油、薄荷挥发油、柠檬挥发油、冰片等配合而成的气压喷雾剂用于人中、迎香和太阳穴。

道地药材资源及开发前景

原产于我国西南高海拔林区，生山谷、河边、林下，分布在四川、云南、贵州、湖北、广东、广西等地，现盛产于广西、广东、四川、云南、贵州等地。

灵香草是名贵的中药材，对治疗阳痿滑精、腰酸背痛、少妇经痛、寒湿脚气、外伤脓肿和高山反应等症均有明显效果。作为药用，港澳地区特别是东南亚地区需用量非常大。其治疗阳痿方面效果显著且副作用小，开发其药品具有很强的市场竞争力，并且能带来巨大的经济效益。也是重要的香原料，其产品灵香草浸膏香气持久、稳定，广泛用于高级烟草、高档酒的赋香剂。秆和籽实除持久散发浓郁的香味外，还具有防腐杀菌、消毒驱虫、灭虱等特殊功效；也可用来香化居室、衣料、填充睡枕、缝制香荷包等。作为香料，大量外销德国、法国等欧洲国家。是一种重要的工业原料，用于纺织建材、皮革、卷烟行业，在国际市场上需求量很大。此外，还是良好的天然防虫防腐剂，可作为家庭存放衣物和图书馆藏书的保护剂，防止虫蛀，且芳香久留。灵香草适应性广，我国许多地区都可以引种。干草及加工的各种产品，在中国香港、中国台湾、日本及东南亚市场上都很畅销，有很可观的开发前景。

芳香健康养殖开发路径　灵香草挥发油具有抗菌消炎、抗病毒、促进药物吸收等作用，作为饲料添加剂无毒、无副作用，可以替代抗生素发挥防控疾病感染的作用。

040　留兰香 liúlánxiāng

为唇形科薄荷属留兰香 *Mentha spicata* Linn. 的全草，多年生草本，别名中国留兰香、印度留兰香、升阳菜、南薄荷、绿薄荷等。

生物学特性、采收与预处理

温度适应范围大。当日平均气温高于 5 ℃，土温达 2 ℃以上时，留兰香的根、茎、鳞、芽开始萌发，生长期最适温度为 25 ~ 30 ℃，在气温高于 30 ~ 40 ℃时也能正常生长。立冬前

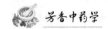

后种植，地下根茎可安全越冬。喜湿润，留兰香在生长初期和中期需要较多水分，但在现蕾期需要充足的阳光和干燥的气候，以利于油腺细胞的增长；留兰香是喜光植物，其叶片既是光合作用的器官，又是贮藏挥发油的主要场所。适宜弱酸性土壤。留兰香对土壤要求不高，以砂质松散土壤为优，酸碱度以中性土壤为宜。由于留兰香地上部分生物量较大，需肥量尤其是氮肥需求量大。

采收与预处理 夏、秋季采收，除去杂质，鲜用或阴干。提取挥发性成分时，可对原料采用微波辅助法进行预处理。

性味、归经及典籍记载

味辛、甘，性微温。明代《滇南本草》载："南薄荷，又名升阳菜。味辛，性温，无毒。"

挥发性成分

得油率为 0.6% ~ 0.7%，主要成分为香芹酮，含量高达 60 ~ 65%，其次为二氢香芹酮，此外还有香芹醇、二氢香芹醇、柠檬烯、水芹烯等，但不含薄荷脑。我国留兰香挥发油主要化学成分为左旋 - 香芹酮（45%-65%），其他成分有：α - 蒎烯、β - 蒎烯、月桂烯、水芹烯、苧烯、1，8- 桉叶素等。有报道，欧洲产的留兰香挥发油主要成分为香芹酮和二氢香芹醇（67.6%）等。

相关经方、验方

（1）风热型咽炎 留兰香、橄榄煎水取汁，萝卜100 g，切碎，绞汁合入，代茶饮。

（2）风寒咳嗽 鲜留兰香全草 15 ~ 30 g，水煎服。

（3）跌打肿痛、皮肤瘙痒、眼结膜炎等 取适量留兰香，捣烂敷于患处，绞汁点眼。

现代科研主要成果及其药理作用

目前我国种植的留兰香主要用于挥发油的生产，作为药用使用较少。现代对留兰香药理活性研究，发现其具有较好的抗感染、镇痛、止血作用，其中主要作用成分为酚酸类和黄酮类化合物。利用 MTT 法测定了从留兰香提取物中分离得到的 5 个化合物 MS-1、MS-5、MS-12、MS-13 与 MS-14 的抗癌活性，试验结果提示 MS-1，MS-13 对小鼠纤维肉瘤 Lg29 细胞的细胞毒作用最强，MS-5 对人组织淋巴瘤 0937 细胞和 L929 细胞的细胞毒作用次之。

研究表明，留兰香有一定的抑菌作用。留兰香挥发油对番茄灰霉病菌、小麦赤霉病菌、水稻纹枯病菌和莴苣菌核病菌 4 种植物病菌有强烈的熏蒸抑制作用。挥发油处理后番茄灰霉病菌菌丝畸变、表面塌陷，细胞膜被破坏、原生质泄漏，细胞质结构呈消解状，线粒体受损。

道地药材资源及开发前景

原产南欧，加那利群岛，马德拉群岛。中国河南、河北、江苏、浙江、广东、广西、四川、贵州、云南等地有栽培或逸为野生，新疆有野生。非洲、西南亚、欧洲、土库曼斯坦及俄罗斯有分布。在 20 世纪 70 年代，美国产量约占世界总产量的 80%，主产地在爱达荷、印第安纳、密执安、华盛顿及威斯康星等州。20 世纪 80 年代中国栽培面积约有 20 平方千米，年产挥发油 200 ~ 300 吨，主产地为江苏、安徽、江西、河南、浙江、上海等省市。目前上海市和江苏省南通市是留兰香挥发油的主要加工地。

从留兰香挥发油的化学成分来看，虽然国内外以及国内各品种间的主要成分差别不大，但是我国至今尚未筛选出优良品种，与油质较好的美国 Scotch 品种相比具有一定差距。因此，对国内品种进行品质改良、培育出出油率高、油质好的留兰香品种至关重要。留兰香挥发油在食品、日化、医药和化工领域均有应用前景，更加多样化的产品值得进一步开发。利用留兰香挥发油中的成分所具有的生物活性和功效，可开发出新型的食品和保健品。

芳香健康养殖开发路径　留兰香具有祛风解表、消炎镇痛、抗菌杀虫等功效，同时具有抗菌、抗感染、抗氧化和补充机体营养的作用，在动物生产中作为饲料添加剂可以提高动物的生产性能和机体免疫功能，可预防与治疗流感。

041　欧薄荷 ōubòhe

为唇形科薄荷属欧薄荷 *Mentha longifolia*（Linn.）Huds. Fl. Angl. 的叶，多年生草本，别名胡椒薄荷、椒样薄荷、辣薄荷。

生物学特性、采收与预处理

适应性较强，对环境条件的要求，基本与亚洲薄荷相近。性喜潮湿，喜欢肥沃、疏松的微酸至微碱性（pH 6～7.5）土壤，有一定耐碱能力。

采收与预处理　以每年收割 2 次为好，收割时选晴天，在中午 12 时至下午 2 时进行，此时所含薄荷油、薄荷脑含量最高。每次采收用镰刀平齐地面将上部茎叶割下，立即暴晒，切勿雨淋或夜露，防止变质发霉。药用欧薄荷均为干品。用水蒸气蒸馏法进行提取时，可先进行切段预处理。

性味、归经及典籍记载

味辛、性凉，归肝、肺经。《本草纲目》载："薄荷，辛能发散，凉能清利，专于消风散热。故头痛、头风、眼目、咽喉、口齿诸病、小儿惊热及瘰疬、疮疥为要药。"

挥发性成分

叶中含有挥发油，得油率为 0.089%，主要成分为芳樟醇、薄荷脑、薄荷酮、薄荷呋喃和乙酰薄荷酯等。

相关经方、验方

（1）与桑叶、菊花、连翘等配伍，具疏风清热、宣肺止咳之功，用于风热上攻，风热咳嗽之轻症。

（2）与桔梗、生甘草、防风、荆芥等配伍，制成防风通圣丸，能解表通里、清热解毒。

（3）与柴胡、白芍、当归等疏肝、理气、调经之品配伍，如加味逍遥丸，有疏肝健脾、养血调经之功。

（4）与蝉蜕、荆芥、牛蒡子、紫草等配伍，能疏散风热，宣毒透疹，用于风热束表，麻疹不透。

（5）与苦参、白鲜皮、防风等同用，取其透疹止痒之效，治疗风疹瘙痒。

现代科研主要成果及其药理作用

欧薄荷叶提取物能抑制脂质过氧化，明显抑制和延缓 DNA 损伤，起到预防型抗氧化剂和断链型抗氧化剂的双重作用。其既可抑制 HCT-8 结肠癌细胞的增殖并改变其细胞周期，也可剂量依赖性地提高 HCT-8 结肠癌细胞内源性超氧化物歧化酶（SOD）活性及谷胱甘肽（GSH）

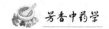

水平，降低细胞内 CAT 活性，改变细胞内外的过氧亚硝基阴离子（ONOO⁻）和丙二醛（MDA）的浓度，并在一定程度上促进细胞凋亡。

欧薄荷挥发油外用，能麻醉神经末梢，能刺激皮肤的冷感受器而产生冷感。内服少量薄荷或薄荷挥发油可刺激中枢神经，使皮肤毛细血管扩张，促进汗腺分泌，增加散热，有发汗解热作用。灌胃或腹腔注射给药，小鼠很快出现中毒症状，表明薄荷挥发油吸收迅速，易通过血脑屏障，对中枢神经系统有抑制作用，但作用维持时间短。

欧薄荷挥发油有明显的利胆作用，并能增加胆汁中胆汁酸的排出量。挥发油对平滑肌有一定的解痉作用，能抑制豚鼠离体回肠的正常收缩活动，可降低其收缩幅度、频率和张力；对大肠杆菌、金黄葡萄球菌、白色念珠菌有明显的抗菌活性；对单纯疱疹病毒的两种亚型（HSV-1 和 HSV-2）均有较强的抑制作用；能够提高 L- 肉碱的透皮效率，增加水溶性物质 L- 肉碱的经皮透过量，促渗透作用强；此外，对小鼠和家兔均有抗早孕和抗着床的作用。

欧薄荷营养丰富，作为蔬菜使用，主要是摘取叶片用来凉拌、烹调、泡茶、制作甜品或点心。

道地药材资源及开发前景

欧薄荷是由绿薄荷和水薄荷杂交而来，原产于欧洲，美国、苏联、保加利亚、意大利等国有栽培，尤以美国栽培较多，生产上有青茎种和紫茎种。我国于 19 世纪 60 年代从苏联引进，河北、江苏、浙江、安徽、新疆维吾尔自治区等省（自治区）为主要栽培区。

欧薄荷叶在亚洲、小亚细亚、欧洲和美国被广泛作为配菜使用。对于加工食品，使用薄荷挥发油较为方便。欧薄荷挥发油历来是受人欢迎的风味剂，可用于口香糖、糖果、冰淇淋和调味汁。它还可用于牙科制剂和治疗消化功能紊乱的药剂。由于其清凉感觉，它被用于烟草制品。同样，这种薄荷挥发油可用于非酒精性饮料、软饮料和曲奇饼（如奶油饼干）等。

芳香健康养殖开发路径　欧薄荷具有抗菌作用，作为饲料添加剂可以有效提高蛋鸡产蛋后期的生产性能。

042　木贼 mùzéi

为木贼科木贼属木贼 *Equisetum hyemale* Linn. 的干燥地上部分，多年生常绿草本，别名木贼草、锉草、节节草、节骨草、无心草、木夕草、节股草。

生物学特性、采收与预处理

木贼属为蕨类植物，是古老的一大类群，具有较强的环境适应能力。木贼生于山坡林下阴湿处、河岸湿地、溪边，有时也生于杂草地，喜潮湿环境，喜直射阳光。

采收与预处理　夏、秋季采收，割取地上部分，按粗细扎成小捆，阴干或晒干。采用超临界流体 CO_2 进行萃取时，先对木贼进行粉碎预处理。

性味、归经及典籍记载

性味甘、苦、平，归肺、肝经。《嘉祐本草》载："主目疾，退翳膜。又消积块，益肝胆，明目，疗肠风，止痢及妇人月水不断。"《本草纲目》载："解肌，止泪，止血，去风湿，疝痛，大肠脱肛。"

挥发性成分

用超临界流体萃取法提取挥发性成分，得油率为 2.10% 左右，水蒸气蒸馏法提取挥发油的得油率为 0.86% 左右，已鉴定出 29 种挥发油成分，主要有 2- 甲氧基 -3-（1- 甲基乙基）- 吡嗪等。

相关经方、验方

（1）胎动不安　木贼（去节）、川芎等分，为末，每服 9 g，水 1 盏，入金银花 3 g 煎服。

（2）肠风下血　木贼（去节、炒）30 g、木馒（炒）、枳壳（制）、槐角（炒）、茯苓、荆芥各 15 g，上为末，每服 6 g，浓煎枣汤调下。

现代科研主要成果及其药理作用

另外木贼为镇痛灵注射液的主药之一，有非常好的止疼效果。此外，在小鼠实验中显示出木贼醇提物有镇静作用。

木贼具有利尿、抗菌抗病毒、抗肿瘤等作用。木贼中含有咖啡酸，体内蛋白质会将咖啡酸灭活。咖啡酸在体外有抑菌、抗病毒作用，对腺病毒与牛痘有比较强抑制的作用，对脊髓灰质炎Ⅰ型和副流感Ⅲ型病毒也有一定作用。

道地药材资源及开发前景

分布于东北、华北、西北、华中、西南等各区域，日本、朝鲜半岛、俄罗斯、欧洲、北美及中美洲有分布。

木贼属植物的两种提取液对金黄色葡萄球菌、大肠杆菌、枯草杆菌均有不同程度的抑菌活性。抑制作用的大小与供试细菌的种类有关，也与木贼植物种类有关，不同的植物种类所含的抑菌成分或含量有所不同。有些木贼属植物种类在有害生物防治和一些疾病的治疗中有开发利用价值和前景。

芳香健康养殖开发路径　木贼作为饲料添加剂，可以提高畜禽的免疫能力，改善畜禽肉质，还可提高禽类产蛋量和蛋产品质量。

043　白芷 báizhǐ

为伞形科当归属白芷 *Angelica dahurica*（Fisch.ex hoffm.）Benth.et Hook.f. 或杭白芷 *Angelica dahurica*（Fisch.ex Hoffm.）Benth.f.var.*formosana*（Boiss.）Shan et Yuan 的干燥根，多年生草本，别名蕌、芷、苻蓠、泽芬、晼、白茝、香白芷。

生物学特性、采收与预处理

一般秋季播种，在温、湿度适宜条件下，15～20 d 出苗，幼苗初期生长缓慢，以小苗越冬；第 2 年为营养生长期，4—5 月植株生长最旺，4 月下旬至 6 月根部生长最快，7 月中旬以后，植株渐变黄枯死，地上部分的养分已全部转移至地下根部，进入短暂的休眠状（此时为采收药材的最佳期）。8 月下旬天气转凉时植株又重生新叶，继续进入第 3 年的生殖生长期，4 月下旬开始抽芽，5 月中旬至 6 月上旬陆续开花，6 月下旬至 7 月中旬种子依次成熟。

采收与预处理　秋播种植的，翌年 7—9 月间茎叶枯黄时采挖。春播种植的，当年 10 月中、下旬采挖。择晴天，先割去地上部分，再挖出根部。除净残茎、须根及泥土（不用水

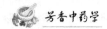

洗），经过晒干、硫熏、烘干以及石灰埋藏等多种传统工艺加工，置通风、干燥、光线较暗的地方贮存，防虫蛀或霉烂。采用水蒸气蒸馏法提取挥发油时，先对白芷进行破碎预处理。

性味、归经及典籍记载

性味辛、温，归肺、胃经。始载于东汉《神农本草经》："女人漏下赤白，血闭阴肿，寒热，风头侵目泪出，长肌肤，润泽，可作面脂。"《图经本草》称："今所在有之，吴地尤多。根长尺余，白色粗细不等。枝干去地五寸以上。春生叶，相对婆娑，紫色，阔三指许。花白微黄。入伏后结子，立秋后苗枯。"

挥发性成分

含挥发油约0.24%，主要成分是正十二醇、正十四醇、萜品-4-醇、甲基-环癸烷、乙酸正十二醇等。其中饱和烃类含量最高（如甲基-环癸烷、环十四碳烷、环十二碳烷等），其次为醇类及各种不饱和烃类。此外还有酯、苯等衍生物。白芷的有效成分还有香豆素类成分，最具代表性成分是欧前胡素和异欧前胡素。香豆素类化合物能用作抗凝和抗血栓药已经非常广泛。

相关经方、验方

（1）破伤风　白芷、天南星、防风、天麻、羌活、白附子各6g，粉碎成细粉，过筛、混匀即得。具有散风解痉、镇痛止血、生肌之功效。

（2）疟疾　白芷5g、知母9g、石膏（包煎）20g，煎汤服用。用于身热目痛、热多寒少、睡卧不安、脉长，以大柴胡汤下之后微邪未尽者。

（3）风寒感冒　白芷3g、柴胡6g、葛根9g、羌活3g、黄芩6g、白芍6g、生石膏（包煎）5g、桔梗3g、甘草3g，加生姜3片、大枣2枚，水煎服，具有解肌清热之功效。主治外感风寒、郁而化热证。

（4）美白牙齿　白芷、白蔹、莎草根（去毛）、白石英（研）、细辛（去苗叶）、川芎各等分，粉碎成细粉，过筛、混匀即得。常用于揩齿。

现代科研主要成果及其药理作用

白芷有效成分十分复杂，主要含有香豆素类和挥发油成分。近年来，应用白芷的制剂配合黑光照射治疗白癜风、银屑病也取得了较好效果。

研究发现，白芷中戊烯氧呋豆素能抑制毒霉素-L在大鼠体内产生的诱导恶病质样表现，包括引起大鼠体内自由脂肪酸的释放量增加、血糖和血锌降低、血铜升高和抑制摄食行为，由此证明了白芷对恶性肿瘤的抑制作用。白芷中的珊瑚菜素有一定的降血糖作用，可有效诱导脂肪细胞分化，是PPAR激动剂，有类似胰岛素的分化诱导活性。另有研究发现白芷中呋喃香豆素可改善白内障和糖尿病，其机制是抑制醛糖还原酶。

道地药材资源及开发前景

在我国各地种植很多，四川遂宁与浙江杭州是白芷之乡，其中四川遂宁的白芷，也称川白芷，年产量3200吨左右，占全国总产量的一半左右；而浙江杭州一带栽培的白芷称杭白芷。白芷现在在安徽、江苏、浙江、湖南等地也广泛种植。

除了应用在药物中，可制成保健用品。有浴液厂将白芷、菊花等中药以不同溶媒提取，制成外用保健涂抹液，用于减肥、调整血脂，有效率达91.2%。第二军医大学研制的洁肤康护肤液（为白芷、当归、紫草等的水煎液配以挥发油而成）对金黄色葡萄球菌、白色念珠菌有较强杀灭作用，杀灭率达 99.9%。沈阳市中医研究院将白芷与升麻制成的口洁灵漱口水，预防龋齿、洁白牙齿、除去齿垢、清洁口腔、消除口臭、消炎、止血、止缩、牙龈炎、牙龈出血、口腔溃疡及口舌生疮等有明显疗效，同时不破坏口腔中的正常菌癣，给人凉爽感。

芳香健康养殖开发路径　白芷具有镇痛、抗菌、平喘、解光毒性等药理作用，临床上可作为家禽驱蛔虫药。

044　猫薄荷 māobòhe

为唇形科荆芥属心叶荆芥 *Nepeta fordii* hemsl. 的全草，多年生草本，别名假荆芥、樟脑草、凉薄荷、大茴香、猫草、小荆芥、西藏土荆芥等。

生物学特性、采收与预处理

喜冷凉、全日照或半日照的环境，植床需要排水良好。一般常被种植于篱边、路边，或者家中苗圃中。生长力旺盛，花开经夏，常作薰衣草、玫瑰的护边植物，也可以形成蓝色花海。

采收与预处理　温室育苗，4 月中下旬移栽，可在 5 月底采收；露地直播或春播者，当年 6—7 月采收；夏播者，当年 9—10 月采收；秋播者，翌年 5—6 月才能采收。本品宜晴天加工，必须抢水洗净，不宜久润，随切随晒，当天晒干，不用火烘烤，否则香味走失。提取挥发油时，可采用超声波辅助法进行原料预处理。

性味、归经及典籍记载

味辛、性微温，归肺、肝经。"猫薄荷"这个植物名称是 21 世纪初在发展天然香料产业时人们根据本植物特性约定俗成的名称，至今无典籍记载。

挥发性成分

全草均含挥发油，得油率约为 1.34%，其主要成分含假荆芥内酯、金合欢烯、法尼烯、桉油醇等。

相关经方、验方

（1）感冒、反胃、头痛及头皮痒　热开水冲泡猫薄荷的根和叶，即可饮用。

（2）振奋宠物猫精神　将 0.5 g 左右的猫薄荷干叶放入猫窝或者猫玩具中，猫咪闻后会精神百倍，使猫咪尽快恢复健康，建议成年猫使用，猫龄至少 8 个月。

（3）宠物猫开胃作用　将一指甲盖大小（约 0.5 g）的猫薄荷磨成粉末状，拌入猫粮或溶于水中，给猫咪食用，可促进猫咪食欲。

现代科研主要成果及其药理作用

猫薄荷常用于治疗感冒、反胃、降温、头痛及头皮痒，具有一定的药理作用。现代研究发现，猫薄荷挥发油对中枢、消化、呼吸系统的药理作用明显。

猫薄荷挥发油能调节细胞膜表面大分子交换通道，并对某些病毒有抑制作用，主要通过抑制病毒自我复制、破坏病毒蛋白质外壳从而达到抑制病毒的作用。

道地药材资源及开发前景

原产于欧洲、西南亚及中亚的温带地区，因其耐寒性较强且对土壤 pH 值、肥力等要求不高等原因，在我国多个地方栽培。河北安国和浙江萧山是最早的猫薄荷栽培基地，此外黑龙江、辽宁、甘肃、陕西、山西、河北、山东、四川、云南等地均有一定面积的栽培。全株有香气，可药用，在中国盛行用来沏茶，叶和开花枝端能治疗感冒、反胃、降温、头痛及头皮痒。

芳香健康养殖开发路径　猫薄荷是猫的兴奋剂，被开发成宠物玩具用品。世界许多宠物玩具供应商利用猫薄荷的特性，生产了许多猫玩具，如布老鼠、布球等，里面填上猫薄荷，非常畅销。目前，国内的宠物行业主要是用其生产出口猫玩具。

2　芳香清热药

045　香芹 xiāngqín

为伞形科岩风属香芹 *Libanotis seseloides*（Fisch.et Mey.ex Turcz.）的全草，多年生草本，别名法国香菜、洋芫荽、荷兰芹、旱芹菜、番荽、欧芹等，全草入药。

生物学特性、采收与预处理

喜在温暖、凉爽、湿润环境，耐寒不耐热。幼苗能忍受 –5 ~ –4 ℃低温，成长株能忍受短期 –10 ~ –7 ℃低温，生长适温为 15 ~ 20 ℃，但当气温超过 25 ℃时植株生长不良，易受病害感染。宜在保水力强，且富含有机质的肥沃土壤或沙土地栽培，最适土壤 pH 为 5 ~ 7，但忌积水。香芹可直播栽培，一般采用育苗移栽法。

采收与预处理　4—7月采收，通常作香辛蔬菜。鲜根、茎汁可供药用，多为鲜用。采用水蒸气蒸馏法提取香芹茎叶挥发油成分，加工时先对原料进行切段预处理。

性味、归经及典籍记载

味甘、微苦、性凉，归肝、胃经。《本草推陈》载："治肝阳头昏，面红目赤。"《随息居饮食谱》载："甘凉清胃，涤热祛风，利口齿、咽喉、明目。"《本草纲目》载："旱芹，其性滑利。"

挥发性成分

得油率约为1.2%，主要成分包括豆蔻醚、芹菜酮、柠檬烯、β–芹子烯、3-甲基丁酸–4-甲苯酯、α–丙烯基苯甲醇、月桂烯等。

相关经方、验方

（1）水肿　香芹（洗净切碎）20 g、洗净切碎、豆腐 30 g，共煮熟，加食盐少许调味。

（2）高血压　香芹 60 g，水煎服。

（3）润肺、清热、定喘　香芹（香芹切丝）250 g、核桃仁 50 g，两药伴用。

现代科研主要成果及其药理作用

含有的黄酮类物质、挥发油化合物、不饱和脂肪酸、叶绿素、萜类、香豆素衍生物等，广泛用于抗癌。

提取物芹菜素能有效抑制多种癌细胞的增长，如前列腺癌细胞、卵巢癌细胞、乳腺癌细胞、胃癌细胞等。另外，能控制血糖、护肝，还有镇静、抗菌、抗氧化、抗衰老等作用。

道地药材资源及开发前景

原产地中海沿岸、西亚、古希腊等地，现在我国多地有分布。香芹为芹菜一种，属于药食两用植物，富含蛋白质、胡萝卜素、维生素、微量元素等，入药以旱芹为佳，称为药芹。历代医药书中，均记录芹菜有药用价值。芹菜还有降血压、降血脂的作用，对神经衰弱、痛风等有一定的辅助作用，能促进胃液分泌，增加食欲，是一种营养成分很高的芳香蔬菜。

来源广泛，产量稳定，价格低廉，可为医疗保健研究提供大量的原材料。其活性成分含量丰富，具有抗癌、降压降脂、控制血糖等疗效，在癌症、高血压、高血脂、糖尿病及其并发症的预防及治疗上前景广阔。香芹有杀精的作用，为男性避孕提供一条可行的新途径。近年来香芹作为香辛时尚蔬菜，因全年可供应，广泛应用于餐饮业。

芳香健康养殖开发路径　香芹的有效成分中香芹酚具有抗感染、抗氧化和促进消化等作用，是一个很好的抗氧化剂成分，可用于减少当前动物选育导致普遍存在的体内氧化应激反应，其抗感染和抗氧化作用对于现代工业化养殖动物的意义巨大。

046　鼠尾草 shǔwěicǎo（附　中药鼠尾草）

为唇形科鼠尾草属鼠尾草 *Salvia officinalis* Linn. 的全草，多年生草本，别名达尔马提亚鼠尾草、药用鼠尾草、洋苏叶。

生物学特性、采收与预处理

喜温暖、光照充足、通风良好的环境。生长适温 15 ~ 22 ℃。不择土壤，耐干旱，但不耐涝，喜石灰质丰富，或沙性、排水良好的土壤，极寒冷地区作一年生栽培。

采收与预处理　夏季采收，洗净，晒干。提取挥发油时，可对鼠尾草进行切段预处理。

性味、归经及典籍记载

味苦、辛，性平。《本草纲目拾遗》称鼠尾草："性平。主诸痢，煮汁服，亦末服。紫花茎叶堪染皂，一名乌草，又名水青。"《本草经集注》载："味苦，微寒，无毒，主治鼠寒热，下痢脓血不止。白花者主白下，赤花者主赤下。"

挥发性成分

干燥的叶片得油率约 1%。药用鼠尾草全株挥发油含量较高，达 1.2% 左右，主要含丁香烯、罗汉柏烯、α-丁香烯、β-蒎烯、环己二烯、大根香叶烯 B、罗汉柏烯等。

相关经方、验方

（1）长期下血　鼠尾草、地榆各 100 g，加水 2 L，煮成 1 L，1 次服完。

（2）久赤白痢不瘥、羸瘦　鼠尾草捣为末，每服 5 g，不计时候，以粥饮调下。

（3）调经　每日鼠尾草全草 30 ~ 60 g，或加龙芽草、益母草各 30 g，水煎，冲黄酒服。

现代科研主要成果及其药理作用

鼠尾草挥发油具有强烈的香草气味，除了具有抗菌、开胃、促进伤口愈合等功效外，还具有较强的抗氧化活性。

全世界各地区的鼠尾草及其挥发油均表现出广谱的抗菌活性。巴西地区药用鼠尾草挥发油对蜡样芽孢杆菌、巨大芽孢杆菌、枯草芽孢杆菌、嗜水气单胞菌、嗜水气单胞菌和产酸克雷伯菌均有显著的抑菌和杀菌活性；伊朗地区药用鼠尾草挥发油也对金黄色葡萄球菌和白色

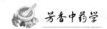

念珠菌具有较高的抗菌活性；葡萄牙地区药用鼠尾草挥发油也对皮肤癣菌株具有较强杀菌活性；而阿尔及利亚地区药用鼠尾草提取物中的黄酮类化合物能够清除真菌菌株的自由基，具有抗真菌作用。

鼠尾草挥发油具有潜在的抗肿瘤活性。葡萄牙地区药用鼠尾草的水和甲醇提取物也对HepG2细胞生长具有抑制作用。鼠尾草挥发油可以作为一种抗应激剂，对抑郁症有益。另一项针对绝经妇女的小型研究表明，吸入鼠尾草挥发油可以降低皮质醇，并产生类似抗抑郁的效果。鼠尾草挥发油具有显著的抗感染活性。鼠尾草对头部、脑部，以及激活神经和记忆有明显裨益。另外，口服药用鼠尾草提取物，对治疗高血糖、高血脂、动脉粥样硬化等心血管疾病有较为良好的疗效，对于月经不调、痛经，以及疮疡疖肿、跌打损伤、黄疸、赤白下痢、湿热带下等诸多病症，亦有较好的疗效。

道地药材资源及开发前景

鼠尾草属为唇形科的一个大属，全世界约 900 种，广布于热带、亚热带和温带地区，我国也有 80 余种。药用鼠尾草（*Salvia officinalis* Linn.），《中国植物志》作"撒尔维亚"，有时也俗称"鼠尾草"。原产于欧洲南部与地中海沿岸地区，主要分布于俄罗斯、乌克兰和法国等。

除了在医药领域的用途外，鼠尾草还是天然的抑菌剂和抗氧化剂，具有特殊香味，加上其本身带有轻微的胡椒味，是西方药理中常用的调味香料，因此对鼠尾草食品的开发研究不仅可以改善食品气味、增加人们的饮食口感，还可以提高食品的抑菌和抗氧化性能，延长食品的货架期。目前，鼠尾草提取物已经被我国的食品安全国家标准批准，允许作为食品香料在食品、酒类中调配使用。此外药用鼠尾草全株含挥发油，可用于食品工业、香料、香水和药物制剂，这也充分表明鼠尾草在食品、化工中的开发应用也具有很高的应用价值。

药用鼠尾草自然资源丰富，发掘利用的潜力很大。由于鼠尾草起源于欧洲，受地域和文化的影响，在国外广泛使用的鼠尾草对我国消费者来说还很陌生，有关鼠尾草在我国的应用研究也很少。这充分展现了鼠尾草在我国市场中广阔的发展前景。

芳香健康养殖开发路径　鼠尾草可作为饲料添加剂，具有防腐、抗菌、止泻的效果，可以减少或替代螃蟹饲料中抗生素和化学物质的使用，促进螃蟹生长。

附　中药鼠尾草 zhōngyàoshǔwěicǎo

中药鼠尾草，唇形科鼠尾草 *Salvia japonica* Thunb. 的全草，与药用鼠尾草为同属植物，并且二者有相似的芳香味和外形。该品种原产于中国和日本，分布于中国江苏、安徽、浙江、江西、湖北、福建、广东、广西、台湾等地，日本也有分布。鼠尾草常作为厨房用的香草或医疗用的药草，也可用于萃取挥发油、制作香包等，但在挥发油应用上不如药用鼠尾草广泛。因此在中医药领域中应用的鼠尾草一般指 *Salvia japonica* Thunb.，而在现代研究中，包括鼠尾草药理、化学成分及其挥发油研究中一般指 *Salvia officinalis* Linn.。

047　黄芩 huángqín

为唇形科黄芩属黄芩 *Scutellaria baicalensis* Georgi 的干燥根，多年生草本，别名山茶根、黄芩茶、土金茶根、经芩、子芩等。

生物学特性、采收与预处理

耐严寒，适宜在中性或微碱性壤土和砂质壤土中种植，多生于山顶、山坡、林缘、路旁等向阳较干燥的地块。黄芩为直根系，主根较长，其主根长度、粗度逐年增加，采挖比较困难，主根中黄芩苷含量较高。成年植株在 -35 ℃ 低温环境下，地下部分可安全越冬；35 ℃ 高温不会枯死，但不能耐受连续 40 ℃ 以上高温天气。耐旱怕涝，排水不良地块易患根腐病，甚至导致烂根死亡。

采收与预处理　春、秋季采挖，除去须根和泥沙，晒后撞去粗皮，晒干。人工栽培黄芩产量高峰期为 3 年生，质量高峰期于 9 月份有效成分含量高。因此，采收年限以 3 年生为宜，采收时期以 9 月中、下旬为佳。采收方法：生产上多采用机械采收，也可人工采收。采收时要深挖采净，去净残茎和泥土。产地加工采收后运回晾晒场，在晾晒时严防雨淋。晾晒至九成干时，用滚筒式撞皮机进行撞皮，每分钟 21 ~ 24 转，时间 15 min，撞 1 次皮，基本将根皮撞净，然后继续晾干即可。提取挥发油时，可先对黄芩采用超声波法进行预处理。

性味、归经及典籍记载

味苦、性寒，归脾、大肠、肺、心、胆、小肠经。《神农本草经》曰："黄芩，味苦，平。主诸熟黄疸，肠澼泻痢，逐水，下血闭，恶疮，疽蚀，火伤。"《名医别录》记载："黄芩大寒、无毒。主治痰热，胃中热，小腹绞痛，消谷，利小肠，女子血闭、淋露、下血，小儿腹痛。"

挥发性成分

得油率为 0.56%，成分主要包括烯丙醇、石竹烯、棕榈酸、薄荷酮、亚油酸甲酯等。黄芩花、茎叶、根和种子中的挥发油成分及含量有差异，表明黄芩各部位均有大量挥发油活性成分。

相关经方、验方

（1）孕妇内热、胎动不安　黄芩 10 g、白术 10 g，水煎服。

（2）清热止痢　黄芩 9 g、赤芍 12 g、炙甘草 6 g、大枣 4 枚，水煎服。

（3）肺痨潮热、咳嗽　黄芩、丹参各 9 ~ 12 g，百部 12 ~ 18 g，水煎服。

现代科研主要成果及其药理作用

黄芩在抗菌、抗感染、抗病毒、抗过敏、抗氧化、抗肿瘤等方面均具有比较显著的作用，还可保护心血管、肝脏、中枢神经系统，清除自由基，提高机体免疫功能等。黄芩素具有能够增强乙酰胆碱舒张血管作用，黄芩具有扩张血管及降压的作用。

黄芩苷具有广谱的抗菌效果，对多种革兰阳性菌、阴性菌等均有抑制生长作用。近年来，有研究发现黄芩苷具有抗 hCV（丙型肝炎病毒）的活性，抗呼吸道合胞病毒、抗甲型流感病毒、抗副流感病毒等活性。汉黄芩素对结肠癌细胞系的增殖表现为明显抑制；黄芩苷显著抑制 SGC-7901 细胞生长，并可诱导细胞凋亡，黄芩素对 HeLa 细胞和 U14 宫颈癌荷瘤小鼠肿瘤生长明显抑制作用。

近年来发现，黄芩对一些疾病具有良好的疗效。例如，黄芩多糖对溃疡性结肠炎、糖尿病、肾病、皮肤生疮溃烂、痈、疥、痤疮等均有较好的疗效。同时，黄芩对呕吐毒素造成的肠道炎症与肠道损伤也有很好的预防效果，因此黄芩有望用于霉菌毒素中毒引起的相关症状。

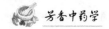

道地药材资源及开发前景

野生黄芩主要分布在中国内蒙古中东部和东北三省大部，河北承德，内蒙古赤峰等几个最具规模的主产区是中国北方野生中药材的主要产地之一。人工栽培黄芩主要分布在山东、陕西、山西、甘肃4大产区。

黄芩是最常用的清热解毒中药之一。目前，对黄芩及有效成分进行深入的抗菌作用研究，开展药效物质基础及作用机制等综合性、深层次研究，可为研发新型抗菌药物开辟新途径。

芳香健康养殖开发路径　黄芩应用于家畜饲料生产、兽药开发等具有广阔前景。在畜牧生产养殖过程中，抗生素等药物的长期使用不仅易使家畜产生耐药性，且药物的残留也会危及人类的健康。采用黄芩等传统中药作为治疗家畜疾病的药物，具有无抗药性、无残留、毒副作用小等优点，且黄芩等中药还有提高家畜免疫力、杀菌、抗病毒等作用。

048　紫花地丁 zǐhuādìdīng

为堇菜科堇菜属紫花地丁 *Viola yedoensis* Makino 的干燥全草，多年生草本，别名地黄瓜、紫草地丁、野堇菜、地茄子、地丁等。

生物学特性、采收与预处理

喜湿润环境，性喜光，耐荫也耐寒，不择土壤，适应性极强，繁殖容易，能直播。既忌高温（＞30℃），又忌低温（＜20℃）。在高温下根系变褐色并霉烂，在低温下萌发及生长缓慢。最适发芽温度为25℃。生于田间、荒地、山坡草丛、林园或灌丛中。一般采用穴盘播种育苗方式，也可分株繁殖。撒播当年5月采收的野生紫花地丁种子，最适播种期为8月下旬。

采收与预处理　夏季果实成熟时采收。洗净，晒干，切段，鲜用或晒干生用。利用水蒸气蒸馏法提取挥发油时，可先将干燥紫花地丁进行切段预处理。

性味、归经及典籍记载

性味苦、辛、寒，归心、肝经。紫花地丁首载于《本草纲目》。李时珍谓其别名为："箭头草、独行虎、羊角子、米布袋"。"苦、辛、寒。无毒。"并状其形为"叶似柳而微细，夏开紫花结角。平地生者起茎，沟堑边生者起蔓。"

挥发性成分

用蒸馏–萃取装置提取紫花地丁挥发性物质，测得紫花地丁挥发油的含量为1.65%，主要成分为棕榈酸、植醇、D–柠檬烯等。

相关经方、验方

（1）疗疔疮疖肿　金银花20g、蒲公英15g、紫花地丁15g、紫背天葵子15g、野菊花15g，水煎服。

（2）解毒、清热、祛湿　金钱草30g、柴胡10g、黄芩15g、葛根15g、白头翁20g、金银花25g、秦皮10g、黄柏15g、黄连6g、甘草6g，水煎服。

（3）疗疮毒气入腹、昏闷　紫花地丁50g、蝉蜕50g、贯众50g、丁香19g、乳香10g，上为细末，每服10g，空腹温酒下。

现代科研主要成果及其药理作用

紫花地丁能增强苯唑西林对耐甲氧西林金黄色葡萄球菌的敏感度，提高苯唑西林对耐甲氧西林金黄色葡萄球菌感染小鼠败血症的治疗作用。春季采集的紫花地丁的抑菌效果强于秋季。

紫花地丁还具有一定的抗病毒作用。由于紫花地丁体内、外均有抗乙型肝炎病毒（HBV）活性，紫花地丁水浸出物具有抑制 HBV DNA 的复制作用，从紫花地丁中分离得到的磺化多聚糖具有很高的抗 I 型艾滋病毒活性。此外，紫花地丁二甲亚砜提取物有很强的体外抗 I 型艾滋病毒活性，紫花地丁总生物碱有抗鸡新城疫病毒作用。紫花地丁黄酮类化合物能明显抑制鸡传染性支气管炎病毒（IBV）的致病变作用，在体外对 IBV 直接灭活的效果明显，在高浓度时对抑制 IBV 吸附与穿入细胞具有一定作用。此外，紫花地丁还具有抗呼吸道合胞病毒（respiratory syncytial virus，RSV）活性。

道地药材资源及开发前景

主产于河南及江苏、浙江、安徽、福建等我国南部各省。

在抗感染、抑菌和抗病毒等方面活性突出，但所涉及药用成分分析、药理实验等方面的工作依然薄弱，且对其有效成分和药理活性的具体作用机制还不是很清楚。就单体化合物而言，虽然分离得到了一系列化合物，但就相应的化合物缺乏药理活性跟踪，没有阐明各单体化合物相应的药理活性。所以，对紫花地丁活性成分的深入研究，不仅对新的抗感染、抑菌和抗病毒天然药物的开发具有价值，而且可作为保健品、化妆品和医药的重要资源。

芳香健康养殖开发路径　紫花地丁具有清热解毒、拔毒、消肿、抗菌消炎作用，与其他中药配合可治疗多种猪病。

049　冬凌草 dōnglíngcǎo

为唇形科香茶菜属碎米桠 *Rabdosia rubescens*（Hemsl.）Hara 的干燥地上部分，多年生草本，别名冰凌花、冰凌草、六月令、山荏、破血丹、明镜草、彩花草、山香草、雪花草等。

生物学特性、采收与预处理

属阳性耐阴植物，略喜阴；抗寒性强，既能耐 –20 ℃的低温，又能耐 50 ℃的高温，适宜温度为 25 ~ 30 ℃，10 ~ 40 ℃适合生长。温度低于 5 ℃基本停止生长。萌蘖力强，耐干旱、瘠薄，即使夏季土壤含水量低于 4%，冬凌草仍能够生长。适应性强，对土壤要求不严；土层深厚、土壤肥沃、砂质壤土、pH 6.5 ~ 8.0，冬凌草生长最佳。

采收与预处理　6—7 月采收较好。采收后，冬凌草继续发芽生长，10 月份可以再采收 1 次。采收后一般置通风处晾干，避免阳光暴晒。种子干透后精选筛净，置阴凉、干燥处储藏。提取挥发油时，先进行切段预处理。

性味、归经及典籍记载

性微寒，味苦、甘，归肺、胃、肝经。该植物药用记载始于明代朱橚所著《救荒本草》，书中附以说明："生田野中，茎方、容面四棱，开粉紫花，叶味苦"。根据鹤壁《淇县志》记载：自唐朝始，淇水两岸"冰冰草盛"，百姓多有泡水饮之，有"解毒热、清浊气、泣咽喉"等功效。

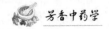

挥发性成分

干燥全草的得油率为 0.56% 左右，主要成分为棕榈酸、1,2,3,4,5,6,7,8- 八氢化 -α，α,3,8- 四甲基 - 奥甲醇、1-（3- 甲氧基苯基）- 乙酮、（Z）-7- 十六碳烯、（E）-3- 十四碳烯、3,7,11,15- 四甲基 -R,R-（E）-2- 十六碳烯 -1- 醇、5- 己基 -2,3- 二氢 -1 H- 茚等。

相关经方、验方

（1）咽喉发炎　冬凌草 1000 g、切碎、加乙醇 10 倍量，加热加压（0.15 mPa），提取 16 h，收集提取液，回收乙醇。药渣加水 3 倍量，煎煮 2 h，滤过，合并醇、水提取液，浓缩至适量。另取蔗糖 650 g，加水煮沸溶解，滤过，与浓缩液混匀，加入天然防腐剂适量，加水调整总量至 1000 mL，混匀，即得冬凌草糖浆。口服，1 次 10 ~ 20 mL，1 日 2 次。

（2）风湿骨痛　冬凌草全株 250 g，水煎洗患处可治风湿骨痛。

（3）关节炎　冬凌草全株 150 g、泡酒 500 g，早晚各服 50 g。

现代科研主要成果及其药理作用

主要活性成分在毒性实验中显示的无明显毒性，引起了国内外医药界学者的广泛关注。冬凌草以其出色的抗癌功能，享有"紫杉醇第二"的美誉。

国内外学经研究验证，冬凌草甲素具有较强的抗肿瘤活性，对多种肿瘤有治疗作用，是冬凌草现有成分当中最主要的抗肿瘤成分。抗肿瘤作用是冬凌草最重要的药理作用，所含的许多二萜类成分对癌细胞都有抑制作用，其中最主要抗癌活性成分为冬凌草甲素和冬凌草乙素。此外，研究表明一些多糖类物质也具有抗肿瘤活性。体外实验研究发现冬凌草对 20 多种肿瘤细胞均有较强的抑制作用。

道地药材资源及开发前景

在非洲南部、南亚、东南亚及东欧等地区都有分布。中国有 90 个种和 21 个变种，在湖北、四川、贵州、广西、陕西、甘肃、山西、河南、河北、浙江、安徽、江西及湖南等省区均有分布，主要分布在长江以南及西南各省区。河南省为其主产区，济源市尤为著名。

冬凌草最早发掘于河南济源市太行、王屋山区。该地民间将其用于食道癌、贲门癌的治疗，治愈率很高，引起了河南省卫生厅医务工作者的高度重视。2003 年以前孙汉董院士对河南省不同地区和贵州省施秉县的冬凌草进行了详细的化学成分研究，先后共分离鉴定了 120 余个二萜类化合物。经许多研究表明这些成分对人类红白血病 K562、人乳腺癌 Bcap37、人胃癌细胞 BGC823、人膀胱癌 BIU87、人肝癌 CA、人鼻咽癌 CNE 和人宫颈癌 Hela 等细胞有生长抑制作用。1972 年，中国食管癌研究中心发现冬凌草具有独特的抗食管癌、贲门癌、原发性肝癌功效，从此被广泛应用于临床。

目前，我国开发出的以冬凌草为主的系列产品有冬凌草青炒茶、冬凌草保健茶、冬凌草含片、冬凌草片、冬凌草糖浆、冬凌草牙膏等系列产品，具有疏风清热、解毒利咽、抗菌消炎的功效，治疗咽炎、喉炎、扁桃体炎、口腔炎效果显著。冬凌草保健茶中添加了传统中草药等功能成分，以甘苦爽口、清咽利喉为特点，风味更有特色，已成为饮品市场的新亮点。同时，随着冬凌草甲素、乙素等提取技术的成熟及其抗癌效果被医药界的认可，冬凌草抗癌药片、洗涤剂、牙膏、食品等新产品逐步投放市场。

芳香健康养殖开发路径　冬凌草具有抗肿瘤、抗菌、消炎、抗氧化、增强免疫等作用，作为饲料添加剂可增强畜禽免疫力和改善肉品质。

050　牡蒿 mǔhāo

为菊科蒿属牡蒿 *Artemisia japonica* Thunb. 的全草，多年生草本，别名齐头蒿、臭艾、土柴胡、菊叶柴胡、香青蒿、南牡蒿等。

生物学特性、采收与预处理

主要分布于低海拔至中海拔的湿润或半湿润地区，少数也分布到高海拔地区，生于林缘、林下、旷野、山坡、丘陵、路旁及灌丛下。

采收与预处理　全草于夏秋间采收，晒干或鲜用。根于秋季采挖，除去泥土、洗净，然后晒干。提取挥发性成分时，先将牡蒿进行切段预处理，以提高得油率。

性味、归经及典籍记载

性寒、苦、微甘，归心、肺、大肠经。《本草纲目》载："苦微甘，温，无毒。"《医林纂要》载："辛苦，寒。"《四川中药志》载："性平，味淡，无毒。"

挥发性成分

得油率为 0.05%～0.30%，平均含量为 0.18%，主要成分为环己酮（30.14%）、氧化石竹烯（9.74%）、邻二甲苯（4.72%）、2- 香豆酸（4.38%）、（Z，E）-α- 金合欢烯（3.88%）、（E）-α- 金合欢烯（3.80%）、β- 石竹烯（3.31%）等。在牡蒿挥发油中发现有胡椒烯、麝子油醇、石竹烯、β- 蒎烯、桉油精、α- 姜黄烯、δ- 榄香烯、γ- 杜松油、葛蒲烯、γ- 衣兰油烯、钴钯烯等。从牡蒿中提取到了 1，8- 桉叶油素、α- 蒎烯、β- 蒎烯、莰烯、月桂烯、芳香醇、樟脑、龙脑、β- 榄香烯、α- 松油醇、β- 石竹烯、β- 氧化石竹烯、青蒿乙素、古巴烯、青蒿酸、长叶烯等。

相关经方、验方

（1）妇人血崩　牡蒿 50 g、母鸡 1 只、炖熟后去渣，食鸡肉与汁。

（2）肺结核潮热和低热不退　牡蒿和枸杞根各 15 g，水煎服。

（3）虚火牙痛　牡蒿、火草和地骨皮各 15 g、苍耳子 9 g，水煎服。

（4）风湿痹痛和头痛　牡蒿根 50 g，水煎服。

现代科研主要成果及其药理作用

现代研究发现，牡蒿具有较好的活血、止血、抗感染、抗氧化等药理作用。通过小鼠灌胃试验对牡蒿提取物抗氧化性进行了研究，发现其在一定浓度下有较强地抗氧化作用，而且无遗传毒性。牡蒿挥发油对大肠杆菌、四联球菌和蜡样芽孢杆菌显示了良好的抑菌作用。

道地药材资源及开发前景

牡蒿在我国大部分地区均有分布，主产于江苏、四川等地。牡蒿含有的化学成分可以用来杀虫，根、茎、叶、花、果实和种子进行提炼加工可制成一种植物源杀虫剂。嫩叶也可作菜蔬食用。牡蒿虽然具有活血、止血、抗感染、抗氧化等作用，但目前利用率很低，值得进一步进行研究和开发。

芳香健康养殖开发路径　牡蒿具有较好的活血、止血及抗感染作用，牡蒿提取物在一定

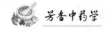
浓度下有较强的抗氧化作用，而且无遗传毒性，临床上牡蒿可用于治疗家兔的感冒及治疗猪丹毒。

051 聚合草 jùhécǎo

为紫草科聚合草属聚合草 *Symphytum officinale* Linn. 的花、叶和根，多年生宿根性草本，别名西门肺草、爱国草、肥羊草、紫根草、康复力等。

生物学特性、采收与预处理

耐寒性强，喜温暖湿润的气候，在其整个生命期中，第 2 年、第 3 年根系生长最旺盛，4 年生以后根系开始衰老。对土壤要求不严格，适于土层深厚，排水良好，肥沃的壤土或沙壤土上种植。聚合草抗寒力较强，根部能忍受 –30 ℃的低温，地上部当气温 7 ~ 10 ℃时，就可萌发新芽，20 ~ 25 ℃时生长最为迅速，气温下降到 4 ℃时基本停止生长。

采收与预处理　夏秋季采集聚合草的花朵和叶，秋季地上部分枯萎后采挖根。用新鲜的花、叶或根（鲜品药效最强）浸渍在植物油中，以获取脂溶性活性成分。热浸是用文火加热，冷浸则在常温下或阳光自然加热，两种方法所得的浸泡油都可以作为外用按摩油或加进乳剂或软膏中使用。

性味、归经及典籍记载

为欧洲传统草药，公元 1 世纪时就被希腊医生迪斯科里德所认识，并记载在所著的《药物学》一书中。凯恩格在他的《爱尔兰草药》（1735）中写道："它能治愈所有的内部创伤和破裂。"

挥发性成分

干品窄叶聚合草 2 kg，除尘、机械粉碎，加适量水浸 1 h 后，加温提取两次，再将药液重蒸馏 3 次，得蒸馏液即挥发油 106 mL。经核磁共振检测，挥发油含脲基乙内酰脲为 13%。

相关经方、验方

（1）治疗烫伤　新鲜的聚合草捣碎之后敷在伤口的位置，可缓解烧伤的疼痛感，同时还能促进伤口愈合。

（2）治疗皮肤疾病，如治疗痤疮、疮疖、牛皮癣等　聚合草浸泡油涂抹患处。使用时应注意，切勿用于不清洁的创伤，因其快速愈合皮肤上的伤口，会使污物或脓水滞留于内。聚合草根制成的酊剂，无须稀释，功用与聚合草浸泡油相同，可用于治疗痤疮。

（3）治疗皮肤瘙痒、皮肤干燥和干性湿疹　聚合草浸泡油加到基础油中，必要时还可加入些其他挥发油，挥发油的比例可控制在 1% ~ 2%，制作按摩油涂抹患处。

现代科研主要成果及其药理作用

利用纤维素酶和蛋白酶对聚合草草浆进行分步水解制备的聚合草多肽，此方法反应条件温和，化学残留少，对于蛋白利用率高。采用浸提正交实验设计对聚合草中黄酮的提取工艺进行了研究中发现，聚合草黄酮类物质的最佳提取工艺参数为：浸提温度 90 ℃、料液比 1∶40、浸提时间 2.5 h，在此提取工艺条件下聚合草提取液中黄酮类物质含量为 3.01%，且该方法设备简单，操作简便，是一种较为理想的提取方法。

聚合草多糖对动物油脂和植物油的氧化均有抑制作用。但聚合草多糖这种抑制作用不及

Vc 的强。和 Vc 一样，聚合草多糖对芝麻油氧化的抑制作用要强于对动物油脂氧化的抑制作用，因而特别适用于植物油的抗氧化应用。聚合草多肽能增强小鼠免疫活性。实验表明其对小鼠脾淋巴细胞的增殖具有显著促进作用，对小鼠腹腔巨噬细胞的吞噬功能具有显著增强作用。以上研究成果为聚合草在饲料工业中的高效、高值利用奠定研究基础。

聚合草对背痛和关节疼痛有良好的治疗作用。据英国最新一项研究发现，以聚合草为主要成分的软膏（康复力软膏），止痛效果超过一般用于治疗脚踝扭伤的非处方止痛药。它还能适用于背部疼痛和关节疼痛。意大利科学家研究表明，康复力软膏在止痛、消肿、增强骨骼灵活性和柔韧性方面的效果不亚于普通的双氯芬酸消炎药。

聚合草含有丰富的蛋白质和各种维生素，营养期刈割干物质中含粗蛋白 23.42% ~ 26.43%、粗纤维 8.43% ~ 12.97%、粗灰分 18.39% ~ 21.80%，尤其是粗蛋白含量与紫花苜蓿近似。每千克干物质中含胡萝卜素 200 mg，核黄素 13.8 mg，钙、磷含量也很丰富。

道地药材资源及开发前景

原产于苏联、欧洲部分及高加索，生山林地带，为典型的中生植物，是欧洲草药中广泛使用的药物之一，其名字就证明了其在修复骨折中的作用。"聚合草"是 con firma（雏菊）的讹误，意为骨头被"接紧"。聚合草属源于希腊语"黏合"，而 knit bone（接骨）说的就是聚合草。聚合草也是一种治疗创伤的药物。如今，因其愈伤特性仍被重视。

1963 年引进到中国，被广泛栽培。本种由于长期人工栽培，产生很多变异，我国现在栽培的为本种的 3 个园艺品种。该植物具有良好的适应性和相当好的覆盖度，返青早，在园林应用上可作为地被植物，虽不耐践踏，但再生力强，修剪或践踏后，再生株叶大、色绿、低矮，仍可形成良好的草层，直到上冻枯死，可作为观赏草坪，尤其适宜作动物园草坪。聚合草开紫色花朵，色彩艳丽，香味清新宜人，具有极高的观赏作用。

芳香健康养殖开发路径　聚合草适应性广，产量高，利用期长，适口性好，具有较高的营养价值，它的各种营养成分的含量及其消化率都高于一般牧草富含的蛋白质和维生素，是一种优质高产的畜禽饲料作物。聚合草一次种植可连续利用 20 多年，具有产草量高、再生能力强、适口性好、消化率高、抗高寒、返青早等经济特点。聚合草根部也含有蛋白质、矿物质、维生素、尿囊素等多种营养成分，在饲料、食品、保健品和药物开发上具有潜力。

052　射干 shègān

为鸢尾科射干属射干 *Belamcanda chinensis* （Linn.）DC. 的干燥根茎，多年生草本，别名乌扇、扁竹、剪刀草、山蒲扇、野萱花、蝴蝶花等。

生物学特性、采收与预处理

喜温暖干燥气候，耐寒、耐旱，选阳光充足、土层深厚、疏松肥沃、排水良好的砂质壤土栽培为宜。

采收与预处理　春初刚发芽或秋末茎叶枯萎时采挖，除去须根及泥沙，干燥。提取挥发性成分时，先将射干的干燥根茎进行破碎预处理，这样会使毛状体腺细胞破裂并释放挥发性成分。

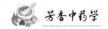

性味、归经及典籍记载

苦、寒，归肺经。《神农本草经》载："主咳逆上气，喉痹咽痛，不得消息，散结气，腹中邪逆，食饮大热。"《药性论》载："治喉痹水浆不入，通女人月闭，治疰气，消瘀血。"《日华子本草》载："消痰，破癥结，胸膈满，腹胀，气喘，痃癖，开胃下食，消肿毒，镇肝明目。"

挥发性成分

水蒸气蒸馏法提取射干干燥根茎部分的得油率为 1.53%，超临界萃取干燥根茎得油率为 1.90%~3.98%，挥发油成分中含有烷烃、有机酸、萜类及衍生物等，主要成分为肉豆蔻酸乙酯、豆蔻酸、棕榈酸乙酯，另外还有 α-蒎烯、崁烯、D-柠檬烯、石竹烯、十三烷-2-酮、2-十三醇等。

相关经方、验方

（1）喉痹 射干、黄芩、连翘、栀子、茵陈各 10 g，滑石 30 g，马勃 3 g，木通 3 g，薄荷 6 g，白蔻仁 5 g。

（2）腮腺炎 射干鲜根 15~25 g，酌加水煎，饭后服，日服 2 次。

（3）稻田皮炎 射干 750 g，加水 13 kg，煎煮 1 h 后过滤，加食盐 200 g，用于涂洗患部。用前保持药液温度在 30~40 ℃。

现代科研主要成果及其药理作用

射干抑制病毒的作用被多项研究证实，射干中的鸢尾苷及野鸢尾苷元可通过调整细胞周期有效抑制前列腺癌细胞 RWPE-1、LNCaP 和 PC-3 的增殖。鸢尾黄素和鸢尾苷是射干的主要药效成分，二者可通过抑制环氧化酶 2（COX-2）的活性，进一步抑制肿瘤血管的增生；鸢尾苷元异黄酮与受体亚型结合，反向激活雌激素受体中转染细胞的表达受体基因，可抑制被切除卵巢小鼠促黄体激素的分泌，具有雌性激素样作用；可抑制巨噬细胞核中的酪氨酸酶，抑制核因子（NF-κB）的易位，减少 COX-2 的 mRNA 的水平，以抑制前列腺素 E_2 的产生，表现出抗感染活性；还可增加四氯化碳诱导小鼠细胞溶质过氧化物歧化酶、过氧化氢酶和谷胱甘肽过氧化物酶等抗氧化物酶的活性，具有抗氧化作用。

射干被认为是治疗喉痹咽痛的要药，现代多用以治疗呼吸系统疾病。现代药理学研究认为射干总黄酮止咳、抗感染、抑菌、抗病毒的药效物质基础成分为鸢尾苷、野鸢尾苷、鸢尾黄素、野鸢尾黄素、鸢尾甲黄素 A、鸢尾甲黄素、次野鸢尾黄素和白射干素。射干治疗感染后咳嗽或与气道变应性炎症、气道神经源炎症和免疫调节有关，涉及靶蛋白 5lox、PTGS1、PTGS2、NK1、RORγt 等。而射干治疗哮喘的关键靶点包括雌激素受体 α（ESRl）、蛋白激酶 C-α（PRKCA）、雄激素受体（AR）、蛋白激酶 C-delta（PRKCD）等共 16 个，可能通路为 20 条，包括气道炎症相关通路、气道平滑肌相关通路、血管增生相关通路、免疫相关通路 4 类。

道地药材资源及开发前景

分布于全国各省，主产湖北、河南、江苏、安徽、湖南、浙江、贵州、云南等地，安徽滁州为道地产区。

目前，呼吸系统疾病成为当今社会的多发疾病，因此，以射干为原料开发呼吸系统疾病用药符合市场需求。

芳香健康养殖开发路径　射干具有清热解毒，在临床上用于治疗鸡坏死性肠炎，对于治疗羊痘、猪痘、牛肺疫有良好的效果。

053　芦根 lúgēn

为禾本科芦苇属芦根 *Phragmites communis* Trin. 的新鲜或干燥根茎，多年生草本，别名芦茅根、苇根、芦菇根、顺江龙、水萌蓙、芦通、苇子根等。

生物学特性、采收与预处理

喜温暖湿润气候，耐寒。以选土层深厚、腐殖质丰富的河流、池沼岸边浅水中栽培为宜。用根茎繁殖，春、夏、秋季均可栽种。

采收与预处理　春、夏、秋挖取，洗净泥土，剪去残茎、芽及节上须根，剥去膜状叶，晒干，或埋于湿沙中以供鲜用。提取挥发性成分时，先将芦根的干燥根茎进行破碎预处理，以提高挥发性成分得油率。

性味、归经及典籍记载

性味甘、寒，归肺、胃经。《名医别录》载："主消渴客热，止小便利。"《本草再新》载："味甘苦，性微寒，无毒。"《药性论》载："能解大热，开胃。治噎哕不止。"《唐本草》载："疗呕逆不下食、胃中热、伤寒患者弥良。"《天宝本草》载："清心益肾，去目雾，头晕，耳鸣，疮毒，夜梦颠倒，遗精。"《本草纲目》载："按《雷公炮炙论·序》云，益食加筋，须煎芦朴。注云，用逆水芦根，并厚朴二味等分，煎汤服。盖芦根甘能益胃，寒能降火故也。"

挥发性成分

挥发性主要成分有糠醛（2.85%）、棕榈酸（15.7%）、亚油酸甲酯（4.99%）、邻苯二甲酸二辛酯（16.5%）等。

相关经方、验方

（1）太阴温病、口渴甚、吐白沫黏滞不快者　梨汁、荸荠汁、鲜苇根汁、麦冬汁、藕汁（或用蔗浆），临时斟酌多少，和匀凉服，不甚喜凉者，重汤炖温服。

（2）呕哕不止厥逆者　芦根，水煮浓汁，频饮。

现代科研主要成果及其药理作用

现代研究表明，芦根含糖类、黄酮类、酚酸、甾体类及挥发油类等成分，其中糖类主要有阿拉伯糖、木糖和葡萄糖，黄酮类在芦苇叶含有芦丁、野黄芩苷、橙皮苷、木樨草素、槲皮素、芹菜素、山奈酚、异鼠李素（或橙皮素），酚酸主要包括阿魏酸、咖啡酸、龙胆酸、2,5- 二甲氧基对苯醌、对羟基苯甲醛、丁香醛、松柏醛、香草酸、对香豆酸等多种酚酸，甾体类包括对羟基苯甲醛、5- 羟甲基糠醛、大黄素甲醚、胡萝卜苷、β- 谷甾醇、香草醛等。

芦根具有拮抗衰老所致胸腺、脾脏和脑组织的萎缩，具有较好的抗衰老抗氧化的活性。其有效成分芦根多糖可不同程度保护肝细胞，改善肝功能，降低肝脂肪化程度，抑制肝纤维化。发现其对细菌、霉菌均有一定的抑制性，且对细菌作用好于霉菌。芦根对对黑曲霉、大肠杆菌、铜绿假单胞菌和淀粉液化芽孢杆菌具有一定的抑制作用，具有潜在的抑菌活性。此

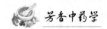

外，其有效成分还具有抗肿瘤、镇痛、轻度雌激素样作用等。

道地药材资源及开发前景

在我国各地均有种植，生于江河湖泽、池塘沟渠沿岸和低湿地。其中，品种优良的芦根又名有"凤凰苇"，茎秆坚硬结实。常用的移植办法由分根移栽法、压青苇子法和带根青苇移栽法。

种植较为方便，且用途广泛，近年来的研究多集中在芦根的现代药理研究中。如何更好地发挥芦根在保肝、改善肝功能、抑菌和抗肿瘤等方面发挥优势，需进一步加强芦根的药理和机制研究。

芳香健康养殖开发路径 芦根可用于防治猪流感、治疗猪食盐中毒；芦根多糖具有抗猪繁殖和呼吸综合征病毒的作用；芦根还可用于治疗牛风热感冒及猫温热病、肺热咳嗽等。

054 黄连 huánglián

为毛茛科黄连属黄连 *Coptis chinensis* Franch.、三角叶黄连 *Coptis deltoidea* C.Y.Cheng et Hsiao 或云连 *Coptis teeta* Wall. 的干燥根茎，多年生常绿草本，别名云连、雅连、川连、味连、鸡爪连等。

生物学特性、采收与预处理

性喜冷凉阴湿，在川东、鄂西海拔 1200 ~ 1800 m 的高山地区有大量栽培，产区多雨多雾，年平均温度在 10 ℃，7 月份平均 21 ℃，1 月份 –3 ~ 4 ℃，冬季在冰雪覆盖下越冬，叶可保持常绿不枯。年平均降雨量 1300 ~ 1700 mm，大气相对湿度 90% 左右。以保水保肥力较强的黏壤上最适宜；酸性至微酸性土，pH 5.5 左右。黄连为阴地植物，可利用林间间隙照射的阳光，忌直射强光。

采收与预处理 秋季采挖，除去须根及泥沙，干燥，撞去残留须根。提取黄连挥发性成分之前，先经纤维素酶进行酶解预处理，可以提高黄连的得油率。

性味、归经及典籍记载

性味苦、寒，归心、脾、胃、肝、胆、大肠经。《神农本草经》载："主热气目痛，眦伤泣出，明目，肠澼腹痛下痢，妇人阴中肿痛。"《本草经集注》载："黄芩、龙骨、理石为之使。恶菊花、芫花、玄参、白鲜皮。畏款冬。胜乌头。"《本草经疏》载："凡患者血少气虚，脾胃薄弱，血不足，以致惊悸不眠，而兼烦热燥渴，及产后不眠，血虚发热，泄泻腹痛；小儿痘疮阳虚作泄，行浆后泄泻；老人脾胃虚寒作泻；阴虚人天明溏泄，病名肾泄；真阴不足，内热烦躁诸证，法咸忌之，犯之使人危殆。"

挥发性成分

挥发油主要成分有 α– 侧柏烯、α– 蒎烯、β– 月桂烯、3– 蒈烯、D– 柠檬烯、顺式 –β– 罗勒烯、反式 –β– 罗勒烯、石竹烯、α– 蛇床烯、β– 蛇床烯、β– 红没药烯等。

相关经方、验方

（1）心肾不交、怔忡无寐生 黄连 15 g、肉桂心 1.5 g，研细，制白蜜丸，淡盐汤送服。

（2）心经实热 黄连 20 g，水煎服。

（3）心下痞 大黄 30 g、黄连 15 g，水煎服。

现代科研主要成果及其药理作用

现代研究表明，黄连中含有多种类型的化合物，包括生物碱、木脂素、香豆素、黄酮、萜类、甾体、有机酸、挥发油、多糖等。黄连主要是生物碱类化合物，其中小檗碱含量最高，高达10%。

黄连具有抗微生物及抗原虫作用，黄连或小檗碱对溶血性链球菌、脑膜炎球菌、肺炎双球菌、霍乱弧菌、炭疽杆菌及金黄色葡萄球菌皆有较强的抑菌作用，对痢疾杆菌、白喉杆菌、枯草杆菌、绿色链球菌均有抑制作用。黄连具有抗肾上腺素样作用，可以改善因麻醉导致的心律不齐、心率变慢等不良反应。黄连对血管平滑肌起松弛作用，对其他平滑肌、膀胱、支气管及胃肠道有兴奋作用。黄连具有利胆保肝的作用，可以稀释胆汁，治疗慢性胆囊炎患者。此外，黄连还有一定的抗肿瘤、抗放射、降血糖等作用。

道地药材资源及开发前景

自古以来即认为四川为黄连主产地，现分布于贵州、湖南、湖北、陕西南部。重庆所产黄连为道地药材，石柱县被誉为"黄连之乡"。

黄连属植物种类多，资源分布广泛，人工栽培已形成规模化。国内外对黄连中所含成分进行了较大的系统研究，发现生物碱类成分是黄连属植物特征，也是黄连药材发挥药效的主要活性成分。目前对黄连的资源化学进行了一些研究，但药理作用和临床应用的研究主要集中在小檗碱和巴马汀，黄连中其他生物碱类的研究较少，需要进一步系统开展药物活性与应用研究工作。黄连地上部分生物量占总资源的50%以上，也值得系统评价与深度开发。原小檗碱类化合物是一类异喹啉生物碱，广泛存在于多个属植物体内，种类多，分布广，有多种药理作用和生物化学效应。小檗碱和巴马汀等成分都具有重要的生物活性分子，可考虑作为潜在的先导化合物进行长期的新药研发规划发展；黄连总生物碱比其他生物碱类的药理作用显示出一定的优势，有望被开发成高效、价廉、作用广泛的新药。

芳香健康养殖开发路径 黄连可成为替代抗生素和化学抗菌剂的有效中药，可提高畜禽的非特异性免疫，提高机体的抗病、抗应激能力，有效提高畜禽的成活率。

055 玄参 xuánshēn

为玄参科玄参属玄参 Scrophularia ningpoensis Hemsl. 的干燥根，多年生草本，别名元参、浙玄参、黑参、重台、正马、鹿肠、元参等。

生物学特性、采收与预处理

喜温和湿润气候，耐寒、耐旱、怕涝。茎叶能经受轻霜。适应性较强，在平原、丘陵及低山坡均可栽培，对土壤要求不严，但以土层深厚、疏松、肥沃、排水良好的砂质壤土栽培为宜。忌连作，可与禾本科植物轮作。

采收与预处理 冬季茎叶枯萎时采挖，除去根茎、幼芽、须根及泥沙，晒或烘至半干，堆放3～6 d，反复数次至干燥。提取挥发性成分时，先将玄参进行破碎预处理，以提高挥发性成分得油率。

性味、归经及典籍记载

性味甘、苦、咸、寒，归肺、胃、肾经。《神农本草经》载："具有清热凉血，滋阴降火，

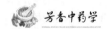

解毒散结的功能。"《本草纲目》载："滋阴降火，解斑毒，利咽喉，通小便血滞。"

挥发性成分

得油率为 0.2%，挥发性成分包括软脂酸、亚油酸、α - 亚麻酸、γ - 亚麻酸、顺式棕榈烯酸、反式油酸、顺式油酸和反式棕榈烯酸。

相关经方、验方

（1）健脾养血　生淮山药 30 g、玄参 10 g，先煎玄参，去渣取汁，候凉，山药为末，入玄参汁中，慢火搅拌熬粥，空腹食。

（2）瘰疬初起　元参（蒸）、牡蛎（醋煅，研）、贝母（去心、蒸）各 120 g，共为末，炼蜜为丸，每服 9 g，开水下，日 2 服。

（3）解诸热、消疮毒　玄参、生地黄各 30 g，大黄 15 g（煨），上为末，炼蜜丸，灯心草、淡竹叶汤下，或入砂糖少许亦可。

现代科研主要成果及其药理作用

玄参具有催眠作用和抗脑缺血作用。玄参有较好的抗氧化活性，20% 乙醇提取物对清除 DPPH 的清除率最高。玄参中苯丙素苷有保肝作用，其抗感染活性可能与苯丙素苷类成分的抗氧化作用有密切关系。

玄参提取物对神经元具有保护作用。研究表明玄参中的哈巴俄苷能提升胶质细胞系源性神经营养因子，降低多巴胺神经变性及运动障碍，为玄参保护神经元提供研究依据。

近年来，玄参的治疗范围又有新的发展，因其具有清热凉血的作用，临床上对齿龈炎、扁桃体炎、咽喉炎等有很好的治疗效果。对一些皮肤过敏如过敏性皮炎的红斑、红疹有一定的缓解效果，对便秘、风热感冒、高血压等治疗效果较好。

道地药材资源及开发前景

原主产于浙江笕桥、东阳、仙居等县，尤其是浙江磐安（"浙八味"中的元胡、白术、浙贝母、玄参、白芍五味道地药材盛产于此，俗称"磐五味"），现多人工栽培，主要分布于浙江、陕西、山东一带，多生长于海拔 1700 m 以下的竹林、溪旁、丛林及高草丛中，是常用的清热凉血药，为著名的"浙八味"之一。

传统中医认为，玄参主要药效作用为解热，可认为解热作用是清热凉血类"寒"性药的核心功效指标之一。玄参在我国分布较广，资源丰富，但目前研究主要针对其中有效成分环烯醚萜苷类及苯丙素苷类的药理活性，质量控制指标主要针对哈巴苷和哈巴俄苷等化合物，未来可进一步深入研究，更好地体现玄参药材的药用价值。畜禽养殖应用前景实验证明，玄参提取物能促进仔猪生长。

芳香健康养殖开发路径　玄参是瘟见愁注射液的中药成分之一，具有抗病毒作用，可用于治疗畜禽高热症、禽流感、肠炎、痢疾等疾病。

056　赤芍 chìsháo

为毛茛科芍药属赤芍 *Paeonia lactiflora* Pall. 或川赤芍 *Paeonia veitchii* Lynch 的干燥根，多年生草本，别名木芍药、草芍药、红芍药、毛果赤芍等。

生物学特性、采收与预处理

随着气候节律的变化，一年中会产生阶段性发育变化，主要表现为生长期和休眠期的交替变化。其中以休眠期的春化阶段和生长期的光照阶段最为关键。芍药的春化阶段，要求 0 ℃低温下，经过 40 d 左右才能完成，然后混合芽方可萌动生长。芍药属长日照植物，花芽要在长日照下发育开花，混合芽萌发后，若光照时间不足或在短日照条件下通常只长叶不开花或开花异常。花期 5—6 月，果期 7 月。

采收与预处理　春、秋季采挖，除去根茎、须根及泥沙，晒干，切片。提取挥发性成分时，先将赤芍花进行干燥预处理。

性味、归经及典籍记载

性味苦、微寒，归肝经。芍药最早出自《神农本草经》，被列为中品。唐代之前将白芍、赤芍统称芍药；唐宋以后，因其主治功效不尽相同，渐有白芍、赤芍之分。《本草纲目》对二者功效进行了区分，从色泽上看"白补而收，赤散而泻。"《景岳全书》云："白者味甘，补性多。赤者味苦，泻性多。生者更凉。"《神农本草经》载："芍药，味苦平。主邪气腹痛，除血痹、破坚积寒热疝瘕、止痛……生川谷。"

挥发性成分

赤芍挥发性成分得油率约为 0.061%，主要成分有苯甲酸、牡丹酚和邻甲基苯酚、棕榈酸、（Z，Z）-9，12-十八碳烯酸、油酸、十五烷酸、棕榈酸乙酯、Z-β-松油基苯甲酸脂等。此外，还含有量较少的物质如丁香油酚、麝香草酚、芳樟醇等。

相关经方、验方

（1）伤口不愈　蒲公英 3 g，苦参、黄柏、白芷、木鳖子、连翘各 12 g，金银花、赤芍、牡丹皮、生甘草各 9 g，将上药加水煎煮 15 min，滤出药渣，趁热熏蒸患处，待药温降至 40 ℃时，用无菌纱布蘸药液擦洗疮面，每日熏洗 1 次，一般熏洗 10～15 次可完全愈合，治疗期间忌食发物。

（2）顽固性手癣　双花 30 g，连翘、蒲公英、地丁各 25 g，白芷、当归、生地各 20 g，元胡、赤芍、片姜黄、三棱、莪术各 12 g，水煎服，每天早晚各服 100 mL，忌生冷辣。

（3）产后回乳　麦芽 100 g、赤芍 100 g、蒲公英 30 g、甘草 10 g，水煎服。

（4）胆囊炎　柴胡 12 g、白芍 12 g、赤芍 50 g、蒲公英 30 g、金钱草 30 g、川楝子 10 g、郁金 10 g、青皮 12 g、龙胆草 10 g、甘草 10 g，水煎服，每日 1 剂。

现代科研主要成果及其药理作用

赤芍中的芍药苷及芍药内酯苷具有保护神经细胞的作用，赤芍总苷具有改善学习记忆、促进胃肠平滑肌运动、改善胃黏膜的缺血状态、增强胃部微循环、明显的退黄降酶作用，并具有阻断肝纤维化甚至逆转肝纤维化作用。丹参赤芍水提物（CSE）具有诱导癌细胞凋亡抗肿瘤作用，赤芍成分中的五没食子酰葡萄糖（PGG）可是一种潜在的酸分泌抑制剂。此外，研究表明赤芍对心血管系统具有良好作用。

近年来，赤芍的治疗范围又有新发展，用于治疗伤口不愈、顽固性手癣、产后回乳、胆囊炎等疾病。

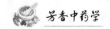

道地药材资源及开发前景

生长于海拔 2550～3700 m 的山坡林下，主要分布于西藏东部、四川西部、青海东部、甘肃及陕西南部草丛中及路旁。中药材赤芍为芍药或川赤芍直接晒干的根。芍药分布在甘肃南部、河北、黑龙江、吉林、辽宁、内蒙古、宁夏南部、陕西和山西等地；川赤芍主要分布在甘肃中部和南部、宁夏南部（六盘山）、青海东部、陕西南部（秦岭）、山西北部（五台山）、四川西部、西藏东部及云南等地。目前赤芍药材主要来源于野生资源，赤芍药材市场的价格与采收供应量相关。赤芍为常用中药材，对其药材资源进行充分利用有利于药用资源的可持续发展。

赤芍为我国传统的活血化瘀类中药，其有效成分有单萜类及没食子鞣质等对心血管疾病的治疗及改善智力障碍的作用更加受到人们的重视，有着广阔的应用前景。

芳香健康养殖开发路径　赤芍可增强体液免疫功能，具有抗菌作用，可作为畜禽活血化瘀剂的重要成分，可以保护畜禽内脏，是畜禽抗肿瘤的良药。

057　蒲公英 púgōngyīng

为菊科蒲公英属蒲公英 *Taraxacum mongolicum* hand. –Mazz.、碱地蒲公英 *Taraxacum borealisinense* Kitam. 或同属数种植物的干燥全草，多年生草本，别名黄花地丁、黄花三七、婆婆丁、华花郎、蒲公草等。

生物学特性、采收与预处理

适应性很强，能耐寒、耐涝又抗旱，比较耐阴，对病虫害有较强的抗御能力。其独特的种子构造使它能到处传播，广泛生于中、低海拔地区的山坡草地、路边、田野、河滩。且蒲公英具有返青早、枯黄晚、春秋两季开花、花期长、花量大等特点，4 月可开花，叶片嫩绿，贴地而生，花期为 4—9 月，果期为 5—10 月。

采收与预处理　春至秋季花初开时采挖，除去杂质，洗净，晒干。提取蒲公英挥发性成分时，可采用常规切段预处理。

性味、归经及典籍记载

性味苦、甘、寒，归肝、胃经。《本草纲目》载："蒲公英气味（苗）甘、平、无毒。"《唐本草》载："味甘，平，无毒，主妇人乳痈肿。"《本草衍义补遗》载："化热毒，消恶肿结核，解食毒，散滞气。"

挥发性成分

得油率约为 5.5%，成分有 26 个，占总挥发油成分 83.72%，主要为亚麻酸（51.70%）、棕榈酸（18.41%）、油酸（2.75%）、棕榈酸乙酯（1.94%）、二十二烷酸（1.40%）、十九烷酸（1.23%）等。

相关经方、验方

（1）急性乳腺炎　蒲公英 100 g，香附 50 g，每日 1 剂，煎服 2 次。

（2）疮疡疔毒　蒲公英捣烂覆之，别更捣汁，和酒煎服，取汗。

（3）肝炎　蒲公英干根 30 g，茵陈蒿 20 g，柴胡、生山栀、郁金、茯苓各 15 g，煎服。或用干根、天名精各 50 g，煎服。

（4）慢性胃炎、胃溃疡　蒲公英干根、地榆根各等分，研末，每服 10 g，1 日 3 次，生姜汤送服。

现代科研主要成果及其药理作用

药理研究表明，蒲公英挥发油具有明显的抗感染活性和抗乳腺癌作用。研究发现，蒲公英对革兰阳性菌、革兰阴性菌、真菌、螺旋体等病原微生物均有不同程度的抑制作用，同时发现蒲公英提取液具有显著的抗感染作用和抗氧化作用。同时蒲公英具有利胆保肝作用，可提高肝损伤小鼠的抗氧化能力来改善肝损伤，并且发现蒲公英根醇提物在 30 倍正常剂量给药情况下能显著改善肝损伤况。同时蒲公英有提高免疫功能作用和改善记忆障碍作用。

研究发现，蒲公英单味提取物对肿瘤细胞的体外体内增殖有明显抑制作用，提示蒲公英抗肿瘤作用有一定的理论依据。

蒲公英由于其清热润肺的作用对胃脘痛患者有一定疗效；蒲公英水煎液可治疗水肿；同时对呼吸系统感染、皮肤病、胃肠道疾病、糖尿病、妇科病等疾病的疗效亦好。

道地药材资源及开发前景

原产欧亚大陆，人工引进到美洲和澳大利亚，现主产北半球温带至亚热带地区，少数产热带南美洲。在我国广布于东北、华北、西北、华中、华东及西南各省区，西南和西北地区最多。蒲公英是治疗多种疾病的天然良药，现已制成口服液、注射剂、片剂、胶囊剂、喷雾剂等不同剂型，广泛应用于内科、外科、传染科、妇产科、儿科和五官科等各科多种感染性炎症，均有一定的疗效；因蒲公英有广谱抗菌作用，也可代替部分抗生素用于临床。

除药用外，蒲公英作为滋补剂在北美和东欧得到了广泛的应用。蒲公英提取物已被美国 FDA 批准为一类 GRAS（基本上认可安全）的食物成分。蒲公英根中因含有类固醇、豆类甾醇及多种维生素，成为科学家研究保健食品的主要原料。其提取物在多种食用产品中作为香味成分使用，其中包括含酒精（如苦汁酒）和不含酒精的饮料、冰冻甜品、糖果、烘烤食品、糕点、小麦制品等多种食品。

蒲公英水煎剂或提取物，具有清热利湿、解毒疗疮的功效，应用到化妆品中可以清洁皮肤，且因其含有多种氨基酸等营养物质，能滋养皮肤，促进皮肤新陈代谢，防止皮肤色素沉着。已被广泛用于洁面露、粉刺露、营养露等各种化妆品，效果令人满意。近年来，有研究表明蒲公英茎叶的提取物有较强的紫外吸收能力和抑制酪氨酸酶活性的作用，因此可开发为具备多种功效的护肤品。

蒲公英是集药用、食用、饲料添加剂、兽药、化工等多功能于一体的天然植物，并具有一定观赏价值。开发蒲公英资源对保健食品和医疗行业的发展具有重要意义。目前对蒲公英相关产品的开发空间还相对较大，其加工技术、新产品定位、质量控制等都有很大的提升空间。

芳香健康养殖开发路径　蒲公英作为饲料添加剂能够提高畜禽的免疫力，降低疾病发生的概率，促进畜禽的生长，提高抗病菌能力，蒲公英还可以作为夏季畜禽防暑的良药。蒲公英提取物能够有效改善畜禽机体健康，降低断奶仔猪及生长育肥猪阶段腹泻的发生率，提高生产性能，对于禽、肉牛等均可以改善其生产性能。

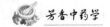

058　野菊花 yějúhuā

为菊科菊属野菊 *Chrysanthemum indicum* Linn. 的干燥头状花序，多年生草本，别名叶黄菊、路边菊等。

生物学特性、采收与预处理

喜凉爽湿润气候，耐寒。以土层深厚、疏松肥沃、富含腐殖质的壤土栽培为宜。多生于山坡草地、灌丛、河边水湿地，海滨盐渍地及田边、路旁。花期为 9—10 月。

采收与预处理　秋、冬季花初开放时采摘，晒干，或蒸后晒干。野菊花干燥药材切段后，再提取野菊花中挥发性物质。

性味、归经及典籍记载

性味苦、辛，微寒，归肝、心经。《本草纲目》载："野菊（根、叶、茎、花）味苦、辛、温、有小毒，可治疗无名肿毒、天疱湿疮、瘰疬未破。"《名医别录》载："野菊花，味苦、辛，微寒，具有清热解毒、平肝之功效。"

挥发性成分

得油率为 0.35%，其主要成分有 1，8-桉叶油素，α-侧柏酮，反式-葛缕醇，樟脑，龙脑，加州月桂酮，4-松油醇，α-松油醇，桃金娘烯醇，乙酸龙脑酯，香芹酚等。

相关经方、验方

（1）无名肿毒　野菊花连茎捣烂，酒煎，趁热服，让汗发出，另以药渣敷患处。又方：野菊花茎叶、苍耳草各 1 把，共捣烂，加入酒一碗，绞取汁取，仍以药渣敷患处，要出汗才好。又方：夏日采苍耳叶，秋日采野菊花，共研为末，每服 15 g，酒送下。

（2）痈疽脓肿、耳鼻咽喉口腔诸阳证脓肿　野菊花 80 g、蒲公英 80 g、紫花地丁 50 g、连翘 50 g、石斛 50 g，水煎，1 日 3 回分服。

现代科研主要成果及其药理作用

挥发油具有广谱的抗菌活性，体外对金黄色葡萄球菌、大肠杆菌、白喉杆菌、结核杆菌及白色念珠菌、枯草杆菌、变形杆菌、伤寒杆菌、酵母菌等有显著的抑制作用。另野菊花挥发油抗氧化、抗感染、镇痛，具有肝保护及血管内皮保护作用，此外野菊花挥发油能提高小鼠体内 NOS 的活性而增加 NO 的含量，这可能是药物发挥舒张血管内皮细胞、降低血压的作用机制之一。

研究表明，野菊花中萜类及挥发油有抗氧化、免疫抗感染、降压、抗感染、免疫抑制、抗癌等作用；野菊花对心血管系统的作用较强，其抗心血管活性部位中的主要成分为黄酮类化合物；野菊花水提物和挥发油均对二甲苯致小鼠耳郭肿胀有明显的抑制作用，水提液还可提高体内抗氧化酶的活力。药理实验证实：野菊花挥发油对金黄色葡萄球菌作用较强。

目前发现，野菊花具有治疗抑郁症的作用，可能是通过提高海马组织中单胺类神经递质和神经营养因子的含量、降低炎症因子的含量来发挥抗抑郁作用，作为抗抑郁药品开发具有一定的可行性。

野菊花因其具有疏风清热、解毒消肿作用，对小儿疱疹性咽峡炎、咽喉肿痛、支气管炎、小儿高热等病疗效较好；对治夏令热疖及皮肤湿疮溃烂的疗效较好；对治疗胃肠炎、肠鸣泄泻腹痛、泌尿系统感染也有疗效。

道地药材资源及开发前景

广布于东北、华北、华中、华南及西南各地，主产于广西、湖南、安徽、江苏、江西等地；印度、日本、朝鲜、俄罗斯也有分布。

野菊花因其优异的清热解毒、抗菌消炎等功能，已制成野菊花栓（中国药典 2015 年版已收载）、野菊花注射液和菊藻丸等，广泛应用于医学的内、外、妇、儿等科，治疗风热感冒、高血压、肺炎、口疮、痈疖等疾病。如野菊花中药雾化吸入结合常规抗感染及对症治疗，可有效缓解新生儿急性上呼吸道感染症状，起到较好的抗感染作用。

除药用成分外，野菊花还含有丰富的营养保健成分，具有极佳的药用保健功效和极高的饮用价值。野菊花色泽金黄，芳香甘醇，制成饮料饮用具有生津止渴、清热解毒等功效，是四季皆宜的健康饮品；野菊花黄色素也可用作食品添加剂。

挥发油保留了野菊花的特殊香气，还具有优良的消炎杀菌效果，现已成功应用于雪花膏、花露水、洗衣液、沐浴露、洗发露、牙膏等化妆品和洗浴用品，充分发挥了野菊花挥发油的商业价值。

现有的野菊花食品、药品还较为单一，有待进一步开发。此外，野菊全株可作农药，能杀虫、防虫，在农业领域亦有广阔市场前景。

芳香健康养殖开发路径　野菊花抗病毒、抗菌作用强，可用于治疗牛风热感冒、牛眼肿痛、牛中暑发痧、猪牛咽喉肿痛、母畜乳房肿痛、畜皮湿疹、家畜皮肤疮毒、鸡霍乱、鸡白痢、兔结膜炎、家兔鼓胀病、蜜蜂白垩病等疾病。

059　千里光 qiānlǐguāng

为菊科千里光属千里光 *Senecio scandens* Buch.–Ham.ex D.Don 的全草，多年生攀援草本，别名九里明、黄花母、九里光、九龙光等。

生物学特性、采收与预处理

适应性较强，耐干旱，又耐潮湿，对土壤条件要求不严，但以砂质壤土及黏壤土生长较好，生长在海拔 50 ~ 3200 m 的森林、灌丛中，有攀援状木质茎，常攀援于灌木、岩石上或溪边。花期 10 月到翌年 3 月，果期 2—5 月。

采收与预处理　最佳采收时期尚有争论，《中国药典》2015 版对千里光采收的描述为"全年均可采收"，《中药大辞典》中对其采收的描述为"夏秋二季采收"，而《中华本草》中对其采收的描述为"9—10 月收割全草"。采收后，洗净除去杂质，鲜用或阴干。以干燥的双花千里光花为原料，采用生物酶进行发酵预处理，可采用双频超声波进行萃取。

性味、归经及典籍记载

性苦、寒，归肺、肝经。《本草图经》载："千里光味苦甘、寒，无毒。与甘草煮作饮服，退热明目。花、叶治眼有效。"《本草纲目拾遗》中称千里光为外科圣药，"俗彦云：有人识得千里光，全家一世不得疮"。

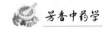

挥发性成分

得油率约为 0.1%，成分共分离出 93 个组分，鉴定出 71 种化学物，主要为萜类化合物石竹烯、芳樟醇、萜品醇、香叶醇、榄香烯、龙脑等活性有效成分，分别具有镇痉、平喘、抗菌、抗病毒、驱虫等作用；挥发油中的植醇可作为合成维生素 K_1 和维生素 E 的原料；某些芳香族化合物如丁子香酚、对聚伞素具有抗菌、杀虫、杀真菌作用。

相关经方、验方

（1）痈疽疮毒　千里光（鲜）50 g，水煎服；另用千里光（鲜）适量，水煎外洗；再用千里光（鲜）适量，捣烂外敷。

（2）干湿癣疮、湿疹日久不愈　千里光水煎 2 次，过滤，再将两次煎成之汁混合，文火浓缩成膏，用时稍加开水或麻油，稀释如稀糊状，擦患处，1 日 2 次。婴儿胎癣勿用。

（3）流感　千里光鲜全草 50 ~ 100 g，水煎服。

现代科研主要成果及其药理作用

具有抗氧化活性、抗病毒、抗肿瘤活性、抗感染作用。现代药理研究证明千里光具有广谱抗菌作用，煎剂浓度为 1：800 ~ 1：1600 时就能抑制钩端螺旋体生长。不同剂量的千里光能显著降低血清 ALT、AST，具有保护肝功能。

对中枢神经系统有一定作用。研究表明，千里光分离出的生物碱或有效成分对运动神经有麻痹作用，同时有强心作用和解痉作用，为神经学研究提供了材料。

芳香健康养殖开发路径　千里光因其具有清热解毒，故对明目、止痒等疾病有疗效；由于能抑制人体的阴道滴虫，对各种炎症、各种眼科疾患、滴虫性阴道炎有较佳的疗效；此外千里光水煎剂对副流感病毒和呼吸道合胞病毒有抑制作用。

道地药材资源及开发前景

主要分布于我国浙江、江苏、安徽等地，广西、云南也有分布。

近年来，除了中药饮片外，千里光的各种制剂也逐渐被开发，如千里光洗剂也可治疗滴虫性阴道炎。研究证明，千里光是一种抗菌谱广、临床疗效好的植物抗菌药，其全草及其黄酮提取物对金黄色葡萄球菌、大肠埃希氏菌、肠炎沙门氏菌等具明显的抗菌作用。千里光提取物可以对棉织物进行抗菌整理来制备天然抗菌织物，将其广谱的抗菌性能应用于功能性纺织品的开发中将有更加广阔的应用前景。此外，千里光还是治疗皮肤病的传统药用植物，以千里光为原料药的皮肤洗剂、膏药制剂已开发，有广阔的市场空间。

芳香健康养殖开发路径　千里光复方剂对仔猪黄白痢有较好的治疗效果。在仔猪饲料中添加不同剂量的千里光超微粉，发现其对仔猪日增重有改善作用，且能显著提高血清 AKP、GH、IGF–I 及 IgG、IgA、IgM 水平，仔猪腹泻频率、腹泻指数均有很好的防治效果。

060　祁州漏芦 qízhōulòulú

为菊科祁州漏芦属祁州漏芦 *Rhaponticum uniflorum*（Linn.）DC. 的干燥根，多年生草本，别名狼头花、和尚头花等。

生物学特性、采收与预处理

喜温暖、湿润环境，幼龄适宜生长气温 15 ~ 20 ℃，幼龄喜阴，成龄喜光。一般以土层深厚、排水良好、疏松肥沃、阳光充足的壤土、砂质壤土或腐殖质壤土栽培为宜。一般以种子育苗移栽或扦插培育繁殖。花果期为4—9月。生于山坡丘陵地、松林下或桦木林下，海拔390～2700 m。现多为人工栽培，一般以种子育苗移栽或扦插培育繁殖。

采收与预处理 春、秋（9—10月）两季采挖根。将采收的根，除去苗、须根和泥沙，洗净，切片，晒干。祁州漏芦干燥原料破碎预处理后，再提取挥发性物质。

性味、归经及典籍记载

性寒、味苦，归胃经。《神农本草经》载："漏芦，主皮肤热毒，恶疮疽痔，湿痹，下乳汁。"《本草纲目》亦载："漏芦，下乳汁、消热毒、排脓、止血、生肌、杀虫，故东垣以为手、足阳明药，而古方治痈疽发背，以漏芦汤为首称也。"

挥发性成分

得油率为0.1%，其中测得38种化合物，主要含有萘醌、呋喃衍生物、两种长链脂肪烯烃、4种长链脂肪烷烃、两种酮类、四种醛类、五种酯和18种萜类，其主要化学成分为三环倍半萜类化合物。

相关经方、验方

（1）乳汁不通 漏芦、王不留行各15 g，路路通12 g，通草6 g，水煎服。

（2）乳痈红肿 漏芦、蒲公英、金银花各15 g，土贝母9 g，甘草6 g，水煎服。

（3）皮肤瘙痒、阴疹、风毒、疮疥 漏芦、荆芥、白鲜皮、浮萍、牛膝、当归、蕲蛇、枸杞子各37.5 g，甘草22.5 g，苦参75 g，浸酒蒸饮。

（4）痈肿疮毒 漏芦15 g，连翘9 g，黄柏12 g，大黄、甘草各3 g，水煎服。

（5）慢性痢疾、产后带下 漏芦、艾叶各等量，共研细末，米醋熬沸作丸，每服6 g，每日2次。

现代科研主要成果及其药理作用

现代研究表明，祁州漏芦具有广泛抗肿瘤、抗癌、抗感染、镇痛、抗缺氧及抗疲劳作用。祁州漏芦含有丰富的植物蜕皮激素、黄酮、噻吩及挥发油等化学成分，具有抗肿瘤作用，它的水提物浓度依赖性抑制细胞色素氧化酶活性，与化疗药（环磷酰胺、盐酸维拉帕米等）合用，具有协同作用，并可保护免疫器官，显著提高免疫功能。

近年来，祁州漏芦的治疗范围又有了新发展，其对肝脏具有保护作用。此外，祁州漏芦具有改善记忆障碍作用，它的乙醇提取物能对抗东莨菪碱所致的记忆获得障碍，并能抑制大脑胆碱酯酶的活性，并能增强中枢胆碱受体激动剂氧化震颤素所致震颤的强度。

道地药材资源及开发前景

中国漏芦资源丰富，广泛分布在黑龙江、吉林、辽宁、河北、内蒙古、陕西、甘肃、青海、山西、河南、四川、山东等地区，在西伯利亚、蒙古、朝鲜和日本也有分布。

祁州漏芦水提物在防治心血管疾病、肿瘤和抗衰老等方面有很大的开发潜力。在药品开发中，祁州漏芦提取物具有抑制血管生成和诱导细胞凋亡作用。这些研究加快漏芦药品的开发，正是由于漏芦的生物活性较高，具有特殊的医疗作用，同时其能克服肿瘤的耐药性作用，且资源丰富，使用安全，故此漏芦药品开发研究的前景十分乐观，具有极大的研究与利用价值。利用漏芦的中药保肝作用和防治癌症等疑难杂症，是其药品开发的主要方向。要充分利用漏芦丰

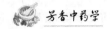

富的自然资源，挖掘其不凡的药用潜力，开发出更多为人类健康服务的衍生物。

芳香健康养殖开发路径　漏芦具有清热解毒、消痈散结，又兼通经下乳等功效，在中国中药产业中的地位和作用越来越突出。随着我国对中药材行业的推动，漏芦的市场需求逐年上升。多用途的漏芦是一种多功能经济植物，在畜禽养殖方面也大有开发潜力，开发利用价值高。

061　鱼腥草 yúxīngcǎo

为三白草科蕺菜属鱼腥草 *Houttuynia cordata* Thunb. 的新鲜全草或干燥地上部分，多年生草本，别名蕺菜、蕺草、蕺耳根、狗贴耳等。

生物学特性、采收与预处理

喜温暖、潮湿、半阴环境，怕强光，耐热耐寒。霜冻后地上部分枯死，地下茎能耐 -15 ℃的低温，不耐干旱和水涝。生长期间多浇水，以不积水为度。宜在疏松肥沃的砂壤土种植。分株或扦插繁殖。

采收与预处理　鲜品全年均可采收；花期为 6—7 月，干品夏秋季茎叶茂盛、花穗多时采割，除去杂质、洗净、晒干。药用鱼腥草均为干品，分为野生和种植两种。鱼腥草干燥预处理后，再提取其挥发性成分。

性味、归经及典籍记载

性味辛、微寒，归肝、肺经。《滇南本草》载："鱼腥草可治肺痛咳嗽带脓血，痰有腥味，大肠热，疗痔疮。"《本草纲目》载："鱼腥草，散热毒消痈肿，去积食，补虚弱，根辛微寒。归肺经，利尿通淋，疗痔疮脱肛。"

挥发性成分

全草含挥发油，干全草得油率为 0.02 % ~ 0.05 %，主要成分为癸酰乙醛、月桂烯、α-蒎烯、芳樟醇等。

相关经方、验方

（1）湿热水肿　鱼腥草、车前草各 30 g，加水煎服，每日 1 剂。对湿热水肿、小便不利有较好效果。

（2）胃热口臭　鱼腥草 250 g，加盐、醋、味精、香油等凉拌，常吃可治因胃热导致的口臭，并能治胃热过甚导致的消化不良。

（3）热咳　鱼腥草 50 g，用开水浸泡（用鱼腥草根茎煎水也可），加适量白糖当茶饮，对因热邪引起的咳嗽（黄痰多）有止咳祛痰作用。

（4）鼻窦炎　新鲜鱼腥草捣烂绞汁，每日滴鼻 3 次，每次 4 ~ 5 滴。对慢性鼻窦炎或萎缩性鼻炎有效。

（5）痔疮肿痛　鱼腥草 100 g，煎汤趁热熏洗，每日 1 ~ 2 次，连用 2 次即可消除痔疮引起的红肿疼痛。

现代科研主要成果及其药理作用

从鱼腥草中分离出的 N- 四羟基苯乙烯基苯酰胺化合物，被认为是治疗血小板减少症的有效成分。随着医学的不断发展，国外医学家还从鱼腥草中分离出一种针状抗癌活性的物质。

药理研究证实：鱼腥草对金黄色葡萄球菌有十分强烈的抑制作用，在稀释 1∶40 000 的浓度下仍能抑菌。

鱼腥草黄酮类化合物的抗抑郁作用，主要从鱼腥草总黄酮的提取、纯化、抗抑郁作用研究方面进行研究。研究结果表明鱼腥草总黄酮具有一定的抗抑郁作用，为天然黄酮类抗抑郁药物的研究提供了科学依据。

鱼腥草因其有很好的清热解毒作用，对大叶性肺炎、急性支气管炎、肠炎、腹泻等病，颇有疗效；对肝脏出血有良好的止血作用；对夏季皮肤生疮溃烂、痈、疥、痱子也有较佳的疗效；对妇女子宫内膜炎、附件炎、小腹痛等疗效亦好。此外，鱼腥草新鲜茎叶能缓解心绞痛。

道地药材资源及开发前景

是一种药食兼用的植物资源，原产亚洲、北美洲、中国、日本、东南亚，现在我国的四川、云南、贵州、湖北、浙江、福建等地栽培较多，特别是云南、四川栽培历史悠久。

既营养丰富，又具有很好的养生作用，符合现代人对蔬菜的要求，但在北方市场上，鱼腥草还是属稀特蔬菜，产品还未进入寻常百姓家，这意味鱼腥草尚有巨大发展潜力。对土壤要求不严格，可充分利用荒地、贫瘠地进行人工栽培。它的繁殖方式为无性繁殖，一次购种茎，自己繁殖，扩大生产规模，一次投入受益多年，经济效益颇丰。

为芳香蔬菜，绿色无污染，养生功能受到消费者好评，其养生食品开发的市场前景广阔。利用鱼腥草等中药防治艾滋病和癌症等疑难杂症，是其药品开发的主要趋势。要充分利用鱼腥草的药用潜力，研制更多高档次的精品，使鱼腥草在医疗保健、畜牧业生产和兽医临床中发挥更大作用。

芳香健康养殖开发路径　鱼腥草的药用价值也慢慢地深入家畜疾病防治中，可以对家畜的健康状态，或者是家畜的肺炎、慢性支气管炎或者是肠胃炎等疾病都有很好的应用价值。

062　败酱草 bàijiàngcǎo

为败酱科败酱属黄花败酱 *Patrinia scabiosaefolia* Fisch.ex Link. 或白花败酱草 *P.villosa*（Thunb.）Juss.［*Valeriana villosa* Thunb.］的全草，多年生草本，别名败酱、败酱草、黄花败酱、苦菜、豆豉草等。

生物学特性、采收与预处理

比较耐寒，田间栽培在 -6 ℃仍能正常生长，但以 20 ~ 30 ℃生长最适宜。喜湿不耐旱，根系发达，土壤保水透气需兼顾，否则不利于根系生长。耐阴，以林间坡地或背阴山垄田种植为佳，忌暴晒，夏季平原田块种植要搭建遮阳棚。以腐殖质丰富的壤土或砂壤土为适，pH 6 ~ 6.5。人工繁殖栽培主要以采挖野生苗为主。野生植株采回后保留茎上部 20 cm，剔除病弱老根，将簇生根茎掰开，留带根茎做繁殖苗。

采收与预处理　夏季开花前采收，晒至半干，扎成束，阴干。可将败酱草进行切段预处理后，再进行挥发性成分的提取。

性味、归经及典籍记载

味辛、苦，性微寒，归胃、大肠、肝经。《本草经集注》载："味苦，平。"《药性论》载："味辛苦，微寒。"《本草纲目》载："微苦带甘。手足阳明、厥阴。""败酱，南人采嫩者，

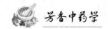

暴蒸作菜食，味微苦而有陈酱气。"

挥发性成分

白花败酱草含有挥发油，干燥全草含挥发性成分得油率约为 0.03%。不同品种的败酱草，含有的化学成分也有所不同。黄花败酱的根和根茎中含有大量的三萜类皂苷、生物碱、鞣质、淀粉和挥发油，根中含有的挥发油甚至可达 8%。白花败酱草草中也含有丰富的挥发油，苏败酱种子中主要含有挥发油。

相关经方、验方

（1）阑尾炎、盆腔炎及多发性脓肿等　败酱草 24 g，金银花、蒲公英、紫花地丁各 12 g，水煎服，每日 1 剂。

（2）肺脓疡　败酱草、鱼腥草、鲜苇茎各 30 g，水煎服，每日 1 剂。

（3）产后腹痛　败酱草 120 g，水煎取汤，分 3 次服用，每日 1 剂。

（4）慢性溃疡性结肠炎　败酱草、鱼腥草、仙鹤草各 15 g，水煎服，每日 1 剂。

现代科研主要成果及其药理作用

白花败酱草中含有三萜类、黄酮类、环烯醚萜类、甾醇、香豆素及有机酸类。药理研究证实败酱草具有抑菌、镇静、抗肿瘤、抗病毒、抗氧化及抗前列腺增生的作用。近年来研究表明白花败酱草的浸膏有促进肝细胞再生及抑制细胞变性的作用，齐墩果酸被认为是其抗肝炎的强活性成分。败酱草提取物中绿原酸和总黄酮的含量与自由基清除能力呈正相关。

白花败酱草具有明显的中枢抑制作用，与戊巴比妥钠的中枢抑制功能有协同作用，并且表现为剂量加大其镇静，中枢抑制作用也增强。白花败酱草还具有较强的抗感染镇痛作用，其浸提液及由其制成的口服液对多种球菌、杆菌都呈不同程度的抑制作用，其制剂对多种感染性疾病有一定疗效，可用于治疗阑尾炎、肠胃炎等消化道炎症，咽炎、扁桃腺炎等呼吸道炎症及阴道炎和慢性盆腔炎等妇科炎症。

道地药材资源及开发前景

广泛分布于全国各地，主产于四川、湖南、江西、福建、浙江等省，常生长在山坡、路旁、林绿草地等处，在空气潮湿、土质肥沃疏松的环境下，生长尤佳，是我国的传统中药。

白花败酱草的生物活性较高，具有特殊的医疗作用，同时其有抗肿瘤作用，且败酱草资源丰富，使用安全，故此白花败酱草药品开发研究的前景也十分乐观，具有极大的研究与利用价值。利用白花败酱草等中药保肝利胆作用和防治癌症等疑难杂症，是其药品开发的主要方向。要充分利用白花败酱草丰富的自然资源，挖掘其不凡的药用潜力，开发出更多为人类健康服务的药物。具有很好的开发推广价值。目前已在湖北、浙江等地实现大规模人工栽培。

由于白花败酱草中还含有 17 种氨基酸、多种无机元素和维生素等，是一种营养丰富而全面的保健食物资源，市场上已有白花败酱草茶。《舌尖上的中国》里介绍了"白花败酱草草"这种有特殊气味的野菜，配上猪肉或鸡、鸭肉外加鱼腥草等一起炖煮，有助于增强人体免疫力。

芳香健康养殖开发路径　败酱草具有饲料添加剂的开发前景　败酱草可以抑制金黄色葡萄球菌，促进畜禽消化吸收，提高饲料利用率。

063 夏枯草 xiàkūcǎo

本品为唇形科夏枯草属夏枯草 *Prunella vulgaris* Linn. 的干燥果穗，多年生草本，别名棒槌草、铁色草、大头花、夏枯头等。

生物学特性、采收与预处理

喜温暖湿润的环境，能耐寒，适应性强，但以阳光充足，排水良好的砂质壤土为好。也可在旱坡地、山脚、林边草地、路旁、田野种植。采用种子和分株的方法进行繁殖。

采收与预处理 每年 5—6 月，当花穗变成棕褐色时，选晴天，割起全草，捆成小把，或剪下花穗，晒干或鲜用。提取夏枯草挥发性化学成分时，先将夏枯草进行干燥预处理。

性味、归经及典籍记载

味辛、苦，性寒，归肝、胆经。《神农本草经》载："夏枯草，味苦辛。寒热瘰疬，鼠瘘，头疮，破癥，散瘿结气，脚肿，湿痹，轻身。一名夕句，一名乃东。生川谷。"《本草经疏》载："为瘰疬鼠瘘之要药，入足厥阴少阳经。"《本草图解》载："夏枯草苦辛微寒，独入厥阴，消瘰疬，散结气，止目珠痛。"

挥发性成分

得油率为 0.8%，化学成分中脂肪酸类成分相对含量最高，是主要成分，其中棕榈酸含量最高，远远超过其他成分含量。也有研究表明，挥发油中主要成分为薄荷酮、紫苏醛及麝香草酚。

相关经方、验方

（1）急性乳腺炎　夏枯草、败酱草各 30 g，赤芍 18 g，水煎，分 3 次服，数剂即效。

（2）急慢性结膜炎　夏枯草、菊花各 18 g，山栀子 15 g，蝉脱 9 g，甘草 6 g，水煎，分 2 次服。

（3）黄疸型肝炎　夏枯草、金钱草各 30 g，丹参 18 g，水煎，分 3 次服，连服 7～15 日。

（4）颈淋巴结核　夏枯草 30 g，浙贝母 12 g，牡蛎 18 g，水煎，分 3 次服。

现代科研主要成果及其药理作用

其在抗菌、抗病毒、抗感染、调节免疫、抗氧化、清除自由基、抗肿瘤、降压、降糖、调血脂等方面均有一定的药理活性。近年来其明显的抗癌、抗病毒活性日益受重视。夏枯草具有光谱抗菌活性，其提取液对大肠杆菌、金黄色葡萄球菌、枯草杆菌、青霉和黑曲霉都有一定抑制作用。

其抗抑郁作用机制主要是从动物实验得出的。研究表明，水提物可能通过提高海马组织中单胺类神经递质的含量、降低炎症因子的含量来产生抗抑郁作用。

临床研究表明，夏枯草配伍方剂在治疗高血压方面有显著疗效。此外，夏枯草配伍方剂在治疗慢性支气管炎、胸膜炎、甲状腺疾病等方面也有良好的应用。

道地药材资源及开发前景

主要分布在欧洲各地，北非、西伯利亚、西亚、印度、巴基斯坦、尼泊尔等地均广泛分布。在我国的分布几乎遍布全国，主产于河南、江苏、浙江、安徽、湖北等地，主要生长于疏林、经济林、荒山、田埂、路旁、沟边、滩湖边等处，具有较高的医学药用价值。夏枯草也是

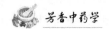

凉茶等食品、保健品的原料，幼苗及嫩茎叶可作蔬菜食用，起到治病、防病的作用。

药品开发研究表明，夏枯草具有显著的抗病毒及降血脂活性，现已制成膏剂、颗粒剂、胶囊剂、片剂、注射液、搽剂等不同剂型。作为传统中药，夏枯草具有较高的生物活性，又具有抗菌、抗病毒作用。夏枯草资源丰富，使用安全，故而其在药品开发研究的前景也是十分可观。目前，利用夏枯草防治癌症和高血压等诸多疾病，是其药品开发的主要趋势。

芳香健康养殖开发路径　夏枯草可用于保护畜禽肝肾，降低畜禽疾病的发生率。同时夏枯草也可以作为中草药添加剂，增强畜禽免疫力、解决畜禽药物残留问题。

064　知母 zhīmǔ

本品为百合科知母属知母 *Anemarrhena asphodeloides* Bge. 的根茎，多年生草本，别名蒜辫子草、辫子章、羊胡子根、连母。

生物学特性、采收与预处理

生于海拔 1450 m 以下的山坡、草地或路旁较干燥的丘陵地及固定的沙丘和向阳的地方，适应性很强，耐寒。北方可在田间越冬，喜温暖，耐干旱，除幼苗期须适当浇水外，生长期间不宜过多浇水，特别在高温期间，如土壤水分过多，生长不良，且根状茎容易腐烂。以疏松的腐殖质土壤为宜。

采收与预处理　春、秋季采挖，除去须根及泥沙，晒干，习称"毛知母"，除去外皮，晒干。提取知母挥发性化学成分时，先将其进行破碎预处理。

性味、归经及典籍记载

味苦、甘、寒，归肺、胃、肾经。《神农本草经》载："主消渴热中，除邪气，肢体浮肿，下水，补不足，益气。"《用药法象》载："泻无根之肾火，疗有汗之骨蒸，止虚劳之热，滋化源之阴。"《本草纲目》载："知母之辛苦寒凉，下则润肾燥而滋阴，上则清肺金而泻火，乃二经气分药也。"

挥发性成分

主要挥发油成分为 1- 戊醇（1.48%）、己醛（8.78%）、糖醛（4.42%）、1- 己醇（1.23%）、1，1- 二乙氧基 -3- 甲基丁烷（0.41%）、苯甲醛（3.74%）、2- 戊基呋喃（1.99%）、苯乙醛（4.75%）、辛烯 -2- 醛（1.54%）、1，1- 二乙氧基己烷（3.74%）、壬醇（1.05%）、龙脑（9.35%）。

相关经方、验方

（1）肺热咳嗽、阴虚燥咳　知母（炒）、贝母（炒）等分为末服。

（2）用于骨蒸潮热　知母 40 g、黄柏 40 g、熟地黄 160 g、山茱萸（制）80 g、牡丹皮 60 g、山药 80 g、茯苓 60 g、泽泻 60 g，炼蜜为丸。

（3）阴虚消渴、肠燥便秘　生山药 30 g、生黄芪 15 g、知母 18 g、生鸡内金 6 g（捣细）、葛根 4.5 g、五味子 9 g、天花粉 9 g，水煎服。

现代科研主要成果及其药理作用

知母的水提物、甾体皂苷、皂苷元及杧果苷等成分具有抗肿瘤活性。其中水提物的活性主要是通过抑制癌细胞的生长并诱导其凋亡来实现的；杧果苷能明显抑制白血病 HL-60 细胞的增殖及侵袭能力，并能有效诱导 HL-60 细胞的凋亡。

知母皂苷 A Ⅲ 对人血小板聚集均具有较强的抑制作用，以及菝葜皂苷元、薯蓣皂苷元在体外同样具有抗凝血的活性，其机制可能是通过抑制组织因子的表达来实现的。知母皂苷元还对阿尔茨海默症患者表现的记忆力衰退有明显的改善作用。

知母总皂苷还可以降低血清总胆固醇、三酯甘油、低密度脂蛋白的含量，具有治疗高血脂和动脉粥样硬化的作用。知母总多糖具有抗感染作用，可以显著改善二甲苯致小鼠耳郭肿胀、醋酸致小鼠腹腔毛细血管通透性增高等炎症反应。

道地药材资源及开发前景

主要分布在河北、山西、山东、陕西、甘肃、内蒙古、辽宁、吉林和黑龙江等地，朝鲜也有分布，以河北安国市和安徽亳州市两个产地最为著名，以河北易县所产品质最佳，为道地产区，其知母称"西陵知母"。

野生种质资源目前明显不足，主要有两点原因：首先，由知母自身的药用部位决定。知母是地下根茎入药，因此在缺乏保护意识的时候将其连根全部挖起，导致知母自身的继续繁殖非常困难，同时若仅仅依靠种子传播进行繁殖的成活率又很低。人们的不合理采挖严重破坏了知母的生存环境，所以造成目前野生资源的严重枯竭。此外，人类对生产排出的大量废物的不合理处置也导致了知母的资源枯竭。经过实地调查发现，知母的生存环境受到很大程度的废物污染，如土地的化肥污染、重金属污染、水质的污染等，使得原有的适宜的野生环境不再适合知母的繁殖生长。但从 20 世纪 80 年代开始，河北、安徽、山西、东北三省及内蒙古等地区将野生知母逐渐变为家种，缓解了知母药用市场的流通压力。

芳香健康养殖开发路径 知母可用于治疗畜禽咳嗽喘气、温热病，也可作为镇静抗应激药。知母粉作为天然植物饲料原料可以维护呼吸道黏膜和肺泡正常生理结构，提高呼吸道黏膜免疫功能，促进营养物质吸收，提高畜禽生产性能。

065 白薇 báiwēi

为萝藦科鹅绒藤属白薇 *Cynanchum atratum* Bge. 或蔓生白薇 *C.versicolor* Bge. 的干燥根和根茎，多年生草本，别名薇草、知微老、老瓜瓢根、山烟根子、百荡草、白马薇等。

生物学特性、采收与预处理

多生长于海拔 100～1800 m 的河边、干荒地及草丛中、山沟、林下草地，适宜温和湿润的气候。以排水良好、肥沃、土层深厚、富含腐殖质的砂质壤土或壤土为宜。

采收与预处理 春、秋季采挖，洗净，干燥。切段，生用。将白薇进行破碎预处理，然后进行挥发性成分提取。

性味、归经及典籍记载

性寒、味苦、咸，归胃、肝经。《名医别录》载："疗伤中淋露，下水气，利阴气。"《本草纲目》载："风温灼热多眠，及热淋、遗尿、金疮出血。"

挥发性成分

研究表明，直立白薇经过水蒸气蒸馏法提取得油率为 0.05%，并发现一系列芳香化合物，主要有苯乙酮类化合物、脂肪酸类化合物、酯类、醛类、酮类等，其中相对含量较高

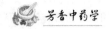

的化合物有正十六烷酸（棕榈酸）、白薇素等。

相关经方、验方

（1）血管抑制性晕厥　白薇30 g，党参、当归各15 g，炙甘草6 g，随症加减，每日1剂，水煎分2次服，连续14剂为1个疗程。

（2）淋巴管炎　白薇30 g、苍术10 g，加水2碗、煎成1碗，1次顿服，药渣捣碎敷患处，每日1剂，连服2日。

（3）口腔溃疡　白薇、生地黄、熟地黄各12 g，盐炒黄柏10 g、山药10 g、山茱萸15 g、泽泻9 g、牡丹皮9 g、女贞子12 g、墨旱莲12 g，禁食辛辣，调畅情志。

（4）肺结核、潮热　白薇9 g、葎草果实15 g、地骨皮12 g，水煎服。

（5）体虚低烧、夜眠出汗　白薇、地骨皮各12 g，水煎服。

现代科研主要成果及其药理作用

白薇中的皂苷对肺炎球菌有抑制作用。白薇根的80%甲醇提取液和从该提取液中分得的4种皂苷具有显著的乙酰胆碱酯酶抑制活性，对减轻记忆破损活性和抗失忆活性均持有显著的疗效。

蔓生白薇的水提物有一定的平喘作用，但没有镇咳和祛痰作用。从蔓生白薇中分离出来的蔓生白薇苷A具有良好的肿瘤抑制活性。白薇皂苷能够使心肌收缩作用增强，心率变慢，可用于治疗充血性心力衰竭。

近年来，白薇的治疗范围又有新的发展，用于治疗血管抑制性晕厥、淋巴管炎、口腔溃疡、肺结核、潮热、体虚低烧、风湿关节痛等。

道地药材资源及开发前景

药用价值和经济价值较高，在全国大部分地区有分布。

白薇是理想的清热凉血、利尿、舒经活络之药物，根、茎均可入药。干燥的根主要销往浙江、四川、昆明等地区，市场潜力极大。人工栽培是发展高原特色产业的理想种植品种，应与野生资源同时开发利用。

芳香健康养殖开发路径　研究显示，白薇可以用于牛溃疡病治疗，代替抗生素改善肉鸡肠道菌群结构，提高肉鸡的产量，增强肉鸡的免疫力。

066　晚香玉 wǎnxiāngyù

为石蒜科晚香玉属晚香玉 *Polianthes tuberosa* Linn. 的干燥根，多年生球根草本，别名夜来香、月下香。

生物学特性、采收与预处理

对气候条件要求不甚严格，温暖和较寒冷地区均能栽培。适应性较强，但以阳光充足、排水良好的砂质壤土生长最好，低洼易涝地不宜栽培。晚香玉无休眠期，如果气候适宜，四季均能开花。鳞茎繁殖。

采收与预处理　9—10月，挖出鳞茎，切取根部，洗净，晒干。先将晚香玉进行干燥预处理，然后提取挥发性成分。

性味、归经及典籍记载

性凉，微甘、淡、凉。《植物名实图考》载："晚香玉，北地极多，南方间种之。叶梗似萱草，茎梢夏发骨突数十枚，旋生长，开五瓣尖花，如石榴花蒂而长，晚时香浓。"

挥发性成分

花含挥发油0.08%～0.14%，其中主要成分为牻牛儿醇、橙花醇、金合欢醇、丁香酚、邻－氨基苯甲酸甲酯。

相关经方、验方

（1）蚊虫叮咬　晚香玉（鲜品）50 g，捣碎外敷。

（2）急性结膜炎、角膜炎、角膜翳　晚香玉30 g，加水煎服。

（3）风湿病　晚香玉30 g，铁筷子15 g。泡酒服，1日2次，每次50 mL。

现代科研主要成果及其药理作用

晚香玉提取的浸膏、净油可以调配多种花香香精，主要用于制造高级香水和香皂等；也是定香剂，可在食品、日用品、化妆品、香水和烟草生产中做调香剂使用。如晚香玉浸膏、净油广泛应用在烟草加香中，是烟草可以使用的香原料。

药理作用方面，晚香玉花、芽、球茎等提取物具有消炎、抗痉挛、利尿、抗菌等功效，其花香能刺激大脑和心脏，改善情绪。

道地药材资源及开发前景

原产于墨西哥及南美洲，目前在中国、法国、美国、印度、摩洛哥等多个国家均有栽培。1629年引入欧洲。我国很早就引入栽培，现北京、江苏、浙江、四川、广东、云南等省市均有大面积栽培，以四川、广东、云南生长最为良好。

花香浓郁，略带药草香，在夜晚开花，在印度东部地区，被人们称作"Ratkirani"，意思就是"夜晚的女王"。由于花期较长，花茎较细，线条柔和，栽植和花期调控容易，作为重要的鲜切花材料及庭院种植和大型盆栽进行开发推广，有着广泛的市场前景。目前，作为香料原料的单瓣晚香玉几乎绝迹，加强保护性利用是亟待解决的问题。

067 白莲蒿 báiliánhāo

为菊科蒿属白莲蒿 *Artemisia stechmanniana* Besser 的全草，多年生草本，别名铁杆蒿、万年蒿、白蒿、香蒿、蚊艾、矛日音—西巴嘎（蒙）、坎巴那保（藏）。

生物学特性、采收与预处理

除高寒地区外，白莲蒿几乎遍布全国，生于中、低海拔地区的山坡、路旁、灌丛地及森林草原地区，在山地阳坡局部地区常成为植物群落的优势种或主要伴生种。抗旱能力较强，比较喜温暖，而且具有一定耐阴性。

采收与预处理　全草夏秋采收，阴干用。先将白莲蒿进行切段预处理，以提高挥发性成分得油率。

性味、归经及典籍记载

味苦、辛，性平。《晶珠本草》载："功效消肿，治炭疽；煮后沐浴或烧烟熏治，能除深处之寒。"

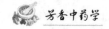

挥发性成分

得油率为 0.25%，主要成分含石竹萜烯 1.51%、樟脑 19.78%、樟烯 1.78%、桉油精 8.03%、3-蒈萜 0.05% 等。从地上部分挥发油中分离得到了 4 个肉桂酸类化合物，经过鉴定分别为 1，4-二咖啡酰奎宁酸、水杨酸、黎芦酸和琥珀酸。

相关经方、验方

（1）创伤出血　白莲蒿 15 ~ 20 g，鲜品捣烂敷或干品研粉撒患处。

（2）胆病、肠病、肝病、瘟疫，肝胃引起的发烧等　牛黄青鹏丸：红花 100 g、哇夏嘎 100 g、绿绒蒿 150 g、红耳鼠兔粪膏 100 g、藏菖蒲 100 g、牛尾蒿 60 g、白莲蒿膏 50 g、麝香 2 g、獐牙菜 150 g、波棱瓜子 50 g、诃子 200 g、胶质没药 80 g、黑冰片 100 g、木香 100 g 和牛黄 2 g，以上除牛黄、麝香、红耳鼠兔粪膏与白莲蒿膏外，其余粉碎成细粉，与牛黄及麝香研成细粉，过筛，混匀，用红耳鼠兔粪膏和白莲蒿膏加适量水泛丸，干燥后即得。1 次 3 ~ 5 丸，1 日 1 ~ 2 次。

现代科研主要成果及其药理作用

其挥发油具有抗菌、抗感染、抗肿瘤等作用，对大肠杆菌、四联球菌和蜡样芽孢杆菌显示了良好的抑菌作用，其抑菌活性优于牡蒿挥发油，不同挥发油的抗菌特性存在不同。

道地药材资源及开发前景

白莲蒿主要分布我国东北、华北、西北等地，在俄罗斯的西伯利亚及远东地区、蒙古、朝鲜、日本亦有分布。白莲蒿既可作为草原的重要建群种，又能在夏绿阔叶林区广泛分布，甚至可生长于林下。在森林草原和典型草原地带十分普遍，少量也进入森林和荒漠区。

白莲蒿是我国温带南部森林草原地区的一种半灌木草原类型，可伸入夏绿阔叶林区域成为森林破坏后最重要的次生植物群落之一。白莲蒿所形成的群落分布很广，从东北、华北、内蒙古和西北均可见到，但在黄土高原分布比较集中，并在黄土高原的森林草原区与长芒草草原形成复区存在。其群落在全国总面积为 1 314 368 hm²，可利用面积为 1 146 684 hm²，内蒙古境内为 517 061 hm²，可利用面积为 451 334 hm²，分别占全国同类群落面积和可利用面积的 39.34% 和 39.36%，占内蒙古草原面积的 0.66%。

白莲蒿是一种传统药用植物，我国自然资源相当多，在药理作用、临床验证等方面值得进一步研究、开发。

芳香健康养殖开发路径　白莲蒿提取物能够保护鼠肝脏，鼠食用白莲蒿提取物能够保护肝脏免受损伤，可以针对保护肝脏方面进行开发应用。

068　金线兰 jīnxiànlán

为兰科开唇兰属金线兰 Anoectochilus roxburghii（Wall.）Lindl. 的全草，多年生草本，别名花叶开唇兰、金线风、金线莲、金耳环、乌人参、金线石松等。

生物学特性、采收与预处理

分布在海拔 50 ~ 1600 m 的丘陵区或阔叶林地，为阴生植物，光饱和点低，喜阴湿、凉爽、弱光或散射光的生态环境。最忌中午前后的直射强光，所需光热量少，为正常日光量的 1/3，最适宜生长的温度为 18 ~ 25 ℃，空气相对湿度为 80% 以上。喜疏松、透气、排水和保水性能好的土壤条件，在适当荫凉的环境条件下生长迅速，叶色鲜嫩、茎粗、叶大。

采收与预处理　花期为 8—9 月，果期为 9—10 月。鲜用或晒干，或放进烘箱烘干，或采用冻干技术。放烘箱不能烘太久，以免太脆会很碎。冻干技术是比较好的方法。全草经剪碎预处理后再萃取挥发油。

性味、归经及典籍记载

性味甘、凉，归肺、肝、肾、膀胱经。《新华本草纲要》载："全草：味甘、性平。有凉血平肝、清热解毒的功能。用于肺痨咳血、糖尿病、肾炎、膀胱炎、小儿惊风、毒蛇咬伤。"

挥发性成分

新鲜全草的得油率为 0.06% ~ 0.08%，挥发性成分主要有正棕榈酸（25.22%）、（Z，Z）-9,12- 亚油酸甲酯（6.47%）、11,14,17- 二十碳三烯酸甲酯（4.42%）、（Z，Z）-9,12-亚油酸（15.35%）和（Z，Z，Z）-9,12,15- 十八碳三烯酸甲酯（13.64%）等。

相关经方、验方

（1）治小儿惊风（有特效）　金线兰 3 ~ 9 g、八角莲 3 g，水煎服。

（2）治急慢性肝炎　金线兰 6 g、地耳草、白花蛇舌草、绵茵陈、半枝莲、虎杖根各15 g，水煎服。

（3）治肝癌　金线兰 6 g、地耳草、白花蛇舌草、半枝莲、菝葜根、太子参、丹参、白芍12 g、生甘草 3 g，水煎服。

现代科研主要成果及其药理作用

金线兰是真正的"肺友"，挥发油对气管的痉挛有显著的缓解功能，还可改善肺的各项功能。其对气管内黏膜的分泌有分解的作用，减少其分泌，以保持呼吸道畅通，使呼吸困难消除，即民间所谓开胸解郁的功效；临床上常用于治疗气管炎、肺结核，效果极佳。在针对新型冠状病毒的防治，中医把"金线兰"作为药物储备［依据国家卫生健康委办公厅、国家中医药管理局办公室印发《新型冠状病毒感染的肺炎诊疗方案（试行第四版）》］。

道地药材资源及开发前景

主要产于福建和中国台湾，其中以福建永安市产量最大，被称为"金线兰之乡"，年产量占全国的 1/5，现在种植面积 1500 亩，年产鲜品 3.7 万千克，组培瓶苗年产 3000 万株，鲜品0.45 万千克。中国台湾也在大力发展金线兰产业，有 80 余家金线兰组培苗的生产企业，上万农户进行金线兰的种植，年产量占中国产量 1/3。

药用价值巨大，其中大部分适应证被称作现代疑难杂症，因此其药用价值不可忽视。金线兰含有抗衰老、提升免疫力的成分高出野生西洋参一倍。目前，金线兰在国内除药用外，还用于保健，由于对其药用活性成分和药理作用缺少系统研究，导致金线兰食品和制药产业的发展远远落后于其他常见中药材，特别是中高端深加工产品的缺乏，这与其自身价值及其产业优势不相匹配。所以，应积极面对市场和产业需求，加大研发投入，关注产品深加工与附加值的提升，积极开发胶囊、口服液、速冻产品、饮料、含片、牙膏等高附加值产品，构建从初级产品到终端产品的产业链，推动产业升级发展。

芳香健康养殖开发路径　金线兰对小鼠急、慢性化学性肝损伤具有保护作用及显著的降

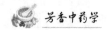

酶作用，并能减少早期肝纤维化的发生，这对畜禽养殖有开发价值。

069　银柴胡 yíncháihú

为石竹科繁缕属银柴胡 *Silene dichotoma* Linn. var. lanceolata Bge. 的干燥根，多年生草本，别名银胡、蝇子草、山菜根等。

生物学特性、采收与预处理

性喜温暖、凉爽，具有耐旱、耐寒、喜光、忌水渍的特性，适宜生长于地势高、干燥、阳光充足、土层深厚、透水性良好的松砂土或砂壤土种植。

采收与预处理　春、夏间植株萌发或秋后茎叶枯萎时采挖。栽培品于种植后第 3 年 9 月中旬或第 4 年 4 月中旬采挖，除去残茎、须根及泥沙，切片，晒干。提取银柴胡挥发油时，先要对原料进行破碎预处理。

性味、归经及典籍记载

性微寒、味甘，归肝、胃经。《本草经疏》记载："专用治劳热骨蒸。"《本草从新》载："治虚劳肌热，骨蒸劳疟，热从髓出，小儿五疳羸热。"《本经逢原》载："银柴胡，其性味与石斛不甚相远，不独清热，兼能凉血。凡入虚劳方中，惟银州者为宜。"

挥发性成分

得油率约为 1.0%，主要成分为酯类和烷烃类化合物。其相对含量最高的化合物分别是去乙酰基蛇形毒素、二甲基邻苯二甲酸酯、1,4- 二甲基十五烷酸甲酯。

相关经方、验方

（1）骨蒸劳热　银柴胡 7.5 g，胡黄连、秦艽、鳖甲（醋炙）、地骨皮、青蒿、知母各 5 g，甘草 2.5 g，水 2 盅，煎 8 分，食远服。

（2）和解少阳、祛湿和胃　银柴胡 10 g、黄芩 7.5 g、人参（去芦）5 g、半夏（汤泡 7 次）5 g、甘草 2.5 g、陈皮 6 g、苍术（泔浸）7.5 g、厚朴（姜制）5 g，水煎服。

（3）外感时疫邪毒　青蒿 6 g（后下）、银柴胡 12 g、桔梗 12 g、黄芩 12 g、连翘 12 g、金银花 12 g、板蓝根 12 g，水煎服，每日 1 剂，日服 2 次。

现代科研主要成果及其药理作用

药理研究证实，柴胡挥发油具有解热、镇痛、抗感染、抗惊厥、抗过敏、抗癌、促进血管舒张等作用。其作用机制的研究也日益深入，研究主要集中在水提取物、挥发油及从银柴胡中分离得到的各种化合物，α- 菠甾醇是其主要的药效物质。

最新研究进展表明，银柴胡 70% 乙醇提取物可有效降低感染脓肿分枝杆菌（Mab）小鼠的死亡率，同时可有效减弱 Mab 感染的炎症反应。采用大鼠 RBL-2 h 3 细胞体外培养试验研究银柴胡提取物抗过敏活性结果表明，银柴胡提取物具有较强的抗过敏活性，且细胞毒性较小。

道地药材资源及开发前景

分布于蒙古、俄罗斯和中国。野生银柴胡在我国分布广泛，秦岭淮河线以北、横断山脉以西及华北平原的北部、辽东半岛、山东半岛的丘陵地均有分布。20 世纪 70 年代末，宁夏、内蒙古等省（区）开始研究银柴胡栽培。目前栽培银柴胡主要在宁夏、甘肃、内蒙古、陕北、青海等干旱、半干旱区域，尤以宁夏栽培面积最广、质量最好。

为我国常用中药材，应用历史悠久。目前国内外对银柴胡的研究及利用仍主要集中在药用价值，除加工成中药饮片外，主要用于中成药的生产中，如乌鸡白凤丸等。近年来人们对其需求日益增多，而野生资源被长期过度采挖，导致野生银柴胡的资源严重匮乏，难以满足日益增长的国内外市场需求。因此，扩大银柴胡的人工栽培，优化银柴胡的质量，对开发银柴胡资源，推动地区经济的发展，特别是对医疗行业和畜牧业的发展具有重要的意义。

芳香健康养殖开发路径　研究显示，银柴胡主治阴虚发热，可以用于防治猪外感热症、牛虚热症，同时可作为中药青银汤中的一味药材治疗猪流感。

070　紫罗兰 zǐluólán

为堇菜科堇菜属紫罗兰 *Viola odorata* Linn. 的干燥全草，多年生草本，别名香堇、香堇菜、草桂花、四桃克、草紫罗兰等。

生物学特性、采收与预处理

属半阴性植物，喜冷凉气候，忌燥热，耐寒不耐阴，怕渍水。喜通风良好的环境，冬季喜温和气候，但也能耐短暂的 -5 ℃ 的低温。生长适温白天 15 ~ 18 ℃，夜间 10 ℃左右。对土壤要求不严，但在排水良好、中性偏碱的土壤中生长较好，忌酸性土壤。在梅雨、天气炎热而通风不良时则易受病虫危害，光照和通风如果不充分，也易患病虫害。

采收与预处理　秋季采收，晒干、备用。紫罗兰干花进行干燥预处理后，再萃取挥发油，这样得油率明显提高。

性味、归经及典籍记载

性平，味辛、涩。《中华本草》载："紫罗兰清热解毒，治痈疽疮疡。外用适量，捣烂敷患处。"

挥发性成分

鲜花和叶均用石油醚（60 ~ 70 ℃）浸提法浸提，除去溶剂后获得浸膏。浸膏溶解于乙醚中，在冷冻条件下浸提、滤过，浸液浓缩而得净油。一般花的浸膏得油率为 0.1% ~ 0.12%；叶的浸膏得油率为 0.08% ~ 0.12%。

干花挥发油中共鉴定出 67 种化学成分，主要为萜类及其含氧衍生物，其中，2-β-蒎烯（13.28%）的含量最高，3-蒈烯（10.16%）次之。已鉴定的化合物中，烷烯烃类化合物 22 种，占总峰面积的 49.41%；醇类 20 种，占 29.07%；醛类 9 种，占 4.76%；酮类 5 种，占 2.9%；酯类 3 种，占 0.72%。紫罗兰干花挥发油中 β-蒎烯能抗感染、祛痰；茨烯具有樟脑味，是合成香料的原料；石竹烯具有辛香、木香、柑橘香、樟脑香、温和的丁香香气，可作为食品级添加香料。

相关经方、验方

（1）缓解颓丧不安情绪　郁金香、梅花、紫罗兰各适量，浴缸内放满温水，将上述药放入浴缸内，入浴浸泡 15 ~ 20 min。每日 1 次，连浴 7 日。

（2）缓和紧张、镇静情绪　沉香、丁香、甘松香各 30 g，紫罗兰花适量，水煎滤出，把

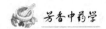

药液倒入浴缸中，然后浸浴。每日 1 次，每次 20 min，连浴 7 日。

（3）预防喉咙痛、支气管炎　紫罗兰 5 g、丁香 5 粒，蜂蜜、葡萄汁各 1 小匙，橘皮适量，水 300 mL。

（4）排毒养颜、清热解毒、降脂减肥、消除疲劳、润肺清喉　取 3 ~ 5 g 的紫罗兰，倒入 500 mL 的热开水，浸泡 3 ~ 5 min 即可饮用（可回冲）。

现代科研主要成果及其药理作用

现代研究发现，紫罗兰具有排毒养颜、降脂减肥、消除眼睛疲劳、保养上呼吸道，治疗呼吸系统疾病、缓解伤风感冒症状、祛痰止咳、润肺、消炎的作用。紫罗兰口服液特别适合吸烟过多者饮用，气管不好者可以时常饮用，能解酒，也可以解决宿醉问题，以及因蛀牙引起口腔异味，还有治疗便秘及消化不良的功效。与薰衣草合用疗效更佳。

干花挥发油中含有丰富的芳香性成分，其中的许多成分还具有多种生理活性，具有一定的药理药效作用，如可以起到抑制前列腺癌细胞增殖的效果。

道地药材资源及开发前景

原产欧洲南部及地中海沿岸，中国南方大城市中有引种，江苏、浙江、四川、云南、福建均有栽培，北方栽于庭园花坛或温室中。

紫罗兰浸膏及净油主产于法国、意大利。紫罗兰叶浸膏年产量约 200 kg，产量较少而珍贵，我国有少量生产。干花挥发油不论是应用于香料领域，还是药用行业，都具有很高的实用价值。有研究发现，适量浓度的紫罗兰挥发油能提高卷烟整体的协调性，提升卷烟的香气质和香气量，并利用紫罗兰对呼吸道及口腔的作用，可让香烟降低对口腔、鼻腔的刺激性，减少杂气，回味甜香，余味清爽。此外，其挥发油的香味也成功应用于日化产品中，如联合利华集团旗下的力士香氛系列的香皂、沐浴乳便添加了紫罗兰挥发油，具有较好的市场效益，充分发挥了紫罗兰挥发油的商业价值。

紫罗兰是集观赏、药用、化工用途等多种功用于一体的药用植物，具有很好的开发前景。

3　芳香理气药

071　**木香** mùxiāng（附　土木香、川木香）

为菊科云木香属木香 *Aucklandia lappa* Decne. 的干燥根，多年生草本，别名云木香、广木香、蜜香等。

生物学特性、采收与预处理

喜冷凉湿润气候，耐寒、耐旱，怕高温和强光，幼苗期怕直射光。产区在海拔 800 ~ 2500 m 山区的阴坡地，选朝北或东北坡向，坡高 30° ~ 35°，以土层深厚、疏松肥沃、富含腐殖质、排水良好，pH 6.5 ~ 7.0 的砂质壤土和壤土栽培为宜，低洼易涝地长期积水会引起烂根。幼苗期生长缓慢，可与玉米等作物套、间作，又可遮阳。

采收与预处理　秋、冬季采挖，除去泥沙和须根，切段，大的再纵剖成瓣，干燥后撞去粗皮。木香破碎预处理后再提取其挥发性成分。

性味、归经及典籍记载

性温，味辛、苦，归脾、胃、大肠、三焦、胆经。《神农本草经》载："味辛。主邪气，辟毒疫温鬼，强志，主淋露。久服不梦寤魇寐。"《本草经集注》载："味辛，温，无毒。疗毒肿，消恶气。"《雷公炮制药性解》载："味苦辛，性微温，无毒。归心、肺、肝、脾、胃、膀胱六经。主心腹一切气疾，癥瘕块，九种心疼，止泻痢，除霍乱，健脾胃，消食积，定呕逆，下痰壅，辟邪气瘟疫，杀疰虫清物。宜生磨用，火炒令人胀，形如枯骨，苦口沾牙者良。"《本草纲目》载："木香乃三焦气分之药，能升降诸气。"

挥发性成分

未经预处理的木香挥发性成分得油率为 1.2%，主要成分为单紫杉烯（25.62%）、去氢木香内酯（8.23%）、β-榄香烯（7.56%）、β-石竹烯（4.95%）、木香醇（4.75%）等。

相关经方、验方

（1）治诸痢　木香 15 g、黄连 15 g、炙甘草 30 g、罂粟壳 15 g、生姜 15 g 打碎同炒，上研细末，加麝香少许研匀，每次 6 g，陈米饮送服。

（2）治留饮宿食不消　枳壳 60 g、木香 15 g、大黄 15 g、槟榔 30 g、川芎 30 g、郁李仁 30 g，上 6 味，将前 5 味捣罗为末，入郁李仁拌匀，炼蜜为丸，如梧桐子大。每服 10~15 丸。

（3）治气、血、热饮、老痰之胸痛　木香、郁金等量为末，每服 6 g。

现代科研主要成果及其药理作用

挥发油能抑制链球菌、金黄色葡萄球菌与白色葡萄球菌的生长。木香对多种真菌具有抑制作用。

现代研究表明，木香有松弛平滑肌、解痉、调节胃肠运动、抗感染、利胆、抗溃疡、抗菌、抗肿瘤、降糖、扩张血管、抑制血小板聚集等作用。木香具有促进胃肠运动作用，煨木香具有显著的抗腹泻作用。同时，木香对多种肿瘤细胞具有较强的杀伤作用，联合吉非替尼可逆转非小细胞肺癌 EGFR-TKI 耐药。在保肝和作用于心血管系统疾病方面也体现出一定的潜力，如保肝类复方有柴胡舒肝丸、越鞠保和丸，心血管疾病的如八味沉香散、冠心苏合丸等，也显示出其应用效果和研究潜力。

道地药材资源及开发前景

原产于印度，20 世纪 80 年代被称为濒危的保护物种。目前，木香主要在我国云南栽培，其中云南的大理、迪庆和丽江种植数量较多，产量较高，在我国各个地区销售，同时也出口到其他国家。我国陕西、甘肃、湖北、湖南、广东、广西、四川、云南、西藏等地均有引种栽培。云木香产于中国云南丽江地区，川木香主产于四川安县、阿坝藏族自治州、凉山彝族自治州，广木香过去曾由印度、缅甸等地经广州进口，故称"广木香"。叶茎绿黄色，花白色，根两种，康巴地区产的叫白木香，西藏西部、印度、阿里地区、冈底斯山产的叫黑木香，气味大，是西藏、锡金点香的主要原料。

木香含有特定的香味，能起到提神作用。在云南，日常生活中也常被用来制作各种各样的养生与食疗产品。木香可被做成茶饮或美味的糕点，使用范围广泛，开发利用价值大。

芳香健康养殖开发路径　木香作为饲料能解决养殖业排泄物处理难的问题，利用"木香"

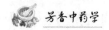

取代粪臭味，同时减少病菌的传播，可用于预防畜禽机体疾病、促进生长和提高畜禽免疫力。

附　土木香 tǔmùxiāng

为菊科旋覆花属土木香（别名藏木香）*Inula helenium* Linn. 的干燥根。性温，味辛、苦，归肝经、脾经。根含挥发油 1%～3%，油中主要成分为土木香内酯，此外含异土木香内酯及三萜类成分。地上部分含双氧代大牻牛儿内酯和 2-α-羟基内酯。叶中含土木香苦素。土木香内酯及其衍生物有驱蛔作用，毒性较低。在体外有相当强的抗结核杆菌作用。对痢疾杆菌、金黄色葡萄球菌及常见的致病性皮肤真菌有抑制作用。应用过量可发生四肢疼痛、吐泻、眩晕及皮疹。其中含毒性很强的蛋白质。土木香可用于几乎所有的胸腔疾病，对体质虚弱的患者也非常有帮助。土木香及其挥发油特别有益于慢性支气管炎及支气管性哮喘。因为它不仅能缓解支气管炎，而且还是祛痰剂。土木香是一种传统的消化调补剂。它能促进食欲，缓解消化不良症状。

附　川木香 chuānmùxiāng

为菊科川木香属川木香 *Vladimira souliei*（Franch.）Ling 或灰毛川木香 *Vladimira souliei*（Franch.）Ling var. *cinerea* Ling 的干燥根，多年生，无茎或几无茎草本。性温，味辛、苦、性温，归脾、胃、大肠、胆经。国内外学者已从川木香属植物中分离出化学成分 70 余种，包括萜类、木脂素类、醇类和芳香族等结构类型，其中以倍半萜内酯为主要成分，倍半萜类成分也被认为是川木香主要活性成分。药理活性方面，倍半萜内酯类化合物去氢木香内酯和木香烃内酯在抗感染、抗肿瘤中均显示出较好的活性。川木香的作用主要集中在治疗胃肠道疾病，如脘腹胀痛、呕吐、肠鸣泄泻、里急后重、两胁不舒及肝胆疼痛。动物实验显示其在胃肠道疾病、肝胆疾病中有较好的活性。同时一些学者还对川木香及其倍半萜类成分在抗感染、抗肿瘤、解痉中的药理作用进行了研究。

072　甘松 gānsōng

为败酱科甘松属甘松 *Nardostachys jatamansi* DC. 的根及根茎，多年生草本，别名香松、香甘松、甘松香等。

生物学特性、采收与预处理

喜光照、高海拔和湿润腐殖土，耐寒、耐旱，生长环境为海拔 3000～5000 m 的灌木丛、山坡、高山草甸，分布予开阔多石草地或覆草冻土及鲁棒林下半荫腐殖土中，可耐 -15 ℃ 的寒冷。花期为 6—7 月，果期为 8—10 月，10 月间叶子变黄停止生长，冬季叶子脱落在雪层下休眠，翌年夏季雪融时开始生长。

采收与预处理　采收期为春、秋季，2～3 年生的甘松比翌年生者产量高很多，采收根茎粗壮成熟者而保留幼根茎繁殖，除去杂质、洗净、晒干。甘松经破碎预处理后，投入超临界 CO_2 萃取釜中加工，挥发性成分得油率高。

性味、归经及典籍记载

性温，味辛、甘，归脾、胃经。《本草纲目》载："甘松，芳香能开脾郁，少加入脾胃药中，甚醒脾气。"《本草汇言》载："甘松，醒脾畅胃之药也。"《开宝方》载："主心腹卒痛，散满下气，皆取温香行散之意。其气芳香，入脾胃药中，大有扶脾顺气、开胃消食之功。入八珍散、三合粉中，治老人脾虚不食，久泻虚脱，温而不热，香而不燥，甘而不滞，至和至美，脾之阳分用药也。"

挥发性成分

干根茎得油率为 4.2% ~ 5.0%，主要成分为缬草萜酮、甘松酮、马兜铃烯、德比酮、甘松醇、广藿香醇、甘松素、白芷素、甘松呋喃、榄香醇、β - 桉叶醇。

相关经方、验方

（1）各种肠胃疼痛　甘松香、木香、厚朴，水煎服。

（2）神经性胃痛　甘松香、香附、沉香，水煎服。

（3）痰眩　半夏曲 100 g、天南星 100 g、甘松 50 g、陈皮 75 g，上为细末，水煮面和为丸，如梧桐子大。每服 20 丸，生姜汤下，食后服。

现代科研主要成果及其药理作用

甘松挥发油成分能有效预防乙醇所致的急性胃炎和胃溃疡的发生，其通过抑制胃酸分泌、甘松多糖抗氧化有关。不仅对胃黏膜有保护作用，同时还可以增加胃肠运动的协调性发挥作用。也可用于因心肌缺血导致膜电位降低而诱发的心律失常，匙叶甘松根茎的乙醇提取物可以通过降低脂质过氧化来防治心脏损伤。

现代药理证实，萜类、黄酮类、香豆素类和木脂素类等为甘松根茎主要有效成分，具有抗心律失常、抗心肌缺血、降压、镇静、解痉、抗菌等功效。甘松根的乙醇提取物能引起大脑中主要单胺、牛磺酸浓度的增加并抑制氨基酸，延长惊厥潜伏期，减少发作持续时间和次数，降低痫性发作程度，减少癫痫发作所导致的神经功能损伤、认知功能障碍。目前有代表性的药物成品为治疗冠心病期前收缩的"参松养心颗粒"、甘松注射液和甘松煎剂。

道地药材资源及开发前景

甘松在尼泊尔、印度、埃及、中国等地区有分布。在我国，甘松主要产于甘肃、青海、西藏、云南 4 个省份，为国家二级保护藏药。藏、汉医药典籍对其有详细的记载，药用历史悠久。其首载于唐代《本草拾遗》，1963 年收入《中国药典》。按来源主要分为甘松、匙叶甘松和大花甘松 3 种，2010 年版《中国药典》认定的药材来源和市面上销售的以甘松为主，四川、甘肃、青海、西藏、云南等地产的甘松为道地药材。

由于产地偏僻及开发利用度不够，使得甘松尚有巨大发展潜力。对土壤要求较高，其喜光照、高海拔和湿润腐殖土的生长特性，使其很难在其他地区推广，因此入药主要为野生。四川的甘孜、红原、色达、石渠等地仍是目前主要产区。青海省大通宝库林场建设甘松药材示范基地 3.3 万 m²，示范基地种子的出苗率达到 90% 以上，每 666.7 m² 产药材 140 kg 以上，活性成分与野生药材品质相近，具有重要的推广应用前景。

应用芳香类药材可祛除新冠病毒致病的"湿毒"。甘松具有化湿浊、醒脾气、助消化、保护胃黏膜及心肌细胞、抗菌功效，为其入选抗疫良药奠定了理论基础。

芳香健康养殖开发路径　甘松新酮可以作为兽药成分用于降低畜禽肝脏中脂肪的累积，能有效地降低脂肪肝的发生概率。

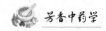

073 薤白 xièbái

为百合科葱属薤白 *Allium macrostemon* Bge. 或薤 *A. chinense* G.Don 的干燥鳞茎，多年生草本，别名小根蒜、山蒜、苦蒜等。

生物学特性、采收与预处理

喜较温暖湿润气候。主要生于海拔 1500 m 以下的山坡、丘陵、山谷或草地上，极少数地区在海拔 3000 m 的山坡上也有生长。对土壤要求不高，耐贫瘠，适于多种土壤栽培，但以地势平坦、向阳、排水良好的砂质壤土为佳。可用种子、珠芽和鳞茎繁殖。春末和秋末均可播种。

采收与预处理　夏、秋季采收，洗净，除去须根，蒸透或置沸水中烫透，晒干，生用。取原药材，除去杂质及须根，筛去皮膜；或取鲜薤白洗净，蒸至圆气、透心为度，干燥，除去散碎外膜。对薤白干燥鳞茎进行破碎，采用超声波预处理后，运用水蒸气蒸馏法进行提取。

性味、归经及典籍记载

性温，味辛、苦，归心、肺、胃、大肠经。《本草纲目拾遗》载："调中，主久利不瘥，大腹内常恶者，但多者食之。"《本草纲目》载："治少阴病厥逆泻痢，及胸痹刺痛，下气散血，安胎。温补助阳道。"《本草求真》载："薤，味辛则散，散则能使在上寒滞立消；味苦则降，降则能使在下寒滞立下；气温则散，散则能使在中寒滞立除；体滑则通，通则能使久痼寒滞立解。是以下痢可除，瘀血可散，喘急可止，水肿可敷，胸痹刺痛可愈，胎产可治，汤火及中恶卒死可救，实通气、滑窍、助阳佳品也。"

挥发性成分

得油率为 0.296%，主要成分为二甲基三硫醚、甲基烯丙基三硫醚和二甲基四硫醚等。

相关经方、验方

（1）鼻渊　薤白 9 g、木瓜花 9 g，水煎服。

（2）赤白痢疾　薤白头 60 g、糯米 60 g，煮稀饭食。

（3）胸痹心痛　薤白 10 g、瓜蒌仁 10 g、半夏 5 g，水煎去渣，黄酒冲服，1 日 2 次。

现代科研主要成果及其药理作用

现代科学研究表明，薤白具有抗癌、抗氧化、抑菌等作用。提取物能明显降低血清过氧化脂质，抗血小板凝集，降低动脉脂质斑块，具有预防实验性动脉粥样硬化作用。动物实验中薤白提取物对动物（大鼠、小鼠）心肌缺氧、缺血及缺血再灌注心肌损伤有一定保护作用；薤白煎剂对痢疾杆菌、金黄色葡萄球菌、肺炎球菌有抑制作用。薤白皂苷可有效清除亚硝酸盐和阻断亚硝胺合成，这些作用在一定程度上可以抑制细胞 DNA 突变，降低肿瘤耐药性演变。薤白的部分提取物，包括多种甾体皂苷、部分挥发油成分、多糖成分，能通过抑制肿瘤细胞生长和增殖、诱导肿瘤细胞凋亡从而起到抗癌的作用。薤白皂苷还能通过抑制血小板聚集，起到抗血栓的作用。

道地药材资源及开发前景

我国除西藏、青海外各省均有分布，主产于东北、河北、江苏、湖北等地。除小根蒜及薤的鳞茎作薤白使用外，尚有山东产的密花小根蒜、东北产的长梗薤白、新疆产的天蓝小根蒜的鳞茎在少数地区亦作薤白使用。近年来市场流通的薤白以小根蒜为人工培育为主。

薤白药食同源，具有良好的养生作用。早年间市场上95%的薤白来自野生，较少有人种植，但随着中医药事业的现代化发展，越来越多的薤白功用被人们熟知，被大量开发成成药销售，故供应量只减无增，市场出现了较大缺口。从经济角度观察，鲜品小根蒜价格从2002年的4元/千克左右上涨到近年来的40~50元/千克。可以看出，市场对于这些品种药食同源的品种有着巨大的需求，因此，应因地制宜的种植薤白，供应中药材市场。

芳香健康养殖开发路径　薤白可用于治疗牛间质性肺气肿、牛急性肠炎；薤白对猪、兔心脏具有保护作用，可用于畜禽冠心病治疗。

074　葛缕子 gělǚzǐ

为伞形科葛缕子属葛缕子 *Carum carvi* Linn. 的果实（或根），多年生草本，别名贡蒿、藏茴香、香芹、小防风、野胡萝卜、马缨子。

生物学特性、采收与预处理

性喜光，喜冷凉气候，耐寒，6~8℃即可发芽，生长适宜温度为15~25℃，气温30℃以上生长缓慢。

采收与预处理　7—8月割取，将成熟果实的全株，晒干，打下种子，去其杂质，备用。采用超声波辅助→盐析→水蒸气蒸馏法进行加工，可大大提高挥发性成分得油率。

性味、归经及典籍记载

性温，味辛、甘。《西藏常用中草药》载："性温，味微辛。"《青藏高原药物图鉴》载："涩、辛，温，无毒。"

挥发性成分

果实得油率为3%~7%，主要成分含葛缕酮（50%-60%）、柠檬烯（30%）、二氢葛缕酮及D–二氢葛缕醇、L–异二氢葛缕二醇、D–紫苏醛、D–二氢蒎脑等。

相关经方、验方

（1）腹胀、消化不良　葛缕子6g，水煎服。

（2）头痛、身痛、夜盲、头晕、耳鸣　葛缕子100g，巴朱90g、夹哇果90g、大蒜（制）60g、丁香60g、木香60g、兔心60g，各研粗粉，混匀，每日早晚各3~5g，煎服。

现代科研主要成果及其药理作用

挥发油具有抗细菌、抗真菌、抗氧化、胃肠道保护、抗癌、抗黄曲霉毒素产生等作用。

药理实验证明，果实中所含d–葛缕酮对组胺造成豚鼠哮喘有平喘作用，对小鼠氨水引咳有镇咳作用；葛缕酮体外对金黄色葡萄球菌、大肠杆菌和某些真菌有抑菌作用，灌胃对兔小肠有兴奋作用；葛缕酮大鼠灌胃可增加肝脏中维生素C的生成，使尿中维生素C排泄量增加。此外，葛缕酮还有一定的利胆作用；同时，葛缕酮给犬缓慢静脉滴注可使心率变慢，血压下降。葛缕子根含镰叶芹醇酮及十七碳炔酮有发表祛风、除湿止痛的功能，可用于风湿性关节炎及感冒、骨节疼痛、头痛、寒热无汗等症。近年来发现，葛缕子对糖尿病也有一定的治疗作用。

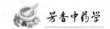

道地药材资源及开发前景

葛缕子属约有 30 种，分布于温带和亚热带，我国分布于东北、华北、西北及四川、西藏等地的路旁、林缘、河滩草丛中或高山、草甸。朝鲜、蒙古、西伯利亚地区也有分布。欧洲、俄罗斯、北非和美国等有栽培。

葛缕子的使用历史非常悠久，远从石器时代开始就已经为人类所使用。葛缕子具有特别清新的甜辛香，欧洲自古以来就把它作为调味香料和芳香性祛风药来使用。葛缕子挥发油被广泛用作食品添加剂、调味剂和化妆品香精等。薄荷挥发油和葛缕子挥发油以一定的比例组合可以治疗功能性消化不良。葛缕子在农作物储藏方面也有很好的抑制出芽效果。几个世纪以来，民间一直还利用葛缕子来促使产妇泌乳和用于治疗婴儿腹痛。

葛缕子挥发油对于清除羟自由基和清除超氧阴离子自由基有着十分显著的效果，可作为一种天然抗氧化剂在食品工业上得到广泛应用。虽然合成抗氧化剂有很高的抗氧化性能，但很可能会对人体产生一定的毒副作用。因此，应进一步开展葛缕子的抗氧化活性和保鲜储藏等方面的研究。葛缕子是一种常见的食用香料，在食品工业中得到了广泛应用，在其他领域也有良好的开发前景。

芳香健康养殖开发路径　葛缕子具有抑菌、降血糖、降血脂、抗感染作用，可以改善小鼠结肠炎。

075　马郁兰 mǎyùlán

为唇形科牛至属马郁兰 *Origanum majorana* Linn. 的茎、叶及花，多年生草本，别名甘牛至、墨角兰、马娇莲、牛藤草、茉乔挛那等。

生物学特性、采收与预处理

喜温暖、潮湿环境，不耐高温多湿气候，喜生于山坡草地或山谷边、林下、草地或路旁。以向阳、土层深厚、疏松肥沃、排水良好的砂质壤土栽培为宜。对土壤要求不严格，一般土壤都可以栽培，但碱土、砂土不宜栽培。在园林绿化中广泛栽培应用，耐寒力强，适应性强。种子繁殖或分株繁殖。

采收与预处理　7—9 月开花，10—12 月结果。开花前割起地上部分，或将全草连根拔起，抖净泥沙，鲜用或扎把晒干。药用马郁兰为干品或鲜品两种。萃取马郁兰挥发性成分前，可进行干燥预处理，以提高得油率。

性味、归经及典籍记载

性温，味辛、微苦，无毒。据《中药大辞典》载："解表，理气，化湿，利水。"

挥发性成分

鲜茎叶含挥发油 0.3% ~ 0.5%，干茎叶含挥发油 0.7% ~ 3.5%，主要成分为百里香酚、香荆芥酚、牻牛儿乙酸酯等。

相关经方、验方

（1）疏肝解郁、利胆排石、泄热止痛　乌梅、大黄、佛手、枳实、马郁兰、栀子、甘草、槟榔、威灵仙、姜黄，加水煎煮 3 次，加入上述姜黄细粉及硬脂酸镁适量，制成颗粒，压制成片剂，包糖衣或薄膜。

（2）痛经、子宫痉挛　马郁兰 4 滴、快乐鼠尾草 2 滴、檀香 2 滴进行热敷。

（3）肌肉疼痛、关节痛　甜杏仁油 10 mL、葡萄籽油 10 mL、马郁兰 4 滴、迷迭香 4 滴、柠檬草 2 滴，进行肌肉按摩。

（4）头痛　马郁兰 4 滴、薰衣草 4 滴、依兰 2 滴，进行香熏。

现代科研主要成果及其药理作用

挥发油有悦人的辛香气息及抗菌、抗氧化作用，能被用于色拉、制作酱汁、肉类烹调，是一项多用途的食用药草植物，也能在香皂、香水和膏霜类等配方中广泛应用。挥发油中的百里香酚和香芹酚等，通过增强细胞膜通透性，抑制细菌内毒素的分泌来达到作用，对大肠杆菌、沙门氏菌、金黄色葡萄球菌、李氏杆菌和白色念珠菌的抗菌抑菌能力最强，还有抗病毒、真菌和抗寄生虫的作用。此外，挥发油能够减少甲烷排放量，促进动物生长；对离体肠平滑肌具有解痉作用，缓和菌痢患者的腹痛、腹泻等症状。

道地药材资源及开发前景

马郁兰是一种药食兼用的植物资源，其原生地为地中海沿岸和北美等地区，主要分布在法国、德国、意大利、西班牙等欧洲大陆的温和地区。中国主要分布于西南及陕西、甘肃、新疆、江苏、安徽、浙江、江西、福建、台湾、河南、湖北、湖南、广东、西藏等省（自治区）。

马郁兰既营养丰富，又具有很好的养生作用，自古还被当成辛香味料使用，在我国野生资源十分丰富，但尚未大规模种植，仅在广东、广西等地有少量庭院种植，这意味马郁兰尚有巨大发展潜力及开发价值。马郁兰的抗菌、抗氧化作用受到大家一致好评，除此之外，还有增强机体免疫、治疗食欲不振的作用，其增强机体免疫力效果方面具有广阔的市场开发前景。

芳香健康养殖开发路径　马郁兰具有来源广泛、生物活性较高、抗菌效果显著的特点，可作为畜禽养殖的新型天然饲料添加剂或抗生素替代品，

076　北艾 běiài

为菊科蒿属北艾 *Artemisia vulgaris* Linn. 的全草，多年生草本，别名野艾、艾草、白蒿、艾等。

生物学特性、采收与预处理

喜温暖湿润气候，耐旱、耐荫。生于草原、林缘、谷地、荒坡及路边等处，多生于海拔1500～3100 m 的区域，适合种植在略微干燥、沙质、排水良好的土壤中。

采收与预处理　夏季在茂盛花未开前割取地上带有叶片的茎枝，除去杂质和枯叶，摊在太阳下晒至 5～6 成干，再扎捆晒至足干；6—10 月，植株高于 80 cm 时各采收 1 次。提取北艾挥发性成分前，可进行切段预处理，以提高得油率。

性味、归经及典籍记载

性温，味苦、辛。能通十二经，而尤为肝脾肾之药。《本草图经》载："艾叶……今处处有之，以复道及四明者为佳。"《本草纲目》载："艾蒿逐冷，除湿，老人丹田气弱、胸腹怕冷者，以熟艾入布其腹脐，妙不可言。"

挥发性成分

全草得油率为 1.20%，其成分以单萜类物质为主，主要成分为桉叶素（13.47%）、松油

烯-4-醇（12.30%）、十氢二甲基甲乙烯基萘酚（6.59%）、龙脑（4.88%）和 γ-松油烯（4.62%）；而采用超临界流体萃取-分子蒸馏法提取北艾叶挥发性成分，主要成分为松油烯-4-醇（10.21%）、龙脑（8.48%）、十氢二甲基甲乙烯基萘酚（6.17%）、α-松油醇（5.44%）和蒿醇（4.99%）、桉叶素（2.08%）等。

相关经方、验方

（1）痛经　当归18 g、川芎15 g、白芍50 g、元胡15 g、木香12 g、羌活15 g、威灵仙30 g、艾叶8 g、肉桂15 g、白芷15 g，水煎服。

（2）妇人血气久虚、孕胎不成　伏道艾叶（取叶去梗、捣熟，筛去粗皮，只取艾茸，称取100 g，米醋煮1伏时，候干研成膏），阿胶150 g（炙），糯米（炒）50 g，大附子（炮，去皮脐）50 g，枳壳（去瓤，麸炒）50 g，上为末，入煎膏内杵匀为丸，如梧桐子大，每服30丸，空腹温酒送下，午食前再服。忌藻菜、羊血、腥臊等物。

（3）虚劳咳嗽、痰涎不止　伏道艾叶、生姜各等分，杏仁（生，去皮尖）、松节明子木，上先将明子锉碎，水1盏，煎数沸，次下艾、生姜，煎至7分，去滓，临卧先嚼杏仁烂后，汤送下（若便血，去杏仁）。

（4）脾元虚冷、泄泻、不思饮食、时多干哕　枳壳（去瓤，麸炒）200 g，厚朴（去皮，姜汁制）25 g，杏仁（去皮尖双仁，炒）25 g，吴茱萸（洗）25 g，干姜（炮）25 g，附子（炮裂，去皮脐）25 g，艾叶（伏道者，揉如绵）200 g，上为末，以酽醋10升，于银石器内煎艾得所，次入药末同煎，杵为丸，如梧桐子大，每服20丸，加至30丸，空腹温酒或生姜汤送下。

（5）白痢　艾姜丸（陈北艾200 g，干姜炮150 g，为末，醋煮仓米糊丸，梧子大），每服70丸，空腹米饮下，甚有奇效。

现代科研主要成果及其药理作用

现代研究表明，艾叶中已发现的化合物有300余个，其中艾叶挥发油具有明显的抗菌、抗病毒、抗感染、开窍、消肿止痛、止咳平喘等作用，其主要有效成分为龙脑和桉叶素。艾叶中黄酮和绿原酸类成分具有较好的抗感染、抗肿瘤、止血、抗氧化和降血糖等作用，其中异泽兰黄素对多种癌细胞有杀灭作用，含量最高的异绿原酸 A 具有良好的抗氧化、抗感染、抑菌和降血压等活性。

研究表明，北艾挥发油对大肠杆菌、沙门氏菌、金黄色葡萄球菌、绿脓杆菌等有良好的抑制作用，北艾乙酸乙酯粗提物能显著抑制人食管癌细胞的增殖、转化和迁移。

道地药材资源及开发前景

北艾多分布在我国西北地区，其中河南汤阴产的北艾是国家地理标志保护植物，主要分布在汤阴县所辖伏道镇的岗阳、东官庄、西水磨湾、辉泉、小屯和小贺屯等行政村。

北艾有着传承千年的艾草文化，居我国4大名艾之首。因汤阴盛产之艾草有9条叶脉，故也称九头仙艾。战国时代，神医扁鹊传道、殉道于汤阴，扁鹊墓旁生长出神奇的艾草，成为当地人医治疾病的重要药材。汤阴扁鹊庙碑文记载：汤阴之艾，出于扁鹊之茔者谓之仙艾，功倍于他艾。随着科学技术进步，发现九头仙艾药性明显，尤其桉叶素含量更是超出《药典》规定的近4倍，而业界公认的其他艾草品种中所含的有毒成分"侧柏酮"，在九头仙艾的检测数据中为零。九头仙艾极高的出绒率，使生产效益也大幅提高。这些，对于艾灸业进一步产业化，具有重要意义。

基于对本草文献挖掘，结合现代化学和药理学研究，汤阴北艾产品广泛分布在灸用、食用、药用、日化用品等多个方面。艾能平稳调和神经，调节月经，适用于更年期障碍。艾对皮肤病有疗效，也是驱虫剂，驱虫能力强，叶子浸出液，可作为家庭消毒剂使用，茎的水溶液可作为黄色染料。北艾全草药用，有温气血、逐寒湿、止血、温经、安胎等功效，为妇科常用药。

芳香健康养殖开发路径　北艾能提升畜禽免疫力、增加蛋鸡蛋壳厚度及降低仔猪腹泻等，在养殖业中有良好的开发利用前景。

4　芳香祛湿化湿利水渗湿药

077　广藿香 guǎnghuòxiāng

为唇形科刺蕊草属广藿香 *Pogostemon cablin*（Blanco）Benth. 的干燥地上部分，多年生草本，别名刺芯草、藿香、枝香。

生物学特性、采收与预处理

喜生于温暖湿润的砂质土壤，均为栽培。以年平均气温 24～25 ℃最适宜生长，气温降至 17 ℃以下，生长缓慢，植株能耐 0 ℃短暂低温。喜阳光，但在苗期和定植初期必须适度荫蔽，长出新根和新叶后即去掉荫蔽。以土质疏松、肥沃、排水良好微酸性的砂壤土栽培为宜。

采收与预处理　5—6 月和 9—10 月间枝叶繁茂时采收全株，去根，晒数小时，分层交错堆集，夜闷黄，日晒夜闷，反复至干燥存放备用。将干燥广藿香进行切段预处理，以提高挥发性成分得油率。

性味、归经及典籍记载

味辛、微温，归肺、脾、胃经。《药性切用》载："辛温芳香，入手足阳明、太阴二经。力能醒脾，祛暑快胃，辟秽，为吐泻腹痛专药主和胃化气，而少温散之力。"陈仁山《药物出产辨》云："藿香产广东，以番禺、河南宝岗、南吭庄、石牌为好，肇庆六步为肇香，次之。琼州属产者，为南香更次。"

挥发性成分

茎叶得油率 0.25%～2.97%，云南广藿香主要成分为百秋李醇（28.53%）、苍术素（11.34%）、反式石竹烯（9.81%）、（+）- 喇叭烯（8.81%）、α - 杜松醇（7.78%）、甲基丁香酚（6.00%）、白菖烯（5.77%）等；广东广藿香主要成分为百秋李醇（42.28%）、苍术素（10.59%）、反式石竹烯（8.08%）、（+）- 喇叭烯（6.92%）、石竹素（6.07%）等。

相关经方、验方

（1）外感风寒、内伤湿滞或夏伤暑湿所致的感冒　藿香正气水：苍术 160 g、陈皮 160 g、厚朴（姜制）160 g、白芷 240 g、茯苓 240 g、大腹皮 240 g、生半夏 160 g、甘草浸膏 20 g、广藿香挥发油 1.6 mL、紫苏叶挥发油 0.8 mL

（2）暑湿感冒、上吐下泻、消化不良　藿香叶 20 g、白糖或砂糖适量。藿香水煎取汁，加糖调匀，每日 1 剂，分 3～4 次服。

（3）风湿头痛、肢体倦怠、胸闷食少、大便溏泄　鲜藿香 10 g，水煎代茶饮服。

现代科研主要成果及其药理作用

广藿香有芳香化浊，和中止呕，发表解暑的功效，可用于湿浊中阻，脘痞呕吐，暑湿表证，湿温初起，发热倦怠，胸闷不舒，寒湿闭暑，腹痛吐泻，鼻渊头痛。挥发油具抗氧化作用，可维持皮肤完整性并可防止光老化；具抗菌作用，可减轻耐甲氧西林金黄色葡萄球菌致急性上呼吸道感染模型小鼠鼻黏膜组织病理形态改变，减少红细胞渗出及炎性细胞浸润。

近年来的实验研究发现，广藿香具有保护胃肠道、抗病原微生物、抗感染、镇痛、解热、止吐、镇咳、化痰、通便、抗氧化、抗肿瘤和调节免疫系统等方面的作用，其作用机制的研究也日益深入。

道地药材资源及开发前景

最早由菲律宾、马来西亚等国家传入我国岭南地区（今广东），因此取名为广藿香。现主要分布于中国广东、海南、广西、台湾和云南等地区，尤以广东产量最大，成为道地的"广药"。传统上，将广藿香的商品药材分为牌香（广州产）、肇香或枝香（肇庆产）、湛香（湛江产）和南香（海南产）。传统认为，前两者质优，为道地药材，供药用；后两者质量较次，不供药用，仅用于挥发油的提取。"石牌藿香"原产于广州近郊石牌、宝岗等地，且传统经验上认为其质最优。但随着广州城市建设的发展，广州近郊一带已无种植。肇庆地区高要、德庆和广宁等县自 20 世纪 50 年代末就开始大面积种植广藿香，商品习称"高要藿香"或"高要枝香"，经验认为其品质与"石牌藿香"相近，亦供药用。目前，广东省内的主要在广州、肇庆、阳江、云浮和湛江地区，采集地大多集中在广宁县、德庆县、四会市、高要市及阳春等地，广州市白云区萝岗镇广藿香 GAP 示范基地是目前比较规范的种植基地。

国内各地种植的广藿香品种基本上都是直接引种，没有经过遗传改良，在生产上表现出品种混杂，商品质量和产量都不稳定。而且，广藿香罕见开花，即使偶有开花，也未有结实，所以各地栽种的广藿香都以扦插的方式繁殖。自 20 世纪 90 年代开始，国内就开始了广藿香的组织培养研究，以茎段、叶片为外植体，获得了再生植株，但组培苗尚未进入产业化。因此，加速推进广藿香基础研究，解析广藿香醇生物合成分子调控网络，挖掘重要节点基因，筛选创制新种质，培育具有高药用成分含量的广藿香新品种是将来的研究重点。另外，需要加快系统选育、抗病性研究，以获得优质高产的广藿香品种。

广藿香是目前临床上应用比较广泛的中药，其不仅是 30 多种中成药的主要原料，且可作为化妆品、香料的原材料，有巨大的市场潜能。开展广藿香的药理学研究，应紧密贴合其功效主治，选择适当的病理模型，充分挖掘其药用价值，从现代药理学角度揭示并拓展其临床应用。

芳香健康养殖开发路径　广藿香可用于畜禽夏季中暑、呕吐腹泻的防治。

078　佩兰 pèilán

为菊科泽兰属佩兰 *Eupatorium fortunei* Turcz. 的地上部分，多年生草本，别名兰草、香草、香水草、省头草。

生物学特性、采收与预处理

多生于路边灌丛或溪边，野生或栽培。喜温暖湿润气候，耐寒、怕旱、怕涝。气温低于19 ℃生长缓慢，高温高湿季节则生长迅速。对土壤要求不严，以疏松肥沃、排水良好的砂质壤土栽培为宜。

采收与预处理　花果期7—11月。夏、秋季分两次采割，除去杂质，洗净，稍润，晒干。干燥的地上部分经切段预处理后，可采用超临界 CO_2 萃取法进行萃取挥发性成分。

性味、归经及典籍记载

性平、味辛，归脾、胃、肺经。《离骚》载："纫秋兰以为佩。"《神农本草经》载："兰草，味辛，平，主利水道，杀蛊毒，辟不祥，久服益气，不老，通神明。"《本草纲目》载："消痈肿，调月经。"《开宝本草》载："煮水以浴，疗风。"

挥发性成分

地上部分得油率为0.65%~2.11%，其主要成分为棕榈酸（23.71%）、油酸（7.43%）、亚油酸（6.80%）等。棕榈酸是一种饱和高级脂肪酸，存在于植物油及梓树籽油中，可作为香料、食品消泡剂及棕榈酸异丙酯、甲酯、丁酯等多种化工产品的原料；油酸常应用于毛纺工业和木材工业。前者用于制备抗静电剂和润滑剂，后者用于制备石蜡乳化液。亚油酸具有降脂、降血压作用，可预防或减少心血管病及相关并发症的发病率，特别是对高血压、高血脂、心绞痛、冠心病、动脉粥样硬化、老年性肥胖症等的防治极为有利，具有防治动脉粥样硬化及心血管疾病的保健效果。

相关经方、验方

（1）燥湿化痰、降糖消浊　佩兰12 g、白术12 g、苍术12 g、茯苓20 g、陈皮9 g、半夏9 g、泽泻12 g，水煎服。

（2）五月霉湿、并治秽浊之气　藿香叶3 g、佩兰叶3 g、陈皮4.5 g、制半夏4.5 g、大腹皮（酒洗）3 g、厚朴（姜汁炒）2.4 g、鲜荷叶9 g，水煎服。

（3）中暑头痛　佩兰、青蒿、菊花各9 g，绿豆衣12 g，水煎服。

现代科研主要成果及其药理作用

佩兰挥发油成分具有祛痰、抗肿瘤、抑菌、抗感染、增强免疫力等作用。例如，能使小鼠的睡眠持续期延长124.75%（$P < 0.01$）、自主活动量减少47.92%（$P < 0.05$），同时降低了小鼠体温（$P < 0.05$），且效果优于薰衣草挥发油。

近年来的研究表明，佩兰化学成分多样，具有抗感染、祛痰、抗肿瘤、降脂、镇静催眠等多种药理作用，临床用于冠心病、暑湿感冒、婴幼儿轮状病毒肠炎和腹泻等病症，具有非常重要的新药研究价值。

道地药材资源及开发前景

分布广泛，道地性不显著，佩兰主产于江苏、河北、安徽、山东及上海，以江苏产量较大。此外湖北、湖南、贵州、陕西、浙江等地亦产。湖南长沙西汉初年马王堆古墓中曾发现有该种植物保存完好的瘦果及碎叶残片。目前，佩兰暂无 GAP 种植基地，产量较大的地区为河南省商丘市夏邑县、四川省成都市双流县、湖北省宜昌市夷陵区、广东省清远市英德市、江苏省宿迁市周边及安徽省亳州市周边。

作为传统常用芳香化湿药，佩兰用药历史悠久，使用范围广泛，安全、有效、价廉、易得，具有较高的的药用价值。但是，佩兰饮片普遍存在同物异名的现象，使得佩兰的植物基源较为混乱；不同产地的佩兰化学组成成分及含量差异较大，且炮制方式和贮存方式对其挥发油影响较大，故佩兰的质量标准制定和成分研究还有很大的空间。佩兰有助于改善失眠，在临床上的用途范围逐渐扩大。虽然对佩兰化学成分的研究比较多，但主要集中在其挥发油成分的研究上，对其他成分的研究相对较少；挥发油成分复杂，对单一成分的药理作用还有较大研究空间。

佩兰的中医学药用功效基础是芳香化浊祛湿，其现代医学机理研究相对薄弱，加强佩兰的作用机理研究，有可能发现佩兰及同属植物更多的药用功能和作用。另外，佩兰具有较强的毒理作用，如何降低、减弱其毒性，在采收和加工过程以及加工工艺方面值得进一步研究。

芳香健康养殖开发路径　佩兰可用于防治畜禽呼吸道疾病，也可用于治疗仔猪腹泻、流感等疾病；此外，佩兰加红糖可用于治疗牛翻胃吐草、产后不食症、水肿型牛出败、牛流行性感冒等疾病。

079　香附 xiāngfù

为莎草科莎草属香附 *Cyperus rotundus* Linn. 的干燥根茎，多年生草本，别名莎草、大香附、土香（中国台湾和闽南一带）、水香棱、地簕草。

生物学特性、采收与预处理

喜潮湿、怕水淹，生于荒地、路边、沟边、旱地等。香附花果期为 5—10 月。实生苗发生期较晚，当年只长叶不抽茎。

采收与预处理　春、夏、秋季均可采，一般在秋季采挖为佳。挖出后，用火燎去须根，放开水锅中稍煮或蒸透，即为光香附，也有不经火燎，直接晒干者，则为毛香附。湖南、山东、河南一带有将香附晒至七八成干，用石碾轧压，为防碾碎，可垫以稻草、麦秸或铁片，碾至毛须掉净，簸净须根杂质，晒至足干，即得香附米。浙江、福建、云南等地则用火烧去须毛，晒干即可。干燥的香附经破碎预处理后，可采用水蒸气蒸馏法等进行提取挥发性成分。

性味、归经及典籍记载

性平、味辛、微苦、微甘，归肝、脾、三焦经。《本草纲目》载："莎叶如老韭叶而硬，光泽有剑脊棱，五、六月中抽一茎三棱中空，茎端复出数叶，开青花成穗如黍，中有细子，其根有须，须下结子一二枚，转相延生，子上有细黑毛，大者如羊枣而两头尖，采得燎去毛，暴干货之""散时气寒疫，利三焦，解六郁，消饮食积聚，痰饮痞满，跗肿，腹胀，脚气，止心腹、肢体、头、目、齿、耳诸痛，痈疽疮疡，吐血，下血，尿血，妇人崩漏带下，月候不调，胎前产后百病"。

挥发性成分

块茎得油率为 0.65% ~ 1.4%，通过 GC-MS 分析，分离鉴定出 89 种化学成分，其中含有多种单萜、倍半萜及其氧化物。香附中提取分离得到 β - 蒎烯（β-pinene）、樟烯（eamphene）、桉叶素（1,8-eineole）、柠檬烯（limonene）、γ - 聚伞花素（γ-cymene）等单萜类化合物；香附中提取分离得到的桉烷型倍半萜类成分有芹子三烯（selinatriene）、β - 瑟林烯（β-selinene）、α - 香附酮（α-cyperone）、β - 香附酮（β-cyperone）、4α,5α - 环氧 -11-3α - 烯桉叶醇（4α,5α-oxideudesm, 11 en-3α-oI）α - 莎草醇（α-rotunol）、β - 莎草醇（β-rotunol）、香附醇（eyperol）、异香附醇（isocyperol）。从香附中分离得到可布酮（kobusone）、异可布酮（isokobusone）、丁香烯（caryophyllene）等丁香烷型倍半萜。经提取分离，香附中还得到环氧莎草（epoxy-quaine）、莎草蒮酮（rotundone）、异莪术烯醇（isocurcumenol）等愈创木烷型倍半萜。

相关经方、验方

（1）解诸郁　苍术、香附、抚芎、神曲、栀子各等分，为末，水丸如绿豆大。每服 100 丸。

（2）吐血　香附末或白及末，口服。

（3）肛门脱出　香附子、荆芥穗等分为末，多次煮沸，外用。

（4）停痰宿饮，风气上攻，胸膈不利　香附（皂荚水漫）、半夏各 50 g，白矾末 25 g。姜汁面糊丸，梧子大。每服 30 ~ 40 丸，姜汤随时下。

现代科研主要成果及其药理作用

现代科研发现，5% 香附浸膏能降低动物离体子宫的收缩力和张力；其挥发油有雌激素样作用，香附子烯作用较强。香附水煎剂可促进胆汁分泌，并对肝细胞有保护作用；其挥发油、丙酮提取物、α - 香附酮、水煎剂有抑制肠管收缩作用；其总生物碱、苷类、黄酮类，以及酚类化合物的水溶液有强心、减慢心律及降低血压的作用；香附醇提取物、挥发油、三萜类成分有解热作用，α - 香附酮有镇痛作用，挥发油有安定作用。此外还有抗菌、抗感染、抗肿瘤等作用。

道地药材资源及开发前景

分布于辽宁、河北、山东、山西、江苏、安徽、浙江、江西、福建、湖北、湖南、广东、广西、陕西、甘肃、四川、贵州、云南等省区，其中山东产者称东香附，浙江产者称南香附，品质较好。

可制香附油滴丸，是现代中药制剂。有关发明增强了香附油的溶解度，提高了药物稳定性和生物利用度，延缓其在体内的代谢时间，减少辅佐用量，降低生产成本，在医药领域有广阔的市场前景。目前针对香附挥发油的化学成分研究比较全面，提取分离方法比较成熟，药效及其机理研究也比较深入。但是制剂开发尚属薄弱环节，市场上尚未出现单独以香附挥发油为原料的成型制剂，因而开发香附稳定剂型方可开发香附的广泛使用价值。

芳香健康养殖开发路径　香附可作为食欲调节剂添加到畜禽日粮中，促进家禽对饲料的消化与吸收，提高饲料的利用率，进而促进家禽的生长发育。

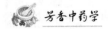

080　苍术 cāngzhú

为菊科苍术属茅苍术 *Atractylodes lancea*（Thunb.）DC. 或北苍术 *A.chinensis*（DC.）Koidz. 的干燥根茎，多年生草本，别名赤术、枪头菜等。

生物学特性、采收与预处理

喜凉爽气候，野生于低山阴坡疏林边、灌木丛中及草丛中。生命力很强，荒山、坡地、瘦地也可种植，但以排水良好、地下水位低、结构疏松富含腐殖质的沙质壤土生长最好，忌水浸，受水浸后，根易腐烂，故低洼积水地不宜种植。

采收与预处理　春、秋季采挖，除去泥沙，晒干，撞去须根。南苍术多在秋季采挖，北苍术分春秋两季采挖，但以秋后至春季苗未出土前质量较好，人工家种者，2 年内采收。南苍术挖出后，除净泥土。残茎、晒干后用律打掉毛须或晒至九成干后，用火燎掉毛须即可。北苍术挖出后，除去茎叶或泥土，晒至 4～5 成时装入筐内，撞掉须根，即呈黑褐色，再晒至 6 成干，撞第 2 次，直至大部分老皮撞掉后，晒至全干时再撞第 3 次，到表皮呈黄褐色为止。提取苍术挥发性成分时，可采用生物酶解技术进行预处理。

性味、归经及典籍记载

性温，味辛、苦，归脾、胃、肝经。《珍珠囊》载："能健胃安脾，诸湿肿非此不能除。"《本草求原》："止水泻飧泄，伤食暑泻，脾湿下血。"《本草纲目》："治湿痰留饮，或挟瘀血成窠囊，及脾湿下流，浊沥带下，滑泻肠风。"

挥发性成分

全草得油率为 0.5%～2.0%，茅苍术挥发油主要成分为茅术醇（33.427%）、β–桉叶醇（34.368%）等；北苍术挥发油主要成分为 β–桉叶醇（10.847%）、苍术酮（19.938%）、奈嵌苯酮（17.925%）等；朝鲜苍术挥发油主要成分为 β–榄香烯（14.946%）、奈嵌苯酮（60.62%）等。

相关经方、验方

（1）控制或预防疾疟症状　苍术、白芷、川芎、桂枝各等分为末，每用 1 g，以纱布 4 层包成长形，于疟发前 1～2 h 塞鼻孔内，5 h 或 1 d。

（2）补虚明目、健骨和血　苍术（泔浸）200 g、熟地黄（焙）100 g，为末，酒糊丸（梧子大），温酒送服，每次 30 丸。

（3）治感冒　苍术 50 g、细辛 10 g、侧柏叶 15 g，共研细末，每次 7.5 g，开水冲服，葱白为引。

现代科研主要成果及其药理作用

现代研究发现，苍术有燥湿健脾、祛风散寒、明目的功效。用于湿阻中焦、脘腹胀满、泄泻、水肿、脚气、痿躄、风湿痹痛、风寒感冒、夜盲、眼目昏涩。苍术挥发油在抗胃溃疡、调节胃肠运动、抗感染、镇痛、镇静、抗病毒、抗缺氧及治疗泌尿生殖系统疾病等方面有显著疗效。苍术挥发油能够改善溃疡性结肠炎模型大鼠结肠组织病理损伤，降低肠组织 IL-6、TNF-α 含量，可能与上调 Beclin1、P62 mRNA 表达和 LC3 Ⅱ/Ⅰ 蛋白的表达量有关。

道地药材资源及开发前景

茅苍术主要分布于长江流域，北苍术主要分布于东三省及河北等地，关苍术主要分布于东北地区，朝鲜苍术主要分布于辽宁南部及东部辽宁地区除茅苍术外，其他均有野生分布，茅苍术清原地区有人工引种。由于苍术种类繁多分布复杂，栽培种植品种多种多样，极大地影响了市售苍术药材的质量。而苍术以产于江苏茅山一带者质量最佳。野生于山坡草地、林下、灌丛及岩缝隙中。中国各地药圃有栽培。朝鲜及苏联远东地区亦有分布。近年来，内蒙古、河北、辽宁、吉林、黑龙江等省份已出现人工种植苍术。但是，由于人工栽培需要 3 ~ 4 年的生长期，且人工种植苍术尚未形成规模，也缺乏系统的质量分析控制研究，市场供应商品仍以野生苍术为主。

不同产地的苍术种子质量差异较大，很大程度上影响苍术种子育苗的广泛应用，亟待制定苍术种子质量标准，为苍术优质药材的生产奠定科学依据。另外，目前亟须建立苍术种子的质量标准，以保障苍术种子市场规范统一。

芳香健康养殖开发路径　苍术中含有挥发油和大量容易被吸收的维生素 A 及胡萝卜素，其可与碳酸钙一同添加于鸡饲料之中，对鸡传染性支气管炎、喉炎、鸡痘，以及眼病等有良好的预防作用，也可以作为禽蛋品相改良剂，改善蛋的质量。

081　砂仁 shārén

为姜科豆蔻属阳春砂 *Amomum villosum* Lour. 或绿壳砂 *A. villosum* Lour.var. *xanthioides* T.L.Wu et Senjen 或海南砂 *A. longiligulare* T.L.Wu 的干燥成熟果实，多年生草本，别名春砂仁、阳春砂仁、缩砂仁、缩砂蜜、缩砂蔤。

生物学特性、采收与预处理

喜温暖湿润气候，生产区年平均气温 19 ~ 22 ℃，能耐短暂低温，-3 ℃受冻死亡。喜漫射光，需适当荫蔽。怕干旱，忌水涝。宜选森林保持完整的山区沟谷林、有长流水的溪沟两旁、传粉昆虫资源丰富的环境进行种植，土壤以上层深厚、疏松、保水、保肥的壤土和砂壤土为宜，黏土和砂土不宜。

采收与预处理　夏季或秋季果实成熟时（果实由鲜红转为紫红色）采收，用剪刀剪断果序，晒干或低温干燥，也可用火焙法焙干。将砂仁干燥成熟果实进行破碎预处理，采用水蒸气蒸馏法等提取挥发性成分。

性味、归经及典籍记载

性温、味辛，归脾、胃、肾经。《药性论》载："化湿开胃、理气止痛。"《日华子本草》载："治一切气，霍乱转筋，心腹痛。"《玉揪药解》载："缩砂仁，和中调气，行郁消滞，降胃阴而下食，达脾阳而化谷，呕吐与泄泻皆良，咳嗽与痰饮俱妙，善疗噎膈，能安胎妊，调上焦之腐酸，消利下气之秽浊。"

挥发性成分

得油率为 1.7% ~ 3.0%，主要成分为乙酸龙脑酯、樟脑、龙脑等。阳春砂中相对含量最高的是乙酸龙脑酯（50.6% ~ 69.32%），其次是樟脑；绿壳砂和缩砂中相对含量最高的是樟脑，其次为乙酸龙脑酯（14.89%）。可以看出阳春砂与绿壳砂和缩砂在挥发性成分上有着较大差

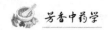

别，而绿壳砂与缩砂基本相似。

相关经方、验方

（1）妊娠腹痛　砂仁3g（捶碎）、葱白10枚，水煎服（砂仁葱白汤）。

（2）痰气膈胀　砂仁捣碎，以萝卜汁浸透，焙干为末，每服3～6g，热水送服。

（3）妊娠胃虚气逆、呕吐不食缩　砂仁，研细末，每服6g，入生姜自然汁少许，热水送服（缩砂散）。

现代科研主要成果及其药理作用

挥发油中主要成分乙酸龙脑酯有显著抑制番泻叶所致小鼠腹泻、冰醋酸所致小鼠疼痛和离体家兔小肠平滑肌运动的作用；砂仁挥发油对胃酸和胃蛋白酶的分泌有一定的影响，通过减少二者的量而达到对胃黏膜保护作用。

研究表明，砂仁可扩张血管、改善微循环、增加胃黏膜血流量，使胃黏膜组织代谢得以加强，从而为胃黏膜损伤的修复与正常功能的发挥创造条件，还有促进胃液分泌作用；砂仁还具有抗氧化、镇痛、抗感染、止泻、抑菌、利胆、抗肿瘤、降血糖等作用。

道地药材资源及开发前景

砂仁在最早的文献中记载名称为缩砂蜜，始载于唐《药性论》。砂仁是四大南药之一，为历代常用中药，以其药效可靠而著称，主产于广东、广西、云南、海南、福建等地。长期以来砂仁以广东阳春市产的为最为道地、最好，而且以阳春蟠龙山产者质量为第一，是砂仁中的主流品种。2015年阳春市的春砂仁被国家质检总局评为"国家地理标志产品"。

砂仁在中医药传统上以治疗胃肠道疾病为主。根据统计，我国目前生产的中成药中，以砂仁为主要原料的中成药就有开胃健脾丸、香砂理中丸、腹痛止泻丸等百余种。我国市场上还有进口的砂仁，以越南、印度尼西亚等地产的成熟的缩砂果实为主。进一步对砂仁进行药理药效的研究验证和新药产品的开发，具有重要实际意义。

砂仁成熟果实经加工粉碎后制成砂仁粉，既是药物，又是食品调味剂，具有去膻、除腥、增味、增香等作用，用于食品的调味料、火锅底料及保鲜。目前在阳春，砂仁被开发出了许多保健食品，如春砂仁蜜、春砂仁糖果、春砂仁蜜饯、春砂仁酒、春砂仁干果等，药食两相宜。砂仁入食也堪称妙品，如有用砂仁烹制的春砂肉、春砂鸡、砂仁肚条、砂仁粳米粥等，用春砂花烹制的回锅春砂花肚、春砂花佩兰汤、阳春肘子、阳春鲫鱼等。据报道，砂仁是茅台药酒、劲酒等保健酒的原料，仅劲酒一家每年需求砂仁量都在300吨以上。

砂仁的叶和茎秆也具有开发利用价值。广东植物研究所用春砂叶提取砂仁叶挥发油，所得挥发油其成分与砂仁果仁挥发油成分基本相似，经薄层层析及气相色谱分析均为7个以上成分组成的混合物，因此提出用砂仁叶挥发油代替砂仁果挥发油。

芳香健康养殖开发路径　砂仁鲜茎叶是一种低纤维、粗脂肪和蛋白含量较高、畜禽食用消化率较高的优良粗饲料，可作为牛、羊等草食动物的青贮饲料。

082　草豆蔻 cǎodòukòu

为姜科姜属草豆蔻 *Alpinia katsumadai* Hayata 的干燥近成熟种子，多年生草本，别名草蔻、飞雷子、草蔻仁。

生物学特性、采收与预处理

喜欢温暖、湿润的环境，不耐寒，稍耐阴，不耐强烈日光直射，耐轻霜，以年平均温度18～22 ℃、年降雨量1800～2300 mm为宜。对土壤要求不严，但在肥沃、深厚、湿润的砂质壤土中植株生长良好。

采收与预处理　夏、秋季采收，晒至九成干，或用水略烫，晒至半干，除去果皮，取出种子团，晒干。将草豆蔻干燥近成熟种子进行破碎预处理，采用水蒸气蒸馏法或超临界 CO_2 萃取法等获取挥发油。

性味、归经及典籍记载

性温、味辛，归脾、胃经。《名医别录》载："主温中，心腹痛，呕吐，去口气。"《珍珠囊》载："益脾胃、去寒，又治客寒心胃痛。"《本草纲目》载："治瘴疠寒疟，伤暑吐下泄痢，噎膈反胃，痞满吐酸，痰饮积聚，妇人恶阻带下，除寒燥湿，开郁破气，杀鱼肉毒。"

挥发性成分

得油率为1%，主要成分包括1，8-桉叶油素、α-葎草烯、对甲基异丙苯、α-松油醇、4-苯基-2-丁酮、α-法呢烯、龙脑和α-水芹烯等。

相关经方、验方

（1）小儿霍乱吐泻　草豆蔻、槟榔、甘草等分，上为末，姜煎3 g，空腹服。

（2）心腹胀满、短气　草豆蔻30 g，去皮为末，以木瓜、生姜汤下1.5 g。

（3）大肠虚冷腹痛、不思饮食　草豆蔻45 g、白术0.9 g、高良姜0.9 g、陈皮0.3 g、厚朴0.3 g，上为细末，每服6 g，水煎温服。

现代科研主要成果及其药理作用

现代药理学研究表明，草豆蔻挥发油通过清除自由基对胃溃疡有较好的治疗作用。

草豆蔻通过调节肿瘤细胞增殖和凋亡，抑制肿瘤的生长和转移，具有一定的抗肿瘤作用，其有效成分草豆蔻乙酸乙酯的抗肿瘤作用显著。草豆蔻总黄酮发挥了较好的体内外抗氧化功效，有着潜在的抗衰老的作用。

道地药材资源及开发前景

分布于广东、海南、广西等地，主产于广西、广东等地。海南年产约200吨，广西、云南分别约100吨。海南与广西虽是隔海相望，但相邻地区离玉林中药材市场不远，云南则与广西山水相连，每年两省产的草豆蔻都有相当数量进入广西市场，再销往全国各地。

自日本科学家从草豆蔻分离得到活性强的镇吐成分以来，草豆蔻研究受到关注，国内外对该中药的化学成分和药理研究也越来越深入。目前，草豆蔻的药效物质基础研究多集中于挥发油类、黄酮类成分，但基于中药具有多成分、多靶点、多疗效的特点，仅对单一成分或部位的药理作用及机制研究仍有待进一步探讨。值得思考的是，草豆蔻中的其他成分如多糖及其苷类等的药理作用及其机制仍不可忽视。此外，通过血清药物化学和代谢组学研究草豆蔻，从人体对药物作用角度明确草豆蔻的直接作用成分等方面研究相对较少，还需要研究草豆蔻的化合物及其药效作用机制。从豆蔻的抗菌、抗感染、抗肿瘤等药理作用明确，以其药理作用及临床应用为导向研发草豆蔻相关药物研发具有很大的发展空间。

芳香健康养殖开发路径　研究显示，草豆蔻挥发油具有广谱的体内、外抗菌活性，对于

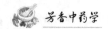

奶牛乳腺炎病原菌具有强大的抗菌作用，可用于奶牛乳腺炎等感染性疾病防治药物的研发。

083　白豆蔻 báidòukòu（附　豆蔻壳、红豆蔻）

为姜科豆蔻属白豆蔻 *Amomum kravanh* Pierre ex Gagnep. 或爪哇白豆蔻 *Amomum compactum* Soland ex Maton 的干燥成熟果实，多年生草本，别名多骨、壳蔻、白蔻、百叩、叩仁。

生物学特性、采收与预处理

喜温暖、凉爽、湿润气候，成年植株遇 0 ℃时地上部分死亡。以选向阳、富含有机质的壤土或砂质壤土栽培，不宜在黏土或砂砾土种植。

采收与预处理　花期为 5 月，果期为 6—8 月，果实成熟时，剪下果穗，晒干或烤干，除去杂质，用时捣碎。将白豆蔻干燥成熟果实进行破碎预处理，采用水蒸气蒸馏法或超临界 CO_2 萃取法等获取挥发性成分。

性味、归经及典籍记载

性温、味辛，归肺、脾、胃经。《开宝本草》载："出伽古罗国，呼为多骨，形如芭蕉，叶似杜若，长八九尺，冬夏不凋，花浅黄色，子作朵如葡萄，其子初出微青，熟则变白，七月采。"《本草图经》载："今广州、宜州亦有之，不及番舶来者佳。"

挥发性成分

果实得油率为 5.4% ~ 6.8%，叶子挥发性成分得油率 1.5 ~ 2.1%，主要成分均为 1,8- 桉树脑（75% ~ 80%）、β – 蒎烯、α – 蒎烯、α – 荜澄茄烯、百里香素等。

相关经方、验方

（1）妊娠呕吐　白豆蔻 5 g、竹茹 15 g、大枣 3 枚、鲜姜 5 g，将生姜捣碎取汁，前 3 药煎取 1 茶杯（50 ~ 60 mL）过滤，冲姜汁服。

（2）产后呃逆　白豆蔻、丁香各 25 g，研细，桃仁汤服 5 g，少顷再服。

（3）胃口寒作吐及作痛　白豆蔻仁 15 g，为末，酒送下。

现代科研主要成果及其药理作用

挥发油具有抗氧化、杀虫驱虫、驱蚊等作用，能增加胃黏膜血流、提高血清胃泌素水平和增强胃黏膜组织抗自由基损伤；具有一定的清除亚硝酸钠能力，具有较好的抗氧化、清除超氧阴离子自由基和清除羟基自由基作用。

现代研究发现，白豆蔻是临床最常用蒙药、中药之一，具有保护糖尿病肾病的作用，通过上调 MMP–2、TGF–β 1、IGF–2 的表达，从而改善链脲佐菌素所致糖尿病肾病的病理改变。

道地药材资源及开发前景

主产于泰国、越南、柬埔寨等国，爪哇白豆蔻主产于印尼、马来西亚等地，是我国传统和重要的进口南药。20 世纪 70 年代，我国海南、云南等地引种了两种白豆蔻并取得成功。爪哇白豆蔻引种栽培技术的研究，丰富了我国药用资源宝库，填补了我国种源和栽培技术的空白。我国自 20 世纪 70 年代开始引种，至 80 年代末期，全国种植面积达 365 km^2，年产量达 5000 kg 以上。我国白豆蔻的引种栽培在各方面已有一些研究，但研究的深度和广度尚不够。如对泰国白豆蔻的研究比较少，有关药理活性的物质基础不明确。建议今后应加强良种选育、病虫害防治、土壤条件、自然结果和产品质量等方面的研究。

白豆蔻作为传统的药食两用植物，已经广泛应用在食品、医药等领域，在中医药领域应用尤其广泛。但是，由于白豆蔻挥发油中所含的化学成分性质活泼，容易被氧化和光促分解，在中药制剂的生产和贮藏过程中容易发生挥发或发生氧化而影响药效。凭借着白豆蔻挥发油本身的一些良好特性，白豆蔻挥发油将在食品工业和中医药领域中得到更广泛的应用。

芳香健康养殖开发路径　白豆蔻具有化湿行气、温中止呕的功效，在防治鸡白痢等疾病方面具有药物开发潜力。

附　豆蔻壳 dòukòuké

为姜科植物白豆蔻或爪哇白豆蔻的干燥成熟果实的果壳。性温、味辛，归肺、脾、胃经。挥发性成分得油率为 3.6%，为淡白色透明油状物，具有特殊浓郁香味。另外还含有少量的酯类化合物、酮、酚、有机酸及饱和烷烃类化合物。

功用与豆蔻相同，但温性略减，力亦较弱。现代研究表明豆蔻壳的主要功效与豆蔻相同，其主要有效成分挥发油具有抗氧化、抑菌等作用。豆蔻壳主产于泰国、柬埔寨及我国云南、广东。白豆蔻分布在泰国、越南、柬埔寨、老挝、斯里兰卡、危地马拉及南美洲等地。我国广东、广西、云南亦有栽培。豆蔻壳常用于寒湿气滞、脘腹胀满、恶心呕吐等症。豆蔻壳挥发油的化学成分较为复杂，而现已报道的豆蔻壳现代研究与药理作用较少。豆蔻壳在临床上鲜少应用，但常作食品中的调味剂和增香剂，可以考虑扩大应用范围。

附　红豆蔻 hóngdòukòu

为姜科山姜属红豆蔻 *Alpinia galanga* Willd. 的果实，多年生草本，秋季果实变红时采收，除去杂质，阴干。辛、温，归脾、肺经。挥发油成分主要为肉桂酸甲酯、樟脑、芳樟醇、1,8-桉叶素、石竹烯、顺 – γ – 杜松烯等。本品挥发油对胃实寒证大鼠的胃黏膜有保护作用，可升高胃溃疡寒证大鼠胃组织 cAMP 含量与 cAMP/cGMP 比值，降低 PDE 含量；其水煎液可升高胃溃疡寒证大鼠血浆、血小板、血管平滑肌及胃组织 cAMP 含量与 cAMP/cGMP 比值；本品挥发油及提取物具有抗酵母菌、皮癣菌、金黄色葡萄球菌、枯草芽孢杆菌、产气杆菌、大肠杆菌、啤酒酵母、假丝酵母、黑曲霉、青霉的作用，且抗细菌活性大于抗真菌活性，抗革兰阳性菌的活性大于抗革兰阴性菌。

084　草果 cǎoguǒ

为姜科豆蔻属草果 *Amomum tsao-ko* Crevost et Lemarie 的干燥成熟果实，多年生草本，别名草果仁、草果子。

生物学特性、采收与预处理

喜温暖湿润气候，怕热，怕旱，怕霜冻，年均气温 15 ~ 20 ℃，适宜在树木稀疏（透光度约 40%）环境生长，以在海拔 1000 ~ 2000 m，荫蔽度 50% ~ 60% 的林下或溪边湿润排水良好的山谷坡地阴凉地带，疏松肥沃，富含腐殖质的砂质壤土栽培为宜。

采收与预处理　花期为 4—6 月，果期为 9—12 月，秋季果实成熟时采收，除去杂质，晒干或低温干燥。将草果干燥成熟果实进行破碎预处理，采用水蒸气蒸馏法或超临界 CO_2 萃

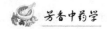

取法等萃取挥发性成分。

性味、归经及典籍记载

性温、味辛，归脾、胃经。《本草纲目》载："草果，与知母同用，治瘴疟寒热，取其一阴一阳无偏胜之害，盖草果治太阴独胜之寒，知母治阳明独胜之火也。"《本草求原》载："治水肿，滞下，功同草蔻。"

挥发性成分

果实得油率为 1.8%，茎、叶得油率为 0.2% ~ 0.97%，主要成分为 1,8- 桉叶素、橙花醛等。

相关经方、验方

（1）妇科术后腹胀　草果 3 枚，加水 250 mL，浸泡 10 min 后用水煎至 100 ~ 150 mL，去渣取汁顿服。

（2）剖宫产术后腹胀　草果 50 g，加冷水 200 mL，浸泡 30 min，煮沸 15 min 后口服。

（3）脾痛胀满　草果仁 2 个，酒煎服。

现代科研主要成果及其药理作用

现代研究表明，草果具有调节胃肠功能、减肥降脂、降血糖、抗氧化、抗肿瘤、防霉和抗感染镇痛等药理作用，临床上主要运用于脘腹胀痛等证。

草果挥发性成分通过清除超氧阴离子发挥抗氧化的作用，有一定的潜在抗肿瘤功效。用于寒湿内阻、脘腹胀痛、痞满呕吐、疟疾寒热、瘟疫发热，主治燥湿温中，截疟除痰。

草果挥发油有多种药理功能，对食品、医药行业有着巨大的开发潜力。草果既是一种传统的中药材，又是生活中常见的香辛料，是重要的药食同源植物。

道地药材资源及开发前景

草果最早史载于明代，我国云南是草果的主产地，种植面积和产量均为全国之最，占全国的 90% 以上，至今已有 200 多年的历史，现分布于云南、广西、贵州等省区，栽培或野生于疏林下。

草果种植 3 ~ 4 年后即可开花结果，可连续结果 20 年以上。不同地区、同一地区不同海拔草果老植株茎和叶的挥发油含量有差异，这些差异可能与草果产地的海拔、气候、生长环境等因素有关。草果挥发油具有抗氧化、调节胃肠功能、抗菌、抗肿瘤等作用。目前草果植株和果穗被丢弃，应研究草果茎叶的利用技术。

芳香健康养殖开发路径　草果茎叶在畜禽养殖方面有广阔的前景：草果具有药食同源的功效，主治反胃吐食、肚腹胀满、食积不消；其茎叶可作为草食动物优良的粗饲料资源，可作为代替抗生素、诱食性等饲料添加剂，降低抗生素等化学药品的使用及改善动物的生长。

085　藿香 huòxiāng

为唇形科藿香属藿香 *Agastache rugosus*（Fisch.et Meyer.）Kuntze. 的全草，多年生草本，别名川藿香、苏藿香、合香、仁丹草等。

生物学特性、采收与预处理

生长于山坡或路旁，喜温暖潮湿气候，有一定的耐寒性。一般土壤均可种植，但以排水良好的砂质土壤为佳。易积水的低洼地种植，根部易腐烂，引起死亡。

采收与预处理　采收作食用的嫩茎叶可随时采收；作为药用或蒸馏用一般抽穗开花前收割，采后晒干或阴干，鲜藿香亦可入药。提取挥发性成分前，先进行切段预处理。

性味、归经及典籍记载

性微温、味辛，归脾、肺、胃经。《本草正义》载："藿香芳香不嫌其猛烈，温煦不偏于燥热，能祛除阴霾湿邪，而助脾胃正气，为湿困脾阳，倦怠无力，饮食不甘，舌苔浊垢者最捷之药。"《名医别录》载："疗风水毒肿、去恶气、疗霍乱心痛。"

挥发性成分

得油率为 0.28%，主要成分为甲基胡椒酚（80%）、茴香脑、茴香醛、d–柠檬烯、对–甲氧基桂皮醛、α–蒎烯、β–蒎烯、辛酮–3、辛醇–3、对–1素、辛烯–1–醇–3、芳樟醇、1–石竹烯、β–榄香烯、β–葎草烯、α–衣兰烯、β–金合欢烯、γ–荜澄茄烯、二氢白菖考烯等。

相关经方、验方

（1）急性肠炎　藿香 9～30 g，水煎（不可久煎），另用大蒜头 4～6 瓣，捣烂，和红糖 15 g 拌匀，冲服，每日 1～3 次。

（2）湿疹、皮肤瘙痒　藿香茎、叶适量，水煎外洗。

（3）预防伤暑　藿香、佩兰各等分，煎水饮用。

现代科研主要成果及其药理作用

挥发油能促进胃液分泌，增强消化力，对胃肠有解痉、防腐作用，对常见的致病性皮肤癣菌有较强的抗菌作用。

综合近年来的实验研究发现，藿香具有保护胃肠道、细胞毒活性、抗感染、抗病毒活性、抗真菌活性、免疫调节、抗真菌活性、镇痛等方面的作用，其作用机制的研究也日益深入。藿香正气方具有止呕、促胃肠动力作用，通过其抗氧化作用机制，起到保护胃黏膜的作用。对于醋酸刺激肠管浆或肠系膜引起的内脏躯体反射性疼痛有镇痛作用。藿香正气口服液不仅能使感染后肠易激综合征大鼠肠道中双歧杆菌和乳酸杆菌数量明显升高，使肠道微生物定植抗力显著提高，促进胃排空、小肠推进，保护肠道黏膜机械屏障藿香正气液还能有效干预湿困脾胃证引起的大鼠肠道菌群紊乱，并使之逐步恢复到正常状态。藿香正气制剂除了能促进胃泌素的分泌作用，增强结肠对水的吸收。藿香中分离的新的二萜类成分和黄酮类物质具有抗病毒活性，该物质可用来抑制及消灭上呼吸道病原体。

道地药材资源及开发前景

藿香是我国传统的药食同源植物，原产于中国，韩国、日本等东亚国家。中国各地广泛分布，主要产于黑龙江、吉林、辽宁、河北等地，在东北各主要山区、半山区，尤其是长白山区各县均有较大面积野生或半野生分布。

藿香挥发油近几年来在香精香料工业、食品行业等领域中应用广泛。在香精香料方面，藿香挥发油具有特征性药草香、壤香和木香底蕴，香气浓郁而持久，该油不仅可以作为食用油的添加剂，生产特殊风味的冷拌油，也可以作为口洁剂、空气清新剂等的香料，充当日用品及烟草等的香精香料。在食品方面，藿香挥发油由于具有浓郁的香味，作为食用香料添加在食品中进行调味，深受大众喜爱。

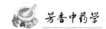

藿香作为集药用价值和食用价值为一身的植物，在生活中十分常见。我们最了解的就是藿香正气液、藿香正气丸等用于解暑的药剂。其次就是它还能用于煲汤，制作膳食，而且常用于肉类尤其是腥膻味较重的如鱼、羊肉烹煮时的调料。如采鲜嫩茎叶或者茎叶可用于煲鱼汤、排骨汤，去腥解腻，令人口舌生津、唇齿留香。藿香还可用于园林绿化或者庭院种植，抑菌散香，还具有一定的观赏价值。此外以清热祛暑和芳香化湿药物为主要成分的祛暑剂是夏天的常用药，而藿香类用药占口服祛暑用药近 3/4 的市场，很有潜力。

芳香健康养殖开发路径　藿香提取物具有解表祛暑、清热祛湿的作用，可在畜禽饲料中添加，增强家禽对高温的适应性和抵抗环境应激的能力。

086　寻骨风 xúngǔfēng

为马兜铃科马兜铃属寻骨风 *Aristolochia mollissima* Hance. 的果实或根，多年生草本，别名白毛藤、烟袋锅、清骨风、白面风、黄木香等。

生物学特性、采收与预处理

宜选择土壤肥沃、疏松、排水良好的砂壤土并有水源的地方为栽植地。在园林中宜成片种植，作地被植物，亦可用于攀援低矮栅栏作垂直绿化材料。花期为 6—8 月，果期为 9—10 月。

采收与预处理　5 月开花前采收，连根挖出，除去泥土杂质，洗净，切段，晒干。提取挥发性成分前，先对寻骨风果实和根进行粉碎预处理，有利于提高挥发性成分得油率。

性味、归经及典籍记载

性平，味辛、苦，归肝经。《饮片新参》载："散风痹，通络，治骨节痛。"《南京民间药草》载："全草浸酒服，治筋骨痛及肚痛。"

挥发性成分

自然干燥的寻骨风根茎挥发性成分得油率为 0.05%，其成分为罗勒烯（18.57%）、2-茨醇（12.55%）、1,7,7- 三甲基 - 甲酸 - 桥二环［2.2.1］-2- 庚醇（5.81%）、D- 匙叶桉油烯醇（5.29%）、6- 丁基 -1,2,3,4- 四氢萘（4.27%）。

相关经方、验方

（1）风湿关节痛　寻骨风全草 25 g、五加根 50 g、地榆 25 g，酒水各半，煎浓汁服。

（2）疟疾　寻骨风根长约 12 cm，剪细，放碗内，加少量水，放饭上蒸出汁，分 3 次连渣服。每隔 4 h 服 1 次，最后 1 次在疟发前 2 h 服下。

（3）痈肿　寻骨风 50 g、车前草 50 g、苍耳草 10 g，水煎服。

现代科研主要成果及其药理作用

现代研究表明，寻骨风中的马兜铃酸 A 对小鼠具有显著的抗着床和抗早孕活性。马兜铃酸 A 无己烯雌酚和抗己烯雌酚作用，而外源性的黄体酮不能阻止它的抗早孕作用。此外羊膜囊注射此药可终止犬和大鼠的中期妊娠。寻骨风提物能有效抑制炎症早期病变及继发性病变，并明显提高痛阈值。药理实验证明其总生物碱有较好的镇痛消炎作用，挥发油亦有一定的消炎作用。

道地药材资源及开发前景

多生于低山草丛、山坡灌丛及路旁，主要分布于山西、陕西、山东、江苏、浙江、江西、河南、湖南、贵州等地。

马兜铃属植物分布极广，国内外对其化学成分的研究较多，对寻骨风的化学成分研究以生物碱、挥发油及内酯类化合物居多。马兜铃酸对肾脏毒性较大的问题，临床可见因服用含马兜铃酸成分的药品而导致马兜铃酸肾病，如龙胆泻肝丸、妇科分清丸、耳聋丸、排石冲剂等，近几年来国内外均建议取消含有马兜铃酸的制剂或寻找替代品。从其临床研究上可知，寻骨风多以生药入药，即使注射液也是采用水煮醇沉工艺，并没有去除马兜铃酸，即对人体肾脏仍有毒性。应进一步在前人研究的基础上，对寻骨风镇痛消炎的主要有效部位进行筛选，并在此基础上对总生物碱的提取工艺进行研究，为新药开发提供依据，并对不同产地寻骨风药材的性状、组织特征及总生物碱含量进行比较研究，旨在提高产品质量。

芳香健康养殖开发路径　寻骨风具有祛风活络，行气止痛的功效，在治疗猪、牛、马、羊风湿痹痛、脘腹疼痛等疾病方面具有开发药物的潜力。

087　老鹳草 lǎoguàncǎo

为牻牛儿苗科老鹳草属老鹳草 *Geranium wilfordi* Maxim. 或野老鹳草 *G.carolinianuma* Linn. 的地上干燥部分，多年生草本，别名老鹳嘴、老鸦嘴、贯筋、老贯筋、老牛筋等。

生物学特性、采收与预处理

喜温暖、湿润、光照充足的生长环境，耐寒耐湿、忌暴晒。在选择土壤的时候，以疏松肥沃的土壤为好；生长期间多浇水，以不积水为度。在春、秋季时，等到果实成熟之后，将老鹳草在地上的部分或者是直接将整株植株连根拔起，去掉根部的泥土及杂质进行晒干。

采收与预处理　花期为 6—8 月，果期为 8—9 月。夏、秋季在果实即将成熟时，割取地上部分或者将其全株拔起，去净泥土和杂质，晒干。取原药材，除去杂质与残根，洗净，稍润，切段，干燥。提取挥发性成分前，先将干燥的老鹳草全草进行切段预处理。

性味、归经及典籍记载

性平，味辛、苦，归肝、肾、脾经。《药性考》载："祛风，疏经活血，筋健络通。损伤痹症，麻木皮疹，浸酒常饮。"《全国中草药汇编》载："祛风湿，活血通经，清热止泻。主治风湿性关节炎，跌打损伤，坐骨神经痛，急性胃肠炎，痢疾，疱疹性角膜炎。"

挥发性成分

干全草挥发性成分得油率在 0.02% 左右，主要成分有香茅醇、香茅醛、异薄荷醇、香茅醇甲酸酯、牻牛儿醇、玫瑰醇、香叶醇等。

相关经方、验方

（1）腰扭伤　老鹳草根 30 g、苏木 15 g，煎汤，血余炭 9 g，冲服，每日 1 剂，每日服 2 次。

（2）妇人经行染风寒、寒邪闭塞子宫、令人月经参差、前后日期不定、经行发热、脘腹膨胀、腰肋作疼、不能受胎　五叶草 25 g、川芎 10 g、大蓟 10 g、吴白芷 10 g，引水酒 1 小杯，和水煎服。晚间服后忌风。

（3）筋骨疼痛、通行经络、去诸风　新鲜老鹳草洗净，置 50 g 于铜锅内，加水煎煮 2 次，过滤，再将滤液浓缩至约 15 g，加饮用酒 0.25 g，煮 10 min，最后加入熟蜂蜜 3 g，混合拌匀，煮 20 min，待冷装罐（老鹳草膏）。

现代科研主要成果及其药理作用

现代研究发现，老鹳草的牻牛儿苗煎剂对卡他球菌、金黄色葡萄球菌、福氏痢疾杆菌、乙型链球菌、肺炎球菌及流感病毒等均有较明显的抑制作用。老鹳草在一定剂量下能抑制肠蠕动而有止泻作用，但大剂量能促进肠蠕动，可致泻下。老鹳草根经石油醚脱脂后的多酚类成分有抗感染活性，能够抑制多种病毒如流感、单纯疱疹、牛痘、甚至能有效抵抗艾滋病毒活性，其中抗流感病毒的作用最为明显，在体外能降低各种流感病毒菌株的感染性。随着医学的不断发展，国内医学家还从老鹳草中分离出的鞣质类成分具有抗氧化作用。还有研究表明老鹳草提取物可显著降低糖尿病大鼠血糖的浓度，其醇沉煎剂和复方制剂通过灌胃对氨雾引咳法所致小鼠咳嗽有明显镇咳作用，除此之外还有抗感染、镇痛、抗诱变、抗癌、保肝等作用。老鹳草膏能降低关节炎模型大鼠足关节肿胀度，缓解运动障碍，也能降低血液中 IL-1β、TNF-α 水平。其提取物还可以提高直肠癌患者生存的概率并明显改善患者的体力状况，并且能有效地抑制直肠癌肿瘤细胞的微转移，老鹳草中的槲皮素具有细胞毒作用和抗肿瘤活性，体外研究发现槲皮素能抑制人卵巢癌细胞、人白血病细胞、人乳腺癌细胞、人淋巴瘤细胞的生长。老鹳草还能抑制损伤肝细胞，从而保护肝脏。

道地药材资源及开发前景

原产于俄罗斯远东、朝鲜和日本、中国等地。现今分布于辽宁、河北、江苏、安徽、吉林、黑龙江、浙江、湖南、四川、贵州、云南等地。

老鹳草是我国和其他一些国家常用的药材，由于其药理作用较多，因此开发具有极大价值和广阔市场前景。老鹳草防治癌症、保护肝脏的作用是其药品开发的主要趋势。要充分利用老鹳草丰富的自然资源，挖掘其不凡的药用潜力，生产更多原料，研制更多高档次的精品，使老鹳草在医疗保健中发挥更重要作用。

芳香健康养殖开发路径　老鹳草具有抗病毒、抗氧化、抗菌和抗感染等药理作用，可用于饲料添加剂，调节家禽机体免疫机能，提高机体抵抗力。老鹳草在防治鸡传染性法氏囊病上也有开发价值。

088　千年健 qiānniánjiàn

为天南星科千年健属千年健 *Homalomena occulta*（Lour.）Schott. 的根茎，多年生草本，别名一包针、千年见、千颗针、丝棱线等。

生物学特性、采收与预处理

喜温暖、湿润、郁闭，怕寒冷、干旱和强光直射，是比较典型的喜阴植物。一般在年平均气温 22 ℃左右、年降雨量 1000 mm 以上、空气相对湿度 80% 以上、郁闭度在 70%~90%。土壤含水量在 30%~40% 的肥沃砂壤上生长良好。能耐 0 ℃左右短时低温。过于干旱，植株易枯萎死亡。在强光下植物生长缓慢，叶子变黄，甚至发生灼伤现象。

采收与预处理　花期为 7—9 月，春、秋季采挖，洗净，除去外皮，晒干。置阴凉干燥处贮藏。挖出鲜根后，除去茎叶、不定根、外皮及泥沙等杂质，切成长 15~40 cm 的节段，晒干或低温干燥。

性味、归经及典籍记载

性温，味苦、辛，归肝、肾经。《本草正义》载："千年健，今恒用之于宣通经络，祛风逐痹，颇有应验。盖气味皆厚，亦辛温走窜之作用也。"《柑园小识》载："可入药酒，风气痛老人最宜。"

挥发性成分

得油率为 0.14% ~ 2.03%，主要成分含有 α-蒎烯、β-蒎烯、柠檬烯、芳樟醇、α-松油醇、橙花醇、香叶醇、丁香油酚、香叶醛、β-松油醇、异龙脑、松油烯-4-醇、文藿香醇等。

相关经方、验方

（1）寒湿膝痛、腰脊僵硬疼痛　千年健、牛膝、杜仲、当归、海风藤、木瓜各 8 g，桑枝 12 g，秦艽、虎骨胶、桂枝各 5 g，熟地黄 10 g，水煎去渣，温水送服。

（2）下肢拘挛麻木　千年健、牛膝、枸杞子、蚕沙等药材适量混合，放入白酒内密封，7 d 即可饮用，每天两次，每次 1 小杯。

（3）腰腿酸痛、四肢麻木、身体沉重、跌打损伤　千年健、没药、乳香、自然铜、钻地风、桂枝、牛膝、木瓜、甘草、杜仲、防风、羌活、独活各 9 g，马钱子 90 g，麻黄 120 g，将以上 15 味中药研成细末，炼蜜为丸，每丸重 6 g，每服 1 丸，每日两次温水送服。孕妇忌服。

现代科研主要成果及其药理作用

挥发油中 4-松油醇具有天然防腐剂作用和杀虫活性，柠檬烯具有很强的溶解胆石作用。药理研究发现千年健水提物和醇提物部位的高、低剂量组具有良好的抗感染镇痛作用。千年健既能抑制骨吸收，同时又能抑制骨形成，具有抗骨质疏松作用。从千年健中分离得到 7 种倍半萜类和 1 种酯类化学成分，Oplodiol、Oplopanone、Homalomenol C 和 Bullatantriol 有促进成骨细胞增殖和分化作用。还具有抗老年痴呆、抗病原微生物、杀虫、抗氧化作用。

道地药材资源及开发前景

产于广东、海南、广西西南部至东部、云南南部至东南部，福建省东南部亦有分布，生长于海拔 80 ~ 1100 m 的地区，一般生于山谷溪边或密林下、竹林下、灌丛下阴湿地。

千年健是我国传统而珍贵的中药材，在我国的栽培历史悠久，用于风湿痹痛，腰膝酸软等症，其挥发油中主要成分为芳樟醇，芳樟醇是香水香精、家用产品香精和皂用香精配方中使用频率最高的香料品种，也用于配制食用香精。芳樟醇具备醇和烯烃类化合物的通性和特征，可以制备得到相应的衍生物，被广泛用于配制各种香精香料。作为除臭剂，芳樟醇可与空气中有臭味的物质结合，从而能消除室内的不舒适气味，因此将芳樟醇和硬脂肪酸铝、液状石蜡、二苯醚等制成空气净化剂。作为驱虫剂和杀虫剂，将醋酸芳樟酯臭氧化物和矿物油组成的药液涂抹在皮肤上，可以起到驱除蚊子、苍蝇的作用。另外，芳樟醇具有杀螨的功能，对其幼虫、成虫都有效，对贮存食物中的螨虫有抵抗活性的作用。

芳香健康养殖开发路径　千年健可以祛除风湿，对于关节筋骨有着良效；同时千年健具有镇痛、消炎的作用，可用于畜禽抗感染止痛药的开发。

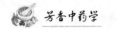

089 秦艽 qínjiāo

为龙胆科龙胆属秦艽 *Gentiana macrophylla* Pall.、粗茎秦艽 *G. crassicaulis* Duthie ex Burk.、麻花秦艽 *G. straminea* Maxim、达乌里秦艽 *G. dahurica* Fisch. 的根，多年生草本，别名西秦艽、大秦艽、秦胶、秦纠、左扭、左秦艽等。

生物学特性、采收与预处理

耐寒，喜潮湿和冷凉气候，忌高温、强光、盐碱地，怕积水，多生长在土层深厚、土壤肥沃、富含腐殖质的山区、丘陵区的草地、坡地、林缘及灌木丛的阳坡。土壤以草甸土、荒漠土及砂质壤土为好。

采收与预处理　花果期为 7—10 月。春、秋季采挖，除去泥沙。秦艽和麻花艽晒软，堆置"发汗"至表面呈红黄色或灰黄色时，摊开晒干，或不经"发汗"直接晒干。小秦艽趁鲜时搓去黑皮，晒干。提取挥发性成分时，可采用超声波工艺进行预处理。

性味、归经及典籍记载

性平，味苦、辛，归胃、肝、胆经。《本草征要》载："秦艽，长于养血，故能退热舒筋。治风先治血，血行风自灭，故疗风无问新久。入胃祛湿热，故小便利而黄疸愈也。"

挥发性成分

干燥块根得油率为 0.12%，其中棕榈酸（54.60%）、棕榈酸乙酯（32.01%）、（E，E）–2，4–癸二烯醛（1.29%）、萜品烯 –4– 醇（1.22%）等。

相关经方、验方

（1）背痛连胸　秦艽 7.5 g，天麻、羌活、陈皮、当归、川芎各 5 g，炙甘草 2.5 g，生姜 3 片，桑枝 15 g（酒炒），水煎服。

（2）治黄疸　秦艽 50 g、细锉分为 2 贴、以好酒 200 mL、每贴 100 mL、酒绞取汁、去滓，空腹分两服，或利便止。

（3）虚劳潮热、咳嗽、盗汗不止　秦艽 50 g、柴胡 50 g、甘草 25 g，研细，每服 15 g，开水调下。

现代科研主要成果及其药理作用

现代研究表明，秦艽挥发油有明显的抗感染、镇痛、抗过敏作用。秦艽具有诸多药理活性，包括抗感染、镇痛、保肝、免疫抑制、降血压、抗病毒、抗肿瘤等，与其含有多种化学成分如裂环烯醚萜苷类、环烯醚萜苷类萜类、木脂素类、黄酮类与三萜类等密切相关。秦艽碱甲有镇静作用，还能增强戊巴比妥钠的催眠作用，但用较大剂量时则有中枢兴奋作用，最后导致麻痹而死亡。秦艽碱甲还具有升高血糖的作用，研究发现秦艽碱甲能使大鼠、小鼠的血糖显著升高，并使肝糖原明显下降，该作用随剂量加大而增强。由于切除肾上腺或使用阻断肾上腺素的药物（双苯氯乙胺）后，此种作用消失，推测此作用可能主要通过肾上腺的释放所致。

道地药材资源及开发前景

秦艽多以甘肃、陕西产为道地药材，现主要分布在甘肃、陕西、山西、四川、云南、黑龙江、辽宁、内蒙古、河北、河南、宁夏、青海、西藏、新疆等地。

秦艽生物活性成分丰富，其传统功效经现代药理学的科学评价正逐渐被证实和挖掘。在近 20 年里，关于秦艽的化学成分和药理活性研究已有较多文献报道，目前的研究多集中在秦艽传统主治功效方面，对于其相关的副作用或毒性研究还有待开展，应进一步研究秦艽的系统化学成分、药理、毒理和适应证，提高其利用价值。进行细胞组织培养和大面积的人工引种栽培成为保护该药用植物资源的一项可行措施，可以初步代替野生种入药，然而有关植物组织与细胞培养以及其生产技术不够成熟，尚需对其有效成分含量进行控制。此外，有关该植物栽培品种及其品质道地性方面的研究也亟待加强。

秦艽主要成分棕榈酸可用于生产蜡烛、肥皂、润滑脂、软化剂和合成洗涤剂的原料。软脂酸用于制造棕榈氯霉素及各种软脂酸金属盐，其钠盐或钾盐可用作乳液聚合时的乳化剂，铝盐和锌盐等用于润滑剂、涂料、油黑和增塑剂中。该品具有特殊香气和滋味，按我国 GB 2760—89 规定，可用于配制各种食用香料，也用作消泡剂和其他食品添加剂的原料。目前，秦艽开发出来的相关产品以艽龙胶囊（龙胆总苷，批准号 Z20030101）为代表，随着秦艽越来越多治疗效果的科学证据被发现，秦艽相关产品及产业化会具有更广阔的发展前景。

芳香健康养殖开发路径　秦艽可与其他中草药配伍，治疗猪软骨症和马尿血的症状；秦艽秸秆也可应用于畜牧养殖的饲料中，提高动物的消化能力，进而提高饲料利用率和转化率，以及提高动物的抗病能力。

090　徐长卿 xúchángqīng

为萝藦科鹅绒藤属徐长卿 *Cynanchum paniculatum*（Bunge）Kitagawa 的根及根茎，多年生草本，别名寮刁竹、逍遥竹、遥竹逍、瑶山竹、了刁竹、对节莲、竹叶细辛、铜锣草、一枝香、英雄草等。

生物学特性、采收与预处理

生于阳坡草丛中。喜温暖、湿润、光照充足的生长环境，耐寒耐湿、忌暴晒。在选择土壤的时候，以疏松肥沃的土壤为好，生长期间多浇水。

采收与预处理　花期为 5—7 月，果期为 8—12 月。在秋、春季将地上部和地下部分别采收。采收后去净泥土、杂质，晒至半干后，扎成小把，再晒干或阴干。干后的地上部呈灰绿色，地下部呈深褐色。以干燥、肥大、色正、无杂质、气味浓者为佳。炮制时拣去杂质略洗，切成小段，阴干。提取挥发性成分前，将干燥的徐长卿进行破碎预处理，可采用水蒸气蒸馏法等进行提取挥发油。

性味、归经及典籍记载

性温，味辛，归肝、胃经。《太平圣惠方》载："恶疮心痛、闷绝欲死。"《生草药性备要》载："浸酒，除风湿。"

挥发性成分

得油率为 1.6%，主要成分为丹皮酚（88.45%）、芳樟醇、丁香酚、石竹烯、亚油酸、黄酮苷等。

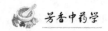

相关经方、验方

（1）皮肤瘙痒　徐长卿适量，煎水洗。

（2）跌打肿痛、接骨　鲜徐长卿适量，捣烂敷患处。

（3）腹胀　徐长卿 15 g，水煎，温服。

现代科研主要成果及其药理作用

现代研究表明，徐长卿多糖有一定的促进脾细胞增殖的作用。徐长卿能增加冠脉血流量，改善心肌代谢从而缓解心肌缺血。徐长卿水提物抑制体外培养的 HepG-2 肝癌株增殖的机制可能为抑制细胞增殖的 S 期，阻碍肝癌细胞增殖进入 G2-M 期。徐长卿提取物还有镇痛、镇静、抗血小板、抗过敏等作用。

道地药材资源及开发前景

为我国传统中药材，全国各地均有分布。因野生品已基本绝迹，人工种植应运而生。但因种植徐长卿管理费时费力，较种植其他作物收效低，不少农民少种或弃种，2007 年后产量大幅下降。我国诸多制药集团（厂）以徐长卿为主要原料已开发了几百种新药、特药和中成药，市场缺口加大，市场行情将有较大的上行空间。

芳香健康养殖开发路径　徐长卿与其他草药配伍可以用于治疗猪痹症，也可以作为饲料添加剂提高猪肉品质，改善风味。

091　神香草 shénxiāngcǎo

为唇形科神香草属神香草 *Hyssopus officinalis* Linn. 的全草，多年生草本，别名海过草、牛膝草、柳薄荷、神香菊等。

生物学特性、采收与预处理

对土壤要求不严格，以排水良好的微酸性砂壤土为好。喜冬季温暖湿润、夏季凉爽干燥的气候条件，在日照好、温暖、土壤松软肥沃、保持湿润的地方生长发育良好，适于生长在热带海拔高的地方。种子发芽适温为 18 ~ 25 ℃，植株生长适温为 15 ~ 28 ℃。

采收与预处理　采收时期一般是开花季节。若以摘花为目的，头年只能采收 1 次，从第 2 年开始，在 7 月下旬和 8 月下旬可采收 2 次。若以采叶为目的，可随时采收，但是 1 次采叶量不得超过 1/4，否则对植株造成较大伤害，影响全年产量。一旦栽植成功，可连续采收 4 ~ 5 年。采收后切段、晒干、置于阴凉干燥处。神香草干燥地上部分破碎后，用水蒸气蒸馏法提取其挥发性成分。

性味、归经及典籍记载

性凉、味辛。《注医典》载："止咳化痰，消炎平喘，赤肤生辉，消除创迹，软坚退肿，消除耳鸣，活血去瘀，驱除肠虫。主治胸膜炎，肺炎，哮喘，百日咳，面色苍白，面部创迹，硬性炎肿，耳鸣，眼白血瘀，肠道生虫。"《新疆中草药》载："镇咳祛痰，清热利湿，杀菌消炎。"

挥发性成分

全草均含有挥发油，鲜草得油率为 0.07% ~ 0.29%，风干的神香草得油率为 0.3% ~ 0.9%，以花穗挥发油质量最高。

挥发油中主要以萜烯类化合物最多，其次是醛酮类，还有少量醇类。其他化学成分有樟脑、蒎莰酮、异蒎莰酮、β-石竹烯、榄香醇、α-蒎烯、β-蒎烯和芳樟醇、黄酮类、海索叶素、鞣质、树脂等。挥发油广泛用于治疗咳嗽、气喘、支气管炎、外伤和风湿等症，对二甲苯所致急性炎症具有一定的抑制作用，其作用机制可能与降低 MDA、PGE2 和 NO 含量有关。

相关经方、验方

（1）感冒发烧　神香草、一枝蒿、牛蒡子各 9 g，水煎服。

（2）气管炎、咳嗽　神香草、贝母、车前草各 9 g，土木香 6 g，水煎服，每日 2 次。

（3）胸膜炎、肺炎、哮喘、百日咳　取适量神香草，与适量蜂蜜和无花果煎汤内服。

（4）硬性炎肿　取适量神香草，煎汤与适量葡萄酒同服。

现代科研主要成果及其药理作用

提取物能显著降低组织中 MAD 和 LPF 含量，清除机体氧自由基，提高机体抗活性氧损伤的能力。动物实验验证神香草具有降血糖作用，对于蔗糖及麦芽糖处理的葡萄糖浓度升高，其甲醇提取物有显著的抑制作用。对糖尿病模型动物，神香草提取物明显抑制其血糖升高，可控制肠管吸收葡萄糖，对糖尿病等高血糖患者有改善作用。神香草挥发油对由卡巴胆碱和组胺引起的离体鼠气管平滑肌的收缩表现出显著的舒张作用，其提取液对金黄色葡萄球菌和甲型溶血型链球菌有抑制作用，最低抑菌浓度（MIC）分别是 0.125 g/mL 和 0.50 g/mL。神香草水提取物和神香草挥发油除了对金黄色葡萄球菌有一定的抑制作用外，还可抑制大肠杆菌和白色念珠菌的增殖。神香草挥发油比水提物的抗菌效果更为显著。此外，神香草挥发油还可抑制化脓链球菌和埃希氏菌活性，其乙醇提取物还对黑曲霉有一定的抑制作用。

神香草还可以改善慢性阻塞性肺病（COPD）。其水提物对 COPD 小鼠肺功能具有改善作用，可以降低血清中的 IL-4、IL-l7、IL-13、IL-18 水平，而提高 IFN-γ 和 IL-10 水平，其作用机制可能与其调节 Th1/Th2 和 Th17/Treg 之间的失衡和抗感染有关。

道地药材资源及开发前景

原产欧洲，从欧洲南部的地中海沿岸到小亚细亚以至中亚，经过阿尔泰山脉再到西伯利亚都有分布。印度通过伊朗传入，从克什米尔到海拔 2400～3300 m 的地带都可见到。1995 年中国从俄罗斯引入神香草，目前在新疆、上海、北京等地有引种栽培。

根据其生物学习性应适量引进，在我国土地及气候适宜的地方种植。另外，需开发研究其药效，加快作用机制的研究和活性成分的追踪，揭示药理作用发挥的调节网络，阐释药理作用的本质。

092　独活 dúhuó

为伞形科当归属独活 Angelica pubescens Maxim.f.biserrata Shan et Yuan 的干燥根，多年生高大草本，别名重齿毛当归、香独活、川独活、肉独活等。

生物学特性、采收与预处理

喜光，要求种植区域内气候温和，以 10～24 ℃最为适宜。土壤以砂质壤土最佳，土质肥沃、质地疏松、土层深厚。海拔 1500 m 以上的山区，因为昼夜温差较大，气候较川塬地区冷凉，病虫害发生概率较小，对于独活药效成分聚集，提高产量和品质，十分有利。

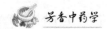

采收与预处理　春初苗刚发芽或秋末茎叶枯萎时采挖，除去须根和泥沙，烘至半干，堆置 2～3 d，发软后再烘至全干。提取独活挥发性成分时，先对原料进行破碎预处理，用水蒸气蒸馏法提取挥发油。

性味、归经及典籍记载

性味辛、苦、微温，归肾、膀胱经。《神农本草经》载："主风寒所击，金疮止痛，奔豚，痫痓，女子疝瘕。"《汤液本草》载："治足少阴伏风，而不治太阳，故两足寒湿，浑不能动止，非此不能治。"《本草汇言》载："善行血分，祛风行湿散寒之药也。凡病风之证，如头项不能俯仰，腰膝不能屈伸，或痹痛难行，麻木不用，皆风与寒之所致，暑与湿之所伤也；必用独活之苦辛而温，活动气血，祛散寒邪，故《本草》言能散脚气，化奔豚，疗疝瘕，消痈肿，治贼风百节攻痛，定少阴寒郁头疼，意在此矣。"

挥发性成分

得油率在 0.20%～0.60%；超临界 CO_2 萃取的得油率为 3.509%。主要成分为烯类、芳香族化合物和含氧杂环化合物等，有榄香醇、1，7，7-三甲基—双环［2.2.1］庚 -2- 基乙酸酯、α-蒎烯、D- 桉叶油醇、γ- 桉叶油醇、柠檬烯等成分。

相关经方、验方

（1）骨质增生　狗脊、丹参、络石藤各 12 g，羌活 5 g，独活、当归各 10 g，血竭 2 g，乳香、没药各 3 g。水煎温服，每日 1 次。

（2）补养气血、益肝强肾、除祛风湿　桑寄生 30 g、牛膝 40 g、独活 20 g、秦艽 20 g、杜仲 30 g、人参 10 g、当归 30 g，白酒 1000 mL，将这些中药放入密闭瓷罐中，倒入白酒，浸泡 30 d。

（3）气血不足、腰膝疼痛　独活 9 g，桑寄生、杜仲、牛膝、细辛、秦艽、茯苓、肉桂、防风、川芎、人参、甘草、当归、白药、生地黄各 6 g，水煎温服。

现代科研主要成果及其药理作用

现代药理研究表明，独活醇提物能抑制血小板聚集，且对颈动脉旁路中形成的血栓有抑制作用。从独活中可分离出多种香豆素类成分，它们具有抑制血小板聚集和血栓形成、抗心律失常、扩冠、降压、钙拮抗、抗感染、免疫调节、镇痛、镇静、催眠、抗肿瘤、解痉、抗胃溃疡等作用。

道地药材资源及开发前景

生长在比较阴暗潮湿的林下草丛中，道地产区为四川都江堰，在江西、湖北、安徽、浙江等地也有分布。由于生长环境、气候和产地等外界因素的不同，较大程度地影响了独活的各种化学成分及含量，形成了不同的入药植物，其中比较著名的有恩施独活、巴东独活、川独活及浙江独活等。

在养生领域应用历史悠久，《神农本草经》上就有关于独活"久服，轻身、耐老"的记载。独活的食用方法也多种多样，如《药茶治百病》中记载的独活茶；《太平圣惠方》中记载的独活人参酒；《圣济总录》中记载的独活当归酒等。近年来，独活在保健领域的应用有所发展，甚至进入了家畜保健领域。独活本身具有消炎、抗菌的作用，但应用在植保领域也是近年才出现的，独活在防治植物病害中的作用已经得到前人的证实，以独活为原料的植物源农药发展前景十分广阔。此外，独活还进入了美容化妆领域，其提取物已被 CFDA 收录在化妆品原料名称目录。

芳香健康养殖开发路径　独活具有祛风渗湿、散寒止疼的功效，在治疗畜禽风寒感冒和肌肉风湿等症方面具有药物开发潜力。

093　泽泻 zéxiè

为泽泻科泽泻属东方泽泻 Alisma orientale（Sam.）Juzep. 或泽泻 Alisma plantago-aquatica Linn. 的干燥块茎，多年沼生草本，别名水泻、鹄泻、及泻等。

生物学特性、采收与预处理

喜温暖湿润的气候，幼苗喜荫蔽，成株喜阳光，怕寒冷，在海拔 800 m 以下地区，一般都可栽培。宜选阳光充足，腐殖质丰富，而稍带黏性的土壤，同时有可靠水源的水田栽培，前作为稻或中稻，质地过砂或土温低的冷浸田不宜种植。

采收与预处理　冬季茎叶开始枯萎时采挖，洗净，干燥，除去须根和粗皮。贮藏期中，应防虫蛀。以个大、光滑、色黄白、粉性足者为佳。采用超声波辅助法进行预处理。

性味、归经及典籍记载

性味甘、淡、寒，归肾、膀胱经。《本草正义》载："泽泻，最善渗泄水道，专能通行小便。"《本草蒙筌》载："泽泻，多服虽则目昏，暴服亦能明目，其义何也盖泻伏水，去留垢，故明目；小便利，肾气虚，故目昏。二者不可不知。"

挥发性成分

块茎得油率为 1.5%，主要成分有苄硫基二苯脲（15.57%）、γ- 生育酚（9.62%）、己基五氟苯甲基乙基膦酸酯（8.90%）、环己烯（8.30%）、n- 棕榈酸（6.33%）、匙叶桉油烯醇（6.13%）等。泽泻种子中挥发油成分主要为 8- 庚基 - 十五烷（7.77%）、植烷（7.43%）等饱和烷烃，还含有氧化石竹烯（2.49%）、芮木烯（2.13%）等萜类成分。

相关经方、验方

（1）痰湿壅盛型高血压　泽泻 15 g、半夏 10 g、天麻 10 g、茯苓 10 g、橘红 10 g、白术 12 g、炙甘草 6 g、大枣 6 g、生姜 5 g，水煎服。

（2）心包积液　葶苈子 30 g、生牡蛎 30 g、泽泻 30 g、天花粉 15 g、海藻 15 g、醋商陆 10 g、炒芥子 12 g、旋覆花 30 g（包）、茜草 15 g、薤白 15 g、炒杏仁 9 g、黛蛤散 30 g（包）、细辛 10 g、茯苓 30 g、干姜 10 g、醋五味子 10 g，水煎服。

（3）椎动脉型颈椎　广柴胡 18 g、生晒参 10 g、姜半夏 9 g、黄芩 9 g、炙甘草 6 g、大枣 15 g、生姜 15 g、陈皮 6 g、茯苓 15 g、泽泻 20 g、天麻 10 g、钩藤 10 g，水煎服。

现代科研主要成果及其药理作用

药理学研究表明泽泻及其化学成分具有利尿、抗结石、肾脏保护、降血脂、保肝、降血糖、抗癌、抗氧化损伤、抗感染、抗补体等作用。泽泻有明显的降胆固醇作用、抗动脉粥样硬化作用和保护因四氯化碳中毒的小鼠肝脏。泽泻有轻度降压作用，其降压作用并不明显影响血浆肾素和血管紧张素转化酶（ACE）活性或醛固酮水平，对肾上腺素引起的兔离体主动脉条件收缩有缓慢的松弛作用，可抑制由血管紧张素引起的家兔主动脉条的收缩，可减少心

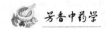

输出量和心率以及左心室压力，可增加冠脉流量。泽泻还有利尿作用，能增加尿液中 K^+、Na^+ 的分泌量。

道地药材资源及开发前景

分布于东北、华北、西南及河北、新疆、河南等地，古产于汉中（今陕西省汉中市）、汝南（今河南省驻马店地区）等地，其中汉中泽泻较佳；现今泽泻主产于福建、四川、广西、江西，多为栽培品种，湖北、湖南等地也有生产，其中以福建建瓯、建阳的泽泻质量最佳，称为"建泽泻"，近代以来一直被认作是道地药材。

由于其独特的临床疗效，泽泻及其复方历经 3000 余年漫长岁月，至今仍常用不衰。近年来泽泻已成为国内外学者研究中药的热点之一，对它的生物活性成分及其药理学作用进行了深入的研究，取得了重要进展。我们已经有确切的证据表明泽泻在心血管相关疾病的防治方面具有可靠而突出的作用和疗效。然而，其有效成分及其相关作用机制仍亟须系统阐明；新的剂型、甚至泽泻相关有效单体成分仍需要进一步开发，造福患有心血管系统相关疾病的广大民众。

芳香健康养殖开发路径　在蛋鸡日粮中添加泽泻提取物可以提高蛋鸡的生产性能，降低鸡蛋胆固醇的含量，提高鸡蛋的品质，也能够提高鸡群的免疫水平和鸡群养殖效益。

094　金钱草 jīnqiáncǎo

为报春花科珍珠菜属金钱草 *Lysimachia christinae* Hance 的干燥全草，多年生匍匐草本，别名大金钱草、铜钱草、过路黄、路边黄等。

生物学特性、采收与预处理

喜温暖、阴凉、湿润环境，不耐寒。适宜肥沃疏松、腐殖质较多的砂质壤上。生于沟边、路旁阴湿处和山坡林下，垂直分布上限可达海拔 2300 m。

采收与预处理　花期为 5—7 月，果期为 7—10 月。夏、秋季采收，拔取全草，除去杂质，晒干。提取挥发性成分时，可先用纤维素酶协同超声波法进行预处理。

性味、归经及典籍记载

性味甘、咸、微寒，归肝、胆、肾、膀胱经。《本草纲目拾遗》载："味微甘，性微寒，祛风，治湿热。"《百草镜》载："跌打损伤，疟疾，产后惊风，肚痛，便毒痔漏，擦鹅掌风。汁漱牙疼。"

挥发性成分

得油率为 0.1%，主要为壬醛（17.70%）、十三烷（9.45%）、癸醛（5.16%）、α - 蒎烯（4.68%）、β - 石竹烯（3.65%）等。

相关经方、验方

（1）胆石症　金钱草 60 g、鸡内金 18 g，共研细粉，分 3 次开水冲服。

（2）胆囊炎　金钱草 45 g、虎杖根 15 g，水煎服。如有疼痛加郁金 15 g。

（3）急性黄疸型肝炎　金钱草 90 g、茵陈 45 g、板蓝根 15 g，水煎加糖适量，每日分 3 次服，连服 10 ~ 15 剂。

现代科研主要成果及其药理作用

金钱草中分离得到多种黄酮类化合物、酚酸类化合物和香豆素类化合物等。金钱草中含量最多的化学成分是槲皮素，槲皮素主要有抗感染、抗氧化、降血压、降血脂等药理作用，这与金钱草的临床传统应用相符。金钱草对细胞免疫、体液免疫有调节作用；能增强巨噬细胞的吞噬功能；对血管平滑肌有松弛作用，对试管内 ADP 及花生四烯酸诱导的人血小板聚集也有一定的抑制作用；能明显促进胆汁分泌，有排石、利尿作用，给大鼠和犬灌服，均可见利胆、排石和预防胆结石生成作用；有抗菌和抗感染作用，对金黄色葡萄球菌有一定抑制作用。

道地药材资源及开发前景

在我国分布广泛，四川是金钱草药用的发现地和道地产区，主要产于井研、乐山、青神等地。据考证，四川金钱草在《本草纲目拾遗》中就有记载。别名神仙对坐草。目前金钱草主要为野生资源或农户零星栽培，没有集约种植基地。

药用价值很高，在中医临床应用广泛。应发展金钱草的标准化栽培技术，提高产量，以限制野生资源的过度开发。

芳香健康养殖开发路径　金钱草与其他草药配伍，可用于治疗牲畜尿道结石、尿闭症。

095　**天胡荽** tiānhúsuī

为伞形科天胡荽属天胡荽 *Hydrocotyle sibthorpioides* Lam. Encycl. Meth. Bot. 的干燥全草，多年生草本，别名步地锦、鱼鳞草、满天星等。

生物学特性、采收与预处理

通常生长在海拔 475 ～ 3000 m 湿润的草地、河沟边、林下。喜温暖、阴凉、湿润环境。适宜肥沃疏松、腐殖质较多的砂质壤土。

采收与预处理　采取根茎拔取或离地面 2 ～ 3 cm 处割除法采收。作为药用，一般可在封垄后 10 ～ 15 d 至盛花期采收，这样有利于产量的提高。采收后捡去基部黄叶、杂草，洗净，晒干后备作药用。提取天胡荽挥发性成分时，可用微波法对天胡荽进行预处理。

性味、归经及典籍记载

性味苦、辛、寒，归肝、肾经。《生草药性备要》载："苦，寒。治癞，臭耳，鼻上头风，痘眼去膜，消肿，敷跌打大疮。"《医林篡要》载："辛，平。"《滇南本草》载："天胡荽味辛、苦、性温。主治发汗，散诸风头痛、明目、退翳膜、利小便、疗黄疸。"

挥发性成分

全草得油率为 0.3%，主要包括萜及烯醇类化合物，萜类化合物占总挥发油的 64.19%，烯醇类化合物占总挥发油的 23.03%。

相关经方、验方

（1）尿路结石　鲜天胡荽 75.0 g、鲜珍冬毛仔藤叶 30.0 g、川牛膝 18.8 g、鸡内金 11.3 g、车前草 18.8 g、石韦 18.8 g，水煎服。

（2）跌打瘀肿　天胡荽捣烂，酒炒热，敷患处。

（3）荨麻疹　天胡荽 15 g，捣汁以开水冲服。

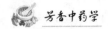

现代科研主要成果及其药理作用

现代研究表明，天胡荽挥发油及其乙酸乙酯提取物对大豆蚜虫和白蚁均表现出较高的杀虫活性，有抗病原微生物的作用。天胡荽有抗病毒、抗肿瘤、增强免疫、抗菌杀虫、保肝等作用。天胡荽中的积雪草苷具有良好的抗病毒作用，此外积雪草苷通过减少氧化损伤、提高抗氧化酶的活性、抑制 β 淀粉样蛋白（Aβ）的生成与沉积和提高突触可塑性等改善认知障碍和学习记忆功能损伤。齐墩果烷型三萜皂苷对肿瘤细胞具有一定的细胞毒性。天胡荽对金黄色葡萄球菌、变形杆菌、福氏痢疾杆菌、伤寒沙门氏菌、铜绿假单胞菌、枯草芽孢杆菌等有不同程度的抑制作用。天胡荽对肝损伤有保护作用，可抑制大鼠免疫型肝纤维化，降低血清中丙氨酸氨基转移酶、天门冬氨酸氨基转移酶水平及肝组织中羟脯氨酸水平。

道地药材资源及开发前景

天胡荽属植物数千年来在我国的临床应用，证实其具有良好的药用价值。我国天胡荽属植物资源丰富，分布广泛，但道地产区在我国江西、福建、广东、广西、贵州、四川、湖南等地。但是，对其研究还相对薄弱，还需要利用现代药学研究手段，结合细胞生物学、分子生物学等各相关学科知识，更深入地进行研究，进一步开拓天胡荽属药用植物的应用前景。天胡荽的抗菌、抗感染等作用提示其在对抗新冠病毒方面有一定的价值。

芳香健康养殖开发路径　天胡荽对动物肝脏细胞具有保护、清热利尿作用，给药后 6 h 大白鼠的排尿量，呈现出显著的差异。口服天胡荽的提取物香豆素 250 mg/kg，对正常糖尿病大鼠有显著降血糖作用。

096　辣根 làgēn

为十字花科辣根属辣根 *Armoracia rusticana*（Lam.）P. Gaertner et Scherb. 的根，多年生草本，别名马萝卜、山葵萝卜等。

生物学特性、采收与预处理

喜冷凉气候，耐干旱，不耐雨涝，以土层深厚、保水、保肥力强的砂壤土，微酸性土壤较好，忌连作。耐寒性强，因而定植期很长，从 11 月下旬至翌年 4 月下旬均可。一般在 3 月中旬至 4 月上旬定植，花期为 4—5 月，果期为 5—6 月。

采收与预处理　春栽 10 月收，种植 20 个月产量高达 2000 kg，一般不宜超过 2 年，以免影响质量。采收后如不能及时加工，应进行保鲜贮藏，防止品质降低。初霜后，叶子枯萎，是采收适期，刨出后要及时清除泥土，放在潮湿的地方保存。提取挥发性成分前，先对干燥根进行破碎预处理。

性味、归经及典籍记载

性温、味辛，归胃、胆、膀胱经。《本草纲目》载："辣根茎入药可养胃，促消化，增食欲，爽精神等。"

挥发性成分

全草含挥发油及芥子油，得油率为 7.62% ~ 8.03%；种子含脂肪油和生物碱，其挥发油中含有十八种化合物，占总量的 95.5%，主要成分是烯丙基异硫氰酸酯、4- 戊烯基异硫氰酸酯、5- 苯基乙基异硫氰酸酯和 5- 己烯基异硫氰酸酯；叶含葡萄糖异硫氰酸酯，其中主要成分为葡萄糖异硫氰酸烯丙酯，又称黑芥子苷，还含少量的葡萄糖异硫氰酸苯酯等。

相关经方、验方

消化不良、小便不利、胆囊炎、关节炎　内服浸汁饮，鲜叶 6～10 g，煎汤服。

现代科研主要成果及其药理作用

挥发性成分有利尿、兴奋神经的功效，还具有较强的抗癌效果，可用于防治胃癌。对于细菌、真菌也有很强的杀灭效果。农业上用作杀虫杀菌剂，可对种子进行熏蒸杀虫，或者用于种子保存使用。

辣根辛辣刺激的风味来源于挥发油中的主要成分异硫氰酸酯（ITCs），其具有抗菌、抗肿瘤、抗氧化等多种药理作用。硫代葡萄糖苷在内源性黑芥子硫苷酸酶或胃微生物作用下水解生成 ITCs、腈、硫氰化物、上皮硫烷硫酸盐基团和可变的非糖侧链。

经常食用辣根能够降低人们患肺癌等其他癌症的危险。研究表明，饮食中掺入的硫代葡萄糖苷能抑制肿瘤细胞的形成硫代葡萄糖苷的活性，通过内源性黑芥子硫苷酸酶或肠道内的微生物水解生成 ITCs 发挥抗癌作用，继而减少致癌物质对 DNA 的损伤、抑制苯并芘及二甲基蒽等致癌物质诱发肺癌的发生，从而有效地控制肿瘤细胞。

道地药材资源及开发前景

原产欧洲东部和土耳其，已有 2000 多年的栽培历史。我国青岛、上海郊区栽培较早，东北和河北、北京、江苏等地均有栽培。

随着现代人口味的变化，这种由辣根制成的芥末受到广大消费者的喜爱，很多人用餐时都会配上这种芥末。辣根的经济效益较高，值得种植与开发新产品。

097　虎杖 hǔzhàng

为蓼科虎杖属虎杖 *Polygonum cuspidatum* Sieb. et Zucc. 的干燥根茎和根，多年生灌木状草本，别名花斑竹、酸筒杆、酸汤梗、川筋龙、斑庄、斑杖根、大叶蛇总管、黄地榆等。

生物学特性、采收与预处理

常生长在海拔 2500 m 以下的山沟，溪边，河边，山坡，林下阴湿处，主要分布于我国长江以南各地和陕西，湖北，四川等地。

采收与预处理　春、秋季采挖，除去须根，洗净，趁鲜切短段或厚片，晒干。采用酶法提取工艺进行预处理，酶种类为纤维素酶。

性味、归经及典籍记载

性味微苦、微寒，归肝、胆、肺经。《别录》载："主通利月水，破留血癥结。"《药性论》："治大热烦躁，止渴，利小便，压一切热毒。"《本草纲目拾遗》载："主风在骨节间及血瘀。煮汁作酒服之。"《日华子本草》载："治产后恶血不下，心腹胀满。排脓，主疮疖痈毒，妇人血晕，仆损瘀血，破风毒结气。"《滇南本草》载："攻诸肿毒，止咽喉疼痛，利小便，走经络。治五淋白浊，痔漏，疮痈，妇人赤白带下。"

挥发性成分

得油率为 0.45%～0.75%，主要成分为 1- 甲基 -4- 苯甲基苯、3- 甲基 - 二苯并噻吩、邻苯二甲酸二丁酯等。

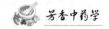

相关经方、验方

（1）毒攻手足肿　虎杖根，锉，煮，适寒温以渍足。

（2）胆囊结石　石虎杖 30 g，水煎服。

（3）五淋　虎杖不计多少，研为末，每服 9 g。

现代科研主要成果及其药理作用

现代研究表明，虎杖中醌类成分主要有蒽醌类化合物和萘醌类化合物。蒽醌类化合物是虎杖的主要醌类成分。目前，从虎杖根及根茎等部位中已成功分离得到以大黄素为首的蒽醌类物质。虎杖根及根茎中含有迷人醇、6- 羟基芦荟大黄素、6- 羟基芦荟大黄素 -8- 甲醚等蒽醌类物质。虎杖中的二苯乙烯类化合物主要是以 3,4',5- 三羟基芪为主要构架的糖苷类化合物及其异构体。从虎杖药用部位已分离得到了槲皮素及其糖苷类化合物，还分离出了儿茶素、芹菜素等黄酮类化合物。

药理实验证明其具有明显降压、保肝、抗菌、抗病毒、镇咳平喘、抗肿瘤、降血糖、降血脂、止血和解热镇痛作用等。其中大黄素、7- 乙酰基 -2- 甲氧基 -6- 甲基 -8- 羟基 -1，4- 萘醌具有抗菌活性。白藜芦醇具有强力抗真菌性能。虎杖煎液对单纯疱疹病毒、流感亚洲甲型京科 68-1 病毒及埃可 Ⅱ 型病毒（ECHO11）均有抑制作用。对 479 号腺病毒 3 型、72 号脊髓灰质炎 Ⅱ 型、44 号埃可 9 型、柯萨奇 A9 型及 B5 型、乙型脑炎（京卫研 I 株）、140 号单纯疱疹 7 种代表性病毒株均有较强的抑制作用。虎杖单体 Ⅰ 和 Ⅱ 可使乙型肝炎抗原滴度降低 8 倍。

道地药材资源及开发前景

虎杖又名酸筒杆，是客家传统药用植物，可治风湿性关节炎、跌打损伤等，其所含的白藜芦醇具有抗氧化、抗肿瘤等多种药理作用。白藜芦醇对低出生重哺乳仔猪机体的氧化还原状态和线粒体功能具有积极影响。近年来，福建宁化县把开发利用虎杖作为生物医药主导产业和农民增收致富产业来培育，制定了福建省地方标准《虎杖栽培技术规程》，建立了虎杖大田栽培示范基地 1200 亩和林下高效栽培示范基地。2009 年 11 月，宁化虎杖被中国中医药协会评为道地中药材。2019 年 2 月，中国经济林协会正式下文命名宁化为全国唯一的"中国虎杖之乡"。

目前，虎杖中主要成分的生物合成途径尚未明确，通过对虎杖中蒽醌类、二苯乙烯类及糖苷类化合物的生物合成相关基因进行研究，对虎杖中有效成分的代谢途径进行探索，为虎杖药材品质提升及开发利用提供帮助。

芳香健康养殖开发路径　饲料中添加虎杖及其提取物能提高保育猪的生长性能及其免疫力。

5　芳香止咳化痰平喘药

098　桔梗 jiégěng

为桔梗科桔梗属桔梗 *Platycodon grandiflorum*（Jacq.）A. DC. 的干燥根，多年生草本，别名铃铛花、白药、梗草、苦菜根等。

生物学特性、采收与预处理

喜凉爽气候，耐寒、喜阳光。宜栽培在海拔 1100 m 以下的丘陵地带，以富含磷钾肥的中性类砂土生长较好，种子寿命为 1 年，在低温下贮藏，能延长种子寿命。

采收与预处理　春、秋季采收，秋采者体重质实，质量较佳。挖取后去净苗叶，洗净泥土，浸水中，刮去外皮，晒干。如遇阴雨应即烘干。提取挥发性成分时，可采用超声波进行预处理。

性味、归经及典籍记载

性味苦、辛、平，归肺、胃经。《珍珠囊》载："疗咽喉痛，利肺气，治鼻塞。"《别录》载："利五脏肠胃，补血气，除寒热、风痹，温中消谷，疗喉咽痛。"

挥发性成分

得油率为 0.05%，主要化学组成为 n- 棕榈酸、（Z，Z）-9,12- 亚油酸、角鲨烯、棕榈酸甲酯、油酸、十五烷酸等。

相关经方、验方

（1）肺痈　桔梗 15 g、甘草 30 g，水煎服。

（2）喉痹及毒气　桔梗 30 g，水煎服。

（3）牙疳臭烂　桔梗、茴香等量，烧研为粉末，敷于患处。

现代科研主要成果及其药理作用

挥发油中 n- 棕榈酸具有抑菌、抗凋亡作用；油酸可以逆转 n- 棕榈酸对胰岛 β 细胞分泌胰岛素的负效应；角鲨烯作为桔梗挥发油中唯一的萜类化合物，是一种天然的抗氧化剂，具有调节胆固醇代谢、保护胰岛细胞及功能、降血糖等作用；（Z，Z）-9,12- 亚油酸具有抗肿瘤、调节血脂的作用。可开宣肺气而利胸膈咽喉，并有较好的祛痰排脓作用，用于咳嗽痰多，或咳痰不爽、胸膈痞闷、咽痛音哑、肺痈胸痛、咳吐脓血、痰黄腥臭等证。

近年来，国内外关于桔梗化学成分的研究已经很全面，药理作用也不断被报道，桔梗及所含皂苷能增强呼吸道黏蛋白释放，表现为较强的祛痰作用，并且桔梗水提液或总皂苷具有很好的镇咳祛痰活性。单用无明显平喘作用，但配伍成复方则作用明显。桔梗还有抗菌、抗感染、免疫增强、解热、抗过敏等作用，故临床常用于治疗呼吸系统疾病。桔梗石油醚提取物有抗癌、抗氧化作用。桔梗具有抗抑郁的作用，其可能通过调控多个内源性代谢通路而起到抗抑郁作用。

道地药材资源及开发前景

野生桔梗主要分布在黑龙江、吉林、辽宁、内蒙古、河南、河北、山东、山西、陕西、安徽、湖南、湖北、浙江、江苏等地，四川、贵州、江西、福建、广东、广西等地也有分布。

桔梗适应性很强，一般土质都能生长。桔梗花大而美丽，为庭园观赏植物。应用现代手段及技术，研究桔梗的化学成分及药理作用机理，开发桔梗新的药物。桔梗挥发油成分以脂肪族酸类化合物最多，萜类、芳香族化合物较少，这与桔梗科植物党参、西南风铃草中挥发油所含成分相似。鉴于桔梗明确的祛痰作用及其他多种药理作用，其药用开发价值巨大，临床应用前景广阔。

芳香健康养殖开发路径　桔梗能够提高肉猪、肉鸡的生产性能和免疫功能，与麦芽、山

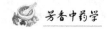

楂等搭配使用时，可提高瘦肉率及肌内脂肪的含量，改善猪肉品质和风味。此外，添加一定量的桔梗能提高鸡的饲料利用率，提高鸡的生产性能，特别对鸡的免疫功能有显著提高。

099　前胡 qiánhú

为伞形科前胡属白花前胡 *Peucedanum praeruptorum* Dunn. 的干燥根，多年生草本，别名鸡脚前胡、山独活、射香菜等。曾有书把紫花前胡当前胡用，紫花前胡，别名土当归、野当归、独活、麝香菜、鸭脚前胡、鸭脚当归、老虎爪为伞形科当归属紫花前胡 *Angelica decursiva*（Miq.）Franch. et Sav. 的干燥根。

生物学特性、采收与预处理

喜冷凉湿润气候，耐旱、耐寒。适应性较强，在山地及平原均可生长。以肥沃深厚的腐质土壤生长最好，黏土及过于低湿地方不宜栽种。

采收与预处理　白花前胡冬季至次春茎叶枯萎或未抽花茎时采挖，除去须根，洗净，晒干或低温干燥；紫花前胡在秋、冬两季地上部分枯萎时采挖，除去须根，晒干，切薄片。生用或蜜炙用。提取挥发性成分前，采用酶辅助法进行预处理。

性味、归经及典籍记载

性寒、味苦、辛，归肺经。《本草汇言》载："前胡，散风寒、净表邪、温肺气、消痰嗽之药也。"《本草通玄》载："前胡，肺肝药也。散风驱热，消痰下气，开胃化食，止呕定喘，除嗽安胎，止小儿夜啼。"《药性论》载："去热实，下气，主时气内外俱热，单煮服佳。"

挥发性成分

根得油率为0.025%，其主要化学组成为氧化单萜，占比45.62%，如柠檬油精、α-蒎烯、α-姜烯、萜品油烯等。

相关经方、验方

（1）咳嗽涕唾稠黏、心胸不利、时有烦热　前胡50 g、麦门冬、贝母50 g、桑根白皮50 g、杏仁25 g、甘草0.5 g，上药捣筛为散，每服20 g，以水1盏，入生姜3片，水煎去滓，温服。

（2）妊娠伤寒、头痛壮热　前胡、黄芩、石膏、阿胶各30 g，上粗捣筛，每服9 g，水1盏，水煎去滓，温服。

（3）七情气郁成痰、气噎痞痛、喘闷　桔梗60 g、枳壳30 g、瓜蒌仁120 g（另研）、半夏15 g，上为末，以姜汁糊为丸。每次50～70丸，用蜜糖汤送下，每日3次。

现代科研主要成果及其药理作用

挥发油具有抗菌作用，其对革兰阳性菌和真菌的效果相对于革兰阴性菌要好。

现代研究表明，前胡中的主要化学成分为香豆素类化合物。香豆素是广泛分布于植物界中的次生代谢产物，最早报道于1820年，迄今已有1300多种。香豆素类化合物具有抗神经衰弱、抗凝血、抗氧化、抗菌、抗癌、抗结核、降血糖、抗抑郁、抗感染、抗肿瘤等多方面的药理活性。前胡还具有祛痰、平喘、镇咳、扩张血管、抗血小板聚集、增加冠状动脉血流量、减少心肌耗氧量、降低心肌收缩力、抗心衰，降血压等作用。

道地药材资源及开发前景

前胡是一种药食兼用的植物资源,白花前胡主产于浙江、河南、湖南、四川等地,亦产于广西、安徽、江苏、湖北、江西等地。紫花前胡主产于江西、安徽、湖南、浙江等地,资源丰富。

近年国内外对前胡的化学成分、药理作用及其机制做了大量研究,显示其具有很高的药用价值,要充分利用前胡的自然资源,特别是白花前胡中富含香豆素类化合物具有抗癌,治疗抑郁症作用等药用潜力,研制更多的药品与养生产品,使前胡在医疗保健中,发挥更大作用。

芳香健康养殖开发路径　前胡在动物机体的镇痛、镇静、解热和抗感染方面具有药用功效,可开发出新型兽药。

100　半夏 bànxià(附　半夏曲、水半夏)

为天南星科半夏属半夏 *Pinellia ternata*(Thunb.)Breit. 的干燥块茎,多年生草本,别名地文、守田、蝎子草、麻芋果等。

生物学特性、采收与预处理

喜潮湿肥沃的砂质土壤,多见于房前屋后、山野溪边及林下。喜温暖怕炎热。半夏在适度遮光条件下能生长繁茂,光照不足则生长不良。湿度是半夏最重要的生态条件之一,土壤含水量在 20%~40% 对生长较为适宜。

采收与预处理　夏、秋季采挖,洗净,除去外皮和须根,晒干。利用超声辅助法,进行提取半夏挥发性成分前的预处理。

性味、归经及典籍记载

性味辛、温,归脾、胃、肺经。《本草纲目》载:"除腹胀,目不得瞑,白浊,梦遗,带下。"《神农本草经》载:"主伤寒寒热,心下坚,下气,咽喉肿痛,头眩,胸胀,咳逆肠鸣,止汗。"《别录》载:"消心腹胸膈痰热满结,咳嗽上气,心下急痛坚痞,时气呕逆,消痈肿,堕胎,疗萎黄,悦泽面目。生,令人吐;熟,令人下。"

挥发性成分

块茎得油率为 1.33%,成分主要为:9,12- 亚油酸乙酯(16.93%)、邻苯二甲酸二丁酯(11.17%)、邻苯二甲酸异丁基性辛酯(7.13%)等。

相关经方、验方

(1)湿痰喘急、心痛　半夏适量,香油炒,研末,制丸(梧桐子大小),每服 30~50 丸,姜汤送服。

(2)诸呕吐、谷不得下　半夏 12 g、生姜 25 g,水煎服。

(3)焦虑、紧张、抑郁、失眠、眩晕、咽喉异物感　半夏 12 g、厚朴 9 g、茯苓 12 g、生姜 15 g,苏叶 6 g,以水 1400 mL 煮取 800 mL,分温 4 服,日 3 夜 1 服。

现代科研主要成果及其药理作用

挥发性成分中,9,12- 亚油酸乙酯用于制肥皂、油漆、清漆、乳化剂等,医药上用于治疗动脉硬化和血脂过高等症。

现代研究表明,半夏具有很好的止咳、平喘和祛痰的作用,半夏能预防和改善喘咳症

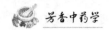

状。此外，半夏还有抗抑郁、镇静催眠、抗感染、止呕、降血脂、抗衰老作用。

道地药材资源及开发前景

除我国内蒙古、吉林、黑龙江、青海、新疆、西藏外，其他各省、自治区均有分布，以四川、贵州、云南、甘肃、湖北、山东、安徽等省资源较多。

药用历史悠久，近年来半夏中更多的化学成分被发现，许多药理作用得到进一步的阐述。有利于开发新药及保健产品。另外，半夏挥发油含量较高，其相关挥发油产品的开发有巨大的市场开发前景。

芳香健康养殖开发路径　本品具有畜禽养殖应用前景，可与其他草药配伍治疗母猪产后不食与寒热症状。

附　半夏曲 bànxiàqǔ

为天南星科半夏的块茎与生姜汁、白矾、面粉和六神曲经发酵而成的曲剂。其性味辛、微寒，有小毒，归肝、肺经。半夏曲发酵前后分别含有 71 个和 73 个化合物，挥发油中含有共有化合物 41 个，分别占挥发油的比例为 89.1% 和 93.2%。其中，以脂肪酸、脂肪酸酯、倍半萜和单萜类为挥发油中的主要成分，并认为是半夏曲祛痰和平喘的主要药效成分。半夏曲以四川、贵州、云南、甘肃、湖北、山东、安徽等省资源较多。

附　水半夏 shuǐbànxià

为天南星科犁头尖属戟叶犁头尖 *Typhonium flagelliforme*（Lodd.）Bl. 的块茎，别名田三七、土半夏、疯狗薯等。性味辛、温，有毒，归脾、肺经。水半夏含挥发油，其主要化学成分为脂肪烃类和脂肪酸类。含量较多的挥发性成分有 9,12,15- 十八碳三烯酸、9，12- 亚油酸 -2 羟基 -1-（羟甲基）- 乙酯等。挥发性成分具有燥湿化痰、解毒消肿、止血的功效。水半夏为南方民间用药，有散瘀、止血、消肿、解毒之功效，但无降逆止呕作用，主要用于治疗跌打损伤、外伤出血、乳痈、疔疮、瘰疬、疥癣及毒蛇咬伤等症。研究表明水半夏有明显的镇吐、止咳、祛痰、平喘作用，其提取物具有良好的抗感染、阵痛、镇静作用。水半夏还有抗肿瘤、抗室性心律失常、抗氧化、类阿托品等作用。水半夏为广西地区在 20 世纪 60 年代初期将野生种引种栽培，分布于广西、广东、贵州、云南、福建、江西、湖南等省区。功效与半夏相似，但水半夏没有止呕的作用。应加强对其化学成分、药理作用以及炮制等方面的研究，特别是与半夏的比较研究，对于合理应用水半夏、充分利用资源都有重要意义。

101　紫菀 zǐwǎn

为菊科紫菀属紫菀 *Aster tataricus* Linn.f. 的干燥根和根茎，多年生草本，别名青苑、紫倩、小辫儿、返魂草等。

生物学特性、采收与预处理

生于海拔 400～2000 m 的低山阴坡湿地、山顶和低山草地及沼泽地，耐涝、怕干旱，耐寒性较强。

采收与预处理　10 月下旬至次年春，待地上部分枯萎后，挖掘根部，除去有节的根茎，编成辫状晒干，切厚片生用，或蜜炙用。采用水蒸气蒸馏法对紫菀挥发性成分进行提取时，先将干燥紫菀全草进行切段预处理。

性味、归经及典籍记载

性味苦、辛、甘、微温，归肺经。《神农本草经》载："紫菀味苦温，主咳逆上气，胸中寒热结气，去蛊毒、痿蹶，安五脏"。《本草正义》载："紫菀柔润有余，虽曰苦辛而温，非燥烈可比，专能开泄肺郁，定喘降逆宣通窒滞"。《本草从新》载："专治血痰，为血劳圣药，又能通利小肠"。

挥发性成分

根得油率为1.26%，主要挥发性成分包括1-酰基-反式-2-烯-4,6-癸二炔（59.86%）、5-（1,3-二甲基亚丁基）-1,3-环戊二烯（3.79%）、间二异丙基苯（4.41%）、亚苄乙酰丙酮（3.46%）、γ-榄香烯（3.40%）和α-斯柏林烯（3.24%）等。三脉紫菀挥发油化学成分主要为石竹素（18.38%）、环氧化蛇麻烯Ⅱ（8.01%）、石竹烯（3.57%）、棕榈酸（4.59%）、蛇麻烯（3.16%）、植酮（2.51%）、柏木脑（2.35%）、β-榄香烯（2.28%）等。紫菀挥发油具有良好的祛痰作用。

相关经方、验方

（1）肺癌 紫菀15 g、蚤休15 g、芙蓉花15 g、枇杷叶15 g、百部15 g、昆布15 g、海藻15 g、生牡蛎15 g、浙贝母9 g、橘核9 g、橘红9 g、生地黄12 g、玄参12 g、白花蛇舌草30 g、白茅根30 g、地锦草30 g、薏苡仁30 g、夏枯草30 g，水煎服。

（2）咳而上气，喉中有水鸣声 紫菀麻黄汤，其中紫菀6 g、射干9 g、麻黄9 g、生姜6 g、细辛6 g、款冬花6 g、大枣3枚、半夏9 g、五味子3 g，水煎服。

（3）咳嗽、胎动不安 紫菀30 g、天冬30 g、桔梗15 g、甘草7.5 g、杏仁7.5 g、桑白皮7.5 g，每服15 g加竹茹1块，水煎去滓，加蜜半匙，再煎2沸，温服。

现代科研主要成果及其药理作用

研究证明，紫菀水煎剂及苯、甲醇提取物均有显著的祛痰作用，目前，初步认为祛痰的有效成分为丁基-D-核酮糖苷；根与根茎的提取物有止咳作用。紫菀水提醇液还有平喘作用。体外试验证明，紫菀对大肠杆菌、痢疾杆菌、伤寒杆菌、副伤寒杆菌、绿脓杆菌有一定的抑制作用；槲皮素有利尿作用。此外紫菀煎剂具有抗氧化、抗缺氧、通便及抗肿瘤等作用，紫菀中的肽类是抗肿瘤作用的主要活性成分。

道地药材资源及开发前景

分布于我国河北、安徽、黑龙江、吉林、辽宁、内蒙古、河南、湖北、山西、陕西、甘肃等省（自治区），主产于河北、安徽等省。现广泛栽培。

由于紫菀的资源较为丰富，药理作用广泛，嫩幼苗还可食用，其药品开发价值较大。紫菀的药理作用有待进一步深入研究。

芳香健康养殖开发路径 紫菀可与其他草药配伍，治疗牛因劳役过度所致的支气管炎、喉气管炎等。

102 姜半夏 jiāngbànxià

为天南星科半夏属半夏 *Pinellia ternata*（Thunb.）Breit. 的干燥块茎炮制加工品，多年生草本，别名姜夏、姜夏片等。

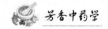

生物学特性、采收与预处理

根浅，喜温和、湿润气候，怕干旱，忌高温。夏季宜在半阴半阳中生长，畏强光；在阳光直射或水分不足条件下，易发生倒苗。耐阴，耐寒，块茎能自然越冬。

采收与预处理　7—9月间采挖，洗净泥土，除去外皮，晒干或烘干。依法炮制。提取挥发性成分时，先将原料进行粉碎预处理。

性味、归经及典籍记载

性味辛、温，有毒，归脾、胃经。《别录》载："消心腹胸膈痰热满结，咳嗽上气，心下急痛坚痞，时气呕逆；消痈肿，堕胎，疗萎黄，悦泽面目。生令人吐，熟令人下。"《中国医学大辞典》载："姜半夏，有寒痰者宜之。"

挥发性成分

块茎得油率为1.33%；主要成分为：3-乙酸氨基-5-甲基异唑（44.40%）、丁基乙烯基醚（11.88%）、3-甲基-二十烷（9.78%）、十六碳烯二酸（6.92%）等。

相关经方、验方

（1）痰饮　杏仁泥50 g、广陈皮15 g、小枳实20 g、云苓25 g、姜半夏30 g、苏子霜10 g、水煎服。

（2）小儿肺炎痰多　鱼腥草8 g，姜半夏、桃仁、杏仁、丹参、桑白皮、浙贝母、天竺黄各6 g，桔梗、生甘草各3 g，黄芩、地龙、车前子各5 g，水煎服。

（3）新型冠状病毒感染性肺炎　姜半夏9 g、麻黄9 g、杏仁9 g、炙甘草6 g、生石膏15～30 g（先煎）、桂枝9 g、泽泻9 g、猪苓9 g、白术9 g、茯苓15 g、柴胡16 g、黄芩6 g、生姜9 g、紫菀9 g、冬花9 g、射干9 g、细辛6 g、山药12 g、枳实6 g、陈皮6 g、藿香9 g，水煎温服。

现代科研主要成果及其药理作用

挥发性成分具有改善脂质代谢，降血脂，改善心脑血管系统功能，止呕功能。

研究证明，姜半夏中含有抗氧化活性物质醇类、姜烯酚，对体内自由基有不同程度的抑制和清除作用。姜半夏对水吗啡、洋地黄、硫酸铜引起的呕吐都有一定的拮抗作用，其镇吐的主要成分是生物碱，植物甾醇、甘氨酸等。姜半夏含生物碱提取物可以使抗癌药物顺铂所致的呕吐的潜伏期延长，干呕和呕吐次数明显减少，减轻了顺铂的毒副作用，同时发挥了一定的抗肿瘤作用。

道地药材资源及开发前景

是一种常用的名贵中药，长期以来主要靠采集野生资源提供商品。产地不同，品种多样，如四川南充和安徽省阜阳地区颍上县所产姜半夏为道地药材。鹞落坪姜半夏为在安徽岳西县鹞落坪地区发现的新品种，实验表明，鹞落坪姜半夏具有明显的抗呕吐作用。鹞落坪半夏民间用于止咳历史悠久，资源丰富，并且具有较强的适应能力，便于栽培引种，且毒性低，有大的经济价值和药用价值。山东姜半夏生物碱含量较高，可作为山东地道药材，有一定的抗呕吐和抗肿瘤作用。

姜半夏多糖有抗肿瘤的作用，对于肿瘤的放化疗减毒、增效的辅助治疗有良好的应用价值和开发前景。各地可利用盛产优质半夏的地源优势，开发出兼具抗癌、止呕、减毒的新型药物。

芳香健康养殖开发路径　研究显示，在水貂呕吐模型中，姜半夏可通过中枢抑制发挥止呕作用，在畜禽养殖方面具有开发潜力。

103　款冬花 kuǎndōnghuā

为菊科款冬属款冬花 *Tussilago farfara* Linn. 的花蕾，多年生草本，别名冬花、款花、看灯花、艾冬花、九九花等。

生物学特性、采收与预处理

喜凉爽潮湿环境，耐严寒，忌高温、干旱，适宜生长温度为 15～25 ℃，宜选山区或阴坡栽种，在平原可与果树间作。土壤以腐殖质或微酸性砂质壤土为好。

采收与预处理　12 月或地冻前当花尚未出土时采挖，除去花梗及泥沙，阴干。进行干燥预处理后，采用水蒸气蒸馏法可对其挥发性成分进行提取。

性味、归经及典籍记载

辛、微苦，温，归肺经。《神农本草经》载："主咳逆上气善喘，喉痹，诸惊痫，寒热邪气。"《药性论》载："主疗肺气心促，急热乏劳，咳连连不绝，涕唾稠黏，治肺痿肺痈吐脓。"《日华子本草》载："润心肺，益五脏，除烦，补劳劣，消痰止嗽，肺痿吐血，心虚惊悸，洗肝明目及中风。"

挥发性成分

水蒸气蒸馏花的得油率为 0.10%～1.02%，超临界萃取干燥花的得油率为 1.09%～1.28%。成分主要有 α-十一烯、β-红没药烯、1,10-十一二烯、环十一烯、斯巴醇、α-香松烯环氧化物、榄香烯及反 -10- 甲基 - 内三环［5,2,1,0（2，6）］癸烷等。

相关经方、验方

（1）哮喘　款冬花制成醇浸膏，每次 5 mL（相当于生药 10 g），日服 3 次。

（2）婴幼儿肺炎　款冬花、紫菀等量，加 2 倍量冰糖，水煎服，每日 1 剂，分 2～3 次服用。款冬花及紫菀用量：0～6 个月 3 g/d，6 个月～1 岁 6 g/d，1～3 岁 9 g/d。

（3）咳嗽痰多气急　白果（炒）9 g、麻黄 9 g、苏子 6 g、甘草 3 g、款冬花 9 g、杏仁 4.5 g、桑皮 6 g、黄芩 4.5 g、法制半夏 9 g。上药用水 3 盅，煎 2 盅，分两次服用。

现代科研主要成果及其药理作用

款冬花中的黄酮类及多糖类化合物具有较好的抗氧化活性，对自由基有较好的清除作用，且清除能力随浓度的增加而增加；款冬花镇咳作用主要与其生物碱、黄酮、萜和皂苷类化合物有关，涉及白细胞介素 -2（IL-2）、环氧合酶 -2（COX-2）、人核糖核酸酶 A3（RNASE3）等 18 个靶点及信号转导－炎症－能量代谢相关生物过程和代谢通路；款冬花中山奈酚、槲皮素等成分具有抑制小鼠肺腺癌细胞 LA795 增殖的作用，款冬花多糖可抑制人非小细胞肺癌 A549 生长，并可诱导人白血病 K562 细胞凋亡，款冬酮有抗结肠癌的作用，可降低 β-catenin 活性，同时能够降低 Wnt/β-catenin 信号通路目标基因 cyclin d1 和 c-myc 的表达，从而抑制结肠癌细胞的增殖；款冬花乙醇提取物能明显减少二甲苯致小鼠肿胀，款冬酮对小鼠巨噬细胞具有抗感染作用，可诱导 RAW264.7 细胞血红素加氧酶蛋白表达呈剂量依赖性关

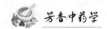

系，还通过抑制一氧化氮和前列腺素 E2 的过量分泌表现出治疗神经炎性疾病的潜力；款冬酮还能显著增加外周阻力，增加心搏出量，使心率减慢，并具有较强的抑制血小板因子活性作用。

款冬花水煎液灌胃 4 周后发现有明显病理改变，且伴有肝脏系数的明显增加，款冬花水煎液及总生物碱与肝切片共培养后，水煎液组均能引起血清丙氨酸氨基转移酶漏出率显著升高；总生物碱组能引起肝切片乳酸脱氢酶、血清丙氨酸氨基转移酶漏出率升高，且蛋白含量显著下降。亦有研究显示款冬花水提液口服、醇提物腹腔注射、醚提取物静脉注射的 LD50 值远远高于中国药典规定的款冬常用剂量，因此，正常范围内使用款冬花是安全的。

道地药材资源及开发前景

广泛分布于华北、西北及江西、湖北、湖南等地，主产于陕西榆林、神木，山西兴县、临县，河南嵩县、卢氏，甘肃灵台、天水等，以河南产量大，甘肃灵台、陕西榆林所产的质量最佳。

具有较好的抗氧化活性和较强的抗紫外线辐射能力，可用以开发出防晒化妆品。款冬花中的多糖类成分，可作为功效成分，开发出保健食品。款冬花挥发油具有改善和修饰卷烟香气，减轻刺激性的作用。

芳香健康养殖开发路径　款冬花可与其他草药配伍治疗各种类型家畜咳嗽。

104　白前 báiqián

为萝藦科鹅绒藤属柳叶白前 *Cynanchum stauntonii*（Decne.）Schltr.ex.Levl. 或芫花叶白前 *Cynanchum glaucescens*（Decne.）Hand.–Mazz. 的干燥根茎和根，多年生草本，别名石蓝、咳药等。

生物学特性、采收与预处理

喜温暖湿润气候，耐寒，忌干燥，宜选择腐殖质壤土或土层深厚的砂壤土栽培，积水的黏土或重黏土不宜栽培。种子繁殖或分根繁殖。柳叶白前生长于溪滩、江边沙碛处，以至半浸于水中。芫花叶白前生长环境及分布与柳叶白前相同，两者常群生在一起。

采收与预处理　栽种后第 2 年秋季或第 3 年春季发芽前选晴天挖取全株，取根及根茎，晒干或烘干。提取干燥白前根挥发性成分前，先对干燥根茎和根进行破碎预处理。

性味、归经及典籍记载

性味辛、甘、微温，无毒，归肺经。《本草纲目》载："白前，长于降气，肺气壅实而有痰者宜之。若虚而长哽气者不可用。张仲景治嗽而脉沉者，泽漆汤中亦用之。"《本草衍义》载："白前，保定肺气，治嗽多用。以温药相佐使，则尤佳。"

挥发性成分

根茎得油率为 1.6%，主要成分为乙醛、2- 正戊基呋喃、1- 壬烯 -3- 醇、（Z）-2- 壬烯醛、1- 石竹烯、樟脑等。

相关经方、验方

（1）久嗽兼吐血　白前 150 g、桑白皮、桔梗各 100 g、炙甘草 50 g。加入水 2000 mL，煮至 500 mL，空腹顿服。情况严重者，十数剂。

（2）慢性支气管炎　白前 9 g、紫菀 9 g、款冬花 9 g、杏仁 6 g、法半夏 6 g，水煎服。具有逐水化痰之功效。主治久咳逆上气，身体浮肿，短气胀满。

（3）胃脘痛　白前和重阳木根各 25 g，水煎服。治疗胃胀腹胀，胃脘疼痛。

（4）小儿营养不良　白前、重阳木或兖州卷柏全草各 15 g，水煎服。健脾和胃，行气消积，治疗消化不良。

（5）跌打肿痛　白前 25 g、香附 15 g、青皮 5 g，水煎服。消肿止痛，治疗跌打损伤、腰肌劳损、软组织损伤的外伤疾病。

现代科研主要成果及其药理作用

有清肺化痰、止咳平喘等功效，是治咳嗽之要药。药理作用研究表明，白前具有较好的抗感染活性。芫花叶白前水提物、柳叶白前水提取物腹腔注射对巴豆油所致小鼠耳郭急性渗出性炎症，均有非常显著的抗感染作用。白前醇提取物给小鼠灌胃，能减少由乙酸引起的扭体反应的次数，抑制二甲苯引起的耳肿、角叉菜胶引起的足趾肿胀。白前醇提物对消化系统有较广泛的药理作用，不仅抗胃溃疡，还有止泻作用，且作用持续时间长。

此外，白前具有镇痛、抗血栓形成作用。研究表明，白前水提物、白前醇提取物，均可延长小鼠体外血栓形成时间。

道地药材资源及开发前景

目前全国主流商品是柳叶白前。湖北省是全国柳叶白前的主产区，产量居全国首位，浙江、广西、四川等省、自治区也有分布。在湖北省白前野生转家种成功基础上扩大种植面积，产量的提高缓解了供求矛盾。白前为多年生草本，当前柳叶白前生产上以一年生栽培的作药材，产量较低，亩产为 150～180 kg（干重），质地柔软，色白，味淡，与野生的质脆、色黄、味甜有一定差异。

白前为典型的中药复杂品种，除柳叶白前和芫花叶白前外，尚有 4 科 18 种植物在全球广泛分布和使用，资源极为丰富。然而，白前单味药的止咳平喘药性全面开发与研究还很薄弱，尤其是药效的物质基础及其作用机理鲜见报道。基于白前已知的药性和临床用药特点，证实白前属于治疗肺系病证具有高关联性，同时挖掘出核心组合 18 个，新处方 9 个，由此说明，加大分析和寻找白前中治疗肺系病证治疗有效成分，对于发现和开发临床治疗肺科疾病药物具有重要意义。

世界卫生组织估计，全世界至少有十分之一的成年人是肥胖者。白前中含孕烷苷，具有抑制食欲和产生饱腹感的作用，减少进食，对其进一步研究有望开发出高效、安全的减肥药物。

近年来，尽管白前的药理作用和临床应用已有较多研究报道，在一定程度上促进了该中药的临床应用范围，尤其是平喘止咳组合用药方面得到业界肯定。但由于白前的有效成分及其体内药代动力学等研究基本未能涉及，极大地制约了白前作为呼吸系统治疗药源的开发进程，因此，加大白前中有效成分的分离及有关作用机制研究是今后研究的重点。

芳香健康养殖开发路径　白前在兽医临床中已有许多应用，包括清肺降气、祛痰止咳等方面，在畜禽养殖上具有开发潜力。

105 川贝母 chuānbèimǔ

为百合科贝母属植物川贝母 *Fritillaria cirrhosa* D.Don、暗紫贝母 *Fritillaria unibracteata* Hsiao et K.C.Hsia、甘肃贝母 *Fritillaria przewalskii* Maxim.、梭砂贝母 *Fritillaria delavayi* Franch.、太白贝母 *Fritillaria taipaiensis* P.Y.Li 或瓦布贝母 *Fritillaria unibracteata* Hsiao et K.C.Hsia var. *wabuensis*（S.Y.Tang et S.C.Yue）Z.D.Liu，S.Wang et S.C.Chen 的干燥鳞茎，多年生草本，别名贝母、川贝等。按性状不同分别习称"松贝""青贝""炉贝"。

生物学特性、采收与预处理

喜冷凉的气候条件，具有耐寒、喜湿、怕高温、喜荫蔽的特性。气温达到 30 ℃或地温超过 25 ℃，植株就会枯萎；海拔低、气温高的地区不能生存。种植川贝母应选背风的阴山或半阴山为宜，并远离麦类作物，防止锈病感染，以土层深厚、质地疏松、富含腐殖质的壤土或油沙土为好。川贝母以种子繁殖为主。

采收与预处理　夏、秋季或积雪融化后采挖，除去须根、粗皮及泥沙，晒干或低温干燥。经粉碎预处理，水蒸气蒸馏可得挥发性成分。

性味、归经及典籍记载

性味苦、甘、微寒，归肺、心经。《神农本草经》载："主伤寒烦热，淋沥邪气，疝瘕，喉痹，乳难，金疮风痉。"《别录》载："疗腹中结实，心下满，洗洗恶风寒，目眩，项直，咳嗽上气，止烦热渴，出汗，安五脏，利骨髓。"《药性论》载："治虚热，主难产作末服之；兼治胞衣不出，取七枚末，酒下；末，点眼去肤翳；主胸胁逆气，疗时疾黄疸，与连翘同主项下瘤瘿疾。"《日华子本草》载："消痰，润心肺。末，和砂糖为丸含，止嗽；烧灰油敷人畜恶疮。"

挥发性成分

超临界萃取干燥鳞茎的得油率为 0.05%，挥发性主要成分为 1- 十八烯（16.38%），1- 十二烯（15.09%），十六烷基—环氧乙烷（11.38%），棕榈醇（10.65%），花生醇（7.95%），9- 十八炔酸甲酯（6.94%），n- 棕榈酸（5.41%）。川贝母挥发油所含化学成分看，1- 十八烯在有机合成中用于生产表面活性剂、香料；1- 十二烯用于生产表面活性剂、洗涤剂、润滑油添加剂及增塑剂等；棕榈醇用作化妆品的软化剂、乳剂调节剂，医药用乳化剂、硬化剂；花生醇用于特种表面活性剂和某些有机化学品的制备；n- 棕榈酸具有润肠作用。

相关经方、验方

（1）肺热咳嗽多痰、咽喉中干　贝母（去心）75 g、甘草（炙）15 g、杏仁（汤浸去皮、尖、炒）75 g，上 3 味捣罗为末，炼蜜丸如弹子大，含化咽津。

（2）小儿咳嗽喘闷　贝母（去心，麸炒）25 g、甘草（炙）5 g，上 2 味捣罗为散，每服 5 g，水煎服。

（3）下乳　牡蛎、知母、贝母，3 物为细末，同猪蹄汤调下。

现代科研主要成果及其药理作用

现代研究表明，川贝母中主要有效成分为异甾体生物碱与甾体生物碱，川贝母中已经分离并确定结构的生物碱成分有 100 余个化合物，其中异甾体生物碱所占比例最多，大约为 75%，其次为胆甾衍生物。异甾衍生物可以分为西藜芦碱类和介藜芦碱类，而胆甾衍生物又可分为白藜芦碱类和茄次碱类。除生物碱外，川贝母中还含有大量非生物碱成分，非生物碱主要含有皂苷、萜类、甾体、脂肪酸、嘌呤、嘧啶、烯烃类化合物、醇类化合物、呋喃类化合物、酮类化合物、烷烃类化合物和无机元素 Ca、Mg、K、Fe、Co、Ni、Mn、Ba、Ti、Al、Sn、Cr、Sr 等。

药理研究表明，川贝有镇咳、祛痰、平喘、镇痛、保护膈肌、抗氧化、抗溃疡、抗菌等作用。其发挥镇咳平喘的成分主要为生物碱类，其机制一般认为与其松弛支气管平滑肌，减轻气管、支气管痉挛，改善通气状况有关。

道地药材资源及开发前景

川贝母为四川产区道地药材，有悠久的应用历史，为润肺止咳的要药，疗效卓著。由于川贝母生境的恶化及人为的大力采挖，川贝母的资源面临着日趋枯竭的问题。

目前对贝母的研究主要集中于贝母的地下部分，其包括生物碱类化合物的提取及含量测定、药材的真伪鉴别和临床应用研究方面，除生物碱之外的其他活性成分有待于进一步研究。

芳香健康养殖开发路径　川贝母清肺化痰、润肺止咳，为清肺化痰之佳品。在兽医临床上常配黄芩、知母和石膏，对治动物肺热咳喘用之效好；配紫菀、沙参、麦门冬，治疗肺虚咳喘等；配桔梗和鱼腥草，对肺痈咳嗽、鼻流脓涕用之效果显著；配海藻、生地黄、夏枯草，治疗动物痰火郁结之瘰疬、结核效好；配紫花地丁、蒲公英、天花粉、鱼腥草，治疗乳痈效佳。

106　昆布 kūnbù

为海带科昆布属昆布 *Laminaria japonica* Aresch. 或翅藻科昆布 *Ecklonia kurome* Okam. 的干燥叶状体，冷水性藻类多年生植物，别名江白菜、纶布、海昆布等。

生物学特性、采收与预处理

为冷水性海藻，其生长温度为 0 ~ 13 ℃，以 2 ~ 7 ℃为最适温度。昆布进行光合作用需有足够的光能，并从海水中吸收营养，由于海水混浊或透明度不同，适宜生长的水层也有深浅之别，深者在大于潮线下 2 ~ 3 m，浅者在水面下 1 m 深处（在海水中追施氮、磷肥能提高昆布产量）。流速大的海区生长良好，反之生长很慢且易染病害，一般流速在 50 ~ 80 cm/s 较适宜。

采收与预处理　夏、秋季采捞，拣去杂质，用水漂净，切成宽丝，晾干。以色黑褐，体厚者为佳。根据影响挥发性成分得油率的因素和饱和溶液法制备条件因素，选择水煎法用于挥发性成分提取和制备工艺。药材浸泡，加热提取挥发性成分，以无水硫酸钠脱水，得淡棕黄色昆布挥发油。

性味、归经及典籍记载

味腥，性寒、咸，归肝、胃、肾经。《名医别录》载："主 12 种水肿，瘿瘤聚结气，瘘疮。"《药性论》载："利水道，去面肿，去恶疮鼠瘘。"

挥发性成分

挥发性成分主要有荜澄茄油烯醇、己醛、（E）-2-己烯醛、（E）-2-己烯醇、己醇、二甲苯、1-辛烯 -3-醇、丁基苯、（E，E）-2,4-庚二烯醛、（E）-2-辛烯醛、（E）-2-辛烯醇、（E，

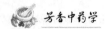

E）–2,4–辛二烯醛、（E，Z）–2,6–壬二烯醛、（E）–2–壬烯醛、α–松油醇、β–环柠檬醛、β–高环柠檬醛、（E）–2–癸烯醇、（E，E）–2,4–癸二烯醛、β–紫罗兰酮、十五烷、表荜澄茄油烯醇、肉豆蔻酸、ω–十六碳烯酸、二丁基–2–苯并［C］呋喃酮等。

相关经方、验方

（1）瘿气结核　昆布 50 g（洗去咸味），捣罗为散，每次 5 g，以绵裹，醋中浸过，含至无药味。

（2）颈下结囊渐大欲成瘿　昆布、海藻等量，研磨，制蜜丸（杏核大），含服，每日 4 ~ 5 次。

现代科研主要成果及其药理作用

具有消痰软坚散结，利水消肿的功效，主要用于治疗瘿瘤、瘰疬、睾丸肿痛和痰饮水肿。

昆布内含有丰富的碘，可纠正因缺碘引起的甲状腺功能不足，同时可以暂时抑制甲状腺功能亢进患者的基础代谢率，使症状减轻。能温和、有效地降低高血压病患者的收缩压和舒张压。昆布多糖具有明显的增强体液免疫功能，能提高外周血细胞的数量，并有降血糖、调血脂、调节免疫功能、镇咳、凝血、抗辐射、抗肿瘤、抗菌、抗病毒、抗疲劳等作用。昆布多糖对肥胖大鼠具有明显的减肥作用，昆布多糖同时能降低血清三酯甘油和总胆固醇、改善血清 HDL–C 水平。

道地药材资源及开发前景

分布于山东、浙江、福建沿海。可分为两型：北海型（*forma distans* Miyabe et Okam.）藻体较为细长，羽状裂缺接近中肋，孢子叶距叶部有相当的距离，生长在大连、山东沿海。南海型（*forma typica* Yendo）体形较短，羽状裂缺较浅，孢子叶接近叶部，生长在浙江嵊泗列岛海域。

昆布作为一种药食兼用植物有广泛的药理活性，经常食用昆布对困扰现代人的身心疾病有良好的防治作用。日本人长寿和妇女乳腺癌的发生率较低，与其食用海藻特别是海带的习惯有密切的关系。

6　芳香开窍药

107　**石菖蒲** shíchāngpú（附　九节菖蒲）

为天南星科菖蒲属石菖蒲 *Acorus tatarinowii* Schott. 的根茎，多年生草本，别名山菖蒲、药菖蒲、金钱蒲、菖蒲叶、水剑草、香菖蒲。

生物学特性、采收与预处理

喜阴湿环境，耐寒，忌干旱。多生在密林下，不耐阳光暴晒，否则叶片会变黄。不耐干旱，稍耐寒，在长江流域可露地生长。以在沼泽湿地或灌水方便的砂质壤土、富含腐殖质壤土栽培为宜。

采收与预处理　栽后 3 ~ 4 年采收。多在秋、冬两季采收，以植物地上部分枯萎或生长停顿至萌芽前采收为最佳时机。采收时挖取根茎除去叶及须根，洗净泥土，选择空旷通风、地面平坦的地方，将药材直接铺于地上，或席、帘、箕、箔等盛具中，直接晾晒至干。切段预处理，经水蒸气蒸馏可得挥发油。

性味、归经及典籍记载

性味辛、苦、温，归心、脾、胃经。《神农本草经》载："主风寒湿痹，咳逆上气，开心孔，补五脏，通九窍，明耳目，出音声。"《别录》载："主耳聋，痈疮，温肠胃，止小便利，四肢湿痹，不得屈伸，小儿温疟，身积热不解，可作浴汤。聪耳目，益心智。"《药性论》载："治风湿顽痹，耳鸣，头风，泪下，杀诸虫，治恶疮疥瘙。"

挥发性成分

得油率为 1% ~ 3%，主要成分为 β-细辛醚（62.38%）、1-烯丙基-2,4,5 三甲氧基苯（18.24%）、顺-甲基异丁香油酚（1.06%）、甲基丁香油酚（12%）、α-细辛醚（2.17%）等，还含有微量 γ-细辛醚、欧细辛醚、细辛醛等。

相关经方、验方

（1）神经性耳聋 石菖蒲根 6 ~ 15 g，每日 1 剂，水煎服，连服多日可治疗。

（2）癫痫 石菖蒲 9 g，水煎服，分 3 次服用，每日 1 剂，30 日为 1 个疗程，连续服用可治疗癫痫。

（3）因心肾虚损引起的健忘健忘 石菖蒲 9 g、远志 12 g、熟地 15 g、菟丝子 12 g、益智仁 9 g，水煎服。

现代科研主要成果及其药理作用

药理学证实，其挥发油具有镇静抗癫痫、抗抑郁、抗痴呆、保护心肌细胞、缓解胃肠肌及健胃、抗氧化、镇咳平喘、抗菌抗感染、抗疲劳等多种功效。

石菖蒲镇静、抗癫痫药效主要有效成分是挥发油，其中 α-细辛醚、芳樟醇及甲基丁香酚为其主要有效成分。石菖蒲抗抑郁药效有效成分为多糖及挥发油。β-细辛醚、β-蒎烯、芳樟醇和草蒿脑为其主要有效成分，均已被证明具有抗抑郁活性。

石菖蒲抗痴呆药效成分为挥发油、生物碱、三萜皂苷及少许有机酸，其水提液、甲醇提取物、β-细辛醚、Tatarine A、Tatarine B 及 Tatarine C 均具有改善老年性痴呆（Alzheimer's disease，AD）的作用；石菖蒲健胃药效主要有效成分集中在挥发油，可舒缓胃肠肌，其中的丁香酚有健胃功效，桂皮醛有胃保护作用。

道地药材资源及开发前景

我国长江流域以南的各省份也均有分布，主产于四川、江苏、浙江、江西等地，其中产于四川境内的为道地药材。近年来，我国石菖蒲的产量呈下降趋势，要加快石菖蒲的种植技术研究和产业推广，早日实现石菖蒲的栽培化，以保证石菖蒲资源的可持续利用和市场需求。调查发现，福建省的石菖蒲资源比较丰富，且蕴藏量也较大，值得开发利用。

作为豁痰开窍、醒神益智的传统中药，具有抗抑郁作用，能够改善脑内单胺类递质和脑内神经营养因子水平、提高抗氧化能力、保护脑内神经元等。开发服用安全、疗效明显的药品具有较好的市场前景。

芳香健康养殖开发路径 石菖蒲可以用于马、牛、羊、猪等动物神昏癫痫、寒湿泄泻、肚胀方面的治疗，具有良好开发前景。

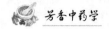

附　九节菖蒲 jiǔ jié chāng pú

现代所用的九节菖蒲并非为古代所记载的同于石菖蒲的药物，而是毛茛科银莲花属阿尔泰银莲花 *Anemone altaica* Fisch.ex C.A.Mey. 的干燥根茎，别名菊形双瓶梅、小菖蒲、外菖蒲、节菖蒲、鸡爪莲等。九节菖蒲或者节菖蒲，其成分也与石菖蒲不同，不能代石菖蒲用。其化学成分主要根茎含棕榈酸、琥珀酸、5-羟基乙酰丙酸、β-谷甾醇、白头翁素、蔗糖、（5R，8R）1,6,9,13-四氧双螺-（4,2,4,2）-十四烷-2,10-二酮。其功效与主治主要是开窍化痰，醒脾安神，用于热病神昏、癫痫、耳鸣耳聋、胸闷腹胀、食欲不振。外治痈疽疮癣。

7　芳香安神药

108　缬草 xiécǎo

为败酱科缬草属缬草 *Valeriana pseudofficinalis* C.Y.Cheng〔*V.officinalis* auct.non Linn.〕、黑水缬草 *V.amau-rensis* Smir.ex Kom、宽叶缬草 *V.fau-riei* Brig.〔*V.officinalis* Linn.var.*latifolia* Miq.〕的根及根茎，多年生草本，别名满山香、抓地虎、拔地麻、七里香、大救驾、小救驾、香草、蜘蛛香。

生物学特性、采收与预处理

生于山坡草地、林下、沟边，海拔 2500 m 以下，性喜湿润，宜选地下水位高或低洼地种植，并要有良好的灌溉条件，耐涝，也较耐旱。土壤以中性或弱碱性的砂质壤土为好。

采收与预处理　9—10 月间采挖，去掉茎叶及泥土，晒干。采用微波技术提取挥发油之前需要进行预处理。

性味、归经及典籍记载

性温、味辛、苦，归心、肝经。《四川中药志》载："缬草治脑神经及心、胃衰弱，慢性神经失常及尿崩。"《陕西中草药》载："缬草，安神镇静，祛风解痉，生肌止血，止痛。治癔病，心脏病，腰腿痛，胃肠痉挛，关节炎，跌打损伤，外伤出血。"

挥发性成分

根含挥发油 0.5%～2%，主要成分为异戊酸龙脑酯，还含龙脑、1-茨烯、α-蒎烯、d-松油醇、1-柠檬烯、吡咯基-α-甲基甲酮、α-蒎烯、月桂烯、水芹烯、1-石竹烯、γ-松油烯、异松油烯等。

相关经方、验方

（1）神经衰弱、心悸　缬草 6 g，水煎服；或缬草 30 g，浸于白酒 150 mL，48 h 后分服（本品为 1 周量）。

（2）神经衰弱、失眠　缬草 9 g，煎服。或缬草、合欢皮、石菖蒲各 9 g，煎服。

（3）癔病　缬草、甘草各 9 g，大枣 5 枚，煎服。

现代科研主要成果及其药理作用

所含挥发油类成分中日缬草素醇和乙酸环阔叶缬草醇酯，具有显著抗抑郁、镇静和抗惊厥的功效。研究发现，缬草可以改善抑郁大鼠的行为活动，恢复大脑海马神经元及磷酸化环腺苷酸反应元件结合蛋白阳性神经元数量到正常水平。缬草挥发油还具有良好的镇静和抗惊厥作用，能明显抑制小鼠的外观行为活动，显著增强戊巴妥钠及水合氯醛对中枢神经系统的抑制作用，对戊四氮、电刺激所致的小鼠惊厥有明显的抑制作用，并可明显延长硫代氨基脲所致小鼠惊厥的潜伏时间。

此外，缬草中环烯醚萜类成分有较强的抗肿瘤作用，其中以环烯醚萜酯的作用最为明显。体外实验发现缬草波春对肝癌细胞、骨髓造血祖细胞、Kreb2 腹水癌细胞和 T2 淋巴细胞有抑制作用。

道地药材资源及开发前景

原产于欧洲和亚洲温带地区，广泛分布于美洲、欧洲、亚洲的北温带地区，在我国分布较少，现盛产于湖北神农架、贵州、四川等地。过去主要采集野生资源，从 20 世纪 70 年代起开始驯化栽培。

缬草主要作为加工挥发油的良好材料，在食品商品中应用较多，也是香水、香精工业的一种良好的原料。在未来的医学领域，可将缬草挥发油的抗肿瘤作用运用于治疗肿瘤之中，抗抑郁功效用于缓解轻度或中度抑郁，还可将缬草研发成保健品。

芳香健康养殖开发路径　缬草中的缬草三酯等物质对猫、狗、小鼠、家兔等动物具有安定作用，降低其兴奋和攻击状态；缬草提取物还有镇痛、降血压作用，在畜禽养殖上可以有针对性开发应用。

109　香根草 xiānggēncǎo

为禾本科香根草属香根草 *Chrysopogon zizanioides*（Linn.）Roberty 的根，多年生草本，别名岩兰草、印须芒草、培地草等。

生物学特性、采收与预处理

暖季型草，生长快，抗性强，具有很好的穿透性，喜温暖，根系发达，适应能力强，耐旱、耐涝、耐瘠薄，在盐碱地上也能生长，当日平均温度稳定超过 10 ℃时根开始萌发，随着气温的升高，生长逐渐加快，当温度 22 ~ 40 ℃时达到生长高峰，可在气温 -10 ~ 45 ℃和降雨量在 300 ~ 6000 mm 的地区生长。适应性广、抗逆性强，很少感染或传播病虫害。花果期为 8—10 月。

采收与预处理　冬季采挖其根。将采收的根除去苗、须根和泥沙，洗净，晾干。提取可以水、酒精等为溶剂，按常规方法提取，然后将提取液浓缩至干。

性味、归经及典籍记载

目前鲜有关于岩兰草相关性味、归经的报道。《中国芳香植物》与《中国辛香料植物资源开发与利用》均有详细介绍。

挥发性成分

根水蒸气蒸馏得油率为 3.8% ~ 4.5%，主要成分有倍半萜烯类碳水化合物，如 γ - 杜松萜烯、丁香萜烯、α - 紫穗槐烯、香树素和桧萜烯；醇衍生物：岩兰草醇，如客稀醇、表蓝桉醇、匙叶桉油稀醇、客素醇；羰基衍生物：岩兰草酮，如 α - 岩兰草酮、β - 岩兰草酮、客素酮及酯类衍生物例如客素稀醇醋酸酯。

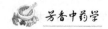

相关经方、验方

（1）安眠　岩兰草挥发油1滴，乳香挥发油1滴，进行熏香（每5平方米1滴的量计算熏香需要滴加的挥发油滴数）。

（2）舒压放松、平复心绪　岩兰草挥发油2滴，薰衣草挥发油2滴，佛手柑挥发油2滴，加入洗澡水中，进行泡浴。

（3）治疗脚气　岩兰草挥发油5～10滴，滴于温水中，浸泡双脚。

（4）改善暗疮皮肤　岩兰草挥发油2滴，乳香挥发油2滴，葡萄籽挥发油10 mL，调配复方挥发油，局部涂抹在暗疮患部。

（5）驱蚊赶蝇、防止疾病传染　岩兰草挥发油10滴，薰衣草挥发油10滴，香茅挥发油10滴，欧薄荷挥发油10滴，尤加利挥发油10滴，柠檬草挥发油10滴，酒精100 mL，调配成防虫喷雾，摇匀喷洒全身，或空气中。

现代科研主要成果及其药理作用

其挥发油具有很强的自由基清除活性，但是其金属螯合能力相对较弱；岩兰草油对大肠杆菌、枯草芽孢杆菌、金黄色葡萄球菌、绿脓杆菌、地衣芽孢杆菌、高地芽孢杆菌均有一定的抑菌能力。岩兰草可以引诱靶标害虫成虫产卵并利用自身对幼虫的杀虫活性将害虫消灭在幼虫期，避免害虫转移到被保护的作物上；岩兰草有助于缓解生气、不正常的兴奋和易怒的情绪，还能缓和神经质般的举动，对缓解压力和紧张心情也有好处，岩兰草挥发油对大鼠表现出抗焦虑样的特征。

道地药材资源及开发前景

原产于印度和非洲大陆南部，我国于20世纪初引入，我国东南部、印度、印度尼西亚、斯里兰卡、斐济、巴西等热带、亚热带地区都有分布。现如今广泛分布在江苏、浙江、福建、河南、广东、海南及四川等地区。

岩兰草挥发油在香水、芳香疗法、SPA等诸多方面有作用，其是一种很好的定香剂，广泛应用于各大品牌香水中，具有良好的镇静效果，能让人心情平和，情绪平稳，让人的红细胞带氧力提升，内分泌系统强化。岩兰草挥发油对皮肤抗菌、抗痉挛、促进细胞再生都有着独特的效果，可用于老化、松弛、皱纹性皮肤。岩兰草种植投资少，周期短，收效快。种植岩兰草将会获得更大的生态效益、经济效益和社会效益。要充分挖掘其不凡的药用潜力，开发出更多为人类健康服务的药物。

芳香健康养殖开发路径　岩兰草是一种极具潜力的反刍动物廉价饲料资源。

8　芳香温里药

110　茴香 huíxiāng

为伞形科茴香属茴香 *Foeniculum vulgare* Mill. 的干燥成熟果实，多年生草本，别名小茴香、谷茴香、谷茴、茴香子、土茴香、野茴香、大茴香、谷香、香子、小香等。

生物学特性、采收与预处理

喜湿润凉爽，半耐寒、耐旱，但不耐涝、耐盐。适应性强，对土壤要求不严，但宜选地势平坦、肥沃疏松、排水良好的砂壤土或轻碱性黑土。

采收与预处理　秋季果实初熟时采割植株，晒干、打下果实，除去杂质。采用纤维素酶对小茴香进行预处理，这样能够破坏茴香籽的细胞壁，使茴香挥发油更容易获取，得油率也有所提高。纤维素酶预处理后得到的茴香挥发油的反式茴香脑和含氧化合物比例更高，具有更好的品质。

性味、归经及典籍记载

味辛，性温，归肝、肾、脾、胃经。《新修本草》载："主诸瘘，霍乱及蛇伤。"《本草汇言》载："温中快气之药也。方龙潭曰，此药辛香发散，甘平和胃，故善主一切诸气，如心腹冷气、暴疼心气、呕逆胃气、腰肾虚气、寒湿脚气、小腹弦气、膀胱水气、阴颓疝气、阴汗湿气、阴子冷气、阴肿水气、阴胀滞气。其温中散寒，立行诸气，乃小腹少腹至阴之分之要品也。"

挥发性成分

挥发油得油率为 3% ~ 6%，主要成分为醇类、醛类、萜烯类、酮类、酯类等，茴香醚占全挥发油量的 50% ~ 60%，爱草脑和小茴香酮亦是含量较高的成分。此外还有反式茴香脑、α - 蒎烯、β - 月桂烯、茴香醛、柠檬烯、桉叶油醇、芳樟醇、葑醇和 α - 松油醇等多种成分。小茴香挥发油具有抗感染镇痛的功效。

相关经方、验方

（1）慢性浅表性胃炎　乌药 10 g、木香 10 g、小茴香 9 g、高良姜 15 g、槟榔 15 g、川楝子 15 g、青皮 6 g，水煎服，15 d 为 1 个疗程。

（2）肋下疼痛　小茴香（盐水炙）50 g、枳壳（麸炒）5 g，共研为末，每次 9 g，盐汤调下。

（3）疝气　乌药、木香、炒茴香、青皮各 6 g，炒良姜 3 g，川楝子 4 g，党参、黄芪、茯苓各 10 g，水煎。

现代科研主要成果及其药理作用

小茴香挥发油具有抗菌作用，茴香醚为其有效成分。除此之外，研究发现小茴香挥发油能显著抑制二甲苯致小鼠耳郭肿胀及蛋清致大鼠足肿胀的炎症反应，且能减轻醋酸引起的小鼠扭体反应，提示其具有抗感染镇痛作用，其抗感染作用与减少细胞分泌肿瘤坏死因子 - α 有关。

小茴香在治疗肝硬化腹水方面具有良好的保钾作用，并能增强胃肠蠕动，促进消化。另外，小茴香挥发油对四氯化碳引起的小鼠肝脏毒害有保护作用，还可抑制肝纤维化。

道地药材资源及开发前景

在全国各地均有分布，主产于山西、内蒙古、甘肃和辽宁等地。甘肃民勤县东湖镇是我国茴香重点产区，2019 年采用"公司 + 合作社 + 农户"的产销模式，在上润、下润、东润、往致、附余、调元等 6 个村建成万亩出口茴香基地，并全部完成国际雨林联盟机构认证工作。2020 年有连片种植绿色优质茴香 7 万亩以上基地，全镇茴香面积达 5 万亩。

小茴香为多用途芳香植物，其叶和种子有特殊香味，嫩叶常作为蔬菜食用，种子多作药用、调味品和香料。小茴香挥发油及小茴香酮可广泛用于调味、糖果、牙膏、香皂和化妆品中，并具有良好的防腐作用，可用于腌渍食品。茎叶制成的烟丝香味浓郁，尼古丁和焦油量低，或可成为香烟的替代品。

芳香健康养殖开发路径　可治疗畜禽类因寒滞所致的便溏等症。小茴香挥发油具有好闻的香味，可以刺激动物食欲，且具有温里散寒的作用，从而提高其采食量和生产性能。

111　**高良姜** gāoliángjiāng

为姜科山姜属高良姜 *Alpinia officinarum* Hance. 的干燥根茎，多年生草本，别名风姜、小良姜等。

生物学特性、采收与预处理

喜温暖湿润气候，宜选择土层深厚、肥沃疏松、排水良好的砂质壤土栽培。

采收与预处理　夏末秋初采挖，除去须根及残留的鳞片，洗净，切段，晒干。萃取高良姜挥发性成分时，利用超声波辅助法进行预处理。

性味、归经及典籍记载

性味辛、热，归脾、胃经。《药性论》载："治腰内久冷，胃气逆、呕吐。治风，破气，腹冷气痛；去风冷痹弱，疗下气冷逆冲心，腹痛，吐泻。"《本草纲目拾遗》载："下气，益声。煮作饮服之，止痢及霍乱。"《本草图经》载："治忽心中恶，口吐清水者，取根如骰子块，含之咽津，逡巡即瘥；若（口中）臭亦含咽，更加草豆蔻同为末，煎汤常饮之佳。"

挥发性成分

得油率约 1.0%，从中分离鉴定的化合物有 80 余种，海口产高良姜挥发油主要含有 α–蒎烯（5.4%）、β–蒎烯（10.0%）、α–松油醇（8.2%）和樟脑萜（12.9%）。

相关经方、验方

（1）胃脘疼痛、胸胁胀闷、痛经　高良姜（酒制）9 g、香附（醋制）9 g。上药各焙、各研、各贮，用时以米饮加生姜汁 1 匙，盐 1 撮为丸。

（2）卒心痛、腹胁气胀、不欲饮食　高良姜 45 g、厚朴 60 g、桂心 30 g、当归 30 g，上药捣筛为散，每服 9 g，加水 300 mL，煎至 180 mL，去滓，不计时候，热服。

（3）伏暑伤冷、霍乱　陈皮、藿香叶、香薷叶、甘草、生姜、高良姜、大枣、紫苏叶、木瓜各等分，每服 9 g，水煎服。

现代科研主要成果及其药理作用

其挥发油具有显著的抗氧化活性、抑菌作用及抗癌的功效，对酵母菌、革兰阳性菌及革兰阴性菌的生长均有较明显的抑制作用，对金黄色葡萄球菌、大肠杆菌、枯草杆菌及酿酒酵母菌的抑菌圈均在 9~15 mm。由于挥发油不溶于水，故其在培养基中不易扩散，同时因挥发油的挥发性也降低其在滤纸上的浓度，故高良姜挥发油的实际抑菌能力可能更强。

高良姜挥发油可抑制花生油在贮藏过程中的氧化酸败反应。在一定的浓度范围内，贮藏前期其抗氧化能力要强于常用的抗氧化剂 BHT，但随着贮藏时间的延长其抗氧化作用要弱于 BHT，其原因可能是高良姜挥发油在花生油中挥发所致。

高良姜挥发油可明显阻滞 HL-60 细胞从 G0/Gl 期向 S 期转进，造成大量细胞停留在 G1 期。这说明高良姜挥发油可能通过影响 DNA 合成的步骤阻断基因复制，从而抑制肿瘤细胞生长。DNA 合成受阻进一步导致细胞凋亡的发生，抑制白血病的进展。高良姜挥发油较明显诱导白血病细胞凋亡。

道地药材资源及开发前景

野生资源主要分布在海南、广东、广西和云南等省区，新中国成立后高良姜引种成功，广东湛江等县市栽培面积占全国 70% 以上，为"十大广药"之一，在海南陵水、万宁、儋州等有少量栽培。

高良姜挥发油可作为一种天然的广谱抑菌剂、抗氧化剂应用于食品中。但作为食品的抗氧化剂，在食品贮藏期间的稳定性有待进一步研究。高良姜挥发油抗癌效果呈剂量正相关效应，说明有特异性靶点存在，为深入探讨高良姜挥发油的抗癌作用提供了线索。

芳香健康养殖开发路径 研究显示高良姜可治疗家养羊出现畏寒怕冷、体温升高、角根部发热、食饮废绝、腹泻黑色粪便等症状。

112 山柰 shānnài

为姜科山柰属山柰 *Kaempferia galanga* Linn. 的干燥根茎，多年生宿根草本，别名沙姜、三柰、三柰子、三赖、山辣等。

生物学特性、采收与预处理

喜温暖向阳的气候环境，怕干旱，不耐寒，土壤以疏松、肥沃、排水良好的夹沙土为好。

采收与预处理 于栽种当年的 12 月中、下旬叶片变黄时采收，挖起全株，去掉地上部分和须根，洗去泥土，用手工或切片机横切成片，晒干或用硫黄熏 1 d 后晒干即成。一般采用水蒸气蒸馏提取法或超临界 CO_2 萃取法进行获取挥发油。在挥发油低沸点部分，超临界 CO_2 萃取法获取挥发油检出的组分数量比水蒸气蒸馏法获取挥发油检出的组分少，而在挥发油高沸点部分，超临界 CO_2 萃取法获取挥发油检出的组分中极性较高组分、大分子量的组分数量明显较多。超临界 CO_2 萃取法获取的挥发油中主要有效成分对 – 甲氧基肉桂酸乙酯的相对含量比水蒸气蒸馏法提取的挥发油中对 – 甲氧基肉桂酸乙酯的相对含量高。

性味、归经及典籍记载

性味辛、温，归胃、脾经。《本草再新》载："入心、脾、肾三经。时珍云：出广中，人家亦多种蒔矣。根叶如姜，作樟木气。土人食其根，如食姜云。切断曝干，皮赤肉白。古之所谓廉姜，恐其类也。酉阳杂俎云：柰只出佛林国，苗长三四尺，根大如鸭卵，叶长如蒜薤，中心抽茎甚长，茎端开花六出，色红白，心黄赤，不结子，其草冬生夏死。取花压油涂身，去风气。按此说颇似山柰，故附之。曰：山，宣也。柰，遇也。味辛气温，臭香且辛也。"

挥发性成分

得油率为 4.5%，主成分为对甲氧基桂酸乙酯（67.88%）、桂皮酸乙酯（4.36%）、十七烷（5.11%）、1, 8- 桉油素（4.83%）、乙酯（4.36%）、十五烷（2.16%）、δ – 蒈烯（1.37%）、二

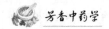

甲基苏合香烯（1.34%）、龙脑（1.31%）、樟烯（0.57%）、α‑蒎烯（0.56%）、β‑蒎烯（0.55%）等，占挥发油总量的94.33%。

相关经方、验方

（1）牙痛　山柰、麝香，共为末，口噙温水，随牙痛处一边鼻内嗤之，漱水吐去，便可。

（2）腹痛　山柰、丁香、当归、甘草等分为末，醋糊丸，梧子大。每服30丸酒下。

现代科研主要成果及其药理作用

现代药理研究发现，其作用有抗肿瘤、抗氧化、抗感染、抗焦虑、镇痛和抗过敏等。山柰酚对肺癌、宫颈癌、前列腺癌、胰腺癌及胶质母细胞瘤都有很好的抑制作用，机制主要包括：诱导细胞凋亡、调节细胞周期、抑制新生血管生成、抑制肿瘤转移、氧化与促氧化作用、抗感染、抑制细胞对葡萄糖的摄取、拮抗雌激素相关受体和调节线粒体功能等。进一步对山柰提取物分离及药效跟踪，有望开发新型抗肿瘤药物。

道地药材资源及开发前景

原产于热带地区，在我国的主要产区为广西和广东两省。2014年，山柰被中华人民共和国卫健委增列为药食两用品；不仅具有抗感染、镇痛、镇静、抗癌、防晒和抗氧化等功效，还是著名的香料，应用前景十分广阔。

山柰酚作为一种癌症辅助治疗药物，与其他抗肿瘤方式联用，有增强肿瘤放射治疗及化学治疗的作用效果以及保护肝脏、心肌的作用，为肿瘤的治疗提供新的思路。根茎中富含山柰素，对金黄色葡萄球菌及伤寒杆菌、绿脓杆菌、痢疾杆菌等均有抑制作用。另外，根提取物中的对甲氧基肉桂酸乙酯等成分在280～320 nm区域有宽而强的吸收，对皮肤无刺激，安全性好，是一种理想的防晒剂。山柰素含有多个酚羟基，且具有较强的抗氧化作用。从山柰中寻找天然抗氧化剂，可将其用作食品加工的抗氧化剂，利用其杀菌作用，将其用作食品的防腐保鲜剂。

芳香健康养殖开发路径　山柰酚具有异香，可用于诱鱼取食及作为兽药和饲料添加剂。

113　铃兰 línglán

为百合科铃兰属铃兰 *Convallaria majalis* Linn.［*C. keiskei* Miq.］的全草或根，多年生球根草本，别名君影草、草玉铃、小芦铃、香水花、鹿铃、草寸香等。

生物学特性、采收与预处理

分布于海拔850～2500 m处，多生长在郁闭度0.3以下的灌、草荒地和林缘地带。喜半阴、凉爽和湿润环境，忌炎热干燥，耐寒性强，喜肥。对土壤要求不太严格，以土层深厚、富含腐殖质、疏松肥沃的微酸性土壤为佳。

采收与预处理　全草于夏季果实成熟后采收，除去泥土，晒干。《中药大辞典》：6月开花时采收，晒干。萃取挥发油前，要进行干燥预处理，可采用超临界 CO_2 萃取法获得挥发性成分。

性味、归经及典籍记载

味甘、苦，性温，有毒。《中华本草》载："温阳利水、活血祛风，主充血性心力衰竭、风湿性心脏病、阵发性心动过速、浮肿等。"《全国中草药汇编》载："强心、利尿，用于充血性心力衰竭、心房纤颤及由高血压病和肾炎引起的左心衰竭。"《陕西中草药》载："强心利尿、活血祛风、滋阴理气，治风湿性心脏病、克山病、阵发性心动过速、心力衰竭、丹毒、紫癜、跌打损伤、劳伤、崩漏、白带等。"

挥发性成分

花中挥发油含量可达 0.4%～0.6%。提取铃兰香料的技术已经成熟，一般以石油醚为溶剂，通过溶剂萃取法可使铃兰浸膏的得油率达到 0.4%～0.6%。制备挥发油是在浸膏的基础上进行的，目前挥发油的得油率也已达 0.35%～0.45%，得油率已达鲜花挥发油含量的 90% 以上。利用气相色谱和色质谱联用法，测定出铃兰净油的主要成分为香茅醇、乙酸香茅酯、乙酸香叶酯、苯甲酸苯甲酯、苯甲酸顺 –3– 乙烯酯、苯二甲酸二异丁酯、苯二甲酸 –N– 丁基 – 异丁基酯、棕榈酸乙酯等。

相关经方、验方

（1）心脏病引起的心力衰竭及浮肿　铃兰干粉 0.3 g，开水冲服，每日 2 次。

（2）崩漏、白带　铃兰 9 g、益母草 9 g、红白鸡冠花 6 g、红毛七 6 g、红花 4.5 g 和石泽兰 3 g，水煎服，黄酒为引。

（3）丹毒　铃兰 50 g，煎水洗患处。

（4）紫癜　铃兰适量，烧灰研粉，菜油调涂患处。

现代科研主要成果及其药理作用

通过化学方法提取的铃兰毒苷液和铃兰皂苷液作用于蟾蜍离体心脏活动，发现铃兰叶、茎、根和全草浸液及水提取液皆有强心作用。铃兰总黄酮不仅对正常蟾蜍的心衰有作用，对于低钙诱发心功能衰竭的蟾蜍也有明显作用。铃兰总黄酮只是单纯对心衰的心脏产生药理影响，使心衰的机体逐渐恢复正常，并不会产生心脏的过高负荷和耗氧量，而且随着试剂浓度的增加，心率逐渐减慢，心肌收缩能力逐渐增强，心输出量也逐渐增多。在对大鼠强心作用的实验结果也表明，铃兰总黄酮在起到强心作用的同时并不会产生心脏的过高负荷和耗氧量，而且随着试剂浓度的增加，心率逐渐减慢，心肌收缩能力逐渐增强。

研究铃兰全株提取物对 1，1– 二苯基 –2– 苦肼基（DPPH·）、羟基自由基（·OH）和超氧阴离子体外清除能力大小，结果表明：与维生素 C 相比较，铃兰提取物表现出较好的抗氧化能力，对 DPPH·和·OH 表现出的清除能力在低浓度区略低于维生素 C，而在高浓度区域则表现出与维生素 C 相接近的抗氧化能力；对超氧阴离子的清除能力在整个浓度范围内与维生素 C 基本相同。

道地药材资源及开发前景

在中国、朝鲜、日本、俄罗斯、欧洲、北美洲等地都有分布。我国铃兰分布较广，东北、华北、西北、华东和华中地区都有，主要分布于东北、华北及山东、陕西、甘肃等地。

花的挥发油含量高，可制高级香水，在国际上被列为上等名贵香料。铃兰浸膏和铃兰挥发油清甜幽香、留香颇久，用途很广，是各种食品及日用化学用品的高级香料添加剂。铃兰的全草及根都有良好的药用价值，在民间应用比较普遍。根据现代的研究和开发，目前得到应用的主要为铃兰毒苷这种产品，其强心效果明显。从我国铃兰的现有资源来看，东北地区分布数量较大，在黑龙江省各地山区及半山区均有分布，仅小兴安岭总蕴藏量就超过

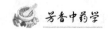

80 000 t，大兴安岭总蕴藏量约 130 000 t，吉林的通化地区每年仅鲜花产量达 1400 t 左右，白山地区鲜花产量可达 220 t。

铃兰其花色乳白、垂若风铃、清香四溢，还有红花变种和重瓣品种，成熟浆果红如宝石圆润红亮，叶子挺实而柔滑，是一种很好的观赏植物，赏花、观果和观叶俱佳。尤其是铃兰耐阴性强，可在湿润的林下种植，形成林花结合的景观。

芳香健康养殖开发路径　铃兰具有抗肿瘤、抗感染止咳、调节心血管等功效，对鱼类几乎无毒杀效应，但作为杀螺剂可满足高效、环境友好的要求。可作为毒性低的新药开发，更好地服务于临床。

114　艳山姜 yànshānjiāng

为姜科山姜属艳山姜 *Alpinia zerumbet*（Pers.）Burtt. et Smith 的根茎或果实，多年生常绿草本，别名草豆蔻、大草蔻、草蔻、月桃、玉桃、艳山红、土砂仁、大良姜等。

生物学特性、采收与预处理

喜高温潮湿环境，生长适温 22 ~ 30 ℃，不耐寒。喜阳光，也耐半阴。忌干旱，也畏涝。多长于地边、路旁、田头及沟边草丛中，喜疏松肥沃的微酸性土壤。

采收与预处理《中华本草》：根茎全年均可采，鲜用或切片晒干；果实将熟时采收，烘干。《贵州省中药材民族药材质量标准 2003 版》：秋季果实成熟时采收，鲜用或阴干。果实用水蒸气蒸馏法提取挥发油前，需要先对其种子进行破碎预处理。

性味、归经及典籍记载

《贵州省中药材民族药材质量标准 2003 版》：辛、涩，温。归心、胃、大肠经。

挥发性成分

种子得油率为 0.3% ~ 0.5%。有机酸类、碳烯类及醇类化合物为艳山姜药材挥发油中主要成分，其中以 4- 松油醇和桉油醇含量最高。根茎中挥发油中主要成分是 dDK（21.4%）和肉桂酸甲酯（15.04%），叶中主要成分是 1,8- 桉叶素（16.63%）、樟脑（14.10%）和肉桂酸甲酯（7.59%）。花中主要成分为 1,8- 桉叶素（18.85%）、樟脑（11.93%）和肉桂酸甲酯（12.81%）。种子团挥发油含量最高的为 β- 蒎烯（22.78%），其次为 β- 水芹烯（11.06%）。

相关经方、验方

（1）心腹冷痛、胸腹胀满、消化不良、呕吐腹泻和疟疾　艳山姜种子或根茎 3 ~ 9 g，煎汤；种子研末，每次 1.5 g，内服。

（2）香口辟臭　豆蔻（种子）、细辛，为末含之。

（3）痞满食滞、噎膈反胃、寒湿吐泻、痰饮积聚等　捣碎种子 4 ~ 6 g，煎汤内服。

（4）小儿胃寒吐乳　可配砂仁、豆蔻（种子）、甘草共研细末，常渗口中。

现代科研主要成果及其药理作用

其挥发油具有抗衰老、降压、降低血脂及抗感染镇痛等功效，抗氧化活性强，通过抑制胶原酶、酪氨酸酶、透明质酸酶和弹性蛋白酶，表现出强烈的抗衰老活性。同时，还具有明显的降压作用，其中挥发油成分松油烯 -4- 醇具有直接的血管松弛作用，且不依赖于交感神经系统。种子粉末及其挥发油具有明显的调节血脂作用，能明显降低血清 TC、TG 及 LDL-C

的含量，增加肝脏系数，尤其对 HDL-C 的含量明显增加，提示药物是一种有效地高密度脂蛋白胆固醇升高调节剂，有效防治高胆固醇血症及高三酯甘油血症，降低动脉粥样硬化的发生概率，其作用机制可能与种子中的成分槲皮素、芦丁、多酚类物质能够降低肝脏中脂肪酸合成相关的各种酶活性及其 mRNA 的水平表达有关。艳山姜挥发油对急性炎症动物模型具有显著的拮抗作用；对化学刺激和热刺激引起的疼痛模型能显著降低扭体次数和延长痛阈值，显示挥发油具有显著的抗感染镇痛作用。艳山姜挥发油能够预防氯胺酮过度运动，降低睡眠潜伏期和增加睡眠时间的作用，而对运动协调没有影响。艳山姜挥发油对志贺氏菌、沙门氏菌、大肠杆菌和金黄色葡萄球菌均有抑制效果，其中对金黄色葡萄球菌的抑菌活性最强，提取 8 h 的挥发油抑菌效果最好。

道地药材资源及开发前景

原产于亚洲的热带和亚热带地区，分布于印度、马来西亚、印尼、中国、日本等地。在我国是一种民间药材，在贵州也是一种特色的苗药，有着悠久的应用历史。

现代药理学研究表明，艳山姜具有抗氧化、降血压、解痉镇痛、对内皮细胞的保护、改善糖尿病诱导的胰腺组织损伤等多种药理活性。这也说明，其挥发油在药用方面还有很大的研究、开发和利用价值。叶挥发油作为植物杀虫剂，具有来源广泛，出油率高，提取方法简单、成本低廉等优势，可以开发为新型的仓储防护剂。艳山姜挥发油具有抗菌和抗氧化等多种生物活性，已逐渐被广泛应用于食品防腐保鲜、化妆品、医药等领域。

艳山姜具有显著的心血管活性，其提取物具有较好的保护大鼠血管内皮细胞功能，减少血管活性物质的释放，抑制血栓形成，进而阻止动脉粥样硬化的发生和发展。因此，在畜禽养殖上也具有开发前景。

芳香健康养殖开发路径　艳山姜挥发油具有抗感染、抗氧化应激等生物活性。高糖高脂饲料饲养小鼠产生胰岛素抵抗后，通过腹腔注射链脲佐菌素成功建立 2 型糖尿病小鼠模型。小鼠胰腺 HE 染色病理性观察结果表明，艳山姜挥发油可明显改善糖尿病诱导的胰腺组织损伤。

9　芳香止血药

115　大蓟 dàjì

为菊科蓟属大蓟 *Cirsium japonicum* Fisch. ex DC. 的干燥地上部分，多年生草本，别名大刺盖、大刺儿菜、刺蓟菜等。

生物学特性、采收与预处理

喜冷凉湿润的气候，要求土质肥沃，土层深厚，微酸性的土壤。大蓟根呈长纺锤形，常簇生而扭曲，长 5～15 cm。花期为 5—8 月，果期为 6—8 月。

采收与预处理　夏、秋季花开时采割地上部分，除去杂质，晒干。通常在栽种第 3 年采收。采用共水蒸馏法，以得油率为指标，以药液比、浸泡时间、蒸馏时间等因素进行科学设计工艺流程。

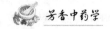

性味、归经及典籍记载

性味甘、苦、凉，无毒，归心、肝经。《千金方》载："癣疮作痒：刺蓟叶，捣汁服之。"《简要济众方》载："小儿浸淫，疮痛不可忍，发寒热者：刺蓟叶新水调敷疮上，干即易之。"《本草纲目》载："作晕仆损，生研，酒并小便任服。又恶疮疥癣，同盐研之（大明）。"

挥发性成分

得油率约3.0%，主要包括榄香烯、香柠檬烯、去氢白菖烯、十五烯、香附子烯、单紫衫烯、二氢紫衫烯、四氢紫衫烯、六氢紫衫烯等。鲜叶含柳穿鱼叶苷2.1%。

相关经方、验方

（1）十灰散组成　大蓟、小蓟、荷叶、侧柏叶、白茅根、茜草根、栀子、大黄、丹皮、棕榈皮各等份（各9g），具有凉血止血之功效。主治血热妄行证。

（2）血见宁组成　大蓟根浸膏260g、继木叶浸膏130g、白及210g分别粉碎成细粉。另取蔗糖200g，研成细粉，与上述粉末混匀，过筛即可。具有止血作用，主治消化道出血、肺咯血。

（3）大蓟饮子组成　大蓟根、犀角（镑）、升麻、炙桑白皮、炒蒲黄、杏仁（去皮尖）、炒桔梗各50g，甘草25g。用法用量：每服20g，加生姜5片，水煎，不拘时服。主治饮啖辛热，热邪伤肺，呕吐出血而属肺痈者。

现代科研主要成果及其药理作用

根煎液或全草蒸馏液对结核杆菌、脑膜炎球菌和炭疽杆菌等均有抑制作用。研究表明大蓟的水、乙醇、石油醚提取物对茶白星病菌、石榴枯萎病菌、玉米小斑病菌、烟草蛙眼病菌、稻瘟病菌等植物病原真菌活性有抑制作用。采用K-B法发现大蓟水煎液在1.0g/mL质量浓度下对耐药大肠杆菌有一定的抑制作用。

大蓟黄酮类化合物luteolin对α-葡萄糖苷酶抑制活性，作用优于阿卡波糖，浓度在0.5mg/mL时抑制率达到36%。进一步临床研究发现其可能为控制2型糖尿病患者餐后高血糖的有效药物。柳穿鱼叶苷和蒙花苷能有效抑制肺癌细胞COR-L23，肝癌细胞HepG-2，肾癌细胞ACHN等，且对人体正常细胞无明显损伤。

道地药材资源及开发前景

生于山坡、草地、路旁，在我国各省均有分布。

大蓟用于止血时多为炒炭入药，是临床止血的常用中药。大蓟草的化学成分种类丰富，具有多种药理作用，且临床应用广泛。其化学成分和药理研究已部分阐明化学成分与临床应用间的关系，大蓟以复方形式入药，在国内已申请许多相关专利。在保健品和化妆品方面大蓟也有所涉及，在化妆品方面大蓟与三七、板蓝根等药材合用，提取芳香化合物，可通过抑制黑色素生成而达到美白皮肤的功效，且对皮肤无刺激作用。但仍有许多临床应用的物质基础需要探究，特别应对大蓟的化学成分、药理作用及作用机制进行深入研究，提升大蓟的开发利用价值。

芳香健康养殖开发路径　大蓟水煎剂、乙醇-水浸剂和乙醇浸剂对狗及兔等有麻醉动物、降低血压的作用，可作为禽畜药物添加料使用。

116　艾叶 àiyè

为菊科蒿属艾叶 *Artemisia argyi* Lévl. et Vant. 的干燥叶，亚灌木状多年生草本，别名艾、艾蒿、家艾、冰台、医草等。

生物学特性、采收与预处理

生于低海拔或中海拔湿润地区的路旁、林缘、坡地及灌丛处，东北也见于森林草原地区。种子萌发受温度和水势影响较大。温度低于 5 ℃，种子完全不萌发；15 ℃时约有 66% 的种子萌发；当温度为 20～30 ℃时五月艾种子将会大量萌发，发芽率超过 80%。在广西，主要发育期在 4—5 月，此阶段 0～8 cm 土层（无覆膜）均温在 20～30 ℃，而且雨量充沛，有利于其萌发生长。

采收与预处理　端午前后茂盛时采收，割取地上部分，晒干或阴干，进行切段预处理后提取挥发油。

性味、归经及典籍记载

味辛、苦、性温，归肝、脾、肾经。《本草纲目》载："艾叶生则微苦太辛，熟则微辛太苦，生温熟热，纯阳也。可以取太阳真火，可以回垂绝元阳。服之则走三阴，而逐一切寒湿，转肃杀之气为融合。"

挥发性成分

艾叶得油率在 1% 左右，主要有单萜类、单萜类衍生物、倍半萜类及其衍生物等活性成分。相关研究表明，不同产地艾叶挥发油中共有的成分有桉油精、樟脑、龙脑、松油醇（包括 α-松油醇和顺式-β-松油醇）、侧柏酮、氧化石竹烯等。部分产地的挥发油中还有樟脑、侧柏酮等毒性成分。

相关经方、验方

（1）产后脚痛脚软　五月艾 20 g、鸡骨香 10 g、生姜 10 g、清水适量，煎水洗脚部。

（2）祛风湿　石菖蒲 10 g、川椒 2.5 g、艾叶 2.5 g、葱白 1 把，上用水 3 升，煎数沸。

现代科研主要成果及其药理作用

艾叶挥发油可通过抑制 JAK/STATs 的激活而抑制炎症反应的发生，还可以通过抑制炎症因子（PEG2 和 MDA）的生成和释放，增加毛细血管通透性以抑制组织液的渗出而发挥抗感染作用；艾叶挥发油对呼吸道过敏反应具有保护作用，可以治疗支气管哮喘等疾病。另有研究通过建立哮喘小鼠气道炎症模型来考察艾叶挥发油的平喘作用，同时也考察了艾叶挥发油对支气管肺泡灌洗液（BALF）的影响，该研究以细胞总数和 Eos 数作为考察指标，研究结果发现两个考察的指标数均有显著地减少，说明艾叶油有较好的平喘作用；有研究发现艾叶挥发油具有明显的体外抗 HBV 作用，且不会出现耐药性。另有研究通过相关的药理实验发现艾叶挥发油对小鼠具有较好的利胆作用；研究者采用了经典的镇痛试验，如热板法（小鼠）、醋酸扭体（小鼠）、甩尾法（小鼠）及大鼠子宫镇痛法做了艾叶挥发油的镇痛药理实验，其结果表明，艾叶挥发油的镇痛效果显著；艾叶挥发油中的 2-萜品烯醇和葛缕醇两种成分具有明显的抗过敏作用；艾叶能够抗消化道肿瘤、乳腺癌。野生艾叶挥发油给小鼠灌服 3 天后，能明显增加炎性渗出白细胞的吞噬率，还能够加强网状内皮细胞的吞噬反应。艾草挥发油还能抑

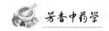

制毛细血管通透性增加，刺激红细胞生成，提高血液中吞噬细胞活性，促进机体的免疫保护功能。此外，艾草挥发油还能通过减少小鼠支气管肺泡中白细胞总数和嗜酸性粒细胞数来起到平喘作用。

道地药材资源及开发前景

产于辽宁、内蒙古（东南部）、河北（南部）、山西、陕西（南部）、甘肃（南部）、山东、江苏、浙江、安徽、江西、福建、河南、湖北、湖南、广东、广西、四川、贵州、云南及西藏（东南部），多生于低海拔或中海拔湿润地区的路旁、林缘、坡地及灌丛处，东北也见于森林草原地区。在亚洲南温带至热带地区的日本、朝鲜、越南、老挝、柬埔寨、缅甸、泰国、菲律宾、新加坡、印度尼西亚、印度（北部）、巴基斯坦（北部）、尼泊尔、不丹、锡金、斯里兰卡、马来西亚等都有分布。

五月艾属于可再生性野生植物资源，其挥发油中许多成分均具有较高的应用价值。除传统的药用价值外，还可广泛应用于切花与食品保鲜，并且是低廉的生物保鲜剂。作为天然的抑菌剂，五月艾挥发油具有较高的安全性。

畜禽养殖中的应用前景　在热应激蛋鸡饲粮中添加 1% ~ 3% 的艾草粉能够一定程度提高蛋鸡产蛋率，对蛋鸡无不良影响；添加 2% 和 3% 的艾草粉，能够增强蛋鸡抗热应激的能力，提高产蛋性能，改善蛋品质。鹌鹑饲粮中添加 3% 的艾草粉蛋品质最佳。饲粮添加艾蒿水提物能够提高肉仔鸡的免疫功能，改善抗氧化功能。在生猪养殖中，2% 的艾叶粉可以提高三江白猪的日增重和饲料转化效率，降低饲养成本。在牛羊养殖中，艾叶可提高羊增重及羊毛产量和品质。除此之外，艾叶还可与其他中草药配伍作为受孕母羊的饲料，可以满足母羊受孕期间的营养需求，可以提高奶牛的产奶量、色泽度和均匀度，减少牛奶中的异味，降低乳汁中体细胞含量，稳定瘤胃液 pH，治疗胃寒证。

芳香健康养殖开发路径　艾草挥发油可调节免疫细胞的增殖与分化，促进其分泌细胞因子，提高抗体水平，正向调节机体的免疫应答，并能缓解因有害刺激导致的免疫抑制，促进和维持机体细胞免疫、体液免疫功能的相对平衡，维持免疫系统的稳态。大量研究表明，艾草挥发油除具有多种药用功效外，对大鼠、肉鸡等有明显的促生长作用。

117　蒲黄 púhuáng

为香蒲科蒲黄属水烛香蒲 *Typha angustifolia* Linn.、东方香蒲 *Typha orientalis* Presl 或同属植物的干燥花粉，多年水生或沼生植物，又名香蒲、水蜡丸、蒲草等。

生物学特性、采收与预处理

喜温暖湿润气候，生活在潮湿环境，分布在我国广大地区，宜选择向阳、肥沃的池塘边或浅水处栽培。

采收与预处理　夏季花刚开时，剪取蒲棒顶端雄花序，晒干，除去花茎等杂质，所得带雄花的花粉称为"草蒲黄"，经细筛得到纯花粉，即为"蒲黄"。用石油醚获取挥发油，放置有结晶析出后，挥去石油醚得挥发油，香气浓郁。

性味、归经及典籍记载

性甘、平，归肝、心经。《本草纲目》载："凉血，活血，止心腹诸痛。"《神农本草经》载：

"心腹膀胱寒热，利小便，止血，消瘀血。"

挥发性成分

当年采集蒲黄干粉挥发油含量约为 1%，主要成分包括黄铜及甾类成分。此外，还有多糖、酸类、香蒲新苷、山奈酚、异鼠李素、柚皮素、山奈酚 –3– 阿拉伯糖苷、3– 谷固醇和烷类等化合物。

相关经方、验方

（1）蒲黄丸　蒲黄 90 g（微炒）、龙骨 75 g、艾叶 30 g。温经止血，主治月经过多、漏下不止。

（2）琥珀散　荆三棱（制）、蓬莪术（锉）、赤芍药、刘寄奴（去梗）、牡丹皮（去心）、官桂（不见火）、熟、干地黄、菊花（去萼）、真蒲黄、当归（干称、细锉）各 30 g。活血止痛，主治产后恶露、心腹疼痛。

（3）蒲黄饮　蒲黄（微炒）45 g、芒硝（研）23 g、川芎 15 g、桂（去粗皮）15 g、鬼箭羽 15 g，生、干地黄（焙）60 g，桃仁（汤漫，去皮、尖、双仁，麸炒黄色）20 枚。活血止痛，主治腹痛胀满、头痛乏力。

现代科研主要成果及其药理作用

药理学证实，蒲黄具有抗感染、抗菌、抗过敏、溶血、化瘀止血、利尿的功效。

蒲黄能改善心肌微循环、降低血脂、抗动脉粥样硬化、促进凝血、兴奋子宫平滑肌，能对肠道平滑肌有解痉作用，临床主要应用于呕血、咯血、尿血、便血、崩漏、创伤出血、心腹疼痛，产后瘀痛，痛经等症。

地道药材资源及开发前景

蒲黄入药部分为狭叶香蒲、东方香蒲、长苞香蒲、宽叶香蒲的花粉，在我国江苏、浙江、河南、山东、安徽、湖北等地均有分布。

我国有大量人工栽种的香蒲属植物，资源丰富，使用安全，作为药品开发研究的前景十分乐观。蒲黄有止血、活血的作用，充分利用蒲黄资源，使其在医疗保健、临床中发挥更大作用是今后科研有价值的课题。

芳香健康养殖开发路径　研究显示，蒲黄粉可治疗猪渗出性湿疹。

118　马蔺 mǎlìn

为鸢尾科鸢尾属马蔺 *Iris lactea* Pall.var.*chinensis*（Fisch.）Koidz. 的花、根、叶、种子，多年生宿根密丛草本，别名马莲、马兰、马兰花、兰花草、紫蓝草、马帚子、箭秆风、旱蒲、马韭、荔草、蠡实等。

生物学特性、采收与预处理

喜阳光、稍耐阴，耐高温、践踏、干旱、水涝、盐碱。马蔺根系发达，须根稠密而发达，呈伞状分布，具有极强的抗性和适应性。宜选择荒地、路旁、山坡草地等，尤以过度放牧的盐碱化草场为宜。

采收与预处理　花择晴日可采摘，阴干或晒干；果实成熟时，割下果穗，晒干，打取种子，除去杂质；根、叶 8—9 月份采收，晒干。将干燥的根进行切段预处理后，再进行挥发

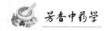

性成分提取。

性味、归经及典籍记载

味苦、微甘、性微寒，归肾、膀胱、肝经。《本草图经》载："今陕西诸郡及鼎、澧州亦有之，近京尤多。叶似蘸而长厚，三月开紫碧花，五月结实作角子，如麻木而赤色有棱，根细长，通黄色，人取以为刷。三月开花，五月采实，并阴干用。"《广雅》云："马蔺，荔也。此物河北平泽率生之，江东颇多，种于阶庭，但呼为旱蒲，故不识马蔺。其花、实皆入药。"具有清热利湿，消肿解毒，止血之功效。

挥发性成分

叶的挥发油中化合物种类较多。刁全军等用水蒸气蒸馏法提取新鲜马蔺叶得油率为0.12%。共分离出55种化合物，已鉴定的化合物成分占色谱流出峰总面积的98.51%。其中烷烃类6种、酯类7种、醇类6种、酮类6种、酚类5种、醛类4种、苯类5种、烯烃类3种、羧酸类3种、噻唑类1种、哌啶类1种、呋喃类1种、喹啉类1种、咪唑类1种、噻吩类1种、醚类1种、胺类1种、芪类1种。苯甲醇13.61%、苯乙醇20.96%、2-甲硫基乙醇10.14%，这3种醇类均具有芳香气味，是马蔺叶香气的主要物质；2-叔丁基-4-羟基茴香醚约占马蔺叶挥发油相对百分含量的6.73%；2,3-二氢苯并呋喃的相对百分含量为2.29%，1-（2-苯并呋喃）乙酮为0.23%；安息香酸苯甲酯又名苯甲酸苯甲酯，在马蔺叶挥发油中的含量为1.64%。

相关经方、验方

（1）喉痹不通　马蔺花、蔓荆子各30g，共研细末，每次1g，日服数次，开水送下。

（2）小便不通　马蔺花、小茴香、葶苈子各10g，均炒后研末，每次6g，温酒调服。

（3）疮疖痈肿　马蔺花6g，蒲公英30g，地丁草30g，水煎服，每日1剂。

马蔺叶片中发现了多种黄酮类和甾醇类化合物。马蔺子素是从马蔺种子中提取出的一种化学成分，可以有效治疗鼻咽癌肺癌，提高对疾病的控制率及患者的生存率。

（4）马蔺浴汤　马蔺子、菵藸、茺蔚子、白蒺藜、羊桃根、萹蓄各100g，茵芋150g，白矾100g，以醋浆水10升，煎取5升，去滓，纳白矾，洗之。主治隐疹（《圣惠》卷二十四，名见《圣济总录》卷十一）。

（5）八神散　附子（去皮脐）50g，乌头（去皮脐）100g，草乌头100g（并，每个锉作3段，同用盐100g，慢火煮1日，焙干），防风250g（以上4味，并锉令块子相似），蛇床子、莨菪子、马蔺子、吴茱萸各100g，每服1钱匕，空腹时取井花水调下。日后渐加至3钱匕。功用壮筋骨，明耳目。主四肢沉重，脚膝无力，骨髓冷痛（《圣济总录》卷一八六）。

现代科研主要成果及其药理作用

花、叶、种子、根均可入药。花晒干服用可利尿通便；叶可治喉痹、痈疽、淋病；种子和根可除湿热、止血、解毒，种子有退烧、解毒、驱虫的功效。马蔺具有免疫调节、抗感染抗菌、镇痛、减热等作用。

叶片中发现了多种黄酮类和甾醇类化合物。马蔺子素是从马蔺种子中提取出的一种化学成分，可以有效治疗鼻咽癌、肺癌，提高对疾病的控制率及患者的生存率。迄今为止，已经从马蔺中分离得到多种化学成分，包括黄酮类、类黄酮类、苯醌类、芪类、甾醇和挥发油等。马蔺具有诸多药理作用，包括放射增敏性、抗生物、增强免疫、抗癌、改善糖脂代谢等。

马蔺子甲素、马蔺子乙素和马蔺子丙素为马蔺子发挥功效的主要化学成分。李德华在《中国肿瘤临床杂志》发表文章表明，马蔺子素体内可被还原酶代谢活化，增加了乏氧细胞对射线的敏感性，其本身还有杀伤乏氧细胞的作用，因此会显著提高放疗的效果，降低肿瘤的复发率，提高肿瘤的治愈率。姜显光等在《食品科学》中证明了马蔺叶中的黄酮类化合物抗氧化性能较强，对马蔺叶中的黄酮类进行抗氧化活性的测定，抑制率为 50% 的马蔺浓度为 0.80 mg/mL。李明等在《中国实验方剂学杂志》探讨了马蔺子种皮乙醚提取物化学成分，发现马蔺子中的芪类化合物具有抗感染的作用。

道地药材资源及开发前景

原产于中国东北、朝鲜、日本和俄罗斯等地，在我国分布广泛，随着纬度和气候条件的不同，其花期也不同。目前，在我国境内分布于内蒙古、吉林、辽宁、北京、青海、西藏等20 多个省区。在宁夏腾格里沙漠和甘肃祁连山区及青海东部地区有较大面积分布，有马蔺组成的盐化草甸。

马蔺浑身都是宝。由于其抗旱、抗寒、抗病虫害能力强，同时对周围的土壤环境要求不高，因此很方便管理，不需要花过多的时间去看护，为人类栽培管理带来了很大的便利。此外，马蔺在盐碱地的改良和园林绿化方面也起到了一定的作用。马蔺利用年限长，产草量高，营养成分丰富，为各类牲畜尤其是绵羊喜食。作为纤维植物，可以代替麻生产纸、绳，叶是编制工艺品的材料，根可以制作刷子。

马蔺特异的生物学特性，优良的表现，展示出它广泛的有无限潜力的应用价值；优良的植被花卉，可在溪边滨水生态观光花园展现；管理粗放的街道绿化资材，可在小路旁、车行道隔离带、园区门前路边应用；具有耐高温、践踏、干旱、水涝、盐碱特性的芳香植物，可成为水土保持、盐碱地改造、牧场建设、香化环境等的主角；马兰花可成为中华民族文化建设的宝贵资源；药用、饲用、产业化用等多用途植物，可成为全面实施乡村振兴战略总要求"产业兴旺、生态宜居、乡风文明、治理有效、生活富裕"中的首选项目——马蔺产业。

芳香健康养殖开发路径　马蔺制品对小鼠有抗着床作用，马蔺子醇浸膏可促进幼兔增殖，具有兽药开发潜力。

10　芳香活血化瘀药

119　泽兰 zélán

为唇形科地笋属泽兰 *Lycopus lucidus* Turcz.var.hirtus Regel 的干燥地上部分，多年生草本，别名地笋、毛叶地笋、地瓜儿苗、毛叶地瓜儿苗、地笋子、硬毛地笋、地藕、地参、提娄、虎蒲、小泽兰等。

生物学特性、采收与预处理

生于沼泽地、水边等潮湿处。喜温暖湿润气候和肥沃土壤。地下茎耐寒，适应性很强。

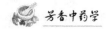

耐阴，怕干旱，不怕涝。

采收与预处理　根茎繁殖当年，种子繁殖第 2 年的夏、秋季节，茎叶生长茂盛时采收。割取地上部切段，晒干。将全草干燥、破碎，按《中国药典》2020 年版附录 XD 水蒸气蒸馏法提取挥发油，经无水硫酸钠干燥后，获取的挥发油为淡黄色透明油状物，具有浓郁的特殊气味。

性味、归经及典籍记载

味苦、辛、性微温，归肝、脾经。《神农本草经》载："主乳妇内衄，中风余疾，大腹水肿，身面四肢浮肿，骨节中水，金疮，痈肿疮脓。"《本草纲目》载："兰草走气道，泽兰走血分，虽是一类而功用稍殊，正如赤白茯苓、芍药，补泻皆不同也。雷敩言雌者调气生血，雄者破血通积，正合二兰主治。又《荀子》云，泽、芷以养鼻，谓泽兰、白芷之气芳香，通乎肺也。"

挥发性成分

水蒸气蒸馏干燥地上部分的得油率为 0.12% ~ 2.18%；超临界萃取的得油率为 0.78%。泽兰含有葡萄糖苷、鞣质和树脂、黄酮苷、酚类、氨基酸、有机酸、皂苷、葡萄糖、半乳糖、泽兰糖、蔗糖、棉子糖、水苏糖、果糖等成分。

相关经方、验方

（1）产后血晕极甚、闷绝不知人、口噤神昏　泽兰叶、人参各 0.3 g，荆芥穗 30 g，川芎 15 g，上为末，温酒热汤，各半盏，调 3 g 急灌之，下咽即开眼，气定省人事。

（2）流鼻血　方泽兰 18 g，生地黄、熟地黄、当归身炭（土炒）各 15 g，荷叶（为引），水煎，每日 1 剂，分 2 次服。

现代科研主要成果及其药理作用

经泽兰挥发油作用后，金黄色葡萄球菌培养液的电导率和大分子物质的含量均显著增加，说明泽兰挥发油可显著增加金黄色葡萄球菌细胞膜的通透性。SDS/PAGE 电泳试验结果则表明，泽兰挥发油可抑制金黄色葡萄球菌可溶性蛋白的表达。此外，经泽兰挥发油作用后，金黄色葡萄球菌的菌体荧光强度和核酸含量均显著降低，说明经泽兰挥发油作用会抑制菌体内核酸的合成。

泽兰挥发油中含有多种抗菌活性成分，如石竹烯对皮肤炎症及消化系统溃疡有良好疗效，醋酸龙脑酯有显著的抗感染镇痛作用，α-蒎烯有较强的抗感染、抗菌、祛痰解毒等作用，柠檬烯也具有抗菌、祛痰等作用，榄香烯等倍半萜类化合物具有抗肿瘤、抗菌等活性。这些物质的综合作用可影响泽兰挥发油的抗菌机制。

道地药材资源及开发前景

在我国东北、华北、西南及陕西、甘肃等大部分地区均有分布。

泽兰是一种既可药用、又可食用的绿色天然植物，具有较高的药食开发利用价值。目前，根据泽兰的传统功用和现代研究，在食品保健领域，已有采集泽兰的嫩茎叶与地下根茎切制成细丝与薄片加工制备成泽兰茶，每日饮服对痛经、肠道功能紊乱和心血管疾病有调节保健的作用。

富含高纤维素，能促进肠道蠕动。泽兰全草中水苏糖的含量最高。水苏糖是一种低聚半乳糖系列寡糖，它是肠道有益菌的特定食品，能保持微生态平衡，是一种良好的保健食品。因此能较温和地排出肠道中的宿食久积及有害毒素的郁积，有效改善胃肠道功能和食物营养成分的吸收，能降低血脂、全血黏度，长养肌肉，以及排毒养颜。因此，基于上述功用和研究，未来可开发以泽兰为主料的药膳、饮料、啤酒等保健食品及排毒养颜产品。

常用于月经不调、经闭、痛经、产后瘀血腹痛、跌打损伤及水肿、腹水等疾病的治疗。泽兰药性温和、毒性低，具有广阔的开发前景。另外，抑制癌栓形成是临床肿瘤治疗的关键问题和切入点，而泽兰在抗凝、调节纤溶系统等方面有显著优势，有可能进一步开发成为抗肿瘤新药。

芳香健康养殖开发路径　泽兰具有活血化瘀、改善微循环的作用，可以使血小板聚集功能减弱、部分凝血活酶时间延长，抑制大白鼠体外血栓形成。

120　郁金 yùjīn

为姜科姜黄属温郁金 Curcuma wenyujin Y.H.Chen et C.Ling、姜黄 Curcuma longa Linn.、广西莪术 Curcuma kwangsiensis S.G.Lee et C.F.Liang 或蓬莪术 Curcuma phaeocaulis Val. 的干燥块根，多年生宿根草本，别名温郁金、姜黄、广西莪术、莪术、川郁金、玉金、白丝郁金等。

生物学特性、采收与预处理

郁金有多个品种。温郁金呈长圆形或卵圆形、稍扁，长 3.5～7 cm，直径 1.2～2.5 cm，气微香、味微苦；黄丝郁金呈纺锤形，有的一端细长，长 2.5～4.5 cm，直径 1～1.5 cm，气芳香、味辛辣；桂郁金呈长圆锥形或长圆形，长 2～6.5 cm，直径 1～1.8 cm，气微、味微辛苦；绿丝郁金呈长椭圆形，较粗壮，长 1.5～3.5 cm，直径 1～1.2 cm，气微、味淡。

采收与预处理　在栽种当年 12 月中下旬，茎叶顶逐渐枯萎，选晴天干燥时，将地上叶苗割去，挖出地下部分，抖去泥土，摘下块根，蒸或煮红 15 min，晒干或烘干，摘去须根即成。将破碎的温郁金块根浸泡在适量去离子水中，采用乙酸乙酯作为提取剂，按常规水蒸气回流法提取，得到的挥发油具有浓郁中药香味。

性味、归经及典籍记载

辛、苦、凉，归心、肺、肝、胆经。《药性论》载："治女人宿血气心痛，冷气结聚，温醋摩服之。"《唐本草》载郁金有"主血积，下气，生肌，止血，破恶血，血淋，尿血，金疮。"《本草纲目》载："治血气心腹痛，产后败血冲心欲死，失心癫狂。"

挥发性成分

块根含挥发油 6.1%，其中莰烯 0.8%，樟脑 2.5%，倍半萜烯 65.5%，主为姜黄烯，倍半萜烯醇 22% 等。

相关经方、验方

（1）腹疼血滞　郁金、木香、莪术、延胡索各 3 g，白汤磨服，每服 6 g，分 2 次服。

（2）血淋及尿血、水道涩痛　郁金、瞿麦、生干地黄、滑石（包煎）、芒硝、车前叶各 30 g，水煎，分 2 次温服。

（3）金花散（治一切丹毒）　郁金、黄芩、甘草、山栀子、大黄、黄连、糯米各 30 g，上为末，蜜水调如泥，外敷患处。

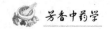

现代科研主要成果及其药理作用

挥发油具有抑菌、调节免疫等功能，对正常小鼠特异性免疫有明显的抑制作用，能调节中毒性肝炎小鼠的体液免疫，具有免疫抑制剂的作用。研究显示，郁金醇提取物对过氧化氢诱导的人脐静脉内皮细胞氧化应激损伤有较好的保护作用，具有抗氧化应激活性。郁金挥发油对红色毛癣菌、白色念珠菌等 10 余种皮肤真菌亦有一定抑制作用。郁金对 CCl_4、D-ClaN 引起的急性肝损伤具有明显的保护作用，对炎症反应及免疫功能均有抑制作用。郁金水煎剂对胃肠黏膜有保护作用。郁金提取物对山葵墨入病菌、小麦赤霉菌、油菜菌核菌、番茄灰霉菌等均有较高的抑菌率。对幽门螺杆菌诱导的炎症有抑制作用。郁金对胃癌、胰癌等多种癌细胞均有抑制作用。郁金中姜黄素能抑制 HIV-1 慢性感染的 HIV-1LTR 活性和病毒复制。

道地药材资源及开发前景

主要分布于江苏、浙江、福建、广东、广西、江西、四川、云南等地。

现代研究表明，郁金有减轻高脂血症的作用，并能明显防止家兔主动脉冠状动脉及其分支内膜斑块的形成，能促进胆汁的分泌和排泄，并可抑制存在于胆囊中的大部分微生物，有镇痛作用。郁金中的姜黄素对肝脏有保护作用，能明显扩张鼠肠系膜微血管和动静脉，并影响免疫功能而表现有抗感染作用。揭示了郁金对人类肝炎、肿瘤、心脑血管疾病等具有治疗和预防作用。

芳香健康养殖开发路径　郁金散水煎剂连用 5 天，对仔猪黄痢有良好的治疗效果。

121　**姜黄** jiānghuáng（附　片姜黄）

为姜科姜黄属姜黄 *Curcuma longa.* Linn. 的干燥块根，多年生草本，别名黄姜、毛姜黄、宝鼎香、黄丝郁金等。

生物学特性、采收与预处理

多为栽培，偶有野生的。植于向阳、土壤肥厚质松的田园中。花期 8 月。

采收与预处理　12 月下旬挖出地下部分，去掉泥圭和茎秆，先出种根；摘下块根作黄丝郁金。将根茎水洗，放入开水中焯熟，烘干，撞去粗皮，即得干姜黄；也可将根茎切成 0.7 cm 厚的薄片，晒干。将根茎水洗干净，放入锅内煮或蒸至透心。经上述处理姜黄根茎及块根挥发油含量未发生明显变化，且经蒸后姜黄更容易干燥，不易发霉变质。蒸后捞起略晾干水分，可上炕烘干。烘干后在撞笼中撞去粗皮，即得外表深黄色的干姜黄；摇撞时喷些清水，同时，撒些姜黄细末，再摇撞，可使姜黄变为金黄色，色泽更鲜艳。

性味、归经及典籍记载

味苦、辛，性温，归脾、肝经。《新修本草》载："主心腹结积痃疝，下气破血，除风热，消痈肿，功力烈于郁金。"《本草纲目》载："姜黄、郁金、莛药三物，形状功用皆相近，但郁金入心治血，而姜黄兼入脾，兼治气，莛药则入肝，兼治气中之血，为不同尔。古方五痹汤，用片子姜黄治风寒湿气手臂痛。"

挥发性成分

姜黄含挥发油 4.5% ~ 6%，含姜黄酮 58%、姜油烯 25%、水芹烯 1%、1，8- 桉叶素 1%、香桧烯 0.5%、龙脑 0.5%、去氢姜黄酮等。

相关经方、验方

（1）右肋疼痛、胀满不食　姜黄片（洗）、枳壳（去瓤麸炒）、桂心（去粗皮，不见火）各 25 g，甘草（炙）10 g，将上药均研为细末，每次服 10 g，以姜汤调服，热酒调服亦可，不拘时每次服 10 g，以姜汤调服，热酒调服亦可，不拘时。

（2）心痛　姜黄 50 g、桂心（去粗皮）150 g，均捣罗为细散，每次服 4 g，以醋汤调下。

（3）心痛吐水、冲刺痛不可忍、不能食、面黄腹满　姜黄 51.5 g，漏芦（锉）50 g，鹤虱（微炒）50.5 g，捣筛，每次取 15 g，以水 200 mL 煎至 7 分，加入酒 20 mL，再煎沸，空腹服下。晚上吃热饭，虫下即下，1 服未愈，就再服。

现代科研主要成果及其药理作用

挥发油具有抑制黑色素瘤、祛痰、止咳、抑菌等功效，对于黑色素瘤 WM9 细胞生长具有抑制作用，且随着药物浓度的递增，其抑制作用越明显，呈现时间－浓度相关性，当药物浓度为 40 mg/L，其对细胞的抑制作用最明显。同时，还具有明显的祛痰、止咳及预防哮喘发作的作用和抗血栓、抗菌、抗病毒等多种药理活性，能明显抑制人急性早幼粒白血病细胞株 HL-60，肝胚细胞癌 HepG2 瘤株细胞的增殖和刺激小鼠脾细胞的增殖。

道地药材资源及开发前景

主要分布于中国江西、福建、台湾、广东、广西、四川、云南等地。姜黄的开发利用首先基于其活血化瘀的功效。姜黄有多方面的抗动脉粥样硬化作用，有防止或减轻心肌梗死的作用。因此，基于上述传统功用和现代研究基础上，有关姜黄治疗心脑血管疾病新药有待进一步研发。

姜黄挥发油、姜黄素异构体有强烈的广谱抗真菌作用，对红色毛癣菌、玫瑰毛癣菌、石膏样毛癣菌和许兰毛癣菌等多种真菌有强烈抑制作用。姜黄有效成分配制的溶液，对各型足癣治疗有效率达 95% 以上。这也为基于姜黄及有效成分的抗真菌新药的研发提供了思路和研究基础。进一步探索姜黄挥发油诱导黑色素瘤 WM9 细胞凋亡的具体信号通路，为探索黑色素瘤的新型药物提供理论依据。

姜黄及其有效成分具有较强的抗微生物作用。其在抗病毒、抗真菌、抗细菌、杀虫等药物研发方面有广阔的开发前景。如近年来，国外学者对姜黄素抑制免疫缺陷病毒（HIV）的作用研究较多。这些都为抗 HIV 药物的研发提供了实验依据。

在适当的细胞环境中，姜黄素能光敏化产生单线态氧和还原态分子氧，对多种需氧细菌具有杀灭作用。用姜黄为主的复方中药制剂治疗痤疮，效果良好。此外，姜黄的乙醇提取物对体外培养的阿米巴原虫具有抑制作用。姜黄提取物在 10 μg/mL 时还表现 100% 杀蚊活性。从姜黄根茎中提取的活性成分还有显著的协同杀线虫作用。

芳香健康养殖开发路径　研究发现姜黄具有抗氧化、抗感染、抗病原微生物和免疫调节等多种功能，姜黄素有改善畜禽生产性能、提升产品品质、提高免疫力等作用。

附　片姜黄　piànjiānghuáng

为姜科姜黄属温郁金 *Curcuma wenyujin* Y.H.Chen et C.Ling 的干燥根茎。多年生草本。冬季茎叶枯萎后采挖，洗净，除去须根，趁鲜纵切厚片，晒干。性味辛、苦，温。归肝、

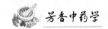

脾经。功效：破气行血，通经止痛。用于血滞经闭，风湿痹痛，跌仆损伤。内服：煎汤3～10 g。

片姜黄含挥发油和姜黄素类化合物。其挥发油中主要成分是莪术酮、1，8-桉叶素、左旋樟脑、异莪术烯醇、莪术烯醇、龙脑、莪术烯、吉马酮、β-榄香烯等。表莪术酮和莪术酮是片姜黄的专属性成分；莪术烯醇和异莪术烯醇是片姜黄的特征性成分。片姜黄具有抗肿瘤、抗感染、解热镇痛、保肝、抗氧化、抗血栓、改善血液循环，以及终止妊娠和抗早孕作用。

122　牛膝 niúxī

为苋科牛膝属牛膝 *Achyranthes bidentata* Blnme. 的干燥根，多年生草本，别名红牛膝、白牛膝、牛踝膝、百倍、怀牛膝、鸡胶骨等。

生物学特性、采收与预处理

深根性植物，喜温暖气候，适宜生长于干燥、向阳、排水良好的砂质壤土，要求土层深厚，土壤疏松肥沃，利于根生长；黏性板桔土壤，涝洼盐碱地不适合种植。不耐严寒，气温降至 –17 ℃，大多数植株会受冻而死亡。

采收与预处理　冬季茎叶枯萎时采挖，除去须根及泥沙，捆成小把，晒至干瘪后，将顶端切齐，晒干。先抖去泥沙，除去毛须、侧根，此后理直根条，每 10 根扎成 1 把，直接日晒，晒至八成干时取回，将其沉积于通风单调的室内，盖上草席，使其"发汗"，两天后再晒至全干，切去芦头即成"毛牛膝"。为了避免霉变和虫蛀，可将毛牛膝用硫黄熏蒸 4～5 h。每 100 kg 牛膝需用硫黄 1.5 kg。提取挥发性成分前，对干燥根进行破碎预处理。

性味、归经及典籍记载

性味苦、甘、酸、平，归肝、肾经。《神农本草经》载："主寒湿痿痹，四肢拘挛，膝痛不可屈伸，逐血气，伤热火烂，堕胎。"《日华子本草》载："治腰膝软怯冷弱，破癥结，排脓止痛，产后，心腹痛并血运，落胎，壮阳。"

挥发性成分

干燥根得油率为 0.003%，其主要化学组成为乙醛（3.59%），乙醇（1.31%），甲酸乙酯（2.81%），乙酸乙酯（3.64%），己醛（3.28%），糠醛（3.22%），1-己醇（1.05%），己酸（1.25%），2-甲氧基-3-异丙基吡嗪（1.29%），3-壬烯-2-酮（2.93%），2-甲氧基-3-异丁基吡嗪（1.44%），邻苯二甲酸二丁酯（3.88%），棕榈酸（8.06%），二十一烷（1.12%），十八酸（0.98%），二十四烷（1.17%）。

相关经方、验方

（1）小便不利、茎中痛欲死、兼治妇人血结腹坚痛　牛膝一大把，不以多少，酒煮饮之。

（2）口中及舌上生疮　牛膝酒渍含漱之，无酒者空含亦佳。

（3）金疮痛　生牛膝捣敷疮上。

现代科研主要成果及其药理作用

药理学证实，牛膝多糖具有抗肿瘤功效，水提取液具有抗感染及抗骨质疏松功效。牛膝多糖具有抗肿瘤作用。在有异源性抗原负载的情况下，低中剂量牛膝多糖可以促进小鼠骨髓来源树突细胞（DC）的分化、成熟及表面标记的表达，由 DC 致敏的 T 淋巴细胞增殖指数会增加，增强 DC 诱导的 T 淋巴细胞对 EC9706 细胞的杀伤活性。在一定的范围内，牛膝多糖的剂量与其呈正相关，从而发挥间接抗肿瘤作用。

牛膝水提液提取的组分为牛膝补肾壮骨有效成分，该成分具有抗骨质疏松和加速大鼠骨折愈合的作用。牛膝补肾壮骨有效部位针对蛋清引起的大鼠足肿胀和棉球引起的肉芽肿胀有明显抑制作用，从而表明牛膝补肾壮骨有效部位有抗感染作用。

道地药材资源及开发前景

分布于除东北以外的全国广大地区。怀牛膝以河南为主要道地产区，被誉为"四大怀药"之一。药用川牛膝全为栽培品，以四川雅安地区产量较大，约 2500 t。其中，宝兴县产量最大，约占整个雅安川牛膝总产量的 70% 以上。但栽培的川牛膝多为川牛膝与麻牛膝杂交类群的"红牛膝"，产量占整个川牛膝的 80% 左右；天全、荥经、名山、汉源等县目前种植面积大幅度减少，药材仍以红牛膝为主，原有的土地调整为种植其他药材。

怀牛膝具有巨大的开发潜力。基于牛膝悠久的应用历史和补益抗衰老作用，可望成为保健美容、强壮、滋补等纯天然制剂和功能性饮料。牛膝多糖作为植物源的多糖类化合物由于它的抗肿瘤和免疫调节作用，在对肿瘤治疗上很有吸引力，可与一些抗癌药合用，恢复由化疗所导致的免疫功能低下，增强抗肿瘤的作用。牛膝多糖作为免疫调节剂能在抗肿瘤、抗病毒、抗衰老等药物研究中得到应有的地位，为人类健康长寿做出贡献。

芳香健康养殖开发路径　牛膝多糖对黄羽肉鸡有促生长和提高免疫的作用，对改善黄羽肉鸡生产性能和肉质品质具有一定的效果，并且可添加到饲料中喂养以提高其免疫力。

123 黑三棱 hēisānléng

为黑三棱科黑三棱属黑三棱 *Sparganium stoloniferum* Buch.-Ham 的干燥块茎，多年生草本，别名三棱、细叶黑三棱、小黑三棱、京三棱、红蒲根、光三棱。

生物学特性、采收与预处理

生于池沼或水沟等处。喜湿润气候，耐寒，不怕酷热，适应性强。花期为 6—7 月，果期为 7—8 月。

采收与预处理　秋、冬季均可采收，挖取块茎后，去掉茎叶及须根，洗净，削去外皮，晒干。在提取挥发性成分前，进行破碎预处理。

性味、归经及典籍记载

性味苦、辛、平，归肝、脾经。《开宝本草》载："主老癖，癥瘕结块。"《医学启源》载："主心膈痛，饮食不消，破气。"《日华子本草》载："治妇人血脉不调，心腹痛，落胎，消恶血，补劳，通月经，治气胀，消仆损瘀血，产后腹痛、血运，并宿血不下。"

挥发性成分

块茎的得油率为 0.04% ~ 3.19%，根茎的得油率为 0.13%。从细叶黑三棱挥发油中分离出 11 种成分，鉴定出其中的 9 种，检出率为 81.82%。已检出的成分含量占挥发油总量的

94.978%。挥发油的主要成分和含量分别为十六烷酸（即棕榈酸）（33.226%）、9，12-十八碳二烯酸（即亚油酸）（14.941%）、邻苯二甲酸双（2-甲氧基）乙酯（13.482%）、邻苯二甲酸双（2-甲基）丙酯（12.382%），占挥发油总量的74.031%。棕榈酸含量最高，占挥发油总量的33.226%。挥发油中脂肪酸有2种，占挥发油的48.167%；烷烃有3种，占15.804%；酯有2种，占挥发油总量的25.864%；醇有1种，占2.712%，α-雪松醇为倍半萜醇；酮1种，占2.431%。

相关经方、验方

（1）三棱煎丸　三棱（生细锉，捣，罗为末，以好酒3 L，瓦器熬成膏）60 g，青橘皮（去白）、莱菔子（微炒）、杏仁（去皮尖，炒）、干漆（炒令烟尽）各60 g，神曲（碎炒）、麦芽（炒）各90 g，硇砂（研飞）30 g，上为末，以三棱膏和丸，如梧桐子大。每服15～20丸，温米汤饮下，食后服。治中脘气痞、心腹坚胀、胁下紧硬、胸中痞塞、喘满短气、噫气不通、呕吐痰逆、饮食不下、大便不调等症。

（2）赚气散　三棱、莪术各150 g，白术90 g，木香15 g，枳壳30 g，姜适量，水煎，每服15 g，用砂糖少许压下。治心胸痞闷、腹胁虚胀、两胁刺痛。

（3）棱术汤　三棱、莱菔子、蓬莪术、青皮、乌药、槟榔、枳壳各30 g，水煎，顿服。治痞有因于食积。

现代科研主要成果及其药理作用

细叶黑三棱挥发油具有预防动脉粥样硬化的作用，挥发油中含量最高的是棕榈酸和亚油酸，棕榈酸常温常压下为白色结晶蜡状固体，熔点61.3 ℃，所以细叶黑三棱挥发油常温下呈现固态；亚油酸是人和动物的营养必需脂肪酸，亚油酸能降低血液胆固醇，预防动脉粥样硬化。细叶黑三棱挥发油中亚油酸含量较高，是其治疗心脑血管疾病，具有活血化瘀功效的基础。

黑三棱不同提取物均能明显降低因醋酸刺激引起的扭体反应次数，明显提高小鼠热刺激痛阈值，有明显的镇痛作用，其中以乙酸乙酯提取物作用强而持久。黑三棱不同提取物对小鼠凝血时间也有显著影响，其中以乙酸乙酯提取物最为显著。

道地药材资源及开发前景

分布于我国黑龙江、吉林、辽宁等地。近几年研究发现，其对妇科疾病，尤其是雌激素依赖性疾病有一定的治疗作用。因此，其在治疗妇科疾病方面尚需进行深层次试验和临床研究。

芳香健康养殖开发路径　黑三棱有破血行气、消积止痛之功，主治畜禽瘀血作痛、宿草不转、腹胀、秘结等症，孕畜禁用。

124　蒌蒿 lóuhāo

为菊科蒿属蒌蒿 *Artemisia selengensis* Turcz.ex Bess.［*A.vulgaris* Linn.var.*selengensis*（Turcz.ex Bess.）Maxim.；*A.selengensis* Turcz.ex Bess.var.*integerrima*（Kom.）Nakai］的全草，多年生草本，别名芦蒿、藜蒿、水蒿、白蒿、泥蒿、柳叶蒿、驴蒿、小艾、水艾、蒌、蒳蒌、蔏蒿等。

生物学特性、采收与预处理

喜温暖湿润气候，不耐干旱。地上部最适宜生长气温为日平均12～18 ℃，20 ℃以上茎秆迅速老化而不堪食用。地上部分能耐 –5 ℃的低温，40 ℃高温时仍能旺盛生长。喜阳光，光照不足会影响生长。土壤以肥沃、疏松、排水良好的砂壤土为佳。

采收与预处理　春季采收嫩根苗，鲜用。将新鲜地上茎整株切成 2 cm 左右的段，用水蒸气蒸馏获得挥发油。

性味、归经及典籍记载

味苦、辛，性温。《医林纂要》载："开胃，行水。"《本草纲目》载："主五脏邪气，风寒湿痹，补中益气，长毛发令黑，疗心悬，少食常饥，久服轻身耳目聪明不老。"《全国中草药汇编》载："破血行瘀、下气通络，用于产后淤血停积小腹胀痛、跌打损伤、淤血肿痛、因伤而大小便下血。"

挥发性成分

水蒸气蒸馏法和超临界 CO_2 萃取法提取蒌蒿挥发油，前者得油率为 0.151%，其主要化学成分多为小分子化合物；后者得油率较高，为 2.867%，共鉴定出 39 种化合物，其中十八碳烯酸乙酯、十八烷酸乙酯、亚油酸等成分在前种提取方法中未检出。

应用微波蒸馏固相微萃取法对蒌蒿进行提取，耗时 3 min，然后采用 GC/MS 分离出 49 种成分，而水蒸气蒸馏法需耗时 6 h，只分离出 26 种成分。采用溶剂提取和分步萃取法提取了新鲜野生蒌蒿可食用部位中极性较低的芳香性成分，经过甲酯化处理后进行 GC/MS 分析，鉴定出 26 种化合物。

相关经方、验方

（1）食欲不振　每天用量 5 ~ 10 g，水煎去渣喝汁。

（2）跌打损伤、淤血肿痛等　15 ~ 25 g，作散剂、酒剂或煎剂，生用或酒炒用。

（3）恶癞疾、遍体面目有疮　白艾蒿十束如升大，煮取汁，以曲及米，一如酿酒法，候熟稍稍饮之。

（4）急性细菌性痢疾　白蒿鲜草 100 g 或干品 50 g，水煎，分 2 ~ 3 次服，每日 1 剂，5 ~ 7 d 为 1 个疗程。

现代科研主要成果及其药理作用

蒌蒿中的三萜、绿原酸和多酚均被证明有抗氧化活性。对江西野生的和种植的蒌蒿进行分析对比表明，野生蒌蒿叶提取物的 DPPH·清除能力、ABTS+·清除能力和乙酰胆碱酯酶抑制能力最强，野生蒌蒿根提取物的 α- 葡萄糖苷酶和黄嘌呤氧化酶活性抑制能力最强，其次为野生蒌蒿叶；相关性分析表明，酚类化合物是蒌蒿中最主要的抗氧化活性成分。蒌蒿的抗肿瘤成分主要为黄酮类化合物，使用 MTT 法鉴定蒌蒿黄酮粗提物对 SMMC7721 细胞的生长抑制作用，结果显示 750 ~ 1250 mg/L 各组蒌蒿黄酮粗提物均抑制肿瘤细胞生长，呈剂量依赖性，其作用机制可能为蒌蒿黄酮提取物可诱导 SMMC7721 细胞凋亡并抑制其迁移，其机制与 caspase–3 和凋亡相关因子 P21 有关。

蒌蒿的生物碱和三萜成分具有护肝作用，研究显示随着药物剂量的增加，生物碱提取物对乙型肝炎病毒的抑制作用明显增强，抑制率可达 22.52%。采用动物实验及人体试验研究显示，蒌蒿提取物对高血压具有明显的降低血压作用，服用前后其尿常规及生化指标无异常。蒌蒿水提物及其原汁对细菌中的巨大芽孢杆菌、大肠杆菌、痢疾杆菌和真菌中的面包酵母有

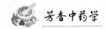

较好的抑制作用。蒌蒿可增强小鼠抗缺氧、抗疲劳、耐高温、耐低温能力，增加小鼠免疫器官（脾和胸腺）质量及碳粒廓清速率，有较好的补气和免疫促进作用。

道地药材资源及开发前景

分布于我国东北、华北、华东、华中等地，蒙古、朝鲜及俄罗斯（西伯利亚及远东地区）也有。多生于低海拔地区的河湖岸边与沼泽地带，在沼泽化草甸地区常形成小区域植物群落的优势种与主要伴生种。可葶立水中生长，也见于湿润的疏林、山坡、路旁、荒地等。另有变种无齿蒌蒿（var. *shansiensis*），分布于河北、山西、河南、湖北、湖南等地。

古代蒌蒿已被作为食用，北魏《齐民要术》中就已有记载。其嫩茎鲜美辛香、脆嫩爽口、风味独特，营养丰富，是人们喜欢的蔬菜佳品，茎叶也可腌制成为酱菜。目前在江南地区把蒌蒿作为蔬菜人工栽培也比较多，而且还有一些品种，如小叶青梗蒿、柳叶青梗蒿、小叶红梗蒿等，其中以柳叶青梗蒿品质最好。

民间很早也把蒌蒿作为药用，内用能开胃健脾、散寒除湿、止血消炎、镇咳化痰，可治寒冷腹痛、妇女痛经、寒湿性月经不调及黄疸型肝炎；外用可治久不愈合之创伤、宫颈糜烂等。现代研究表明蒌蒿有明确的药理作用，需要进一步开展临床验证和产品开发。

芳香健康养殖开发路径　蒌蒿可增强小鼠抗缺氧、抗疲劳、耐高温、耐低温能力，增加小鼠免疫器官（脾和胸腺）重量及碳粒廓清速率，有较好的补益和免疫促进作用。

11　芳香补益药

125　淫羊藿 yínyánghuò

为小檗科淫羊藿属淫羊藿 *Epimedium brevicomu* Maxim.、箭叶淫羊藿 *Epimedium sagittatum*（Sieb.et Zucc.）Maxim.、柔毛淫羊藿 *Epimedium pubescens* Maxim. 或朝鲜淫羊藿 *Epimedium koreanum* Maxim. 的干燥叶，多年生草本，别名仙灵脾、刚前、三枝九叶草等。

生物学特性、采收与预处理

适宜生长在郁闭度高的林下或灌丛中，对土壤要求比较严格，以中性酸或稍偏碱、疏松、含腐殖质、有机质丰富的砂壤土为好，属于喜阴植物。

采收与预处理　夏、秋季茎叶茂盛时采割，除去粗梗及杂质，晒干或阴干。生药加工的最佳方法是将扎成的小把挂在阴凉通风的凉棚内自然阴干，注意要经常翻动，遇雨天，建议使用远红外烤烟房进行人工烘干。切勿在阳光下暴晒或淋上露水，以免影响产品的外观质量。提取挥发性成分前，先进行切段预处理。

性味、归经及典籍记载

性味甘、辛、温，归肾、肝经。《神农本草经》载："淫羊藿，主阴痿绝伤，茎中痛。利小便，益气力，强志。"《日华子本草》载："淫羊藿治一切冷风劳气，补腰膝，强心力，丈夫绝阳不起，女子绝阴无子，筋骨挛急，四肢不仁，老人昏耄，中年健忘。"

挥发性成分

水蒸气蒸馏法得油率约 2.7%，主要成分是羧酸类、酮类和醇类。有学者从巫山淫羊藿中提取到 36 种挥发油成分，主要为羧酸类、酮类、醇类、炔类。从柔毛淫羊藿和朝鲜淫羊藿中分别得到 66 和 38 个挥发油成分，其中，二者共有成分为 28 个，以长链脂肪酸、不饱和醇及烃类居多。超临界流体萃取法从箭叶淫羊藿中提取得到 43 个挥发油成分；加速溶剂萃取法从朝鲜淫羊藿中鉴定出挥发油成分共 91 种。

相关经方、验方

（1）阳痿　淫羊藿 9 g、土丁桂 24 g、鲜黄花远志 30 g、鲜金樱子 60 g，水煎服。

（2）三焦咳嗽、腹满不饮食、气不顺　淫羊藿、覆盆子、五味子（炒）各 30 g，为末，炼蜜丸，梧桐子大，每姜茶下 20 丸。

现代科研主要成果及其药理作用

淫羊藿化学成分主要为黄酮、木脂素、生物碱和多糖，此外还有挥发油、棕榈酸、硬脂酸、油酸、亚麻酸等。其中挥发油具有发汗、理气、止痛、抑菌、矫味等作用。淫羊藿属植物都含有大量的黄酮类物质，淫羊藿总黄酮具有抗抑郁作用，能导致大鼠大脑中 β - 肾上腺素受体密度下调，与抗抑郁药的作用一致。采用行为绝望模型悬尾试验和强迫游泳试验研究淫羊藿提取物对小鼠行为、脑内单胺氧化酶 A（MAO-A）、单胺氧化酶 B（MAO-B）活性与肝脏中 MAO-A 和 MAO-B 活性及丙二醛（MDA）水平的影响，同时采用利血平拮抗模型探讨淫羊藿提取物可能存在的抗抑郁作用途径，结果提示淫羊藿提取物具有一定的抗抑郁作用，并推断淫羊藿提取物可能是通过抑制 MAO 活性，减少单胺类神经递质代谢，提高脑组织神经递质水平，达到抗抑郁目的。淫羊藿总黄酮能够刺激大鼠成骨细胞的增殖，提高碱性磷酸酶的活性，并增强 OPG mRNA 的表达；淫羊藿总黄酮可以通过抑制炎症、缓解氧化应激损及抗凋亡作用来拮抗顺铂所引起的肾毒性，从而起到肾保护的作用。

淫羊藿苷的脱水产物淫羊藿素可以抑制癌细胞的增殖，对肺癌、前列腺癌、急性髓系白血病、口腔鳞状细胞癌、乳腺癌等恶性肿瘤均有抑制作用。

道地药材资源及开发前景

中国是淫羊藿属植物的起源地，该属产地是现代地理分布中心，具有丰富的野生资源。淫羊藿现盛产于四川、重庆、湖北、湖南和贵州等地区。

药用植物淫羊藿，在中药、功能性食品和园林观赏等领域具有重要用途。近年来，在淫羊藿药品开发的科学研究中证明，从淫羊藿中提取的总黄酮具有抗抑郁作用，这一结果加速了淫羊藿药品的开发。此外，研究发现淫羊藿苷可以改善记忆损伤状态，明显地促进了 APP 转基因小鼠的海马齿状回细胞增殖及促进新生细胞神经元分化，提示了我们对治疗阿尔兹海默病有着重大意义，值得探索。淫羊藿具有广泛的生物活性，而且具有较高的药用和保健价值，使用安全，资源储备丰富，已被开发成多种成方制剂，如仙灵骨葆系列、益肾灵颗粒、益肾壮骨颗粒等，相关药品开发前景乐观。

芳香健康养殖开发路径　淫羊藿多糖可调节胆碱能神经递质活性、降低炎症反应、改善小鼠学习记忆障碍；淫羊藿多糖可以活化巨噬细胞，刺激其分泌 NO，并且发现 50% 乙醇醇沉的多糖体外刺激鸡脾脏淋巴细胞效果最好，淫羊藿多糖可显著提高淋巴细胞的增殖，增强免疫力。淫羊藿苷能提高雏鸡的免疫能力和抗感染作用，并提高肉鸡生长性能；具有促进哺乳动物生殖的作用，同时还具有防治畜禽肠道疾病、治疗牛咳嗽、风寒湿痹等功效。

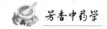

126 当归 dāngguī

为伞形科当归属当归 *Angelica sinensis*（Oliv.）Diels. 的干燥根，多年生草本，别名干归，又叫作薜、山蕲、白蕲、文无等。

生物学特性、采收与预处理

低温长日照作物，适合高寒阴湿地区，在高寒凉爽气候，土层深厚、疏松、排水良好、肥沃富含腐殖质的沙质壤土栽培，不宜在低洼积水或者易板结的黏土和贫瘠的沙质土栽种，忌连作。

采收与预处理　当归宜在当地的 10 月下旬植株枯黄时采挖，秋季播种的宜在第 2 年枯黄时采挖。采挖的时间不宜过早也不可过迟。在挖前半个月左右，割除叶片，使其在阳光下曝晒，加快根部成熟。采挖时小心把全根挖起，抖去泥土选干燥通风的室内或特设的熏棚，内设高 130 ~ 170 cm 的木架，上铺竹帘，把当归堆放在上面，平放 3 层，上再立放 1 层，厚 30 ~ 50 cm；也可以扎成小把，装入长方形的竹筐内，然后将竹筐整齐摆放在木架上，以便于上棚翻动和下棚操作。用湿树枝或湿草作燃料，并用水洒湿，生火燃烧冒出烟雾熏当归，使当归根上色；忌用明火，约数天后，待根表面呈金黄色或褐色时，再换用煤火或柴火烘干，室内温度控制在 35 ~ 70 ℃，经 8 ~ 20 d 全部干度达 70% ~ 80% 时，即可停火，待其自干。当归加工不宜阴干，阴干的当归质地轻泡、皮肉呈青色，也不宜用太阳晒干和用土坑焙或火烧烤，否则，易枯硬，皮色变红，失去油润性，降低质量和得油率。

性味、归经及典籍记载

性味甘、辛、温，归肝、心、脾经。《别录》载："当归，温中止痛，除客血内塞，中风痉、汗不出，湿痹，中恶客气、虚冷，补五藏，生肌肉。"《日华子本草》载："当归，治一切风，一切血，补一切劳，破恶血，养新血及主癥瘕。"

挥发性成分

挥发油是当归的主要有效成分之一，烘干后的药材挥发油含量约为 0.4%。挥发油可分为中性油、酚性油和酸性油 3 种，其中以中性油的占比最高，高达 88% 以上。当归中共含有 30 余种挥发油类化学成分，其中 Z- 藁本内酯的含量最高，占比约为 0.5%，其余为正丁烯基酞内酯、反式 – 罗勒烯、α – 蒎烯等。

相关经方、验方

（1）防治老年心脑血管疾病　当归 6 g、川芎 5 g，加水适量煎煮两次，每次 30 min，加红糖和少许调味，代茶饮。

（2）习惯性腰扭伤　红花 30 g、当归 60 g、红糖 120 g，鸡 1 只，同煮，吃肉喝汤。一般 1 ~ 2 次即愈。

（3）产后腹痛　当归末 25 g、白蜜 150 g，水 1 碗，共煎，分 2 次服。

现代科研主要成果及其药理作用

挥发油具有抗肿瘤、平喘、抑制子宫平滑肌收缩和镇痛等功效，有提高血管性认知功能障碍模型大鼠学习记忆能力的作用，能促进模型大鼠 Bcl-2 蛋白的表达，抑制认知功能障碍（VCI）模型大鼠 Bax 蛋白的表达，从而发挥脑保护作用；当归挥发油可有效改善脑缺血再灌注损伤大鼠的神经功能缺损，降低脑梗死体积比、脑血管通透性和脑含水量，提示当归挥发油对脑缺血再灌注损伤有显著保护作用，其作用机制可能与提高脑组织抗氧化能力有关。

当归挥发油对气管平滑肌有明显的舒张作用，0.01% 的当归挥发油能减弱磷酸组胺（His）、氯乙酰胆碱（Ach）、$CaCl_2$ 和 KCl 预收缩气管平滑肌的作用，其作用机制可能与 VDCC 有关。当归挥发油能抑制 OVA 或 Ach 与组胺混合物激发实验中大鼠的哮喘等行为学表现，改善肺组织病理学改变，减轻支气管上皮细胞脱落程度与炎性细胞浸润程度；也能改善模型小鼠的哮喘行为、肺功能及肺组织病理学变化。说明当归挥发油具有一定的平喘作用，可治疗支气管哮喘。

道地药材资源及开发前景

当归主产于甘肃东南部，以岷县产量多，质量好，为当归原产地，其次为云南、四川、陕西、湖北等地均有栽培。

当归是我国一种古老的药用植物，其挥发油药理活性多样，药用范围广泛，在心血管系统、呼吸系统、消化系统和肿瘤方面有广泛的药理活性，均有较好的应用前景。当归根挥发油中有麝香琥珀样香气，有一定的定香作用，它与广藿香挥发油、防风根挥发油、香紫苏挥发油、香豆素等香料的香气能协调和合。而当归籽挥发油常用于素心兰、香薇等复方香精中，主要取其独特的新鲜胡椒样头香。

当归是我国一种传统药用植物，其挥发油药理活性多样，药用范围广泛，在心血管系统、呼吸系统、消化系统和肿瘤方面有广泛的药理活性，均有较好的应用前景，但是当归挥发油很不稳定，主要成分藁本内酯在室温容易异构化，致使当归挥发油的单体成分研究不足。比较可喜的是以当归挥发油为原料的创新药品研究取得了进步，为当归及其药用部位挥发油的开发应用提供了理论依据。

芳香健康养殖开发路径　当归作为饲料添加剂可以提高肉种鸽、蛋鸡和断奶仔猪的生产性能。

127　人参 rénshēn（附　红参、人参叶）

为五加科人参属人参 *Panax ginseng* C.A.Mey. 的干燥根和根茎，多年生草本，别名圆参、黄参、棒槌、人衔、鬼盖、神草、土精、地精、海腴、人葠等。

生物学特性、采收与预处理

喜冷凉湿润，宜半阴半阳，忌强光直射，耐寒力强。种子可阴干贮藏，种胚有形态后熟和生理后熟特性；前者要求 20～10 ℃变温，后者需要 2～4 ℃低温，需时各为 3～4 个月，没有完成后熟的种子不能发芽，对土壤要求严格，宜在富含腐殖质、通透性良好的砂质壤土栽培，尤以森林腐殖土最适宜栽参，农田栽参前茬以禾本科为好。忌连作。

采收与预处理　秋季采挖，洗净经晒干或烘干。栽培的俗称"园参"；播种在山林野生状态下自然生长的称"林下山参"，习称"籽海"。生晒参全根晒干称"全须生晒参"；剪去小支根，晒干者称"生晒参"；刮去外皮晒干者，称"白干参"。山参均加工成"全须生晒参"。

红参将鲜参捏去须根，蒸透（3~6 h）后干燥，剪去支根和细根，再烘干。剪下的支根、细根和须根，扎成小把，再烘干，称"红参须"。糖参人参鲜根用沸水烫 15 min 左右，用排针扎孔、灌糖、晾晒，再灌糖 1~2 次，琼晒、烘干。现已少生产。冻干参（活性参）鲜参经真空冷冻干燥加工制成。先将选出的鲜参根，用清水浸泡 11~14 h，使附着的泥土软化，接着捞出用水冲洗，将表面的泥土去掉。而后用毛刷洗干净，使表面无杂质成乳白色。熏参：将洗净的鲜参晒干表面的水，并放入密封的熏室内，用适量硫黄熏至参体柔软无硬心。将熏过硫黄的鲜参根放入低温干燥室内，室温控制在 50~60 ℃，待参根全干为止。在经过干燥的全须生晒参，由于须易折断，所以应将须根回潮软化，接着用白棉线将须根顺直缠绑，缠时要注重美观，晒干即成全须生晒参。

性味、归经及典籍记载

性味甘、微温，归肺、脾、心、肾经。《神农本草经》载："人参，味甘微寒，主补五脏，安精神，定魂魄，止惊悸，除邪气，明目，开心益智。久服，轻身延年。"《名医别录》载："人参，疗肠思中冷，心腹鼓痛，胸胁逆满，霍乱吐逆，调中，止消渴，通血脉，破坚积，令人不忘。"

挥发性成分

水蒸气蒸馏法提取根和根茎的得油率为 0.05%~1.14%，干燥花蕾的得油率为 0.18%~0.20%，干燥叶的得油率为 0.62%。溶剂萃取后再用水蒸气蒸馏法提取根的得油率为 0.12%~2.83%；干燥茎叶的得油率为 0.13%。

人参挥发油中的醇类化合物主要有叔十六硫醇、菜油甾醇、豆甾 -7- 烯 -3- 醇、2,6,10,10- 四甲基 - 三环 [7.2.0.0（2,6）] 十一碳 -5- 醇、人参新萜醇、豆甾醇、γ- 谷甾醇、人参炔醇、人参环氧炔醇、人参炔二醇、人参炔三醇。其中人参炔醇、人参环氧炔醇、人参炔二醇、人参炔三醇是人参脂溶性成分中重要的醇类化合物。

人参挥发油中酮类和醛类化合物主要有豆甾 -3,5- 二烯 -7- 酮、豆甾 -4- 烯 -3- 酮、5- 己基二氢 -2（3H）- 呋喃酮、十七烷酮 -2、十七烷酮、2-（5- 氧己基）环戊酮等。

人参挥发油中酚类和杂环类化合物主要有 2- 甲氧基 -4- 乙烯基苯酚、维生素 E、2,2′- 亚甲基双 [6-（1,1- 二甲基乙基）-4- 甲基苯酚]、7,11- 二甲基 -3- 亚甲基 -1,6,10- 十二碳三烯、2,3- 二氢苯并呋喃、异香橙烯等。人参挥发油中烷烃及其他化合物主要有 2- 甲基十四烷、三十六烷、二十八烷、二十一烷、十五烷、1-（1,5- 二甲基己基）-4- 甲基苯、2-（环己基亚甲基）肼 -1- 硫代甲酰胺、二乙烯基硫醚、十四烷基环氧乙烷、1（22）,7（16）- 二环氧 - 三环 [20.8.0.0（7,16）] 三十烷、4,6,6- 三甲基 -2-（3- 甲基 -1,3- 丁二烯基）-3- 氧杂三环 [5.1.0.0（2,4）] 辛烷等。

相关经方、验方

（1）温中祛寒、补气健脾　人参 15 g、干姜 15 g、白术 15 g、甘草 15 g。

（2）阳虚气喘、自汗盗汗、气短头晕　人参 25 g、熟附子 50 g，分为 4 帖，每帖以生姜 10 片，流水 2 盏，煎 1 盏，食远温服。

（3）脾胃肾气虚弱、呕吐不下食　人参、丁香各等分，捣罗为散，每服 10 g，空腹热米饮调下。

现代科研主要成果及其药理作用

其挥发油具有镇静、抑菌、抗癌、壮阳及改善心肌缺血等功效。复方人参挥发油气雾剂可改善心电图 ST 段偏移，降低心电图 ST 段的异常抬高，同时明显抑制急性心肌缺血时 AST、CK、LDH 的释放，有降低动物心肌匀浆中过氧化脂质代谢产物 MDA 含量及升高超氧阴离子自由基清除酶 SOD 活性的作用，对抗 ISO 诱发大鼠所致的心肌缺血损伤，表明复方人参挥发油气雾剂可保护心肌细胞膜结构完整性，对缺血性损伤的心肌细胞具有良好预防作用。

人参挥发油中的人参炔醇和人参环氧炔醇对神经细胞具有营养和保护作用。人参环氧炔醇对神经元退行性疾病如阿尔茨海默病的神经细胞损伤有保护作用，其作用机制可能与其促进神经生长因子的分泌表达、增强细胞骨架的重要组成部分——肌动蛋白的合成有关。因此，人参炔醇和人参环氧炔醇可作为早期治疗阿尔茨海默病的候选药物。

人参环氧炔醇和人参炔醇均具有抑制肿瘤细胞增殖、促进肿瘤细胞凋亡的作用。人参环氧炔醇能诱导癌细胞的凋亡，并优先诱导转化细胞的凋亡，而对非转化细胞的影响很小。人参炔醇处理的人早幼粒白血病细胞 HL-60 恶性程度显著降低。

道地药材资源及开发前景

原产于我国东北三省，现盛产于辽宁和吉林。园参主产于吉林、辽宁及黑龙江省；林下山参主产于东北三省，量少。

茎叶及花的挥发油在化学组成及各成分的含量方面与根挥发油相比有很大差异，气味也不相同，故人参茎叶及花挥发油不能代替人参根的挥发油使用。鉴于人参茎叶，特别是花挥发油含量较高，应考虑对其药理活性进行深入研究，以实现对其的综合开发利用。

人参挥发油具有较为广泛的生物活性。目前对其所含以人参炔醇、人参环氧炔醇为代表的聚乙炔醇类物质的药理活性研究较为深入。虽然萜类中的倍半萜类是人参挥发油化学成分的主要组成物质，但对其有效部位的研究较欠缺。在化学成分方面，着重围绕人参挥发油中倍半萜类有效部位、聚乙炔醇类有效部位的各单体结构确证、结构转化等展开研究；在药理作用方面，对聚乙炔醇类物质在神经系统保护、抗肿瘤、防治心脑血管系统疾病等的作用机制及构效关系展开研究；对人参挥发油的成药性、有效部位或有效成分制备工艺、稳定性、储存条件、安全性等展开研究等具有广阔的前景。

芳香健康养殖开发路径　人参在肠肺功能调节方面的功效主要体现在抗感染、菌群调节、抵抗力提升及神经调理等方面。这些功效对目前畜牧养殖所面临的动物肠道和呼吸道调节问题具有一定的参考作用。因此，人参在畜牧养殖上也具有开发前景。

附　红参 hóngshēn

为五加科人参属红参 *Panax ginseng* C.A.Meyer 的熟用品。秋季采挖，洗净，将鲜参捏去须根，蒸透 3～6 h 后干燥，剪去支根和细根，再烘干。剪下的支根、细根和须根，扎成小把，再烘干，称"红参须"。功效：大补元气，复脉固脱，益气摄血。常用于体虚欲脱，肢冷脉微，气不摄血，崩漏下血。内服：煎汤 10 g；炖服适量。红参挥发油以倍半萜类化合物为主，其中以反式 -β- 金合欢烯、β- 芹子烯、α- 古芸烯、β- 榄香烯、β- 古芸烯、β- 愈创烯等含量较高，芳香烃类化合物中以 2,6- 二特丁基 -4- 甲基苯酚含量较高。

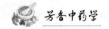

红参具有能加强动物高级神经活动的兴奋和抑制过程。并能增强机体对一切非特异性刺激的适应能力，能减少疲劳感对心肌无力有一定的改善作用。

附　人参叶 rénshēnyè

为五加科人参属人参 *Panax ginseng* C.A.Meyer 多年生草本植物，人参带茎的叶入药，别名人参苗、参叶等。秋季收集茎叶，晒干。性味苦、微甘、寒，归肺、胃经。功效：清热解暑，生津止渴，常用于暑热口渴，热病伤津，胃阴不足，消渴，肺燥干咳，虚火牙痛。内服：煎汤、泡茶服用，10～15 g。

人参叶以倍半萜类化合物为主，其茎叶含三萜类及其皂苷成分，还含黄酮类尖成分，其中挥发油中有 β－金合欢烯、2－十七烷酮和棕榈酸。人参叶具有抗疲劳、抗氧化、提高机体免疫力、保护心血管、抗肿瘤、抗抑郁等药理作用。

128　西洋参 xīyángshēn

为五加科人参属西洋参 *Panax quinquefolium* Linn. 的干燥根，多年生草本，别名洋参、花旗参、广东人参、西参、西洋人参等。

生物学特性、采收与预处理

全年生长期 120～180 d，生长期宜温度在 20～25 ℃。土壤含水量从出苗期到采收时湿度在 40%～55%。是阴性植物，怕阳光直射。

采收与预处理　一般栽种后 4 年可以采收。适宜在 9—10 月植株枯萎时采收，这时有效成分含量高，参根浆足，质坚实，加工折干率高。采收时，切勿伤根断须，也不宜在日光下长时间暴晒。将采回的鲜根当天洗净，稍风干，先在温度 20～37 ℃干燥室内连烘 20 d，然后在温度 45 ℃下烘干。不能日晒或用炉烤，烘干的温度也不能超过 50 ℃，否则会失去香气。

性味归经及典籍记载

性味寒、甘、微苦，归肺、胃、心、肾经。《本草求原》载："肺气本于肾，凡益肺气之药，多带微寒，但西洋参则苦寒，唯火盛伤气，咳嗽痰血，劳伤失精者宜之。"《本草从新》载："西洋参，补肺降火，生津液，除烦倦。虚而有火者相宜。"《药性考》载："西洋参，补阴退热，姜制益气，扶正气。"

挥发性成分

水蒸气蒸馏法提取，根的得油率为 0.04%～0.40%，茎叶的得油率为 0.25%；有机溶剂萃取后再水蒸气蒸馏法提取新鲜花蕾的得油率为 0.04%；乙醚萃取法提取根的得油率为 0.08%～0.10%。

西洋参特异的香气来源于其中所含的挥发油，西洋参挥发油占总量的 0.040%～0.097%。有学者检出挥发油成分 45 种，其中 26 种倍半萜类化合物，约占总挥发油的 75%，为西洋参挥发物的主要成分以 β－金合欢烯含量最高，占总挥发油的 26% 左右。

相关经方、验方

（1）失眠多梦　龙眼肉 30 g、西洋参 10 g、白糖 10 g。

（2）三叉神经痛　西洋参 10 g、麦冬 10 g、白果 50 g、大枣 3 颗。先把大枣去核后洗干净，白果去皮。西洋参和麦冬用清水洗干净后备用。把大枣、白果、西洋参、麦冬一起放进锅里，然后加入 1000 mL 的水，用小火煮 20 min，然后取汁饮用。

（3）肺结核患者咯血、潮热、盗汗　西洋参 5 g、燕窝 5 g，洋参切片，燕窝泡发，洗净，加水和冰糖适量，共煮沸后文火煨炖 0.5 h 左右食用。

现代科研主要成果及其药理作用

其挥发油具有增强心肌活性、抗氧化等功效，主要含烷烃、烯、醇、脂肪酸及酯等脂肪族化合物，还有萜类化合物。其中，含量最高的是棕榈酸，具有较强的增强心肌活性作用。挥发油中还含有 2,4- 双（1,1- 二甲基乙基）苯酚，具有抗氧化和清除自由基的作用。

为西洋参中含有人参皂苷 Rf_1，可以抑制中枢神经，起到镇静安神的作用。西洋参还具有抗肿瘤、免疫调节、抗氧化等作用，对心血管系统也有一定的作用，可以保护心肌梗死后受损的非缺血区心肌组织。西洋参对代谢也有一定的作用，西洋参总皂苷对四氧嘧啶高血糖大鼠血糖、血脂和血清胰岛素水平的影响，表明西洋参总皂苷能明显降低高血糖大鼠血糖、血清总胆固醇和三酯甘油的水平，且提高血清高密度脂蛋白和胰岛素含量。

道地药材资源及开发前景

西洋参又称花旗参，原产于美国、加拿大，自 20 世纪 80 年代在中国河北省引种成功以来，已成为目前最有经济价值的药材之一。我国西洋参均为人工栽培，主要分布在吉林、辽宁、北京、陕西和山东等地。

西洋参比人参适应性强，根据它的生态条件要求，除原生地北美洲以外，亚洲、澳洲、欧洲、南美洲等都能找到发展种植这种国际珍贵药用植物的地方。西洋参的多种多样功效，是一种很好的补益养生药，发展前景广阔。

芳香健康养殖开发路径　西洋参能够促进正常斑马鱼肠下血管的发育；而一定浓度的西洋参水煎液能增加斑马鱼完整血管数，同时减少缺陷血管数，因此具有一定的促进血管生长作用，在畜牧养殖方面有开发前景。

129　甘草 gāncǎo

为豆科甘草属甘草 *Glycyrrhiza uralensis* Fisch.、胀果甘草 *Glycyrrhiza inflata* Bat. 或光果甘草 *Glycyrrhiza glabra* Linn. 的干燥根和根茎，多年生草本，别名美草、蜜甘、国老、甜草等。

生物学特性、采收与预处理

喜阳、耐寒，适应于干旱或半干旱生态环境，适合在日照长、气温低的地区栽培。对土壤适应性较强，适合生长在各种类型的钙质土壤上，在土层深厚，排水良好的砂质土壤生长迅速，忌地下水位高和涝洼地酸性土壤，不宜在土质黏重、盐碱地及排水不良的土壤中种植。可耐 - 40 ℃的低温，同时也有忍耐强高温的能力。如果光照不足，则使茎高而细弱，叶片变薄，长期遮阴甚至导致死亡。

采收与预处理　野生品秋季采挖，栽培品于播种 3 ~ 4 年后，在秋季 9 月下旬至 10 月初土壤结冻前，地上茎叶枯萎时采挖。去掉残茎、泥土。按粗细晒至半干，打成小捆，再晒至

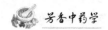

全干。也可在春季萌发前采挖，但秋季采挖质量较好。

性味、归经及典籍记载

性味甘、平，归心、肺、脾、胃经。《神农本草经》载："主五脏六腑寒热邪气，坚筋骨，长肌肉，倍力，金疮肿，解毒。"《日华子本草》载："安魂定魄。补五劳七伤，一切虚损、惊悸、烦闷、健忘。通九窍，利百脉，益精养气，壮筋骨，解冷热。"

挥发性成分

用水蒸气蒸馏法提取甘草挥发油，得油率为 0.209%。

相关经方、验方

（1）脏躁、癔病　甘草 5 g，大枣 50 g，浮小麦 20 g，水煎服（甘麦大枣汤）。

（2）心律不齐　生甘草、炙甘草、泽泻各 30 g。每日 1 剂，水煎早晚 2 次分服。

（3）急性乳腺炎　生甘草、赤芍药各 30 g，每日 1 剂，水煎服，连服 1 ~ 3 剂。

现代科研主要成果及其药理作用

甘草酸及甘草次酸类药物有调整胃肠活动、抗肝损伤、增强免疫、延缓衰老、抗病毒、抑制子宫平滑肌收缩，以及对中枢、心脑血管、血液系统等影响。甘草黄酮、甘草浸膏及甘草次酸均有明显的镇咳作用；祛痰作用也较显著，其作用强度为甘草次酸＞甘草黄酮＞甘草浸膏。

甘草甜素对离体蟾蜍心脏有兴奋作用，此作用与乙酰胆碱及毒扁豆碱等具有明显的对抗作用，与肾上腺素具明显的协同作用。

甘草甜素对艾滋病毒具有抑制增殖作用，甘草次酸对骨髓瘤及腹水肝癌均有抑制作用。

甘草提取物对轮状病毒诱导的仔猪腹泻具有很好的抗病毒、抗腹泻效果，进一步研究发现其主要通过减少肠道及脾脏中白细胞介素 -8、干扰素 - γ、p38、c-Jun 氨基末端及核转录因子等基因的表达，进而有效改善肠道健康并抑制炎症反应。因此其在预防和治疗动物病毒感染性疾病方面具有重要应用价值。

道地药材资源及开发前景

我国甘草种类主要为乌拉尔甘草、光果甘草和胀果甘草。乌拉尔甘草是我国甘草资源分布最广泛的一种，从东北、华北、西北到新疆的拜城均有分布。主产区在宁夏、甘肃及内蒙古。新疆多为胀果甘草，其次为光果甘草，甘肃的部分地区也有分布。为解决资源枯竭问题，目前内蒙古、新疆和吉林等地已经建立了大面积人工栽培的甘草基地，为甘草的加工利用提供了丰富的原料资源。

2007 年，中华人民共和国卫生部颁布的《新资源食品管理办法》中规定，甘草作为传统中药使用历史悠久既是食品又是药品资源，集甜味与保健于一身，是十分有前途的天然保健食品添加剂。

芳香健康养殖开发路径　甘草提取物能够增加肉兔的日增重，提高其屠宰率。甘草所含的甘草甜素、甘草次酸、甘草苷等成分对畜禽有较强的免疫调节、抗病毒、抗感染、保肝解毒、镇咳祛痰、抗菌等作用。

130　红景天 hóngjǐngtiān

红景天为景天科红景天属红景天 *Rhodiola crenulata*（Hook.f.et Thoms.）H.Ohba 的根和根茎，多年生草本，别名西藏红景天等。

生物学特性、采收与预处理

红景天具有很强的生命力和特殊的耐寒、耐低氧等特性，是珍稀药用植物之一，被誉为"高原人参"。生长在海拔 1800～2500 m 高寒无污染地带的高山草地、山坡林下灌丛或沟旁岩石附近，大多分布在北半球的高寒地带，常在几十平方米密集生长，很少零星分布。能在极其恶劣而多变的自然环境中生长，如缺氧、低温干燥、大风、强紫外线照射、昼夜温差大等，这就意味着它们已从遗传上适应了高寒多变的恶劣环境，或具备了其他植物所没有的特殊适应性的物质。

采收与预处理　秋季地上部分枯萎后，先除去茎叶，将地下部分挖出，去掉泥土，洗净，烘干或晒干。切碎预处理后，按《中国药典》水蒸气蒸馏法提取挥发油，蒸馏 6 h，蒸馏液用乙醚萃取 3 次，合并萃取液，无水硫酸钠干燥，过滤，挥去乙醚，得到有特殊气味的棕黄色挥发油。

性味、归经及典籍记载

性味甘、寒，归脾、肺经。《四部医典》载："性平、味涩、善润肺、能补肾、理气养血。主治周身乏力、胸闷、恶心、体虚等症。"《本草纲目》载："红景天，草本上品，祛邪恶气，补诸不足。"

挥发性成分

水蒸气蒸馏法提取西藏红景天根茎挥发油，得油率为 1.00%，超临界 CO_2 萃取干燥根茎的得油率为 5.65%。

通过水蒸气蒸馏法提取云南红景天挥发油，利用 GC-MS 分析鉴定出 44 种化合物，挥发油主要成分有正辛醇（28.25%）、香叶醇（21.92%）和里哪醇（8.34%）。

利用 GC-MS 分析青海红景天和云南红景天挥发油的化学成分，其中青海红景天的主要成分有环癸烯（12.69%）、甲酸辛酯（10.93%）和二十四烷（9.94%），云南红景天的主要成分有香叶醇（21.91%）、桃金娘烯醇（4.66%）和癸醇（4.09%）。

通过 GC-MS 从小丛红景天挥发油中鉴定出 38 个化合物，其含量约占总检出量的91.12%；挥发油主要成分有肉豆蔻酸（19.37%）、棕榈酸甲酯（7.56%）、2，6- 十六烷基 -1-（＋）- 抗坏血酸酯（6.27%）等。

对西藏红景天挥发油进行 GC-MS 分析，结果分离出 63 种物质，鉴定出 45 个化合物，其主要成分为香叶醇（58.24%）、4- 亚环己烯基 -3,3- 二甲基 -2- 戊酮（3.45%）和乙酸香叶酯（3.04%）。

相关经方、验方

（1）脾气虚弱　红景天 10 g，水煎服。

（2）贫血　红景天、当归各 10 g，水煎服。

（3）阴虚干咳　红景天、南沙参、百合各 10 g，水煎服。

现代科研主要成果及其药理作用

其挥发油具有促渗、抑菌作用。高山红景天挥发油、氮酮和丙二醇对盐酸小檗碱均有促渗作用，以高山红景天挥发油的促渗作用最为显著，当高山红景天挥发油为 5% 时促渗效果最好，且 3% 高山红景天挥发油的促渗效果强于 1% ~ 5% 氮酮和 3% ~ 10% 丙二醇。四川红景天挥发油对枯草芽孢杆菌、金黄色葡萄球菌、大肠埃希氏菌、铜绿假单胞菌、黑曲霉及酿酒酵母的抑菌圈直径分别为 18.1 mm、12.3 mm、14.2 mm、9.1 mm、20.6 mm 和 8.7 mm，其中红景天挥发油对黑曲霉的抑菌能力最强，对酿酒酵母的抑菌作用最弱。

红景天能增强脑干网状细胞的兴奋性，激活脑皮层感觉区的自发电位活动，增强脑对光、电刺激应答反应的电位活动。长期服用红景天提取物能提高注意力、记忆力，对老年痴呆也具有一定的治疗效果。

道地药材资源及开发前景

分布于我国西藏及云南西北部、四川等地；在欧洲北部至俄罗斯、蒙古、朝鲜、日本亦有分布。

红景天具有延缓机体衰老，防止老年疾病的功效，是一种适用于特殊地区开发的具有很大发展前途的环境适应性药物。鉴于红景天有类似中医"扶本固正"的"适应原"样作用，且其增强免疫功能优于人参，当疲劳机体不能自然恢复时，服用红景天制剂有显著的效果，且无毒无成瘾性。我国已明确将红景天作为保健药物资源和保健食品资源，为其广泛开发应用提供了依据。高山红景天挥发油对盐酸小檗碱是一种很好的新型促渗剂，为盐酸小檗碱的透皮制剂奠定了基础。

芳香健康养殖开发路径　四川红景天挥发油的主要成分有异戊烯醇、香叶醇、正辛醇、芳樟醇等，因此推断四川红景天挥发油中香叶醇和芳樟醇具有抑菌活性，而异戊烯醇和正辛醇是否具有抑菌活性有待进一步研究。四川红景天挥发油对细菌和真菌均有一定的抑制作用，为科学评价红景天挥发油的生物活性及合理开发利用其资源奠定了基础。红景天能增强机体免疫并有免疫调节的作用，可添加到饲料中以增强畜禽免疫力。

131　锁阳 suǒyáng

为锁阳科锁阳属锁阳 *Cynomorium songaricum* Rupr. 的干燥肉质茎，多年生肉质寄生草本，别名琐阳、不老药、锈铁棒、地毛球等。

生物学特性、采收与预处理

喜干旱少雨，具有抗旱、耐盐碱、抗寒的特性，其生境及分布与白刺属植物相似，分布于半荒漠或荒漠地带，生长于干旱且缺乏有机质的盐碱沙地上。这些地区属典型大陆性气候区域，极度干旱，年降水量一般在 150 mm 以下，日照时间长，夏季高温，冬季严寒，昼夜温差极大。冬季生长，夏季枯萎。在 –20 ℃左右以下能破土而生，正常越冬，生长之处不积雪、不封冻。

采收与预处理　春秋两季均可采挖，以春季为宜。3—5 月间，当刚出土或即将顶出沙土时采收，质量最好。采收后除去花序，继续生长开花，折断成节，摆在沙滩上晾晒；或半埋于沙中，连晒带沙烫，使之干燥。

性味、归经及典籍记载

性味甘、温，归肝、肾、大肠经。《本草衍义补遗》载："大补阴气，益精血，利大便。虚人大便燥结者，啖之可代苁蓉，煮粥弥佳；不燥结者勿用。"《本草从新》载："益精兴阳，润燥养筋，治痿弱，滑大肠。泄泻及阳易举而精不固者忌之。"

挥发性成分

得油率为 0.02% ~ 0.03%，其挥发油以直链羧酸为主，从中提取分离得到 23 种挥发性成分，占挥发性成分总量的 63%。在挥发性成分中脂肪酸和酯类化合物含量高，尤其棕榈酸和油酸，分别占挥发性成分的 22.69% 和 19.24%。

相关经方、验方

（1）阳痿、早泄、尿频　锁阳、巴戟天、覆盆子各 10 g，水煎服。

（2）消化不良、胃痛吐酸　锁阳 15 g，吴茱萸 6 g，水煎服。

（3）肠燥便秘　锁阳 300 g，煎浓汁加蜜收膏服，每日 15 mL，每日 2 次。

现代科研主要成果及其药理作用

锁阳具有增强人体性功能、耐缺氧、增强机体免疫力、清除自由基、抗氧化、抗应激、抗疲劳等药理作用，临床上常用于男性肾阳虚证及女性妇科病的治疗。锁阳黄酮对游泳老年大鼠体重、游泳耐力及抗氧化等方面有很好的影响作用。

锁阳还具有类糖皮质激素样作用，用复方锁阳冲剂治疗哮喘，疗效显著，可使长期依赖激素的患者恢复正常。有助于排除体内有毒物质（如铅等），还有明显的抗癌作用。

锁阳具有较好的常压抗缺氧作用和抗急性脑缺血缺氧作用。锁阳能改善小脑 Purkinye 氏细胞线粒体的损伤性变化，提高细胞的整体能量代谢水平，防止运动性疲劳的过早出现，进而提高抗疲劳能力。提示锁阳对于机体缺氧、应激等状态有很好的改善作用，对于人体推迟或缓解疲劳亦有很好作用。

道地药材资源及开发前景

主要分布在我国西北部地区，野生锁阳集中分布于甘肃、新疆、内蒙古、青海、宁夏等地，产于浑善达克沙地西部、毛乌素沙地西部、河西走廊沙地、腾格里沙漠等地，尤其是甘肃河西走廊出产的锁阳因疗效好而被历代医家认为是锁阳的道地产区。在河西走廊独特地理气候条件下生长的锁阳，历史上就是当地一种具有神奇滋补功效、保健功能的名贵中药材，酒泉民间有"三九三的锁阳赛人参"的美传。酒泉锁阳因其纯正的风味和饱满的色质，成为锁阳科同类植物中的上品。李时珍在《本草纲目》中特别指出："锁阳出肃州。"

锁阳中含有丰富的化学组分，其相关药理作用已经过实验研究及临床验证，具有较高的药用价值和一定的医疗保健作用，是我国重要的中药药用植物资源。它的医药乃至保健价值已愈来愈多地受到人们的重视，应该很好地开发和利用这一宝贵资源。随着经济发展和生活水平提高，保健品日益受到国民青睐，因此利用锁阳为原料生产出更多高价值的天然保健品，具有良好的市场前景和开发价值，应该得到业界的高度重视。

芳香健康养殖开发路径　研究显示，锁阳对于动物机体非特异性免疫功能及细胞免疫功能均有调节作用，对体液免疫功能也有增强作用，并有促进动物性成熟作用。

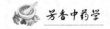

132 百合 bǎihé

为百合科百合属卷丹 *Lilium lancifolium* Thunb.、百合 *Lilium brownii* F.E.Brown var.*viridulum* Baker 或细叶百合 *Lilium pumilum* DC. 的干燥肉质鳞茎，多年生草本，别名博多百合、夜合、中蓬花等。

生物学特性、采收与预处理

为长日照植物，生长前期和中期喜光照。光照时间过短，会影响植物开花。喜温暖稍带冷凉而干燥的气候，耐荫性较强。较耐寒，生长发育温度以 15 ~ 25 ℃为宜。高温地区生长不良。能耐干旱，怕水涝。最忌酷热和雨水过多。土壤湿度过高则引起鳞茎腐烂死亡。对土壤要求不严，宜选向阳、土层深厚、疏松肥沃、排水良好的砂质土壤栽培，低湿地及黏重的土壤不宜栽培。

采收与预处理 有家种与野生之分。家种的鳞片阔而薄，味不甚苦；野生的鳞片小而厚，味较苦。秋季 9—10 月茎叶枯萎后采挖，去掉茎秆、须根，洗净鳞茎，剥取鳞片，用沸水焯烫，晒干、烘干或真空冷冻干燥。提取挥发性成分前，对百合花进行干燥预处理。

性味、归经及典籍记载

性味甘、微寒，归肺、心、胃经。《神农本草经》载："主邪气腹胀、心痛。利大小便，补中益气。"《大明本草》载："安心，定胆，益志，养五脏。治癫邪啼泣、狂叫、惊悸……乳痈发背及诸疮肿，并治产后血狂运。"《本草求真》载："功有利于心肺，而能敛气养心、安神定魄。"

挥发性成分

采用超临界 CO_2 萃取百合花挥发油，在 45 ℃，20 Mpa 得油率最高为 3.70%；采用气液相连续萃取法提取百合花的得油率为 0.016%，为水蒸气蒸馏法得油率的 1.23 倍。鉴定确认了 2 种方法提取的百合花挥发油的 52 种成分，其主要成分为烯、醇、酯、醛、酸和烷类化合物。2 种方法提取的百合花挥发油的组分和含量差别较大。水蒸气蒸馏法提取的挥发油中含量较多（大于 3%）的为棕榈酸（29.62%）、(Z，Z)–9,12–十八碳烯酸（17.21%）、3,7，11–三甲基–1,6,10–十二碳三烯–3–醇（10.4%）、2–羟基–苯甲酸苯甲酯（10.29%）、(Z)–9–十八碳烯酸甲酯（3.49%）、二十六烷（3.47%）。气液相连续萃取法提取的挥发油中含量较多（大于 3%）的为 3,7,11–三甲基–1,6,10–十二碳三烯–3–醇（19.76%）、2–羟基–苯甲酸苯甲酯（13.16%）、3,7–二甲基–1,6–辛二烯–3–醇（8.56%）、棕榈酸（8.32%）、2,3–二氢苯并呋喃（4.17%）、苯甲醇（4.07%）、α–萜品醇（3.49%）。

相关经方、验方

（1）肺热咳嗽、咽干口渴 百合 30 g，款冬花 15 g，水煎服。

（2）胃痛日久不愈 百合 30 g、乌药 10 g，水煎服。

（3）神经衰弱 百合 100 g，蜂蜜 50 g，拌匀蒸熟，睡前食用。

现代科研主要成果及其药理作用

提取物具有较强的抑菌功效。百合挥发油具有抗氧化作用，在不同的抗氧化体系中均具有一定的抗氧化活性，并且其抗氧化活性随着浓度的增大而增强。在 0.350 ~ 7.00 mg/mL 浓度下对·OH 的清除能力为 3.13% ~ 73.65%；在 0.20 ~ 1.20 mg/mL 浓度下对 DPPH·的清除能力为 39.13% ~ 84.06%；通过与 VC 作为清除剂进行对比，其对·OH 的清除能力弱于 VC，约为 VC 的 1/20，而对 DPPH·的清除能力与 VC 相当。

百合花挥发油和 VC 对·OH 的 IC50 分别 4.38 mg/mL 和 0.21 mg/mL，其清除效果约为 VC 的 1/20；百合花挥发油和 VC 对 DPPH·的 IC50 分别 0.31 mg/mL 和 0.36 mg/mL，进一步证明百合花挥发油对 DPPH·的清除能力与 VC 试剂相当。

百合可改善抑郁大鼠喝糖水快感消失的症状，并减少游泳老鼠产生的行为绝望感。百合煎剂可改变抑郁小鼠行为学，还增加了脑内 5- 羟色胺水平。百合醇提物能升高抑郁模型大鼠大脑皮质多巴胺、5- 羟色胺水平。

道地药材资源及开发前景

就世界范围而言，共有 170 多个品种，但是能够食用且具有极高营养价值的，还是要生长在甘肃西果园的兰州百合。兰州百合味极甜美，纤维很少，毫无苦味，不但闻名全国亦可称世界第一。兰州是甘肃省优质百合的主产区，因这里得天独厚的土壤条件和多年积累的栽培技术，种植百合已有 130 多年的历史。

百合具有广泛药用价值，也是国家卫健委最早颁布的药食兼用型植物之一。百合花为百合科百合属植物百合的花，是一种药食兼用的花卉，有很高的观赏、食用、药用、保健价值。虽然百合花有较高的食用和药用价值，但还没有得到广泛的应用，其存在的主要价值还停留在观赏。

人工合成的抗氧化剂由于存在不安全感，越来越多的国家开始限制或禁止使用。百合花挥发油是纯天然提取的植物挥发油，对人体副作用小，所以在今后人们会更倾向于使用此天然的挥发油作为抗氧化剂。

目前，对百合花的挥发油成分研究较少，应进行百合花挥发油·OH 及 DPPH·清除能力的研究，探讨百合花挥发油的药理作用，为百合花资源的开发和充分利用提供科学依据。

芳香健康养殖开发路径　百合富含多种营养成分与活性物质，被国家卫健委列入首批药食兼用资源目录，其鳞茎具有润肺止咳、调理脾胃、增强免疫等功效，在畜禽养殖中可添加百合渣至保育猪饲料配方，具有开发前景。

133　川续断 chuānxùduàn

为川续断科川续断属川续断 *Dipsacus asper* Wall. ex Henry 的干燥根，多年生草本，别名龙豆、接骨草、鼓锤草、川断等。

生物学特性、采收与预处理

绝大多数生长在山坡、草丛、荒地，土壤较湿处或溪沟旁，阳坡草地也有生长，特别在山坡、比较荒芜的路边、田野草地中都可以见大面积分布。喜较凉爽湿润的气候，耐寒，忌高温。适于土层深厚、肥沃、疏松的土壤栽培。在干燥地区或质地粘重排水不良的土壤栽培，不仅生长不良，而且容易染病死亡。夏季高温达 35 ℃以上时，苞叶萎垂，停止生长，容易遭受旱灾，如遇多雨或潮湿环境，地下部易发病腐烂。

采收与预处理　秋季采收，在霜冻前采挖，将全根挖起，除去根头及须根，用微火烘至

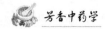

半干，堆置"发汗"至内部变绿色时，再烘干。将干燥后的药材进行破碎预处理后提取挥发性成分。

性味、归经及典籍记载

性味苦、辛、甘、微温，归肝、肾经。《神农本草经》载："主伤寒，补不足，金疮痈伤。折跌，续筋骨，妇人乳难。"《本草汇言》载："续断，补续血脉之药也。大抵所断之血脉非此不续；所伤之筋骨非此不养；所滞之关节非此不利；所损之胎孕非此不安。久服常服，能益气力，有补伤生血之效，补而不滞，行而不泄，故女科外科取用恒多也。"

挥发性成分

现已报道的川续断挥发油提取方法以乙醚为溶剂进行索氏提取，然后对乙醚提取物进行水蒸气蒸馏，从而提取挥发油；但此方法提取时间较长，且得油率较低。近年来，超声波辅助提取法已发展成为提取天然产物中活性成分的重要方法，该方法操作简单，能缩短提取时间，提高药材成分的得油率，同时在提取过程中温度升高不明显，可抑制有效成分的挥发。超声提取川续断挥发油的得油率为 1.25 % ～ 1.87 %，γ- 甲基 –5– 胆甾烯 –3– 醇（7.06%）、羊毛甾醇（6.71%）等萜类种类较少，而酚类化合物种类较多。

相关经方、验方

（1）习惯性流产　续断 15 g、菟丝子 30 g、桑寄生 15 g、阿胶 15 g，制蜜丸服。

（2）跌仆损伤、骨折筋伤　续断 15 g，捣烂外敷。

（3）乳痈　川续断 240 g、蒲公英 120 g，俱为末，早晚各服 9 g，白汤调下。初起可消，久患可愈。

现代科研主要成果及其药理作用

川续断挥发油具有抑菌、降血糖、抗癌等作用，挥发油对金黄色葡萄球菌有较强的抑菌能力，其机制可能是抑制变态反应和抗过氧化作用。动物实验表明具有明显的生理活性。

γ– 谷甾醇是 β– 谷甾醇的 C24 位异构体，具有降血糖作用和抗癌活性；豆甾醇具有抗肿瘤、降低血液胆固醇、抗氧化、抗感染和对学习记忆的改善等药理作用；羊毛甾醇可以逆转晶状体内蛋白质的聚集，减轻白内障的严重程度，提高晶状体的清晰度。

川续断挥发油可显著降低离体大鼠及小鼠子宫的收缩活性，并能抑制妊娠小鼠子宫的自发收缩频率。

道地药材资源及开发前景

主产于川西地区、湖北西部地区及渝东地区，为川产道地药材，资源极为丰富。湖南、重庆、贵州、云南等地亦有分布。续断品种在历代本草中变化较复杂，到清代川续断已经成为中药续断的唯一正品来源，并延续至今。明清以来药用续断，以川鄂产者为道地，川续断之名即由此而来。随着对续断研究的不断深入，特别是在软组织损伤、腰膝酸软、腰椎骨质增生及先兆性流产、习惯性流产等方面的广泛应用，使川续断的需求量大增，野生资源蕴藏量和产量都在大幅下降。

川续断挥发油有望成为治疗早产、流产及痛经的有效药物。因而对其有效成分及药理作用机制的研究也会逐步深入。虽然近年来对续断有效成分的药理学研究取得了很大进展，但针对具体治疗作用对其有效部位、有效组分的了解仍显不足，深入研究续断有效部位的药理作用并进行开发具有非常重要的现实意义及广阔的前景。

芳香健康养殖开发路径　川续断具有补肝肾、强筋骨、续折伤、止崩漏等作用，以其为原料制成的浸膏对动物在体和离体心脏均有明显正性肌力作用；对溃疡有排脓、止血、镇痛和促进组织再生作用。

134　白芍 báisháo

为毛茛科芍药属白芍 *Paeonia lactiflora* Pall. 的干燥根，多年生宿根草本，别名白芍药、金芍药、赤芍、离草、红药等。

生物学特性、采收与预处理

喜温暖湿润气候，耐严寒、耐旱、怕涝。宜选阳光充足、土层深厚、排水良好、肥沃、疏松、含腐殖质的壤土或砂质壤土栽培。盐碱地和涝洼地不宜栽种。忌连作，可与红花、菊花、豆科作物轮作。

采收与预处理　9—10 月采挖栽培 3～4 年生的根，除去地上茎、须根及泥土，水洗，放入开水中煮 5～15 min 至无硬心，用竹刀刮去外皮，晒干。将干燥后的白芍利用水蒸气蒸馏法提取其挥发性成分。

性味、归经及典籍记载

性味苦、酸、微寒，归肝、脾经。《本草备要》载："补血，泻肝，益脾，敛肝阴。"《本草求真》载："赤芍药与白芍药主治略同。但白芍有敛阴益营之力，赤则只有散邪行血之意；白则能于土中泻木，赤则能于血中活滞。"

挥发性成分

水蒸气蒸馏干燥根得油率为 0.06%，干燥花瓣的得油率为 0.02%～0.08%。根中含有萜类、2 种黄酮类成分、9 种鞣质、32 种挥发油、酚类化合物及糖类化合物等。白芍挥发油主要成分为棕榈酸、亚油酸和桃金娘醛等，棕榈酸含量最高为 54.48%。

相关经方、验方

（1）面肌抽搐　白芍 45 g、炙甘草 10 g，每日 1 剂，水煎服，连服 2 个月。

（2）老年跟骨骨质增生　生白芍、炒白芍、生赤芍、生甘草、炙甘草各 30 g，生地、熟地各 15 g，水煎 3 次，3 次药汁共取 100 mL，混匀后分 4 次于昼夜温服完。

（3）胃及十二指肠溃疡　白芍 200 g、甘草 150 g、冰片 15 g、白胡椒 20 g，共研细末，每次 5 g，日 3 次，饭前 30 min 口服。

现代科研主要成果及其药理作用

白芍能抗神经退行性疾病，包括阿尔茨海默病和帕金森病等。芍药苷对 1- 甲基 -4- 苯基吡啶离子或酸（pH 5.0）诱导的 PC12 细胞损伤具有神经保护作用。芍药苷能减轻慢性脑缺血诱导大鼠的学习功能障碍和脑损伤。在 β 淀粉样蛋白处理的海马组织中，芍药苷通过衰减氧化应激、调节神经生长因子介导的信号通路并增加类胆碱的功能，从而改善空间学习和记忆。

芍药提取物除了对细菌表现出抗菌作用外，多花芍药提取物对真菌包括黄曲霉、烟曲霉、黑曲霉和茄病镰孢菌（腐皮镰刀菌）也表现出很强的抗菌作用。芍药对肿瘤具有抑制作

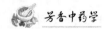

用，而这种抗增殖和抗癌活性与多酚化合物的存在相关。

道地药材资源及开发前景

原产于东南亚，主产于浙江、安徽、四川等地，山东、贵州、湖南、湖北、甘肃、陕西、河南、云南等地亦产。浙江产者，商品称为杭白芍，品质最佳；安徽产者称为亳白芍，产量最大；四川产者名川白芍，又名中江芍，产量亦大。我国芍药药用植物资源十分丰富，蕴藏着各种性状的遗传基因，栽培历史悠久，不仅是世界上芍药属植物的自然分布中心和多样性中心，而且是栽培品种的起源与演化中心。安徽省亳州市的白芍面积最大、产量最高，又称为亳白芍。亳州市是全国著名的"芍花之乡"，亳白芍属药用白芍中的上品，因个大、色白、粉足、气香及加工精致备受国内外商家喜爱，被列入《中华人民共和国药典》，同时也是安徽4大名药之一。

芍药是中国传统的常用中草药之一，以根入药，含有芍药苷等多种化学成分，有较高的药用价值。急需开展芍药药用植物种质资源的收集、保存、研究及利用工作，保护植物多样性，推动药用芍药产业的发展。

芳香健康养殖开发路径 白芍在饲料应用方面可以提高仔猪生长性能、蛋鸡产蛋率、麻花鸡生长性能和屠宰性能；在传统应用上，可用于解决母猪产后缺乳、仔猪白痢、仔猪黄白痢、奶牛流产等问题。

135 益智仁 yìzhìrén

为姜科山姜属益智仁 *Alpinia oxyphylla* Miq. 的干燥成熟果实，多年生草本植物，别名益智子、摘芋子等。

生物学特性、采收与预处理

喜温暖，年平均温度为 24～28 ℃最适宜，20 ℃以下则不开花或不完全开花，10 ℃以下则开花结果受到严重影响，不散粉，不能实现授粉而造成落花落果，低于 2 ℃则落果严重。喜湿润的环境，要求年降雨量为 1700～2000 mm，空气相对湿度为 80%～90%、土壤湿度在 25%～30% 最适宜植株生长。益智仁是一种半阴植物，一般需郁闭度为 30%～50%。要求土壤疏松、肥沃、排水良好、富含腐殖质的森林土、砂土或壤土。种子繁殖和分株繁殖。

采收与预处理 5—6 月间果实呈淡黄色，种子呈棕褐色，具辛辣味，果皮茸毛减少时，剪下果柄。将采收的果实，充分晒干，若遇阴雨天，宜及时用低温（一般不宜超过 40 ℃）烘干。将干燥后的益智仁进行破碎预处理后，萃取其挥发性成分。

性味、归经及典籍记载

性温、味辛，归脾、肾经。《医学启源》载："益智仁，治脾胃中寒邪，和中益气。治人多唾，当于补中药内兼用之。"《本草拾遗》载："治遗精虚漏，小便余沥，益气安神，补不足，利三焦，调诸气。"

挥发性成分

益智仁挥发性成分平均得油率为 1.72%，用 GC-MS 分析益智挥发油中含有桉油精、姜烯、姜醇、β-聚伞花烯、香橙烯等成分。采用水蒸气蒸馏法提取挥发油，使用 GC-MS 分析挥发油主要化学成分，共分离出 122 个化学成分，其中 42 个化学成分匹配度在 85% 以上，占挥发油总量的 74.35%，其中含量高于 1% 的有 9 个成分，并以 1,2,4,5- 四甲苯含量最高（42.96%）。益智仁挥发油主要化学成分为 1,2,4,5- 四甲苯（42.96%），桃金娘烯醛（4.66%），芳樟醇（4.34%），（-）-4- 萜品醇（2.96%），萜品烯（2.21%），圆柚酮（1.48%），β- 蒎烯（1.32%），右旋萜二烯（1.25%），（1S）-（+）-3- 蒈烯（1.02%），多为不饱和烯烃及醛、酮、酚类等不饱和含氧化合物，且多是 15 个碳以下的小分子化合物。

相关经方、验方

（1）小便失禁　每天取益智仁 25 g，加酒、水煎服服用。适于肾元不足，下焦虚寒，不能制约水液而引起的遗尿，有腹部冷痛、吐泻、遗精、小便余沥、夜多小便等表现。

（2）流口水　益智仁 120 g，放平底锅中炒至微黄，之后碾碎，装瓶备用。每次取 6 g，开水冲泡，当茶饮用，每日 1 次。对因固摄失调，气不摄津引起的口水增多而流口水有效。

（3）梦泄　益智仁 100 g、乌药 100 g，研末，用山药 50 g 为糊，和丸如梧桐子大，每服 50 丸。

现代科研主要成果及其药理作用

药理学证实，益智仁挥发油具有抑菌、改善运动协调及学习记忆功能的功效。

益智仁挥发油对 3 种常见致病菌生长的抑菌效果明显，均有较明显的抑菌圈生成。被抑制的微生物中既有 G+ 菌，也有 G- 菌，其中，对大肠杆菌的抑制作用较显著。益智仁挥发油对大肠杆菌的最低抑菌浓度为 0.295 mg/mL，对绿脓杆菌和金黄色葡萄球菌的均为 1.18 mg/mL。

益智仁挥发油（VOA）能够改善帕金森病（PD）小鼠的运动协调性和学习记忆能力，且能明显抑制由 1- 甲基 -4- 苯基 -1,2,3,6- 四氢吡啶导致的小鼠脑部多巴胺含量下降，表明 VOA 对 PD 模型小鼠学习记忆能力具有改善作用。

道地药材资源及开发前景

我国益智资源丰富，分布在热带及亚热带南部地区，其中海南为道地主产区，广东、广西有少量分布。益智野生资源较少，多为栽培，种植在槟榔、橡胶及其他经济林下。益智仁为四大南药之一，在我国中药产业中的地位和作用越来越突出。

益智仁挥发油对几种供试菌都有较强的抑制作用，得油率也较高，在抗菌方面有较大的潜力。其成分对帕金森综合征有明显的临床作用。甲苯、桃金娘烯醛和芳樟醇为常见的食品香料，作为添加剂广泛应用于食品工业。β- 蒎烯主要用于香料生产，是生产维生素 E 的原料之一。圆柚酮在抗感染、抗试验性胃溃疡等方面具有显著活性，被认为是益智仁中主要有效成分之一。作为重要的药食同源作物，益智仁是多种保健品和食品的重要原料，具备良好的开发前景。

芳香健康养殖开发路径　益智仁可以治疗羊的骨软病、奶牛"冰臀症"、牛因风寒或体内伤阴冷引起的痉挛性腹痛。益智仁还具有益气固尿分清化浊的功效，可用于治疗种公牛泌尿系感染。在肥育猪日粮中添加一定水平的益智挥发油可一定程度地改善试猪生长性能、血液生理生化状况、机体抗氧化能力和免疫水平，提升试猪健康水平，表现出了一定的替代抗

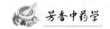

生素（金霉素）的潜能，日粮添加 250 mg/kg 益智挥发油为宜。

136 手参 shǒushēn

为兰科手参属手参 *Gymnadenia conopsea*（Linn.）R.Br. 的干燥块茎，多年生草本，别名佛手参、手掌参、掌参、苑人参等。

生物学特性、采收与预处理

生于海拔 265～4700 m 的山坡林下、草地或砾石滩草丛中。地下根浅，性偏阴，稍耐水渍。喜掺和细砂的泥炭土、腐殖质土和肥沃的山地黑土，稍耐碱。耐寒，能耐 –30 ℃严寒。

采收与预处理　秋末采挖，洗净泥土，晒干。将干燥后的药材进行破碎预处理，利用现代色谱和先进的波谱学技术，从乙醇提取物活性部位中分离并鉴别出化合物。

性味、归经及典籍记载

性味甘、平，归肺、脾、胃经。《全国中草药汇编》载："甘、微苦，凉、微寒。"《中华本草》载："味甘，性平。"

挥发性成分

含有约 35 个其他类别的芳香族化合物。例如有含羧基的酚类化合物香草酸、p- 香豆酸；含醛基的酚类化合物有 4- 羟基苯甲醛、3,5- 二甲氧基 -4- 羟基苯甲醛；含醚键的酚类化合物为佛手参素、4- 羟基苄基甲醚；还有芳香族化合物有松脂酚、2,6- 二甲氧基苯酚；木脂素类（牛蒡酚，拉帕酚等）及芳香酸（或醛或醇）衍生物（3- 羟基苯甲酸、4- 羟基异肽酸）等。

相关经方、验方

（1）病后身体虚弱　手掌参 9 g，水煎服。

（2）咳嗽和气喘　手掌参 100 g，百合和大枣各 200 g，水煎。

（3）久泄失血和白带　手掌参 9 g，水煎服或研末服。

现代科研主要成果及其药理作用

现代研究发现，手参具有抗病毒、抗氧化、抗过敏、延缓衰老、抑制因染矽尘引起的肺纤维化、治疗胃溃疡、镇静、催眠、补肾、改善认知功能障碍等众多功能。

手参提取物对乙型肝炎病毒表面抗原有中度的抑制作用。在对钴 –60γ 射线照射小鼠红系祖细胞的影响实验中，从各组培养皿观察到的细胞灶数可见手参有促进祖细胞增殖作用。

手参具有明显的镇静、催眠作用，并对剂量呈现一定依赖性；对氢化可的松所致的肾虚小鼠有补肾强壮作用；对盐酸—乙醇混合液诱发的胃溃疡保护作用，其机理可能在于增加胃黏膜活力，降低胃组织 MDA 含量，减轻自由基对胃粘膜的损害有关。

道地药材资源及开发前景

产于我国黑龙江、吉林、辽宁、内蒙古、河北、山西、陕西、甘肃东南部、四川西部至北部、云南西北部、西藏东南部(察隅)。朝鲜半岛、日本、俄罗斯西伯利亚至欧洲一些国家也有。

手参因其地下有一通常为 4～6 指状分裂的肥厚肉质块茎，形同手掌而得名。其块茎是我国传统中药，也是不少少数民族用药，如藏药、蒙药、纳西药、普米药、白药、朝药等，在蒙古族和藏族尤其广为应用，其药名因此也各不相同。

手参约有 10 种，分布于欧洲与亚洲温带及亚热带山地。我国产 5 种，即手参、西南手参（*G. orchidis* Lindl.）、短距手参（*G.crassinervis* Finet）、峨眉手参（*G.emeiensis* K. Y. Lang）和角距手参（*G.bicornis* T. Tang），多分布于西南部。除角距手参外，另三种的块茎也均可入药。

手参是我国多个民族的传统中药，目前市场上不仅有干燥块茎及采用超临界 CO_2 萃取技术提取而成的手参提取物（粉剂）出售，而且还有一些含手参的复方中成药，如手参肾宝胶囊、复方手参丸、复方手参益智胶囊、十味手参散、洛布桑胶囊、桑娃补肾丸等，但是其功能主治的共同点为补肾强身。当今对手参的化学成分及药理作用已经进行了比较多的研究，在对治疗其他类型疾病的研究、临床试验和药品开发方面还有待加强。另外，手参作为药食两用植物，在养生食品的开发上也具有很大潜力。

芳香健康养殖开发路径　手参具有促进细胞增殖、抗过敏、抗氧化及镇静催眠等作用；饲喂高脂血症的大鼠具有一定降脂作用，并能保护脂质代谢紊乱造成的肝损伤。

137　地黄 dìhuáng

为玄参科地黄属地黄 *Rehmannia glutinosa* gaet Libosch.ex Fisch.et Mey. 的新鲜或干燥块根，多年生草本，别名地髓、原生地、干生地、酒壶花、山烟、山白菜。

生物学特性、采收与预处理

喜肥沃疏松的砂壤土，适宜地下块根膨大。喜阳，种植应给予充足光照。发芽温度 ≥ 12 ℃，且需持续 1 个月左右。喜肥，生长期间可少量多次追肥，结合浇水帮助吸收。其原生环境是中低海拔向阳山坡，适应性强。

采收与预处理　10—11 月间采挖根茎，除去茎叶、须根，洗净泥土，即为鲜地黄。干地黄（不用水洗）直接置焙床上缓缓烘焙，须经常翻动，至内部逐渐干燥而颜色变黑，全身柔软，外皮变硬时即可取出。亦可用晒干法。提取挥发性成分时，先将干燥后的药材进行破碎预处理。

性味、归经及典籍记载

性味甘、苦、寒，归心、肝、肾经。《名医别录》载："主妇人崩中血不止及产后血上薄心闷绝，伤身胎动下血，胎不落，堕坠踠折，瘀血，留血，鼻衄，吐血，皆捣饮之。"《本草衍义》载："凉血补血，补益肾水真阴不足。"《本草蒙筌》载："骨蒸劳热可退，五心烦热堪驱。止血溢吐衄单方，疗伤折金疮要药。"

挥发性成分

干地黄挥发油中鉴定出 29 种成分，主要成分为 2- 甲基亚丁基戊烷（46.90%），邻苯二甲酸二丁酯（9.56%），2,5- 二甲基环己醇（7.86%），3- 乙基苯酯（4.79%），月桂酸（4.71%）。癸酸（3.58%），十五烷酸（2.98%），2- 特丁基苯酚（2.48%），2,5- 二特丁基苯酚（2.26%），5- 羟基异喹啉（1.93%），3- 氨基苯酚（1.32%），豆蔻酸（1.63%），月桂酸（1.18%）。

用 GC-MS 法对地黄叶挥发性成分进行鉴别研究，地黄叶挥发油中鉴定出 38 个成分，占挥发油总量的 53.53%，其中叶绿醇（23.15%）、二十七烷（7.81%）、十六碳酸（5.89%）、六氢法尼基丙酮（5.88%）、十八碳三烯酸甲酯（5.17%）、十六碳酸甲酯（4.87%）、四甲基 -2- 十六烯醇（4.64%）、二十九烷（3.67%）、二十五烷（2.75%）、二十八烷（2.28%）、异叶绿醇

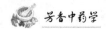

（1.94%）、二十六烷（1.45%）、二十三烷（1.11%）、十二硫醇（1.14%）和十氢荧蒽（1.27%）为主要成分，相对含量最高者为叶绿醇。

相关经方、验方

（1）消渴　黄芪、茯神、瓜蒌根、甘草、麦门冬各150 g、干地黄250 g，上6味，细切，以水6升，煮取2升半，去滓，分3服，日1剂，服10剂。

（2）阳明温病、无上焦证、数日不大便、其人阴素虚、不可用承气者　元参50 g、麦冬40 g（连心）、细生地40 g，水8杯，煎取3杯，口干则予饮尽，不便，再作服。

（3）虚劳吐血不止　生干地黄50 g、黄芩50 g、白芍药50 g、阿胶100 g（捣碎，炒令黄燥）、当归50 g、伏龙肝100 g，上药捣细罗为散，每服不计时候，以糯米粥饮调下10 g。

现代科研主要成果及其药理作用

叶挥发油中的叶绿醇可以提高小鼠腓肠肌的相对重量。饲粮中添加叶绿醇可以提高小鼠腓肠肌的相对重量，提高腓肠肌中 HK 和 SDH 活性，增加腓肠肌中 I 型肌纤维的比例。叶绿醇及其代谢产物在调控机体糖脂代谢和脂肪细胞分化聚酯方面具有重要作用，其机制与激活 PPAR 和 RXR 核受体有关。

地黄寡糖具有抗肿瘤作用，其中水苏糖在地黄寡糖中所占比例最高。多组实验数据显示，小鼠实验中地黄治疗组空间记忆力显著提高，可能改善贫血、提高血浆红细胞生成素水平、上调促红细胞生成素及其受体表达与提高空间记忆力有关。

道地药材资源及开发前景

品种很多，分布广泛，在我国河南、山东、山西、陕西等地均有大量生产，以河南道地产区的"古怀庆府"一带产者最佳，栽培的历史也最悠久，系著名"4大怀药"之一。

地黄的叶、茎（根）、花、籽都有极高的药用价值，是我国著名的传统常用大宗中药材，据史记载，明代永乐三年就开始远销国外，被视为滋补珍品。地黄在临床用于糖尿病的治疗历史悠久，与人参、瓜蒌、葛根被并称为治疗糖尿病的四大"圣药"。

芳香健康养殖开发路径　地黄叶挥发油中的叶绿醇具有重要作用，深入研究叶绿醇对畜禽骨骼肌类型及肉品品质的影响及体内沉积与分布的基本规律，不仅有助于探讨肉品质改善的营养调控措施，而且对提升肉品的功能性营养附加值也具有重要意义。

138　黄芪 huángqí

为豆科黄芪属蒙古黄芪 *Astragalus membranaceus*（Fisch.）Bge. var.*Mongholicus*（Bge.）Hsiao 或膜荚黄芪 *Astragalus membranaceus*（Fisch.）Bge. 的干燥根，多年生草本，别名绵芪、绵黄芪等。

生物学特性、采收与预处理

深根性植物，喜凉爽气候，有较强的抗旱、耐寒能力，怕热、怕涝。气温过高、过湿则会抑制生长。适宜生长在土层深厚、肥沃、疏松、排水良好的砂壤土，土质黏重则主根短、侧根多，生长缓慢，产量低。

采收与预处理　春、秋季采挖后，除去泥土、须根及根头，晒至六七成干，理直扎捆后晒干即可入药。将干燥后的原料进行破碎预处理，采用水蒸气蒸馏法提取挥发性成分。

性味、归经及典籍记载

性味甘、温，归肺、脾经。《神农本草经》载："主痈疽，久败疮，排脓止痛，大风癞疾，五痔，鼠瘘。补虚。小儿百病。"《别录》载："主妇人子脏风邪气，逐五脏间恶血。补丈夫虚损，五劳羸瘦。止渴，腹痛，泻痢，益气，利阴气。"《日华子本草》载："黄芪助气壮筋骨，长肉补血，破癥癖，治瘰疬，瘿赘，肠风，血崩，带下，赤白痢，产前后一切病，月候不匀，消渴，痰嗽；并治头风，热毒，赤目等。"

挥发性成分

黄芪中含有氨基酸、微量元素（Sc、Se 等）、蔗糖、维生素 D、黏液质、苦味素、淀粉酶、亚麻酸、香豆精、核黄素、香草酸、烟酸、异阿魏酸、阿魏酸、绿原酸、咖啡酸、烟酸、香豆素、淀粉 E、胡萝卜素、甜菜碱、烟酰胺、亚油酸、叶酸、羽扇豆醇、β - 谷甾醇、棕榈酸等多种成分。

相关经方、验方

（1）体虚自汗　黄芪 15 g、白术 9 g、防风 6 g，水煎服。

（2）失血体虚　黄芪 15 g、当归 6 g，水煎服。

（3）血小板减少性紫癜　黄芪 30 g、当归 15 g、龙眼肉 15 g、五味子 15 g、红枣 10 枚、黑豆 30 g，水煎服。

现代科研主要成果及其药理作用

药理实验证明，黄芪可以调节机体的固有免疫，通过减低 TH17 细胞数量，从而发挥了一定的治疗原发性关节炎疾病的作用。黄芪甲苷及黄芪注射液可以缓解冠心病患者临床症状，提高临床疗效。同时黄芪及其有效成分对心肌炎、心力衰竭、心肌纤维化等疾病具有一定的治疗效果。黄芪多糖则发挥了潜在的抗肿瘤的作用，减少术后骨髓抑制。此外，黄芪多糖还具有神经保护、肝脏保护及降糖的显著作用。大量研究表明，黄芪及相关提取物能有效促进肠道上皮组织的修复，同时减轻各种致病因子（如病原菌感染、紫外射线暴露等）引起的肠道屏障损伤。上述药理机制不仅包括对机体自身免疫的调控，也包括了黄芪对肠道微生物的间接调控。

道地药材资源及开发前景

在全国多个地方都有栽培，主要产地在内蒙古、山西及黑龙江。含有黄酮类、皂苷类、多糖类等多种活性成分，具有调节免疫、保护心血管与神经系统、抗肿瘤、护肝等药理作用，应用前景广阔。然而，尽管已对黄芪及其有效成分开展了较为广泛的药理学研究，并从整体、细胞、分子、基因等不同层次阐释了其可能的作用机制，但尚未很好地转化为临床应用。今后应以临床疗效作为研究的出发点和落脚点，积极开展临床相关研究，以期加快黄芪及其制剂的进一步开发和临床应用。

芳香健康养殖开发路径　在日粮中添加黄芪多糖，可以提高奶山羊产奶性能，使其机体免疫能力增强。此外，添加黄芪多糖可以提高断奶仔猪的日增重，改善饲料增重比，降低腹泻率，同时提高了断奶仔猪对营养物质的消化率。鸡饲料中添加，能显著改善生产性能。

139 南沙参 nánshāshēn（附 北沙参）

为桔梗科沙参属轮叶沙参 *Adenophora tetraphylla*（Thunb.）Fisch. 或沙参 *Adenophora stricta* Miq. 的干燥根，多年生草本，别名杏叶沙参、轮叶沙参、四叶沙参、沙参等。

生物学特性、采收与预处理

喜欢温和及冷凉的气候和阳光充足的环境，能耐寒、耐旱。土壤以土层深厚、疏松肥沃、排水良好的砂土壤为好。凡地势低洼，排水不良，易积水之处不宜栽培。

采收与预处理 春、秋季采挖，除去须根，洗后趁鲜刮去粗皮，洗净，干燥。将根茎干燥并进行破碎预处理。

性味、归经及典籍记载

性味甘、微寒，归肺、胃经。《神农本草经》载："主血积惊气，除寒热，补中益肺气。"《玉楸药解》载："清肺气，生肾水，涤心胸烦热，凉头目郁蒸，治瘰疬斑疹，鼻疮喉痹，疡疮热痛，胸膈燥渴，溲便红涩，膀胱癃闭。"《药性论》载："能去皮肌浮风，疝气下坠，治常欲眠，养肝气，宣五脏风气。"《别录》载："疗胃痹心腹痛，结热邪气，头痛，皮间邪热，安五脏，补中。"

挥发性成分

南沙参含有的挥发油成分为9大类，共61种，主要包括萜类、醛酮类和大极性醇类等；通过固态萃取方法也成功的测量出来近40种不同的组分，主要包括醛酮类和极性的烃类。

相关经方、验方

（1）肺热咳嗽 沙参25 g，水煎服。

（2）失血后脉微、手足厥冷 杏叶、沙参，浓煎，频频而少少饮服。

（3）产后无乳 杏叶12 g、沙参根12 g，煮猪肉食。

现代科研主要成果及其药理作用

南沙参含有多糖、β-谷甾醇及其衍生物、β-谷甾醇及其衍生物、香豆素类、酚性苷、矿物元素和氨基酸、挥发油类等。另外沙参属植物中还含有生物碱、黄酮、树脂、胡萝卜素、单宁、维生素E等成分。

药理实验证明，南沙参水煎剂及醇沉液可以提高机体免疫能力，其有效成分多糖同样发挥了作用。水提物对机体红细胞溶血功能具有很强的抑制作用，正丁醇提取物对脂质过氧化作用也有很强的抑制作用，沙参麦冬汤可以有效地对肺病患者的抗氧化能力进行提高。南沙参所含有的多糖成分能够有效地增加血清当中的睾酮含量，降低血清皮质醇的含量，不断降低脑干当中的氧化酶活性，从而发挥了一定的抗衰老作用。

道地药材资源及开发前景

沙参主要来源于野生资源，南沙参在我国分布广泛，主产于贵州、湖南、四川、江苏、江西、湖北、安徽等省，以安徽、江苏所产质佳。

南沙参是十分常用的传统中草药，我国拥有十分丰富的资源。南沙参具有显著的免疫调节作用和抗氧化作用，中医学常常把南沙参用于抗衰老及癌症后恢复身体素质的调理中，并且提供了扎实的理论依据。国内外有关学者及专家对于南沙参的相关研究，主要集中在种植技术和南沙参的具体成分研究方面，而对于南沙参的药理作用及临床作用的研究较少。因此对于南沙参的药理作用和临床作用进行深入研究具有重要的现实意义。

芳香健康养殖开发路径　南沙参可以作为中药鸡饲料，提高产蛋品质，也可以作为一种用于提高犊牛免疫机能的乳饲料。

附　北沙参 běishāshēn

为伞形科植物珊瑚菜 *Glehnia littoralis* Fr. Schmidt ex Miq. 的干燥根。喜温暖湿润气候，抗旱耐寒，喜砂质土壤。忌水浸，忌连作，忌强烈阳光。夏、秋季采挖，除去须根，洗净，稍晾，置沸水中烫后，除去外皮，干燥；或洗净直接干燥。性味甘、微苦、微寒。归肺、胃经。具有养阴清肺，益胃生津的功效，用于肺热燥咳，劳嗽痰血，胃阴不足，热病津伤，咽干口渴。化学成分主要包括香豆素类、木脂素类、聚炔类，其次还有单烷基糖苷、酚酸类、挥发油及高分子等成分。现代药理研究表明，北沙参具有调节机体免疫功能、抗肿瘤、抗感染、抗氧化等多方面活性。北沙参多糖类成分通过增加巨噬细胞及 T 淋巴细胞主要发挥了免疫调节的作用，其中北沙参粗多糖尤为显著。佛手柑内酯、花椒毒内酯、欧前胡内酯、异茴香芹内酯、镰刀芹菜酸酯、人参炔醇等有效成分均具有抗肿瘤的功效。欧前胡内酯及北沙参水煎剂具有一定的抗感染活性。此外北沙参还具有抗氧化、抗衰老、减脂、止咳化痰、抗肺纤维化等作用。

140　白术 báizhú

为菊科苍术属白术 *Atractylodes macrocephala* Koidz. 的干燥根茎，多年生草本，别名于术、冬术、浙术、山蓟、山精等。

生物学特性、采收与预处理

喜凉爽气候，忌高温。温度是影响生长发育的决定因素，种子萌发生长至出苗最适温度为 10 ~ 15 ℃，地上部植株生长温度为 20 ~ 25 ℃，地下部根茎生长温度为 24 ~ 26 ℃。忌干旱和水涝。对土壤要求不严，以土层深厚、质地疏松、透气性好、有机质含量高的土壤种植为宜。忌连作。

采收与预处理　冬季下部叶枯黄、上部叶变脆时采挖，除去泥沙，烘干或晒干，再除去须根。干燥后进行破碎预处理，利用超临界 CO_2 萃取法所得挥发性成分，其折光率和比重也均略高于其他方法所得挥发油，颜色也较其他萃取方法所得挥发油颜色深。

性味、归经及典籍记载

性味温、味甘、苦，归脾、胃经。《神农本草经》："白术主风寒湿痹，死肌，痉，疸，止汗，除热，消食。"《本草通玄》载："白术，补脾胃之药，更无出其右者。土旺则能健运，故不能食者，食停滞者，有痞积者，皆用之也。土旺则能胜湿，故患痰饮者，肿满者，湿痹者，皆赖之也。土旺则清气善升，而精微上奉，浊气善除，而糟粕下输，故吐泻者，不可阙也。"

挥发性成分

得油率为 1.4% 左右，其主要成分为苍术酮、苍术醇、苍术醚、杜松脑、苍术内酯等。

相关经方、验方

（1）抑郁　柴胡 15 g、当归 15 g、白芍 15 g、白术 15 g、茯苓 15 g、生姜 15 g、薄荷

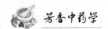

6 g、炙甘草 6 g，酌定用量，做汤剂煎服。

（2）小儿磨牙　白术 100 g，温开水泡饮，放入器皿中，与蔗糖层叠摆放（即一层白术一层蔗糖，如此反复摆放），蒸熟。每日 1 次，每次 15～20 g，对口角流涎，咯咯咬牙、食少体瘦有明显效果。

（3）便秘　生白术 30～60 g，水煎，早、晚 2 次分服，每日 1 剂，服药 3～5 d 见效。

现代科研主要成果及其药理作用

挥发油具有抗癌功效，其中含维生素 A 样物质，有升高白蛋白和纠正白、球蛋白比例、抗凝血和明显而又持久的利尿作用，能促进电解质特别是钠的排泄，以及抗癌，大剂量使用还能润肠通便等作用，常用于治疗慢性胃肠炎、肝炎、贫血、肺结核、慢性肾炎及其他慢性消耗性疾病等。

白术挥发油为白术的主要活性物质，白术挥发油 250 mg/kg 对小鼠肝癌 H22、肉瘤 S180 的抑制率分别为 51.6%、53.2%，认为白术挥发油对小鼠移植性肿瘤肝癌 H22、肉瘤 S180 有显著抑制作用。

白术挥发油可通过提高巨噬细胞的活性，增强机体非特异性免疫功能，抑制癌细胞的生长。白术挥发油对小鼠肺腺癌有明显的抗癌性恶病质作用，它可能与减少肿瘤细胞分泌 TNF-α、IL-6 有关。白术的抗肿瘤作用很可能是挥发油成分与内酯类成分综合作用的结果。

白术挥发油对小鼠艾氏腹水癌也有抑制作用，当白术挥发油以 100 mg/kg 及 50 mg/kg 剂量腹腔给药时，对腹水瘤细胞有较强的抑制作用；且大剂量给药 1 次（150 mg/kg），可延长患瘤小鼠的寿命。

道地药材资源及开发前景

分布于中国江苏、浙江、福建、江西、安徽、四川、湖北及湖南等地，在江西、湖南、浙江、四川有野生，野生于山坡草地及山坡林下。

通过对白术作用肿瘤细胞生物效应的研究，表明白术能有效抑制肿瘤细胞的生长和增殖，目前已有实验大多集中于白术及白术挥发油对动物实体瘤生长抑制效应的研究，白术对人源肿瘤细胞的杀伤效应研究相对较少，深入探讨白术抑制肿瘤细胞生长的细胞分子生物学机制，确定该药物的抗肿瘤作用的物质基础及疗效原理，将成为白术研究的重要方向。白术挥发油可通过抑制机体胰岛素抵抗程度，提高胰岛素敏感性，从而有效改善代谢综合征所导致的糖脂代谢紊乱，为白术挥发油防治代谢综合征、糖尿病和心脑血管疾病提供了参考。

芳香健康养殖开发路径　白术可以提高仔猪生长性能和免疫功能；提高育肥猪生产性能；提高蛋鸡生长性能和免疫力。在传统应用上，白术可以用于治疗牛脾胃虚寒、猪便秘、猪脾虚泄泻、鸡白痢等。

12　芳香驱虫杀虫药

141　**大蒜** dàsuàn

为百合科葱属大蒜 *Allium sativum* Linn. 的鳞茎，多年生草本，别名蒜、蒜头等。

生物学特性、采收与预处理

喜湿怕旱，喜冷凉，适宜温度在 –5 ~ 26 ℃。大蒜苗 4 ~ 5 叶期耐寒能力最强，也是最适宜的越冬苗龄。大蒜对土壤要求不严，但富含有机质、疏松透气、保水排水性能强的肥沃壤土较适宜。一般以鳞茎作为繁殖材料。

采收与预处理　夏季叶枯时采挖，除去须根和泥沙，通风晾晒至外皮干燥。将大蒜破碎预处理，采用超临界 CO_2 萃取或水蒸气减压蒸馏法提取挥发性物质。

性味、归经及典籍记载

性味辛、温，归脾、胃、肺经。据《本草纲目》载："葫蒜如太阴、阳明，其气熏烈，能通五脏，达诸窍，祛寒湿，辟邪恶，消痈肿，化癥积肉食，此其功也。"

挥发性成分

得油率为 0.2%，含蒜素（或大蒜辣素 Allicin）、多种硫醚化合物及柠檬醛、芳樟醇、α,β – 水芹烯等化合物，具有辣味和臭味，是大蒜的主要活性成分。

相关经方、验方

（1）牙齿疼痛　独头蒜煨，热切熨痛处，转易之。亦主虫痛。

（2）鼻衄不止、服药不应　蒜 1 枚，去皮研如泥，作钱大饼子，厚 1 豆许。左鼻出血，贴左足心；右鼻出血，贴右足心；两鼻俱出血，俱贴之，立瘥。

（3）胃痛、吐酸、胃下垂、胃窦炎　大蒜头 1 次 50 g，连皮烧焦，再加 1 碗水烧开，加适量白糖空腹食用，1 日 2 次，连用 7 d。

（4）手气、脚气生　大蒜头两只，去皮放入半斤醋内泡 3 d，再用大蒜头擦患处，每日 3 次。连用 7 ~ 10 d，有消炎和杀死细菌之特效。

现代科研主要成果及其药理作用

有较强的广谱抗菌作用，对多种球菌、杆菌、真菌和病毒等均有抑制和杀灭作用，对恙虫热立克次体、阴道滴虫、阿米巴原虫等，均有不同程度抑杀作用。大蒜素的抗菌作用与其所含巯基密切相关；其机制是影响细菌、真菌等细胞型微生物代谢，抑制病毒的生物合成等，从而具有杀灭病原微生物的作用；在肿瘤的发生、发展过程中，细胞内的氧化水平起重要作用，大蒜素具有较强的还原性和抗氧化作用，能激活细胞内谷胱甘肽等抗氧化物的合成，降解致癌物，保护细胞膜和细胞内成分免受自由基破坏，同时还参与了 DNA 合成的稳定性调控，调节细胞间信息传递、特殊活性蛋白的表达，导致肿瘤细胞凋亡，抑制肿瘤增殖。

大蒜素为一类含硫化合物，具有较强的还原性，可清除细胞内过量的氧自由基，同时也能对机体免疫功能起到多环节的调节作用。例如：大蒜素能提高多种免疫细胞表面活性蛋白如补体受体、CD 抗原等的表达，刺激细胞的免疫活性，提高细胞因子、抗体的分泌。此外，

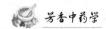

大蒜素能通过发挥抗氧化功能起到防治心血管病、提高肝脏的抗损伤能力和抑制动脉粥样硬化的功效。不仅如此，大蒜素能特异性调节肠道上皮细胞内质网应激下游调控信号，提高肠道细胞紧密连接蛋白的表达，改善机体肠道健康。

道地药材资源及开发前景

中国的大蒜产量占全球总产量的 70% 以上，种植面积达 70 万公顷左右，占全球大蒜种植面积的 60% 以上，主要产地集中在山东、河南、江西、广西、安徽等省。大蒜是药食两用植物，富含生物活性成分和营养成分，其作为民间用药在我国及世界各地皆有数千年的历史。

大蒜具有"通五脏、达诸窍、去寒湿、避邪恶、消浮肿、化积食"等功能，药理作用广泛，不但具有抗菌、消炎、杀虫等作用，亦有降脂、抗动脉粥样硬化、抗肿瘤、提高机体免疫功能，是一种很有发展前景的食材和中药。现代医学对大蒜素、大蒜挥发油等主要成分进行了药理学试验研究及新剂型药物的开发，大蒜临床应用将会有更加广阔的前景。

芳香健康养殖开发路径 饲料中添加大蒜素能够显著提高蛋鸡的生产性能，添加大蒜粉能促进肉鸡生长而提高肉鸡生产性能。

142 山葵 shānkuí

为十字花科山葵属山葵 *Eutrema wasabi* Maxim. 的茎、叶或花薹，多年生草本，别名山蓟菜、日本辣根、蜀葵、锦葵、泽山葵、溪山葵、雪花菜等。

生物学特性、采收与预处理

终年生长在冷凉的深山溪谷中，对生长条件要求严苛，最适宜温度 10～16 ℃，如果长期处于 20 ℃以上的种植环境中，其茎会开始慢慢腐烂。另外要避免强烈阳光直射，使用砂壤土和清澈流动的水，才会长得好。

采收与预处理 药用主要利用部分是其肥粗的地下茎。根据市场的需要可以随时挖取地下茎，剪叶去根，再洗净晾干。但大面积栽培生产时，以秋末初冬采收为宜。一次引种栽培成活，以后可以连年采收，只要每年留下一定数量的地下茎，能自然繁殖生长。干燥材料破碎预处理，用水蒸气蒸馏法提取挥发性成分。

性味、归经及典籍记载

味辛、性寒，归肺经。元王祯所著《农书》载："葵为百菜之主，备四时之馔，本丰而耐旱，味甘而无毒，供食之余可为菹腊（咸干菜），枯梗之遗可为榜簇，子若根则能疗疾。"《本草纲目》载："古者葵为五菜之主，古人种为常食。"

挥发性成分

采用水蒸气蒸馏法提取山葵地下茎挥发性成分得油率为 0.0609%；利用同时蒸馏－萃取法（SDE）的挥发性成分得油率为 0.188%。

根茎中的挥发油经 GC-MS 鉴定出 5 种化合物，分别是烯丙基异硫氰酸酯、丁基异硫氰酸酯、3-烯丙基异硫氰酸酯、环戊基异硫氰酸酯及苯甲酰基异氰酸酯。丁基异硫氰酸酯的相对含量为 78.88%。采用同时蒸馏－萃取法提取根茎的挥发油，经 GC-MS 鉴定出 13 种化合物。其中 9 种辛辣成分是烯丙基异硫氰酸酯、丁基异硫氰酸酯、3-烯丙基异硫氰酸酯、环戊基异硫氰酸酯、异丙基异硫氰酸酯、异丁基异硫氰酸酯、仲丁基异硫氰酸酯、甲基异硫氰酸酯、乙基异硫氰酸酯。烯丙基异硫氰酸酯的相对含量 73.62%。采用同时蒸馏 – 萃取法提取叶片的挥发油，经 GC-MS 鉴定出 11 种化合物。其中 6 种辛辣成分是烯丙基异硫氰酸酯、丙基异硫氰酸酯、异丙基异硫氰酸酯、甲基异硫氰酸酯、环戊基异硫氰酸酯及 3– 烯丙基异硫氰酸酯。烯丙基异硫氰酸酯的相对含量 42.34%。采用同蒸馏 – 萃取法提取叶柄的挥发油，经 GC-MS 鉴定出 13 种化合物。其中 7 种辛辣成分是烯丙基异硫氰酸酯、异丙基异硫氰酸酯、丁基异硫氰酸酯、3– 烯丙基异硫氰酸酯、环戊基异硫氰酸酯、仲丁基异硫氰酸酯及甲基异硫氰酸酯。烯丙基异硫氰酸酯的相对含量 40.81%。

相关经方、验方

（1）烫伤　山葵适量，捣敷。

（2）皮肤炎　山葵适量，煎水外洗。

（3）麻疹　洗澡时将适量山葵涂抹患处。

（4）咳嗽和支气管炎　山葵 20 g，面粉适量，把山葵与面粉调和成糊状食用。

现代科研主要成果及其药理作用

挥发油具有抑菌作用，还可以预防血栓及动脉硬化。对金黄色葡萄球菌的最低抑菌浓度（MIC）< 0.075%，对大肠杆菌、变形杆菌、枯草芽孢杆菌、绿色木霉和青霉的 MIC 为 0.075%。山葵挥发油还具有抑制血小板聚集、防止血液凝固、预防血栓及动脉硬化等作用。

道地药材资源及开发前景

主要分布于中国、北欧和日本，我国云南、四川、贵州等地也发现有野生山葵，在我国药食史上也有记载。日本是最早栽培山葵的国家，已有 500 余年的历史，最早是作为草药栽种的，在生吃鱼、虾、贝类等时用山葵来去腥。山葵是当今世界上所发现的一种特殊的食用保健植物，由于其生长条件特殊、适宜生长种植的地方有限，现在国际市场上的山葵产品极为稀缺。在日本，山葵已经成了生活的必需品，进入人们生活的很多方面，如食品、饮料、药用、美容化妆等。我国从 20 世纪 90 年代才引进山葵，目前以云南种植最多，四川、贵州、福建等也有种植。但是大量的山葵都是以原材料的形式真空包装后出口，国内一些山葵加工厂也只是对山葵进行简单的加工。随着时间的推进，已经开发出了纯山葵粉、生鲜山葵、速冻山葵、山葵系列风味菜等新产品。目前山葵的食用价值，主要是用其地下茎制成调味品，其具有香、辛、辣、冲 4 大特点，是日本料理不可缺少的调料，也风靡欧美和东南亚地区，在国际市场上价格昂贵。

我国适合山葵种植的区域较多，还有生产成本低等优势。因此，在发展山葵种植、开发包括药品在内的新产品、扩大产品出口等方面的空间很大。

芳香健康养殖开发路径　山葵的整株植物具有强烈的辛辣味和特殊的芳香，可以利用山葵提取物杀灭猪蛔虫和蛔虫卵，在畜牧养殖业中的抗寄生虫方面具有开发潜力。

143　香根鸢尾 xiānggēnyuānwěi

为鸢尾科鸢尾属香根鸢尾 *Iris pallida* Lam. 的根，多年生草本，别名鸢尾、粉叶鸢尾、白花鸢尾等。

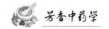

生物学特性、采收与预处理

适生于地中海式气候，冬暖夏凉，年平均气温 14 ~ 18 ℃，年降水量 300 ~ 600 mm。喜光，较耐寒。气温 13 ~ 15 ℃开始萌发新叶，15 ~ 20 ℃最宜生长，气温 32 ℃以上影响生长，温度降至 9 ℃以下，地上部分开始枯萎。以地下根茎越冬，可耐 –9 ℃的寒冷。耐旱，不耐涝。对土壤要求不严，以中性和微碱性的排水良好的砂壤土为好。一般种植于多石砾石灰质坡地或周围有树木的空旷山地。

采收与预处理　种植 3 年后可采收，一般在 7—8 月采收为宜，每 666.7 m² 可收干块茎 150 ~ 200 kg。采收时去掉叶，将根茎挖出，除去须根、腐物和繁殖用的小根茎，用 40 ℃左右的温水洗去泥土，切成片状，晒干，打包贮藏于干燥、通风处。贮存 2 ~ 3 年，然后加工，所得硬脂香气纯正，得率高。新鲜的根茎无香气，在贮藏过程中鸢尾酮逐步形成才具有香气，故贮藏是保证香气纯正的重要因素之一。

性味、归经及典籍记载

味苦、辛，性寒，有毒，归脾、胃、大肠经。《神农本草经》载："味苦，平。"《品汇精要》载："味苦，性平泄。气之薄者，阳中之阴，香。"　《陕西中草药》载："味甘、微苦，性温。"

挥发性成分

水蒸气蒸馏法提取新鲜根茎的得油率为 0.15%，自然陈化的根茎得油率为 0.23%；石油醚萃取根茎浸膏的得油率为 0.50% ~ 0.80%。硬脂主要化学成分为鸢尾酮（59.5% ~ 79.8%）、C8 ~ C13 脂肪酸及其甲酯、苯甲酸，豆蔻酸甲酯、油酸甲酯、棕榈酸甲酯、硬脂酸甲酯、糠醛、萘、苄醇、芳樟醇、香叶醇、丁香酚、倍半萜烯等。

相关经方、验方

（1）食积饱胀　鸢根 3 g，研细，白开水或兑酒吞服。

（2）食积、气积、血积　鸢根 9 g，薏苡仁根 15 g，刘寄奴 9 g，水煎，以酒为引服。或研末，以酒调服。

（3）胃热口臭　鸢尾根茎、栀子各 9 g，鱼腥草 12 g，水煎服。

现代科研主要成果及其药理作用

香根鸢尾挥发油具有良好的体外抗菌、杀菌作用。

鸢尾在全世界被广泛作为传统的民间药物，用来治疗多种疾病，如癌症、炎症、细菌和病毒感染。目前，从鸢尾属分离得到的化合物具有抗肿瘤、抗氧化、抗疟原虫和抗结核等作用。

香料鸢尾硬脂或浸膏具有紫罗兰木香，是高级香料，可用于化妆品、香皂，香水、食品香精，在薰衣草型、花露水型、科隆型香精中使用尤为适宜。提过香料后的鸢尾根茎粉尚可作消毒熏香料和香囊等的填料。

道地药材资源及开发前景

香根鸢尾原产欧洲。鸢尾属有 300 余种，分布于北温带，主产于意大利（Florence 地区为其栽培中心）、法国、摩洛哥及印度北部。我国引种于浙江、云南、河北等地，以云南生长较好，有少量生产，是重要的园林观赏花卉之一。中国药典中相似药物鸢根是鸢尾科植物鸢尾

（*Iris tectorum* Maxim.）的根茎。

除香根鸢尾外，用于香料的尚有法国鸢尾和德国鸢尾。从得油率和香气比较，香根鸢尾得率高，香气最佳；法国鸢尾有少量挥发油，香气一般；德国鸢尾挥发油含量少，香气差。鸢尾硬脂又称挥发油，为蜜甜香，似紫罗兰花香甜，而较之更甜厚，香气平和留长，是很珍贵的香料，价格昂贵。鸢尾挥发油的价格昂贵，在国际贸易中，比大花茉莉挥发油贵两倍，比保加利亚玫瑰挥发油高50%。因此，在食用香精中，利用其扩散提调效力，用少量即见效，可以极微量用于悬钩子、草莓、桃子及朗姆酒香精中。

鸢尾既是世界著名花卉，也是名贵香料，其中香根鸢尾是香料用鸢尾中公认的品质最好、鸢尾酮含量最高的优良品种，具有极高的经济价值。

芳香健康养殖开发路径 研究显示，香根鸢尾具有清热解毒、利咽消痰、散血消肿的功效，其活性成分鸢尾黄素对患有糖尿病肾病大鼠的血糖、血脂及肾功能有改善作用，具有开发兽药潜力。

144 贯众 guànzhòng

为鳞毛蕨科贯众属粗茎鳞毛蕨 *Dryopteris crassirhizoma* Nakai 的干燥根茎和叶柄残基，多年生草本，别名东北贯众、绵马贯众、贯中、草鸱头、药藻、凤尾草等。

生物学特性、采收与预处理

喜温暖湿润、半阴环境，耐寒性较强，较耐干旱。在土壤深厚、排水良好、疏松肥沃、富含有机质的微酸性至中性沙质土壤中生长良好。生长适温 16～26 ℃，冬季能耐 –12 ℃的低温。小苗抗寒性较差。在遮阴和散射光下生长良好。幼苗喜阴湿，成苗在 30%～40% 的散射光下生长良好。要求空气和土壤湿润的环境，但是土壤不能积水。在年降雨 600～880 mm、相对湿度 50%～70% 生长良好。该种对肥料较为敏感。

采收与预处理 秋季采挖，削去叶柄及须根，洗净泥沙，晒干，切片。本品气特异，味初淡而微涩，后渐苦、辛。以切面棕色、须根少者为佳。进行破碎预处理，以提高挥发性成分得油率。

性味、归经及典籍记载

性苦、微寒，有小毒，归肝、胃经。《名医别录》载："贯众去寸白，破症瘕，除头风，止金疮。"《本草纲目》载："治下血崩中带下，产后血气胀痛，斑疹毒，漆毒，骨哽。解猪病。"《本草汇言》载："贯众，杀虫化症药也。"

挥发性成分

挥发油成分主要为石竹烯、α–姜黄烯、铁线蕨酮等萜类物质。关于挥发油的含量及药效研究鲜有报道。

不同品种的贯众，含有的化学成分也有所不同，对化学成分研究较多的是绵马贯众和荚果蕨贯众。绵马贯众药材主要含有间苯三酚类化合物，包括绵马酸类、黄绵马酸类、白绵马素类、去甲绵马素类、绵马酚、绵马次酸、粗蕨素等，此外尚含羊齿三萜、绵马三萜、鞣质、挥发油、树脂等。报道从荚果蕨贯众根茎中分离到正棕榈酸、β–谷甾醇、豆甾–4–烯–3，6–二酮、胡萝卜苷和D–葡萄糖等。

相关经方、验方

（1）蛔虫攻心蛔虫症、吐酸水、痛不能止　贯众（大者）3枚（切、熬），两色鳞毛蕨50g，鹤虱50g（纸上微炒），狼牙50g，麝香5g（细研），龙胆草50g（去芦头），上药捣，细罗为散。每于食前以淡醋汤调下10g。

（2）诸热毒或中食毒、酒毒、药毒等　两色鳞毛蕨、贯众、黄连、甘草各15g，骆驼峰25g，上为细末，每服15g，冷水调下。

（3）年久咳嗽、出脓血　两色鳞毛蕨、贯众、苏方木等份，每服15g，水1盏，生姜3片，煎服，日2服。

（4）吐血、嗽血　两色鳞毛蕨50g，贯众25g，黄连（去须）年老者25g，年少者3g，上3味捣，罗为细散，每服10g，浓煎糯米饮调下。

（5）肠风、酒痢、下血及鼠子痔出血、血痔　两色鳞毛蕨100g，贯众15g，去芦头，烧灰存性为末，入麝香3g，研匀，米饮调服10g。

现代科研主要成果及其药理作用

贯众具有清热解毒、驱虫、止血功效。现代研究表明，绵马贯众具有抗菌、抗病毒、抗肿瘤、抗氧化及驱虫等药理作用。黄绵马酸AB等间苯三酚类化合物是贯众抗病毒和抗肿瘤的主要活性成分。绵马贯众素具有诱导白血病细胞凋亡的作用。去甲氧基荚果蕨素具有抗HIV和抗疟活性。中药贯众提取物（DCN）对体外培养的人肝癌细胞有抑癌活性，DCN含抑制癌活性物质，能抑制体外培养的肝癌细胞增殖和降低线粒体代谢过程。另据报道，贯众提取物对宫颈癌、肉瘤、脑瘤等有抑制作用。贯众抗肿瘤的有效成分贯众中间苯三酚类化合物能导致白血病细胞线粒体复性肿胀，外膜溶解消失，抑制肿瘤细胞的吸收。

对流感病毒甲型（PR8、亚洲甲型157-4）、乙型（Lee）、丙型（1233）、丁型（仙台）均有抑制作用。在用人胚肾原代单层细胞的组织培养上，也证明贯众对479号腺病毒3型、72号脊髓灰质炎Ⅱ型、44号爱可9型、柯萨奇A9型、柯萨奇B5型、乙型脑炎（京卫研1株）、140号单纯疱疹等7种有代表性病毒株有较强的抗病毒作用。贯众对痢疾杆菌、伤寒杆菌、大肠杆菌、变形杆菌、绿脓杆菌、枝草芽孢杆菌、金黄色葡萄球菌及部分皮肤真菌均有不同抑制作用。

绵马贯众甲醇提取物的低极性部位——石油醚萃取物和乙酸乙酯萃取物是一个高活性、低毒性的抗疟有效部位。绵马贯众能使绦虫、钩虫麻痹变硬，达到驱除肠虫的效用；贯众能够显著提高果蝇体内SOD活性，抑制体内MDA含量增加，从而起到延缓衰老的功效，可以明显提高果蝇的平均寿命。研究采用体外甲基纤维素培养法与L-615白血病小鼠体内实验法，观察砒霜、斑蝥、贯众和牵牛子等10味中药的抗白血病作用，并用柔红霉素和环磷酰胺作了对比研究，结果表明中药不仅在体外，而且在体内对白血病细胞具有明显的抑制作用，可明显延长L-615小鼠生存期；炒炭后止血作用增强，出血时间和凝血时间比生品明显缩短；选用二甲苯诱发小鼠耳郭肿胀及甲醛致小鼠足跖肿胀模型，考察绵马贯众抗感染镇痛的有效部位，结果表明30%乙醇洗脱组的小鼠耳郭、足跖肿胀情况明显改善。

道地药材资源及开发前景

贯众类植物共有9科17属49种及其变种，除绵马贯众外，在我国作为药用的主要还有以下几种：紫萁科植物紫萁、球子蕨科植物荚果蕨、乌毛蕨科植物乌毛蕨、乌毛蕨科植物单芽狗脊、乌毛蕨科植物狗脊蕨、蹄盖蕨科植物蛾眉蕨，以及鳞毛蕨科植物山地贯众等。

贯众主要分布在东北三省及周边地区，大、小兴安岭及长白山是主产区。辽宁资源较少，吉林省资源丰富，其中白山市有2个较大成熟的采挖加工点，年采挖量大概有1000 t，黑龙江资源也非常丰富。

贯众主要为野生资源药材，现代研究证实其药理活性广泛，具有驱虫、抗病毒、抗菌、止血、保肝及抗衰老等作用，且是使子宫收缩的高效药物，已开发出粉末、胶囊、片剂、颗粒等剂型应用于临床。此外贯众茶也具有清热解毒、预防流感功效，极具开发潜力和市场前景。

贯众不仅有广阔的药用前景，而且在环境保护方面有很好的开发价值。贯众可以缓解水体富营养化导致的某些藻类异常增殖现象；还可以替代化学药品灭蚊，以减少化学药品对环境污染及对人畜的毒害；同时它是一种奇特的古老蕨类，虽没有鲜艳的颜色，却有很高的观赏价值，是优良的园林绿化及盆栽耐阴植物，在林下生长良好，在室内不太干燥并有适当光照的条件下，可长期种植，具有广阔开发前景。

芳香健康养殖开发路径　研究显示，贯众对非洲猪瘟易感的猪群具有一定的提高免疫力和抵抗力的作用，对绵羊肺线虫、猪蛔虫有较好的驱虫作用，还可以用于治疗猪蛔虫病。

13　芳香祛风湿药

145　**香叶天竺葵** xiāngyètiānzhúkuí

为牻牛儿苗科天竺葵属香叶天竺葵 *Pelargonium graveolens* L' Herit. 的干燥全草，多年生草本，别名香叶、香艾。

生物学特性、采收与预处理

喜温暖湿润气候，不耐寒，最适生长温度25～30 ℃，温度高达40 ℃左右则生长缓慢，在–3 ℃以上能安全越冬。较耐旱，年降雨量宜在1 000 mm以上。喜阳光，年日照数在1100～1300 h较为适宜。以疏松肥沃的壤土栽培为好，耐弱碱土壤，但酸性土壤和黏质土壤和低洼地不宜栽培。忌连作。扦插繁殖。

采收与预处理　南方4月中、下旬开始，每隔3星期采收1次，一般上半年采收3～4次，下半年2～3次。采收时，剪长枝、老枝、匍匐枝，留短枝、嫩枝、直立枝。可连续采收2～3年。采用直接蒸馏法，将收割的枝条分层装入专用的蒸馏器内进行加热蒸馏。装枝条时中部宜松，边缘适度压紧，以免蒸气受阻、加热不匀。

性味、归经及典籍记载

味辛，性温。《四川中药志》载："香叶天竺葵祛风除湿，理气止痛。用于阴囊湿疹，疥癣瘙痒。"《广西中药志》载："香叶天竺葵全草治风湿，叶治疝气。"

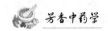

挥发性成分

茎叶挥发油得油率为 0.1% ~ 0.2%，主要成分香茅醇、香叶醇、甲酸酯、薄荷酮、月桂烯等。

相关经方、验方

（1）风寒湿痹、关节疼痛　香叶天竺葵 15 g、老鹳草 15 g、石南藤 15 g、红牛膝 15 g、伸筋草 15 g，各药混合用白酒 500 g，浸泡服用。

（2）疝气痛　香叶天竺葵 9 g、玄胡 9 g、胡卢巴 9 g、荔枝核 9 g，水煎服。

（3）阴囊湿疹、疥癣瘙痒　香叶天竺葵 30 g、藿香 30 g、刺黄柏 30 g，水煎浓汁，外涂患处。

现代科研主要成果及其药理作用

对体外癌细胞有明显的杀伤作用，其口服胶丸、栓剂临床用于治疗宫颈癌有较好的疗效。挥发油对致病性和非致病性的细菌有广谱杀菌和抑菌作用，尤其对革兰氏阳性菌的抑制更明显。

其挥发油是一类天然促渗剂，主要成分香叶醇可增加药物的分配系数，同时也增加其扩散系数，使用香叶醇后，透皮给药能力大幅提高，且它对皮肤的刺激性较小，基于这一优势，香叶醇经结构改造开发成为天然的、相对安全的透皮促进剂具有潜在的价值。此外，还具有广泛的抗病毒、细菌和真菌、清除自由基（抗氧化）、抑制各类肿瘤细胞生长等作用，这为其作为抗癌新药、空气消毒剂、抗氧化剂，用于食品保鲜等的研究开发奠定了基础。但更值得重视的是，透皮治疗体系无论是对药物用于局部治疗，还是全身治疗都有显著的优点，但由于皮肤角质层的天然屏障作用，大部分药物的透皮吸收难以达到临床要求，使用穿透促进剂是改善药物穿透角质层能力的方法之一。

道地药材资源及开发前景

原产南非，主产于留尼汪岛、摩洛哥、阿尔及利亚、法国、埃及等国，我国 1962 年由昆明植物所引入后在昆明、玉溪、石屏、宾川等地栽培成功。现主产于云南，主要分布在滇西、滇中地区，其他省市如四川、上海、江苏、浙江、福建、广东和北京等地区也有栽培，但以云南、四川两地面积最大。

可作为玫瑰挥发油替代品，用于调制香精，用作食品、香皂和牙膏等的添加剂，这是香叶天竺葵的重要开发应用方向。

香叶天竺葵及其挥发油目前大量用于各类食品、日化产品中，但对其功能性尚未有系统研究。对香叶天竺葵及其挥发油的功能性深入研究，将有助于对现有产品功能的提升与拓展。

芳香健康养殖开发路径　香叶天竺葵挥发油成分中香茅醇具有良好的驱虫活性，因其栽培容易且挥发油产量高，具有开发成畜禽驱虫药的应用前景。

146　蓍草 shīcǎo

为菊科蓍草属蓍草 *Achillea alpina* Linn. 的干燥地上部分，多年生草本，别名高山蓍（草）、鸡冠子菜、羽衣草、蚰蜒草、西伯利亚蓍等。

生物学特性、采收与预处理

生长适宜温度为 5 ~ 25 ℃，耐寒。喜日照充足的环境，半阴处也可生长良好。对土壤条件要求不严，以肥沃、排水良好的弱碱性砂质壤土为佳。千叶蓍具有细的匍匐根茎，属节水类植物。夏季炎热多雨时，下部叶常变枯黄，应及时修剪并注意排水。春秋分株或播种繁殖。

采收与预处理　地上部分于夏秋开花时采收，除去杂质，洗净，鲜用或阴干。提取蓍草挥发性成分前，先将蓍草用清水洗涤干净，然后准确称量一定量的蓍草置于干燥箱中，在适当温度条件下进行干燥。

性味、归经及典籍记载

性味苦、酸、平，归肺、脾、膀胱经。蓍草始载于《神农本草经》："名为蓍实，列为上品。"《本草纲目》载："蓍草主治痞疾。"《本草纲目拾遗》载："活血解毒，去一切积滞、沉痼阴寒等疾，祛风理怯。"《中国药典》载："解毒利湿、活血止痛，用于乳蛾咽痛、泄泻痢疾、肠痈腹痛、热淋涩痛、湿热带下和蛇虫咬伤。"

挥发性成分

挥发油含量最高的是头状花序，但由于采集地点、植物发育期和其他因素影响，变化范围为 0.10% ~ 1.67%，在叶中的变化范围为 0.076% ~ 0.410%，在茎中从微量到 0.18%。采集篮状花序在避光通风处阴干，测定出其含挥发油为 0.12% ~ 0.48%。挥发油主要成分是 L- 茨酮、桉树脑、荻醇、α- 蒎烯、石竹烯等。用 SDE 法对蓍草花、叶、茎和根进行提取，得油率最高达 0.5%。国外，已广泛的使用超临界 CO_2 萃取挥发油。

相关经方、验方

（1）风湿疼痛、牙痛、经闭腹痛、胃痛、肠炎和痢疾　蓍草 1.5 ~ 5 g，研粉吞服；或蓍草 5 ~ 15 g，水煎服。

（2）毒蛇咬伤、痈疖肿毒、跌打损伤和外伤出血　蓍草鲜品适量，捣烂敷患处。

（3）复方蓍草散　蓍草 300 g、七叶一枝花 180 g、高良姜 180 g、枯矾 210 g、青木香 180 g、肉桂 120 g，晒干，研粉过 120 目筛。该药方暖胃健脾、化腐解毒、止痛消胀、制酸止血、促溃疡愈合，主溃疡病。每服 5 g，1 日 3 ~ 4 次（每天早餐后 1 h 和晚睡前各服 1 次），用量可酌情增减。

现代科研主要成果及其药理作用

蓍草有机酸成分中的琥珀酸、延胡索酸、乌头酸和 α- 呋喃酸，有明显的抗感染作用和一定的镇静作用；除 α- 呋喃酸外，其他 3 个有机酸有一定的解热作用；除乌头酸外，其他 3 个有机酸有一定的镇痛作用。体外抗肿瘤实验发现，蓍草中的化合物麦黄酮、芹菜素和高车前素，对人胃癌细胞 SGC-7901、人胃黏膜上皮细胞癌细胞 GES-1 及人肺癌细胞 A549 和 NCI-H292 有较好的生长抑制活性，在 100 μmol/L 时抑制率均大于 60%。

蓍属种类多，在世界上多有作为民间药物应用的记载，是主要的杀菌植物。现代对千叶蓍的药理研究也较多，其挥发油因含甘菊兰而呈暗蓝色，挥发油对细菌和真菌均有抗菌活性，具有很好的消炎和镇静作用，常直接使用或添加在护肤和美容产品中。将千叶蓍的地上部分的挥发油成分进行了抗真菌活性评价，其最低抑菌浓度（MIC）值范围为 0.32 ~ 1.25 μL/mL。千叶蓍 85% 乙醇、95% 乙醇、石油醚和乙酸乙酯的提取物，对大肠

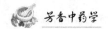

杆菌、金黄色葡萄球菌、变形杆菌和灰霉都有抑菌效果。

道地药材资源及开发前景

蓍草属约有 200 种，广泛分布于北温带，我国有 10 种。蓍草产于东北、内蒙古、河北、山西、宁夏、甘肃东部等省区，朝鲜、日本、蒙古、俄罗斯东西伯利亚及远东地区也有分布。千叶蓍又称西洋蓍（草）、欧蓍（草）、锯叶蓍（草）等，广布于海拔 500～3000 m 山地草原的河滩和草甸，中国、蒙古、西伯利亚、中亚、伊朗、欧洲的北部等有分布。千叶蓍在我国主要分布于新疆、内蒙古及东北，当今从国外引进的观赏新品种在各地庭园也常有栽培。西南蓍草又称西南芪草、云南蓍草、云南芪、蛇类草、白花一枝蒿等，产于云南、四川、贵州、湖南西北部、湖北西部、河南西北部、山西南部、陕西中南部、甘肃东部等地。

蓍草、千叶蓍和西南蓍草都是我国民间的传统药材。在国外，以千叶蓍应用最为广泛，民间应用较多。千叶蓍和蓍草，其在抗感染抗菌、抗肿瘤、心血管保护、抗糖尿病等有很好的药理活性，具有很好的应用前景，应在医药、保健、美容等方面进一步研究和开发。

芳香健康养殖开发路径　蓍草中的提取物可能通过抑制大鼠脂质过氧化，从而对其慢性肝损伤有一定程度的预防作用和抗肝纤维化作用。

147　龙蒿 lónghāo

为菊科艾属龙蒿 *Artemisia dracunculus* Linn. 的地上部分和根，多年生草本，别名椒蒿、狭叶青蒿、蛇蒿、青蒿、线叶蒿、香艾菊、德国塔里根等。

生物学特性、采收与预处理

适合于湿润、凉爽的气候。成株耐寒性强，可在 –28 ℃的条件下露地越冬。40 ℃的高温下虽能生长，但品质下降，风味变淡。对土壤的适应性强，耐盐碱、耐贫瘠土壤，在砂砾质草甸土、棕漠土、栗钙土等均可生长。对光照要求不严格，较耐阴。活力强，生长速度快，要求水分条件高，在水分适中的土壤上生长良好、高大。

采收与预处理　地上部分于夏季末未开花时割取，阴干。根于 9—10 月挖取，洗净，晒干。将龙蒿进行切段预处理后，采用水蒸气蒸馏法提取其挥发性成分。

性味、归经及典籍记载

味辛、微苦，性温，归肝、胆经。《中华本草》载："祛风散寒和宣肺止咳，主风寒感冒和咳嗽气喘。"

挥发性成分

干草含挥发油为 1%～2%，其为淡黄色或琥珀色液体，具有浓郁的龙蒿草特征辛香，似甘草和甜罗勒。挥发油理化性质因产地不同而异，通常含有 60%～75% 的龙蒿脑。

新疆塔城市椒蒿阴干后的茎、花和籽用水蒸气蒸馏法提取挥发油，得油率分别为 1.3%、0.6% 和 1.1%，挥发油为淡黄色油状物，有特殊清香气味。在茎挥发油中鉴定出 11 种化合物（含量在 0.5% 以上），在花挥发油中鉴定出 23 种化合物（含量在 0.2% 以上），在籽挥发油中鉴定出 13 种化合物（含量在 0.8% 以上）。椒蒿的主要挥发油成分为草蒿脑，其含量分布为籽（51.79%）＞花（39.33%）＞茎（8.9%）。龙蒿干草含挥发油为 1%～2%，其为淡黄色或琥珀色液体。

相关经方、验方

（1）风寒感冒和咳嗽气喘　龙蒿 10～15 g，煎汤，内服。

（2）感冒咳嗽　椒蒿 15 g、麻黄 3 g、唇香草 6 g 和甘草 6 g，水煎服。

现代科研主要成果及其药理作用

现代研究表明，龙蒿在增强免疫力、治疗病毒性心肌炎、抗糖尿病、抗凝血、抗氧化、抗菌、抗缺氧等方面，都具有较好的功效。椒蒿挥发油对小鼠具有增强非特异性免疫功能，同时对机体体液免疫和细胞免疫功能亦有促进作用，提示椒蒿可能是一种较为理想的免疫调节药物，其挥发油能使自身免疫性睾丸炎小鼠 CD4$^+$、CD25$^+$ 调节性 T 细胞百分比，提高发挥免疫调节作用。挥发油对小鼠自身免疫性睾丸炎的发生有一定的拮抗作用，同时也跟剂量有关，高剂量组的拮抗效果最好。体外抗氧化活性试验表明，椒蒿总黄酮对 ABTS＋ 具有清除活性，且随着质量浓度的增加，清除活性有明显加强。从龙蒿的乙醇提取液中检测到其具有抗糖尿病的活性，该提取液中存在一种能抑制糖尿病并发症中关键酶类——醛糖还原酶的抑制因子。研究龙蒿的氯仿、丙酮和甲醇提取液的抗微生物活性显示，甲醇提取液的抗微生物活性大于氯仿和丙酮提取液。稀释 10 倍的甲醇提取液对志贺氏菌、李斯特菌和铜绿假单胞菌有抑制作用，稀释 5 倍的甲醇提取液对大肠杆菌的 2 个菌株、志贺氏菌、李斯特菌和铜绿假单胞菌有抑制作用。研究龙蒿甲醇提取粗液及其能溶于氯仿的那部分溶液对血小板的作用，在浓度为 200 μg/mL 时，它们抑制血小板附着到层粘连蛋白上的概率分别为 50% 和 60%，即可以作为抗凝血剂使用。

道地药材资源及开发前景

原产于西伯利亚和西亚，阿拉伯人统治西班牙时期才引入欧洲，现今在俄罗斯、格鲁吉亚、法国、荷兰、匈牙利、美国等国家有人工栽培。龙蒿还有变种宽裂龙蒿、杭爱龙蒿、青海龙蒿和帕米尔蒿等。在我国，龙蒿分布于黑龙江、吉林、辽宁、内蒙古、河北（北部）、山西（北部）、陕西（北部）、宁夏、甘肃、青海及新疆。在东北、华北及新疆分布在海拔 500～2500 m 地区，甘肃和青海分布在海拔 2000～3800 m 地区。多生于干山坡、草原、半荒漠草原、森林草原、林缘、田边、路旁、干河谷、河岸阶地、亚高山草甸等地区，也见于盐碱滩附近，常成丛生长，局部地区成为植物群落的主要伴生种。

龙蒿是良好的药食两用植物，在国内外民间都有使用。在国外的报道中，龙蒿在民间广泛用于治疗胃痛、风湿病、痛风和牙痛，在俄罗斯主要用于治疗头痛和眩晕，伊朗民间用于治疗癫痫病，欧洲人利用龙蒿防治厌食、消化不良、胃肠胀气、尿道感染等。在我国新疆，龙蒿还属于维药之一；在青海，民间用于治暑湿发热、虚劳等。现代研究表明，龙蒿具有增强免疫力、抗糖尿病、抗凝血、抗菌等作用，由于我国北方资源多，是一种值得进一步进行药品和食品研究和开发的药用植物。

龙蒿挥发油也被广泛应用，主要用于调配香精、配制香水、肥皂及其他有关化妆品的配料，作为香料广泛用于不含酒精的饮料、法国甜酒、肉糜、调味品、冰激凌、口香糖、糖果、果冻及烤制食品，是一种优良的食品添加剂。

芳香健康养殖开发路径　龙蒿作为牧草在 6—7 月份粗蛋白含量高，且其粗纤维含量低，营养价值较高，可作为畜牧饲料来利用。

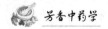

148　柠檬香茅 níngméngxiāngmáo

为禾本科香茅属柠檬香茅 *Cymbopogon citratus*（DC.）Stapf. 的干燥全草，多年生草本，别名西印度柠檬草、茅香、香麻、大风草、包茅等。

生物学特性、采收与预处理

喜温暖气候和阳光充足的环境，耐旱，不耐荫蔽。对土壤要求不严，但宜选择肥沃疏松、排水良好的砂壤土栽培为佳。冬季结合中耕，进行培土壅兜。旱季，注意灌水。种子或分株繁殖，但在较大面积生产时，用种子直播较好。

采收与预处理　全年均可割采，洗净，晒干。采用水蒸气蒸馏法进行挥发油提取，加工前要对原料进行切段预处理。

性味、归经及典籍记载

性味辛、温、甘。《开宝本草》载："苗、叶可煮作浴汤，辟邪气，令人身香。"《本草纲目》云："……茅香凡有二，此是一种香茅也，其白茅香别是南番一种香草，苏颂图经复出香麻一条，云出福州煎汤浴风甚良，此即香茅也。"《岭南采药录》载："散跌打伤瘀血，通经络。头风痛，以之煎水洗。将香茅与米同炒，加水煎饮，立止水泻。煎水洗身，可祛风消肿，辟腥臭。提取其油，止腹痛。"

挥发性成分

柠檬香茅全草含挥发油，鲜叶得油率为 0.5% 左右，干全草得油率为 0.4%～0.8%。香茅挥发油浅黄色、略甜、具强烈的柠檬香味，其主要成分为柠檬醛，含量可至 75%～85%。尚含微量香茅醛、甲基庚烯酮。

相关经方、验方

（1）风寒湿全身疼痛　柠檬香茅 500 g，煎水洗澡。

（2）骨节疼痛　柠檬香茅 30 g、石错（即辣子膏药）30 g、土荆芥 30 g，捣绒加酒少许，炒热包痛处。

（3）胃痛　柠檬香茅 30 g，煎水服。

（4）虚弱咳嗽　柠檬香茅 30 g，煎水当茶服。

现代科研主要成果及其药理作用

研究表明：柠檬香茅在抑菌、抗氧化应激、抗感染及免疫调节、抗肿瘤、抗消化系统、神经系统及心血管系统疾病方面显示出较好的药理活性；香茅挥发油对白色念珠菌、热带念珠菌及黑曲霉菌均有较强的抑制作用；香茅银纳米颗粒对革兰阳性菌（蜡样芽孢杆菌和地衣芽孢杆菌）及革兰阴性菌（铜绿假单胞菌和大肠杆菌）也均有较好的抑制作用；香茅提取物及其挥发油和多糖部位对多种肿瘤细胞有抑制作用；香茅挥发油灌胃可抑制角叉菜胶诱导的小鼠足跖肿，与口服双氯芬酸的阳性对照组效果相似；香茅挥发油对巴豆油引起的小鼠耳肿胀的抑制作用优于双氯芬酸钠，耳组织染色结果也证实了其对皮肤炎症的治疗作用。

全身性感染、组织创伤等均可激活巨噬细胞，表达和释放多种炎症介质。体外实验研究表明，香茅叶多糖部位能抑制炎症介质，如 NO 的产生，并减少生成过量自由基。香茅挥发油小鼠经口半数致死剂量（LD50）约为 3500 mg/kg，在 100 mg/kg 剂量范围内无明显的蓄积毒性和遗传毒性；组织病理研究也未发现其对脑、心、肝、肺、胃、脾、膀胱等脏器的损害。香茅挥发油对正常人外周血单核细胞（PBMCs）未显示细胞毒性。

道地药材资源及开发前景

原产于印度南部和斯里兰卡，现广泛栽培于东南亚、非洲和南美的热带地区，如泰国、越南、马来西亚、古巴、乌干达和洪都拉斯等。我国柠檬香茅资源主要分布于福建、海南、广东、广西、湖南、四川、云南等省。

具有悠久的民族传统药用、食用历史，在国内外受到重视，主要以其香甜浓郁的柠檬香味而广泛用于食品、日化和化妆品中。茎叶可直接作为调味香料用于汤类、肉类食品的调味，用以除去羊肉和动物肝脏等食物的腥膻味；也可以像茶叶一样直接冲泡后直接饮用，味道可口，并具有镇静、促进睡眠、抗焦虑、抗痉挛和助消化等功效。在加勒比海地区用于退热、外用止痛和治关节炎，印度用香茅叶做成糊剂外涂治疗癣病。更为重要的是，柠檬香茅提取的挥发油，一方面作为食品添加剂可应用于菜肴、糕点、蜂蜜等各类食品的调味和加香，其主要成分柠檬醛，不仅适用于调配食用香精，同时还是合成紫罗兰酮、甲基紫罗兰酮、V_A 和 V_E 的重要原料；另一方面，柠檬香茅提取的挥发油由于具有良好的抗食源性腐败菌及致病菌活性、驱避或杀灭仓储害虫及抗氧化活性，使它在粮食储藏保鲜等食品工业领略有极大的开发利用前景。在人们越来越重视食品天然性和安全性的现代社会，天然柠檬草挥发油符合人们的消费趋势，增加人们对相关食品的信任度，从而提高销售量。开展柠檬香茅及其挥发油在食品调味、抗氧化性及食品农产品贮藏保鲜方面的研究非常必要。

芳香健康养殖开发路径　柠檬香茅作为饲料添加剂具有较强的抑菌作用，可改善肉的品质和风味，提高动物的抗氧化功能和免疫力。在羊养殖过程中，向其饲料中添加柠檬香茅，可改善羊奶质量成分和瘤胃发酵模式。在鹌鹑养殖应用中饲料添加 0.6% 柠檬香茅油，可降低鹌鹑蛋中脂肪和胆固醇的含量。

149　伸筋草 shēnjīncǎo

为石松科石松属石松 *Lycopodium japonicum* Thunb. 的干燥全草，多年生，别名宽筋藤、舒筋草、狮子毛草、筋骨草、凤尾伸筋等。

生物学特性、采收与预处理

喜温暖、潮湿环境，生于山坡、林缘或林内。耐旱、不抗严寒。附生于悬崖绝壁或生有苔藓植物的老树桠间。孢子繁殖和组织培养。

采收与预处理　夏、秋季茎叶茂盛时采收，筛去灰屑，除去杂质，切成小段，晒干。进行切段预处理后提取挥发油。

性味、归经及典籍记载

性味微苦、辛、温，归肝、脾、肾经。《滇南本草》载："石松，其性走而不守，其用沉而不浮，得槟榔良。下气，消胸中痞满横格之气，推胃中隔宿之食，祛年久腹中之坚积，消水肿。"《本草纲目拾遗》载："（伸筋草）主人久患风痹，脚膝疼冷，皮肤不仁，气力衰弱。"《生草药性备要》载："（伸筋草）消肿，除风湿。浸酒饮，舒筋活络。其根治气结疼痛，损伤，

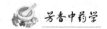

金疮内伤，去痰止咳，治疮疽卒手足。"

挥发性成分

干全草挥发性成分得油率为 0.1% 左右，主要成分为白菖蒲油烯、癸酸、β - 马榄烯、反 - 石竹烯、α - 古芸烯、α - 姜黄烯、α - 蛇床烯、2- 甲基 -5- 异丙基苯酚、癸酸、十八烷、二十烷、棕榈酸、十八烷二烯酸等。

相关经方、验方

（1）风痹筋骨不舒　伸筋草 15 ~ 50 g，水煎服。

（2）关节酸痛、手足麻痹　凤尾伸筋草 50 g、丝瓜络 25 g、爬山虎 25 g、大活血 15 g，水、酒各半煎服。

（3）小儿麻痹后遗症　凤尾伸筋草、南蛇藤根、松节、寻骨风各 25 g，威灵仙 15 g，茜草 10 g，杜衡 1.56 g，水煎服。

现代科研主要成果及其药理作用

伸筋草主要挥发性成分癸酸主要用于制取癸酸酯类产品，其酯类用作香料、湿润剂、增塑剂和食品添加剂等。

现代研究表明伸筋草含有多种生物碱、萜类、挥发油等化学成分，具有抗感染、镇痛、抗菌、乙酰胆碱酯酶抑制作用等多种显著的药理作用。从伸筋草中分离出的新生物碱 Lycojapodine A，通过活性实验证明其具有乙酰胆碱酯酶的抑制作用和抗 HIV-1 活性。伸筋草的乙醇、正丁醇提取物中能够通过免疫调节机制对佐剂性关节炎发挥治疗作用。伸筋草萜类成分及甾体有解热、抗感染、镇痛等作用，生物碱类对心血管系统、神经肌肉、胆碱酯酶抑制等有一定作用，对中枢神经系统特定部位有兴奋作用，比如伸筋草能显著延长戊巴比妥钠催眠小鼠的睡眠时间。

道地药材资源及开发前景

多生于疏林下荫蔽处，分布于秦岭以南地区、东北、华东、华南、西南及内蒙古、河南等地，药材主产于浙江、湖北、江苏等地。

其根状茎富含淀粉，营养价值不亚于藕粉，不但可食，也可酿酒。幼叶有特殊的清香美味，但在食前须先用米泔水或清水浸泡数日，除去其有毒成分，炒食或干制成蔬菜。食用和酿酒，桫椤茎干中含的胶质物也可食用。临床上除用于治疗风寒湿痹，肢软麻木、跌打损伤，还能治疗关节疼痛等，与其他药物配伍则发挥更大疗效。这一结果加速了伸筋草药品的开发。正是由于伸筋草生物活性较高，具有特殊医疗功用，加之它对中枢神经系统特定部位的兴奋作用，又具有抗菌抗氧化的持久性，同时，伸筋草资源丰富，使用安全，因此药品开发研究前景十分乐观。利用伸筋草等中药抑制 HIV-1 活性是其药品开发的主要趋势。要充分利用伸筋草丰富的自然资源，挖掘其不凡的药用潜力，生产更多原料，研制更多高档次的精品。

伸筋草是一种药食兼用植物，营养丰富又具有很好的养生作用。既可以作为天然绿色蔬菜，全草也可入药。另外，还可供观赏，亦可用作蓝色染料等。

芳香健康养殖开发路径　伸筋草可以作为猪软骨病佝偻异嗜型和拱背肢挛型的基础药方之一。

150　陆英 lùyīng

为忍冬科接骨木属陆英 *Sambucus chinensis* Lindl. 的茎叶，多年生灌木状草本，别名接骨草、臭草、走马风等。

生物学特性、采收与预处理

喜阴湿环境，对土壤要求不严，房前、屋后、边地、山坡、溪边、荒野灌丛等处均可栽种。

采收与预处理　全年可采，洗净切碎，晒干或鲜用。烘干和切段预处理后，可采用超临界 CO_2 萃取其挥发性成分。

性味、归经及典籍记载

性味苦、辛、寒，归肝、肾经。《神农本草经》载："味苦，寒。主骨间诸痹，四肢拘挛疼酸，膝寒痛，阴痿，短气不足，脚肿。生川谷。"《别录》载："无毒。生熊耳及宛朐。立秋采。"《药性论》载："苦辛，有小毒。"

挥发性成分

全草含挥发性成分，得油率为 0.8%。挥发性成分中含量最高的两种分别为 1- 甲基 -4-（2- 烯丙基）苯和 3- 甲基 - 丁酸。

相关经方、验方

（1）风湿关节炎　陆英根 15 g、虎刺根 15 g、野荞麦根 15 g、南五味子根 6 g，水煎服。

（2）跌仆损伤　陆英叶 100 g，捣碎成泥外敷伤处，又将陆英根 20 g，酒、水各半煎服。

（3）腰椎劳损　陆英根、大血藤根、臭牡丹根、苦参根各 300 g，制草乌 200 g，皆洗净烘干，共研细末，红糖为丸，每次服 10 ~ 15 g，每日 2 次，连服 3 剂，腰痛缓解。

现代科研主要成果及其药理作用

现代科研成果表明，其有镇痛、抗菌、抗感染、抗肿瘤、保肝作用、减轻肝细胞变性及坏死的作用。外敷陆英嫩叶捣烂成的泥状物可使金黄色葡萄球菌、细菌性感染所致痈肿疔疖消退。针剂清热解毒消炎，可治疗急性化脓性扁桃体炎、急性菌痢及其他各种炎症。

道地药材资源及开发前景

我国陆英资源十分丰富，随着对该植物化学成分的不断深入研究，其现代药理研究也取得了较大进展，特别是三萜类抗肝炎的突出作用尤为引人关注。但是，治疗骨折、抗肝炎、活血化瘀、镇痛等药效物质基础及药用机理研究还不够完善，尤其在有效成分的基因克隆及表达方面的研究颇少。所以，建立多种简单、有效、可复制性强的药理学模型和临床药效学模型，以进一步对陆英有效部位及成分进行分离分析，特别是对抗肝炎、治疗骨折、活血化瘀及镇痛等作用的有效成分及机制研究是现阶段亟须解决的问题。在此基础上，建立稳定、可靠的陆英生药及其制剂质量控制标准，为开发出相关药物奠定基础。

芳香健康养殖开发路径　畜禽养殖研究显示，陆英在治疗家畜关节扭伤方面具有一定效果。

14　芳香泻下药

151　大黄 dàhuáng

为蓼科大黄属掌叶大黄 *Rheum palmatum* Linn.、唐古特大黄 *Rheum tanguticum* Maxim. ex Balf. 或药用大黄 *Rheum officinale* Baill. 的干燥根和根茎，多年生草本，别名黄良、火参、肤如、将军、锦纹大黄、川军、峻（藏名）等。

生物学特性、采收与预处理

生于海拔 1500～4400 m 山坡或山谷湿地。喜凉爽湿润气候，耐严寒，忌高温。一般种植在海拔 1400 m 以上山区，无霜期 120～150 d。地下部能安全越冬，5 ℃时即开始萌芽，生长适宜温度 15～22 ℃。根系入土较深，宜在疏松肥沃的砂质壤土中种植。黏性大、低洼积水地种植易烂根。

采收与预处理　秋末茎叶枯萎或次春发芽前采挖，除去细根，刮去外皮，切瓣或段，绳穿成串干燥或直接干燥。生大黄（又名生军）：原药拣净杂质，大小分档，焖润至内外湿度均匀，切片或切成小块，晒干。酒大黄：取大黄片用黄酒均匀喷淋，微焖，置锅内用文火微炒，取出晾干（大黄片 50 kg 用黄酒 7 kg）。熟大黄（又名熟军、制军）：取切成小块的生大黄，用黄酒拌匀，放蒸笼内蒸制，或置罐内密封，坐水锅中，隔水蒸透，取出晒干（大黄块 50 kg 用黄酒 15～25 kg）。亦有按上法反复蒸制 2～3 次者。大黄炭：取大黄片置锅内，用武火炒至外面呈焦褐色（存性），略喷清水，取出晒干。提取挥发性成分前，要进行破碎预处理。

性味、归经及典籍记载

性味苦、寒，归脾、胃、大肠、肝、心包经。《神农本草经》载："下瘀血，血闭，寒热，破癥瘕积聚，留饮宿食，荡涤肠胃，推陈致新，通利水谷，调中化食，安和五脏。"《本草纲目》载："主治下痢亦白，里急腹痛，小便淋沥，实热燥结，潮热谵语，黄疸，诸火疮。"

挥发性成分

挥发性成分得油率为 0.03%，其中棕榈酸乙酯（16.09%）、游离酸（15.77%）、邻苯二甲酸二丁酯（11.54%）、棕榈酸（8.045%）、二十六烷酸（5.42%）等为主要成分。

相关经方、验方

（1）大便秘结　大黄 60 g、牵牛头末 15 g，上为细末，每服 9 g。

（2）热病狂语及诸黄　川大黄 150 g（锉碎，微炒），捣细罗为散，水煎如膏，冷水少量调服。

（3）产后恶露冲心或胎衣不下、腹中血块等　锦纹大黄 30 g，杵罗为末，用醋熬成膏，制丸如梧桐子大，用温醋化 5 丸服。

现代科研主要成果及其药理作用

现代研究表明，掌叶大黄、大黄及鸡爪大黄的根状茎和根中含有蒽醌类化合物约 3%，包括游离和结合状态的大黄酚、大黄酸、芦荟大黄素、大黄素、蜈蚣苔素、大黄素甲醚。

此外，尚含鞣质约 5% 及游离没食子酸、桂皮酸及其脂类等。叶含槲皮苷，惟掌叶大黄的叶以金丝桃苷含量最多。

药理实验证明大黄泻下的有效成分是结合状态的大黄酸和类似物。本品因含鞣质及没食子酸等，又具收敛作用，故大剂量使用大黄时先泻后便秘。若煎药时间过长，则蒽醌类化合物及结核性大黄酸和其类似物破坏较多，鞣酸等成分大量煎出，故仅有致便秘作用，而无泻下作用。大黄有增加血小板、促进血液凝固等止血作用，可促进胆汁等消化液分泌，有利胆、排石和增进消化作用，有降压作用有降低血清高胆固醇的作用，有利尿作用（以大黄酸作用最强）。大黄的抗菌作用强，抗菌谱广，其有效成分已证明为蒽醌衍生物，其中以大黄酸、大黄素和芦荟大黄素的抗菌作用最好。大黄的药理作用主要体现在对消化系统的调节，调节胃肠道功能，保护肝细胞活性，消炎利胆及促进胰液分泌等作用，还有可以保护心脑血管，对血液系统疾病有双向调节作用，改善肾功能，延缓慢性肾脏病的进展，抗感染抑菌，抗病毒，抗肿瘤等多方面的应用。

道地药材资源及开发前景

大黄主产于甘肃、青海、四川，以甘肃岷县、礼县为道地产区。大黄是传统常用中药材，市场需求较大，过度采挖使野生大黄濒危，市售大黄药材及饮片掺伪现象较严重。大黄存在种植面积较前几年大幅减少，价格较前几年降低，农户种植积极性不高，当地不合理种植与产业化水平低、加工工艺不成熟、品种缺乏、品质参差不齐等问题，应引起医学工作者对大黄近况的重视。

大黄药理作用非常广泛，应用于临床各个方面。其成分研究早已从传统的蒽醌类、蒽酮类，扩大到二苯乙烯类、苯丁酮类及多糖类等。随着对大黄这味药物进一步深入研究，还会更加明确大黄对免疫系统的调节，改善高脂血症等方面的作用和机制。但是，尚未明确大黄及其提取物是否有肾毒性。到目前尚未深入研究，大黄毒理学的进一步深入研究将是今后研究的重点之一，进一步保证大黄及相关制剂在临床应用的安全性。

芳香健康养殖开发路径 在畜禽养殖业中，饲粮中添加大黄素可以缓解仔猪肝脏氧化应激损伤和炎症反应；饲粮中添加大黄素也可以显著改善肉仔鸡的肉品质，提高机体抗氧化能力，增强免疫力。

152 芦荟 lúhuì

为百合科芦荟属库拉索芦荟 *Aloe barbadensis* Miller.、好望角芦荟 *Aloe ferox* Miller 或其他同属近缘植物叶的汁液浓缩干燥物，多年生常绿多肉质草本，又名油葱、木立芦荟、龙爪芦荟、库拉索芦荟、华芦荟等。

生物学特性、采收与预处理

喜温怕冷，属于热带、亚热带喜光植物，生长要有充足的阳光、空气，忌积水、潮湿、不通风透气。气温低至 0 ℃以下开始死亡。

采收与预处理 四季可采收，药用部分为新鲜叶片流出的汁液。芦荟叶分批割下，收集液汁并干燥、浓缩。用超声波进行预处理，分别添加果胶酶，纤维素酶，中性蛋白酶，以提高挥发性成分得油率。

性味、归经及典籍记载

味苦、寒，归肝、大肠、胃经。《本草纲目》载："性味苦、寒、无毒，主治热风烦闷，胸膈间热气，明目镇心，小儿癫痫惊风，疗五痔，杀三虫及痔病疮瘘，解巴豆毒。"《丹溪心法》："当归龙荟丸可以用于治肝胆实火之眩晕，胁痛，惊悸，抽搐，谵语发狂，便秘溲赤。"《本草经疏》载："芦荟，寒能除热，苦能泄热燥湿，苦能杀虫，至苦至寒，故为除热杀虫之要药。"

挥发性成分

挥发油含量约为 0.05%，主要包括柏木烯醇、氯代苯丙酮、二苯醚等。

相关经方、验方

（1）治头风头痛的芦荟散　芦荟、防风（去叉）各 15 g，白附子（炮）、白术、天麻、白芷各 30 g，丹砂（研）、龙脑（研）各 4 g，合在一起捣为细散。每服 0.5 g，葱白、薄荷茶调下，食后服。

（2）行气消积、温中降逆、敛肺祛痰的芦荟丸　木香、肉果、丁香各 15 g，芦荟 30 g，使君子、诃子各 15 g，将前 3 味药用面裹烧，然后与余药共碾为细末，煮枣肉糊为丸。1 次 1 ~ 2 g，1 日 2 次，白汤送服。

现代科研主要成果及其药理作用

在降血糖、抗肿瘤、抗血脂、抗病毒等方面有明显药理作用，能明显促进皮肤组织修复、促进血液循环，从而促进伤口愈合的作用。蒽醌化合物多具有较好的抗菌作用，如芦荟酊对绿脓杆菌、丝状菌、金黄色葡萄球菌、病毒具有很好的杀菌效果。芦荟羧肽酶有抗过敏作用，对治疗过敏性鼻炎、花粉过敏症有良好疗效。芦荟苷在人体内可被氧化为芦荟大黄素产生缓泻作用。实验证明，芦荟多糖还有抗 HIV 病毒、抗癌、降血压、降血糖等作用，主要通过调节机体免疫力抑制肿瘤而不是直接杀死肿瘤细胞，对肌体正常细胞影响比较小。植物血凝素也可通过提高机体免疫功能起到抗肿瘤作用。

芦荟还具有抗氧化作用。研究证明芦荟多糖能清除氧自由基，芦荟苷可促进人体血液循环，防止动脉硬化和脑溢血，同时有泻下的作用，能净化血液、软化血管，促进降血脂、降低胆固醇和降血糖作用。芦荟多糖和维生素对人体的皮肤有良好的营养、滋润、增白作用，氨基酸可补充皮肤水分，具有恢复胶原蛋白的功能。

地道药材资源及开发前景

原产于非洲热带干旱地区，印度、马来西亚、非洲大陆和热带地区均有野生芦荟分布。芦荟野生品种至少有 300 种以上，其中非洲大陆就有 250 种左右，马达加斯加约有 40 种，其余 10 种分布在阿拉伯等地。目前我国福建、广东、云南、四川等地均有栽培。我国 20 世纪 80 年代开始引进试种、开发芦荟，品种主要有库拉索芦荟、木立芦荟、皂质芦荟、中华芦荟等。

芦荟是有很高药用价值的植物，民间常用于解毒和便秘的治疗。近年来，随着对芦荟的研究深入，其价值不断提升，目前芦荟及其制品广泛用于医药、美容、保健和观赏行业。在美国从事芦荟种植、加工、制造、销售的大公司有 10 多家，开发出的芦荟产品约有 1500 种，年销售额达 20 多亿美元。随着现代科学技术发展，芦荟的药用价值不断被发现和应用，对肝脏病、口腔炎、出血性疾病、皮肤疾病等有较高的药用价值。特别是针对疱、痣、黑斑、雀斑、脱发、早生白发、减少头屑等皮肤疾病方面，芦荟大有开发前景。另外，芦荟作为一种天然草本植物，在健康用品开发方面具有较强的优势，如开发芦荟饮料、口服液、芦荟矿物晶等保健品和食用产品。

芳香健康养殖开发路径　芦荟粉能够改善蛋鸡在产蛋后期的生产性能和产蛋品质。

15　芳香止血药

153　地榆 dìyú

为蔷薇科地榆属地榆 *Sanguisorba officinalis* Linn. 或长叶地榆 *Sanguisorba officinalis* Linn. var.*longifolia*（Bert.）Yü et Li 的干燥根，多年生草本，别名黄瓜香、沙拉地榆、荷兰地榆等。

生物学特性、采收与预处理

喜温暖气候，耐旱、耐阴，避免潮湿或闷热的环境。最适生长温度为 5 ~ 20 ℃。在贫瘠、干旱的土壤中长势更旺。选择日照充足、通风良好的场所，以及排水性能好的土壤，在春季 3—5 月初或者初秋 8 月末播下豌豆粒大小的种子，播种后覆土约 1 cm 厚，10 d 左右发芽。

采收与预处理　利用部位主要为新鲜嫩叶和根茎。以手能折断者为嫩品，通常在春、夏季，待植株有几个分枝后，可随时采集，去杂质、洗净、鲜食，不宜久藏。作药材则挖其根，不采收叶片，于春季发芽前或秋季枯萎后采挖，除去茎叶及根须，洗净、干燥，或趁鲜切片、干燥，待用。

性味、归经及典籍记载

味苦、酸、涩，性微寒，归肝、大肠经。据《神农本草经》记载："味苦，微寒。"《本草再新》载："入肺、肾二经。"

挥发性成分

除含有挥发油、鞣酸、地榆糖苷、地榆皂苷、没食子酸等成分外，还富含维生素和矿物质，尤其以维生素 C 含量高为人所熟知。

相关经方、验方

（1）消化性溃疡　地榆 30 g、白芍 30 g、黄连 5 g、苏打 15 g，水煎服，每日 1 剂。

（2）小儿湿疮　地榆煎浓汁，1 d 洗患处 2 次。

（3）痔疮、和中止泻　地榆叶 5 g，切碎后置于杯中，加入 250 mL 沸水沏泡，做药茶饮用。

（4）阳光灼伤或过敏　地榆叶片捣碎，敷于患处。

（5）女子崩漏、月经过多　轧碎地榆炭 90 g、炒蒲黄 60 g、仙鹤草 45 g、党参 50 g、丹皮 45 g，盛入纱布袋中，用 2 kg 米酒密封浸泡 14 d，过滤装瓶。每日服食 3 次，每次 50 mL。

现代科研主要成果及其药理作用

地榆是一种药食两用植物。现代研究证明，中药地榆含有皂苷、鞣质和黄酮类成分，具有止血、抗氧化、抗肿瘤、抗菌、抗感染消肿、增强免疫等药理活性。地榆和炭化地榆能显

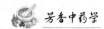

著缩短 ICR 小鼠的流血时间和复钙时间。地榆还可以抑制金黄色葡萄球菌、苏云金芽孢杆菌、枯草芽孢杆菌和大肠杆菌的活性。从地榆属植物的根部提取其中的成分进行药用，如经水提、脱色、离心、离子交换得到的地榆多糖，可显著抑制 α-葡萄糖苷酶活性，并可降低大鼠餐后血糖浓度。

地榆含有丰富的钾，有利于防治心血管疾病。另外，全草可做农药，以治蚜虫和红蜘蛛。

地道药材资源及开发前景

原产于欧洲和亚洲西南部，后来移植到北美洲，日本亦有栽培。我国南北各省均有分布，以东北、西北、西南地区及山西、山东、河北、河南、江西、江苏、浙江、安徽、湖南、湖北、广西等地分布最广。

在法国烹饪中，它用于热汤、冷酱汁、煎鸡蛋饼，以及像豆瓣菜一样用于新鲜沙拉。碎叶可拌上奶油汁，洒在三明治、马铃薯、鱼、蛋等菜肴中。鲜叶也用于制作风味醋，叶片也可以腌制，供全年使用。

地榆鲜叶是一种营养丰富的饲料。因为具有丰富的营养价值、独特的药用价值、适应性很强等特点，在欧美早已被驯化栽培。我国地榆多见于野生，尚未见人工驯化栽培的报道，更未被开发利用。地榆是一种具开发价值和潜力的野生植物资源，应大面积人工驯化栽培，积极开发产品。

芳香健康养殖开发路径　地榆具有良好的凉血、止血、消肿止痛等功能，在牛病临床上的应用包括对牛湿热血痢、出血性肠炎和烧伤症等的治疗，其他兽医上的临床应用还包括对马急性肠黄、猪传染性胃肠炎、家畜湿疹等的治疗。

16　芳香利湿药

154　茵陈蒿 yīnchénhāo

为菊科蒿属茵陈蒿 *Artemisia capillaris* Thunb. 的干燥地上部分，半灌木状多年生草本。别名陈滨蒿、绵茵陈、绒蒿、茵陈等。

生物学特性、采收与预处理

喜温暖湿润气候，适应性较强。以向阳、土层深厚、疏松肥沃、排水良好的砂质壤土栽培为宜。对土壤要求不严格，一般土壤都可以栽培，但碱土、沙土不宜栽培。翻地前施入农家肥，由于种子很小，地一定要整平耙细。

采收与预处理　春季幼苗高 6～10 cm 时采收或秋季花蕾长至花初开时采割，除去杂质及老茎，晒干。春季采收的习称"绵茵陈"，秋季采割的称"花茵陈"。在 60 ℃烘干至 8 成后，剪成 2.5 mm 碎段，备用。

性味、归经及典籍记载

性味苦、辛、微寒，归脾、胃、肝、胆经。《本草正义》载："茵陈，乃治脾、胃二家湿热之专药。湿疸、酒疸，身黄溲赤如酱，皆胃土蕴湿积热之证，古今皆以此物为主，其效甚速。荡涤肠胃，外达皮毛，非此不可。"《本草纲目拾遗》载："通关节，去滞热，伤寒用之。"
《本草蒙筌》载："行滞，止痛，宽膈，化痰。"

挥发性成分

挥发性成分得油率，在不同生育期有所不同。幼苗期为 0.03%，立秋季节为 0.47%，花前期为 0.75% ~ 0.96%，全草约 0.27%，果穗中达 1%。主要成分为大根香叶烯 D（16.16%）、氧化石竹烯（10.42%）、石竹烯（8.70%）、α – 荜澄茄醇（7.03%）、依兰油醇（4.83%）。

相关经方、验方

（1）湿热阻络型变应性皮肤血管炎溃疡　茵陈 15 g、炒栀子 15 g、生地黄 20 g、垂盆草20 g、豨莶草 20 g、牡丹皮 10 g、赤芍药 10 g、生石膏 30 g、甘草 6 g，水煎服，每日 1 剂，早晚餐后 30 min 温服。

（2）湿热型化疗相关性腹泻　猪苓 15 g、茯苓 12 g、茵陈 12 g、炒白术 12 g、黄芩 12 g、白芍 12 g、泽泻 9 g、桔梗 9 g、防风 9 g、败酱草 30 g、炒薏苡仁 30 g、桂枝 6 g、生甘草6 g，水煎服。

（3）热瘀滞型慢性荨麻疹　茵陈蒿 30 g、栀子 10 g、桂枝 10 g、桃仁 10 g、丹皮 10 g、赤芍 10 g、大黄 6 g、茯苓 15 g，水煎服。

现代科研主要成果及其药理作用

有清热利湿利胆退黄的功效，用于黄疸、小便不利、湿疮瘙痒、传染性黄疸型肝炎等。

现代研究表明，其有利胆、保肝、解热、抗感染、降血脂、降压、扩冠等功效，挥发油有利胆作用。蒿属香豆精，即 6,7- 二甲氧基香豆精为利胆作用的有效成分，得油率因季节而异，开花期最高，达 1.98%。对于治疗胆道结石和胆汁引流不畅有明显的应用价值，其作用机制目前认为在于改善肝细胞功能，促进肝细胞再生，增加胆酸、磷脂、胆固醇的分泌排泄，从而使依赖胆酸部分的胆汁分泌量增加。茵陈及所含的绿原酸、茵陈香豆酸甲、茵陈色原酮及挥发油均有利胆作用。此外，还有一定的抗病毒和降压的作用。

挥发油对金黄色葡萄球菌、痢疾杆菌、溶血性链球菌、肺炎双球菌、白喉杆菌、霉菌、牛型及人型结核杆菌等有抑制作用。此外，挥发油还有利尿作用。

茵陈能麻痹蚯蚓和蛔虫。

道地药材资源及开发前景

分布于全国各地，资源丰富，尤其在黑龙江省的三江平原、嫩江两岸，在此出产的茵陈为道地药材。具有药用、食用多功能植物，并有毒性低、价廉等优点，其种子蛋白质氨基酸含量高且种类齐全，有很高的营养保健功能，是利用价值很高的油料植物。在化妆品工业中也具有一定的发展前景，其中的 6,7- 二甲氧基香豆素、绿原酸、咖啡酸等可刺激毛发生长，其提取物被广泛地应用到化妆品中。

临床应用十分广泛，除肝胆疾病外，还用于高脂血症、冠心病、蛔虫症等。茵陈的广谱抗细菌、真菌、病毒作用在抗击新冠病毒中也发挥了一定作用，陕西中医药研究院开发的"中研清瘟护肺汤"中使用了茵陈 15 g。我国对茵陈的药用价值研究大多集中在水溶性小分子活性的物质，而在水溶性大分子活性物质研究很少。随着分离纯化技术的发展和临床实践的深

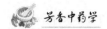

入，对茵陈的认识将会得到提高，茵陈将在抗击新型冠状肺病毒炎中发挥更大作用。

芳香健康养殖开发路径　茵陈蒿中的香豆素类化合物具有扩张血管、防止氧自由基生成的作用。对实验性高胆固醇症状的家兔，茵陈煎剂组动脉粥样硬化减轻，内脏脂肪沉着减少，主动脉壁固醇含量降低；还具有促进家兔主动粥样硬化病灶及冠状动脉病灶消退的作用，显示出良好的抗主动脉粥样硬化作用。也具有抗病原微生物的作用，茵陈煎剂和挥发油对猪蛔虫有麻醉作用。

17　香料植物药

155　罗马甘菊 luómǎgānjú

为菊科果香菊属果香菊 *Chamaemelum nobile* Linn.All. 的花序，多年生草本，别名春黄菊、英国春黄菊、果香菊、洋甘菊、罗马春黄菊等。

生物学特性、采收与预处理

喜温暖湿润的气候环境，适应性较广，最适应在潮湿的地上生长，以 18～25 ℃最为适宜。6 月中下旬开花，6 月下旬至 9 月中旬均可采花。排水良好的砂质壤土或土质深厚、疏松壤土为佳。以根茎分株及扦插繁殖。

采收与预处理　主要采收花朵，在花朵刚刚绽放时，花朵展平稍有隆起即可采收，花柄不能超过 2 cm。花朵采下后堆放不得超过 2 h，否则易发热变质，应立即进行自然干燥或人工干燥，在使用干燥机时温度设置在 40～60 ℃。然后可采用超临界 CO_2 萃取其挥发油。

性味、归经及典籍记载

性凉、味甘、苦，归肺、肝经。《香料植物资源学》与《芳香疗法和芳疗植物》均以"果香菊"和"罗马洋甘菊"名称记载了罗马甘菊。

挥发性成分

以花为原料得油率约是 1.7%，气味香甜，有点像苹果的香味。颜色淡绿、清澈，具有水质般的黏性。挥发油化学成分 47 种，确定化合物结构的 24 种，其中酯类 16 种、烯烃类 3 种、酮类 1 种、醛类 1 种、其他类 3 种。目前主要用于制造护肤品、日用化妆香料和食用、饮料香精。

相关经方、验方

（1）感冒发热、咽喉肿痛及疮肿　罗马甘菊 15 g、千里光 30 g，水煎服。

（2）肺热咳喘　罗马甘菊 15 g、吉祥草 30 g、鱼腥草 30 g，水煎服。

（3）热痹、关节红肿疼痛　罗马甘菊 15 g、银花藤 30 g、金刚藤 30 g，水煎服。

（4）消除痱子　盆中放入浴盐，滴入罗马甘菊挥发油 3 滴、薰衣草挥发油 3 滴，调和均匀后，以水冲入浴缸中，浸泡 15 min，或将其稀释于植物乳液中，涂擦患部即可缓和不适。

现代科研主要成果及其药理作用

挥发油有抗感染、抗过敏、止痛、调节自主神经系统的作用，可用于治疗肌肉酸痛、关节炎、坐骨神经痛等症状。也可以用来按摩舒缓肌肤，对人体皮肤细胞再生及平衡油脂分泌功效较强。挥发油成分及其合成衍生物均有抗感染作用，其含有的黄酮类成分是主要抗感染成分。同时，挥发油有镇定安抚的作用。因为其清凉、清淡的特性，使其在镇静安抚、对抗过敏、舒缓神经紧张、改善失眠、安抚心灵创伤和改善过敏体质方面功效卓越。另外，挥发油还有抗痉挛、止痛、增加皮肤弹性、改善皮肤敏感、缺水、干燥脱皮的作用。挥发油中的酯类物质是非常有效的抗痉挛剂，对整个系统有抗痉挛的作用。通过舒缓的特性来帮助抑郁症患者，从而为稳定情绪带来益处。

道地药材资源及开发前景

原产于英国、德国、法国和摩洛哥，以及亚洲等地，现在世界各地均有种植，欧洲各国出产的品质为佳，新疆为中国种植面积最大区域，安徽宣城百姓有多年种植成功的经验。

是一种名贵的高档天然香料，也是名贵的保健植物，经济效益较高，挥发油和纯露具有较大的市场发展前景。随着社会经济的发展与人们生活质量的提高，其需求量也是逐年增加，适种地区可综合考虑自然因素与社会因素来进行生产规划与安排。

芳香健康养殖开发路径　罗马甘菊是无毒的驱虫剂，虽然其作用没有其他药草驱虫剂那样快，但其有消炎的功效，在畜牧养殖上，可以对抗寄生虫在肠道黏膜引发的炎症，也具有紧致、增强全身（包括心脏、膀胱，特别是子宫）平滑肌的功能；同时还具有开胃、抗痉挛、促进消化、舒缓胀气、利尿、镇定、过敏及帮助睡眠的作用。

156 香蜂花 xiāngfēnghuā

为唇形科蜜蜂花属香蜂花 *Melissa officinalis* Linn. 的地上部分，多年生草本，别名香蜂草、薄荷香脂、蜂香脂等。

生物学特性、采收与预处理

喜光，但忌阳光直射。喜温暖湿润气候，既耐热又耐寒。在我国华北地区露地稍加培土护根，就可安全越冬；在上海地区（极限温度 –6 ~ 38 ℃）无须做任何保护处理即生长良好。对土壤要求不严格，宜选肥沃、疏松、排水良好的沙壤土种植。较耐干旱，不耐涝，短时间内土壤水分稍多一般不会烂根。较耐肥，能耐轻度盐碱。

采收与预处理　当主茎高 20 ~ 30 cm 时即可采收嫩梢食用，栽植 1 次可连续采收 2 ~ 3 年后再进行更新，温度适宜时，一年四季均可采收，以 6—8 月的产量最高、品质最好，一般 20 ~ 40 d 采收 1 次。提取叶茎挥发性成分时，先要进行干燥预处理。

性味、归经及典籍记载

味辛、甘，性温，归肾、肝、胃、大肠经。始载于《中国植物志》。

挥发性成分

用水蒸气蒸馏法，得油率为 0.64%；微波辅助水蒸气蒸馏法，得油率为 0.95%。挥发油成分中含香叶醇、黄樟脑、香荆芥酚、芳樟醇、香草醇、柠檬醛、橙花醇、香豆素、芳樟乙酸酯、衣草花醇、绿叶素、丁香酚、松油醇、邻氨基苯甲酸酯、苯甲酸、龙脑、樟脑、香草酸和异薄荷醇。

相关经方、验方

（1）健胃舒压　新鲜的香蜂草 2 g、薄荷 2 g、甜菊叶适量，一同装入壶中，冲入热开水，

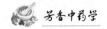

焖 5 min 即可饮用。

（2）眩晕、昏倒及忧郁　香蜂花挥发油 3 滴，岩兰草挥发油 3 滴，罗马甘菊挥发油 2 滴，香熏。

（3）头疼、腹痛、牙痛　茶壶中放入大约 7 茶勺的叶子，再加入热开水冲泡，焖至闻到香味，滴入少许柠檬汁，即可饮用。

现代科研主要成果及其药理作用

科研发现，香蜂草的提取物对一系列的人类癌细胞株（A549、MCF-7、Caco-2、HL-60、K562）和小鼠细胞系（B16F10）具有良好的抑制作用。挥发油中柠檬醛、香茅醛、反式石竹烯等成分，表现出较高程度的抗菌活性，且对白色念珠菌也有很高的活性；H_2O_2 诱导的人静脉内皮细胞，经香蜂草提取物处理后，可显著提高细胞活力，降低过氧化物的浓度，提高细胞内外液抗氧化的能力；香蜂草甲醛提取物能显著降低溃疡指数及大鼠血清 MDA 水平。香蜂草甲醛提取物保护胃黏膜的机制可能是通过调节抗氧化酶 SOD 和 GPX 的表达水平，或者是降低 MDA 水平，这些均是影响细胞损伤和脂质过氧化的生化指标。

道地药材资源及开发前景

原产于欧洲地中海沿岸，分布俄罗斯、伊朗至地中海及大西洋沿岸，主要产地在法国，在我国沿海如江浙一带栽培应用已较为普及。

香蜂花不仅具有清香味儿，而且鲜叶及嫩梢含有丰富的蛋白质、维生素、胡萝卜素等多种维生素，硒的含量尤为丰富，对人体具有保健作用。它生长快、病虫害少，基本不施用农药，是真正的绿色保健蔬菜。香蜂花可加工保健香茶、香袋、香枕等多种香味产品。香蜂花中含有独特的柠檬醛类挥发油，是制作甜酒、清凉糖、口香糖、香水、化妆品、洗涤用品的优质原料。

芳香健康养殖开发路径　香蜂花及提取香蜂花挥发油后的残渣可以作为猪用饲料添加剂，可有效提高猪饲料的适口性，增进猪的食欲，提高饲料利用效率，加快猪的生长速度。

第14章

藤本芳香植物药

1 芳香清热药

157 金银花 jīnyínhuā（附 忍冬藤、山银花）

为忍冬科忍冬属忍冬 *Lonicera japonica* Thunb. 的干燥花蕾或带初开的花，多年生半常绿缠绕木质藤本，别名双花、金银藤、银藤、二色花藤、二宝藤、右转藤、子风藤、鸳鸯藤等。

生物学特性、采收与预处理

生于山坡灌丛或疏林中、乱石堆、山路旁及村庄篱笆边，海拔最高可达 1500 m。对土壤和气候的选择并不严格，以土层较厚的砂质壤土为最佳。

采收与预处理　夏初花开放前采收，以花蕾为佳，混入开放的花或梗叶杂质者质量较逊。花蕾以肥大、色青白、握之干净者为佳。5—6 月间采收，择晴天早晨露水刚干时摘取花蕾，置于芦席、石棚或场上摊开晾晒或通风阴干，以 1~2 d 晒干为好。晒花时切勿翻动，否则花色变黑而降低质量，至九成干，拣去枝叶杂质即可。忌在烈日下曝晒。阴天可微火烘干，但花色较暗，不如晒干或阴干为佳。用 75% 乙醇溶液润湿干花，然后在微波加热下快速汽化进行预处理。

性味、归经及典籍记载

性味甘、寒，归肺、胃、大肠经。《本草纲目拾遗》载："主热毒、血痢、水痢，浓煎服之。"《本草纲目》载："一切风湿气，及诸肿毒、痈疽、疥癣、杨梅诸恶疮，散热解毒。"

挥发性成分

水蒸气蒸馏法提取挥发性成分得油率为 0.17%，提取产物为黄色蜡状固体，脂腻味较重；超临界 CO_2 萃取得油率为 2.07%，产物为淡黄色至淡绿色膏状物，味道清香柔和。水蒸气蒸馏法提取挥发油检测出 79 种成分，超临界 CO_2 萃取挥发油检测出 56 种成分，超临界 CO_2 萃取挥发油呈香成分相对水蒸气蒸馏法较多。

挥发油主要成分是芳樟醇和棕榈酸。鲜花、干花成分差异较大，干花中有 60 多种以上的挥发油成分，以棕榈酸为主，占挥发油的 26% 以上。其他成分多为醇、酸、醛、酯类和烷烃等；鲜花中的挥发油成分多为低沸点的不饱和萜烯类，其中芳香醇含量占挥发油总量的 45.5% 以上。花干、花蕾中多为单萜类化合物，香树烯、芳樟醇和香叶醇含量较高；浆果中

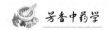

含大量挥发油成分，包括羰基化合物、萜类化合物、脂肪酸和碳氢化合物等。

相关经方、验方

（1）感冒发热、头痛咽痛　金银花 60 g、山楂 20 g，煎水代茶饮。

（2）腮腺炎　金银花、蒲公英各 25 g，甘草 15 g，水煎服。

（3）暑热头痛、心烦口渴　取金银花、菊花、山楂各 10 g，蜂蜜 100 g，加清水适量，煎煮 30 min，滤出药汁饮服。

（4）急性菌痢　金银花 300 g，黄连、黄芩各 90 g，加水煎煮，取药液 1000 mL，每次服用 30 mL，每日 4 次。

（5）眼科急性炎症　金银花、蒲公英各 60 g，制成眼药水 1000 mL，每小时滴眼 1 次，每次 2 ~ 3 滴，直至痊愈。

现代科研主要成果及其药理作用

目前研究对象主要为金银花水煎液、提取物、挥发油、有效单体成分等。绿原酸、总黄酮、多糖是其主要有效成分或有效部位，挥发油及挥发性成分制剂也体现了良好的药理作用，值得进一步开发。

金银花主要含有机酸成分，主要是绿原酸和异绿原酸等绿原酸类化合物，以及黄酮类、环烯醚萜类、三萜及三萜皂苷类化合物、丰富的微量元素等。其药效主要表现在抗感染、抗病毒、解热、抗菌、利胆、止血等方面。

挥发油对金黄色葡萄球菌、枯草芽孢杆菌、溶血葡萄球菌、大肠杆菌、伤寒沙门氏菌、肺炎克雷伯菌 6 种致病菌表现出不同程度的抑制作用，对革兰阳性菌的抗菌作用优于革兰阴性菌，对金黄色葡萄球菌的抑制作用最为显著。金银花提取物对口腔炎症具有一定的治疗作用。水煎液对炎性模型小鼠具有解热抗感染作用，作用强度与剂量的大小有关，剂量大者其解热、抗感染作用更加明显。金银花的挥发性成分，制成银花露，用治咽喉肿痛等疾患，功效与金银花无殊。金银花提取物 20 g/kg 和 40 g/kg 剂量组对甲型流感病毒感染小鼠具有明显的保护作用。金银花为广谱抗菌中药，金银花挥发油的作用主要体现在有良好的抗菌活性，尤其是对革兰阳性菌有较好的抑菌效果，在食品工业中拥有作为食品防腐剂的潜力。不同产地的金银花所提取的挥发油化学成分、含量及抗菌活性存在一定的差异，这可能与生长环境如气温和土壤等有关。

金银花水提液具有止血、改善糖尿病视网膜病变及抗生育的作用；金银花多糖及金银花总皂苷具有抗肿瘤的活性；金银花提取物还具有抗凝血、降血脂及降血糖等药理作用。金银花能够修复肝损伤，促进胆汁分泌，增强胆囊平滑肌收缩，具有明显的保肝利胆作用。

金银花中可提取到的有效成分有角叉菜胶、二甲苯、蛋清等，将其应用于足水肿治疗中，具有较强的功效。

道地药材资源及开发前景

金银花除黑龙江、内蒙古、宁夏、青海、新疆、海南和西藏无自然生长外，全国各省均有分布。金银花资源在我国比较丰富，主要分布于河南、山东、河北、四川、重庆等十余个省，其中以河南、山东为道地产区的集聚区，主要以栽培为主；山东省占全国的 60% 左右，河南占 30% 左右，河北及其他产区产金银花占 10% 左右。因气候、土壤、降水量等条件都有非常大的差异，导致金银花产品的药物成分都有显著的差异。研究结果表明，山东地区的金银花含有的绿原酸成分比例最高，河南生产的金银花次之。

金银花为常见的中药，是药用经济型与水保生态型植物，享有"国宝一枝花"的美誉，在保健食品、化妆品、观赏园艺等方面具有良好的应用前景。

芳香健康养殖开发路径 金银花提取物中众多的有机酸成分可作为潜在家禽、家畜、水产品的新型功能性饲料添加剂，可增加细胞膜电位，降低活性氧水平，提高畜禽动物抗氧化和免疫功能，改善肉品质，促进动物生长发育，提高饲料转化率，减少养分后肠发酵、降低仔猪腹泻率，可替代抗生素的应用。其含有的绿原酸可以通过提高菌群的丰度，降低肠道氧化损伤及炎症等方式保护仔猪肠道形态、缓解腹泻、促进营养物质的吸收，从而调节仔猪肠道健康。同时金银花提取物可以在体外抑制猪繁殖与呼吸道综合征病毒、猪细小病毒。木樨草素可以体外抑制猪传染性胃肠炎病毒。

临床应用 1）季节交替之时，早晚温差较大，猪群易发生流感。可在猪饲料中添加 3% 的金银花藤叶粉，能有效预防猪流感的发生。2）利用金银花解毒止痢、抗菌消炎的功效，治疗仔猪黄白痢。用金银花 100 g，水 500 mL 煮沸，候温，灌服仔猪，每头 25 mL，每天 2 次，连用 3 天基本治愈。3）治疗母猪乳腺炎。母猪产后发生乳腺炎，红肿发硬，仔猪吮吸不到乳汁，可用蒲公英 60 g，金银花 40 g，王不留行 30 g，加水 500 mL 煮沸，候温拌料喂母猪，分 2 次饲喂，每天 2 次，连喂 3 天。4）增强抗病能力。利用金银花清热解毒、保肝利胆的功效。在给猪饲喂的饲料中，每头猪喂金银花嫩叶 250 g，每天 1 次，连用 10 天。5）缓解热应激。在炎热的夏季里，猪群的热能散发不出去，容易发生热应激。可以在饲料里添加 1% 的金银花藤叶粉，可有效预防猪群中暑。

附 忍冬藤 rěndōngténg

忍藤为忍冬科忍冬 *L.japonica* Thunb. 的干燥茎枝，甘、寒，归肺、胃经。秋、冬季采割，除去杂质、洗净、闷润、切段、干燥，本品呈不规则的段。表面棕红色（嫩枝），有的灰绿色，光滑或被茸毛，外皮易脱落。切面黄白色，中空。偶有残叶，暗绿色，略有茸毛。气微，老枝味微苦，嫩枝味淡。

忍藤具有清热解毒、疏风通络作用。常用于温病发热、热毒血痢、痈肿疮疡、风湿热痹、关节红肿热痛。常用量为 16～60 g。忍冬藤挥发性成分得油率约为 0.2%，含有烷烃、酯类、酮醇苯类化合物。挥发油中含量最高的是酯类（43.7%），其次为烷烃类（26.5%），酮醇苯类化合物（29.7%），其中醇类占 18.2%，酮类占 9.6%，苯类占 2.0%。特别的是含有较高含量的酯类，这在挥发油中较为少见。国内外对忍冬藤（包括茎、叶）的化学成分研究较为深入，发现其主要成分包括有机酸类、三萜类、环烯醚萜类、黄酮类、挥发油类等。忍冬全身都是宝，藤、叶、花均可入药，3 者药性基本相同，是透邪解毒之良药。

现代医学研究证明，忍冬藤对于链球菌、葡萄球菌、伤寒杆菌、痢疾杆菌等，都有较强的抗菌作用，对治疗流行性感冒和炎症均有一定疗效。忍冬藤不仅可内服，而且是外用的良药，对于疗、疮、痛、肿、虫蛇咬伤、无名肿痛及风湿、类风湿、跌打损伤等都有一定的治疗效果。忍冬在我国大部分地区多有分布，很多地方大面积栽培生产，其中以河南、山东产量最大。现代研究证明，忍冬藤的有效成分及药理作用与金银花相似，却不如金银花利用广

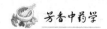

泛，但药用资源更丰富，四季均可入药，与金银花相比，忍冬藤用药习惯更为久远，有利于开发和利用。

附　山银花 shānyínhuā

为忍冬科忍冬属植物灰毡毛忍冬 *L.macranthoides* Hand.–Mazz.、红腺忍冬 *L.hypoglauca* Miq.、华南忍冬 *L.confusa* DC. 或黄褐毛忍冬 *L. fulvotomentosa* Hsu et S.C.Cheng 等的干燥花蕾或带初开的花。性味甘、寒，归肺、胃、大肠经。夏初花开放前采收、干燥。

金银花和山银花都有疏散风热、清热解毒的功效，常用于痈肿疔疮、喉痹、丹毒、风热感冒、温病发热及热毒血痢等。常用量为 6～15 g。挥发油是山银花的主要有效成分之一，包括芳樟醇、棕榈酸、亚油酸、香叶醇、α–松油醇及辛烯醇等。四川泸州地区山银花中含量最高的成分是芳樟醇（linalool），占挥发油总量的 24.51%，其次为棕榈酸，占总量的 12.28%。挥发油类成分 2- 二氢 –1,1,6– 三甲基奈、α–古巴烯、茴香脑、石竹烯、金合欢二醇、十五酸等仅在山银花中存在，在挥发油类成分含量上进行比较，山银花中棕榈酸的含量比金银花稍高，山银花中芳樟醇的含量要明显高于金银花。清热解毒、疏散风热是金银花和山银花共同的功效。

重庆秀山和湖南隆回是灰毡毛忍冬的两大生产区；山银花的其他 3 个品种主要分布于江西、广东、贵州等地。金银花和山银花在来源、性状、化学成分、药理作用 4 个方面都存在差异。在所有金银花和山银花的中药制剂中，严格规定了注射剂只能用金银花而不能用山银花替代，其他的剂型中山银花可以替代金银花。山银花的某些成分在人体吸收时容易发生不良反应或与治疗目的相悖的情况。

灰毡毛忍冬与正品金银花二者具有相似的抗菌谱，具有良好的抗菌、抗病毒作用，对 G+菌效果较好，在对某些病原菌的抑制和杀灭方面灰毡毛忍冬还显示出比正品金银花更强的活性，山银花具有抗病毒作用，且灰毡毛忍冬对普通感冒的疗效高于贵州华南忍冬。灰毡毛忍冬和忍冬均能抑制因新鲜啤酒酵母菌致热大鼠的发热趋势，二者解热强度相当。灰毡毛忍冬提取纯化物在清除羟自由基和对 Fe^{3+} 还原力方面均较 VC 的能力强，且该能力与绿原酸的浓度呈正相关性。灰毡毛忍冬的总皂苷、总次苷和二十九烷醇及灰毡毛忍冬的水提物具有保肝作用，对四氯化碳、D– 氨基半乳糖等造成大、小鼠肝损伤有保护作用。

山银花具有抑菌、抗感染解热、保肝利胆、降血糖等药理作用。在母猪饲粮中的添加山银花可改善初乳的蛋白含量，提升繁殖性能和后代仔猪生长性能。饲料中添加山银花添加剂可以提高黄羽肉鸡的饲料利用率，促进生长和免疫器官发育，增强体液免疫。

2　芳香祛风湿药

158　雷公藤 léigōngténg

为卫矛科雷公藤属雷公藤 *Tripterygium wilfordii* Hook.f. 根的木质部，多年生藤本，别名黄藤、黄腊藤、菜虫药、红药、水莽草等。

生物学特性、采收与预处理

喜温暖、潮湿、半阴环境，生于背阴多湿的山坡、山谷、溪边灌木林中。不耐干旱，生长期间多浇水，水量充足，土壤的通透性好，土壤为微酸性的砂质壤土。繁殖方法有扦插繁殖、野生驯化和种子育苗，目前大面积造林主要以扦插繁殖为主，此种方法可以提供大量种苗满足造林需要，且成活率高；野生驯化方法容易成活、易成林、采收早、产量高，但不能适应大面积种植。花期为 5—6 月，果熟期为 8—9 月。

采收与预处理　栽培 3 ~ 4 年便可采收，秋季挖取根部，抖净泥土，晒干。或去皮晒干。药用均为干品，贮干燥容器内，置通风干燥处。进行破碎预处理后，可采用超临界 CO_2 结合静态夹带剂萃取。

性味、归经及典籍记载

性味苦、辛、凉，有大毒。《湖南药物志》载：“杀虫，消炎，解毒。”

挥发性成分

提取叶的挥发性成分，得油率为 0.02% ~ 0.06%，主要成分为 6- 甲基 -5- 庚烯 -2 酮（10.0%）、6- 甲基庚醇（9.8%）、α,α,5- 三甲基 -5- 乙烯基 -2- 四氢呋喃甲醇（9.4%）、苯甲醛（5%）等。

相关经方、验方

（1）风湿关节炎　雷公藤根、叶，捣烂外敷，0.5 h 后即去，否则起泡。

（2）治皮肤发痒　雷公藤叶，捣烂，搽敷。

（3）腰带疮　雷公藤花、乌药，研末擦患处。

现代科研主要成果及其药理作用

现代研究发现，雷公藤含有多种生物碱、二萜、三萜类等化学成分。雷公藤甲素及其衍生物通过拮抗多种神经毒性物质对多巴胺（DA）能神经元的损伤作用减弱炎性反应的损伤过程，发挥神经保护作用，主要用于抗感染、免疫抑制、抗肿瘤等。国内外科学家还从雷公藤中分离出来的生物碱类活性单体能够抑制 HIV-1 病毒。雷公藤对炎症因子有十分强烈的抑制作用，主要通过拮抗免疫细胞，上皮细胞及其产生的相关炎症因子来发挥作用。雷公藤作用于免疫相关疾病时，能够较好地抑制急慢性器官排异反应等。雷公藤能够祛风除湿，有良好的抗感染作用，故可以治疗类风湿性关节炎、红斑狼疮、顽固性疼痛、皮肤病变等病；对实验性肾炎有预防和保护作用；对非特异性免疫有增强作用；对细胞免疫有抑制作用；对体液免疫有抑制作用；对杀虫剂抗病原微生物作用也较好。此外，干根能治疗麻风反应。目前学术界对雷公藤挥发油研究较少，其刺激性较强，可作为外用制剂用于局部刺激或穴位刺激。

道地药材资源及开发前景

原产于朝鲜、日本、中国等地，现多分布于福建、江苏、浙江、安徽、湖北、湖南、广西。雷公藤是一种剧毒药物，根皮、茎干、叶、花及嫩芽均有毒性，其毒性成分主要是雷公藤碱等 5 种生物碱及卫茅醇、雷公红等，尤其皮部毒性大，使用时应严格剥净皮部，其所致肝脏毒性较为突出，多为肝实质细胞损伤和坏死。雷公藤的剂型不同，毒性与疗效也不同。目前临床上雷公藤以多种剂型入药，如汤剂、糖浆剂、颗粒剂、片剂、流浸膏剂、酊剂、搽剂、软膏剂、注射剂（一般不能静脉给药）等。

雷公藤抗感染作用受到大家一致好评，临床上用于抗感染、免疫抑制、抗肿瘤等，且有长期的临床应用实践，广泛应用、并取得满意疗效，正是由于其生物活性较高，具有特殊医疗功用。此外，还是一种很好的杀虫植物，杀虫谱广、药效快。

要充分利用丰富的自然资源，挖掘其不凡的药用潜力，生产更多原料，研制更多的高品质加工产品，使其不仅能治疗疾病，还能在农业与生活等方面发挥更大更重要作用。同时，要利用其杀虫功能，开发杀虫生物农药。

芳香健康养殖开发路径　雷公藤提取物内服和注射可治疗猪丹毒、感冒、消化不良等疾病。雷公藤对于治疗猪气喘病有较好效果，其主要成分为黄酮苷、生物碱。用其所制的药物"雷公藤片"具有抗感染及免疫抑制作用，可以用于治疗鸡急性风湿病。

3　芳香温里药

159　胡椒 hújiāo

为胡椒科胡椒属胡椒 *Piper nigrum* Linn. 的干燥近成熟或成熟果实，攀援状藤本，别名昧履支、浮椒、玉椒等。

生物学特性、采收与预处理

胡椒属热带温湿型植物，适宜生长于年平均温度 22～28 ℃ 及年降雨量 1800～2800 mm 的地区。苗期和定植初期需荫蔽、怕风，成龄期要阳光充足；喜土层深厚、肥沃、通气、保水力强、微酸性的土壤，过湿或积水易发生水害和瘟病。

采收与预处理　秋末至次春果实呈暗绿色时采收，晒干，为黑胡椒；果实变红时采收，用水浸渍数日，擦去果肉，晒干，为白胡椒。进行破碎预处理，再用超临界 CO_2 萃取。

性味、归经及典籍记载

性味辛、热，归胃、大肠经。《唐本草》："主下气，温中，去痰，除脏腑中风冷。"《本草纲目》："暖肠胃，除寒湿反胃、虚胀冷积，阴毒，牙齿浮热作痛。"《海药本草》："去胃口气虚冷，宿食不消，霍乱气逆，心腹卒痛，冷气上冲，和气。"

挥发性成分

红果山胡椒果实用水蒸气蒸馏法操作提取挥发油，经无水硫酸钠干燥后得挥发油，得油率为 0.8%；红果山胡椒叶得油率为 0.15%。挥发油均为淡黄色透明油状液体。主要成分为α-蒎烯、β-蒎烯、对伞花烃、柠檬烯、紫苏醇、香叶醇、肉桂酸苯甲酯，橙花叔醇、胡椒烯等。

相关经方、验方

（1）小儿消化不良性腹泻　内服：用白胡椒 1 g 研粉，加葡萄糖粉 9 g 配成散剂。1 岁以下每次 0.3～0.5 g，3 岁以下 0.5～1.5 g，一般不超过 2 g，每日 3 次，连服 1～3 d 为 1 个疗程。如有脱水现象须补液。外敷：以胡椒末填敷患儿脐眼，外贴暖脐膏，固定 24 h，未愈可再贴 1 次。

（2）尿潴留　白胡椒 7 粒，葱白 7 段（每段 1 寸左右），捣烂成糊状，纱布包好敷于脐部。

（3）虚寒咳嗽、冷痰不止　半夏 30 g、干姜 30 g、胡椒 0.3 g、丁香 0.3 g，上为细末，生姜自然汁煮薄糊为丸，如梧桐子大，每服 30 丸，细嚼，食后干柿汤送下。

现代科研主要成果及其药理作用

胡椒挥发油对大肠杆菌、枯草芽孢杆菌、金黄色葡萄球菌、沙门氏菌、酵母菌和黑曲霉菌均具有抑制作用及具有清除自由基的功效。

胡椒具有广谱抑菌性，黑胡椒挥发油对梨黑斑病菌、小麦赤霉病菌、番茄灰霉病菌、辣椒枯萎病菌和西瓜枯萎病菌的菌丝生长有抑制作用，对大肠杆菌、枯草芽孢杆菌、金黄色葡萄球菌、沙门氏菌、酵母菌和黑曲霉菌均具有抑制作用。

此外，胡椒对 176 种口腔细菌菌株也具较强的抑制作用。胡椒挥发油清除超氧阴离子自由基的能力强于 BHT、PG 和 VC，且黑胡椒挥发油的抗氧化性强于白胡椒挥发油，而胡椒叶的清除能力优于胡椒果。

道地药材资源及开发前景

主要分布于热带、亚热带地区，国外产于马来西亚、印度尼西亚、印度、泰国、越南等地。国内主产于广东、广西、云南及海南等地，其中海南的胡椒产量占全国胡椒总产量的 90% 以上，琼海市的胡椒产量占全省产量的 70%。

在食品行业，胡椒可单独或调配为复合食品添加剂加入食品中，也可用其提取物胡椒碱、黑（白）胡椒油、黑（白）胡椒油树脂等加入食品中。结合胡椒的现代药理学研究成果，可开发出针对消化系统、心脑血管系统、调节血脂、增强免疫的功能性食品。利用胡椒挥发油的抗菌能力，可开发出果蔬保鲜剂和抗菌剂。胡椒碱具有突出的紫外吸收能力，可开发防晒用品。

芳香健康养殖开发路径　在畜禽生产中添加胡椒或胡椒提取物（胡椒碱、胡椒挥发油等）可提高畜禽生长性能、改善肠道健康、预防疾病、改善产品品质等。仔猪料中添加 1% 的胡椒枝叶及其果实可促进仔猪十二指肠、空肠和回肠的发育，提高营养物质消化吸收，减少后肠微生物发酵从而降低腹泻率，提高仔猪的生长性能；育肥猪料中添加 0.025%～0.4% 的胡椒提取物可提高猪的生长性能。此外，胡椒提取物还可减缓猪肉的氧化，增加猪肉的新鲜度。肉鸡料中添加 0.4% 的黑胡椒可改善肉鸡饲料效率，提高肝脏和腺胃相对重量，促进肉鸡体液免疫反应等。在育肥猪饲粮中，胡椒添加物同样能改善育肥猪的生长性能。Sampath 等在育肥猪饲粮中分别添加 0.025%、0.05%、0.1%、0.2%、0.4% 的胡椒提取物，在育肥 10 周后发现添加胡椒提取物组的（平均日增重 ADG）均较对照组增加，且和胡椒提取物添加比例呈线性关系；在整个试验过程中没有观察到平均日采食量的差异，表明胡椒提取物可以改善料重比，并提高育肥猪的生长性能；此外，胡椒提取物对猪肉品质也有一定的积极作用，还增加了育肥猪粪便中乳酸杆菌的数量并减少氨气的排放，并对大肠杆菌有一定的抑制作用。

研究证明，断奶仔猪饲粮中补充胡椒碱或与其他添加剂联合饲喂可改善断奶仔猪的肠道健康，促进生长性能。刘海隆等在仔猪饲粮中添加 1% 的胡椒枝叶或果实，结果发现两者皆能改善仔猪的肠道功能，减少腹泻率并提高 ADG。Rodrigues 等在受到大肠杆菌感染的断奶仔猪饲粮中添加了苯甲酸和富含胡椒碱的植物混合挥发油，结果显示胡椒碱可能具有增加苯甲酸生物学效价的功能，饲粮中添加 3 g/kg 的苯甲酸和含胡椒碱的混合挥发油能显著提高仔猪

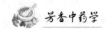

的 ADG 和饲料转化率，该添加剂可作为传统抗菌制剂黏菌素的替代品，有助于减少养殖中产生的细菌耐药性。在对中国地方猪种的研究中，Shi 等研究发现，姜黄素（200 mg/kg）和胡椒碱（50 mg/kg）联合应用比单独使用更能维持五指山断奶仔猪的肠道健康，两者联合使用能改善五指山猪的肠道屏障，抑制肠道氧化应激，增加饲料转化率并提高生长性能。

160　荜茇 bìbá

为胡椒科胡椒属荜茇 *Piper longum* Linn. 的干燥近成熟或成熟果实，多年生攀援藤本，别名荜拔、鼠尾等。

生物学特性、采收与预处理

喜高温潮湿气候。幼苗需适度遮阴，否则因光照太强抑制生长，影响产量。花果期需充足光照，宜选山间、盆地、沟边湿润、疏松、肥沃的土壤种植。

采收与预处理　果穗由绿变黑时采收，除去杂质，晒干。提取挥发性成分时，可利用微波法预处理，从而对细胞壁膜施加压力，导致其破裂。

性味、归经及典籍记载

味辛、性热，归胃、大肠经。《本草纲目》："荜茇，为头痛、鼻渊、牙痛要药，取其辛热能入阳明经散浮热也。"《本草拾遗》："温中下气，补腰脚，消食，除胃冷，阴疝，痃癖。"《海药本草》："主老冷心痛，水泻，虚痢，呕逆醋心，产后泄利。"

挥发性成分

水蒸气蒸馏法提取挥发油，得油率为 1.0%，成分主要为氧化石竹烯、α, β - 石竹烯、β - 荜澄茄油烯、十五烷、β - 芹子烯、β - 反式罗勒烯、桉叶油烯等。

相关经方、验方

（1）牙齿疼痛　荜茇、胡椒，上 2 味等量，捣罗为末，化蜡丸，如麻子大。每用 1 丸，内蛀孔中。

（2）气痢　牛乳 250 g，荜茇 15 g，同煎减半，空腹顿服。

（3）痰饮恶心　荜茇，捣细罗为散，每于食前，用清粥饮调下半钱。

现代科研主要成果及其药理作用

药理学证实，其挥发油能对抗缺氧及心肌缺血，并具有镇静、镇痛、抗感染和解热的功效，对金黄色葡萄球菌、枯草芽孢杆菌、蜡样芽孢杆菌、结核杆菌、痢疾杆菌、伤寒沙门氏菌等均有抑制作用。荜茇表现出一定的抗病毒活性，对流感病毒有抑制作用，而荜茇中的芳香脂类化合物的抗病毒活性可能与其碳链长度及桂皮酸酯中的 α, β - 双键有关。

荜茇挥发油能对抗多种条件所致的缺氧及心肌缺血，能纠正动物心律失常，并有镇静、镇痛、抗感染和解热作用。荜茇挥发油的非皂化物能降低动物外源性及内源性总胆固醇，另外，能显著降低高血脂大鼠 TC、TG、LDL-C 水平，同时显著升高高血脂大鼠的 HDL-C 水平，表现出降血脂作用。

道地药材资源及开发前景

原产热带，在国外主产于印度尼西亚、菲律宾及越南等地，在我国主产于云南、海南和广东。

在印度、马来西亚、新加坡和其他南亚国家被用作止痛药、驱虫药、止泻剂、免疫刺激剂、产后出血检查和治疗哮喘、失眠、痴呆、癫痫、糖尿病、类风湿关节炎、哮喘、脾脏失调、产后发热、麻风等，说明其药理作用广泛，可开发出相应的药物。由于辛辣气味，可用于开发食用香料。

芳香健康养殖开发路径　荜茇可以作为防治绵羊肺炎的饲料添加剂，以及促进母羊排卵产双羔的蒙兽药饲料添加剂，兽医临床上荜茇可增加大鼠滑膜细胞的凋亡率，阻止病变关节部位破坏。

4　芳香活血化瘀药

161　凌霄花 língxiāohuā

为紫葳科凌霄属凌霄 *Campsis grandiflora*（Thunb.）K.Schum. 或美洲凌霄 *Campsis radicans*（Linn.）Seem. 的干燥花，一年生落叶木质藤本，别名芰华、紫葳华、芰华、陵霄花等。

生物学特性、采收与预处理

生长于山谷、小河边、疏林下，攀援于树上、石壁上，喜温暖湿润环境。对土壤要求不严，砂壤土、黏壤土均能生长，具气根，茎黄褐色，具棱状网裂。花期为 7—9 月。果期为 8—10 月。

采收与预处理　7—9 月采收，择晴天摘下刚开放的花朵，晒干。萃取前，利用微波法对凌霄花进行预处理。

性味、归经及典籍记载

味甘、酸，性寒，归肝经。《本草衍义补遗》载："凌霄花，治血中痛之要药也，且补阴捷甚，盖有守而独行，妇人方中多用何哉。"《本草纲目》载："凌雷花及根，甘酸而寒，茎叶带苦，行血分，能去血中伏火，故主产乳崩漏诸疾及血热生风之证也。"

挥发性成分

花中含有挥发油，主要成分是糠醛、5- 羟甲基糠醛、糠醇。其中，5- 羟甲基糠醛具有改善血液微循环、改善血液流变性及抗氧化等功效。

相关经方、验方

（1）月经不通、脐腹痛　凌霄花 20 g，当归、莪术各 10 g，共为细末服，每日 2 次，每次 6 g。

（2）酒渣鼻　凌霄花、栀子各 9 g，共为细末服，每日 2 次，每次 6 g。

（3）皮肤湿癣　凌霄花、羊蹄根各等量，酌加枯矾，研末搽患处。

现代科研主要成果及其药理作用

花水煎液对离体猪冠状动脉条具有抑制收缩的作用。凌霄花、美洲凌霄花的作用基本相似，均明显强于丹参注射液，且作用缓慢，持续时间长；凌霄花水煎液对大鼠血栓形成有抑制作用，能加快红细胞电泳，增加红细胞电泳率，使血液红细胞处于分散状态，说明凌霄花可以活血祛斑，并改善心血管功能，具有治疗心血管疾病的可能性；而美洲凌霄花则无抑制

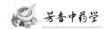

血栓形成作用。

凌霄花中的阿江榄仁酸、山楂酸、23–羟基熊果酸及可乐苏酸，具有相对高的人酰基辅酶 A–胆固醇酸基转移酶 –l（hACAT$_1$）的抑制活性。其中，阿江榄仁酸的 A 环中有 3 个羟基，抑制 hACAT$_1$ 活性最强。A 环上含相对较多羟基的五环三萜类化合物抑制 hACAT，活性优于相关碳链骨架上含较少羟基的五环三萜类化合物。

道地药材资源及开发前景

原产于我国中部，现在长江流域和南部都有分布，亦有庭院栽培。主要产地为江苏省连云港市南城镇，于 2000 年被地方政府列为"国家中药保护品种江苏连云港凌霄花发展基地"。凌霄花为中药材花类市场上一个冷货品种。

新鲜凌霄花经酸性乙醇溶液提取，分离得凌霄花红色素，可广泛用于食品加工业，而且可用于医药和化妆品产品。目前，将凌霄花作为主药，进行组方配伍，广泛应用到脑血管疾病的预防治疗中。凌霄花不仅是疗效确切的妇科常用中药，hACAT$_1$ 的选择性抑制也有助于研发高胆固醇血症药和抗动脉粥样硬化药。也可能是脑缺血防治药。

美洲凌霄花对离体孕子宫作用特殊，能增强离体孕子宫的收缩活性，并呈节律性的兴奋和抑制作用，可以作为引产促产药进一步研究开发。在小鼠实验中，凌霄花能有效抑制未孕小鼠子宫收缩，能使离体孕子宫呈节律性的兴奋和抑制作用。

芳香健康养殖开发路径 凌霄花为不常用中药，具有祛瘀血、改善心血管等功效。在小鼠实验中，凌霄花能有效抑制未孕小鼠子宫收缩，能使离体孕子宫呈节律性的兴奋作用。据此，凌霄花可作为引产药进行开发。

5 芳香补益药

162 党参 dǎngshēn（附 明党参）

为桔梗科党参属党参 Codonopsis pilosula（Franch.）Nannf.、素花党参 Codonopsis pilosula（Franch.）Nannf.var.modesta（Nannf.）L.T.Shen、川党参 Codonopsis tangshen Oliv. 的根，多年生蔓生草本，别名防风党参、黄参、防党参、上党参、狮头参、中灵草、黄党等。

生物学特性、采收与预处理

喜温和凉爽气候，耐寒，根部能在土壤中露地越冬。幼苗喜潮湿、荫蔽、怕强光。播种后缺水不易出苗，出苗后缺水可大批量死亡。高温易引起烂根。大苗至成株喜阳光充足。适宜在土层深厚、排水良好、土质疏松而富含腐殖质的砂质壤土栽培。

采收与预处理 采挖，洗净，晒干。提取挥发油有 4 种方法：直接提取、浸泡预处理后提取、微波预处理后提取、低温冷冻干燥预处理后提取。其中，低温冷冻干燥预处理后提取效果最佳。

性味、归经及典籍记载

性味甘、平，归脾、肺经。《药性集要》载："党参能补脾肺，益气生津。"《本草从新》载："党参，补中益气，和脾胃，除烦渴。"

挥发性成分

根含挥发油 0.12% 左右，常温下为浅黄色油状的挥发性物质，主要成分为正己醛、2-己烯醛和正己醇等，其中正己醛为党参特殊香气的主要成分之一。

相关经方、验方

（1）体倦气怯、食少便溏　党参煎汁 3 次，将各次所煎药汁澄清过滤，蒸发成浓汁，加冰糖收膏，每次 1 羹匙，开水化服。

（2）小儿口疮　党参 50 g、黄柏 25 g，共为细末，吹撒患处。

（3）热病口渴、口干舌燥　党参与枸杞子（2∶1 的比例）混合制成参杞冲剂服用，有益气生津之效。

现代科研主要成果及其药理作用

党参所含菊糖是免疫佐剂，党参多糖对单核-吞噬细胞系统有促进非特异免疫作用，并能增强自然杀伤细胞（NK）的活性。党参从多糖（CPS）中分离出的党参多糖 CPS-3 对人体胃腺癌细胞（BGC-823）的增殖亦有抑制作用，CPS-4 可抑制人体肝癌细胞（Bel-7402）增殖，具有抗肿瘤活性。党参具有清除自由基的作用，可以提高氧化氢酶（CAT）、超氧化物歧化酶（SOD）活性，减少组织中过氧化脂质和脂褐质含量，具有抗氧化、清除自由基、抑制脑细胞凋亡、延缓衰老功能。

党参多糖能够增强仔猪的肠道黏膜免疫功能，且代乳料中添加 20 g/L 党参多糖的作用效果优于添加 10 g/L 党参多糖的效果，说明党参多糖对黏膜免疫器官有一定的作用，作用效果与多糖的用量相关。

道地药材资源及开发前景

原产于我国东北及河北、河南、山西、陕西、甘肃、内蒙古、青海等地，现盛产于山西、陕西、甘肃。根据产地分为"西党""东党"及"潞党"等商品规格。西党和东党为野生品，潞党为栽培品。东党主产于黑龙江，潞党主产于山西和河南，内蒙古、河北和青海亦产。素花党参（商品名"西党"）主产于甘肃、陕西及四川西北部，以甘肃文县、四川南坪、松潘所产品质最佳。川党参（商品名"条党"）主产于四川、湖北及陕西接壤地区。山西五台山地区的野生党参，称野台党，视为党参中之珍品。我国复杂的地形，多样的气候环境及土壤、植被类型，使党参在历史上形成了以山西潞党和野台党，甘肃西党，四川晶党，陕西凤党，湖北板桥党为道地药材。

党参既功效补益，又药性缓和，且能与其他中药或食物配伍为药膳或保健食品，具有温补气血，防病治病的作用，对身体大有裨益。党参药食两用，不仅中医临床用量大，而且是保健食品和食疗药膳的重要原料。开展党参的食用开发研究，刺激消费，开拓市场，提高其资源的充分利用，辐射带动道地产区药农收入和边远山区地方经济发展，具有极其重要意义。

芳香健康养殖开发路径　在猪日粮中添加一定量的党参可以有效提高猪的生长性能、养分表观消化率、疫苗抗体水平，对猪的生产性能与疾病防治具有重要作用，如在仔猪日粮中添加 0.2% 党参可提高仔猪的生长性能及蓝耳疫苗、猪瘟疫苗抗体的效价。在家禽日粮中添加党参（0.25%～1.00%）可提高家禽的养殖性能，增强机体免疫，可防治家禽养殖过程中的一些疾病。在水产养殖中添加一定量的党参除可提高养殖性能外，还可提高机体的抗氧化和免

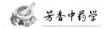

疫功能。

附　明党参 míngdǎngshēn

为伞形科明党参属明党参 *Changium smyrnioides* Wolff. 的根，多年生草本植物，别名土人参、百丈光、天瓠、粉沙参、红党参、金鸡爪、山萝卜、明沙参等。4—5月采挖，除须根，洗净，置沸水煮至无白心，取出，刮去外皮，漂洗，干燥。性味甘、微苦、微寒。归肺、脾、肝经。功效：润肺化痰，养阴和胃，平肝，解毒。用于肺热咳嗽，呕吐反胃，食少口干，目赤眩晕，疔毒疮疡。内服：煎汤10~30g。鲜品挥发油中鉴定29种成分，主成分明党炔（CSY）含有量达70.9%，炮制品中鉴定了11种，CSY含有量达67.2%及过氧化明党参炔，从茎叶中鉴定27种成分，主要成分是牻牛儿醇乙酸酯（46.6%）、明党参炔（11.5%）、β-金合欢烯（10.99%）和β-石竹烯（7.28%），明党参具有抗癌、抗细菌、抗真菌和神经细胞保护等功能，并可作为治疗迟发型超敏反应性疾病的主要活性成分。其挥发油的祛痰、止咳、平喘作用也较为显著。

163　巴戟天 bājǐtiān

为茜草科巴戟天属巴戟天 *Morinda officinalis* How 的干燥根，多年生藤本，别名巴戟、鸡肠风等。

生物学特性、采收与预处理

原产于南亚热带、热带地区湿润的次生林下，生长适温为20~25℃，在年降水量1700~2300mm的环境下生长良好。不耐寒，喜温暖，耐旱，怕积水。在0℃以下和遇到低温霜冻时，常导致落叶，甚至冻伤或冻死。幼株喜阴，成株喜阳。土壤要求土层深厚、肥沃、湿润。肥沃的稻田土，含氮过多的土壤，肉质根反而长得很少，产量不高。野生分布于广东省大部分山区的山谷林下。

采收与预处理　种植3~4年才能采收，全年都可采收。一般用锄头挖起地下根块，挖时注意勿伤根皮，采收后不能堆置太久，以免影响质量。预处理时，洗去泥沙，剪去叶茎或须根，晒至6~7成干用木槌轻轻打扁，然后按生药规格切成10~20cm长小段，再在阳光下晒2~3d干燥即可。利用酶法预处理巴戟天，能够将脂蛋白和脂多糖分解成更简单的分子，以促进更多的挥发性成分被提取出来。

性味、归经及典籍记载

性味甘、辛，微温，归肾经、肝经。《神农本草经》载："主大风邪气，阴痿不起，强筋骨，安五脏，补中增志益气。"《名医别录》载："疗头面游风，小腹及阴中相引痛，下气，补五劳，益精，利男子。"《本草备要》载："强阴益精，治五劳七伤。辛温散风湿，治风气、脚气、水肿。"

挥发性成分

挥发性成分多存在于其根皮中，水蒸气蒸馏干燥肉质根皮部的得油率为0.07%，从中鉴定出15个化学成分，主要包括正十七烷、正十八烷、支链二十烷、左旋龙脑、2,6-二叔丁基对甲酚、豆蔻酸、十五酸、棕榈酸、N-苯基-1-萘胺等。刘文炜等则鉴定出34个化学成分，包括α-姜烯、β-没药烯、β-倍半水芹烯、2-甲基-6-对甲基苯基-2-庚烯、樟脑、1-己醇、正壬醛、2- 戊基呋喃等。

相关经方、验方

（1）虚羸、阳道不举、五劳七伤百病　巴戟天、生牛膝各 150 g，以酒 50 升浸之，去滓温服，常令酒气相及，勿至醉吐。

（2）妇人子宫久冷、月脉不调、或多或少、赤白带下　巴戟 150 g、良姜 300 g、紫金藤900 g、青盐 100 g，肉桂（去粗皮）、吴茱萸各 200 g，上为末，酒糊为丸，每服 20 丸，暖盐酒送下，盐汤亦得。日午、夜卧各 1 服。

（3）风冷腰胯疼痛、行步不得　巴戟 75 g、牛膝 150 g（去苗）、羌活 75 g、桂心 75 g、五加皮 75 g、杜仲 100 g（去粗皮、炙微黄、判）、干姜 150 g（炮裂、锉），上药捣罗为末，炼蜜和捣二三百杵，丸如梧桐子大。每于食前，以温酒饮下 30 丸。

现代科研主要成果及其药理作用

巴戟天中的蒽醌类化合物多以单蒽醌为母核，取代基主要包括：甲基、乙基、羟基、甲氧基、羧基等，具有抗骨质疏松、抗衰老的作用。

巴戟天中的环烯醚萜类化合物多以糖苷的形式存在，是巴戟天发挥祛风湿作用的重要药理活性成分。从巴戟天中分离得到的水晶兰苷和车叶草苷均有一定的抗感染与镇痛作用。

道地药材资源及开发前景

主要分布于广东、广西、福建、江西、海南等地，肉质根入药，有"南方小人参"美称，是我国著名的"四大南药"之一。其野生资源已近枯竭，在《中国植物红皮书—稀有濒危植物》一书中被列为三级保护植物。

随着人们生活水平的日益提高，人们越来越重视自身的保健，"回归自然"的潮流正在席卷全球，中药材越来越受到人们的青睐。随着现代医学技术的发展和开发不断深入，巴戟天的使用范围不断扩大，开发前景巨大。

芳香健康养殖开发路径　巴戟天含蒽醌类、环烯醚萜类、糖类等成分，具有免疫调节、抗氧化、抗感染镇痛、强壮骨骼、调节心血管及生殖系统等作用。在肉鸡饲料中添加 400 g/t巴戟天多糖可以有效缓解和改善由福美双诱导的肉鸡胫骨软骨发育不良症状。在种鸡日粮中添加含巴戟天的复方中草药添加剂，可改善贵州黄鸡公鸡的精液品质，提高母鸡的产蛋性能及孵化性能，有效提高贵州黄鸡的繁殖性能。

164　山药 shānyào

为薯蓣科薯蓣属薯蓣 *Dioscorea opposita* Thunb. 的干燥根茎，多年生缠绕草本，别名薯蓣、土薯、山薯蓣、怀山药、淮山等。

生物学特性、采收与预处理

为深根性植物，喜温暖、喜阳、耐寒，在北方稍覆盖可以越冬，应选择土层深厚、排水良好、疏松肥沃、中性的砂质壤土。

采收与预处理　冬季茎叶枯萎后采挖，切去根头，洗净，除去外皮及须根，干燥，习称"毛山药片"；或除去外皮，趁鲜切厚片，干燥，称为"山药片"；也有选择肥大顺直的干燥山药，置清水中，浸至无干心，焖透，切齐两端，用木板搓成圆柱状，晒干，打光，习称"光

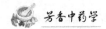

山药"。利用酶法预处理，加入中性蛋白酶，以促进更多量的挥发性成分被提取出来。

性味、归经及典籍记载

味甘，性平，归脾、肺、肾经。《药性论》载："补五劳七伤，去冷风，止腰痛，镇心神，补心气不足，患人体虚羸，加而用之"。《日华子本草》载："助五脏，强筋骨，长志安神，主遗精健忘。"《本草纲目》载："益肾气，健脾胃，止泻痢，化痰涎，润皮毛。"

挥发性成分

挥发性成分主要为 4- 羟基丁酸和乙基卡必醇、苯甲醛、十一烷、苯甲醇、2- 乙基 -1- 己醇等。

相关经方、验方

（1）小儿腹泻（水泻） 山药、白术各 15 g，滑石粉、车前子各 5 g，甘草 2.5 g，水煎服。

（2）糖尿病 山药、天花粉、沙参各 25 g，知母、五味子各 15 g，水煎服。

现代科研主要成果及其药理作用

山药多糖是山药中研究较多的成分。山药多糖可通过提高大鼠血液中的己糖激酶、琥珀酸脱氢酶及苹果酸脱氢酶等糖代谢关键酶的活性、增加胰岛素分泌、改善胰岛细胞功能和清除多余的自由基而实现降血糖作用。山药多糖可使衰老小鼠体内的过氧化氢酶、超氧化物歧化酶、谷胱甘肽过氧化物酶等活性增强，单胺氧化酶活性降低，过氧化脂质和脂褐质含量降低，具有较强的抗衰老作用。山药多糖可以降低肝损伤小鼠血清中谷丙转氨酶、谷草转氨酶和丙二醛的含量，并抑制脂质过氧化物的生成，对由肝损伤引起的氧化损伤有保护作用。山药多糖可提高吞噬细胞的吞噬能力、促进溶血素和溶血空斑的形成，促进胸腺皮质细胞和淋巴细胞的增殖能力和抗体的产生，对体液免疫、细胞免疫和非特异性免疫都有增强作用。山药多糖对 Lewis 肺癌细胞、黑色素瘤、结肠癌细胞 HCT-116 均有抑制作用。

在脾胃功能调节方面，山药能够抑制正常小鼠的胃排空及肠管推进运动，对脾虚小鼠模型胃肠推进运动亢进行为有拮抗作用。麸炒山药水提液对小鼠胃排空及肠推进抑制作用均强于生品山药，且麸炒山药水提液的中二氯甲烷萃取物对小鼠胃排空的抑制作用最强；二氯甲烷和正丁醇萃取物对肠推进的抑制作用最强。另外，山药灌胃预处理可以减轻缺血再灌注模型大鼠肾组织氧化损伤和减少肾小管上皮细胞凋亡的发生，降低血清 Scr、BUN 和 MDA 水平，有效保护肾功能。

道地药材资源及开发前景

广泛分布于河南、湖南、湖北、山西、云南、河北、陕西、江苏、浙江、江西、贵州、四川等地，以河南博爱、沁阳、武陟、温县等地（古怀庆所属）所产质量最佳，习称"怀山药"。

生品山药富含淀粉、蛋白质、氨基酸及多种微量元素，具有补脾养胃，生津益肺，补肾涩精的功效，主要用于脾虚食少，久泄不止，肺虚喘咳，肾虚遗精，带下，尿频，虚热消渴。麸炒山药补脾健胃，用于脾虚食少，泄泻便溏，白带过多。

山药是药食两用药材，因此以山药为原料开发功能性食品及药膳可提高产品附加值，目前已开发出饮料、面包、酸奶、果冻、茶、酒等多样化的保健食品。山药抗氧化及抗衰老的功效可用于开发美容保健品。

芳香健康养殖开发路径　山药营养丰富，可作为饲料添加剂应用于畜禽养殖，对生长性能、免疫、防治腹泻和改善肉品质等有积极的效果，可以替代或部分替代抗生素。日粮添加0.25%的山药多糖可有效提高断奶仔猪生长性能和改善肠道微生物区系，降低腹泻率。在肉鸡日粮中添加 250 ~ 1000 g/t 的山药多糖可提高免疫和生长性能。

165　香荚兰 xiāngjiálán

为兰科香荚兰属香荚兰 *Vanilla fragrans*（Salisb.）Ames 的果荚，攀援性藤本，别名香子兰、香草兰、香果兰、扁叶香草兰等。

生物学特性、采收与预处理

浅根植物，栽培需要高温湿润的气候环境条件，并要求在 50% ~ 60% 荫蔽条件下和富含有机质的微酸性土壤中栽培。喜湿热带气候，海拔 1500 m 以下地区都适宜生长。生长适温为21 ~ 32 ℃，营养生长期遮阴度为 60% ~ 70%，投产期遮阴度为 50%。

采收与预处理　每年 4 月开花，需人工授粉后结荚，11 月收成果荚。鲜果荚是不发香的，需经杀青、发酵、烘干、陈化后于次年 5 月形成商品豆荚。香荚兰酶促生香的研究结果表明，采用外加 β 葡萄糖苷酶可以促进香荚兰中糖苷化合物分解完全，提高香荚兰中香兰素的含量，克服传统生香工艺存在的缺陷。

性味、归经及典籍记载

性凉、味苦，归心、胃经。始载于《新华本草纲要》，又载于《香料植物资源学》《中国辛香料植物资源开发与利用》《中国芳香植物》。

挥发性成分

香荚兰得油率为 0.8% ~ 1%，成分中主要为醛类，还含有酚类、醇类、酸类、酯类、酮类、烯烃类等，其中含量最高的为香兰素（48.28%），其次为愈创木酚（15.54%），这 2 种化合物的含量占挥发油总量的 63.82%。用水蒸气蒸馏萃取方法收集挥发性成分，共鉴定出 49个化合物，醛类 8 种、酸类 5 种、酯类 7 种、醇酚类 7 种、酮类 3 种、烷烃类化合物 9 种、烯烃类化合物 7 种、其他类物质 3 种。这些挥发性成分和许多非挥发性成分的综合作用产生了独特的香气。

相关经方、验方

（1）大便秘结、大小肠积滞、舌苔厚腻、咽干肺燥、口臭难闻　香荚兰花 20 ~ 30 朵，香荚兰叶 50 g，水煎后，待微温冲蜂蜜 30 g 服，连服 2 ~ 3 次治愈。

（2）跌打损伤、皮下出血、肌肉肿瘤　鲜香兰根 50 ~ 100 g，洗净，捣烂敷患处，治疗 2次即愈。

现代科研主要成果及其药理作用

香荚兰具催欲、滋补和兴奋作用，有强心、补脑、健胃、解毒、祛风、增强肌肉力量的功效，其果荚作为芳香型神经系统兴奋剂和补肾药，用来治疗癔症、忧郁症、阳痿虚热和风湿病。

其含有的香兰素有抗氧化、抑菌、抗惊厥、抗癌、抗畸变和抗突变、抗癫痫的作用。其衍生物有抑制细胞增殖及抗辐射的作用。

道地药材资源及开发前景

原产于非洲马达加斯加热带雨林和中美洲，主要分布在南北纬 25° 以内，海拔 700 m 以下地区。1960 年，中国从印度尼西亚引种成功之后，先后在福建、海南和云南栽培成功。香荚兰是重要的天然植物香原料之一，其中所含的香兰素是人们日常生活中不可或缺的食用调香剂。香荚兰具有重要的经济开发价值和临床应用基础。香兰素在癫痫、惊厥等疾病防治中表现出良好的治疗效果，很有必要继续开展香荚兰豆研究、开发和利用。

芳香健康养殖开发路径　香荚兰的主要成分为香草醛在断奶仔猪饲料中主要用作香料和植物挥发油的成分之一，对于神经系统具有调节作用。断奶仔猪日粮中添加 2 kg/t 微囊化有机酸（富马酸、苹果酸、柠檬酸和山梨酸）和植物挥发油（百里香酚、香草醛和丁香酚）能够有效抑制病原微生物的增殖，显示出抗腹泻作用。香荚兰浸提液经真空低温蒸发，除去乙醇即可制得香荚兰油树脂，能够作为饲料添加剂用于猫狗的养殖生产中。

6　芳香收涩药

166　五味子 wǔwèizǐ

为木兰科五味子属五味子 *Schisandra chinensis*（Turcz.）Baill 或华中五味子 *Schisandra sphenanthera* Rehd.et Wils. 的干燥成熟果实，落叶木质藤本，前者习称"北五味子"，后者习称"南五味子"，别名玄及、会及、五梅子、山花椒、壮味、五味等。

生物学特性、采收与预处理

多生于湿润、肥沃、腐殖质深厚的杂木林、林缘、山间灌丛、排水良好的微酸性土壤地带，主要生长在针阔混交林，喜湿、耐寒、多缠绕攀附在林木枝干上，根系发达，再生能力强，在冬季枝蔓可抵抗 -40 ℃的低温，能耐受住早春寒冷的气候而正常生长。5月上旬展叶，5月下旬至6月初开花，8月末至9月下旬果实成熟。种子或扦插繁殖。

采收与预处理　秋季果实成熟时采摘，晒干或蒸后晒干。醋五味子：取净五味子，醋蒸法蒸至黑色，油润，稍有光泽，有醋香气。酒五味子：取净五味子，加入黄酒拌匀，润透，置适宜容器内，蒸或炖至透心，表面呈黑紫色或黑褐色为度，取出，干燥。提取五味子挥发性成分时，利用酶法，施用复合酶、纤维素酶、木瓜蛋白酶、果胶酶等进行预处理。

性味、归经及典籍记载

味酸、甘，性温，归肺、心、肾经。《神农本草经》将五味子列为上品，认为它具有"收敛固涩、益气生津、补肾宁心的功效，用于久咳虚喘、遗精、滑精、遗尿、尿频、久泻不止、自汗、盗汗、津伤口渴、短气脉虚、内热消渴、心悸失眠等症"。据《本草经疏》载："五味子主益气者，肺主诸气，酸能收，正入肺补肺，故益气也。其主咳逆上气者，气虚则上壅而不归元，酸以收之，摄气归元，则咳逆上气自除矣。劳伤羸瘦，补不足，强阴，益男子精。"据《本草别录》载："养五脏，除热，生阴中肌者，五味子专补肾，兼补五脏，肾藏精，精盛则阴强，收摄则真气归元，而丹田暖，腐熟水谷，去糟粕而化精微，则精自生，精生则阴长，故主如上诸疾也。"

挥发性成分

挥发油含量为 1% ~ 2%，大部分为萜类成分，且以倍半萜为主，另外还含有少量的醇、酯、醛、酮，以及苯和萘的衍生物等。主要成分为古巴烯、麝子油烯、β – 月桂烯、γ – 杜松烯、δ – 杜松烯、橙花叔醇、δ – 杜松醇等。

相关经方、验方

（1）肺经感寒、咳嗽不已 白茯苓 200 g、甘草 150 g、干姜 150 g、细辛 150 g、五味子 125 g，上为细末，每服 20 g，水 1 盏，煎至 7 分，去滓，温服。

（2）虚劳羸瘦、短气、夜梦、骨肉烦痛、腰背疼痛、动辄微喘 五味子 100 g、续断 100 g、地黄 50 g、鹿茸 50 g、附子 50 g，上为末，酒糊丸，如梧桐子大。每服 20 丸。

（3）梦遗虚脱 五味子 500 g，洗净，水浸 1 宿，以手按去核，再用温水将核洗去余味，过滤后置砂锅内，入冬蜜 1000 g，慢火熬之，煮至成膏为度。待数日后，略去火性，每服 1 匙，空腹白滚汤调服。

（4）肾泄 五味子 100 g、吴茱萸 50 g，上 2 味同炒香熟为度，细末，每服 20 g。

（5）白浊及肾虚、两腰及背脊穿痛 五味子 50 g，炒赤为末，用醋糊为丸，醋汤送下 30 丸。

现代科研主要成果及其药理作用

五味子挥发油的镇咳效力是可待因的 75%，对中枢神经系统有调节作用，能增强机体对非特异性刺激的防御能力。

五味子醇提物具有降低血清转氨酶的作用，北五味子粗多糖有保肝的作用；采用五味子喂养老年大鼠能降低环腺苷酸磷酸二酯酶活性。采用五味子粉喂饲家兔，改善组织细胞的代谢功能、促进生殖细胞的增生和促进卵巢的排卵作用。五味子浸出液能改善大脑皮质内的血液供应，有延年益寿的作用。

对心血管系统的作用。木脂素是五味子科植物中的主要生物活性成分，对血压有双向调节作用，具有抑制心肌收缩性能，减慢心率的作用。五味子素及木脂素成分对动脉收缩具有缓解作用。五味子有加强和调节心肌细胞和心脏、肾小动脉的能量代谢、改善心肌营养和功能等作用。

对中枢神经系统的作用。五味子醇的溶液对比较高级的中枢神经系统有抑制作用，而对脊髓有兴奋作用。五味子醇具有广泛中枢抑制作用五味子素具有安神或镇静和止痛作用。五味子醇甲能缩短巴比妥引起的小鼠睡眠时间。口服五味子粉和人参作用类似能增强兴奋与抑制过程的灵活性，从而提高大脑的调节功能，对中枢的兴奋和强壮作用体现在人的抗疲劳作用方面，大剂量时可使动物阳性条件反射加强直接作用于神经组织，而与皮肤感受器和肌肉的反应性无关，五味子对脊髓兴奋药士的宁的强直性惊厥似有增强作用。五味子对健康人的中枢神经系统各部位所进行的反射性反应有兴奋与强壮作用，能改善人的智力活动，提高工作效率，对提高注意力、协调的动作及体力运动均有改善作用。

预防和医治抑郁症与精神障碍。动物实验研究发现，五味子提取物及五味子木脂素类成分具有明显的抗抑郁和焦虑作用。

道地药材资源及开发前景

有北五味子与南五味子之分。"北五味子"属于五味子属（Schisandra spp），果实散生于果穗，主产于吉林、辽宁、黑龙江等地，河北亦产。而华中五味子的干燥成熟果实习称"南五味子"，属于南五味子属，俗称"布福娜"，果实聚合成球形，主产于湖北、河南、陕西、山西、甘肃。此外，五味子属的其他植物的干燥果实亦有药用价值。

果实有柠檬香气，所含营养成分较一般水果高，有益于人体各方面生理功能的调节。嫩叶柠檬香气浓郁，所含营养丰富，现已列入上品野菜利用。除此之外，还大量用于食品、饮料、添加剂、食品加工等诸多领域，受到国内外各界的普遍关注。

五味子有很高的药用价值，对人体具有益气、滋肾、敛肺、涩精、生津、止渴、益智、安神等功效。除药用外，还可加工成风味独特的果酒和果汁饮料；早春的嫩芽除可加工成野菜外，还可加工成具有保健功能的茶叶；老的枝蔓通常称为血藤，有活血、止痛、祛风、除湿的功能，东北民间有将茎皮晾干作调料的习俗。木脂素作为新的药物日益受到重视，今后可利用根、茎、叶、种子进行提取。多用途的五味子是一种多功能经济植物，开发利用价值高，应用前景十分广阔。

芳香健康养殖开发路径　五味子及其提取物能够改善断奶仔猪肠道健康、腹泻、生长性能及育肥猪肉质。给断奶仔猪饲喂添加 0.15% 五味子提取物的日粮，能改善生长性能，降低腹泻。此外，五味子提取物或药用残渣亦可作为饲料添加剂，对缓解断奶仔猪腹泻和提高猪免疫功能具有良好的效果。五味子还能够提高家禽的生长性能，改善抗氧化能力进而提高畜产品品质。五味子作为免疫激活剂，提高鱼类的生长速度、存活率和免疫反应。

7　芳香止咳化痰药

167　**罗汉果** luóhànguǒ

为葫芦科罗汉果属罗汉果 *Siraitia grosuevorii*（Swingle）C.Jeffrey ex A.M.Lu et Z.Y.Zhang 的干燥果实，多年生藤本植物，别名拉汗果、假苦瓜、光果木鳖、金不换。

生物学特性、采收与预处理

罗汉果属于短日照植物，主要生长在海拔 300～1400 m 亚热带山坡林下、河边湿润地段或灌木丛林中，宜疏松肥沃、排水良好、深厚且湿润的土壤。喜阴凉湿润、昼夜温差大的环境，要求空气相对湿度为75%～85%，不耐高温，喜光不耐强光，在22～28 ℃的环境中生长迅速。

采收及预处理　成熟期由于各个品种不同而异，长果形从受精到成熟需要 70～75 天，圆果形需要 60～65 天；观察果皮由浅绿转为深绿，间有黄色斑块，果柄近果蒂处变黄，用手轻轻捏果实具有坚硬并富有弹性即为成熟果实，方可采收。采收时，应选择晴天或阴天采收，雨天或露水未干不宜采收。采收时用剪刀平表面将木柄剪断，避免互相刺伤果皮，同时要轻拿轻放入硬性包装，不宜用麻袋等软性包装，防止挤压损伤造成坏果。刚采收回的果实，含水量高，糖分尚未完全转化，必须经过一段时间的糖化后熟、发汗过程。具体做法是：将刚采回的果实平铺在室内通风阴凉处，可叠 2～3 层，3～4 天翻动 1 次，充分蒸发水分及促进内部糖分的转化。在室内需要 7 ~ 10 天，使果实表面有 50% 呈黄色，含水量蒸发去果重的 10% ~ 15%，即可进行低温干燥。

性味、归经及典籍记载

味甘，性凉，归肺、大肠经。《修仁县志》记载"按：罗汉果可以入药，清热治嗽。"《重修临桂县志》"罗汉果大如柿，椭圆中空，味甜性凉，治痨咳"，《广西中药志》"味甘，性凉无毒。归肺、脾二经。止咳，清热，凉血润肠。治咳嗽、血燥、胃热、便秘等症。肺寒及外感咳嗽者忌用。"

挥发性成分

罗汉果中的芳香成分主要是糠醛、角鲨烯、香叶基香叶醇、棕榈酸、二十六烷等烷类成分、α- 法呢烯、油酸酰胺等，鲜果中则含有 2- 甲基 -2- 丁酸丁酯等酯类物质、2,4- 乙酰氧戊烷、2- 庚醇等成分。

相关经方、验方

（1）痰火咳嗽　罗汉果，和猪瘦肉和汤饮。

（2）百日咳　罗汉果一个，柿饼五钱，水煎服。

（3）肺癌阴虚燥咳者　罗汉果 10 g，山药 15 g，玉竹 15 g，莲子 20 g，薏苡仁 20 g，桂圆肉 10 g，红枣 10 g，枸杞子 10 g，猪排骨或鸡 300 g。

现代科研主要成果及其药理作用

现代研究表明，罗汉果具有止咳平喘化痰作用。罗汉果苷 V（MV）在卵清蛋白（OVA）诱发的哮喘小鼠中的抗哮喘作用。罗汉果还具有一定的抗菌作用，以罗汉果浸膏制备罗汉果咀嚼片，使用罗汉果咀嚼片进行了抑菌活性研究，结果表明罗汉果咀嚼片对革兰阳性菌具有一定的敏感性，其中对金黄色葡萄球菌抑菌效果最好。另外，罗汉果具有抗糖尿病作用，罗汉果皂苷提取物能够降低妊娠期大鼠血糖，缓解胰腺组织氧化应激损伤，同时抑制氧化应激反应。

罗汉果总皂苷可以明显改善对高糖高脂日粮联合链脲佐菌素导致 2 型糖尿病大鼠的糖代谢紊乱症，减轻胰岛素抵抗，增强机体的抗氧化功能和肝肾功能。罗汉果甜苷具有调节小鼠机体代谢、减轻非酒精性脂肪肝及体重过增，显著抑制高脂饮食造成的小鼠体重、体脂率增加及瘦肉率的降低。其机制在于罗汉果甜苷显著恢复高脂饮食造成的小鼠皮下脂肪基因表达差异，差异基因富集到脂肪酸的生物合成、过氧化物酶体增殖物激活受体（PPARs）通路等，并使血清脂肪酸类代谢产物的改变得到缓解。

道地药材资源及开发前景

罗汉果为广西道地药材，主要产于广西的临桂、永福、龙胜等地，主产于广西、广东、湖南、贵州等地。

罗汉果皂苷具有甜度高、热量低、安全等特点，被广泛用作食品和饮料的甜味剂，目前 50% 以上的罗汉果用于提取罗汉果皂苷和制作甜味剂，虽然开发了很多相关产品，但多数产品只利用了罗汉果皂苷的甜味性，其功能性没有得到充分开发与利用。

罗汉果是一种天然抗氧化剂，罗汉果苷 V 和 11-O- 罗汉果苷 V 对 ROS 和导致 DNA 损伤的自由基有明显的清除能力。混合皂苷产品（罗汉果苷 V、罗汉果苷 II 和罗汉果苷 III）和罗汉果苷 V 分别对 DPPH 自由基显示出有效的抗氧化或清除活性。有研究发现罗汉果提取物清除 DPPH 和 ABTS 自由基的 IC50 值分别为 1118.1 μg/mL 和 1473.2 μg/mL，有望成为对抗糖尿病并发症的抗糖药。通过体外分析罗汉果总苷、罗汉果苷Ⅳ和罗汉果苷 V 对胰脂肪酶的影响，发现它们对胰脂肪酶活性有显著的抑制作用。

《GB 2760—2014 食品安全国家标准食品添加剂使用标准》的表 B.2 中允许使用的食品用天然香料名单里就有罗汉果酊。罗汉果可在乳品饮料、果酒、零食及其他大健康产品中有望得到广泛应用。

芳香健康养殖开发路径　饲粮中添加发酵罗汉果渣等量替代玉米对中速型黄羽肉鸡的生长性能无不良影响，但能改善血清生化指标和肉品质。综合各指标效果考虑，以雏鸡阶段饲粮中添加 3% 发酵罗汉果渣、生长和育成阶段饲粮中添加 8% 发酵罗汉果渣等量替代玉米生产效应最佳，根据血清生化和肉品质指标的回归分析结果，建议在中速型黄羽肉鸡饲粮中发酵罗汉果渣的适宜添加水平为 5.91% ~ 6.66%。在槽料中添加罗汉果提取物可以有效改善断奶仔猪的日采食量及日增重，促进仔猪生长。

第15章

灌木与亚灌木芳香植物药

1 芳香解表药

168 麻黄 máhuáng

为麻黄科麻黄属草麻黄 *Ephedra sinica* Stapf、中麻黄 *Ephedra intermedia* Schrenk et C.A.Mey. 或木贼麻黄 *Ephedra equisetina* Bge. 的干燥草质茎，草本状灌木，别名龙沙、狗骨、卑相、卑盐。

生物学特性、采收与预处理

适宜在沙质性土壤中生长，特别是上层有机质含量不低于 1% 时，pH 在 8 左右时生长良好。不宜在低洼地和排水不良、通透性差的新土中生长，这与其根蘖型生物学特性有关。

采收与预处理　采收在 9—10 月麻黄碱积累高值期后进行。采收后长出的再生株每两年轮采 1 次为好。采收时应保留 3 cm 的芦头，以利于再生。秋季采割绿色的草质茎，晒干，除去木质茎、残根及杂质，切段。提取挥发性成分时，先采用超声波法进行预处理。

性味、归经及典籍记载

性味辛、微苦，温，归肺、膀胱经。《神农本草经》载："主中风，伤寒头痛，温疟。发表出汗，去邪热气，止咳逆上气，除寒热，破癥坚积聚。"《本草纲目》载："麻黄乃肺经专药，故治肺病多用之。张仲景治伤寒，无汗用麻黄，有汗用桂枝。"

挥发性成分

草质茎挥发性成分得油率为 0.054% ~ 0.250%，挥发油鉴定出 32 种成分，其中有 α - 松油醇、植酮、植物醇等。

相关经方、验方

（1）小儿发热　麻黄 6 g、桂枝 6 g、杏仁 6 g、甘草 6 g，水煎服。

（2）小儿肺炎　射干 5 g、麻黄 5 g、生姜 3 g、五味子 3 g、细辛 2 g、紫菀 6 g、半夏 6 g、款冬花 6 g、紫苏子 5 g、地龙 5 g、杏仁 5 g、大枣 2 枚，日 1 剂，水煎服。

（3）解表止咳平喘　麻黄 12.5 g、桂枝 12.5 g、白芍 125 g、干姜 12.5 g、细辛 6.2 g、甘草（蜜炙）12.5 g、法半夏 18.8 g、五味子 12.5 g，水煎服。

现代科研主要成果及其药理作用

麻黄挥发油有发汗作用，对流感病毒有抑制作用；其甲醇提取物有抗感染作用，其煎剂有抗病原微生物作用，挥发油乳剂有解热作用。

通过管碟法进行实验发现，挥发油对流感嗜血杆菌、甲型链球菌、肺炎双球菌、奈瑟氏双球菌、枯草杆菌、大肠杆菌、白色念珠球菌均有不同程度的抑制作用，且此种作用随药物浓度增高而增强。麻黄解表发散功效组分分为挥发油与生物碱类成分。麻黄碱和伪麻黄碱为主要生物碱活性成分，麻黄挥发油或可通过促进麻黄碱和伪麻黄碱的吸收产生药效协同作用，挥发油可能促进麻黄碱的转运和吸收。麻黄挥发油和生物碱是其辛温解表的重要物质基础。

道地药材资源及开发前景

主要分布于亚洲、美洲、欧洲东南部及非洲北部等干旱、荒漠地区。我国的分布区较广，除长江下游及珠江流域各省区外，其他各地皆有分布，以西北各省区及云南、四川等地种类较多，常生于干旱山地及荒漠中。

传统的麻黄处方已经不能满足对疾病的治疗作用，联合用药将成为一种趋势。从传统的麻黄处方考虑，应加强研究麻黄中单一化合物与化学药物制剂联合应用的治疗效果，探讨超越传统处方与化学药物制剂联合应用的治疗效果的新应用。

芳香健康养殖开发路径　麻黄提取的有效成分研制的"瘦肉多"对改善猪体的肌肉组织沉积、减少脂肪合成有显著功效。

169　蔓荆子 mànjīngzǐ

为马鞭草科牡荆属单叶蔓荆 *Vitex trifolia* Linn.var. *simplicifolia* Cham. 或蔓荆 *Vitex trifolia* Linn. 的干燥成熟果实，落叶灌木，别名蔓荆实、荆子、万荆子、蔓青子等。

生物学特性、采收与预处理

适应性较强，对环境条件要求不严。喜温暖湿润气候。耐盐碱，在酸性土壤上生长不良。

采收与预处理　一般于定植后第 2 年开花结果。由于蔓荆花期不同，故其果实一般从 7 月下旬至 10 月下旬陆续成熟，因此需边成熟边采摘。当果实由绿色变成灰褐色时即可采收。用剪刀先剪下成熟的果穗，然后打下果实。一般均以手抓住果穗的下部向上拉，使其成熟的果实落入容器中。进行破碎预处理，再用超临界 CO_2 萃取方法可制备挥发油。

性味、归经及典籍记载

味辛、苦，性微寒，归肝、胃、膀胱经。蔓荆子以"蔓荆实"之名始载于《神农本草经》，列为上品。《本草纲目》载："蔓荆实，气轻味辛，体轻而浮，上行而散，故所主者皆头面风虚之症。"《本草汇言》载："蔓荆子，主头面诸风疾之药也。前古主通利九窍，活利关节，明目坚齿，祛除风寒风热之邪。其辛温轻散，浮而上行，故所主头面虚风诸证。推其通九窍，利关节而言，故后世治湿痹拘挛，寒疝脚气，入汤散中，屡用奏效，又不拘于头面上部也。"

挥发性成分

蔓荆子得油率约为 0.2%，主要化学成分为莰烯、蒎烯等成分，蔓荆子黄素即紫花牡荆素、木樨草素等，还含 γ－氨基丁酸、二萜类成分蔓荆呋喃、牡荆内酯等，以及对羟基苯甲酸和香草酸等。

相关经方、验方

（1）鼻炎　佩兰、蔓荆子、苍耳子、芦根各 10 g，石菖蒲、薄荷各 6 g，鱼腥草 12 g，煎汤服用。

（2）眶上神经痛　刺蒺藜 15 g，丹参、蔓荆子各 12 g，蝉蜕、川芎、黄柏、甘草各 6 g，细辛 3 g，煎汤服用。

（3）肺热痰嗽　蔓荆子（去白皮）、大黄（锉）、威灵仙（去土）、天麻各 30 g，上 4 味捣碎为散，每服 6 g，蜜酒调下。

现代科研主要成果及其药理作用

蔓荆子的有效成分（如紫花牡荆素、二萜类和木脂素类化合物）和提取物（乙醇提取物、甲醇提取物、乙酸乙酯提取物和挥发油）进行药理研究中，证实蔓荆子具有多种生物药理活性作用，如抗感染、抗癌、抗过敏、免疫调节、抑制肝纤维化、解热镇痛、抗癫痫等。

蔓荆子叶挥发油及少量生物碱具有增进外周及内脏微循环作用，蔓荆子的茎和叶的正己烷和二氯甲烷提取物对癌症细胞有杀伤作用；通过急性抗感染模型证明紫花牡荆素具有明显的体内抗感染作用；蔓荆子水煎剂体外实验对枯草杆菌、金黄色葡萄球菌、变形杆菌、蜡样芽孢杆菌等多种细菌均有不同程度的抗菌作用；蔓荆子中酚性成分如香荚兰酸等具有抗氧化、清除氧自由基的作用。有学者在筛选天然抗氧化剂时发现，单叶蔓荆的甲醇提取物的活性强于合成抗氧化剂 3- 叔丁基 -4 羟基苯甲醚（BHA），追踪分离得到松香烷型二萜类成分弥罗松酚具有较强的抗氧化作用，这些药理实验结果表明蔓荆子具有潜在的抗衰老作用；还具有抗突变、杀虫活性、抗经前期综合征作用；预防由晶状体醛糖还原酶为主要诱因引起的白内障，以及由多羟基化合物引发的糖尿病并发症如坐骨神经痛、肾病及视网膜病变等作用。

道地药材资源及开发前景

分布于福建、广东、广西、云南等地，福建莆田、东山、泉州、霞浦、福清、惠安，广东惠阳、惠东，海南东方、琼海、云南景谷均适宜其生产，尤以福建莆田最为适宜。

除了民俗用药以外，其茎皮纤维是很好的造纸原料。蔓荆子和樟脑合用，是一种高效芳香驱蚊剂，也是绿化、防风固沙的良好植物，并能改良土壤。

芳香健康养殖开发路径　蔓荆子具有明显的降压作用。对猫注射蔓荆子醇浸液能引起动物血压明显下降。十二指肠给药 2 h 后，猫血压下降幅度超过 50%，但其水提物对血压无影响。蔓荆子在宠物保健药物开发方面具有潜力。

2　芳香清热药

170　牛至 niúzhì

为唇形科牛至属牛至 *Origanum vulgare* Linn. 的全草，多年生亚灌木，别名野甘牛至、止痢草、土香薷、小叶薄荷、香草、五香草、满山香等。

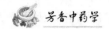

生物学特性、采收与预处理

喜温暖湿润气候，适应性较强。以向阳、土层深厚、疏松肥沃、排水良好的砂质壤土栽培为宜。对土壤要求不严格，一般土壤都可以栽培，但碱土、沙土不宜栽培。喜欢气候相对比较暖和地带，有较好的光照，会使植物在生长期间，茎叶比较茂盛，植物的适应力相对比较强，对严寒地区可选用室内种植。

采收与预处理　夏末秋初开花时采收，将全草齐根头割起，或将全草连根拔起，抖净泥土，晒干后扎成小把。将不同提取部位（花和叶、茎、根）分离，茎和根洗净后晾干，并分类处理，将各原料进行破碎预处理后提取挥发油。

性味、归经及典籍记载

味辛、微苦，性凉，归肺、胃、肝经。《陕西中草药》载："味淡、微辛，性凉。活血祛瘀，止痛生肌，通窍利膈，调经。治跌打损伤，骨折，胸膈胀满，崩漏，白带。"《广西药用植物名录》载："治黄疸，疳积，小儿热泻，水肿。"

挥发性成分

挥发油平均得油率为0.16%，主要化学成分有百里香酚、香荆芥酚、醋酸牻牛儿酯及聚伞花素等，叶还含熊果酸。

相关经方、验方

（1）伤风发热、呕吐　牛至9g、紫苏、枇杷叶各6g、灯心草3g，煎水服，每日3次。

（2）白带　牛至、硫黄各9g，水煎服。

（3）皮肤湿热瘙痒　牛至（鲜草）250g，煎水洗。

（4）多发性脓肿　牛至、南蛇藤各30g，水酒各半，炖豆腐服。

现代科研主要成果及其药理作用

挥发油具有镇痛、抗菌、抗病毒等作用。牛至百里香酚在香料工业中，可用于牙膏、香皂及某些化妆品香精配方中，还可用作防腐剂、驱虫剂；熊果酸可用作医药和化妆品原料、食品的乳化剂。

牛至挥发油的酚类化合物和萜烯类物质具有较强的抗菌和抗氧化及自由基清除活性，其中抗氧化有效成分为黄酮、圣草酚、黄烷醇酮和二羟基槲皮黄酮等物质。此外，挥发油能显著抑制人肝癌细胞系HepG2、人子宫颈癌细胞系JTC-26和肺癌细胞系A549增殖。牛至提取物及其挥发油的抗抑郁作用，主要通过动物行为学实验进行研究，结果表明牛至提取物及其挥发油均有一定的抗抑郁作用。

具有显著的生物学活性，也具有独特的治疗优势。全草入药，可预防流感，治中暑、感冒、头痛身重、腹痛、呕吐、胸膈胀满、气阻食滞、小儿食积腹胀、腹泻、月经过多、崩漏带下、皮肤瘙痒及水肿等症，其散寒发表功用，尤胜于薄荷。酊剂具有明显的利尿作用。可使尿量及尿中氯化物排泄增加，民间作为利尿、发汗剂。浸剂可用于肠弛缓，促进食欲，改善不消化，尚有祛痰作用。

道地药材资源及开发前景

原产于非洲北部和亚洲地区，我国主要分布于江苏、安徽、浙江、新疆、甘肃等地。生于路旁、山坡、林下及草地，海拔500～3600m。欧、亚两洲及北非也有，北美亦有引入。

全株具有浓郁香气，除用于调味料外，还可作药用。牛至及牛至挥发油等产品是目前理想的抗生素替代品，具有天然抗菌广谱、作用确切迅速、无毒副作用、无有害药残、不易产生耐药性，能促进动物生长繁殖，有利于动物产品的质量改善。因此，牛至及其产品可成为优秀的抗菌促生长的绿色饲料添加剂，其在养殖业中将会广泛推广。

在西方国家中，牛至的利用在日常生活中较普遍，比如直接摘取生鲜枝叶，加入肉类料理中可改善腥味，另外将叶片干燥保存后，不论是做花茶的冲调，或是西点面包及各式烹调料理中，都是极好的材料。目前，化学合成保鲜剂引起的食品安全问题，使天然保鲜剂因其绿色、环保、安全、无毒成了研究的热点。牛至挥发油作为天然植物保鲜剂的一种，以广谱的抑菌效果和抗氧化活性在食品保鲜行业快速发展。

芳香健康养殖开发路径　牛至可提取出具有芳香味的挥发油——牛至油，我国农业部2001 年（农牧发〔2001〕20 号）批准牛至油预混剂为饲料药物添加剂，主要用于预防及治疗猪、鸡大肠杆菌、沙门氏菌所致的下痢，促进畜禽生长。牛至油作为抗生素类添加剂的替代物，它在饲料中的使用会越来越广泛。目前组分和含量明确，效果显著的牛至油添加剂（如至多兴）产品已经开始被畜牧业技术人员所接受，随着人们对食品安全的关注，牛至挥发油在畜禽养殖中的应用会越来越广泛。

171　薰衣草 xūnyīcǎo

为唇形科薰衣草属薰衣草 *Lavandula angustifolia* Mill. 的全草，多年生亚灌木，别名拉文达香草、狭叶薰衣草、真薰衣草等。

生物学特性、采收与预处理

喜温暖潮润的环境，喜光，但略耐阴，不耐严寒，较耐干旱，生长期需充足的阳光。根系发达，性喜土层深厚、疏松、透气良好而富含硅钙质的肥沃土壤。酸性或碱性强的土壤及黏性重、排水不良或地下水位高的地块，都不宜种植。

采收与预处理　使用叶子作调料时，可随需要而采摘。夏季开花，一般于 7 月初花盛开时用镰刀把花穗连梗一起割下，立即送往加工场所。将收集好的花、叶、茎用粉碎机粉碎预处理后，用水蒸气蒸馏法提取挥发油。

性味、归经及典籍记载

味辛，性凉。《中华本草》云：具有清热解毒、散风止痒功效。主治头痛，头晕，口舌生疮，咽喉红肿，水火烫伤，风疹，疥癣。

挥发性成分

全草挥发油得油率为 0.80%～2.50%，主要为芳樟醇（28.64%）、乙酸芳樟酯（26.49%）、薰衣草醇（7.51%）、乙酸薰衣草酯（5.03%）、异丁酸叶醇酯（4.78%）、石竹烯氧化物（2.93%）、3,7- 二甲基 -1,5- 辛二烯 -3,7- 二醇（2.24%）、顺 - 芳樟醇氧化物（2.01%）、香豆素（1.72%）、冰片（1.70%）、石竹烯（1.64%）、反 - 芳樟醇氧化物（1.63%）顺 -β- 金合欢烯（1.09%）等。

花挥发油得油率为 3.26%～4.50%、主要为乙酸芳樟酯（25.40%）、樟醇（14.53%），乙酸薰衣草酯（7.93%）、2,6- 二甲基 -3,7- 辛二烯 -2,6- 二醇（3.16%）、顺式氧化芳樟醇（2.75%）、

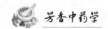

薰衣草醇（2.00%）、乙酸（1.64%）、柠檬醛（1.47%）、丁酸己酯（1.44%）、环氧石竹烯（1.28%）、龙脑（1.05%）等。

相关经方、验方

（1）失眠　薰衣草油4滴，加入浴缸中泡澡20 min。

（2）咽喉炎、咽喉痛　薰衣草油1滴，茶树油2滴，滴入1000 mL热水中，吸嗅（5～10 min）。

（3）头痛或偏头痛　薰衣草油3滴，加入100 mL冷水中，冷敷或轻按太阳穴至后脑部。

现代科研主要成果及其药理作用

具有镇静催眠、抗惊厥、解痉、镇痛作用、抗菌抑菌、抗肿瘤、促进伤口或疤痕的愈合、抗感染作用、抗氧化、减少紫外线辐射的直接伤害等作用，其作用机制的研究也日益深入。薰衣草本草中所含的类黄酮化合物有利于调整血压，对神经中枢系统有镇静作用。鲜植株和花朵有较高的药效，能增强和提高免疫能力和皮肤的再生力，常用于外伤、手术后镇痛和关节镇痛消肿。花中的汁液为有益的皮肤调节剂，可促进上皮细胞的更新，对痤疮也有疗效。花茶可治疗焦虑症、头痛、肠胃气胀、恶心、头晕和口臭等病。其挥发油有杀菌、镇静及止痛作用，可治疗昆虫咬伤、烧伤、喉咙痛和头痛，还可加入浴池作松弛剂治疗关节痛、失眠症、淋巴充血、高血压、消化不良、月经病等。

薰衣草主要成分中的芳樟醇，无论在体内或体外均能有效地抑制脂多糖（LPS）诱导的TNF-α的表达。在筛选抗肿瘤小分子化合物时，发现芳樟醇能明显抑制人淋巴细胞白血病细胞增殖，而对正常骨髓造血细胞及外周血细胞的增殖没有显著影响。进一步研究表明，其作用机制为芳樟醇通过上调p53，p21，p27，p57等DNA损伤相关基因的表达，使GADD45α的表达也相应上调，从而激活c-JUN/JNK凋亡信号通路，启动凋亡程序。

此外，芳樟醇能够杀伤处于静止期的白血病细胞，这对于降低白血病复发率有着十分重要的意义。芳樟醇还具有较好的脂溶性，较易透过生物膜作用于各种胞内蛋白和线粒体，因此它呈浓度依赖性地抑制人肝癌细胞HepG2线粒体复合物Ⅰ和Ⅱ活性，时间依赖性地降低ATP和谷胱甘（GSH）水平，增加胞内活性氧（ROS）量，从而抑制HepG2增殖。

道地药材资源及开发前景

原产于地中海沿岸雨量少的地区，欧洲的南部，从加那利群岛、南斯拉夫、地中海地区至索马里、印度、巴基斯坦等国均有栽培。现已经在欧、美、日等国广泛使用，经济栽培也以这些地区为主。

我国对薰衣草引种始于20世纪50年代初期，20世纪60年代新疆伊犁地区开始引进种植。其耐旱性较强，在新疆种植，对当地环境保护、退耕还草、防风治沙等方面都有积极作用，生态效益良好。我国薰衣草的最大产区位于新疆伊犁地区，种植面积约2666 hm²，获得了中国"薰衣草之乡"美誉。

薰衣草挥发油受到广大消费者关注，广泛地应用于医药、日化、护肤、食品等行业，用途广泛，有"万油之油"之称。除此之外，薰衣草也是芳香剂、驱虫剂及配制香精等的原料。近年来，许多地方争相建起了薰衣草主题公园，这些主题公园不仅美化了环境，更是吸引了大量的游客，成为人们休闲娱乐的最佳去处，成为旅游创收的新途径。除了具有极高的观赏价值外，薰衣草还有很高的药用价值，可以用于治疗腹痛、发汗、湿疹等，从薰衣草中提炼的挥发油，被广泛用于医疗美容行业。全国各省（市）自治区都在引种薰衣草，种植面积在扩大，产品开发在大力推进，薰衣草文化也在积极弘扬。

芳香健康养殖开发路径　在肉鸡日粮中添加薰衣草挥发油替代抗生素，可以提高肉鸡日增重和生产性能，还能有效降低 35 日龄肉仔鸡回肠内容物中内毒素的含量，在畜禽养殖上具有开发前景。

172　菊花 júhuā

为菊科菊属菊 *Dendranthema morifolium*（Ramat.）Tzvel.［*Chrysanthemum morifolium* Ramat.］的干燥头状花序，多年生宿根亚灌木，别名鞠、黄花、秋菊、节花、九华、帝女花、更生、金蕊、寿客等。

生物学特性、采收与预处理

冬天枝秆枯萎，以宿根越冬，其根状茎仍在地下不断发育。开春后，在根际的茎节萌发，随着茎节伸长，基部密生很多须根。苗期生长缓慢，但长到 10 cm 高以后，生长加快，高达 50 cm 后开始分枝，到 9 月中旬则不再增高和分枝，9 月下旬现蕾，10 月中下旬开花，11 月上中旬进入盛花期，花期为 30 ~ 40 d，入冬后，地上茎叶枯死，在土中的根抽生地下茎。次年春又萌发新芽，长成新株。一般母株能活 3 ~ 4 年。

采收与预处理　11 月初开花时，待花瓣平展，由黄转白而心略带黄时，选晴天露水干后或午后分批采收，这时采的花水分少，易干燥，色泽好，品质好。采下鲜花，切忌堆放，需及时干燥或薄摊于通风处。

性味、归经及典籍记载

味辛、甘、苦，性微寒，归肝、肺经。《名医别录》载："菊花，生雍州川泽及田野。正月采根，3 月采叶，5 月采茎，9 月采花，11 月采实，皆阴干。"《本草纲目》载："菊之品九百种，宿根自生，茎叶花色，品品不同，宋人刘蒙泉、范至能、史正志皆有《菊谱》亦不能尽收也。"

挥发性成分

得油率为 0.55%，成分以含氧衍生物和倍半萜（萜烯、萜醇、萜酮）为主，也有一些芳香族和脂肪族化合物，萜类化合物主要有樟脑、桉叶素、龙脑、芳樟醇等化合物等。

相关经方、验方

（1）风热头痛　菊花、石膏、川芎各 15 g，研为末，每服 7.5 g，茶调下。

（2）风毒上攻、头昏眼晕　菊花、川芎各等量，煎服。

（3）病后生翳　白菊花、蝉蜕等分，为散，每用 10 g，入蜜少许，水煎服。

现代科研主要成果及其药理作用

近些年来，菊花在预防和治疗冠心病、糖尿病及癌症治疗等疑难杂症上也具有一定的地位。安徽产菊花样品中挥发油的共有成分有松油醇、顺式 – 石竹烯、氧化石竹烯、龙脑、龙脑醋酯、樟脑烯、1R– 樟脑等化合物。杭菊花挥发油中共有成分主要有 A– 姜黄烯、桧脑、冰片、苯甲酸苄酯等，其中桧脑含量最高。菊花中的水溶性多糖能使淋巴细胞免疫增殖速度加

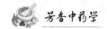

快，增强体内的免疫系统功能，促进免疫调节。多糖 CMTAOS3 能抑制 70% 的胰腺癌 PANC-1 细胞增殖，作用效果显著。采用空斑形成法进行体外筛选发现，菊花对单纯疱疹病毒（HSV-1）、脊髓灰质炎病毒和麻疹病毒具有不同程度的抑制作用。

菊花的消炎、抗菌、降血压、降血脂等药理活性与其中所含的酚酸类化合物和黄酮类化合物及挥发油等化学成分密切相关。菊花具有保护心血管、抗氧化、调节机体免疫力、抗感染、抗菌抗病毒、保护神经及肝等作用，是医治风热感冒及目疾的良药，也是老少皆宜的食疗保健品。

道地药材资源及开发前景

菊属植物全球约 100 种，原产于旧大陆亚热带及温带地区，主要分布于中国、日本、朝鲜等国家。中国菊属植物有 18 种，药用品种有 11 种，主要分布于浙江、安徽、河南等地。中国药用的 4 大名菊：贡菊、杭菊、滁菊、亳菊，主要分布于长江南北，北纬 29.8° ~ 33.8°，东西跨 4.8 个经度，该区域年均温度为 14 ~ 16 ℃，年降水量为 793 ~ 1800 mm，无霜期为 210 ~ 238 d。江南的杭菊、贡菊以茶菊为主，兼顾药用；而江北滁菊、亳菊则以药用为主，兼顾茶用。

菊花是药食兼优的可食用花卉，在我国食用、饮用菊花历史悠久。我们的祖先很早就发现了菊花的药用价值，并制成片、汤、丸剂，解除患者痛苦。菊花作为一种天然保健品具有极大的开发利用前景。

近年来，为了提高菊花的附加值，有关企业及科研人员进行了提取菊花硒、黄酮类化合物、挥发油等方面的研究，取得了一些进展。但菊花有效营养成分的综合利用方面还是空白，将菊花提取物黄酮类物质和挥发油用于新型保健食品的开发，将有巨大的潜在市场和发展空间。

芳香健康养殖开发路径　菊花提取液对猪流感病毒和犬流感病毒有较好的抑制作用，能够显著地抑制病毒在宿主细胞内的复制过程。超临界 CO_2 萃取提取物能够在体外抑制甲型流感病毒对 mdck 细胞的感染，使被感染小鼠免于肺部细胞病变。还有研究表明，野菊花提取物对单纯疱疹病毒感染导致的炎症反应有较好的治疗效果，含有野菊花成分的滴眼液对单纯疱疹病毒所致的动物角膜炎有明显的治疗作用。此外，菊花还可以作为湖羊的饲草。

173　瑞香 ruìxiāng

为瑞香科瑞香属瑞香 *Daphne odora* Thunb. 的枝叶、花、根或根皮，多年生常绿灌木，别名睡香、蓬莱紫、风流树。

生物学特性、采收与预处理

瑞香花富有香气，白色或淡红色。最适生长温度是 15 ~ 25 ℃，耐寒。无性繁殖，可采用扦插、高压和嫁接等方法。目前生产上常用的是以嫩枝（当年生已半木质化枝条）扦插繁殖为主。

采收与预处理　以花、叶及树皮、根皮入药，鲜用或晒干备用，花初放时采，其余全年可采。将花进行干燥，利用超声波预处理。

性味、归经及典籍记载

性平、味辛，归肺、脾经。《药性考》载："清利头目，齿痛宜含。"《本草纲目拾遗》载："稀痘，治乳岩初起。"

挥发性成分

花得油率约为 0.56%，成分有二十九烷、十九烯、罗勒烯、丁香烯、α－葎草烯、芳樟醇氧化物及罗勒烯环氧化物等 145 种，还含瑞香素、木樨草素、芹菜素、瑞香苷等成分。全草还含白瑞香素 –7– 葡萄糖苷 2% ~ 4%。

相关经方、验方

（1）面部各种疔症　鲜瑞香叶洗净、蜂蜜少许，共和捣烂敷患处，每日换 1 ~ 2 次。

（2）胎动流血、产后血晕　瑞香茎叶 12 g、虎耳草 30 g，水煎服。

（3）胃脘痛　瑞香根 250 g、瑞香花 50 g，研末，每日 1 次，每次 5 g，开水送服。

（4）毒蛇咬伤　瑞香根，用烧酒磨成浓汁，涂伤口周围及肿胀部分，干后再涂。

现代科研主要成果及其药理作用

瑞香的挥发性成分不仅具有消炎解毒、行血利水、祛肿止痛、散血活瘀之功效，还有清热解毒、消炎止痛、祛风活血、祛瘀散结之功效，可治咽喉肿痛、齿痛、风湿痛。

瑞香素有抗感染、抗氧化、抗肿瘤的作用，能对早期炎症因子起到有效的抑制作用，还能抑制体内血管生成，使瘤细胞的侵袭和迁移功能受到阻碍。

此外，4 – 甲基瑞香素是瑞香中所得化合物瑞香素的衍生物，对中枢神经系统的损伤有明显保护作用，具有自由基清除能力、抗癌、镇痛和抗抑郁作用。

道地药材资源及开发前景

盛产于中国江西赣州的大余县，姿、色、香、韵、时，五绝皆备，具有较高的观赏价值。其根、茎、叶、花皆可入药，是珍贵的药材，也是医药美容化妆品的理想原料，可根据当地生产环境进行衍生产品的研发与推广。现在，瑞香开始在福建省和湖南永州种植，也可以在与江西气候相似的地域开展种植、开发产品及建瑞香观光园等。

芳香健康养殖开发路径　金边瑞香活性成分瑞香素对家兔有抗动脉粥样硬化的作用，作用机制可能为调脂、抗感染反应。瑞香素对蛋清、甲醛、右旋糖酐引起的大鼠关节炎有预防和治疗作用。瑞香素能降低麻醉狗的后肢血管、椎动脉和冠脉阻力，增加狗的心输出量，增加豚鼠心房肌肉的收缩幅度。瑞香具有畜禽药物开发前景。

174　小花茉莉 xiǎohuāmòlì

为木樨科茉莉属茉莉 *Jasminum sambac* Linn. Ait. 的花，直立或攀援灌木，别名双瓣茉莉、茉莉花、茉莉、香魂、莫利花、没丽、没利、抹厉、末莉、末利、木梨花等。

生物学特性、采收与预处理

喜温暖、湿润。以富含腐殖质和排水良好的砂质壤土为好，多栽培于湿润肥沃土壤中。

采收与预处理　7 月前后花初开时，择晴天采收，立即晒干或烘干，贮存干燥处，备用。

性味、归经及典籍记载

性味辛甘，温，归脾、胃、肝经。据《本草再新》载："能清虚火，去寒积，治疮毒，消疽瘤。"《饮片新参》载:"平肝解郁,理气止痛。"《现代实用中药》载:"洗眼,治结膜炎。"《四川中药志》载:"用菜油浸泡,滴入耳内,治耳心痛。"姚可成《食物本草》:"主温脾胃,利胸膈。"《药性切用》:"功专辟秽治痢,虚人宜之。"《本草再新》:"解清虚火,能去积寒。并能治疮毒,消疽瘤。"《随息居饮食谱》:"和中下气,辟秽浊。治下痢腹痛。"《饮片新参》:"平肝解郁,理气止痛。"

挥发性成分

鲜花得油率一般为 0.2% ~ 0.3%,主要成分为乙酸苄酯、苯甲醇及其酯类、β-石竹烯、茉莉花素、芳樟醇、苯甲酸芳樟醇酯等,芳樟醇具有抗衰老、抗氧化、镇静、镇痛作用,β-石竹烯在局麻镇痛、抗焦虑、抗抑郁等方面有较好效果,此外对脑缺血再灌注引发的自由基损伤及细胞凋亡有保护作用。

相关经方、验方

(1)湿浊中阻、脘腹闷胀、泄泻腹痛　小花茉莉 6 g(后下),青茶 10 g,石菖蒲 6 g,水煎温服。

(2)腹胀腹泻　小花茉莉、厚朴各 6 g,木香 9 g,山楂 30 g,水煎服。

(3)头晕头痛　小花茉莉 15 g,鲢鱼头 1 个,水炖服。

(4)目赤肿痛　小花茉莉 6 g,千里光、野菊花各 10 g,水煎并内服。

(5)龋齿　小花茉莉根研末,熟鸡蛋黄调匀,塞龋齿内治龋齿。

现代科研主要成果及其药理作用

研究发现,茉莉花茶有一定的抗抑郁作用。籽、根也在近年来的研究中表现出新的功效;花籽与中成药、维生素联合使用可以有效治疗面部黄褐斑;茉莉根有麻醉功效,最早就出现在了华佗的麻沸散中且得到了后世的不断证实,又有研究发现通过多通道阻滞及 β 受体阻断剂多重途径对心律失常产生明显的影响。

地道药材资源及开发前景

原产印度,现广泛植栽于中国、菲律宾等国家。

小花茉莉挥发油价格堪比黄金,其含有的乙酸苄酯有提香作用,多被用于香皂、香熏,广受好评。

在食用方面,茉莉花茶属于绿茶,口感不如绿茶那般涩,又添了一份醇厚,还有祛寒、理郁的功效,是春季饮茶之上品。

在药理研究方面,花、叶、根均可入药。

小花茉莉本身就具有极高的观赏价值,再配上一袭清香,深得爱好者们的喜爱,在室内作为芳香盆栽装饰,其清香让人不能忘怀。其在各个领域独特的优势并伴随着研究的推进,其开发价值会越来越大。

芳香健康养殖开发路径　小花茉莉能够浓度依赖性舒张大鼠胸主动脉,其作用机制可能是减少 Ca^{2+} 经电压依赖性钙通道和受体操纵性钙通道流入血管平滑肌细胞及抑制内质网内 Ca^{2+} 释放有关;电压敏感型 K^+ 通道(KV)的激活部分参与了小花茉莉舒血管作用。小花茉莉具有畜禽药物开发潜力。

175　栀子 zhīzǐ

为茜草科栀子属栀子 *Gardenia jasminoides* Ellis 的干燥成熟果实和花蕾，多年生常绿灌木，别名黄栀子、木丹、鲜支、越桃、支子、山栀子、枝子等。

生物学特性、采收与预处理

喜温暖，不耐寒，在野生状态下是一种酸性土壤指示植物。适宜生长在疏松、肥沃、排水良好、轻黏性酸性土壤中，抗有害气体能力强，萌芽力强，耐修剪，是典型的酸性花卉植物。

采收与预处理　9—11 月果实成熟呈红黄色时采收，除去果梗和杂质，蒸至上气或置沸水中略烫，取出，干燥，除去杂质，碾碎，利用溶剂浸提法提取挥发性成分。

性味、归经及典籍记载

味苦，性寒，归心、肝、肺、胃、三焦经。栀子入药始载于《神农本草经》，名为"厄子"；《名医别录》记载"栀子，一名越桃，生南阳，九月采实，暴干"。《本草纲目》记载："治吐血、衄血、血痢、下血、血淋、损伤瘀血及伤寒劳复、热厥头痛、疝气、汤火伤。"

挥发性成分

果实含有挥发油类成分，水蒸气蒸馏法提取挥发油，生栀子、炒栀子、焦栀子、栀子炭中的挥发油得率分别为 0.12%、0.1%、0.09%、0.07%。在栀子挥发油中主要有 2- 乙基 -2- 己烯醛、反 -2，4- 癸二烯醛、11- 十八碳烯酸甲酯、6，10，14- 三甲基 -2- 十五酮、12- 乙酰氧基 -9- 十八碳酸甲酯、1,2,3,4,7,8,9,10- 八氢 -1,6- 二甲基 -4- 异丙基 -1- 羟基萘、硬脂酸、9,12- 亚油酸、3,7,11- 三甲基 -1,6,10- 十二碳三烯 -3- 醇等成分。

相关经方、验方

（1）四肢扭挫伤　栀子研成粗粉，水调成糊状外敷，可减轻疼痛、浮肿、血肿等症状。

（2）栀子根蛋方　栀子根 30 g、鸡蛋 2 枚，共用水煮 0.5 h，去渣及蛋壳，每日 1 剂，分 2 次空腹服。治疗湿热型黄疸，以身目俱黄为主，伴发热、右胁疼痛、口苦口渴等。

（3）急性黄疸型肝炎　山栀制成 10% 及 50% 两种煎剂，每天 3 次，饭后服用。

（4）用于止血　栀子粉 100 g，以 20% 明胶液调成膏状，烘干碾成 100 目细粉，再加适量苯甲酸，高压消毒备用；对一般上消化道出血每次服 3~6 g，每日 3 次；亦可用作局部止血剂。

（5）疮疡肿痛　山栀、蒲公英、银花各 12 g，水煎，日分 3 次服。另取生银花藤适量，捣烂，敷患处。

现代科研主要成果及药理作用

从栀子中分离的栀子苷，主要是环烯醚萜类化合物，对神经系统、心血管系统等疾病有着重大作用。除此之外，栀子还具有抗动脉粥样硬化、神经保护、保肝利胆、抗菌、抗肿瘤、抗氧化等作用。

栀子苷的代谢产物京尼平苷对神经系统有一定作用，经过大量实验，研究结果表明京尼平苷具有显著的抗抑郁作用，可用于治疗抑郁、失眠、心绞痛、小儿惊睡症等疾病，对天然抗抑郁药物的发展提供了科学依据。

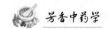

此外，由于栀子具有泻火除烦作用，故可用于治疗心烦、胸中烦热等症状，疗效显著；栀子具有清热利湿的作用，可用于治疗暑疖。

道地药材资源及开发前景

古本草记载栀子的道地产区为临江军（今江西清江）、江陵府（今湖北江陵）、建州（今福建建瓯），迄今，以上地区仍是栀子药材的重要产地。现代文献报道，栀子原产于我国，分布于中南部地区，多野生于海拔 100～1500 m 处的旷野、丘陵、山谷、山坡、溪边的灌丛或林中。人们自古以来就把它作为经济植物进行栽培，当今福建福鼎、江西抚州等地建立了大面积的药用栀子生产基地。现行版《中国药典》收录的炮制品有炒栀子和焦栀子，栀子炭和姜栀子，在临床上大量使用。栀子炮制过程中，多糖、色素、挥发油等成分也随之发生变化，刘慧等人对栀子炮制前后挥发油含量进行研究，认为随着温度的升高，挥发油含量降低，可能与栀子炮制后减少苦寒伤胃的作用有关系，因此在使用时也应注意根据实际需求选择适宜的炮制品。

除此之外，栀子的化学成分主要包括环烯醚萜、二萜、三萜、黄酮、有机酸酯、多糖及各种微量元素。其中的栀子黄色素和栀子蓝色素等天然食品添加剂研究方兴未艾，在许多食品如面条、糖果中常作为添加剂。

芳香健康养殖开发路径　栀子苷对内毒素致家兔发热模型具有较好的降温效果。栀子在畜禽药物开发方面具有潜力。

176　百里香 bǎilǐxiāng

为唇形科百里香属百里香 *Thymus mongolicus* Ronn. 的全草，多年生短小灌木，别名千里香、地姜等。

生物学特性、采收与预处理

喜温暖、阳光和干燥的环境，对土壤要求不高。在排水良好的石灰质土壤中生长良好。生于多石山地、斜坡、山谷、山沟、路旁及杂草丛中。

采收与预处理　夏季枝叶茂盛时采收，拔起全株，洗净，剪去根部（可供栽培繁殖），切段，鲜用或晒干。破碎预处理后，可提取其挥发性成分。

性味、归经及典籍记载

性味辛、微温，归肺、脾经。《嘉祐本草》载："主淋煠肿痛。"《本草纲目》载："（百里香）味微辛，土人以煮羊肉食，香美。"

挥发性成分

在开花时期采集的茎、叶样品，用水蒸气蒸馏法测定其得油率达 0.6%，超临界萃取的得油率为 4.10%。百里香挥发性化学成分主要为百里酚、1- 甲基 -3-（1- 甲基乙基）苯、7,11- 二甲基 -1,6,10- 十二碳三烯、桉油醇、子丁香烯等；化合物类型以酚、芳香、不饱和烃、醇和芳香杂环化合物为主。

相关经方、验方

（1）急性胃肠炎　百里香 10 g（鲜品 20 g），开水浸泡 10 min 后煎服。若呕吐甚，加灶心土（伏龙肝）12 g，生姜 6 g，同煎。

（2）消化不良 百里香6 g、炒麦芽12 g、莱菔子10 g，水煎服。

（3）慢性泄泻 百里香15 g、地锦草15 g、马齿苋30 g、薏苡仁30 g，研为细末，每次6 g，日服2次。

现代科研主要成果及其药理作用

药理研究表明，百里香具有抗菌消炎止痛作用；发现百里香的挥发油对致病菌肺炎链球菌、金黄色葡萄球菌和鼠伤寒沙门氏菌等有很强的抑制作用，对金黄色葡萄球菌菌株，特别是其耐药菌株，百里香挥发油与诺氟沙星有协同抑制作用；研究还发现百里香挥发油有抗真菌活性作用；百里香还具有抗肿瘤和抗氧化作用。

此外，百里香挥发油对离体兔肠平滑肌有松弛作用，并能拮抗乙酰胆碱引起的肠平滑肌收缩，对组胺引起的离体豚鼠气管平滑肌痉挛有缓解作用。百里香还可以促进小鼠微循环抑制家兔体外血栓形成。

道地药材资源及开发前景

最早起源于地中海地区，可以追溯到波斯国的早期，当时主要用于园艺观赏，后来逐渐开始被欧洲人应用于食物的烹制。百里香现代规模化栽培的历史并不长，仅有将近20年的时间。在我国主要分布于东北、河北、内蒙古、甘肃、青海和新疆等省区。

百里香作为一类独特的药用植物资源有着广阔的开发前景。它既是一种传统香料和调味品，又具有抗菌、消炎、止痛等多种药理活性，这对百里香在医药领域的进一步研究开发非常有利。就百里香目前研究的现状来看，成分的研究主要集中在其挥发油部分，而对其他成分的研究较少，相应的药理研究也比较薄弱，应在进一步分离纯化百里香活性成分的基础上开展相关分子药理学研究。

芳香健康养殖开发路径 百里香挥发油化合物具有多种生物活性，作为饲料添加剂具有多种功能。在饲料中添加百里香挥发油，百里香挥发油对麻花鸡肠道内大肠杆菌及乳酸杆菌数量的影响。日粮中添加的百里香能提高滩羊增重、屠宰率、产肉性能及产生的经济效益；提高肌肉中粗脂肪的含量，使其肉质细嫩、多汁而味美，从而提高滩羊肉的口感和风味；提高风味氨基酸总氨基酸的含量，提高羊肉风味物质。另外，日粮中添加适量的百里香能提高滩羊屠宰性能和胴体品质，适合在滩羊产业中继续开发利用。

百里香及其制剂在畜禽生产中可作为促生长剂、风味调味剂、抗氧化剂、食品保鲜剂、免疫调节剂、抗细菌病毒抑制剂等。百里香及其制剂在绿色、无抗养殖的大环境下成为最有发展前景的植物性饲料添加剂之一。

177 牡丹皮 mǔdānpí

为毛茛科芍药属牡丹 *Paeonia suffruticosa* Andr. 的干燥根皮，多年生落叶灌木，别名牡丹根皮、丹皮、丹根等。

生物学特性、采收与预处理

喜温暖湿润的气候，较耐寒、耐寒、怕涝、怕高温、忌强光。喜土层深厚、排水良好、肥沃疏松的砂质壤土或粉砂壤土。盐碱地、黏土地不宜栽培。

采收与预处理 秋季采挖根部，除去细根和泥沙，剥取根皮，晒干或刮去粗皮，除去

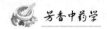

木心，晒干。前者习称连丹皮，后者习称刮丹皮。将牡丹皮粉碎至小颗粒，置于精密鼓风干燥箱内，温度设定为 50 ℃，干燥 3 h，再进行破碎预处理，经超临界 CO_2 萃取可获得挥发油。

性味、归经及典籍记载

性味苦、辛，微寒，归心、肝、肾经。牡丹皮始载于《神农本草经》，列为上品。《本草纲目》中记载牡丹皮"滋阴降火，解斑毒，利咽喉，通小便血滞。"《本草经疏》中论"牡丹皮，其味苦而微辛，其气寒而无毒，辛以散结聚，苦寒除血热，入血分，凉血热之要药也。"

挥发性成分

采用蒸馏法提取牡丹皮挥发油，所得挥发油为淡黄色油状液体，冷却后变成淡黄色固体，得油率为 0.5%，其中含量最高的是芍药醇（88.65%），其次是油酸（3.69%），棕榈酸（3.12%）。芍药醇别名丹皮酚，药理活性广泛，临床多用于心脑血管、肿瘤、炎症、变态反应及免疫系统等疾病。

相关经方、验方

（1）过敏性鼻炎　10% 的牡丹皮水溶液，内服治疗过敏性鼻炎，可使鼻腔黏膜过敏症状消失。

（2）金疮内漏、血不出　牡丹皮为散，水服三指撮，立尿出血。

现代科研主要成果及其药理作用

牡丹皮和丹皮酚具有保肝护肾、降血糖、抗菌消炎、抗心律失常、抗过敏、保护心血管、神经保护、增强免疫力等作用，牡丹皮同时还具有止血、凝血的作用。牡丹皮所含的糖苷类成分具有较强的抑菌、抗感染、抗肿瘤、抗心律失常、降血糖、激活机体免疫系统及保护心血管等作用。牡丹皮中主要药效成分丹皮酚可显著抑制毛细血管通透性，还可抑制茄病镰刀菌、禾谷丝核菌和烟草花叶病毒的增殖与复制。

牡丹皮有很好的活血化瘀作用，对子宫内膜异位症、子宫肌瘤、乳腺增生等妇科疾病颇有疗效。同时还具有清热凉血的作用，用于治疗临床上的急性胰腺炎、胆囊炎、溃疡性结肠炎等消化系统疾病。对高血压、过敏性鼻炎、过敏性紫癜等疾病也有效果。

道地药材资源及开发前景

产于安徽、四川、河南、山东等地，以安徽凤凰山所产为道地药材，称为凤丹。

近年来，药用牡丹的栽培得到了长足发展，在全国各地都有引种栽培。采收周期一般为 3 ~ 5 年。除药用外，牡丹花卉还具有极高的观赏价值，目前我国观赏牡丹有中原、西北、江南、西南 4 大品种群，上千个品种，河南洛阳、山东菏泽是有名的观赏牡丹生产基地和游览观光中心。

牡丹皮是极富价值的药材，其主要成分丹皮酚用途广泛。目前国内丹皮酚的需求量每年 10 000 kg 左右，随着科技的发展，丹皮酚在医药领域的使用越来越广，牡丹极具综合开发潜力。

芳香健康养殖开发路径　丹皮酚能有效地减轻由 LPS 诱导的小鼠肝脏损伤，降低炎症和凝血反应，以及提高仔猪生长性能。丹皮酚可以通过调节促炎/抗感染因子平衡，改善肠道菌群结构，恢复自身免疫功能与肠道屏障功能，从而提高仔猪生长性能并缓解由 DSS 诱导的仔猪溃疡性结肠炎。

178　土茯苓 tǔfúlíng

为百合科菝葜属土茯苓 *Smilax glabra* Roxb. 的干燥根茎，落叶攀援灌木，别名光叶菝葜、冷饭团、红土苓、毛尾薯、山猪粪等。

生物学特性、采收与预处理

喜温暖湿润环境，耐干旱和荫蔽，适于生长在山坡林下，路旁及山谷向阳处。宜选择砂质土或黏壤土栽种，用根茎或种子繁殖，春季播种，播种时间一般在 3 月下旬到 4 月上旬。

采收与预处理　秋末冬初，地面不再出现更大的裂纹，菌核表面无白色裂纹，呈黄褐色，茯皮变硬，将其采挖出。将采收的根茎除去残茎和须根，洗净泥土，充分晒干，或新鲜时切成薄片，晒干。若遇阴雨天，宜及时用低温（一般不宜超过 40 ℃）烘干，应用微波辅助技术进行预处理。

性味、归经及典籍记载

性平、味甘、淡，归肝、胃经。《本草纲目》载：土茯苓"健脾胃，强筋骨，祛风湿，利关节，止泄泻，治拘挛骨痛，恶疮痈肿，解汞粉银朱毒。"《本草备要》亦载："治杨梅疮毒，瘰疬疮肿。"

挥发性成分

干燥根含挥发油为 1.33%，主要有 7 个成分，以棕榈酸含量最高，其他成分依次为萜品烯 -4- 醇、亚油酸、正壬烷、8,11- 亚油酸甲酯、α - 雪松醇、甲基棕榈酯。

相关经方、验方

（1）钩端螺旋体病　土茯苓 60 g、甘草 9 g，每日 1 剂，2 次煎服。

（2）瘰疬溃烂　土茯苓切片，或研末，水煎服，或加在粥内吃下。多吃为好。

（3）急性乳腺炎　土茯苓 60 g、皂角刺 12 g、苦参 10 g、天花粉 10 g，水煎服。

（4）痈肿、腹泻　土茯苓、金银花各 30 g，水煎服。

现代科研主要成果及其药理作用

其挥发油成分对痛风病症有明显的临床作用；亚油酸具有降低血脂、软化血管、降低血压、促进微循环的作用；α - 雪松醇是一种天然香料，大量用作消毒剂和卫生用品的增香剂。

近年来，土茯苓的治疗范围又有新的发展，对麻疹、梅毒等都有着非常明显的治疗效果，能解毒、除湿、通利关节，适用于梅毒及汞中毒所致的肢体拘挛，筋骨疼痛；湿热淋浊，带下、痈肿、瘰疬，疥癣等。

道地药材资源及开发前景

原产于我国镇江、宜兴，长在野生山坡灌丛中，现分布于我国安徽、浙江、江西、福建、湖南、湖北、广东、广西、四川、云南等地区。

土茯苓具有较高的入药价值。随着我国对中药材行业的推动，土茯苓的市场需求逐年上升，并且由于人们的保健意识加强，多用途的土茯苓是一种多功能经济植物，开发利用价值高，应用前景十分广阔。

土茯苓具有较高的生物活性，在其基本的应用中又研究出更多的用途，同时又具有抗菌

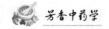

的作用，且其资源丰富，使用安全。利用土茯苓防治钩端螺旋体病和癌症治疗后的脏器损伤等诸多疾病，是其药品开发的主要趋势。

芳香健康养殖开发路径　土茯苓能够有效地增强雏鸡的免疫力并明显降低禽白血病病毒先天感染鸡的免疫器官病毒载量，减少禽白血病病毒对感染鸡免疫系统的损伤；由黄芩、土茯苓和川牛膝组成的芩苓汤能够治疗鸡滑液囊支原体病。此外，由土茯苓组成的败毒散化裁治疗犬皮肤糜烂顽疾有奇效。

179　连翘 liánqiáo

为木樨科连翘属连翘 *Forsythia suspensa*（Thunb.）Vahl. 的干燥果实，多年生蔓生落叶灌木，别名黄花条，黄奇丹等。

生物学特性、采收与预处理

喜光，有一定程度的耐阴性，喜温暖、湿润气候，也很耐寒、耐干旱、瘠薄，怕涝，不择土壤，在中性、微酸或碱性土壤均能正常生长。生于山坡灌丛、林下或草丛中，或山谷、山沟、疏林中，海拔 250～2200 m。

采收与预处理　秋季果实初熟尚带绿色时采收，除去杂质，蒸熟，晒干，习称"青翘"。果实熟透时采收，晒干，除去杂质，习称"老翘"。青翘采得后即蒸熟晒干，晒取种子作"连翘心"用。

性味、归经及典籍记载

性味苦、微寒，归肺、心、胆经。《神农本草经》载："主寒热，鼠瘘、瘰疬、痈肿、恶疮、瘿瘤、结热、蛊毒。"《珍珠囊》载："连翘之用有三：泻心经客热，一也；去上焦诸热，二也；为疮家圣药，三也。"

挥发性成分

挥发油成分主要存在于果实中，得油率约为 0.4%，主要含烯类、烷类、醇类、醛类、酯类等，主要成分有 α-蒎烯、β-蒎烯、柠檬烯和 α-松油醇等。除果实外，花、种子中都具有活性的挥发油成分。花中有效成分较果实低，主要有烃类、醛酮类成分。种子占全果实质量的 35%～40%，种子中挥发油含量在 4% 以上，主要成分有 α-蒎烯、β-蒎烯等，β-蒎烯为种子挥发油中的主要成分，平均含量达 522.8 g/kg，可作为 β-蒎烯生产的原料资源。

相关经方、验方

（1）疮肿　连翘 15 g、蒲公英 15 g，加入两杯水煎成 1 杯。脸上起痈肿，可加白芷 3 g 左右，引药上行；痈肿长在后背，可加羌活、防风，把药性引向后背的经络。

（2）感冒"外寒里热"期　连翘、金银花、蒲公英、紫花地丁各 10 g，先用水泡 15～20 min，加至约 4 杯的水煮 15 min。

（3）紫癜病　连翘 18 g，加水用文火煎成 150 mL，分 3 次食前服，忌辛辣物。

（4）小儿一切热　连翘、防风、甘草（炙）、山栀子各等份，上捣罗为末，每服 6 g，水 1 中盏，煎 7 分，去滓温服。

（5）乳痈、乳核　连翘、雄鼠屎、蒲公英、川贝母各 6 g，水煎服。

（6）瘰疬结核不消　连翘、鬼箭羽、瞿麦、炙甘草各等份。

现代科研主要成果及其药理作用

连翘除挥发油外，主要含三萜皂苷，果皮含甾醇、连翘酚、生物碱、皂苷、齐墩果酸、香豆精类，还有丰富的维生素 P。连翘有广谱抗菌作用，主要抗菌成分为连翘酚及挥发油，对金黄色葡萄球菌、痢疾杆菌有很强的抑制作用，对其他致病菌、流感病毒及钩端螺旋体也均有一定的抑制作用；有抗感染、解热作用。所含齐墩果酸有强心、利尿及降血压作用；所含维生素 P 可降低血管通透性及脆性，防止溶血，其煎剂有镇吐和抗肝损伤作用。

连翘的主要功效为清热解毒、疏散风热、消肿散结，所包含的最主要化学成分为连翘苷类，分别为连翘酯苷及连翘苷两种成分，是连翘发挥药理作用的主要物质基础。

连翘挥发油对绝大部分的细菌都有抑制作用，其种子挥发油还能预防流感病毒，其活性成分连翘多酚、连翘酯苷、连翘苷能够发挥抗感染作用。连翘酯苷能够发挥清除活性氧的作用，同时起到降血脂的功效，并且在针对自由基相关的炎症、肿瘤、衰老及心血管疾病等均有一定的辅助治疗效果。

道地药材资源及开发前景

在我国分布广泛，为中医常用的清热解毒药，河北邯郸地区的连翘以资源丰富、品质优良著称。从连翘中提取的食用油脂可制成连翘叶茶、抗氧化剂和美容化妆品等。资源以野生为主，主要产于山西、河南、河北和陕西等地，其果实为传统中药，果壳为《中国药典》规定的药用部位，果实初熟时采收炮制称为"青翘"；果实熟透时采收炮制称为"老翘"。作为传统中药，具有清热解毒、消肿散结的功效，常用于治疗发热、发炎、淋证、痈热及丹毒，有 114 种连翘中成药收录入《中国药典》，近年销量均在 1000 t 以上，年产值高达亿元。

连翘不仅是传统药用植物，也是重要的经济树种、油料作物、观赏植物和水土保持植物，还可做食品天然防腐剂或化妆品，应用广泛，市场前景广阔。花在初春开放，花期长，具有很高的观赏性，可带动生态旅游行业发展。

芳香健康养殖开发路径　在鸡生产实践中，连翘能够增强高密度饲养方式下鸡的免疫力和抗氧化能力，预防鸡传染病的发生，并且能够改善鸡肠道绒毛形态和菌落结构，提高鸡消化率和生产性能。连翘还可以缓解应激反应对鸡的免疫损伤，降低鸡血清尿酸含量，从而提升鸡生产性能，提高鸡肉品质。

180　芸香 yúnxiāng

为芸香科芸香属芸香 *Ruta graveolens* Linn. 的全草，多年生常绿灌木，别名臭草、百应草、小叶香、荆芥七等。

生物学特性、采收与预处理

喜温暖湿润气候，耐寒、耐旱，最适宜的生长发育温度为 22 ～ 27 ℃，当出现零下9 ～ 11 ℃的极端天气时，地上部分冻死，地下部分能安全越冬。年平均气温在 15 ℃以上、年降雨量 900 ～ 1800 mm 的地区适宜生长。以土层深厚、疏松肥沃、富含腐殖质、排水良好的砂质壤土或壤土栽培为宜。忌连作。春天时直接播下种子或是用插枝的方式栽培。

采收与预处理　3—6 月及冬季末期开花，7—9 月结果。全年可采，洗净阴干或鲜用。

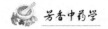

提取挥发性成分前，进行切段预处理。

性味、归经及典籍记载

味辛、微苦，性寒。《滇南本草》载："一名挖耳草、一名毛叶芸香草，又名毛叶草。味苦、微辛，性寒。阴中阳也，可升可降。"

挥发性成分

新鲜枝叶挥发油得油率为0.088%，目前鉴定出54种成分，主要为2-十一酮（36.82%）、2-壬酮（24.12%）、乙酸-2-壬醇酯（16.71%）、乙酸-2-十一醇酯（3.04%）、2-癸酮（1.31%）、异-2-十二酮（1.28%）等。

相关经方、验方

（1）冠心病、心绞痛　芸香7.5～11.3g、水蜡烛30g、丹参30g，水煎，分3次服。

（2）牙痛　芸香37.5g、米酒1瓶，共浸20～30d，使用时将芸香酒少许点牙痛处。

（3）跌打损伤　鲜芸香叶18.8g，米酒适量，将鲜芸香叶捣烂，冲温酒服，并以鲜芸香叶适量，捣烂擦患部。

现代科研主要成果及其药理作用

近年来研究发现，芸香具有抗感染、抗真菌、抗有丝分裂、抗生育活性、刺激毛发生长等药理作用，有一定毒性，包括基因毒性和致光敏性皮炎等。研究对象主要集中在其醇提物等从芸香中分离得到的各种化合物，喹啉生物碱、香豆素、黄酮和木脂素是其主要化合物成分。

动物实验证明，芸香还具有抗生育活性，作用于受孕早期。双氢呋喃吖啶酮类生物碱仅大量存在于芸香植物中。从芸香中分离的芸香吖啶酮及其环氧化物、异芸香吖啶酮氯等化合物在生物学上已证明是一类天然基因毒物质，具有抗病毒、抗菌、抗真菌及抗痉挛等作用，还有致癌和镇痛的活性。芸香是一种引起皮炎的很危险的植物，光敏物质呋喃香豆素存在于植物的表皮组织中，使用UV自动荧光镜观察到呋喃香豆素大量地存在于叶、果实和种子的表皮中，在大量作为药用时应注意其不良反应及孕妇禁忌。

道地药材资源及开发前景

原产于南欧，属地中海气候区。有学者认为可能是因为第四纪冰川时期在欧洲形成大冰盖，对当时形成物种的基因库产生了深刻的影响，基因库产生抗寒基因，当冰川退却时，阿尔卑斯山阻碍南欧植物北移，从而被迫适应了地中海气候，但在基因库中却保留了抗寒基因，当引到低温地区栽培，则诱导抗寒基因表达，在生理上表现出强抗寒性，所以可以引入高寒地区栽培。我国多分布于福建、广西和广东，长江以北栽培于温室。芸香以全草供药用，在全球许多地区广泛栽培。

可作为观赏植物和药用植物，在高寒地区也能存活，具有一定的发展前景。枝叶和花干燥后有强烈的香气，可制成香包，不仅有香气，还有防虫效果。芸香挥发油中含酮量高达90%，其中主要为壬酮，在香料工业中以其为中间体合成其他香料，用途广泛。

芳香健康养殖开发路径　对于用组胺喷雾法引起的豚鼠支气管痉挛，芸香草所含的挥发油对肌内注射有明显的对抗作用，对离体的豚鼠支气管平滑肌，芸香挥发油和胡椒酮油有明显扩张作用。

181　散沫花 sànmòhuā

为千屈菜科散沫花属散沫花 *Lawsonia inermis* Linn. 的地上部分，大灌木，又称指甲花、指甲柴、海娜、香桂、干甲树、指甲木、手甲木等。

生物学特性、采收与预处理

喜湿润的土壤环境，稍耐旱，较耐水湿，喜日光充足的环境，稍耐阴，喜温暖，怕寒冷，在 16 ~ 28 ℃的温度范围内生长较好。繁殖通常进行播种，也可用半木质化枝条进行扦插。

采收与预处理　叶子于夏、秋季采收，洗净，鲜用或晒干。称取已破碎的叶为原料，采用固相微波法进行预处理。

性味、归经及典籍记载

性味苦、凉，归心经。《广西药植名录》载："收敛，清热。"《福建药物志》载："收敛，清热，治创伤，外用鲜叶捣烂敷患处。"

挥发性成分

花极香，从花朵的挥发性成分中共鉴定出了 41 种化合物，在花朵盛开期挥发油含量在 0.5% 以上的化合物有 5 种，分别是 β - 芳樟（29.98%）、5,8- 二乙基 -6- 十二醇（2.04%）、α - 紫罗兰酮（0.85%）、2- 甲基 -3- 癸醇（0.63%）与反式芳樟醇氧化物（0.54%）。

相关经方、验方

（1）创伤出血　适量鲜品捣敷，或焙干研末敷患处。

（2）偏头痛、口腔溃疡、尿道病证、脱发、烧烫伤等　内服 1 ~ 3 g，外用适量，可入泡剂、煎剂、散剂、敷剂、软膏、油剂等制剂。本品有毒不能过量。本品对咽喉、肺脏有害，矫正药为西黄芪胶、腺毛车前子黏液。

（3）大小关节疼痛、毛发失色等　散沫花叶与花各 2 g，芝麻油适量，药物研成粗粉，浸泡在适量水中，加入芝麻油，用温火煎至剩下油分时过滤去渣即可。外用，根据病情取适量涂于患处。

现代科研主要成果及其药理作用

散沫花含有醌、苯丙素、黄酮、三萜、酚酸和脂肪酸等多种类型的化合物，并具有抗菌、抗肿瘤、抗氧化、抗寄生虫等广泛的药理活性。

散沫花的花、果、茎皮、叶等部位的提取物，对链球菌、布鲁氏菌、沙门氏菌、革兰阳性菌、革兰阴性菌、大肠杆菌、金黄色葡萄球菌、乳酸菌、铜绿假单胞菌、耐药白色念珠菌等细菌有抑制作用，对一些癌细胞也有细胞毒活性，还有抗氧化、抗寄生虫等作用。散沫花具有的药理活性并起主要作用的是散沫花素及其衍生物。

道地药材资源及开发前景

原产于非洲、南亚及澳大利亚的热带亚热带地区，目前主要栽培于气候炎热及干燥的印度、巴基斯坦、埃及、北非、中东等地，在印度是主要经济作物之一。在我国广东、海南、广西、云南、福建、江苏、浙江等地有栽培。

作为天然植物色素，在东方国家被用于自然染色已有几个世纪的历史，其美容的功效甚至在远古时代就已被公认。当佛教盛行时，人们坚信散沫花能带来成功和胜利，因此被用于宗教仪式。在南亚和中东地区，女性使用散沫花来文身、彩绘、染指甲、染手掌心及头发，已经成为一种习俗并广为流行。散沫花的英文名为 Henna，英译为海娜，其叶经过烘干、杀菌，再研磨成纯天然植物粉末，称为海娜粉，用于文身、彩绘及头发和指甲的染色。但是2007 年我国卫生部在关于"指甲花（海娜）不能作为染发剂使用的批复"中，明确指出海娜不能用在染发剂中，因为会出现一些不良反应。

散沫花具有很好的药用价值，古代阿拉伯人就用其树皮治黄疸病及精神病，非洲一些国家用指甲花叶治小儿腹痛、发热、关节痛等症。散沫花是常用的维吾尔药，可助阳生发、强胃理血、清热解毒、消炎止痛、收敛止血、消肿化脓，用于性欲不振、阳事不举、胃弱食少、脉阻筋痛、发热头痛、口舌生疮、皮肤瘙痒、疮疡、喉痛、各种出血、烧伤、脓性指头炎、风湿病等，闽南民间也常用作治指头疾患的良药。

当今临床上，散沫花被用来治疗很多疾病，如叶对腹泻、痢疾、麻风病、疥疮有良好的疗效，花可用来治疗头痛、发烧、过敏、贫血、失眠等，种子对发烧、失眠、痢疾、腹泻及智力缺陷有效，树皮可以治疗脾脏肿大和皮肤顽疾，根可以治疗麻风病。有研究者考察了散沫花在治疗伤口愈合、宫颈炎、宫颈糜烂时的疗效和安全性，表明这种药不仅能缓解症状，而且可使这些疾病得到有效的治疗。

芳香健康养殖开发路径　散沫花香桂复合纳米乳可提高小鼠采食量及体重，具有改善空肠结构、上调消化酶活性、调节炎症因子水平的药理作用。散沫花香桂复合纳米乳可恢复急性肠炎小鼠肠道微生物群的多样性，增加其盲肠内容物中短链脂肪酸的相对含量。

3　芳香祛湿化湿药

182　五加皮 wǔjiāpí

为五加科五加属细柱五加 *Acanthopanax gracilistylus* W.W.Smith 的根皮，多年生灌木，别名南五加皮、刺五加、刺五甲等。

生物学特性、采收与预处理

适宜生长在土壤较为湿润、腐殖质层深厚、微酸性的杂木林下及林缘，种植在排水良好、疏松、肥沃的夹砂土壤中最好。其对气候要求不严，喜温暖，也能耐寒；喜阳光，又能耐轻微荫蔽，但以夏季温暖湿润多雨、冬季严寒的大陆兼海洋性气候最佳。生存能力很强，不需太多的管理且病虫害发生也少，容易栽培成活。花期为 6—7 月，果期为 7—10 月，种子在 9—10 月成熟。

采收与预处理　夏、秋季采挖，剥取根皮，除去杂质，洗净，润透，切厚片，干燥。以皮厚、气香、色淡黄棕者为佳。洗净泥土及杂物，烘干，破碎，备用。

性味、归经及典籍记载

性味辛、苦、温，归肝、肾经。《本草述钩元》载："五加皮，剥去骨，阴干酒洗，或用姜汁制。"《药性论》载："能破逐恶风血，四肢不遂，贼风伤人，软脚，瘖腰，主多年瘀血在皮肌，治痹湿内不足，主虚羸，小儿三岁不能行。"

挥发性成分

得油率为 1% 左右，主要成分是柏木脑（41.53%）、软脂酸甲酯（20.31%）、β-雪松烯（10.93%）、亚油酸甲酯（9.17%）、α-雪松烯（4.58%）、异丁基邻苯二甲酸酯（1.80%）、10-十八碳烯酸甲酯（1.43%）、4-甲氧基水杨醛（1.42%）、樟脑（1.31%）、16-十八烯酸甲酯（1.29%）等。

相关经方、验方

（1）风湿痿痹、壮筋骨、填精髓　五加皮，洗刮去骨，煎汁和曲米酿成饮之；或切碎袋盛，浸酒煮饮，或加当归、牛膝、地榆诸药。

（2）腰痛　五加皮、杜仲（炒），上等份，为末，酒糊丸，如梧桐子大，每服 30 丸，温酒下。

（3）鹤膝风　五加皮 400 g、当归 250 g、牛膝 200 g、无灰酒 10 L，煮 3 炷香，日 2 服，以微醺为度。

现代科研主要成果及其药理作用

红毛五加皮与南五加皮的挥发油成分不同，且通过抑菌试验表明，南五加皮的挥发油成分无抑菌作用，这与红毛五加皮挥发油成分的抑菌作用不同。南五加皮挥发油中所得主要产物为 5-羟甲基-糠醛，目前学术界对其存在很大争论。有报道称 5-羟甲基-糠醛在体内经过硫化和氯化过程而产生致突变作用。而近年来在中药复方研究中发现，5-羟甲基-糠醛有一定的抗心肌缺血、抗氧化、改善血液流变学作用。同时通过药效研究，结果发现 5-羟甲基-糠醛对肝损伤及血管内皮细胞均具有一定的保护作用，且 5-羟甲基-糠醛标准品同样具有血管内皮细胞保护作用。由此，南五加皮挥发油成分具有较高的药用价值。

道地药材资源及开发前景

多生长于山坡上或丛林间的路边或灌丛中，主产于浙江、湖北、湖南、四川、云南、贵州、广西和广东等地。

作为传统中药，一直被广泛应用。近年来，对大量的生物化学、生理学、实验药理和临床药理的研究，进一步证实了我国古代本草关于五加皮功效的记述是正确的。由于五加皮具有增强适应性、免疫、抗肿瘤等作用，所以对其进行深入研究，将促进现代医学对人体自卫机制的理解。由于五加皮能增强机体对物理的化学的及生物性致病因素的耐受性，故在各个医学领域的重要意义也迅速显现。因此，应对五加皮的活性成分、药理作用做进一步研究，逐步扩大其临床应用范围。

芳香健康养殖开发路径　五加皮提取液抑制小鼠肠平滑肌收缩的机制与阿托品相似，此外还具有减肥作用及利尿作用。五加皮具有畜禽养殖药物开发前景。

183　刺山柑 cìshāngān

为白花菜科山柑属刺山柑 *Capparis spinosa* Linn. 的根皮、叶、果，攀援或多枝灌木，又称野西瓜、老鼠瓜、菠里克果、槌果藤等。

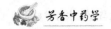

生物学特性、采收与预处理

耐干旱、耐风沙、耐高温和耐贫瘠，不耐盐碱和潮湿，在地下水位高于 3 m 的土壤上不能生长。对土壤的适应性强，在干燥的石质低山、丘陵坡地、砾石质的戈壁滩等均能生长，以排水良好、pH 7.5 ～ 8 的壤土最适宜。不宜在砂地上生长。

采收与预处理　果将成熟时采果、叶，挖根剥下根皮，鲜用；也可晒干备用。

性味、归经及典籍记载

性味辛、苦、温、有小毒，归肝经。《新疆药用植物志》载："刺山柑叶、果和根皮均可入药。"

挥发性成分

果实的挥发油检测出了 46 种挥发性成分，其中异硫氰酸酯类化合物约占总含量的 83.1%，含有少量长链脂肪酸脂类、脂肪醇类、小分子芳香类、小分子生物碱类等。根含挥发性成分，主要为甲基异硫代氰酸酯（53.5%）、异丙基异硫代氰酸酯（31.4%）、正丁基异硫代氰酸酯（0.6%）等。

相关经方、验方

（1）急慢性关节炎　刺山柑果实和根皮各适量，捣成糊状用纱布包敷患部，每日 2 次，每次 2.5 g。

（2）风湿病　刺山柑果实 1 枚，捣成糊状用纱布包敷患部，每日 1 次，每次 2 g。

（3）肩周炎　刺山柑果实 1 枚、叶和根各适量，捣成糊状用纱布包敷患部，3 日 1 次，每次 2 g。

现代科研主要成果及其药理作用

现代研究表明，刺山柑含糖类、苷类、生物碱类、黄酮类、挥发油、萜类、脂肪酸类、甾体类等化学成分，具有抗感染、镇痛、抗氧化、抑菌消炎、保肝、降血糖、抗肿瘤、抗细胞坏死等作用，能够抑制由体内炎症引起的软骨降解等不良现象。刺山柑同时发挥了治疗痛风、风湿性关节炎、肩周炎及接触性皮炎的作用。

道地药材资源及开发前景

主要分布在地中海、中亚及西亚等地区，我国主要分布于新疆东帕米尔周边、天山南北及临近荒漠地区、吐鲁番 – 哈密盆地，以及甘肃河西走廊中西部地区。

由于具有抗干旱、耐高温、耐风蚀、耐贫瘠等独特的生态特性，所以在新疆一些多风、植被稀少和沙暴肆虐地区刺山柑表现出降低风速抗击风沙、防止土地风蚀等保护生态环境方面的功效显得尤为重要。圆形叶片独特优美，雪白的花朵清秀多姿，盛花期长，具有较高的观赏价值。而且还是蜜源，其花期长约半年，花萼基部含蜜较多，将其种在荒漠地区还可促进当地养蜂业的发展。

幼果、花蕾及幼嫩枝尖亦可供食用，腌菜或鲜食均可，常见于地中海美食，特别是塞浦路斯、意大利和马耳他地区。也是理想的野生油料植物资源，种子含油率为 34% ～ 36%，出油率为 22%，是一种以亚油酸不饱和脂肪酸为主的可食用油。还是优良的饲料植物，枝叶和果实均可利用。

具有良好的药用价值　市场上已经有刺山柑果风湿止痛贴、刺山柑凝胶膏剂等产品出现。据国外报道，在欧洲其花芽被腌制成商品用于治疗坏血症，在地中海地区还被当作驱虫药、泥敷剂、利尿剂、通便剂、止痛剂、抗高血压药和滋补剂，用于治疗胃肠道感染、痢疾、痛风及风湿病。刺山柑在我国主要分布于新疆、甘肃和西藏。在新疆，刺山柑也是一种传统维药。因此，刺山柑作为一种特色植物和药材，具有进一步研究和推广应用价值。

芳香健康养殖开发路径　在中国及许多国家刺山柑被广泛用作驱虫药、利尿剂、通便剂、止痛剂和滋补剂，具有清热去湿、抗感染、止痛、止咳、利尿、免疫调节、抗病毒、清除自由基、降血糖、驱虫等药理作用。刺山柑在畜禽疾病防治方面具有开发潜力。

184　苦参 kǔshēn

为豆科槐属苦参 *Sophora flavescens* Ait. 的干燥根，多年生灌木，别名苦骨、苦槐、水槐、地槐、野槐、白蒸、虎麻、岑茎、禄白、陵郎等。

生物学特性、采收与预处理

常生于海拔 800 m 以下的山坡、草地、平原、丘陵、路旁、砂质地和红壤地的向阳处喜温暖气候，对土壤要求不严，一般土壤均可生长，但以土层深厚、肥沃、排灌方便的壤土或砂质壤土为佳。

采收与预处理　春、秋季采挖，除去根头及小支根，洗净、干燥，或趁鲜切片、干燥，与水共蒸馏，用乙醚处理，无水硫酸钠脱水干燥，回收乙醚后得黄色挥发油。

性味、归经及典籍记载

性味苦、寒，归心、肝、胃、大肠、膀胱经。《神农本草经》载："主心腹结气，癥瘕积聚，黄疸，溺有余沥，逐水，除痈肿。"

挥发性成分

取粗粉 500 g，与水共蒸馏，乙醚处理无水硫酸钠脱水干燥，回收乙醚后得黄色油状物，得油率为 0.6%，烃为主成分，其次为烷烃和醇类，尚含酸、醛、酮、酚等。

相关经方、验方

（1）赤白带下　苦参 100 g、牡蛎 75 g，为末，以雄猪肚一个，水 3 碗煮烂，捣泥和丸，梧子大，每服百丸，温酒下。

（2）汤熨火烧疼痛　苦参不以多少，为细末，用香油调搽。

（3）齿缝出血　苦参 50 g，枯矾 5 g，为末，日 3 揩之。

现代科研主要成果及其药理作用

研究发现，苦参有抗感染镇痛的作用。苦参碱能有效缓解小鼠耳郭肿胀，40 mg/kg 的苦参碱能有效减少小鼠扭体次数并缓解因醋酸刺激腹腔黏膜引起的疼痛反应。苦参中的黄酮类化合物能在一定程度上有助于体内的抗感染活性，表明其可能有治疗风湿性关节炎等慢性炎症性疾病的潜力。

苦参总黄酮还是抗肿瘤的有效药物。其能够有效抑制多种肿瘤细胞生长。从苦参中分离出的去甲基羟色胺，通过抑制增殖、迁移和侵袭，在 U87 mG 细胞中显示出抗肿瘤活性。氧化苦参碱通过改变细胞周期和凋亡调节因子的表达，有效抑制恶性胶质瘤细胞的增殖和侵袭，促进其凋亡，为恶性胶质瘤提供了一种新的治疗策略。

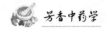

苦参提取物具有抑菌作用。研究发现苦参总黄酮和总生物碱提取物对金黄色葡萄球菌、大肠埃希菌、白色葡萄球菌等菌株具有抑菌及杀菌作用。同时有研究证实，苦参同样具有抗病毒作用。

道地药材资源及开发前景

我国各地皆有分布，以山西、湖北、河南、河北产量较大。近年来，随着市场对中草药需求日益增加，中草药苦参价格一路攀升。人为活动频繁地区已很少发现野生苦参，近些年随着人们环境保护意识的增强，苦参资源严峻的状况才得以缓和。

生命力很强，其抗旱性和栽培管理的粗放性适宜在某些土质情况一般的地区推广种植，市场需求也日益增加，扩大种植规模后，可有效增加农民收入，同时，相应可减少对野生资源的破坏，逐步形成生产、加工为核心的绿色产业链。

芳香健康养殖开发路径　苦参可以发挥抗虫、抗菌、抗病毒作用，苦参提取物对大肠杆菌、绿脓杆菌、金黄色葡萄球菌、链球菌等都有明显抑制作用。苦参粗提物中主要成分为苦参碱，苦参碱能够抑制鸡大肠杆菌蛋白的合成或基因表达，也可与菌体内蛋白结合固缩使其解体，而且这种作用是持续的。苦参碱是一种比较安全、高效的抗菌药物，有良好的试验基础，可以广泛应用。在母猪饲料中掺入由苦参碱等多味中草药提取物组成的添加剂，能有效地预防吮吸仔猪的黄白痢，并能显著降低仔猪的死亡率，提高仔猪的育成率和窝重。苦参可以提高家禽牲畜的免疫力，具有较好的应用前景。

4　芳香祛风湿药

185　**桑寄生** sāngjìshēng

为桑寄生科寄生属桑寄生 *Taxillus chinensis* (DC.) Danser. 的干燥带叶茎枝，多年生灌木，别名广寄生、寄生树、冰粉树、土桑寄生、桑上寄生、寄生、寄屑等。

生物学特性、采收与预处理

种子主要是靠鸟类传播。种子上的黏性物质使其易于黏附于树皮上，当温度、水分和光照条件适宜时，种子即行萌发，其胚根与寄主接触的地方将形成吸盘，钻入寄主枝系皮层，其吸根的导管与寄主的导管相连，通过导管吸取寄主植物的营养成分生长。

采收与预处理　花期为6—8月，果期为9—10月。冬季至次春采割，除去粗茎，切段，干燥，或蒸后干燥，备用。

性味、归经及典籍记载

性味苦、甘、平，归肝、肾经。《滇南本草》载："生槐树者，主治大肠下血、肠风带血、痔漏。生桑树者，治筋骨疼痛，走筋络，风寒湿痹。生花椒树者，治脾胃寒冷，呕吐恶心反胃；又用治梅疮毒，妇人下元虚寒或崩漏。"《本草蒙筌》载："散疮疡，追风湿，却背强腰痛。"

挥发性成分

枝叶得油率为0.68%左右，主要成分为苯甲醛、糠醇、苯酚、苯甲醇、豆蔻酸、甲基儿茶酚等。研究发现，桑寄生挥发性成分的组成和含量因寄主植物不同而有明显差异。

相关经方、验方

（1）膈气　生桑寄生捣汁，服之。

（2）妊娠　胎动不安、心腹刺痛　桑寄生 75 g、艾叶 25 g（微炒）、阿胶 50 g（捣碎、炒令黄燥），水煎服。

（3）下血止后、丹田元气虚乏、腰膝沉重少力　桑寄生适量，为末，每服 5 g。

现代科研主要成果及其药理作用

现代研究表明，桑寄生中含有的广寄生苷具有利尿、降压、舒张冠状血管的作用；并能对抗垂体后叶素，对心肌收缩力则为先抑制后增加，有抗感染镇痛作用；其可减轻因二甲苯引起的小鼠耳部肿肿胀程度，加速其消退，具有明显的抗感染作用，效果接近阿司匹林。现桑寄生提取物有明显的降低大鼠胆固醇和三酯甘油的功效，并且能提高超氧化物歧化酶的活性，清除超氧化物自由基，降低过氧化脂质含量。桑寄生煎剂或浸剂对脊髓灰质炎病毒在体外有抑制作用。桑寄生还能抑菌，抑制乙肝病毒表面抗原活性。桑寄生还可保护神经、增强记忆作用，可能与活性氧、乙酰胆碱酶活性抑制及 Ca^{2+} 内流等因素具有一定相关性。桑寄生中水溶性部分可能存在神经保护的活性能力，可应用于治疗神经系统疾病。

道地药材资源及开发前景

常寄生于桑树、李树、桃树、榕树、龙眼、荔枝、杨桃、油茶、油桐、橡胶树、木棉、马尾松或水松等多种植物上。主产于广西、广东、福建东南部。江苏、江西、四川、山西、陕西、青海等地亦有分布。

桑寄生是临床上常见的中药，易于生长，资源丰富，且寄主植物来源丰富，具有多种药理活性显著的化学成分，被广泛应用于临床。近代科学研究表明，药用价值潜力巨大，具有抗感染镇痛、抗肿瘤、降血脂、降血压、降血糖、保护神经等作用。且其毒性低、活性平稳的特点使其成为抗病毒、抗肿瘤的活性研究热点，可开发为相关医疗产品。另外，其各种药用制剂和保健食品也需开发研究。

由于寄主植物来源丰富，易生长繁殖，对寄主造成的危害大，范围广。其中油茶产业受其危害较为严重，须积极主动采取必要的措施控制桑寄生对寄主造成的危害，防控措施是否有效实行对油茶产业的发展有较为明显的影响。同时桑寄生具有重要的药用价值和经济价值，不可一味地进行防控，须对某些特定树种进行防控，而对具有开发价值的桑寄生植物资源可进行培育，开发出更多药物产品。

芳香健康养殖开发路径　桑寄生具有补肝肾，强筋骨，祛风湿，安胎元的功用。独活寄生汤原出《千金方》，此方能祛风寒胜湿、补益肝肾。猪癫痫症是一种较为常见的疾病，多因气候突变、梅雨潮湿的季节或久卧湿地而发，给养猪业造成较大损失，独活寄生汤治疗该病，大大缩短了治愈时间，提高了养猪经济效益，对传承和发扬传统兽医学有意义。目前，多有运用独活寄生汤加减与西药结合治疗家畜急性风湿症的案例。

186　金粟兰 jīnsùlán

为金粟兰科金粟兰属金粟兰 *Chloranthus spicatus*（Thunb.）Makino 的新鲜花蕾，亚灌木，

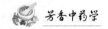

别名珠兰、鱼子兰、珍珠兰、鸡爪兰、米兰等。

生物学特性、采收与预处理

属阴性植物，喜温暖阴湿环境，忌烈日直晒，不耐寒，生长季最适温度为 25～30 ℃，在最低温 5 ℃以上可以正常生长，低于 5 ℃生长缓慢，低于 0 ℃则要受到冻害。宜富含腐殖质、排水良好的微酸性土壤栽种。压条、扦插和分株繁殖。

采收与预处理　夏季采集，洗净，切片，晒干，备用。将宽叶金粟兰洗净烘干，进行破碎预处理后提取挥发性成分。

性味、归经及典籍记载

性味辛、甘、温，归肝、胃经。本品始载于《花镜》，原名真珠兰，并云"枝叶有似茉莉，但软弱须用细竹干扶之，花即长条细蕊，蕊大便是花开，其色淡紫，而蓓蕾如珠。性宜阴湿，又最畏寒"。《药性考》载："珠兰味辛，窨茶香郁，其根有毒，可磨敷痈疖。"《陆川本草》载："破积，止痛，止血。治跌打损伤，刀伤出血。"

挥发性成分

花含挥发油为 0.2%～0.3%，主要成分为顺式茉莉酮酸甲酯、顺式 –β– 罗勒烯、β– 蒎烯、反式 –β– 罗勒烯、α– 蒎烯等。根中含有金粟兰内酯 A、金粟兰内酯 C、异莪术呋喃二烯和银线草呋喃醇。

相关经方、验方

（1）风湿疼痛、跌打损伤、癫痫　珠兰 30～60 g，水煎或泡酒服。

（2）皮炎顽癣　鲜叶揉烂，外敷患处。

现代科研主要成果及其药理作用

既是著名的观赏和茶用经济植物，又是传统的中药、民族药植物。

药理作用方面，挥发油对絮状表皮和石膏样皮癣菌、石膏样小孢子菌生长有抑制作用；倍半萜内酯是其抗真菌主要成分。金粟兰中的化合物多穗金粟兰萜酯 B 对白色念珠菌和近平滑假丝酵母生长有抑制作用。

道地药材资源及开发前景

原产于中国，主要分布在亚洲热带和亚热带的低山区，在我国福建、广东、广西、四川和云南等省区均有野生或人工栽培。日本、泰国及亚洲的东南部亦有人工栽培。花期可长达 3 个月，且于夏天炎热季节开花，花香清雅、醇和、持久，有醒神消倦之效，常被人们视为珍贵的香花植物。

全草或根、叶在云南、四川、贵州、广西、福建、广东等地作为"珠兰""珍珠兰"等药材使用，傣族、哈尼族、壮族、侗族、瑶族、布朗族亦药用。有祛风湿、活血止痛、杀虫之功效；用于风湿痹痛、跌打损伤、偏头痛、顽癣等症；傣族、哈尼族用其根治疗月经不调、子宫脱垂等症。

通常被作为熏茶，其窨制的花茶称珠兰花茶，清香幽雅，鲜纯爽口，且形条匀齐，色泽深绿光润，冲后整朵成串，汤色黄绿清明，叶底芽叶肥壮柔软，既有兰花特有的幽雅芳香，又兼高档绿茶鲜爽甘美的滋味，饮后具有清心明目，提神益思等功效，因此深受消费者青睐而畅销国内外，与茉莉花、白兰花、玳玳花被称为中国四大著名茶花。但开发中应重视在窨制高级珠兰花茶时，其最佳配花量的优化，避免珠兰花茶吸附珠兰花中大量的烯烃化合物，如大根香叶烯、γ-榄香烯等，使其具有适宜的香气浓度又具有很好的鲜灵度。

金粟兰既可作为极好的芳香原料，提取挥发油和浸提浸膏等香料，又可在观赏、茶用领域进行深入开发，提升现有产品功能，提升其经济价值。另外，可参考同属植物草珊瑚，进行保健品如牙膏、口香糖、香口胶及药茶的开发。

芳香健康养殖开发路径 金粟兰是广谱抗病毒中草药，其提取液能够治疗猪无名高热、伤风感冒、猪丹毒等。

5 芳香理气药

187 玫瑰 méiguī

为蔷薇科蔷薇属玫瑰 *Rosa rugosa* Thunb. 的干燥花蕾，落叶直立灌木，别名徘徊花、笔头花、湖花等。

生物学特性、采收与预处理

耐寒，耐旱，对土壤要求不严，在微碱性土地能生长，在富含腐殖质排水良好的中性或微酸性轻壤土上生长和开花最好，最喜光，在庇荫下生长不良，不耐积水，受涝则下部叶片黄落，萌蘖性很强。

采收与预处理 药用花一般只采收 5—6 月份的头期花蕾。栽培品种相对野生品种花期较早。及时低温干燥，受生产条件限制略有不同，可分为阴干、晾干、晒干、低温烘干等。当前均是用水蒸气蒸馏法提取玫瑰挥发油，用盐进行预处理。也可称取新鲜花瓣，加入一定浓度的盐水放入微波快速反应系统中进行预处理，然后将其转移到蒸馏釜中进行挥发性成分的提取，这样得油率会高一些。

性味、归经及典籍记载

性味甘、微苦、温，归肝、脾经。《本草纲目拾遗》载："和血行血，理气治风痹。"《本草用法研究》载："疏气滞，解肝郁行瘀和血，调中开胃。"《食物本草》载："主利肺脾，益肝胆，辟邪恶之气，食之芳香甘美，令人神爽。"《药性考》载："玫瑰性温，行血破积，损伤瘀痛，浸酒饮益。"《本草再新》载："舒肝胃之郁气，健脾降火，治腹中冷痛，胃脘积寒，兼能破血（色赤气香故能平肝解郁）。"

挥发性成分

大马士革玫瑰得油率为 0.04%，紫枝与丰花玫瑰为 0.03% 左右。挥发性油是玫瑰香气的主要来源，它包含香茅醇、橙花醇、苯乙醇、合欢醇及其脂类、玫瑰醚、甲基丁香酚等 270 多种芳香成分，是名贵的天然香料，具有优雅、柔和、细腻、甜香如蜜、芬芳四溢的独特玫瑰花香。

相关经方、验方

（1）月经过多 玫瑰花根 9 g、鸡冠花 9 g，水煎服。

（2）赤白痢疾 玫瑰花去蒂，焙燥研细末，黄酒送服。

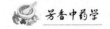

（3）跌打损伤、吐血　玫瑰花根 15 g，用黄酒或水煎服。

现在科研主要成果及其药理作用

玫瑰挥发油俗称是"挥发油皇后"，具有防治心脑血管疾病的显著作用，可保护心肌细胞，并降低神经功能缺失评分，减少脑梗死面积，改善大脑皮质区的病变情况，对脑缺血再灌注损伤起保护作用。

现代研究表明，玫瑰花可保护心肌细胞、扩张血管、抗病毒、抗菌、解毒、利胆、抗肿瘤、抗氧化等作用。含有大量的多糖，可以调节自身免疫力，增加抗病毒能力。此外，玫瑰花还能调节荷尔蒙水平，促进循环代谢，改善及增强泌尿系统机能，利尿，强肾，促进毒素排解、代谢等功效。

玫瑰花属于芳香类药物家族中的一员，功效疏肝和中，理气止痛，现代药理发现玫瑰花可提高自身免疫、抗病毒的作用。综合玫瑰花的功效及现代药理研究，在防治疫情的推荐方中可以适当加用玫瑰花，既可疏肝理气解郁，又可以提高免疫力、增加抗病毒能力。

道地药材资源及开发前景

原产于中国，主要在我国华北、西北和西南等地均有分布，在其他许多国家也被广泛种植。在我国已有几千年的历史，目前以山东、甘肃、北京、江苏、河南、河北、四川、黑龙江和新疆等地为主要种植地。山东平阴和甘肃苦水是我国玫瑰主要栽培基地。平阴玫瑰在我国有几千年的栽培历史，4000 hm^2 的种植面积，丰富的玫瑰文化，并以芬芳、浓郁、纯正的玫瑰香气受到国内外好评，是中国乃至世界的"玫瑰之都"。苦水玫瑰是中国玫瑰和钝齿蔷薇的杂交种，是甘肃省主要的香料作物之一，主要用于高级香料和化妆品的生产，还可作为药用和食品添加剂等。

我国是玫瑰花种植大国，目前以生产玫瑰挥发油及粗加工产品为主。今后要加大玫瑰花的综合开发与利用，要充分利用玫瑰花营养特性、药用特性和文化特性，以及药食同源特性，将重点放在玫瑰花的综合利用和深加工上。近年，随着芳香健康产业的不断升温，养生产品的开发热度也不断上升，玫瑰花的药食同源功效也逐渐受到关注和开发。

芳香健康养殖开发路径　提取玫瑰挥发油和玫瑰色素后的残渣，含有丰富的蛋白质、粗纤维、淀粉、葡萄糖、多种纤维素和各种矿物质，经过特殊处理后添加到蛋鸡饲料中，可使蛋鸡的产量得到较大提高；另外，在肉猪饲料中添加 6% 的玫瑰叶粉和玫瑰花粉，日增重可提高 20%，饲料消耗量降低 10% ~ 15%。

188　九里香 jiǔlǐxiāng

为芸香科九里香属九里香 *Murraya exotica* Linn. 和千里香 *Murraya paniculata*（Linn.）Jack 的干燥叶和带叶嫩枝，常绿灌木或小乔木，别名乐橘、满山香等。

生物学特性、采收与预处理

喜温暖，最适宜生长的温度为 20 ~ 32 ℃，不耐寒，是阳性树种，宜置于阳光充足、空气流通的地方才能叶茂花繁而香。对土壤要求不严，宜选用含腐殖质丰富、疏松、肥沃的沙质土壤。花期为 4—8 月，也有秋后开花的，果期为 9—12 月。

采收与预处理　以枝叶入药，全年均可采收，除去老枝，阴干。干燥预处理，利用水蒸气蒸馏法提取挥发油。

性味、归经及典籍记载

性味辛、微苦、温，有小毒，归肝、胃经。《岭南采药录》载："患百子痰打，用叶一撮，捣烂煮粥，和糖服之。"《生草药性备要》载："止痛，消肿毒，通窍，能止疮痒，去皮风，杀疥。"《广西中药志》载："行气止痛，活血散瘀，治跌打肿痛、风湿、气痛。"

挥发性成分

枝、叶、花挥发性成分得油率为 0.37% ~ 1.60%，主要成分为双环大香叶烯、β – 石竹烯、α – 石竹烯、δ – 杜松烯、匙叶桉油烯醇、反 – α – 香柠檬烯、大香叶烯 D、β – 红没药烯、芳香 – 姜黄烯等。

相关经方、验方

（1）跌打肿痛　鲜九里香叶、鲜地耳草、鲜水茴香、鲜山栀叶各等量，共捣烂，酒炒敷患处。

（2）风湿骨痛　九里香、五色梅根、龙须藤各 15 g，炖猪骨或浸酒服。

（3）胃痛　九里香叶 15 g，瓦楞子（煅）50 g，共研末，每次服 5 g，每日 3 次。

现代科研主要成果及其药理作用

花挥发油特有成分主要为小分子物质，不仅可作为某些香料产品的基本原料，还有特殊的生理活性。例如：月桂烯具有镇痛作用；柠檬烯具有抗癌等作用；L– 芳樟醇具有镇痛、抗焦虑、镇静催眠、抗感染、抗肿瘤、抗菌等药理活性；β – 石竹烯具有局麻、抗感染、驱蚊虫、抗焦虑、抗抑郁作用。还具有行气止痛、活血散瘀、温经通络之功效，可治脘腹气痛、胃痛、风湿痹痛、肿毒疥疮、皮肤瘙痒，也可外用治疗牙痛、跌仆肿痛、虫蛇咬伤等。

现代研究发现，九里香主要成分为酮类、香豆素、挥发油、生物碱，叶总黄酮具有镇静催眠作用，可能是通过提高下丘脑单胺类神经递质 5-HT、5-HIAA 含量及提高下丘脑细胞因子 IL-1β、TNF-α、IL-6 含量来缩短戊巴比妥钠阈下剂量睡眠潜伏期，提高睡眠发生率。除此之外，其对糖尿病心肌病具有保护作用，其机制可能与抑制氧化应激损伤诱导的心肌细胞凋亡有关。九里香具有麻醉作用，九里香注射液常用于大、中、小手术的麻醉，效果稳定，无不良反应及并发症，无肝肾等损害；因其行气止痛、活血散瘀、解毒消肿、抑菌的功效，可采用九里香酊辅助治疗阑尾脓肿；应用于临床胃溃疡、慢性胃炎未见明显的不良反应，具有较高安全性。

道地药材资源及开发前景

产于亚洲热带和亚热带，中国南部和西南部、中南半岛和马来半岛有野生，分布在广东、广西、海南、福建、云南、贵州、湖南、台湾等省区，广东、广西均为历史道地产区，特别是广西，质量优、产量大。

随着人们环保意识的增强，植物源农药的开发渐热，人们对九里香农用活性研究、天然香精和调料更加青睐。其资源丰富，栽培简单，生长速度快，作为农药的原材料能得到保障。其杀虫和抑菌活性与印楝素相当，因此，具有广阔的应用前景。除防害虫外，花、叶、果中含有非常丰富的挥发油，常制成香精加入化妆品中。生长速度快，枝条柔软受弯曲蟠扎不容易折断，愈合能力亦佳，且不会因为切割伤口而影响树干生长，可塑性强，叶

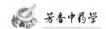

片小，四季常青，寿命长，树干美观，保型容易，金干翠叶银花红果，深受岭南盆景人的喜爱。

以九里香为主药或辅以相关药材组成的中成药制剂不多，主要有三九胃泰、肤阴洁（复方黄松洗液）；发明专利药有天仙藤活络伤湿止痛膏、香石藤祛湿镇痛药酒、刺三甲祛风通络止痛药、大驳骨外用药、千斤拔外用药、竹叶椒根跌打活络外用药等。目前，关于九里香的临床应用主要集中在局部麻醉和消炎上，其他方面的应用较少。以九里香或小叶九里香为原料，提取蛇麻烯成分开发成天然的抗菌消炎产品具有广阔的市场前景。

芳香健康养殖开发路径　九里香石油醚提取物对离体鼠肠有明显的松弛作用，能对抗组胺、氯化钡所致的平滑肌痉挛起作用。此外，九里香糖蛋白用于孕兔腹腔注射或羊膜腔注射，可使孕兔终止妊娠。

189　乌药 wūyào

为樟科山胡椒属乌药 *Lindera aggregata*（Sims）Kosterm. 的干燥块根，常绿灌木或小乔木，别名旁其、天台乌药等。

生物学特性、采收与预处理

喜亚热带气候，适应性强，耐干旱瘠薄。喜阳光充足，温暖湿润的气候。苗期抗寒力弱，对土壤要求不严，最适生于深厚肥沃、疏松的微酸性、中性土壤。

采收与预处理　花期为 3—4 月，果期为 9—10 月，鲜品全年均可采挖，除去细根、洗净、趁鲜切片、晒干或直接晒干，称"乌药个"，或刮去栓皮，切成片，晒干或烘干，为"乌药片"。叶破碎预处理后可提取挥发性成分。

性味、归经及典籍记载

性味辛、温，归肺、脾、肾、膀胱经。《本草纲目拾遗》载："主中恶心腹痛，宿食不消，天行疫瘴，膀胱肾间冷气攻冲背膂，妇人血气，小儿腹中诸虫。"《本草纲目》载："治中气，脚气，疝气，气厥头痛，肿胀喘息，止小便数及白浊。"《本草经疏》载："乌药，辛温散气，世人多以香附同用，治女人一切气病，不知气有虚有实，有寒有热，冷气、暴气用之固宜。"《本草求真》载："此则逆邪横胸，无处不达，故用以为胸腹逆邪要药耳。"

挥发性成分

根挥发性成分得油率为 0.1%～0.2%，主要成分为乌药烷、乌药醇、乌药酸、乌药醇酯等。

相关经方、验方

（1）遗尿症　乌药叶适量，加水煎汁，代茶饮服。

（2）积虫腹痛　槟榔 1 个、乌药 9 g，将 2 味药加水碾为浆，以温开水冲服。

（3）痛经　乌药 15 g、山楂片 20 g，浸泡于 60° 白酒内，7 d 后饮用。

现代科研主要成果及其药理作用

现代研究表明，其化学成分复杂，药理作用广，具有抗感染镇痛、抗病毒、抑菌、抗氧化、抗疲劳、调节消化道、松弛内脏平滑肌、改善中枢神经系统功能、调理妇科病症等药理作用。可以促进胃肠动力，缓解胃肠痉挛，抑制溃疡；对心肌有兴奋作用，挥发油内服有兴奋心肌、加速回流循环、升压及发汗作用；亦有兴奋大脑皮质、促进呼吸作用；局部涂用可使血管扩张、血液循环加快、缓解复合肌肉痉挛性疼痛作用；可解除结石滞留，增加输尿管平滑肌的扩张和蠕动，最终达到排除结石。

道地药材资源及开发前景

《本草图经》云："乌药，生岭南邑容州及江南，今台州、雷州、衡州亦有之，以天台者为胜。"乌药是一种药食兼用的植物资源，现主产于浙江金华地区，湖南邵东、涟源、邵阳等地，此外湖北、安徽、广东、四川、云南等地亦产，其中以浙江台州市天台县所产量大质优。基于天台乌药所具有的深厚文化底蕴及功能作用，开展天台乌药抗疲劳颗粒的研究，对天台乌药进行深度开发极具价值。乌药用于抗疲劳保健食品开发在国内尚属首例，其产业化会带给人们健康长寿、提高当地农民种植乌药的经济收入及升级企业产品结构。

中医药在治疗非典、新型冠状病毒过程中发挥了不可替代作用，正如国家科研攻关组专家张伯礼院士说，"新型冠状病毒感染是病毒感染和机体免疫状态博弈的结果。中医治疗往往不是着眼于病，而是调动机体自身的抗病能力，在改善临床症状、减少并发症、提高生活质量等方面具有独到优势"，进一步研究和利用乌药的抗病毒、抑菌功效，对于疫病的防治具有重要意义。

芳香健康养殖开发路径　乌药在畜禽、宠物药物方面具有开发潜力。成药中有个叫作"四磨汤"的药物，里面有乌药、槟榔、沉香、党参，此药对气滞的腹胀、喘满、便秘、便稀都有很好的治疗作用。对于幼犬特别是贵宾犬，出现外感风寒咳喘、腹胀食积、大便溏稀的病例往往使用四磨汤去槟榔，加少许焦三仙，配苏叶、生姜。乌药汤加减可治疗牛宿草不转（瘤胃积食、瘤胃食滞）病。用乌药1份、百合3份，水煎灌服，治疗动物胃痉挛效佳。用大承气汤加木香5份，青皮、陈皮各4份，乌药2份，水煎灌服，治疗猫、犬粘连性肠梗阻，疗效也佳。用桂枝茯苓丸配合乌药、当归、制香附、枳壳、娑罗子、白术、郁金、路路通，水煎灌服，对治疗动物不孕症也有效。

6　芳香安神药

190　酸枣仁 suānzǎorén

为鼠李科枣属酸枣 *Ziziphus jujuba* Mill. var. *spinosa*（Bunge）Hu ex H.F.Chou 的干燥成熟种子，常为落叶灌木，别名枣仁、酸枣核、酸枣、山枣、野枣等。

生物学特性、采收与预处理

生长于阳坡或干燥瘠土处，常形成灌木丛。喜温暖干燥气候，耐旱，耐寒，耐碱。适于向阳干燥的山坡、丘陵、山谷、平原及路旁的砂石土壤栽培，不宜在低洼水涝地种植。用种子繁殖和分株繁殖。

采收与预处理　待秋末冬初果实成熟时采收，将果实浸泡一宿，搓去果肉，捞出，用石碾碾碎果核，取出种子，晒干。以粒大、饱满、外皮紫红色为佳。干燥破碎预处理之后，采

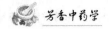

用超临界 CO_2 流体法萃取其挥发性成分。

性味、归经及典籍记载

性味甘、酸、平，无毒，归肝、胆、心、脾经。《神农本草经》载："主心腹寒热，邪结气聚，四肢酸疼，湿痹。"《别录》载："主烦心不得眠，脐上下痛，血转久泄，虚汗烦渴，补中，益肝气，坚筋骨，助阴气，令人肥健。"《本草再新》载："平肝理气，润肺养阴，温中利湿，敛气止汗，益志定呵，聪耳明目。"

挥发性成分

水蒸气蒸馏法提取果肉的得油率为 1.80%，种子的得油率为 10.40%，同时蒸馏－萃取法提取的酸枣仁果肉挥发油的含量为 2.30%，加热回流法提取果肉浸膏的得油率为 2.80%。挥发油主要含有反 –9– 十八碳烯酸甲酯、棕榈酸甲酯等成分。

相关经方、验方

（1）虚劳虚烦、不得眠　酸枣仁 21 g、甘草 50 g、知母 100 g、茯苓 100 g、川芎 100 g，上 5 味以水 8 L，煮酸枣仁得 6 L，纳诸药煮取 3 L，分温 3 服。

（2）骨蒸、心烦不得眠　酸枣仁 100 g，以水 2 大盏半，研滤取汁，以米二合煮作粥，候临熟，入地黄汁一合，更微煮过，不计时候食之。

（3）胆虚睡卧不安、心多惊悸　酸枣仁 50 g，炒熟令香，捣细罗为散，每服 10 g，以竹叶汤调下，不计时候。

现代科研主要成果及其药理作用

酸枣仁挥发油具有调节慢波睡眠，诱导生理性睡眠及抗氧化的功效。

酸枣仁挥发油乳剂（1.4 mL/kg 或 0.35 mL/kg 灌胃给药，每天 2 次，连续 3 d）可使小鼠自主活动减少；乳剂与戊巴比妥钠合用，可协同延长小鼠的睡眠时间，表明酸枣仁挥发油可能是酸枣仁镇静催眠作用的有效成分。

采用酸枣仁挥发油（1.4 ~ 5.6 mL/kg）灌胃给药，测试其睡眠潜伏期和睡眠时间。与对照组比较，酸枣仁挥发油组的睡眠潜伏期缩短、睡眠时间延长（P < 0.01），且随着用药时间延长，酸枣仁组作用更趋明显，说明酸枣仁挥发油对小鼠有直接催眠作用，长期使用未见耐受性。

道地药材资源及开发前景

酸枣仁主要分布于华北、西北及辽宁、山东、江苏、安徽、河南、湖北、四川，此外，内蒙古、甘肃、山西、山东、安徽、江苏等地亦产。

酸枣仁是我国山区丘陵地带常见的灌木，蕴藏量大，可利用形式广，具有较高的综合开发利用价值。近年来对其化学成分的研究比较广泛，但大多数局限在主要化学物质上，对于含量较少的物质尚有待进一步研究。在药理作用上，酸枣仁及枝、叶、根等均具有一定程度的镇静、催眠、抗惊厥、抗焦虑、抗抑郁及对心脑血管作用等，尤以酸枣仁效果最为明显。

在健康中国战略背景下，市场上有关酸枣类的产品供不应求且逐年上涨，酸枣产品越来越受消费者青睐。加强对酸枣进行深层次的加工开发利用，酸枣产业将会具有良好的综合开发利用前景。

芳香健康养殖开发路径　酸枣仁降低热应激环境下雏鸡的体温，降低鸭因外界刺激而造成的能量消耗，促进鸭的生长，提高日增重，改善饲料利用率，降低料重比，降低发病率。

7　芳香温里药

191　吴茱萸 wúzhūyú

为芸香科吴茱萸属吴茱萸 *Euodia rutaecarpa*（Juss.）Benth.、石虎 *Euodia rutaecarpa*（Juss.）Benth var.*officinalis*（Dode）Huang 或疏毛吴茱萸 *Euodia rutaecarpa*（Juss.）Benth.var.*bodinieri*（Dode）Huang 的干燥近成熟果实，常绿灌木，别名毛脉吴茱萸、吴萸、茶辣、辣子、臭辣子、吴椒、臭泡子等。

生物学特性、采收与预处理

喜温暖湿润，喜光，不耐寒，不耐涝，以土层深厚、疏松肥沃、排水良好的砂质壤土和腐殖质壤土栽培为宜。

采收与预处理　8—11 月果实尚未开裂时，剪下果枝，晒干或低温干燥，除去枝、叶、果梗等杂质。破碎预处理后提取其挥发性成分。

性味、归经及典籍记载

性味辛、苦、热，有小毒，归肝、脾、胃、肾经。《神农本草经》载："主温中下气，止痛，咳逆寒热，除湿血痹，逐风邪，开腠理。"《药性论》载："主心腹疾，积冷，心下结气，疰心痛；治霍乱转筋，胃中冷气，吐泻腹痛不可胜忍者；疗遍身顽痹，冷食不消，利大肠拥气。"《本草纲目拾遗》载："杀恶虫毒，牙齿虫匿。"

挥发性成分

水蒸气蒸馏法提取鲜叶得油率为 0.24%，果实的得油率为 0.12% ~ 1.40%，超临界 CO_2 萃取果实的得油率为 1.52% ~ 3.43%。果实所含的挥发油主要成分为罗勒烯、里那醇、β - 榄香烯、β - 石竹烯、β - 松油烯、月桂烯、2,4,6- 辛三烯醛等。GC-MS 检测吴茱萸挥发油的色谱峰超过 100 个，经鉴定主要成分为月桂烯、β - 蒎烯、柠檬烯及罗勒烯，占总成分的78.66%。

相关经方、验方

（1）高血压　吴茱萸研末，每次取 30 ~ 50 g，用醋调敷两足心（最好睡前敷，用布包裹）。轻症敷 1 次，重症敷 2 ~ 3 次。

（2）消化不良　吴萸粉 2.5 ~ 3 g，用食醋 5 ~ 6 mL 调成糊状，加温至 40 ℃左右，摊于2 层方纱布上（约 0.5 cm 厚），将 4 周折起，贴于脐部，用胶布固定。12 h 更换 1 次。

（3）口腔溃疡　吴茱萸捣碎，过筛，取细末加适量好醋调成糊状，涂在纱布上，敷于双侧涌泉穴，24 h 后取下。

现代科研主要成果及其药理作用

吴茱萸挥发油具有镇痛、镇静、抗菌、拮抗 α - 肾上腺素受体、平喘、抗肿瘤、抗病毒等功效。

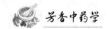

吴茱萸挥发油高剂量组与低剂量组对醋酸所致的小鼠扭体反应均有对抗作用。表明吴茱萸挥发油具有镇痛功效，体现了挥发油药性与功效的相关性。

吴茱萸挥发油对空气中真菌和细菌都有较为明显的抑制作用，抑菌率分别97.86%和99.50%；对大肠杆菌、金黄色葡萄球菌和枯草芽孢杆菌均有抑制效果，但对革兰阴性菌的抑制效果较弱，而对革兰阳性菌的抑制效果较强；采用稀释法测定吴茱萸挥发油对33株临床多重耐药铜绿假单胞菌的MIC，以评价体外抑菌作用，结果表明挥发油1∶2，稀释抑菌率为64%。

吴茱萸挥发油可以增加尿内儿茶酚胺类物质肾上腺素（A）和去甲肾上腺素（NE）的排出量，进一步提示提高寒证大鼠交感神经-肾上腺系统机能，主要是通过兴奋A和NE发挥作用。

道地药材资源及开发前景

主产于贵州、广西、湖南、云南、陕西、浙江、四川等地。贵州铜仁所产的吴茱萸颗粒均匀、色泽绿、香气浓烈、味辛辣，常作为道地药材。

种子的植物油含量高达28%~32%，又含有芳香性成分，可开发肥皂、香皂等产品。吴茱萸外敷可治疗高血压、口腔炎，可开发出口腔喷剂、药物鞋垫、保健鞋等保健产品，其挥发油亦可开发调味料和香料，应用于国防、航空、化工、食品和医药等工业。

芳香健康养殖开发路径　将吴茱萸与其他药物配伍，应用到羊病治疗，可以治疗腹痛、胀气、寄生虫病、口疮病、日射病、便秘与腹泻、肢体外伤感染、翻草病等。此外，吴茱萸汤配合西药可以治疗耕牛慢性腹泻病，而新鲜的吴茱萸可以治疗水牛前胃弛缓。

8　芳香活血化瘀药

192　月季花 yuèjìhuā

为蔷薇科蔷薇属月季 *Rosa chinensis* Jacq. 的干燥花，矮小直立灌木，别名四季花、月月红、胜春等。

生物学特性、采收与预处理

适应性强，耐寒、耐旱，对土壤要求不严格，以肥沃深厚、排水良好之中性偏酸腐殖土（pH 6~6.5）生长较好。喜光，但过于强烈的阳光对花蕾发育不利。喜温暖，气温在22~25 ℃生长开花最为适宜，夏季高温对开花不利。

采收与预处理　夏、秋采收半开放的花朵，晾干，或用微火烘干。将采集的月季花洗净、烘干、破碎，用水蒸气蒸馏法提取挥发油，可在加工前用盐进行预处理。

性味、归经及典籍记载

性微甘、温，无毒，归肝、肾经。《本草纲目》载："活血、消肿、敷毒。"《本草逢源》载："月季花为活血之良药。捣敷肿疡用之。痘疮触犯经月之气而伏陷者，用以加入汤药即起，以其月之开放，不失经行常度，虽云取义，亦活血之力也。"《得配本草》载："敷毒，治痘疮。

触经秒而变色。采子含，痛牙立止。"

挥发性成分

水蒸气蒸馏法提取鲜花得油率约为 0.12%，用 XAD-4 树脂吸附法提取新鲜花头香的得油率为 0.02%，其成分与玫瑰挥发油相似，大部分为萜醇类化合物，主要为牻牛儿醇、橙花醇香茅醇及其葡萄糖苷。

相关经方、验方

（1）月经不调　鲜月季花 15 ~ 21 g，开水泡服连服数次。

（2）经期腹痛　月季花根 50 g，鸡冠花 5 g，益母草 9 g，煎水炖蛋。

（3）无名肿痛　黄酒冲服干月季花粉，也可将月季花嫩叶捣烂敷患处。

现代科研主要成果及其药理作用

药理学证实，月季花的提取物成分具有抗肿瘤、抗真菌、抗病毒、抗氧化、抗衰老、活血调经、解毒消肿之功效。

月季花具有解毒消肿的作用。现代药理研究亦发现，花所含酚类物质没食子酸具有很强的抗真菌作用。槲皮素可明显抑制流感病毒 A1 和 A3 引起的小鼠肺炎，因此说明，槲皮素具有较强的抗病毒作用。

月季花黄色素是一种有效的活性自由基清除剂，它对超氧阴离子自由基、羟自由基有一定的清除效果。月季花色素可显著降低运动产生的自由基，并提高机体内多种抗氧化酶的活性，从而提高小鼠抗脂质过氧化的能力。

花中的没食子酸除具有抗感染、抗突变、抗氧化、抗自由基等多种生物学活性，更重要的是没食子酸具有抗肿瘤作用，可以抑制肥大细胞瘤的转移，从而延长患者的生存期。

花所含黄酮类化合物抗肿瘤作用主要是通过诱导细胞凋亡，促进抗肿瘤细胞增殖，干预细胞信号传导和促进抑癌基因表达等途径来实现。此外，花中含有大量的色素，主要为花青素类，具有较强的抗氧化能力。

道地药材资源及开发前景

中国是月季花的原产地，各地广泛种植，在中国主要分布于河南、湖北、四川和甘肃等省的山区，尤以上海、南京、南阳和北京等市种植最多，其中河南省南阳市是"中国月季之乡"。

月季花入药，内服可治月经不调、痛经、跌打损伤、血瘀肿痛、痔疮、白带等妇科病。外用可治痈肿、痔疮等。花朵色素含量高，安全无毒，稳定性较好，是一种较好的天然色素，可用于食品、化妆品等日用化工产品中。同时，研究报道月季花中黄酮类成分槲皮素在防治糖尿病、心脑血管疾病方面有较好应用，尤其在修复糖尿病引起的血管功能损伤，降低血管通透性，治疗脑血栓、动脉硬化症及心肌梗死等方面应当引起关注，并进行深入、系统地研究。

芳香健康养殖开发路径　月季花可以用于治疗母牛因肾气不足或冲任气血失调引起的后天性不孕症。

9 芳香补益药

193 刺五加 cìwǔjiā

为五加科五加属刺五加 *Acanthopanax senticosus*（Rupr.et Maxim.）Harms 的干燥根和根茎或茎，多年生落叶灌木，别名刺拐棒、老虎镣子、刺木棒等。

生物学特性、采收与预处理

地下根茎发达，对土壤要求不严，多生长在疏松肥沃、富含腐殖质，土层深厚、湿润、微酸性土壤，杂木林下及林缘或林道边。喜温暖、湿润气候，喜肥耐瘠薄性差。抗寒性强，可耐受 −30 ℃以下的低温，适宜在大陆性季风气候地区生长。

采收与预处理　人工栽培的分蘖株要生长 3～4 年后采收，实生苗需要更长的时间才能采收。9 月下旬至 10 月中旬或春季树液流动前采收根、根茎及茎，去掉泥土，晒干。药用叶可在 8 月采摘，干燥后保存。有的地区夏、秋两季挖取根部，洗净，剥取根皮，晒干。根干燥、破碎，备用。

性味、归经及典籍记载

性微甘、微苦、温，归脾、肺、心、肾经。古代本草未见刺五加记载。现代王羽梅主编的《芳香蔬菜》有详细记载。

挥发性成分

水蒸气蒸法馏提取黑龙江张广才岭产刺五加干燥叶得油率为 0.15%；陕西秦岭产刺五加干燥茎得油率为 0.05%。挥发油中共分离和鉴定出了 47 种化学成分，占挥发油的 91.37%。其中主要成分有庚酸（7.05%）、香草醛（6.09%）、反式 – 氧化 – 芳樟醇（6.07%）、邻异丙基甲苯（5.83%）、α – 非兰烯（5.14%）、棕榈酸（5.15%）和 β – 香叶烯（5.07%）。

相关经方、验方

（1）脾肺气虚　刺五加 20 g，每日 1 剂，水煎服。

（2）肾虚腰痛　刺五加、杜仲、桑寄生各 15 g。每日 1 剂，水煎服。

（3）失眠健忘　刺五加、酸枣仁各 15 g，石菖蒲 10 g，每日 1 剂，水煎服。

现代科研主要成果及其药理作用

药理学证实，刺五加挥发油具有抗癫痫、抑菌及祛痰镇咳作用。刺五加及苷类提取物，具有明显的抗疲劳、抗辐射、抗应激、耐缺氧、提高机体对温度变化的适应力、解毒的功效；能增加特异性和非特异性免疫功能；能改善大脑皮层的兴奋、抑制过程，提高脑力劳动效能。

在短柄刺五加挥发油的化学成分中，含量较高的香草醛具有镇静及抗癫痫作用，可用于治疗各种癫痫病，尤其对癫痫小发作效果较好。此外，还可用于多动症、眩晕等。β – 香叶烯具有明显的祛痰和一定的镇咳作用。

体外抗菌试验结果表明，短柄刺五加挥发油对试验所选用供试菌种大肠杆菌、金黄色葡萄球菌、枯草芽孢杆菌、绿脓杆菌、白色念珠菌均有明显的抑制作用，对黑曲霉无抑菌作用。

道地药材资源及开发前景

刺五加是我国东北林区珍贵的山野菜和道地药材，在国内外享有盛誉，市场前景广阔。主要分布于黑龙江、吉林、辽宁和山西等省，以黑龙江张广才岭、小兴安岭和吉林省长白山区、安图、敦化、通化、抚松等为主要产区。朝鲜、日本和俄罗斯也有分布。随着需求量的不断增加，仅靠现有的野生资源已远不能满足社会需要，供需矛盾日趋加剧，致使野生资源遭到了严重破坏，甚至已濒危枯竭，已被列入国家三级保护植物。人工栽培是必由之路。

刺五加是一种补肾益脾、强心健骨、延年益寿之良药，可作为中药及保健品开发，具有良好的社会效益和经济效益。体外抗菌试验结果为短柄刺五加在医药等方面的应用提供了依据。可以看出，短柄刺五加的一些药理作用与挥发油的化学成分有密切的关系，但作用机制目前尚不明确，有待深入研究。

芳香健康养殖开发路径　刺五加可以作为中草药饲料添加剂，具有抗氧化、抗应激、调节免疫功能、改善动物生产性能及胴体品质的作用，是一种良好的抗生素替代物。可减缓断奶仔猪应激，促生长。饲料中不同水平的刺五加提取物添加均可以提高白羽肉鸡的生长性能、屠宰性能。

10　芳香收涩药

194　山茱萸 shānzhūyú

为山茱萸科山茱萸属山茱萸 *Cornus officinalis* Sieb.et Zucc. 的干燥成熟果肉，落叶灌木，别名蜀枣、魃实、鼠矢、鸡足、山萸肉、实枣儿、肉枣、枣皮、药枣等。

生物学特性、采收与预处理

为暖温带阳性树种，生长适温为 20 ~ 30 ℃，超过 35 ℃则生长不良。抗寒性强，可耐短暂的 −18 ℃低温。较耐阴但又喜充足的光照，通常在山坡中下部地段，阴坡、阳坡、谷地及河两岸等地均生长良好，一般分布在海拔 400 ~ 1800 m 的区域，其中 600 ~ 1300 m 比较适宜。自然生长的植株高可达 4 ~ 10 m，花期为 3—4 月，果实成熟期在 9—11 月。宜栽于排水良好，富含有机质、肥沃的砂壤土中。黏土要混入适量河沙，增加排水及透气性能。分株或扦插繁殖。

采收与预处理　因分布的地理纬度不同，品种不同，其成熟期也有差异，大多在霜降到冬至间采收。经霜后采收，不仅药质佳，且出皮率高。洗净、烘干、破碎预处理后，提取挥发油。

性味、归经及典籍记载

性酸、味涩、微温，归肝、肾经。据《神农本草经》载："山茱萸，味酸平，主心下邪气，寒热温中，逐寒湿痹，去三虫，久服轻身，一名蜀枣，生山谷。"《齐民要术》载："井上宜种茱萸，茱萸叶落井中，有此水者无瘟病。"

挥发性成分

用水蒸气蒸馏法得到山茱萸挥发性成分含量为 1.6%，鉴定出其中的 45 种，其中酯类物质 3 种，脂肪烃类物质 20 种，芳香烃类物质 9 种，醇、酚类物质 7 种，酸类物质 2 种，醛类物质 1 种，萜烯类物质 3 种，这些成分的综合作用产生了山茱萸挥发油的特殊香味。主要成分为邻苯二甲酸二异丁酯、邻苯二甲酸二丁酯、邻苯二甲酸二甲酯、氧化芳樟醇、二十碳烯等。

相关经方、验方

（1）命门火衰、腰膝冷痛、小便不利　熟地黄 160 g、山茱萸（制）80 g、牡丹皮 60 g、山药 80 g、茯苓 120 g、泽泻 60 g、肉桂 20 g、附子（制）20 g、牛膝 40 g、车前子 40 g。

（2）崩漏、月经过多、妇女肝肾亏损、冲任不固之崩漏及月经过多　当归身 3 g、熟地黄 9 g、白芍药 2.5 g、川芎 2.5 g、五味子 9 枚、麦门冬 3 g、人参 1.5 g、黄柏 3 g、黄连 1.5 g、知母 0.9 g、杜仲 2.3 g、牛膝 0.9 g（足不软者不用）、苍术 3 g。

（3）脾气虚弱、冲任不固而漏下不止　白术（炒）30 g、生黄芪 18 g、煅龙骨 24 g、煅牡蛎 24 g、山萸肉 24 g、生杭芍 12 g、海螵蛸 12 g、茜草 9 g、棕榈炭 6 g、五倍子 1.5 g。

（4）大汗不止、体虚欲脱、大汗欲脱或久病虚脱　人参 30 g、茯苓 30 g、白术 30 g、天花粉 30 g、远志 10 g、甘草 10 g、黄连 3 g、陈皮 3 g、麦冬 50 g、苏叶 15 g。

现代科研主要成果及其药理作用

山茱萸对于免疫具有双向的调节作用和免疫抑制作用，马钱素成分对免疫反应有双向调节作用，浓度高时有抑制作用；山茱萸总苷可抑制大鼠血浆中前列腺素 E2 的产生，从而抑制其致炎、致痛作用。在小鼠的 RAW264.7 巨噬细胞中，山茱萸水提物通过抑制脂多糖诱发的环氧合酶表达而减少前列腺素 E2 合成及一氧化氮合成，同时还可以抑制核转录因子在细胞核内的水平，山茱萸新苷是一种环烯醚萜苷，可以减弱人脐静脉血管内皮细胞中的肿瘤坏死因子诱导，同时抑制内皮细胞黏附分子的表达水平；山茱萸肉、核的水浸物对金黄色葡萄球菌、痢疾杆菌及某些皮肤真菌有抑制作用，熊果酸是山茱萸肉抑菌的有效成分；山茱萸中总有机酸有抗心律失调作用，其环烯醚萜类物质有抗家兔失血性休克和心源性休克作用。山茱萸的有效成分熊果酸、齐墩果酸、没食子酸均具有抗癌作用，其中齐墩果酸能抑制肿瘤的生成、诱发，以及诱导细胞的分化，能有效地抑制肿瘤的血管生成、肿瘤细胞的侵袭和转移等，以及具有抗艾滋病病毒的作用。同时，体外细胞共培养试验也已证实了山茱萸提取物能有效减轻氧化型低密度脂蛋白及脂多糖引起的肠道上皮屏障的损伤，改善肠道功能、减轻相关心血管疾病的发生。

道地药材资源及开发前景

山茱萸是我国传统珍贵的中药材，全世界共有 9 种，分布于亚、欧、美三大洲，但药用价值较大者仅为我国山茱萸。我国山茱萸主产于河南、浙江、山西、陕西、安徽、四川等地，集中分布于"两山加一岭"，即河南的伏牛山、浙江的天目山、陕西的秦岭，而以河南西峡、浙江临安、陕西丹凤的栽培最为集中。我国的栽培历史悠久，常见的中药类成分中，凡是以六味地黄丸为基础的各类成药都是用山茱萸作为主药。根据中药的成分组成显示：六味地黄丸中山茱萸占整个丸药成分的 16%，知柏地黄丸中山茱萸的成分占整个成分的 13.7%，金匮肾气丸中山茱萸的成分占 14.83%，左归丸中山茱萸的成分占了 10.53%。除此之外，山茱萸还是济阴地黄丸、益明地黄丸的主要成分。

除了有药用价值之外，还有很高的食用价值。新鲜的山茱萸在成熟之后，味道有点酸，酸中带甜，古代山中的人民常常以新鲜的山茱萸果肉作为食物食用。现代，通过用科学的研究方法对山茱萸果肉的营养成分进行研究发现，新鲜的山茱萸果实的营养成分非常丰富，含有丰富的维生素、氨基酸、糖、钙镁等矿物元素及锰、硒等微量元素。因现代科技的发展和人们对健康的追求，山茱萸果实更是被制成了保健酒、饮料、果酱、罐头等多种食品。

树体寿命很长，百年以上树龄仍可以正常结果。一般种植之后 4 ~ 6 年就可以结果，15 年左右进入盛果期，有很高的经济价值，农户亲切地将其称为"山上银行"。

芳香健康养殖开发路径 将山茱萸果核应用于羊的日常饲料中，能够有效提高奶山羊的产奶量，提高羊奶短中链脂肪酸及多不饱和脂肪酸的组成比例，改善乳品质，提高奶山羊养殖的经济效益。山茱萸在畜禽养殖中具有良好的社会、经济价值和应用前景。

11 芳香驱虫杀虫药

195 香桃木 xiāngtáomù

为桃金娘科香桃木属香桃木 *Myrtus communis* Linn. 的干燥叶，多年生常绿灌木，别名桃金娘等。

生物学特性、采收与预处理

多生长于海拔 50 ~ 900 m 的地区，是一种酸碱指示性植物。喜温暖、湿润气候，喜光，亦耐半阴，萌芽力强，耐修剪，病虫害少，适应中性至偏碱性土壤。果实成熟期为 11—12 月上旬。

采收与预处理 初花期后，叶干燥后用于提取挥发性成分，也可在结实期采摘鲜叶用于提取挥发油。提取挥发油时，要在一定温度下用超声波辅助法进行预处理。

性味、归经及典籍记载

性味凉、辛、苦，归肺、肝、大肠经。在希腊人狄奥斯科里迪斯（Dioscorides）所著的《药材医学论》中记载着将叶片放在酒中浸软，所得的液体可以治疗肺脏和膀胱感染。

挥发性成分

得油率为 0.25%，化学成分有顺式柠檬醛（橙花醛）、反式柠檬醛（牻牛儿醛），还有月桂烯成分、柠檬醛。

相关经方、验方

治疗痔疮 6 g 香桃木挥发油加入 30 g 冷霜中，每天涂抹数次。

现代科研主要成果及其药理作用

叶可通过蒸馏法提取挥发油，可用于抗菌、收敛、杀菌、去肠胃胀气、化痰、杀寄生虫等。

香桃木挥发油有显著的净化功效，对肺部异常十分有用，能带来安稳的睡眠。它能抵

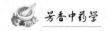

抗潮湿、改善支气管黏膜发炎和鼻窦炎，抑制感染，还能调节生殖泌尿系统、驱逐体外寄生虫。

香桃木挥发油能稳定情绪、镇静激动情绪，可用于治疗咳嗽、消化道、呼吸道等疾病，还具有抗菌、收敛、镇静、止血、滋补等作用。内服可治疗消化道、呼吸道和各种感染疾病等，外用可治疗各种皮肤感染、溃疡等。

道地药材资源及开发前景

香桃木是热带及亚热带地区的传统药用植物，原产于地中海沿岸和西亚，分布于中国台湾、福建、广东、广西、云南、贵州和湖南等热带和亚热带地区，菲律宾、日本、印度、斯里兰卡、马来西亚和印度尼西亚等国也有分布。

花色洁白，浆果黑紫色，叶和果实含桃金娘烯醇，芳香宜人。由于盛花期繁花满树，颇有香味，广泛用于城乡绿化，尤其适于庭园种植。也可作为花境背景树，栽于林缘或向阳的围墙前，形成绿色屏障，还可用于居住小区或道路作树篱或制作大型盆景。

叶片中含有较多的植物多酚类物质，植物多酚是一类天然强还原性物质，在抗氧化和自由基清除方面具有比常用抗氧化剂强的效果，这使其在食品、药物、日化及高分子合成等领域将有广阔的开发前景。

芳香健康养殖开发路径　香桃木多糖具有广泛的生物活性，如抗氧化、抗菌和抗癌活性等。不同剂量的香桃木多糖均能够显著提高 POD 活性和 LZM 含量，抑制小鼠的胸腺、脾脏，以及血清 IL-6、IL-1β、IFN-γ、IL-2、LZM 含量，改善免疫抑制小鼠的免疫功能。

12　芳香抗肿瘤药

196　草珊瑚 cǎoshānhú

为金粟兰科草珊瑚属草珊瑚 *Sarcandra glabra*（Thunb.）Nakai 的干燥全草，常绿亚灌木，别名九节茶、肿节风、大威灵仙、九节风等。

生物学特性、采收与预处理

生长于海拔 400～1500 m 的山坡、沟谷的常绿阔叶林下阴湿处。适宜温暖湿润气候，喜阴凉环境，忌强光直射和高温干燥。喜腐殖质层深厚、疏松肥沃、微酸性的砂壤土，忌贫瘠、板结、易积水的黏重土壤。

采收与预处理　夏、秋季采收，除去杂质，晒干。全草 60 ℃烘干后，破碎预处理。

性味、归经及典籍记载

性平、味苦、辛，有小毒，归肺、心、肝经。"九节茶"之名首见于《生草药性备要》（清），其谓"观音茶味苦劫，性平。煲水饮，退热，其种甚少。叶、梗、似鸡爪兰；子，檬红色。名九节茶"。《陆川本草》中记载九节茶可"接骨，破积，治跌打骨折"。《闽东本草》中写到九节茶"健脾，活血，止渴，消肿胀"。

挥发性成分

根、茎、叶中均含挥发油，主要集中在根和叶内，其中根得油率为 0.62%，茎为 0.05%，叶为 0.47%，主要成分为化合物 A、棕榈酸、乙酸松油酯、喇叭茶萜醇等。

相关经方、验方

（1）跌打损伤　九节茶 30 g、泽兰 30 g、牛大力 30 g、毛麝香 30 g、大驳骨 30 g、徐长卿 40 g、两面针 50 g、山白芷 30 g、宽筋藤 20 g、黑老虎根 30 g、山桂花根 30 g、大叶紫珠 20 g。以上 12 味，粉碎成粗粉，加入白酒 1600 mL，密闭浸渍 10 ~ 15 d，滤过，即得跌打伤科酒。

（2）感冒发热　九节茶 30 g、大青叶 20 g、银花 15 g，水煎 2 次分服。

（3）胃痛　九节茶 25 g，煨水服。

（4）小儿消化不良　九节茶 6 g、山楂 10 g、五谷虫 5 g、山药 10 g，水煎 2 次分服。每日 1 剂，连服 5 ~ 7 日。

现代科研主要成果及其药理作用

现代药理学研究表明，草珊瑚具有抗肿瘤、抗感染消炎、抑制流感病毒、促进骨折愈合及镇痛等多种生物学活性，且具有较好的安全性。

草珊瑚在体内对 S180 实体瘤和肝癌 HepA 腹水瘤均有抑制作用。与阿霉素联合应用对 HCT-8 细胞可产生相加或增强的协同抑制效果。浸膏能增强鼻咽癌细胞的放射敏感性，选择性加强对肿瘤细胞的杀伤作用；水提物可缓解鼻咽癌放化疗所致放射性口干的不良反应，提高患者生存质量。

地道药材资源与开发前景

分布于广东、广西、江苏、浙江、江西、福建、四川、贵州、云南、湖南等省区，朝鲜、日本、越南、马来西亚、印度和斯里兰卡亦有分布。福建省三明市三元区是草珊瑚生长的理想地区，也是野生草珊瑚分布较为丰富的一个中心产区。广东乳源、江西新干地区的草珊瑚种植也颇具规模。

草珊瑚具有抗肿瘤、抗菌、消炎和增强免疫功能等功效，主要用于各种常见炎症性疾病的治疗和癌症的辅助性治疗，已制成针剂、片剂、膜剂、含漱剂、口服液等多种剂型广泛应用于临床。目前，市场上以草珊瑚为主要原料的中成药，例如：清热消炎宁胶囊、肿节风注射液及复方草珊瑚含片等。以草珊瑚为原材料的口腔保健产品，目前有草珊瑚牙膏、草珊瑚口香糖、九节茶香口胶等。此外，草珊瑚有效成分黄酮苷、异嗪皮啶等，不仅具有抗菌消炎、清热解毒、祛风除湿、活血止痛、通经接骨等作用，而且具有抗衰老、防紫外线、防角蛋白的流失、护肤等多重功效。草珊瑚提取物是一种理想的化妆品添加剂，可应用到洗发水、洗面奶、沐浴露、防晒霜等化妆品中。同时，草珊瑚也是复合型绿化材料，具有广阔的园林绿化市场前景。

草珊瑚成分多样，药理作用广泛，具有较好的安全性，长期应用对心、肝、肾、血液、胃肠道等无明显毒性和不良反应，且具有资源丰富，分布广泛，再生力强，可人工种植等优势，在医药、食品和日用化工等方面具有广阔的应用前景。

芳香健康养殖开发路径　草珊瑚的有效成分提取物通过配伍制成注射液能够治疗家禽流行性感冒、仔猪下痢、禽霍乱等多种感染性疾病。套种草珊瑚林下养殖肉鸡不仅能够为肉鸡

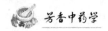

提供良好的生长环境，有效促进肉鸡的生长与鸡肉品质的提高，还对肉鸡的抗病能力有一定的提高。

13 香料植物药

197 岩蔷薇 yánqiángwēi

为半日花科岩蔷薇属岩蔷薇 *Cistus ladanifer* Linn. 干燥花，多年生灌木，别名赖百当等。

生物学特性、采收与预处理

属地中海气候型植物。喜温暖、湿润的气候，适宜发芽温度为 8 ～ 10 ℃，幼苗生长适宜温度为 15 ～ 20 ℃，幼苗不耐低温和干旱。喜光，要求肥沃疏松的酸性或中性的砂质壤土。开花后 40 ～ 45 d 种子成熟，成熟期在 6 月上旬。

采收与预处理 岩蔷薇的香树脂分泌物以夏季较多，采收时以剪刀剪取枝叶，扎捆阴干，用石油醚或苯浸提法提取，可得 3% ～ 7% 的浸膏。原料切成 2 ～ 3 cm 短段，浸提。

性味、归经典籍记载

性凉、味苦、涩，归脾、胃经。据记载，岩蔷薇植物名称是用来纪念公元 13 世纪在西班牙南部消灭伊斯兰教势力并以基督教立国的将军——圣菲尔德三世。

挥发性成分

挥发油通过蒸馏萃取岩蔷薇枝叶，得油率为 0.80%，主要成分有单萜烯 40% ～ 50%（主要为 α – 蒎烯），单萜烯醇 5% ～ 15%（主要为龙脑），酯 5% ～ 15%（主要是乙酸龙脑酯），倍半萜烯 5% ～ 10% 等。

相关经方、验方

（1）暑热胸闷、吐血口渴、呕吐不思饮食 蔷薇花 5 g，煎服。

（2）快速止血、伤口消肿、化瘀 岩蔷薇挥发油 3 mL、蜡菊挥发油 3 mL、薰衣草挥发油 3 mL，混合后直接使用于伤口。

（3）缓解乳腺增生 岩蔷薇挥发油 2 滴、天竺葵挥发油 2 滴、葡萄柚挥发油 2 滴、月见草基础油 10 mL，每天晚上沐浴后，涂抹于胸部，以轻柔的手法从乳房根部向乳头部推按 3 ～ 5 min，以疏通阻塞的乳腺。

现代科研主要成果及其药理作用

岩蔷薇挥发油不仅有杀菌、抗真菌、抗感染、刺激免疫系统、抗痉挛、畅通血管、促进血液循环、迅速止血、皮肤再生、祛疤的作用，还有强大的抗病毒效果；岩蔷薇挥发油是应用广泛的香料，挥发油对细胞增殖有促进作用，可用于抗衰化妆品。

工业上根据不同要求制成岩蔷薇浸膏、香膏、挥发油等形式使用，并且香气持久、定香力强，为重要的天然香料，广泛应用于高档香水、化妆品、烟草等香精中。挥发油主要化学成分为苯甲醛、苯己酮、橙花醇、香叶醇、岩蔷薇醇、丁香酚、龙脑等，能刺激触觉、视觉和听觉，也可以帮助神经稳定与促进平和感。

道地药材资源及开发前景

岩蔷薇原产于地中海沿岸，主产于俄罗斯、乌克兰、西班牙、摩洛哥、希腊、法国等地。中国 20 世纪 50 年代引入栽培，在江苏、浙江等地生长较好。我国华东、中南和山东、河南、四川、云南、贵州、新疆等地均有分布。

岩蔷薇挥发油是浸膏膏香中极重要的成分，有定香效果；其香树脂常用作定香剂、增甜剂和调和剂；树脂净油常用于化妆品中。岩蔷薇花大，株型美丽，常栽培于庭园中供观赏。

198　迷迭香 mídiéxiāng

为唇形科迷迭香属迷迭香 *Rosemarinus officinalis* Linn. 的干燥地上部分，多年生常绿亚灌木，别名海洋之露、艾菊、海露等。

生物学特性、采收与预处理

喜温暖和阳光充足的环境。不耐碱，轻度碱地上生长缓慢，严重时全株发黄干枯死亡，对土壤 pH 的适宜范围比较广，4.5 ~ 8.7 皆可。适宜的生长温度为 9 ~ 30 ℃，抗寒性好，一般气温在 –10 ℃ 以上能正常越冬，低于此温度会受到一定程度的冻害。耐旱，不耐涝，雨水过多的月份苗木发黄落叶，连续梅雨阴天苗木会严重死亡。

采收与预处理　采收下来的叶片和嫩枝置于通风阴凉处，干燥、切段。采收次数可视生长情况，一般每年可采 3 ~ 4 次，每次采收每亩为 250 ~ 350 kg。将叶破碎预处理后，可利用顶空固相微波萃取其挥发性成分。

性味、归经及典籍记载

辛、温、无毒。《本草纲目》载："性平不温。合羌活为丸，烧之，辟蚊蚋。"《本草拾遗》载："主恶气。"《国药的药理学》载："芳香健胃，亢进消化机能。"

挥发性成分

以花、茎和叶为主要利用部位，其中叶含挥发油最多，可采用水蒸气蒸馏法提取，得油率为 0.4% ~ 1%，具有樟脑和清凉香味，主要成分为樟脑、龙脑、邻苯二甲酸二乙己酯等，其他主要化学成分包括 α - 蒎烯（21.67%）、1,8- 桉叶素（20.48%）、香叶醇（7.23%）、马鞭烯酮（6.13%）、龙脑（5.78%）、桃金娘烯醇（4.65%）、芳樟醇（3.78%）、樟脑（3.32%）、α - 松油醇（3.08%）、莰烯（2.74%）、β - 蒎烯（1.77%）、月桂烯（1.60%）、γ - 松油烯（1.21%）、α - 异松油烯（1.16%）、4- 松油醇（1.09%）等。

相关经方、验方

（1）抗疲劳　迷迭香挥发油 3 滴，茉莉挥发油、乳香挥发油各 2 滴，将调制好的挥发油滴入香熏灯中，也可用负离子空气清新器代替，让芳香缓缓释放，用于消除疲劳。

（2）去头屑　迷迭香叶 15 g，用 1 杯开水浸泡 20 min，将头发洗净后，用迷迭香叶水漂洗一遍，不用再清洗，既能除去头屑还能止痒。

现代科研主要成果及其药理作用

迷迭香挥发油中所含的二萜酚类成分能明显地抑制蛋白酶的活性，其中鼠尾草酸的活性最强，对病毒复制有明显的抑制作用，可用于治疗艾滋病等疾病。此外，迷迭香挥发油能有效地缓解由消化不良引起的胃满、气胀，具有促进肠道蠕动、增强食欲、缓解小肠和胆道痉挛、增强肌肉收缩、促进胆汁分泌作用。其挥发油制品多用于沐浴和熏香及皮肤保养和瘦身减肥中，可去汗清爽提神、强心健体、促进新陈代谢和血液循环；具镇静安神作用，对消化不良和胃痛也有疗效，外用还可治疗外伤和关节炎。

迷迭香具有抑菌作用，其对食品常见污染菌有较强的抑制作用，对细菌最低抑菌浓度为 6.25 mg/mL，对酵母及霉菌最低抑菌浓度为 12.5 mg/mL，其抑菌活性 pH 范围为 4 ~ 7，100 ℃以内对热稳定。它还是高档的食物配料，切碎后凉拌或加入菜肴内调味，也可煎煮、烧烤、炖汤、糕点、腌渍、制作酱料等。

迷迭香挥发油具有广谱的抗菌活性。采用滤纸片法和微量肉汤稀释法对迷迭香挥发油的抗菌性能进行研究，结果显示，迷迭香挥发油对表皮葡萄球菌、金黄色葡萄球菌、枯草芽孢杆菌、大肠杆菌、变形杆菌、绿脓杆菌、白色念珠菌和黑曲霉均有较强的抑制作用，其中对绿脓杆菌和黑曲霉的抗菌活性较弱（MIC 值为 1.0%v/v），对其他菌株具有较好的抗菌活性，MIC 值的范围为 0.125% v/v ~ 0.25% v/v。采用平板连续稀释法对迷迭香精油的抗菌性研究结果显示，迷迭香挥发油对大肠杆菌、枯草芽孢杆菌和黑曲霉菌均有一定抑制作用，且抑菌效果与样品中迷迭香挥发油的浓度有一定正相关性。迷迭香挥发油抗菌原理主要在于其对细菌细胞膜的影响。迷迭香挥发油通过改变细菌细胞膜的通透性，使还原糖和蛋白质发生渗透，进而影响细菌细胞的代谢，从而抑制了 DNA 聚合酶的活性，阻止了 DNA 的复制，达到杀灭细菌的目的。迷迭香抗大肠杆菌的原因主要在于其所含有的 1,8- 桉叶素化合物破坏了大肠杆菌的细胞膜；根据迷迭香挥发油提取方法最小抑菌浓度试验，选择对金黄色葡萄球菌、大肠杆菌、绿脓杆菌的抑菌效果较好的亚临界法萃取迷迭香挥发油。根据不同挥发油组合的最小抑菌浓度和抑菌圈直径试验，复配对于金黄色葡萄球菌、链球菌、大肠杆菌、沙门氏菌的抑菌效果最好挥发油（主要成分为迷迭香挥发油 6%、肉桂挥发油 3%、牛至挥发油 1%）。

道地药材资源及开发前景

栽培历史悠久，现在欧洲大部及北美地区均有种植。据记载，在北魏时期迷迭香就已传入中国，但中国多在园圃中栽培，只是近年来才进行大规模商业栽培。目前在云南、贵州、广西、海南、福建、新疆等省区均有种植，并以华南地区及中国台湾地区最为普遍，现全国各地均有栽培，贵州省种植面积较大。

迷迭香资源的综合利用，既可提高资源利用效率、降低生产成本、充分发挥各自功效，又可减少废弃物对环境的影响，是一条绿色低碳利用的途径。

目前，对其研究主要集中在食用、工业用和药用等方面。国内应开展迷迭香清除自由基、抗抑郁、抗多发性肿瘤、抗艾滋病、护肝等药用方面活性成分的筛选、提取工艺和作用机制等方面的研究，在此基础上研发出新型抗氧化剂和新型医药来用于食品生产和临床，以期在食品、化工、医药的开发利用上取得新进展。迷迭香挥发油有特殊香气，应该开展作为香味添加剂在化妆品、保健品、饮料上的应用研究。迷迭香具有多种功能，将来可开发复合型的迷迭香产品。

芳香健康养殖开发路径 迷迭香挥发油复配后进行包被，在断奶仔猪不同阶段日粮中添加不同水平复合挥发油，结果发现复合挥发油添加组与对照组日增重和料重比之间差异不显著，但添加组腹泻率相对对照组下降趋势明显。为进一步验证复合挥发油对仔猪血清抗氧化能力和养分表观消化率影响。选用 64 头初重为 7.8 kg 左右的 28 日龄健康的断奶仔猪，随机分 2 组，每组 4 个重复，每个重复 8 头猪（公母各占半）；每吨断奶仔猪饲料中添加 0.2 kg 包被复合挥发油，与对照组相比复合挥发油组可显著提高中性洗涤纤维消化率，提高血清谷胱甘肽过氧化物酶活性、超氧化物歧化酶活性。

迷迭香酸作为潜在的天然原料，开发适合家禽、家畜、水产品的新型功能性饲料添加剂，具有增强动物抗氧化抗应激能力，改善肉品质，优化肠道菌群，减少 V_E 使用，促进动物生长，提高饲料转化率，增强动物机体免疫功能，降低仔猪死亡率和腹泻率，提高仔猪生长性能，靶向释放挥发油，减少肠道炎症标志物，维护黏膜的完整性，改善肠道菌群，可代替或降低抗生素的应用。依据实证结果，仔猪发生细菌性腹泻时，建议仔猪每日每头使用 0.5 g 复合挥发油，母猪每日每头使用 1 ~ 2 g 复合挥发油直到情况稳定。

199　柠檬马鞭草 níngméngmǎbiāncǎo

为马鞭草科马鞭草属柠檬马鞭草 *Aloysia citriodora* Ortega ex Pers. 干燥叶或茎，落叶亚灌木，别名柠檬过江藤、三叶防臭木、柠檬棘枝、橙香木、香水木等。

生物学特性、采收与预处理

喜温暖、湿润、阳光充足，环境耐热耐寒，秦岭以南可露天越冬，霜后落叶，无霜地常绿。浇水原则见干见湿，忌积水。喜温暖湿润的热带、亚热带气候，年平均气温约 20 ℃，年降水量 1200 ~ 2000 mm。要求土壤为深厚、疏松、肥沃的砂质土壤。花期为 6—8 月。有浓烈的柠檬香气。扦插或播种繁殖。

采收与预处理　春夏植株生长旺盛时，采收新鲜叶片、嫩枝梢及花序，晾干。将叶和茎分开，切段预处理，用水蒸气蒸馏提取挥发性成分。

性味、归经及典籍记载

性凉，味苦。高等教育出版社出版的《香料植物资源学》中有介绍。

挥发性成分

提取叶和茎的挥发油，得油率为 0.1% ~ 0.7%，主要化学成分以环烯烃和烯醛类化合物为主，它们约占挥发油化合物组成的 60%，其中柠檬醛为 47.59%（顺式和反式之和）、芋烯 8.85% 及芳姜黄烯 5.87%。

相关经方、验方

（1）伤风感冒、流感　鲜柠檬马鞭草 75 g、羌活 25 g、青蒿 50 g，上药煎汤 2 小碗，1 日 2 次分服，连服 2 ~ 3 d。咽痛加鲜桔梗 25 g。

（2）鼓胀烦渴、身干黑瘦　柠檬马鞭草细锉、曝干，勿见火，以酒或水同煮，至味出，去滓，温服。

（3）痢疾　柠檬马鞭草 100 g、土牛膝 25 g，将两药洗净，水煎服，每天 1 剂，一般服 2 ~ 5 剂。

现代科研主要成果及其药理研究

柠檬马鞭草具有解毒、消炎、退热、利尿，可提神、镇静、消除恶心感，并可促进消化的作用。有助于刺激肝功能，强化神经系统，减缓静脉曲张、腿部水肿，且有强化肝脏的代

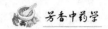

谢功能，并具有松弛神经、帮助消化及改善胀气的功效，可治偏头痛亦能调节经期不适，达到养生防老之效，和玫瑰花搭配有肠胃净化及瘦身减脂功能。

道地药材资源及开发前景

原产于中南美，生于热带，17世纪由西班牙探险家移植到欧洲的温暖地带。在我国陕西南部有少量引种。随着该植物传入欧洲，地中海沿岸国家逐渐形成了柠檬马鞭草泡茶喝的习惯，认为它有促进消化，减少胃肠胀气，镇静松弛神经等作用，由此得到了"花草茶女王"的美誉。在欧洲，除了泡茶之外，柠檬马鞭草还是烹饪中的常用食材。

柠檬马鞭草具有很高的药用价值，特别是针对焦虑和压力所引起的消化系统问题，如该品能控制胃部痉挛及绞痛，克服反胃和胀气，并能刺激食欲，促进胆汁分泌。叶子可治疗支气管炎、鼻塞、喉咙痛、消化不良等，对解除酒精中毒或酒瘾也有帮助。也应用于食品、茶饮料及化妆品、保健品中。此外，又因其叶色靓丽、叶型美观、气味芬芳，也可作为庭园香化、净化空气的绿化用材料。

芳香健康养殖开发路径　柠檬马鞭草挥发油的复合涂膜可以保护蛋白质，在冰温贮藏期间免于变性和结构的变化，提高大菱鲆的品质。实践证明，柠檬马鞭草具有开发兽药潜力。

第16章

乔木与小乔木芳香植物药

1 芳香解表药

200 黄荆 huángjīng

为马鞭草科牡荆属黄荆 *Vitex negundo* Linn. 的果实（黄荆子）及根、茎、叶，直立灌木或小乔木，别名杜荆、布荆子、黄荆子、荆条、五指风、五指柑等。

生物学特性、采收与预处理

喜光、耐干旱、耐瘠薄土壤和耐寒，萌芽能力强，适应性强，耐修剪，是北方低山干旱阳坡最常见的灌丛优势种，多用来绿化荒山。

采收与预处理　四季可采，以夏秋采收为好，根、茎洗净切段晒干，叶、果阴干备用，叶亦可鲜用。需要破碎预处理后，再进行提取挥发性成分。

性味、归经及典籍记载

性味辛、苦、温，归肺、胃、肝经。《玉环志》载："山黄荆，叶似枫而有杈，结黑子如胡椒而尖，可屑粉煮食。又水荆树似藜，结黑子如豆，不可食。剪其枝可以接梨。入药用山荆。"

挥发性成分

水蒸气蒸馏新鲜叶片的得油率为 0.30%，阴干叶的得油率为 0.35%，枝叶的得油率为 0.50% ~ 0.70%，干燥果实的得油率为 1.65%。

挥发性成分主要有烯类、醇类、酮类、酯类、香豆素类、甾类及二萜类等，其中成分有正癸醇（71.22%）、2,5,5,8a– 四甲基 – 八氢 –2 h– 苯并吡喃（4.96%）、β – 石竹烯（2.29%）、环己烯（1.86%）、蛇床子素（1.77%）、4– 羟基 –4– 甲基 –2– 戊酮（1.61%）、9–（3– 丁烯基）蒽（1.11%）、17,21– 二羟基 –3，20– 孕甾二醇（0.59%）、β – 甲基紫罗兰酮（0.49%）、氧化石竹烯（0.48%）、桉叶油素（0.42%）、三十六烷（0.42%）、亚麻酸甘油酯（0.42%）等。

相关经方、验方

（1）哮喘　黄荆子 10 g，研粉加白糖适量，1 日 2 次，水冲服。

（2）胃溃疡、慢性胃炎　黄荆干果 50 g，煎服或研末吞服。

（3）膈食吞酸或便秘　黄荆果实 25 g，水煎或开水泡服，早晚各服 1 次。

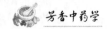

现代科研主要成果及其药理作用

具有增强免疫、解热镇痛、抑菌、抗肿瘤、抗氧化等多种药理作用，其果实苦、辛、温，可以止咳平喘、理气止痛，用于咳嗽哮喘、胃痛、消化不良、肠炎、痢疾等病的治疗。

黄荆子提取物乙酸乙酯部位还能显著抑制乳腺癌 MCF-7 细胞增殖，并呈剂量依赖性。黄荆子的抗氧化作用主要源自作为食品添加剂的研究，其经石油醚脱脂，甲醇提取，通过考察对猪油的抗氧化作用实验，表明黄荆子提取物具有明显的抗氧化作用。

木脂素类化合物是近几年研究较多的一类化合物，文献表明含二氢芳基萘母核的木脂素类化合物表现出较强的抗肿瘤作用。VBE-1 其对乳腺癌 MCF-7ZR-75-1 细胞株的 IC50 分别为 3.2 和 2.1 μmol/L 表现出较强抗肿瘤活性，并对人卵巢癌、宫颈癌及肝癌等细胞增殖有较好的抑制活性。

道地药材资源及开发前景

广泛分布于山东、河南、陕西、山西、长江流域及南部各省区，野生植物资源十分丰富。

目前，临床上常用黄荆提取物来治疗慢性气管炎、疟疾、感冒和脚癣等，农村还用其叶作为农药使用，如灭蚊灭蛆等，也有些地方用其花、茎、叶、果实代茶叶消暑度夏，止渴、利尿及利气。在市场上有企业用黄荆子做枕头，具有舒筋活血，祛风除湿，清热解暑，防高血压，颈椎增生，肩周炎，抗疲劳，改善睡眠等功效。

芳香健康养殖开发路径　黄荆在畜牧业的应用由来已久，《兽医本草》中记载其能壮膘，治家畜气胀、伤风感冒、中暑、肠黄、呼吸道感染、创伤、猪传染性胃炎、关节肿胀、感冒等疾病。黄荆作为饲料添加剂主要有增重、增加免疫力及降低死亡率等效果。粗蛋白含量相当于中稻和白玉米的含量，粗脂肪含量高，炒至黄熟后磨粉配料，适口性能良好。在雏鸡养殖上使用可增强雏鸡抗病力，在育肥猪养殖上使用可提高育肥猪日增重，且黄荆可作为无抗添加剂生产无公害猪肉。

201　辛夷 xīnyí

为木兰科木兰属望春花 *Magnolia biondii* Pamp.、玉兰 *Magnolia denudata* Desr. 或武当玉兰 *Magnolia sprengeri* Pamp. 的干燥花蕾，落叶乔木，别名辛矧、侯桃、房木、辛雉、迎春、木笔花、毛辛夷、姜朴花等。

生物学特性、采收与预处理

喜光，不耐阴，较耐寒，忌黏质土壤，不耐盐碱。肉质根，忌水湿。根系发达，萌蘖力强。

采收与预处理　1—3月采摘，齐花梗处剪下未开放的花蕾，除去杂质，白天置阳光下曝晒，晚上堆成垛发汗，使里外干湿一致。晒至 5 成干时，堆放 1～2 d，再晒至全干。如遇雨天，可烘干。50 ℃鼓风干燥箱中干燥数小时后，进行破碎预处理。

性味、归经及典籍记载

性味辛、温，归肺、胃经。《神农本草经》载："主五脏身体寒热风，头脑痛。"《本草经疏》载："辛夷，主五脏身体寒热，风头脑痛，面黑干，解肌，通鼻塞涕出。"《本草纲目》载："肺开窍于鼻，而助胃中清阳上行通于天，所以能温中治头面目鼻之病。"

挥发性成分

辛夷花得油率为 2.1%～2.7%，其成分中含有芳樟醇、龙脑、樟脑、桃金娘醇、香茅醇、α-蒎烯等。挥发油具有抗感染、抗过敏等作用。

玉兰花得油率为 0.2%～0.3%，其中主要成分为柠檬醛、丁香油酸等；花蕾和花分别含挥发油为 0.29%～0.67% 和 0.08%～0.09%，其中主要成分是 1,8-桉叶素；树皮挥发油主要成分是 1,8-桉叶素，右旋的 4-松油醇和左旋的 α-松油醇，还含生物碱柳叶木兰碱和木兰箭毒碱。

相关经方、验方

（1）头痛　辛夷 9 g、川芎 30 g、细辛 3 g、当归 30 g、蔓荆子 6 g，煎汤服用。

（2）上呼吸道感染　苍耳子 9 g、白芷 9 g、辛夷花 10 g、荆芥 10 g、薄荷 5 g、桔梗 8 g、生甘草 6 g，煎汤服用。

（3）慢性鼻炎　苍耳子 10 g、辛夷花 10 g、荆芥 10 g、黄芩 10 g、桔梗 10 g、薄荷 6 g、白芷 6 g、甘草 4.5 g，煎汤服用。

（4）急性鼻炎　玉兰花浸酒过滤后，浓缩成稠状浸膏，以棉条浸透塞入鼻腔，对急性鼻炎有疗效。

（5）感冒、头痛　干花 10 g，加少许茶叶，开水冲泡后饮用，有疗效。

（6）鼻渊头痛　玉兰花 15 g、苍耳子 15 g、白芷 30 g、薄荷叶 6 g，共研粉末，每次 6 g，用茶清调之于饭后服。

（7）萎缩性鼻炎　玉兰花 15 g、金银花 15 g、玫瑰花 10 g、菊花 10 g，水煎服。

现代科研主要成果及其药理作用

近年的实验研究发现，辛夷具有抗感染、抗过敏、抗菌等生物活性。主要药理活性成分为木脂素和新木脂素等。

挥发油对磷酸组织胺（HA）和氯乙酰胆碱（Ach）所致豚鼠离体回肠收缩及卵白蛋白（OA）引起的致敏豚鼠离体回肠和大鼠肥大细胞脱颗粒均有较好的抑制作用，说明其具有较强的抗过敏作用。有研究表明，挥发油能够明显抑制实验性哮喘豚鼠气道浸润 Eos 细胞数，减轻哮喘气道的炎症反应，对金黄色葡萄球菌、单增李斯特氏菌、大肠杆菌、鼠伤寒沙门氏菌也均有抑制作用，其中对革兰阴性菌的抑制效果较好。此外，挥发油具有一定的抗氧化活性、明显的镇痛作用及对酒精性肝损伤的保护作用。

玉兰挥发油成分能直接对抗慢反物质对肺泡的收缩，还能拮抗组织胺和乙酰胆碱诱发的回肠过敏性收缩和过敏性哮喘。有抗组织胺、抗感染、抗过敏、镇痛、降压、中枢抑制、抗病原微生物、抗细胞黏附、抗血小板活化因子的作用，还有降低血压，兴奋子宫，抑制多种致病性真菌，对横纹肌有乙酰胆碱样作用。

玉兰挥发油还具有一定的抗焦虑特性，可直接影响中枢神经系统，可镇定及松弛神经，消除紧张不安及心悸。对于老年阿尔茨海默病有医治作用，任何其他与认知能力有关的疾病，患者都可以使用挥发油，在记忆方面有助于增加大脑活动，有助于改善任何认知障碍患者的记忆。

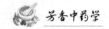

道地药材资源及开发前景

玉兰原产于中国江苏、安徽、浙江、湖南等地，主要分布于河南、湖北、陕西及四川等省份，以人工栽培为主，少有野生种，在北京及以南地区广为栽培，是我国有名的观赏树种，有2500多年的栽培历史。在我国长江以南地区和越南、泰国等热带或亚热带的地方均可种植，兼作观赏和药材，适合大面积推广。还可加工制作小吃，也可泡茶饮用。由于我国和国外种植面积不大，但是销路很广，因此，可以断定未来市场前景广阔。

作为一种较常用中药，目前药理作用方面研究相对较多，临床上应用也较广泛。治疗鼻部炎症效果较好，是中医治疗鼻疾之要药。除供中医临床配方使用外，还作为生产系列提取物和高级香料的原料，在药品、食品加工、高档卷烟、化妆品、日用化工等方面应用广泛。挥发油加入香烟里，可明显改善和修饰卷烟香气，降低烟气的粗糙度，减轻刺激性，去除杂气。在食品加工方面其可作为改善风味的香料，将其加工成花茶、花酒等含香味的保健食品，拓宽了在保健食品方面的应用。

芳香健康养殖开发路径　辛夷具有散风寒、通鼻窍功效，可治马、牛、羊、猪等风寒鼻塞。以辛夷花苞干燥粉末的水、醇提取物对麻醉动物如狗、猫、兔、大鼠等进行肌内注射，均有降压作用，浸剂或煎剂对动物有局部麻醉作用。

202　桑叶 sāngyè

为桑科桑属桑 *Morus alba* Linn. 的干燥叶，落叶灌木或小乔木，别名铁扇子、蚕叶等。

生物学特性、采收与预处理

桑为直根系植物，喜光树种。发芽期需15～20 d，经过脱苞、燕口、开叶3个阶段。气温升高到20 ℃左右，新叶新梢生长加速，5—6月均为桑树的旺盛生长期，水肥充足的情况下2～4 d长1片新叶。中秋以后随着气温的下降，生长变得缓慢。对土壤、气候的适应性很强，在 –40～40 ℃的气温范围和pH 4.5～9.0的土壤条件下都能正常生长。

采收与预处理　10—11月霜降后，采收经霜之叶，除去细枝及杂质，晒干。置鼓风干燥烘箱，45 ℃烘干至恒重，并进行破碎预处理。

性味、归经及典籍记载

性味苦、甘、微寒，归肺、肝经。桑叶始载于《神农本草经》，列为中品。《本草纲目》载："桑有数种，有白桑，叶大如掌而厚；鸡桑，叶花而薄；子桑，先棍而后叶；山桑，叶尖而长。以子种者，不若压条而分者。桑生黄衣，谓之金桑，其木必将搞矣。"

挥发性成分

叶得油率为1%左右，其中含有大量不饱和的醇和酸，多种脂肪酸，烷烃和芳香族，杂环类化物等。

相关经方、验方

（1）火烧及汤烫疮　经霜桑叶，焙干、烧存性，为细末，香油调敷或干敷。

（2）头目眩晕　桑叶15 g、菊花15 g、枸杞子15 g、决明子10 g，水煎代茶饮。

现代科研主要成果及其药理作用

叶中氨基酸含量极为丰富，对维持机体正常免疫及营养物质代谢等生理功能具有重要的意义，同时也可提高机体受到应激刺激时的抗氧化能力。

叶乙醇提取物具有抑制神经母细胞瘤干细胞的特性及调节神经母细胞瘤干细胞分化途径，其可以控制神经母细胞瘤细胞的生长，对神经母细胞瘤的治疗起化学预防作用。叶的有机萃取提取物抑制肝癌 HepG2 细胞的生长，通过诱导细胞周期停滞在 G2/M 期，抑制 DNA 拓扑异构酶 II α 表达，并通过半胱氨酸蛋白酶激活诱导细胞凋亡，从而产生抗癌作用。

道地药材资源及开发前景

全世界有 15 个种和变种，我国有 12 个，占世界的 4/5，是全球桑种资源最丰富的国家。目前，我国大面积规模化栽培主要集中在江苏、浙江、四川、重庆、广东、广西、云南、山东等蚕桑发达地区，全国现有桑园面积约 80 万 hm^2。

在食品应用方面，由于桑叶具有丰富的营养价值特性，早在 1992 年已被我国卫健委列为药食两用的植物，桑叶相关食品也不断被开发，包括普通食品、保健食品、调味品，如桑叶茶、桑叶饼干、桑叶火腿、桑叶泥等。在医药方面，叶可用于某些药用制剂，如桑树提取物注射液、胶囊剂、口服液制剂、片剂、咀嚼片等。桑多糖是桑叶的有效成分之一，目前已作为极少甚至无不良反应的药物用于治疗糖尿病、高血压和高血脂症等病。

芳香健康养殖开发路径　干桑叶中粗蛋白质含量达 23%，含有多糖类、生物碱、黄酮类、植物甾醇、γ - 氨基丁酸、1- 脱氧野尻霉素等多种天然活性物质。且所含氨基酸种类多、含量高且营养均衡，因此是优质的蛋白饲料资源。桑叶粉在保育猪上使用可以提高保育猪生长性能和抗腹泻能力，桑叶发酵饲料在肥育猪上可有效改善猪肉品质。桑叶水提物提高生长猪血液中免疫球蛋白水平，增强机体免疫力，同时在一定程度上提高肠道菌群物种丰富度和养分的表观消化率。桑叶提取物在矮脚黄鸡养殖上使用可有效提高矮脚黄鸡生长性能和肉品质。桑叶黄酮类化合物可增强动物抗氧化能力，降低血脂。桑叶中的特征生物碱 1- 脱氧野尻霉素可抑制糖苷酶活性，降低血糖。

203　青果 qīngguǒ（附　西青果）

为橄榄科橄榄属橄榄 *Canarium album* Raeusch. 的干燥成熟果实，常绿乔木，别名青果、白榄、甘榄等。

生物学特性、采收与预处理

喜温暖，生长期需适当高温才能生长旺盛，结果良好，年平均气温在 20 ℃以上，冬季无严霜冻害地区最适其生长。冬天可忍受短时间的零下 3 ℃的低温，但温度下降到零下 4 ℃以下时就会发生严重冻害。降雨量在 1200 ~ 1400 mm 的地区可正常生长。对土壤适应性较广，江河沿岸，丘陵山地，红黄壤、石砾土均可栽培，只要土层深厚，排水良好都可生长良好。

采收与预处理　一般在秋季 10 月成熟采收，但是不同的品种和地区，可能成熟的时间会略有不同，要根据实际情况来确定。成熟后采摘、洗净、晒干，用时打碎。药用青果为干品，分为野生和种植两种。将青果晾干、破碎预处理后，提取挥发油。

性味、归经及典籍记载

性味甘、酸、平，归肺、胃经。《本草纲目》记载，青果具有清热利咽、生津解毒之功效，

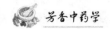

用于咽喉肿痛、咳嗽、烦渴、鱼蟹中毒等。《饮片新参》载："治阴虚白喉，杀虫生津。"

挥发性成分

果实中含有挥发油，得油率为 0.02% ~ 0.1%，主要成分为单萜、倍半萜、长链脂肪化合物、烃及一些芳香类成分。

相关经方、验方

（1）寒性哮喘、过敏性哮喘　野冬青果 20 粒（约 5 g），研末，肉汤送服，日服 3 次。或用 50 g 炖肉分 6 次服，日服 3 次。无果时用茎、叶 5 g，研末，用无盐肉汤送服或水煎服。

（2）哮喘、肺结核　野冬青果晒干，研成药粉 50 g，炖猪肉 500 g，不放盐，分 12 次服，日服 3 次；亦可用药粉 2 分，开水吞服，1 日 3 次。

（3）肺炎、喉炎、扁桃体炎　藏青果配薄荷、蛇莓、白芍、甘草、丹皮、川贝等适量，水煎服。

现代科研主要成果及其药理作用

青果中含有挥发油性、多酚类、三萜类、黄酮类、香豆素类、蛋白质、脂肪、糖类，以及有机酸类、微量元素等多种成分。研究发现青果对所试菌株有较为明显的抑制作用，且黄酮类物质及没食子酸可能是其抑菌防腐的主要成分。

没食子酸、东莨菪内酯和滨蒿内酯为青果主要清热利咽的化学组分，具有清热利咽的功效。东莨菪内酯可退热祛暑，滨蒿内酯具消炎止痛作用，均与青果清热利咽的传统功效相关。青果总黄酮对炎症早期血管通透性增加和水肿有明显的抑制作用，这为临床应用青果总黄酮治疗急性咽喉肿痛等提供了实验依据。

没食子酸是橄榄果实中抗乙肝病毒的有效成分之一，没食子酸中的鞣花酸已被证明可以通过改善肠道黏膜屏障和调节肠道有益菌定植缓解氧化应激引起的肠道和肝脏功能损伤。体外实验中，鞣花酸也被报道可以降低肠道上皮细胞炎症损伤，改善细胞活性。另有研究发现，青果中的化学成分，如穗花杉双黄铜、山奈酚、熊果酸、齐墩果酸、槲皮素等具有抗艾滋病毒的活性。因此，对青果中抗病毒有效成分的分离、鉴定等方面的研究是下一步研究工作重点。

道地药材资源及开发前景

生于低海拔的杂木林中，多为栽培，主产于福建、四川、广东、云南、广西等省区，其中四川省合江县是青果的主要产地。青果是果中之珍品，是一种药食兼用的植物原料。果肉食之能开胃健脾、生津液、止烦渴、防白喉、治喉痛、解酒毒、化积食，能软化卡喉胃的鱼骨刺；果核能治胃痛、冻疮，果核内的三穴白色果仁能治口唇干裂，青果枝叶煎汤能治漆疮；青果树叶喂饲动物，发现青果树叶有轻微的雌激素样作用。

青果作为橄榄树的果实，可以做成各种食品，比如青果果脯、青果茶等。橄榄树也是很好的防风树种及行道树。木材可造船、做枕木、制家具、农具及建筑用材等。果可生食或渍制、药用，果核可供雕刻兼药用，治鱼骨鲠喉有效。种仁可食，亦可榨植物油，油用于制肥皂或润滑油等。现代研究发现，青果具有抗皱抗衰、美白祛斑等作用。市面上也被制成面膜、水乳霜等产品。同时，它的资源丰富，且使用安全，它的药品、食品、用品等方面开发研究前景十分乐观。

芳香健康养殖开发路径　橄榄油为橄榄树的成熟果实提炼的脂肪油，在兽药中可以作为药用辅料、溶剂和分散剂。

附　西青果 xīqīngguǒ

为使君子科诃子属西青果 *Terminalia chebula* Retz. 干燥幼果，多年生常绿乔木，别名藏青果、西藏橄榄等。性味苦、酸、涩、平，归肺、大肠经，具有清热生津、解毒之功效。《饮片新参》记载："治阴虚白喉，杀虫生津。"《高原中草药治疗手册》亦有记载："清热生津，解毒涩肠。治肺炎，痢疾，阴虚白喉。解乌头毒。"

西青果含挥发油及脂肪油，脂肪油得油率约为 10.8%。用 SFE-CO$_2$ 法从西青果中萃取出的脂肪油经皂化和甲酯化后进行 GC-MS 分析，从中鉴定了 12 个脂肪酸成分，其中棕榈酸含量最高，占 35.43%，其次为亚油酸、油酸，分别为 23.69%、19.00%。关于西青果挥发油的成分、含量及药效研究鲜有报道。西青果含脂肪酸、鞣质、原诃子酸、没食子酸、氨基酸、番泻苷、维生素和分子硫等。其中鞣质含量为 20% ~ 40%。此外西青果中富含 K、Mg、Ca、P 等宏量元素及 Fe、Zn、Mn、Cu 等微量元素。

西青果属药食两用果类，原产印度、缅甸等处。目前我国主产于云南永德，广东、广西等地亦有栽培。西青果在临床中常用于治疗风热感冒引起的咽喉肿痛、咽炎等症状。药理研究表明具有清除·OH 及抗 DNA 氧化损伤功效。目前，西青果主要作为多种中成药原料及工业原料。西青果为使君子科植物诃子 *Terminalia chebula* Retz. 的干燥幼果，而其干燥成熟果实为诃子。诃子具有抗氧化、杀菌、抗肿瘤、强心、治疗冠心病、抗动脉粥样硬化、止泻、解痉等多种药理作用，是传统的中药良药。同时，诃子对各种癌症有一定的治疗作用，中药复方还有促进生育的作用，对艾滋病毒有抑制作用，药用价值非常高。此外，诃子还是民间传统的保健食物资源，被广泛用于食品加工，其中，诃子果脯、诃子保健饮料等产品深受消费者喜爱。

在畜禽养殖方面，西青果对动物皮肤癣菌病趾间毛癣菌具有抑制作用。

204　牡荆 mǔjīng

为马鞭草科牡荆属牡荆 *Vitex negundo* Linn.var.*cannabifolia*（Sieb.et Zucc.）Hand.–Mazz. 的新鲜叶，落叶灌木或小乔木，别名五指柑、蚊子柴、黄荆柴等。

生物学特性、采收与预处理

为低海拔山地植物，多生长海拔 1000 m 以下。喜温，在年平均气温 7 ~ 16 ℃条件下生长良好。牡荆是阳性树种，喜阳光充足，不耐遮阳，一般生长在山地阳坡、林边石缝间，常形成灌木丛，或与酸枣等混生为群落，或在盐碱沙漠地与蒿类自然混生。耐严寒、耐干旱、耐盐碱，也耐瘠薄的土壤，能在干旱、贫瘠的砂石山坡生长，但在深厚、肥沃、湿润的土壤上生长会更快更好。人工繁殖可用播种、扦插、压条、分株繁殖等方法。

采收与预处理　叶需在夏、秋季最茂盛时采收，除去茎枝，鲜用或稍晾干后置阴凉处贮藏，供提取牡荆挥发油或牡荆叶挥发油。5 月开花，结子期长，7—10 月均有子可采。牡荆子一般于 8—9 月间待果实成熟时采收，晒干后，飏去灰屑杂质，存于干燥处。牡荆叶磨成粉末状，再用乙酸乙酯、酸性乙醇（PH 1.33）、70% 乙醇、丙酮等 4 种溶剂进行超声微波萃

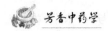

取挥发油。

性味、归经及典籍记载

性平、温，无毒，归肺、大肠经。牡荆在《本草纲目》中有"治心痛"的记载。《名医别录》记载牡荆子"味苦，温"，牡荆叶"主久痢，霍乱转筋，血淋、下部疮，脚气肿满"。《福建中草药》载："祛风解表，调气和胃。"

挥发性成分

叶、茎、花、种子都含有挥发油。鲜叶挥发性成分得油率为 0.10%，牡荆子挥发性成分得油率为 0.05%。牡荆叶、茎、花的挥发油中都含有丁香烯（β-石竹烯）和 β-桉醇，叶挥发油另含 α-蒎烯、香桧烯、对聚伞花烃、桉叶油精、乙酸龙脑酯、环氧丁香烯、苧烯、丁香酚及氧化丁香烯等。有资料称，牡荆子挥发油的主要成分为丁香酸、香草酸、牡荆木脂素及棕榈酸、硬脂酸、油酸和亚油酸等。

相关经方、验方

（1）风寒感冒　鲜牡荆叶 40 g，或加紫苏鲜叶 20 g，水煎服。

（2）预防中暑　牡荆干嫩叶 10 ~ 15 g，加清水煎制，煎好以后取出药液代茶饮用。

（3）胃痛　鲜牡荆叶 20 片，放口中，慢慢嚼碎，把嚼出的汁液咽下。

现代科研主要成果及其药理作用

叶具有祛风解表、止咳平喘、除湿杀虫，止痛除菌等作用，主治伤风感冒、咳嗽哮喘、胃痛、腹痛、暑湿泻痢、脚气肿胀、风疹瘙痒、脚癣、乳痈肿痛和蛇虫咬伤等。种子可化湿祛痰、止咳平喘、理气止痛，主治咳嗽气喘、胃痛、泄泻、痢疾、疝气痛、脚气肿胀、白带、白浊等。茎可治感冒、疮肿、牙痛。根可祛风利湿，主治感冒头痛、疟疾、关节风湿痛等。牡荆沥：除风热、化痰涎、通络行血，治中风口噤、痰热惊痫、头晕目眩、喉痹、热痢、火眼。叶挥发油：祛痰、止咳、平喘，用于慢性支气管炎。

现代研究表明，主要含黄酮类、木脂素类、萜类及酚酸类等数百种化合物，具有缓解支气管平滑肌、保护心血管系统、抗感染镇痛、抗氧化及抗菌等作用。煎液在体外有抗金黄色葡萄球菌的作用，对大肠杆菌、绿脓杆菌的抑制较弱。另有药理学研究表明，叶含有的猫眼草酚和槲皮素具有抗菌活性，槲皮素和对羟基苯甲酸具有很好的抗感染活性，咖啡酰奎宁酸酯类化合物具有抗病毒、抗菌消炎、抗氧化、清除自由基和抑制肿瘤等作用。

道地药材资源及开发前景

牡荆是牡荆属植物黄荆的变种，原产于中国，广布于华东及长江流域以南的湖南、湖北、广东、广西、四川、贵州、云南等地，日本也有分布。

牡荆中富含的黄酮和木脂素被认为是该属植物中最主要的活性成分，具有抗氧化、抗肿瘤及抗感染镇痛等方面的活性，具有较好的开发应用价值。由于牡荆在我国分布广泛，牡荆叶在中医临床上除了其鲜叶用于提取挥发油治疗慢性支气管炎外，还用于治疗伤风感冒、暑湿泻痢、脚气肿胀、风疹瘙痒、脚癣、乳痈肿痛和蛇虫咬伤等，如果进一步加以研究开发，该植物将有巨大的消费市场。随着开垦和砍伐，牡荆的野生资源在减少，除了增加野生资源的保护外，还需要进行人工培育，才能满足人们对牡荆日益增长的需求。

芳香健康养殖开发路径　牡荆可用于治疗仔猪先天性震颤，牡荆根切细晒干可治疗猪后脚风湿。牡荆具有畜禽药物开发潜力。

2　芳香清热药

205　四季青 sìjìqīng

为冬青科冬青属四季青 *Ilex chinensis* Sims 的干燥叶，常绿乔木，别名冻青、冬青木、万年枝等。

生物学特性、采收与预处理

耐寒性强，自然生长可达 12 m，花期在 5 月，果实期在 10 月，宜在向阳温暖、湿润肥沃、排水良好的砂质土壤栽种，对病虫抵抗力较强。一般播种繁殖或扦插繁殖。

采收与预处理　秋、冬季采收，出去杂质，晒干，若遇阴雨天，宜及时用低温（一般不宜超过 40 ℃）烘干。叶在 60 ℃恒温干燥箱中干燥后，碾碎，放入挥发油提取器中，进行水蒸气蒸馏，即得到具有芳香气味的淡黄色液体。

性味、归经及典籍记载

性寒、味苦、涩，归肺、大肠、膀胱经。《本草纲目》载："冻青亦女贞别种也。山中时有之。但以叶微团而子赤者为冻青，叶长而子黑者为女贞。"《本草纲目拾遗》载："冬青，其叶堪染绯，子浸酒去风血，补益。木肌白有文，作象齿笋。冬月青翠，故名冬青，江东人呼为冻生。"《本草图经》载："烧灰，面膏涂之、治皴瘃殊效、兼灭瘢疵。"

挥发性成分

叶含挥发油 0.15%，其中多数为脂肪酸、芳香族化合物、单萜，紫罗兰醇。相对百分含量较大的成分有 2- 甲基 -1- 戊烯 -3- 醇、十六碳酸、苯甲醇、3- 羰基 -α- 紫罗兰醇。苯甲醇是极有用的定香剂，用于配制香皂、日用化妆香精。

相关经方、验方

（1）感冒、扁桃体炎、急慢性支气管炎　四季青叶、三脉叶马兰各 30 g，制成煎液 90 mL，每日 3 次分服。

（2）乳腺炎　四季青叶 60 g，夏枯草、木芙蓉各 45 g，捣烂如泥敷患处，干后加水调湿再敷。

（3）烫伤　四季青叶水煎浓缩成 1：1 药液，伤而清创后，用棉球蘸药液反复涂搽，如痂膜下有分泌物出现，可去痂后再行涂布，直至痊愈。

（4）外伤出血　四季青鲜叶适量，嚼烂外敷。

现代科研主要成果及其药理作用

有较高的药用价值，外用有清热解毒，消肿祛瘀，凉血止血，敛疮的功效。适用于烧烫伤，皮肤溃疡，肺热咳嗽，咽喉肿痛，痢疾，热淋，胁痛，外伤出血等。

四季青具有广谱抗菌作用，对革兰阳性球菌及阴性杆菌均有明显的抑制作用。对耳炎性肿胀有明显的消除作用，也有促进烫伤皮肤愈合的功效。

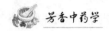

近几年来，四季青的治疗范围又有新的进展，其提取物原儿茶醛治疗冠心病心绞痛具有显著效果，对某些心律失常及心功能也有改善作用。此外，口服四季青浸膏片可降低高血脂患者血清总胆固醇（TC）及三酯甘油（TG）的浓度，明显升高低水平的抗冠心病保护因子HDL-C 值和 HDL-C/Tc 的百分比值。

道地药材资源及开发前景

生于海拔 500~1000 m 山坡常绿阔叶林中或林缘，原产于安徽、贵州等地，现如今在中国江苏、浙江、江西、福建、台湾、河南、湖北、湖南、广东、广西及云南等地区都有分布。

防治烫伤和抗菌消炎等是其药品开发的主要趋势，要充分挖掘其的药用价值和潜力，并利用好其丰富的自然资源，开发出更多健康药物。随着我国对中药材行业的推动，市场需求逐年上升。由于人们的保健意识加强，其用量也越来越高。多用途的四季青是一种多功能经济植物，开发利用价值高，应用前景广阔。作为常见的园林绿化和药用植物，在中国分布极广，药用资源非常丰富，其研究与开发潜力巨大。

芳香健康养殖开发路径　四季青药水对大鼠烫伤具有治疗作用；四季青所含成分原儿茶醛静脉注射对猫扩张冠脉作用较强；原儿茶酸对小鼠甲醛性足肿有明显的抑制作用，对大鼠甲醛性足肿也有暂时抑制效果。四季青在畜禽药物开发方面具有应用前景．

206　桦木皮 huàmùpí

为桦木科桦木属白桦 *Betula platyphylla* Suk. 的树皮，乔木，别名桦树、垂枝桦、臭桦、疣桦、疣皮桦等。

生物学特性、采收与预处理

喜光和湿润环境，抗寒能力强。多生长在山区中下部、河谷、河滩潮湿地带。对土壤条件要求不高，在较肥沃的灰色森林土中生长良好，在干旱瘠薄及灌溉条件较好的砾石沙质土上也能生长。

采收与预处理　常在生长季节收割树皮，先用冷水浸泡，使挥发性成分释放出来，再进行水蒸气蒸馏获取挥发油。

性味、归经及典籍记载

性味苦、平，归肺、胃、大肠经。据《开宝本草》载："浓煮汁饮之，主诸黄疸。"《本草经疏》载："五疸皆湿热蕴于阳明所致，（桦树皮）苦平能除湿热，故主诸疸也。"《医学入门》载："治乳痈初肿。"《全国中草药汇编》载："清热，利湿，解毒。主治急性扁桃体炎，支气管炎，肺炎，肝炎，肠炎，急性乳腺炎。外用治烧烫伤，痈疖肿毒。"

挥发性成分

干燥树皮的得油率为 0.28%，干燥叶的得油率为 0.50%，同时蒸馏萃取的新鲜叶得油率为0.48%，主要成分为水杨酸甲酯（97% 以上），其他还有甲氧甲酚、邻甲氧基苯酚、桦木烯、三甲基亚甲基双环十一碳烯醇等三萜类化合物及鞣质。

相关经方、验方

（1）小便赤涩　桦树皮、车前草各 15 g，加水煎服，每日 1 剂。对下焦湿热，小便色赤不利有较好效果。

（2）黄疸　桦树皮、茵陈等适量，加水煎汤，作茶频饮。用于湿热黄疸。

（3）乳痈　桦树皮 60 g，山核桃 7 个（焙黄研末），以桦树皮煎水送服，每次 3 g，每日 1 次。治疗乳痈初期，或疮疡肿毒。

（4）咳嗽气喘　桦树皮、贝母、麦冬各 9 g，水煎服，每日 1 剂，分 2 次服，用于阴虚内热的咳嗽气喘、痰少难咯。

现代科研主要成果及其药理作用

桦木挥发油具有止痛、抗感染杀菌、退热、止血、消毒、利尿、杀虫等功效，可治疗关节炎、肌肉疼痛等风湿病症，对长期患有湿疹、牛皮癣、痤疮等皮肤病有一定的治疗作用。

桦木挥发油的应用极为广泛，除作为止痛剂、抗感染剂、退热剂、杀菌剂等，还用于风湿病、关节炎、肌肉疼痛、湿疹、牛皮癣、痤疮等的治疗。因其清爽、芳香的气味，还可提神醒脑，调节情绪。作为按摩油使用，涂抹于疼痛不适之处，可以消除肌肉、关节疼痛和僵硬。单独使用，或可配合小豆蔻、春黄菊、乳香、姜、薰衣草、柠檬、橙子、万寿菊、白千层、百里香等挥发油使用，效果更好。

桦木酸及其衍生物能选择性地作用于多种肿瘤细胞，而对正常细胞没有影响。如对神经母细胞瘤 9 个细胞系都有细胞毒性，还能诱导人恶性胶质瘤（LN-229，U87 mG 和 T98 G）细胞凋亡，能抑制赘生性细胞的生长，如卵巢癌、肺癌、宫颈癌等，还能诱导初级神经管细胞瘤和胶质母细胞瘤细胞凋亡。桦木酸及其衍生物能抑制艾滋病毒的穿入，阻止病毒吸附或抑制细胞膜的融合或阻止前体分裂为成熟的 HIV 蛋白，从而削弱病毒的感染性。

桦木酸具有调节细胞免疫、体液免疫和非特异性免疫的功能，有较好的抗感染、抗菌活性。它对实验性小鼠皮炎和耳郭肿胀具有明显的抑制作用，对血清素（5- 羟色胺）和角叉莱胶导致的大鼠足底肿胀也具有明显抑制作用。体外研究发现，桦木酸可抗大肠杆菌、枯草杆菌、金黄色葡萄球菌和表皮葡萄球菌等。

桦树皮含白桦脂醇 23% ~ 35%，各种高级脂肪酸 35% 以上，鞣质约 7%，还含有酚性物质、还原性物质、多糖类、皂苷、蛋白质、三萜类化合物、总苷、树脂和油脂。鲜叶主要含桦叶烯三醇、桦叶烯四醇 A、桦叶烯五醇等成分。桦树皮为桦木的主要药用部分，有清热利湿，祛痰止咳，解毒功效。其临床应用非常广泛，可用于治疗咽痛喉痹、咳嗽气喘、黄疸、腹泻、痢疾、淋证、小便不利、乳痈、疮毒、痒疹、烫伤等多种病症。除煎剂外，桦树皮可制成糖浆剂、冲剂和注射剂等多种剂型。

此外，桦木酸尚有抗寄生虫、抗疟原虫、抗生殖器单纯疱疹病毒 -1 和抗埃可病毒 6 型（ECHO-6）的作用。有文献报道，桦木酸还具有一定的抗焦虑作用。

道地药材资源及开发前景

桦木属的树种很多，黑桦和黄桦主要产于美国，白桦和红桦主要产于荷兰、德国和俄罗斯，中国主要是红桦，也被称为中国白桦。

桦木的香气和味道深受欧洲人和北美印第安人的喜爱。树叶可被做成利尿茶。桦木树液是从白桦树干流出的无色透明或淡黄色的液体，具有绵长的桦树清香且营养丰富，含谷氨酸、亮氨酸、缬氨酸等十一种氨基酸，钾、钠、镁、铁、锌等矿元素，对人体具有滋补保健作用，曾被用作止疼的漱口药，也用来做药酒。直径 18 cm 的桦木树在提取季节，一棵树一昼夜可采集 5 kg 树液；1 hm² 成熟的白桦林每年可采收 18～30 t 树液。桦木树汁饮料属天然饮品，符合人们对健康饮料的需求，但目前国内市场上尚未见到桦树汁饮品。

芳香健康养殖开发路径　桦木提取物桦木酸具有免疫调节、抗氧化应激、抗感染、抗寄生虫等多种较强的生物活性，作为添加剂添加到蛋鸡饲料中能提高家禽生产性能，提高产蛋率，影响脂质代谢，改善蛋品质。

207　黎檬 líméng

为芸香科柑橘属黎檬 *Citrus limonia* Osbeck. 的果实，常绿灌木或小乔木，别名广东柠檬、药果、宜母、里木子等。

生物学特性、采收与预处理

性喜温暖、耐阴、不耐寒、怕热，适宜在冬暖夏凉的亚热带地区栽培。以土层深厚、疏松、富含有机质、保湿保肥力强、排水良好、地下水位低、微酸性土壤为最好。繁殖主要用扦插法，也可用嫁接和压条繁殖。

采收与预处理　一年四季开花，春、夏、秋季均能结果，以春果为主。春花果 11 月成熟；夏花果 12—次年 1 月成熟；秋花果次年 5—6 月成熟。待果实呈黄绿色时，分批采摘，再用乙烯进行催熟处理，使果皮变黄，鲜用或切片晒干，备用。

性味、归经及典籍记载

性凉、味酸、甘，归胃、肺经。《岭南随笔》载："治哕。"《本草纲目拾遗》载："腌食，下气和胃。"

挥发性成分

黎檬叶得油率为 0.14%～0.59%，根得油率为 0.05%，果皮得油率为 0.19%～0.36%。香气颇有特色，适用于饮料、肥皂、洗涤剂香精。从中鉴定出 35 个成分，其中桧烯 13.33%，β-蒎烯 19.13%，d-苎烯 35.28%，芳樟醇 1.71%，香茅醛 12.66%，柠檬醛 2.94%。

相关经方、验方

（1）热病伤津口渴、中暑呕恶　果肉绞汁，用小火煎煮成膏状，冷却后加入白糖粉将膏汁吸干，装瓶备用。每次服用 10 g，用开水冲服，每日两次。

（2）消除口中异味、预防口腔黏膜感染　黎檬挥发油 2 滴加入 200 mL 的清水中漱口。

（3）护发　黎檬挥发油 2 滴，滴入洗脸盆中，将洗好的头发，浸泡其中，5～10 min 后直接用毛巾擦干，不仅可以减少头皮屑，还有护发柔顺发丝的效果。

现代科研主要成果及其药理作用

黎檬挥发性成分具有抗菌消炎、增强人体免疫力、抗氧化等多种功效，对促进肌肤的新陈代谢、延缓衰老及抑制色素沉着等十分有效；还有生津、止渴、祛暑、安胎作用，对咽痛口干、胃脘胀气、高血压、心肌梗死、不思饮食等症状也有功效。

黎檬有抗感染作用，且因含有柠檬酸和柠檬多酚，能有效预防深静脉栓塞，调整血液循环，减低血凝块。血压太高时，它可以调节血压，能抗抑郁、抗应激和神经功能障碍。富含维生素 C、黎檬酸、苹果酸、黄酮类物质、挥发油、橙皮苷等物质，高钾、低钠，对人体十分有益。

道地药材资源及开发前景

黎檬原产于我国华南、西南地区，主产于广东、广西等地，广泛分布于云南西部、西南部与缅甸接壤的亚热带、南亚热带地区，野生及半野生多见于较干燥坡地或河谷两岸坡地，福建西南部、广东及广西南部较常见栽培，四川沿长江河谷低地间有栽种。

结果繁多，果实金黄，芳香宜人，是冬季室内优美的观果盆栽花卉，装饰书房、卧室、厅堂极为雅致；果可制作上等清凉饮料和蜜饯，榨汁可调味、入药。还可作盆栽柑橘类繁殖的砧木，宜在适宜生长地区大面积推广。

芳香健康养殖开发路径　黎檬含有的柠檬酸在养殖生产实践中作为酸化剂用于禽饲料中，可以提高机体应激能力，改善日粮适口性调节酸度，抑制有害菌群生长，提高饲料转化率和生产性能。

3　芳香祛风湿药

208　油松节 yóusōngjié

为松科松属油松 *Pinus tabulieformis* Carr. 或马尾松 *Pinus massoniana* Lamb. 的干燥瘤状节或分枝节，乔木，别名黄松木节、油松节、松郎头等。

生物学特性、采收与预处理

喜光，深根性，抗风，抗瘠薄土地，在土层深厚，排水良好的酸性、中性或钙质黄土上生长良好，在 26 ℃的气温下均能生长。常绿，高 15～25 m。花期为 4—5 月。果熟期在翌年 10 月。

采收与预处理　全年均可采收，常于采伐时或木器厂加工时锯取之，经过挑选修整，将其晒干或阴干。取原药材劈碎，用水洗净，浸泡 3～4 h，捞出，润透，待软切片，晒干或烘干。将松节破碎预处理后，萃取挥发性成分。

性味、归经及典籍记载

性味苦、辛、温，归肝、肾经。《名医别录》载："主百节久风，风虚，脚痹疼痛。"《滇南本草》载："行经络，治痰火，筋骨疼痛，湿痹痿软，强筋骨。"《本草汇言》载："松节，气温性燥，如足膝筋骨，有风有湿，作痛作酸，痿弱无力者，用此立痊。倘阴虚髓乏，血燥有火者，宜斟酌用之。"

挥发性成分

干松节得油率为 3.02%～3.98%，主要有 α-蒎烯、β-蒎烯、水芹烯、小茴香烯、松油烯、长叶烯、石竹烯、海松二烯、落叶松醇等。

相关经方、验方

（1）脚转筋疼痛挛急者　松节 50 g（细锉如米粒），乳香 5 g。上药用银石器内，慢火炒令焦，只存 1～2 分性，出火毒，研细，服 5～10 g，热木瓜酒调下。

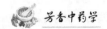

（2）水田皮炎　松节、艾叶各适量，制成松艾酒精，涂抹患处。

（3）牙齿历蠹、齿根黯黑　松节烧灰揩之。

现代科研主要成果及其药理作用

油松节具有祛风除湿、通络止痛的功效，用于风寒湿痹、历节风痛、转筋挛急、跌打伤痛。其挥发性成分具有免疫活性，具有保护肝脏、降血脂、抗疲劳等多种作用。从红松、油松中提取的 α-蒎烯、β-蒎烯等成分含量高，具有明显镇痛、消炎、祛痰、镇静、解热和极强的抗菌作用，可用于治疗咳嗽、气管炎，可作为外用广谱抗菌消炎药。

研究表明，马尾松的水提物及乙醇提取物有很强的抗菌作用，对大肠杆菌、肺炎杆菌、金黄色葡萄球菌等病菌引起的动物死亡有明显的对抗作用。松节中的银松素甲基醚等化学成分具有显著的镇痛抗感染作用，其机制可能与调节炎症因子表达相关。

道地药材资源及开发前景

松节来源于裸子类植物油松、马尾松或云南松枝干的结节、分枝节和瘤状物。油松主要分布于辽宁、吉林、河北、山东、山西、陕西、甘肃、内蒙古、宁夏、青海、河南、山东等地；马尾松主要分布于河南、安徽、江苏、浙江、福建、广东、广西、湖南、湖北、四川、贵州、云南、陕西等地；云南松主要分布于云南、贵州、四川、广西等地。全国有松树分布地区均产药材。

松树资源丰富，松节挥发油产量较大，制成的产品有广阔的市场。松节挥发油的主要成分 α-蒎烯在化工领域应用广泛，在医药领域也是很好的药理活性成分，可作为药物助剂用于制作杀菌消毒剂、溶剂和透皮促进剂等。

松节还可合成药物或药理活性物质。甜味剂紫苏糖可由松节挥发油中的 α-蒎烯为原料制成，其甜度较高、热量较低，被作为各种饮料、食品、药品的甜味添加剂。维生素类是人类健康不可缺少的营养成分，松节挥发油中含有的单萜类化合物可以合成维生素 E 和维生素 K_1，可开发为保健食品。合成香料是松节挥发油最大的用途之一，松节挥发油中含有的 α-蒎烯或 β-蒎烯是合成香料的原料，具有很大的发展潜力。也有研究报道，以 α-蒎烯为原料合成的龙脑，取得了较好的成果。松节挥发油用途广泛，前景广阔。

芳香健康养殖开发路径　油松节有一定的镇痛、抗感染作用；提取的酸性多糖显示抗肿瘤作用；提取的多糖类物质、热水提取物、酸性提取物均具有免疫活性。油松节具有畜禽养殖应用前景。

209　枫香 fēngxiāng

为金缕梅科枫香树属枫香树 *Liquidambar formosana* Hance 的干燥树脂，落叶乔木，别名枫香树、枫树、香枫、三角枫、鸡爪枫、大叶枫等。

生物学特性、采收与预处理

喜温暖湿润气候，性喜光，幼树稍耐阴，耐干旱瘠薄土壤，不耐水涝。于湿润肥沃而深厚的红黄壤土上生长良好，常生于平地，村落附近及低山的次生林。深根性，主根粗长，抗风力强，不耐移植、修剪。种子有隔年发芽的习性，不耐寒。花期在3—4月。果期在9—10月。

采收与预处理　树叶在 4—7 月采摘，鲜用或晒干备用；枫香脂，选择生长 20 年以上的粗壮大树，于 7—8 月间凿开树皮，从树根起每隔 15～20 cm 交错凿开一洞，于 11 月至次年 3 月间采收流出的树脂，晒干或自然干燥。四季均可剥取树皮，晒干或烘干；树根 8—12 月采挖，去粗皮，晒干。进行破碎预处理后，萃取挥发性成分。

性味、归经及典籍记载

性味辛、微苦、平，归肺、脾经。《本草求原》载："治中风，腰痛，行痹，痿厥，脚气，脾虚久泻。"《新修本草》载："治瘾疹风痒浮肿，齿痛。"《本草纲目》载："治一切痈疽疮疥，金疮，吐、衄、咯血，活血，生肌，止痛，解毒。"《浙江药用植物志》载："祛风除湿，行气止痛。治痢疾肠炎，消化不良，胃痛。"

挥发性成分

水蒸气蒸馏叶得油率为 0.10%～2.81%，新鲜枝条的得油率为 0.05%，果实的得油率为 0.07%～0.38%，枫香脂饮片挥发性成分得油率为 10.00% 左右。新鲜枫香脂和阴干后的枫香脂的主要成分相同，都是 2,6,6- 三甲基双环 [3.1.1] 庚 -2- 烯、蒎烯和莰烯，新鲜枫香脂中 3 种组分的含有量分别为 21.48%、11.35% 和 13.75%，对样品进行阴干处理后其相对含有量下降为 11.97%、6.70% 和 9.47%。树叶挥发性成分得油率为 0.2%。

相关经方、验方

（1）瘰疬、疮疡　枫香脂膏制成膏药外用，或树叶捣烂绞汁内服、渣滓外敷，或用鲜根 60 g、红糖 30 g、酒糟 15 g，一起捣烂敷患处。

（2）痢疾、肠炎、腹泻　枫香树叶 30 g，鲜辣蓼叶 15 g，一起捣烂绞汁服用。

（3）齿龈肿痛　枫香树脂适量，研末搽患处，能迅速消肿止痛。

现代科研主要成果及其药理作用

在枫香脂挥发油中莰烯、β-月桂烯是合成医药，以及合成樟脑、香料等的重要原料。α-蒎烯能够作用于白色念珠菌的细胞壁上，作用后其形态和超微结构发生明显变化，菌体中的物质露出，细胞破裂死亡。

干燥的果实，又名路路通，得油率在 0.38% 左右，主要为 α-蒎烯、β-蒎烯、4-甲基己醇、莰烯、柠檬烯、樟脑、戊二烯基环戊烷、龙脑等。具有消肿抗感染、保护神经、抑制病原微生物、抗肿瘤、抗氧化等作用，主要用于治疗炎症、脑血管病、关节痛、肿瘤等。

研究结果表明，枫香脂挥发油和乙酸乙酯可以改善小鼠血流状态。据报道，国内使用的进口苏合香和代用品（枫香脂生药、精制枫香脂）及枫香脂挥发油，均能在一定程度上提高小鼠的心肌耐缺氧能力，其中特别注意的是，精制枫香脂和枫香脂挥发油的效用最强；对体外血栓干重的抑制率，精制枫香脂的作用强于苏合香；均可提高冠脉流量，其中精制枫香脂及枫香脂挥发油的作用强度及作用维持时间均优于苏合香。

对路路通化学成分及抑菌活性进行研究，用不同体积的挥发油进行抑菌实验，发现 20% 体积分数的挥发油具有较好的抑菌效果，对枯草杆菌、金黄色葡萄球菌、黄曲霉、青霉、大肠杆菌均有一定抑制作用，其中对枯草杆菌抑制作用最强，对大肠杆菌的抑制作用较弱。同时，实验发现，路路通挥发油对革兰阳性菌的抑制效果较好，对革兰阴性菌抑制效果较差；高浓度的挥发油对真菌的抑制效果较好，低浓度的挥发油对真菌的抑制效果较差。

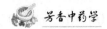

道地药材资源及开发前景

原产于我国，主要分布在我国广东、海南、广西、福建、江西、江苏、浙江、安徽、湖北、湖南、云南等地。其中在福建、广西、海南岛的部分地区有小片纯林生长。在西南地区，每年的三月初三，人们将嫩叶捣烂、浸汁，将糯米浸泡在汁液中过夜，蒸出来的黑色糯米饭香甜诱人，深受广大人民群众的喜爱，为保健佳品。

枫香药用已有几百年的历史，从 20 世纪初，树脂开始作为香料广为应用，用于食品如饮料、糖果、焙烤食品、胶姆糖等的加香和调味；用于化妆品香精，配制烟草、香精等。浸膏还可用于牙膏的加香。路路通制剂不仅对风湿类疾病有良好效果，对治疗痛经也有很好的疗效，将其外用熏洗来治疗女性痛经，简单易行，安全有效，既可省去口服汤药的麻烦，又可大大节约治疗费用，因此药品开发前景十分乐观。路路通有多种疗效，但对于其研究报道较少，需要加强对路路通量效关系研究和剂型开发，深入挖掘其作用成分和作用机制。

芳香健康养殖开发路径　枫香醇提取物制成的止血粉，对犬股动脉出血、肝与脾创面出血、断肢伤面出血等，皆有一定止血之效，但吸收不够理想，且药物受潮后止血效果显著降低。

4　芳香止咳化痰平喘药

210　枇杷叶 pípáyè

为蔷薇科枇杷属枇杷 *Eriobotrya japonica*（Thunb.）Lindl. 的干燥叶，常绿小乔木，别名广杷叶、巴叶、芦桔叶等。

生物学特性、采收与预处理

喜温暖湿润环境，年均温度 12 ~ 15 ℃以上，年降水量在 1000 mm 以上地区均能生长。对土壤要求不高，以土层深厚、排水良好、富含腐殖质的砂质土为好。

采收与预处理　全年均可采收，多在 4—5 月采叶，晒至七八成干时扎成小把，再晒干。本品分生用和蜜炙。生用时，用水喷润，切丝，干燥。蜜枇杷叶，取叶丝，用蜜水拌炒，以放凉后不黏手为度。每 100 kg 叶丝，可炼蜜 20 kg。将采摘的鲜叶清洗干净，于 60 ℃下烘干至恒重，将叶破碎后提取挥发性成分。

性味、归经及典籍记载

性味苦、微寒，归肺、胃经。《名医别录》载："主卒宛不止，下气。"《本草纲目》载："枇杷叶，治肺胃之病，大都取其下气之功耳。气下则火降痰顺，而逆者不逆，呕者不呕，渴者不渴，咳者不咳矣。"

挥发性成分

鲜叶得油率为 0.045% ~ 0.108%，分析鉴定出 56 种挥发性化学成分中，质量分数大于 2.00% 的挥发性化合物共有 7 种，分别为反式 – 橙花叔醇（45.84%）、金合欢醇（13.15%）、α–红没药醇（5.55%）、香叶基香叶醇（5.14%）、反式 –3– 己烯 –1– 醇（4.82%）、2,4– 二叔丁基苯酚（2.31%）和 4′– 羟基 –2′– 甲基苯乙酮（2.08%）。

相关经方、验方

（1）胃虚呕吐 枇杷叶（去毛）50 g、橘红 50 g、半夏（汤泡）25 g、赤茯苓（去皮）25 g、人参 25 g、麦门冬（去心）60 g、青竹茹 60 g、甘草 20 g，加水煎服用。

（2）咳嗽、喉中有痰声 枇杷叶 25 g、川贝母 7.5 g、巴旦杏仁 10 g、广陈皮 10 g，共为末，每服 5～10 g，开水送下。

（3）痤疮 枇杷叶 9 g、桑白皮 9 g、黄连 6 g、黄柏 9 g、人参 6 g、甘草 6 g，水煎服用。

现代科研主要成果及其药理作用

枇杷叶中的三萜类主要有抗感染止咳、降血糖、抗病毒、抗氧化、抗肿瘤、保肝护肝等方面的作用。其中枇杷叶的黄酮类成分具有良好的抗氧化、降血脂、抗感染、增强免疫等作用；植物多酚具有很高的生物活性，拥有极强的抗氧化和抑菌能力。

枇杷叶有独特的药用价值，具有清肺止咳、降逆止呕的功效，主要用于治疗肺热咳嗽、气逆喘急、胃热呕吐、呃逆、烦热口渴等病症。枇杷叶的乙醇提取物和正丁醇萃取物、乌苏酸和总三萜酸对枸橼酸喷雾引起的豚鼠咳嗽有明显的止咳作用，成年叶比幼叶止咳、祛痰效果更佳。叶煎水对治疗小儿急性肾小球肾炎有较好疗效。同时，枇杷叶具有治疗风湿性关节炎的潜在作用。叶中熊果酸成分具抗肿瘤活性。此外，枇杷叶还可做药膳食疗，具有美容、止痛、降低血糖及调节免疫功能等功效。其挥发性物质中的主要成分反式 - 橙花叔醇具有较好的止痛、抗血栓形成等作用，金合欢醇、牛龙牛儿醇为允许使用的食用香料，α - 红没药醇具有抗氧化、抗感染、抗菌、抗寄生虫等作用，对多种肿瘤细胞也具有抑制作用，金合欢醇和香叶基香叶醇具有抗肿瘤、杀菌等生理活性。

道地药材资源及开发前景

自然分布在我国秦岭淮河以南各地，中药枇杷叶主产区为福建、浙江、江苏。其他省份如四川、安徽、贵州、湖南、湖北等地亦有栽培。

福建省枇杷叶资源十分丰富。鉴于目前该药材利用率不高，需进一步实施 GAP 管理和产业开发，开展有效活性成分的提取与深加工技术研究。

芳香健康养殖开发路径 用刷去绒毛的 150 g 枇杷叶煎水，供急性支气管炎猪饮服，每日 1 剂，3～6 天后有一定的治愈效果。枇杷叶添加在 2 月龄断奶羔羊的饲料中，有助于羔羊发育。

211 甜杏仁 tiánxìngrén

为蔷薇科李属扁桃 *Amygdalus communis* Linn. 的种子，落叶乔木或灌木，别名南杏仁、巴旦杏仁、杏子、欧洲李等。

生物学特性、采收与预处理

耐旱，耐寒，耐瘠薄，抗盐碱。夏季在 43.9 ℃高温下，生长正常；在 -40 ℃低温可安全越冬。可栽种于平地或坡地。

采收与预处理 夏季果实成熟时采收，除去果肉（食用）及核壳，取种子晒干，备用。破碎预处理，用水蒸气蒸馏法提取其挥发性成分。

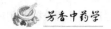

性味、归经及典籍记载

性味甘、平、无毒，归肺、大肠经。《神农本草经》载："（杏仁）主咳逆上气雷鸣，喉痹，下气，产乳金疮，寒心奔豚。"《别录》载："（杏仁）主惊痫，心下烦热，风气去来，时行头痛，解肌，消心下急，杀狗毒。"《药性论》载："（杏仁）治腹痹不通，发汗，主温病。治心下急满痛，除心腹烦闷，疗肺气咳嗽，上气喘促。入天门冬煎，润心肺。可和酪作汤，益润声气。宿即动冷气。"

挥发性成分

甜杏仁得油率为 0.5% ~ 0.8%，挥发性主要成分为 β - 谷甾醇（81.88%）、岩光甾醇（7.59%）等。

相关经方、验方

（1）阴血虚亏、肠燥便秘　甜杏仁 15 g、胡桃仁 15 g，微炒，共捣碎研细，加蜜或白糖适量，分 2 次用开水冲调服。

（2）肺肾两虚性久咳、久喘　甜杏仁 250 g、核桃仁 250 g、蜂蜜 500 g，先将甜杏仁炒至黄色（勿焦），放在铝锅中加水煮 1 h，再下核桃仁，收汁将干锅时，加入蜂蜜，拌匀，再沸即成，每服 3 g，日服 2 次。

（3）风热感冒、咳嗽气短、咽喉干痛　杏仁 10 g、桑叶 10 g、菊花 10 g，冰糖适量。将杏仁捣碎后，与桑叶、菊花、冰糖共置保温瓶中，加沸水冲泡，盖上盖子焖 15 min 后，即可作茶饮。

现代科研主要成果及其药理作用

现代药理研究表明，甜杏仁具有抗感染、免疫增强、抗肝细胞毒性、调节血脂及改善应激性肠道症状等多种药理作用，还具有体外抗氧化活性、抗突变、抗肿瘤、降血压的效果。Proleather FG-F 和碱性蛋白酶对杏仁蛋白有较好的水解效果，其水解产物对 ACE 抑制率较高。

道地药材资源及开发前景

甜杏仁在中亚和地中海地区有着悠久的种植历史，在中国、美国、西班牙、意大利、伊朗、希腊等国家均广泛分布，主产于我国河北、北京、山东等地，此外，陕西、四川、内蒙古、甘肃、新疆、山西、东北等地亦产。本品在江苏、山东、河南、四川、陕西等地有时作巴旦杏仁使用。

甜杏仁具有悠久的种植和食用历史，自古以来就在许多国家和地区被广泛应用于医药界作为多种疾病的补充治疗手段。据史料记载，甜杏仁挥发油曾在古代中国、印度及希腊和波斯的医药界用于治疗皮肤疾病如牛皮癣和湿疹，改善皮肤干燥、发炎等状况。目前，国内外对甜杏仁的研究较多，但主要集中在食疗保健和药理作用等方面，对其有效成分或有效部位的提取、分离及与之相关的药理作用机制和确切的构效关系、量效关系等的研究尚处于起步和探索阶段。随着对活性成分、药理作用及其作用机制认识的不断深入，甜杏仁及其提取物一定会在食疗保健和医药应用等领域发挥更大作用。

212 苦杏仁 kǔxìngrén

为蔷薇科杏属山杏 *Prunus armeniaca* Linn.var.*ansu* Maxim.、西伯利亚杏 *Prunus sibirica* Linn.、东北杏 *Prunus mandshurica*（Maxim.）Koehne 或杏 *Prunus armeniaca* Linn. 的干燥成熟种子，小乔木或大乔木，别名杏核仁、杏子、木落子、杏仁、北杏仁等。

生物学特性、采收与预处理

耐旱，耐寒，耐瘠薄，抗盐碱。夏季在 43.9 ℃高温下，生长正常。在 –40 ℃低温可安全越冬。可栽种于平地或坡地。

采收与预处理　夏季采收成熟果实，除去果肉和核壳，取出种子，晒干。对苦杏仁进行破碎预处理后，萃取其挥发性成分。

性味、归经及典籍记载

性味苦、微温、有小毒，归肺、大肠经。《神农本草经》载："主咳逆上气，雷鸣，喉痹下气，产乳，金创，寒心，奔豚。"《医学启源》载："除肺中燥，治风燥在于胸膈。《主治秘诀》云，润肺气，消食，升滞气。"《本草纲目》载："杀虫，治诸疮疥，消肿，去头面诸风气鼓疱。"

挥发性成分

得油率为 0.6% ~ 1.8%，其主要化学成分苯甲醛占总挥发油的 89.1%。

相关经方、验方

（1）新冠病毒感染　北柴胡 15 g、黄芩 15 g、法半夏 9 g、半枝莲 20 g、瓜蒌 12 g、桔梗 10 g、浙贝母 10 g、北沙参 20 g、川芎 15 g、茯苓 15 g、麸炒白术 15 g、苦杏仁 10 g、党参 15 g、甘草 10 g、生姜 5 g，5 剂，每日 1 剂，水煎分早晚两次口服。

（2）上气喘急　桃仁、杏仁（并去双仁、皮尖，炒）各 15 g，上 2 味，细研，水调生面少许，和丸如梧桐子大。每服 10 丸，生姜、蜜汤下，以微利为度。

（3）气喘促浮肿、小便淋沥　杏仁 3 g，去皮尖，熬研，和米煮粥极熟，空腹吃 200 mL。

现代科研主要成果及其药理作用

苦杏仁能降气止咳平喘，润肠通便，用于咳嗽气喘、胸满痰多、肠燥便秘。苯甲醛一般作医药、染料、香料的中间体，主要用于制造月桂酸、月桂醛、品绿；苯甲醛与丙酮缩合成亚苄基丙酮，可用作留香剂、媒染剂、固着剂等。苯甲醛低毒，对神经有麻醉作用，对皮肤有刺激；人经口 LD 为 50 ~ 60 g/kg。

近年来，苦杏仁的药理活性受到关注，尤其是其抗肿瘤、免疫调节、预防心脏病和动脉粥样硬化的作用。在国内普遍认为苦杏仁苷是治疗癌症的辅助药物，有良好的抗肿瘤作用。将苦杏仁苷用于移植性肝小鼠，患病小鼠的肝癌治愈率较高且肝脏微粒体细胞色素（P450）含量比正常小鼠显著减少或达到正常水平，研究表明在一定的导向作用下可以有效地激活苦杏仁苷发挥抗肿瘤作用，并且能够减轻药物对非靶器官的毒副作用。苦杏仁苷对免疫功能具有一定的调节作用，还具有一定的抗动脉粥样硬化作用。苦杏仁苷能降低实验小鼠的血清总胆固醇、血清三酰甘油和低密度脂蛋白胆固醇，可有效诱导 Foxp3 阳性的调节性 T 细胞，增强巨噬细胞的吞噬作用，促进斑块部位细胞的凋亡，进而减少斑块面积和斑块覆盖率，提高

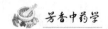

有效管腔面积，抑制管腔代偿性增大，提示苦杏仁苷具有一定的抗动脉粥样硬化作用。

道地药材资源及开发前景

苦杏仁在内蒙古、吉林、辽宁、河北、山西、陕西等地区有种植，多栽培于低山地或丘陵山地。主产于三北地区（华北、东北、西北），以内蒙古、吉林、辽宁、河北、山西、陕西为多，其中，河北省平泉县为全国最大的苦杏仁产地。

苦杏仁是一种优良的药食两用资源，具有丰富的营养和较高的经济利用价值。苦杏仁及其加工品的市场需求量日益增大，而我国杏仁产量的 80% 左右仍以原料形式售卖，未充分发挥苦杏仁加工增值率大的优势。

苦杏仁在中国有悠久的应用历史，作为止咳平喘，润肠通便之用。研究表明，苦杏仁中化学成分丰富，活性物质较多，含有较高的苦杏仁苷，苷类物质通常有较好的药理活性，需要对苦杏仁苷的活性及其在细胞、分子和基因等水平上的作用机制进行更多更全面的研究。另外，对苦杏仁中已知的杏仁蛋白、挥发油及黄酮类成分的药理活性研究甚少，如黄酮类化合物普遍具有抗氧化、抗衰老、抗病毒、抗感染镇痛、抗癌抗肿瘤、抗骨质疏松、血管舒张等功能。目前，苦杏仁苷的抗肿瘤作用已被医学界广泛认可，将其开发为新型抗癌药物。

芳香健康养殖开发路径 苦杏仁粉在肉鸡养殖上使用，可改善肉鸡肉品质和增强肝脏抗氧化性能，且添加 9 g/kg 苦杏仁粉的效果最佳。

213　桂花 guìhuā

为木樨科木樨属桂花树 *Osmanthus fragrans*（Thunb.）Lour.［*Olea fragrans* Thunb.］的花，常绿乔木，别名山桂、九里香、金粟等。

生物学特性、采收与预处理

花期在 9—10 月上旬，果期在翌年 4—5 月。桂花适应于亚热带气候地区，性喜温暖，也较耐寒，最适生长气温是 15 ~ 28 ℃，也能耐最低气温 –13 ℃。较喜阳光，亦能耐阴。一般以种子育苗嫁接繁殖，也可扦插或压条繁殖。

采收与预处理 9 月底或 10 月上旬桂花盛花期，每天清晨采摘初绽花，阴干制成干花或糖渍。3—5 月，当果皮由绿色逐渐转变为紫蓝色时即可采收，用温水浸泡后，晒干。采用微波辅助，同时蒸馏萃取法，以干花为原料，石油醚为萃取剂，萃取其挥发性成分。

性味、归经及典籍记载

性温、味辛，归肺、大肠经；桂花子，性温、味辛、甘。归肝、胃经。《本草纲目》记载："桂花生津，辟臭，治疗风虫牙痛。"《陆川本草》称桂花"治痰饮喘咳"。《本草汇言》记载："散冷气、消瘀血、止肠风血痢，凡患阴寒冷气，癥疝奔豚，腹生一切冷病，蒸热布裹熨之。"

挥发性成分

水蒸气蒸馏法提取不同品种桂花的得油率在 0.06% ~ 1.26%，主要成分有反式氧化芳樟醇、顺式氧化芳樟醇、芳樟醇、6- 乙基四氢 -2,2,6- 三甲基吡喃 -3- 醇、二氢 –β – 紫罗兰酮、香叶醇、α – 紫罗兰酮等。

相关经方、验方

（1）痰饮喘咳 桂花 3 g、半夏 10 g、白萝卜 50 g，切片、煎水，代茶频饮，水煎服。

（2）胃寒气痛、新旧胃痛 桂花子 6 g、砂仁 6 g、香附 9 g、高良姜 9 g，每日 1 剂，水煎服。

（3）呕吐 桂花子 12 g、黄荆子 15 g、丹参 30 g，水煎服，每日 1 剂。

（4）经闭腹痛 桂花 30 g，荔枝肉适量，同煮，冲红糖、黄酒服。

现代科研主要成果及其药理作用

桂花挥发油具有特殊香味，保健和药用价值较高，能增强睡眠、缓解疲劳头痛、提高机体免疫力、抗肿瘤、镇咳、祛痰。

花中的黄酮成分有很好的抑菌活性，高于苯甲酸钠，对大肠杆菌、金黄色葡萄球菌等效果尤为显著。花中总黄酮等中低极性成分可以有效清除体内的超氧离子及线粒体的体外脂质过氧化，有着较好的抗氧化活性。果皮中的黑色素具有显著的抗氧化活性，能明显抑制蛋黄的脂质过氧化，还具有一定的抵御紫外线的功能。

果肉的乙醇提取物有着潜在的抗抑郁活性。实验表明，果肉乙醇提取物有明显的抗抑郁活性，并且没有明显的毒副作用，可用于治疗抑郁症与精神障碍疾病。

道地药材资源及开发前景

原产于我国西南、华南及华东地区，现四川、云南、贵州、广西、湖南、湖北、浙江、江西、福建等地均有野生资源。我国南岭以北至秦岭以南的广大中亚热带和北亚热带地区（北纬 24°～33°），是集中分布和栽培地区，形成了湖北咸宁、江苏苏州、广西桂林、浙江杭州、四川成都 5 大全国有名的商品基地，其中湖北咸宁是"中国桂花之乡"。

桂花在国际香料市场上，浸膏净油是中国的独家产品。桂花是药、食、赏三位一体的植物。其花、果等均可入药，花可泡茶、熏茶、浸酒、配制药膳，也可糖渍后用于各种甜点或羹汤。桂花被广泛用于园林、庭院、风景名胜区绿化。同时，桂花作为一种高档的花香天然香料，是糖果饮料、化妆品等的重要赋香剂和调味剂。

芳香健康养殖开发路径 桂花提取物对肉鸡排泄物中脲酶活性均具有很好的抑制效果。随着添加物质浓度的增加，脲酶活性下降，可作为饲料添加物添加到饲料中，以提高畜禽生产性能、畜禽机体免疫力和净化畜禽饲养环境。

214 **桑白皮** sāngbáipí

为桑科桑属桑 *Morus alba* Linn. 的干燥根皮，落叶乔木，别名桑根白皮、桑根皮等。

生物学特性、采收与预处理

喜温暖湿润气候，稍耐阴。气温 12 ℃以上开始萌芽，生长适宜温度为 25～30 ℃，超过 40 ℃则受到抑制，降到 12 ℃以下则停止生长。耐旱，不耐涝，耐瘠薄。对土壤的适应性强。

采收与预处理 秋末叶落时至次年春季发芽前采挖根部，除去泥土和根须，刮去黄棕色的粗皮（栓皮），纵向剥开皮部，取白色内皮，晒干，生用或蜜制。经破碎预处理后，用水蒸气蒸馏法提取可得浅黄色挥发油。

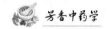

性味、归经及典籍记载

性寒、味甘，归肺、脾经。《药性论》载："治肺气喘满，水气浮肿，主伤绝，利水道，消水气，虚劳客热，头痛，内补不足。"《本草纲目》载："桑白皮，长于利小水，乃实则泻其子也。故肺中有水气及肺火有余者宜之。"

挥发性成分

干燥嫩枝得油率为0.58%，叶得油率为0.03%～0.10%；同时蒸馏萃取法提取干燥嫩枝的得油率为1.05%；乙醚超声萃取－水蒸气蒸馏阴干叶的得油率为0.10%。

桑白皮中鉴定出52种挥发性成分（以烃类、萜类和芳香族类化合物为主），其中含量较高的为D-（＋）-纤维二糖八乙酸酯（51.82%）、亚油酸（11.81%）、亚麻酰氯（6.29%）等。

相关经方、验方

（1）咳嗽甚者或有吐鲜血　桑白皮500 g（米泔浸3日，净刮上黄皮，锉细），入糯米120 g（焙干），捣为末，每日服30 g。

（2）蜈蚣、蜘蛛毒　桑白皮捣汁敷，立效。

（3）石痈坚如石、不作脓者　桑白皮，阴干捣末，烊胶，以酒和敷肿。

现代科研主要成果及其药理作用

桑白皮的脂溶性和挥发性成分可能与其具有降压、降血脂、扩张血管、提高机体免疫机能等的作用有关。

现代研究表明，桑白皮主要化学成分为黄酮类化合物，如桑素、桑酮醇、桑色烯、二氢黄酮类桑根酮等，又含桑色呋喃、伞形花内酯、东莨菪素、桑糖朊A及具降压作用的乙酰胆碱类似物成分。桑白皮中含量相对较高的三萜类化合物（α, β-香树脂醇乙酸酯）具有抗高血糖和降血脂作用，α, β-香树脂醇具有抑制脂肪细胞分化的作用。桑白皮水煎剂及蜜炙桑白皮水提物均具有镇咳作用，其蜜炙镇咳效果强于生桑白皮。桑白皮还具有发挥平喘的作用，东莨菪内酯被认为是桑白皮平喘功效的有效成分。桑白皮有免疫调节、抗病毒、抗肿瘤的作用。此外，桑白皮水煎剂，生桑白皮水提液，桑白皮醇提取物的乙酸乙酯萃取部位均有利尿作用。桑白皮中黄酮有抗感染、镇痛作用。桑白皮水提液，水提醇沉液有降糖作用。桑白皮还有降血压、抗氧化、抗缺氧、延缓衰老等作用。

道地药材资源及开发前景

主产于河南、安徽、四川、湖南、河北、广东等省，其他各地亦产，是一种不可或缺的药用植物资源，具有广阔的药物开发前景。

近年来，在药品开发中，桑白皮的药理作用研究取得较大进展。可用于治疗多种疾病，其中桑白皮中黄酮具有较强的药理活性。利用桑白皮抗感染、降血糖、舒张心血管、防治癌症等功能开发药品是有潜力的发展途径。

芳香健康养殖开发路径　畜禽养殖方面研究显示，每头家畜用桑白皮50～100 g，配川贝母35 g，煎汁灌服，可治疗家畜肺热咳喘；配车前子30 g，赤豆100 g，煎汁灌服，可治疗家畜小便不利、水肿胀满。

5 芳香理气药

215 厚朴 hòupò

为木兰科木兰属厚朴 *Magnoliae officmalis* Rehd.et Wils 和凹叶厚朴 *Magnolia officinalis* Rehd.et Wils.var.*biloba* Rehd.et Wils. 的树皮、根皮及枝皮，落叶乔木，别名厚皮、重皮、赤朴、油朴、川朴、紫油厚朴等。

生物学特性、采收与预处理

喜温和湿润气候，怕炎热，能耐寒。花期为 4—5 月，果期为 9—10 月。

采收与预处理　4—6 月剥取，根皮及枝皮直接阴干；干皮置沸水中微煮后，堆置阴湿处，"发汗"至内表面变紫褐色或棕褐色时，蒸软，取出，卷成筒状，干燥。炮制：用水浸泡捞出，润透后刮去粗皮，洗净，切丝，晾干。进行破碎预处理，以提高挥发性成分得油率。

性味、归经及典籍记载

性味苦、辛、温，归脾、胃、肺、大肠经。《神农本草经》载："味苦温，主中风，伤寒，头痛，寒热惊悸，气血痹，死肌，去三虫。"《名医别录》载："大温，无毒，温中益气，消痰下气。疗霍乱及腹痛胀满，胃中冷逆及胸中呕不止，泻痢淋露，除惊，去留热心烦满，厚肠胃。"《药性论》载："味苦辛，大热，主疗积年冷气，腹内雷鸣，虚吼，宿食不消，除痰饮，去结水，破宿血，消化水谷，止痛。大温胃气，呕吐酸水。主心腹满，患者虚而尿白。"

挥发性成分

树皮挥发性成分得油率约 1%，主要成分为 β- 桉叶醇、厚朴酚、四氢厚朴酚及异厚朴酚等。

相关经方、验方

（1）虫积　厚朴、槟榔各 6 g，乌梅 2 个，水煎服。

（2）腹满痛大便闭者　厚朴 240 g、大黄 120 g、枳实 5 枚，上 3 味，以水 2400 mL，煮取 1000 mL，加大黄煮取 600 mL，温服 200 mL，以通利为度。

（3）小儿吐泻、胃虚及有痰惊　厚朴 30 g、半夏（淹泡 7 次，姜汁浸半日，晒干）3 g，以米泔 600 mL 同浸 2 d，水尽为度，如未尽，少加火熬干，去厚朴，只研半夏，每服 1.5 g，薄荷汤调下。

现代科研主要成果及其药理作用

树皮、根皮、花、种子及芽皆可入药，以树皮为主，为著名中药，能温中，下气，燥湿，消痰；种子有明目益气功效；芽作妇科药用。厚朴酚和厚朴碱具有抑菌、兴奋支气管平滑肌、防止应激性胃功能障碍、抗血小板作用、降压及肿瘤抑制等。

现代研究表明，厚朴酚具有防止应激性胃功能障碍的作用。厚朴酚和异厚朴酚具有中枢性肌肉松弛作用。厚朴乙醚提取物对于由士的宁、印防己毒素、戊四氮等药物诱发的痉挛有强烈的抑制作用，对脑干网状激活系统及丘脑下部激活系统有抑制作用。厚朴甲醇提取物和厚朴酚具有一定的抗肿瘤作用。

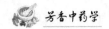

地道药材与开发前景

为国家二级重点保护野生植物。在亚热带地区分布较广，树皮供药用，由于过度砍伐，使这一资源急剧减少，分布面积越来越少，野生植株已极少见，有小片纯林或零星植株，多为人工栽培。在我国，厚朴主要分布于湖北、湖南、四川、贵州、陕西、甘肃、浙江、江西等地。湖北恩施所产被称为紫油厚朴，是地道名优药材，质量最佳。目前恩施地区已建成近20万亩的紫油厚朴生产基地，成为恩施的名片。湖南道县也是全国7大厚朴基地之一，所种植经营的道州凹叶厚朴，药效及质量均优，目前已形成山林区厚朴生产基地，种植面积15万亩。

厚朴含有多种化学成分，最主要为厚朴酚，具有抗菌、抗病毒和抗肿瘤的功效，但目前高纯度的厚朴酚供应量较少，原因在于传统提取工艺存在得油率低等缺点，而超临界 OC_2 萃取法能大大提高厚朴中有效成分的提取分离水平，保持厚朴中活性成分不受破坏，提高了厚朴的质量和得油率。因此，该方法可作为厚朴产业化提取的一种有效方法。此外，厚朴酚为各种食物、保健食品、药品和日化产品的添加成分，将成为厚朴提取物的发展趋势，需要深入探讨厚朴的化学成分和药理作用，充分发挥其药用价值及经济价值。

芳香健康养殖开发路径　厚朴酚在黄羽肉鸡养殖上使用，能提高黄羽肉鸡生长性能、改善肉品质、增强抗氧化功能，以 150 mg/kg 的添加水平为佳。厚朴提取物颗粒剂能够有效恢复硫酸多黏菌素 B 对 MCR-1 阳性耐药菌的体外抗菌活性；联合多黏菌素使用对 MCR-1 阳性沙门氏菌 HYM2 感染雏鸡具有显著的治疗效果。

216　依兰 yīlán

为番荔枝科依兰属依兰 *Cananga odorata*（Lamk.）Hook. 的花，常绿大乔木，别名卡南加、依兰依兰、依兰香、香水树、加拿楷、夷兰等。

生物学特性、采收与预处理

喜高温潮湿环境。在年平均温度 22 ℃以上，最冷月平均温度 15 ℃左右。土壤要求深厚、肥沃、疏松、偏酸性含有大量矿物质的风化火山质土壤最为适宜。种子繁殖。花期为4—8月，果期在12月至翌年3月。

采收与预处理　盛开初期的花朵，得油率最高。采花时间以上午9时为佳，盛花期每隔5天采花1次。水蒸气蒸馏法提取时，破碎度和提取时间是影响提取效果的重要因素。

性味、归经及典籍记载

性温、味甘，归心、肾经。《芳香疗法大百科》载："依兰是抗忧郁剂、催情剂和镇静剂，可以帮助因压力或焦虑等原因生活出现困难的人。"

挥发性成分

新鲜花瓣通过水蒸气蒸馏，得油率为 0.50% ~ 3.13%；超临界 CO_2 萃取干燥花的得油率为3.90%。在常温下为淡黄色液体。检测出含有 21 种挥发性香气化合物，属于烯烃类、酯类、醇类和醛类等 4 类。

相关经方、验方

（1）调节油脂分泌　依兰挥发油 2 滴，快乐鼠尾草挥发油 1 滴，檀香挥发油 2 滴，混合基础油 5 滴，按摩脸部皮肤，可调节油脂分泌，促进细胞再生，平衡油脂分泌。

（2）助眠　特别建议用于夫妻卧房，依兰挥发油 2 ~ 3 滴于负离子扩香器，或是直接滴在枕上，或 2 ~ 3 滴用来做鸳鸯浴。

（3）丰胸　茴香挥发油 4 滴，依兰挥发油 5 滴，荷荷巴挥发油 10 mL。

现代科研主要成果及其药理作用

依兰挥发油可放松神经系统，使人感到欢愉，从而纾解愤怒、恐慌的情绪，可缓解高血压、性冷淡，美白肌肤，平衡油脂，丰满乳房，减轻忧郁不安等。其具有防止沮丧的药用特性，可帮助缓解抑郁并消除悲伤、焦虑和慢性压力。其有助于提升情绪，促进希望和喜悦的感觉。其对于意外或休克后的神经衰弱及急性抑郁症有帮助，通过修复损伤来帮助促进神经系统，以减轻神经压力并防止神经疾病的发展。还有助于避免抑郁症和与抑郁症相关的负面情绪，嗅吸依兰挥发油可以对情绪产生直接、积极的影响，并起到温和治疗抑郁症的作用。

此外，依兰挥发油还有助于提升两情相悦的欢愉，对于年长者也有"精神回春"的帮助，在抗忧郁、抗沮丧、产生自信等方面能给人带来极大的能量，将心情从顾虑与不安中解放出来，恢复活力状态、缓解紧张和压力，有助于释放负面情绪，如愤怒、嫉妒。

依兰花中提取的苯甲酸、丁香酚和黄樟脑等物质都是常见行气药的化学物质，具有开窍通络、消肿止痛的重要作用；麝子油醇、芫荽油醇和松油萜则具有极高的消炎滋润、生肌活血之功效。花提取物混合其他名贵香料调和而成的依兰香熏，可通过渗透作用到达神经元细胞，作用于合成化学神经递质的过程，使人精神放松欢愉。

道地药材资源及开发前景

原产于缅甸、印度尼西亚、菲律宾和马来西亚，现世界各热带地区均有栽培。中国栽培于福建、广东、广西、云南和四川等省区；是热带芳香植物中最重要的一种，常年开花，花香持久，是一种很好的绿化苗木。

此外，花挥发油香气浓郁、持久，可制成高级芳香挥发油产品，广泛用于调配各种化妆品用香精；是用途很广的重要日用化工香原料，我国每年需要进口挥发油 10 t，急需在热带地区大力发展依兰种植业。

217　枳实 zhǐshí（附　枳壳）

为芸香科柑橘属酸橙 *Citrus aurantium* Linn. 及其栽培变种和甜橙 *C.sinensis* Osbeck 的干燥幼果，小乔木，别名鹅眼枳实、甜橙等。

生物学特性、采收与预处理

喜温暖湿润气候，耐阴性强。宜选阳光充足、土层深厚、疏松肥沃、富含腐殖质、排水良好的微酸性冲击土或酸性黄壤、红壤土栽培。

采收与预处理　5—6 月收集自落的果实，除去杂质，自中部横切为两半，晒干或低温干燥，较小者直接晒干或低温干燥（鹅眼枳实）。切薄片，生用或麸炒用。破碎预处理后，采用水蒸气蒸馏法提取其挥发性成分。

性味、归经及典籍记载

性微寒，味苦、辛、酸，归脾、胃经。《神农本草经》载："主大风在皮肤中，如麻豆苦痒，

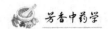

除寒热结，止痢，长肌肉，利五脏，益气轻身。"《名医别录》载："主除胸胁痰癖，逐停水，破结实，消胀满，心下气、痞痛、逆气、胁风痛，安胃气，止溏泄，明目。"《本草纲目》载："枳实、枳壳大抵其功皆能利气，气下则痰满消，气通则刺痛止，气利则后重除。"

挥发性成分

枳实和枳壳挥发性成分主要为柠檬烯（枳实50.87%、枳壳64.41%），其次是1,2- 二（1- 烯 -2- 基）环己烷（枳实8.73%、枳壳4.51%）、萜品烯（枳实2.18%、枳壳9.95%）、L- 抗坏血酸 -2, 6- 二棕榈酸酯（枳实7.18%、枳壳0.45%）和芳樟醇（枳实2.43%、枳壳2.76）。

相关经方、验方

（1）胸痹心痛　枳实捣末，热水送服。

（2）产后腹痛　枳实6 g，芍药（酒炒）6 g，水煎服。亦可为末服。

（3）泻痢脱肛　枳实石上磨平，蜜炙，外用。

现代科研主要成果及其药理作用

枳实挥发油有一定程度的镇痛作用和中枢抑制作用。

现代研究表明，枳实及其有效成分有升压、强心、利尿和增加心、脑、肾血流量的作用。枳实能有效清除羟自由基、超氧阴离子自由基、DPPH 自由基，具有抑制脂质过氧化作用。枳实增强肝脏的抗氧化能力，降低肝细胞损伤作用，同时高剂量时能显著降低血糖。柚皮素和橙皮素对金黄色葡萄球菌、大肠杆菌、痢疾杆菌和伤寒杆菌有抑制作用。橙皮苷或柚皮苷有抗病毒作用，能预防流感病毒的感染，柚皮苷、柚皮苷元及其酯或盐，有助于艾滋病治疗。川陈皮素有抗过敏和抗感染作用。此外，枳实也可应用于抗焦虑、抗过敏、美容、减肥等方面。

道地药材资源及开发前景

主产于江西，并形成了江枳实（江西清江）、湘枳实（湖南沅江）、川枳实（重庆万州、江津等）道地药材。据调查，目前枳实在我国长江流域及南方各省区柑橘栽培地区资源最为丰富，主要栽培于江西、四川、湖南等省。江西吉安、新干、宜春等地及周边地区为道地药材。以江西产酸橙为地道，且以江西产鹅眼枳实质量最好，现普遍认为来自江西清江县、新干县的臭橙为枳实的道地药材。

近年来，随着逐渐兴起的健康绿色生活方式，对于枳实的减肥功效研究日渐增加，作为多种控制体重的膳食补充剂被广泛使用。作为果用药材，尤其绿衣枳实价格居高不下。枳实具有很高的经济价值和表现出很强的区域性，是日用食品化工、香料、医药和化学工业的重要原料。各省药材种植与加工生产不相匹配，对中药制剂研发利用不够，道地药材精深加工还处在起步探索阶段，道地药材品种的附加值低，无法激活药材种植的经济潜力，从而影响中药材 GAP 基地建设的经济效益。在药用植物资源日趋紧缺、药品价格日益上涨的情况下，充分运用现代技术手段，进行枳实种质资源及其生物活性成分的分离和提纯等研究，具有十分重要的意义。

芳香健康养殖开发路径　单方陈皮、枳实及其复方水提液和安乃近对马离体小肠平滑肌均有抑制作用，提示这些药物均有望用于缓解马匹肠痉挛的治疗。

附 枳壳 zhǐ ké

为芸香科酸橙及其栽培变种的近于成熟果实的果皮。性味归经与枳实相同，但作用较为缓和。功能理气宽中，行滞消胀。用于胸胁气滞，胀满疼痛，食积不化，痰饮内停，脏器下垂。《本草纲目》记载："完素曰：枳壳破气胜湿化痰泻肺走大肠，多用损胸中至高之气止可二三服而已，禀受素壮而气刺痛者，看在何部经分，以别经药导之。"《雷公药性赋》记载："其用有四，消心下痞塞之痰，泄腹中滞塞之气，推胃中隔宿之食，削腹内连年之积。""李杲曰：气血弱者不可服，以损其气也。"枳壳主要含有黄酮类、挥发油、生物碱及香豆素类等成分；枳壳中挥发油成分主要有柠檬烯、芳樟醇、α-松油醇、α-蒎烯、β-月桂烯、β-石竹烯等；具有调节胃肠运动、降血脂、抗肿瘤、免疫调节等作用。

218 橘皮 júpí（附 橘红、橘核、橘络、橘叶、化橘红）

为芸香科柑橘属橘 *Citrus reticulata* Blanco 及其栽培变种的果皮，常绿乔木，别名按采收期、加工方法的不同分"青皮"和"橘皮（陈皮）"。

生物学特性、采收与预处理

喜温暖湿润的环境，稍耐阴，不耐寒，适生于深厚肥沃的中性至微酸性的砂壤土。

采收与预处理 采摘成熟果实，剥取果皮，晒干或低温干燥。破碎预处理后，其挥发性成分可以通过冷压榨或水蒸气蒸馏方法收集获得。

性味、归经及典籍记载

性温，味苦、辛，归肺、脾经。《本草纲目》载："橘皮，苦能泻能燥，辛能散，温能和。其治百病，总是取其理气燥湿之功，同补药则补，同泻药则泻，同升药则升，同降药则降。脾乃元气之母，肺乃摄气之钥，故橘皮为二经气分之药，但随所配而补泻升降也。洁古张氏云，陈皮、枳壳，利其气而痰自下，盖此义也。同杏仁治大肠气秘，同桃仁治大肠血秘，皆取其通滞也。按方勺《泊宅编》云，橘皮宽膈降气、消痰饮极有殊功。他药贵新，惟此贵陈。"

挥发性成分

橘皮得油率为 1%~3%，主要由单萜烯、倍半萜烯、含氧化合物等组成，以 D-柠檬烯为主要成分，其他还有 γ-松油烯、β-月桂烯、α-松油醇、α-蒎烯、β-蒎烯等 50 余种化学成分。

相关经方、验方

（1）恶心干呕 橘皮 6 g、生姜 12 g，水煎服。

（2）寒痰咳嗽 橘皮 5 g，加水 200 mL 煎煮后，加入少量姜末、红糖趁热服用。

（3）便秘 鲜橘皮 12 g，水煎服。

现代科研主要成果及其药理作用

橘皮挥发油具有抗氧化、抗菌、祛痰、平喘、促进消化液分泌、排除肠内积气、扩张冠状动脉和利胆等功效。

现代研究表明，橘皮中的川陈皮素可松弛气管平滑肌，使气管轻度扩张。陈皮乙醇提取物还可延缓肺纤维化的病变进程。橘皮中的柑橘黄酮、蜜橘黄酮等多甲氧基黄酮与阿司匹林酸活性类似，具有抗血小板凝聚和抗黏附活性，具有抗血栓及减少血浆总胆固醇与三酰甘油

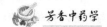

水平，减弱胆固醇的合成与酯化的作用。

道地药材资源及开发前景

橘栽培于丘陵、低山地带、江河湖泊沿岸或平原，在我国主要分布于长江中下游和长江以南地区，如广东、福建、四川、重庆、浙江、江西、湖北、湖南等地，其中以广东新会、四会、广州近郊产者质佳，以四川、重庆等地产量最大。《中国药典》中，陈皮分为"陈皮"和"广陈皮"，其中"广陈皮"为公认的道地药材。

橘皮综合有效成分主要用于心血管、糖尿病、抗感染抑菌的辅助治疗。橘皮可用于生产挥发油、水质、油质香料和胡萝卜素、橙皮苷、维生素C、抗氧化剂、黏稠食品添加剂等，应用于食品工业；也可加工成陈皮类相关食品如橘皮粉、陈皮果脯、陈皮糖果、果冻、果酱等食品；还可开发陈皮相关保健茶、保健酒等新一代功能保健产品。

橘皮属芳香理气类中药，芳香类中药可辟秽化浊，在防治疫病方面具有良好的效果。橘皮入肺脾二经，在以呼吸系统及消化系统病变为主要表现的流行性感冒、肺炎、细菌性痢疾等疾病中可发挥重要作用。现代药理研究证明，橘皮能松弛气管平滑肌，扩张气管，对胃肠平滑肌有双向调节作用，亦有抗感染、提高免疫功能等作用，对于呼吸系统、消化系统的传染病有重要的防治作用。

橘皮在防治人类疾病及加工食品、保健品方面发挥着巨大作用，中国橘皮资源丰富，应研究与开发陈皮相关的现代特色食品和保健品，前景非常广阔。

芳香健康养殖开发路径　橘皮在中药中早有应用，除含有药理成分外，还含有丰富的蛋白质、橘油、粗纤维及铁、铜、锰、锌等多种微量元素。把橘皮干燥后磨细为粉，即为最好的畜禽饲料添加剂，其用量为鸡用日饲料总量的 2%～3%，鸭 1%～2%，猪 5%～7%，牛 10%～15%，日增重比单喂普通饲料提高 10%～15%，畜禽食欲增加，疾病减少。橘皮粉在家禽养殖上使用，不仅可以提高家禽产蛋量，而且会增加蛋黄颜色。

附　橘红 júhóng

为芸香科植物橘 *Citrus reticulata* Blanco 及其栽培变种的干燥外层果皮，秋末冬初果实成熟后采收，用刀削下外果皮，晒干或阴干。其味辛、苦，性温，归肺、脾经，具有理气宽中、燥湿化痰功效，主要用于治疗湿痰或寒痰引起的咳嗽痰多、积食伤酒、恶心呕吐、胸脘痞闷等。对寒咳、久咳非常有效，并可用于茶饮和煲汤。现代药理学研究证明，橘红主要含有黄酮类、香豆素类、糖类及挥发油等成分，具有明显纠正脂质代谢紊乱，降低血胆固醇、三酰甘油和 β-脂蛋白，软化血管，改善微循环，抗动脉粥样硬化，抑制血小板聚集和降低血液黏稠度，有利于血液流通，加速清除和排泄脂质残余颗粒的作用。其中橘红总黄酮对慢性酒精性肝损伤具有明显的保护作用；橘红挥发油对胃肠道有温和刺激作用，有利于胃肠积气排出，并能促进胃液分泌，有助于消化吸收；挥发油还能刺激呼吸道黏膜，使呼吸道分泌物增多，痰液稀释，有利于痰液排出，同时具有明显镇咳、祛痰、抗感染和抑菌作用。

橘红含有丰富挥发油、黄酮和多糖类活性物质，对高脂糖尿病小鼠模型有降血糖血脂、防治心肌结构功能损伤的作用；此外，橘红通过抑制特发性肺纤维化大鼠成纤维细胞生长因子表达和促进血小板因子 4 表达来抑制血管新生。

附　橘核 júhé

为芸香科福橘 *Citrus reticulata* Blanco var.*deliciosa* H.H.Hu 或朱橘 *Citrus reticulata* Blanco var.*erythrosa* Tanaka 等多种橘类的种子，一般多从食品加工厂收集，洗净，晒干或烘干入药。本品味苦，性平，无毒，归肝、肾、膀胱经，功能理气、散结、驱虫、止痛，适用于疝气疼痛、睾丸肿痛、膀胱气痛、腰肾疼痛及乳腺炎、乳腺增生等引起的乳房结块胀痛等病症。现代药理学研究证明，橘核含有柠檬苦素、黄柏酮、诺米林、腺苷、橙皮苷、软脂酸单甘油酯，其中柠檬苦素具有驱虫、抗溃疡、降血糖等作用，还能解除肠管痉挛，治疗脘腹疼痛。

附　橘络 júluò

为芸香科橘 *Citrus reticulata* Blanco 的中果皮、内果皮与橘瓣之间的网络形纤维束群。夏秋采集，由果皮或果瓤上剥下筋膜，晒干，生用或炒后用。本品味甘、微苦，性平，气浓香，归肝、肺、脾、胃经，有行气、活血通络、理气化痰、止咳功效，常用于治疗经络气滞、久咳引起的胸胁疼痛不舒和痰热壅滞经络之胸痛、咳嗽、痰多、痰中带血及伤酒口渴等病症。现代药理学研究证明，橘络主要含有挥发油、芦丁、黄酮类物质等，主要用于慢性支气管炎、冠心病、久咳、胸痛等病症的治疗和出血性脑卒中、眼底出血等出血性疾病的预防。

附　橘叶 júyè

为芸香科橘 *Citrus reticulata* Blanco 的叶或朱橘 *Citrus reticulata* Blanco var.*erythrosa* Tanaka 等多种橘类的叶，随时可采，晒干或鲜用。本品味辛、苦、涩，性平，气香，归肝、肺经，具有疏肝、行气、解郁、散结、化痰、消肿毒作用，常用于治疗胁痛、乳痈、乳房结块、肺痈、咳嗽、胸膈痞满、疝气等病症。现代药理学研究证明，温州蜜橘的叶中含维生素 C 151 mg/100 g，另含有多种碳水化合物成分，如葡萄糖、果糖、蔗糖、淀粉、纤维素等成分，其含量在开花时期较高，果实成熟时逐渐减少，采摘后又有所增多。

附　化橘红 huàjúhóng

为芸香科化州柚 *Citrus grandis* 'Tomentosa' 或柚 *Citrus grandis*（Linn.）Osbeck 的未成熟或近成熟的干燥外层果皮。前者习称"毛橘红"，后者习称"光七爪""光五爪"。因为本品与橘红相类似，为外层果皮，故有化橘红之称。在夏季果实未成熟时采收，置沸水中略烫后，除去果瓤及部分中果皮后制成形，干燥，切丝或块，生用。其味辛、苦，性温，归肺、脾经，具有散寒、燥湿、利气、消痰的功效，用于风寒咳嗽、喉痒痰多、食积伤酒、呕恶痞闷等。咳嗽痰多又兼食积或消化不良者用之较宜。现代药理学研究证明，化橘红含有多糖、黄酮、香豆素、挥发油等成分，具有显著的化痰止咳、抗感染、抗氧化、免疫调节、防治糖尿病心肌功能损伤等作用。

219　佛手 fóshǒu

为芸香科柑橘属佛手 *Citrus medica* Linn. var. *Sarcodactylis* Swingle 的干燥果实，小乔木，别名佛手柑、手柑、佛手香橼、蜜筜柑、蜜罗柑、福寿柑、五指柑等。

生物学特性、采收与预处理

喜温暖湿润气候，怕严霜、干旱，耐阴、耐瘠、耐涝。最适宜生长温度为 22～24 ℃，

越冬温度在 5 ℃以上，能忍受极端最低温度为 –7 ~ –8 ℃。年降水量以 1000 ~ 1200 mm 最适宜。喜阳光，年日照时长 1200 ~ 1800 h，以土层深厚、疏松肥沃、富含腐殖质、排水良好的微酸性砂质壤土为宜。花期为 4—5 月，果期为 10—11 月。

采收与预处理　秋季果实呈浅绿色或稍带黄色时采收。摘下后晾 3 ~ 5 d，待水分大部蒸发，纵切 5 ~ 10 mm 厚的薄片，晒干或阴干，或以低温烘干，密闭贮存，防止香气散失。将干燥果实进行微波预处理后提取挥发油。

性味、归经与典籍记载

性温，味、辛、苦、酸，归肝、胃、脾、肺经。《滇南本草》载："性温，味甘微辛。归肝、胃二经。补肝暖胃，止呕吐，消胃寒痰，治胃气疼痛。止面寒疼，和中行气。"《本草纲目》载："辛酸，无毒。煮酒饮，治痰气咳嗽。煎汤，治心下气痛。"

挥发性成分

果实得油率为 0.81%，其主要成分为柠檬烯（51.6%）、γ – 松油烯（25.8%）、α – 蒎烯（2.7%）、β – 蒎烯（2.5%）、顺式 – β – 罗勒烯（2.3%）、β – 月桂烯（2.0%）、4– 萜烯（1.7%）。

相关经方、验方

（1）痰气咳嗽　陈佛手 6 g，水煎服。

（2）膨胀发肿　佛手 60 g，人中白 15 g，为末，热水送服。

（3）妇女白带　佛手 15 g，猪小肠 30 cm，水煎服。

现代科研主要成果及其药理作用

有疏肝理气，和胃止痛，燥湿化痰的功效，用于肝胃气滞，胸胁胀痛，胃脘痞满，食少呕吐，咳嗽痰多。

挥发油对 MDA–MB–435 人乳腺癌细胞具有抑制作用；有抗抑郁作用但机制还有待深入阐明；具有良好的止咳祛痰作用，对哮喘有一定的治疗作用；挥发油中含有的香芹酚，可竞争性阻断过氧化物酶增值物激活受体，抑制环氧酶 2 的表达，从而发挥抗感染作用，减轻其疼痛和痛觉过敏的作用；同时，具有治疗晒伤、牛皮癣、粉刺和改善皮肤等作用；对亚硝酸钠具有清除作用。

佛手各个部位的挥发油中，果实中提取的挥发油抑菌效果最好，叶中的挥发油只对酵母菌有一定的抑菌效果，枝中提取的挥发油没有抑菌效果。川佛手挥发油中有丰富的多酚和黄酮类物质，具有抗菌和抗氧化活性。

现代药理研究表明，佛手富含挥发油、黄酮类、多糖、维生素和矿质元素等成分，可平喘、祛痰、抗过敏、解痉、增加心脏冠脉流量和提高耐缺氧能力、减缓心率、抑制心肌收缩力、降低血压、抗感染、抗病毒等。

道地药材资源与开发前景

佛手为我国传统名贵药材，种类较多，来源复杂，古代常与枸橼、香橼等相混淆，药用佛手因产区不同而名称有别。按产地可分为广佛手、川佛手、金佛手、建佛手，以及云佛手、兰佛手等。现在主要分为广佛手、川佛手及金佛手。至于何种最优，各有说法。广佛手包括广东和广西的药用佛手，主要产于化州、德庆武垄、高要、悦城、云浮、郁南等广东西南部地区，栽培历史悠久，为广东省道地药材，尤其以肇庆高要地区量多且优。产于四川、云南等地的佛手称"川佛手"，产于浙江金华的称"浙佛手"，或"金佛手"。与其他种类佛手相比较，广佛手具有生长快，果形大，品质好，产量高等特点。

药用价值较高，已广泛应用于药品、食品、化妆品等行业。能疏肝理气、破积消癥、和胃止呕、消食解酒，其气味芳香，可用于食疗。目前，市场上已有佛手加工品，包括果脯、花、粥、饼、茶、蜜和饮料等，在潮汕有著名的 "老香黄"，是药食兼用的天然保健食品。

佛手富含芳香气味物质，能作为天然香料的来源，其香气浓郁清香，值得开发利用。广佛手保健含片治疗慢性胃炎疗效显著。

还具有观赏价值，不同于其他盆景花卉，佛手花洁白、香气扑鼻、惹人喜爱。成熟的金佛手颜色金黄，并能时时溢出芳香，消除异味，净化室内空气，抑制细菌。挂果时间长，有 3 ~ 4 个月，甚至更久，可供长期观赏。

芳香健康养殖开发路径　佛手可用于治疗母牛乳腺增生、牛喘气、牛肺黄、牛食积胀气、牛肺寒咳嗽、牛前胃弛缓、猪呕吐，具有畜禽药物开发前景。

220　柠檬 níngméng（附　香柠檬）

为芸香科柑橘属黎檬 *Citrus limonia* Osbeck 或柠檬 *C.limon*（Linn.）Burm.f. 的果实，常绿小乔木，别名柠果、益母果、益母子等。

生物学特性、采收与预处理

性喜温暖，耐阴，不耐寒，怕热。种苗以嫁接繁殖为主。花期为 4—5 月，果期为 9—11 月。

采收与预处理　1 年内可多次开花结果，需分期分批采果。春花果宜在 11 月采收，夏花果宜在 12 至翌年 1 月采收，秋花果在翌年 5—6 月采收。一般以果实达到黄绿色时采收为宜。枝叶挥发油原料一般在冬、夏修枝时采收。为保持微波真空干燥柠檬果片的色泽，护色处理可以有效抑制柠檬片微波真空干燥过程中非酶褐变的发生，还能更大限度地保留其原有的营养物质及香气成分。优化的护色液为 0.60% 乙二胺四乙酸二钠、0.38% L- 半胱氨酸和 0.82% 柠檬酸。

性味、归经及典籍记载

果，性平、味酸，甘；根，性温、味辛、苦，归胃、肺经。《四川中药志》载："苦、辛、平。"《食物考》载："浆饮渴廖，孕妇宜食，能辟暑。"

挥发性成分

果皮得油率为 0.7% ~ 0.8%，有 100 余种成分，其中 40 种成分占挥发油总量的 93.954%，主要为柠檬烯（含量 80% ~ 90%）、β - 蒎烯等；香气主要含有 3% ~ 5.5% 柠檬醛。花、叶及果皮都含挥发油，是烯萜类的氧化衍生物，如醇、醛、酮、酯等类，其中以果皮含的右旋柠檬烯最多，占挥发油总量中的 90%，其次为凝固性的柠檬挥发油素等。

相关经方、验方

（1）脘腹气滞痞胀、嗳气少食　柠檬 10 g、香附 10 g、厚朴 10 g，水煎服。

（2）妊娠呕吐　鲜柠檬 500 g，去皮、核后切块，加白糖 250 g，渍 1 天，再放锅内用小火熬至汁快干时，拌少许白糖，随意食用。

（3）美容、活血、舒筋　柠檬 4 个去皮切片，苹果 1 个去心切片，用米酒 1 瓶浸 3 个月

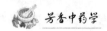

以上饮。

（4）乳腺炎　柠檬汁湿敷于患处。

现代科研主要成果及其药理作用

柠檬挥发性成分具有消除表皮色素、抗感染、缓解恶心呕吐、促进肠道蠕动、促进血液畅通和刺激白细胞的作用，对静脉曲张、贫血、高血压、感冒、牙龈发炎、口腔溃疡等疾病均有很好的效果。

具有消炎、杀菌、降血压、降血脂、抗氧化和抗癌等功效。单萜类化合物广泛存在于果皮中，是挥发油的主要成分，多数具有较强的香气和生理活性，对人类恶性神经母细胞瘤、乳腺癌等具有细胞毒性作用；含有的 D- 柠檬烯对多种恶性肿瘤的生长具有抑制作用，是一种抗癌谱较广、毒副作用较小、具有广泛应用前景的抗癌新药。

柠檬汁中的柠檬酸和柠檬多酚均能有效预防深静脉栓塞，调节血液循环，减低血凝块形成，血压太高时，它可以调节血压，还能抗抑郁、抗应激和神经功能障碍。

道地药材资源及开发前景

原产于东南亚，其主要产地为 4 个国家，分别是意大利、西班牙、希腊和美国。美国和意大利是著名产地，而法国则是世界上食用柠檬最多的国家。我国四川、福建、广东等省份是主要栽培区域，而以四川省安岳县种植量最大。

柠檬挥发油大量用于食用香精，也用于牙膏、烟草及化妆品香精。加工精制后将萜类除去得品质高贵的无萜柠檬挥发油，其柠檬醛含量 40%～52%，用于配制水溶性食品香料和高质量的香水、香精。国内市场和国际市场都很紧俏，1 吨柠檬挥发油价值 30～50 万元，经济效益很好，应在适宜生长地区大面积种植。

芳香健康养殖开发路径　在仔猪的日粮中添加 1%～2% 柠檬酸，可有效提高饲料的消化率和仔猪的生产性能。可使仔猪采食量提高 5.2%～19.8%，饲料转化率提高 11%～15%。

附　香柠檬　xiāngníngméng

为芸香科柑橘属香柠檬（*Citrus limonia* Osbeck）的果实，常绿小乔木，别名柠檬。香柠檬性温、味苦、无毒。两广地区中医著述《粤语》载："柠檬，宜母子，味极酸，孕妇肝虚嗜之，故曰宜母。当熟时，人家竞买，以多藏而经岁久为尚，汁可代醋。"从果皮中提取挥发油用于香料工业和医药。据检测，香柠檬挥发油中有 53 个成分，其主要成分为 β- 蒎烯（17.59%）、乙酸芳樟酯（15.25%）、芳樟醇、α- 松油香柠檬油醇、柠檬醛、香柠檬酚、邻氨基苯甲酸甲酯等，其中，萜类化合物及其衍生物共 40 个，占挥发性成分的 81.97%。挥发油为绿色或黄绿色澄清流动液体，具新鲜香柠檬果皮香气，常用于日用和食品香精。

香柠檬能增强血管弹性和韧性；有祛痰、抗菌消炎、增强人体免疫力、止渴生津、祛暑安胎、疏滞、健胃、止痛等多种功效。

原产于印度，现主要产于意大利南部的卡拉布里亚省。我国遂宁市种植比较多。盛果期有 40～50 年，适宜推广种植。

221　檀香 tánxiāng（附　紫檀）

为檀香科檀香属檀香 *Santalum album* Linn. 树干的心材，常绿小乔木，别名檀香木、白檀、旃檀、真檀、乌子树、砒霜子、蛤蟆涎、白花茶等。

生物学特性、采收与预处理

热带植物，喜光喜温，属阳生树种，在生长期内不耐荫蔽。较耐干旱，不耐涝。生长极为缓慢，通常 30 年都不成材，为生长最慢的树种之一，成活期在 60 ~ 70 年。主要生长在海拔 600 ~ 1000 m 的丘陵山地，年降雨量 600 ~ 1000 mm，阳光充足，干爽无霜冻，气温在 10 ~ 35 ℃ 之间，富含铁、钾、磷的红色土壤，要求土层疏松、透气。

采收与预处理　原产地种植 30 ~ 40 年、高 10 ~ 15 m、胸径 24 ~ 33 cm 时采伐，锯成段，砍去色淡的边材，心材干燥入药。水洗后镑成片，或劈碎后入药，以色黄、质坚而致密、油性大、香气浓郁者为佳，生用。檀香木芳香，宜贮于密闭容器中，放阴暗处。破碎预处理后，采用乙醚提取法，提取檀香挥发性成分，提取液过滤并用无水硫酸钠密闭脱水，常温下乙醚自然挥干，得挥发油。

性味、归经及典籍记载

性温、味辛，归脾、胃、心、肺经。《本经逢源》载："善调膈上诸气……兼通阳明之经，郁抑不舒，呕逆吐食宜之。"《本草备要》载："调脾肺，利胸膈，为理气要药。"《中国藏药》载："心材治心肺热症，外涂消肌肤热毒。"《维药志》载："木材用于胸闷气短，咳嗽气喘，胃腹疼痛，恶心呕吐，瘀血肿痛，手足挛紧，瘫痪。"《德宏药录》载："治胸腹痛，气逆，呕吐，冠心病，胸痛。"

挥发性成分

树根心材及侧枝挥发性成分得油率为 0.09% ~ 6.50%，边材的得油率最低，树龄越长得油率越高，主要成分为 Z-α-檀香醇、Z-β-檀香醇占 50% 以上，其他含反式-α-香柠檬醇、Z-β-檀香醇、檀萜烯、檀萜烯酮、檀萜烯酮醇、香榧醇、檀香萜酸、檀油酸、紫檀萜醛、檀香色素、银橪醛、松柏醛、紫丁香醛等。

相关经方、验方

（1）头面风、头目昏眩、肩背疼痛、头皮肿痒、颈项拘急　白檀香（锉）25 g、甘菊花 150 g、川芎 100 g、生甘草 50 g，上 4 味均捣罗为散，每次服 5 g。

（2）心腹冷痛　白檀香 9 g（极细末）、干姜末 15 g，热水送服。

（3）气厥　白豆蔻、丁香、檀香、木香各 9 g、藿香、炙甘草各 24 g，砂仁 12 g 为末，每服 6 g，入盐少许，热水送服。

现代科研主要成果及其药理作用

有行气温中，开胃止痛的功效，用于寒凝气滞，胸膈不舒，胸痹心痛，脘腹疼痛，呕吐食少。挥发油同时可抑制胃肠排空和肠道推进，故可理气调中止痛，治疗胸腹疼痛。α-檀香醇和 β-檀香醇具有与氯丙嗪类似的神经药理活性，对神经中枢具有镇静作用。α-檀香醇能够显著地降低乳头状瘤发生率，可以有效诱导两种前列腺癌细胞的凋亡。α-檀香醇和 β-檀香醇还有利尿、抗菌作用，对痢疾杆菌、结核杆菌、幽门螺杆菌、白色念珠菌、伤寒沙门氏杆菌、分枝杆菌、犬小孢子菌、须毛癣菌、红色发癣菌、黑曲霉和烟曲霉等细菌和真菌都有不同程度的抑制作用，故可用于支气管炎、肺炎、泌尿生殖系统感染的治疗。

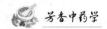

独有的香气给人祥和、平静的感觉，有调节情绪、提神静心等功效，可缓解忧郁、失眠、焦虑、神经紧张及各种压力引起的症状，使人身心愉悦。在印度草医学中，可以治疗炎症及肠道和泌尿生殖系统的问题。在中医临床实践中常作为治疗心血管疾病复方中的重要组成部分，如"丹参饮"和"三味檀香饮"等，这些复方普遍具有预防心肌细胞损伤、调整心肌结构和改善心血管功能等作用。同时，还具有抗病毒、抗感染、抗氧化及镇定安神的作用。

道地药材资源与开发前景

原产地是印度哥达维利亚河流域，南至卡纳塔克邦及印度尼西亚。另外，澳大利亚、斐济及南太平洋其他岛国、美国夏威夷也有分布。现世界檀香三大产地分别为印度、印度尼西亚和澳大利亚。中国引种檀香树已有近百年历史，广西、广东、海南、云南等地均有人工栽培。檀香挥发油是世界上使用最广泛的挥发油之一，被称为"液体黄金"。檀香木由于需求不断增加，它的价格每年都有明显攀升。我国已积累了一定的栽培经验，可以扩大种植，以减少对进口的依赖，改善目前市场上鱼目混珠的状况，满足家具市场、化妆品行业和医药方面的大量需求。

檀香挥发油既克服了西药弊端，又具有抗菌抗病毒的持久性、抗肿瘤的有效性，使用安全，因此它的药品开发研究前景十分乐观，具有极大的研究与利用价值。还可以与其他有抗感染、抗过敏作用的挥发油组成复方挥发油嗅吸或制成鼻喷剂治疗过敏性鼻炎。檀香提取物可以缓解痴呆和记忆丢失，还有抗氧化活性，对阿尔茨海默症的治疗存在正性的作用，可以作为潜在的治疗阿尔茨海默症的药物进行开发。另外，在心血管系统疾病、降糖、降脂方面，要挖掘其不凡的药用潜力，研制更多精品，使檀香在医疗保健中发挥更重要的作用。

芳香健康养殖开发路径　檀香树叶和种子在文昌鸡养殖上功效明显。日粮中添加发酵处理的檀香树叶和种子能提高文昌鸡肌肉品质，改善肉质风味。

附　紫檀 zǐtán

本品和营气，消肿毒，治金疮，时珍谓之血分之药。《药性切用》载："性味温平。归肝、脾、血分。力能调营消肿，止血定痛。然香耗动火，阴虚者，二忌。""可磨涂风毒，刮末敷金疮，止血止痛，疗淋。"现代研究表明其所含有的紫檀芪在美白抗氧化方面功效卓越。

222　沉香 chénxiāng

为瑞香科沉香属沉香 *Aguilaria agallocha* Roxb 和白木香 *A.sinensis*（Lour.）Gil 含树脂的木材，乔木，别名蜜香、沉水香、土沉香等。

生物学特性、采收与预处理

喜高温环境，幼龄期比较耐阴，不耐曝晒，在酸性的砂质壤土、黄壤土和红壤土均能生长。

采收与预处理　花期春夏，果期春秋。全年均可采收，割取含树脂的木材，除去不含树脂的部分，阴干，打碎或锉末，生用，置阴凉干燥处。原料破碎后，使用单一纤维素酶、果胶酶、碱性蛋白酶进行预处理。

性味、归经及典籍记载

性微温，味辛、苦，归脾、胃、肾经。《本草经解》载："疗风水毒肿，去恶气。"《本草通玄》载："沉香温而不燥，行而不泄，扶脾而运行不倦，达肾而导火归元，有降气之功，无破气之害，洵为良品。"《本草经疏》载："沉香治冷气，逆气，气结，殊为要药。"《本草纲目》载："治上热下寒，气逆喘息，大肠虚闭，小便气淋，男子精冷。"《医林纂要》载："坚肾，补命门，温中、燥脾湿、泻心、降逆气，凡一切不调之气皆能调之。并治噤口毒痢及邪恶冷风寒痹。"

挥发性成分

沉香得油率为 0.012% ~ 0.32%，主要成分为倍半萜化合物（68.68%）、芳香族化合物（68.68%）和少量脂肪酸类等。其中，倍半萜化合物是沉香挥发油的主要成分，有沉香呋喃类、桉叶烷类、艾里莫芬烷类、沉香螺烷类和愈创木烷类等多种结构类型；芳香族化合物在沉香挥发油中所占比例较小；脂肪酸类化合物来自沉香中残留的白木，含量较少。色酮类成分是沉香的另一种主要物质，该类物质特征性强，可以此鉴别其品质。

相关经方、验方

（1）便秘　沉香 6 g、木香 6 g、槟榔 6 g、乌药 6 g，用水适量，分别磨之，磨得水浓为度，然后合在一起，再用慢火微煎，1 次服完。

（2）食欲不振　沉香 15 g、紫苏叶 30 g、白茯苓 30 g、党参 30 g，水煎服。

（3）房劳过度　沉香 3 g、木香 3 g，磨为细末，煎陈皮、茯苓汤送服。

现代科研主要成果及其药理作用

现代研究表明，沉香对结核杆菌、伤寒杆菌、福氏痢疾杆菌、金黄色葡萄球菌、白色念珠菌、耐甲氧西林金黄色葡萄球菌等有显著的抑制作用；在治疗脑溢血方面也有一定的疗效。其所含苍术醇可治疗胃痛，而且对慢性胃炎也有治疗作用，从而治疗胃部疾病，还可以改善癌症介入治疗后的呃逆症状；亦可治疗便秘。含有节基丙酮，是止咳的有效成分；亦可改善阿尔茨海默病的退行性病变。叶醇提物具有镇痛、抗感染、促进小肠运动、泄下、止血、抗脑缺血缺氧、降血糖、抗肿瘤等活性。

沉香挥发油可以缓解组胺、乙酰胆碱引起的痉挛性收缩，从而发挥了一定的止喘效果；减缓胃肠蠕动，同时发挥一定的安定作用。

道地药材资源及开发前景

沉香又被称为"香中之王""药中黄金"，其不仅是名贵的药材，也是名贵的香料，深受大众喜欢。主要分布于东亚国家，我国海南岛、广东、广西及云南等地均有分布和栽培，其中白木香和云南沉香是我国特有品种。目前，我国药用沉香大多依靠进口，价格十分昂贵。随着国外实施相关的资源保护政策，沉香的进口供不应求，价格持续上涨。在政府高度重视之下，我国沉香种植业正值发展的最佳时机，种植面积在不断扩大。

芳香健康养殖开发路径　沉香叶醇提物对患有气管哮喘的豚鼠有良好的平喘功效，并且效果呈剂量依赖性。与沉香药材比较，沉香叶醇提物的平喘作用相当或略优。添加沉香叶粉的鸡饲料能够显著提高鸡的生长性能、屠宰性能和饲料养分消化率。

223　香橼 xiāngyuán

为芸香科柑橘属枸橼 *Citrus medica* Linn. 与香橼 *Citrus wilsonii* Tanaka 的干燥果实，小乔

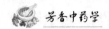

木，别名枸橼、钩缘子、香泡树、香橼柑、香圆等。

生物学特性、采收与预处理

喜温暖湿润气候，怕严霜，不耐严寒。以土层深厚、疏松肥沃、富含腐殖质、排水良好的砂质土壤栽培为宜。

采收与预处理　花期为 4—5 月，果期为 10—11 月。采摘后用糠壳堆一星期，待皮变金黄色后，切成 1 cm 厚，摊开曝晒；遇雨天可烘干。破碎后的果皮，采用顶空固相微波萃取法和水蒸气蒸馏法得到挥发油。

性味、归经及典籍记载

性温，味辛、苦、酸，归肝、脾、肺经。《本草纲目拾遗》载："去气，除心头痰水。"《本草通玄》载："理上焦之气，止呕逆，进食，健脾。"《医林纂要》载："治胃脘痛，宽中顾气，开郁。"

挥发性成分

得油率为 0.18%，主要成分是 d–柠檬烯（31.70%）、γ–松油烯（22.09%）和邻伞花烃（11.85%）等。

相关经方、验方

（1）肝痛　鲜香橼 12～15 g，开水冲泡代茶饮。

（2）胃痛　陈香橼 30 g（焙干）、花椒 12 g、小茴香 12 g，共研细末，每次服 3 g，每日两次，温开水送服。

（3）胃胀　香橼切片，于通风处晾干，用适量食盐腌渍放入玻璃瓶或瓷罐中备用，每日 10～20 g，用开水冲至咸淡适宜为度时服用。

现代科研主要成果及其药理作用

香橼成熟果实富含柚皮苷、β–谷甾醇、枸橼酸、维生素 C 及多种人体必需的微量元素；果皮中含多种胡萝卜素及芳香油；种子含黄柏酮、黄柏内酯等。果皮芳香油组分有萜烯类碳氢化合物、含氧衍生物及长链脂肪酸（以亚油酸、棕榈酸为主）；三萜类化合物具有抗癌、抗感染、抗菌、抗病毒等多种生物活性，亚油酸具有抗血栓、降血脂、降胆固醇，促进大脑发育，改善及保护血管壁，防止动脉粥样硬化作用，还具有抗癌作用，能抑制乳腺癌、胃癌、皮肤癌、前列腺癌肿瘤细胞的增殖等。

道地药材资源与开发前景

香橼是一种药食兼用的植物资源，原产于我国东南部，主要分布在福建、云南、广西、湖北、浙江、重庆、江苏等地。

香橼富含各种营养物质。目前对于香橼的开发利用研究还不够系统、深入，如利用香橼制作药材以切片晒干为主；利用香橼制作蜜饯、罐头及压榨制作饮料的方法也很简单；对于香橼所含挥发油也仅停留在提取方法和组分分析层面，真正开发利用的研究很少涉及。香橼开发利用前景广阔，发展方向：一是充分利用现有干燥技术开发香橼茶和香橼药材；二是应用现代食品加工技术制作香橼蜜饯及罐头；三是通过树脂脱苦或酶解脱苦技术制作香橼饮料及复合饮料；四是充分利用叶、果皮及种子提取挥发油作为化妆品原料或食品添加剂；五是采用干燥或浸提等技术制成水剂或片剂中成药等。

芳香健康养殖开发路径　香橼中枸橼酸可增强体内酸性环境，有利于动物胃肠道无活性的胃蛋白酶原转化为有活性的胃蛋白酶，从而促进各种营养物质，特别是蛋白质的消化吸收，提高消化吸收率。添加低浓度的枸橼酸粉可显著提高肉仔鸡的平均日增重、饲料转化率。

224　梅花 méihuā

为蔷薇科杏属绿萼梅 *Armeniaca mume* Sieb.f.*viridicalyx*（Makino）T.Y.Chen 的干燥花蕾，小乔木，别名红梅花、黄仔、合汉梅、白梅花等。

生物学特性、采收与预处理

喜温暖、湿润的气候生长，在光照充足、通风良好条件下能较好生长，对土壤要求不严，耐瘠薄，耐寒，怕积水。适宜在土表疏松、肥沃，排水良好、底土稍黏的湿润土壤上生长。喜充足的光照。可耐 -10 ℃低温和 40 ℃高温，在年平均气温 16 ~ 23 ℃地区生长发育最好。在早春平均气温达 - 5 ~ 7 ℃时开花，若遇低温，开花期延后。

采收与预处理　初春花未开放时采摘，及时低温干燥。花破碎预处理，用水蒸气蒸馏法蒸馏，馏出液用乙酸乙酯萃取，乙酸乙酯层用无水硫酸钠干燥，然后减压回收溶剂，得淡黄色挥发性成分。

性味、归经及典籍记载

性平，味微酸，归肝、胃、肺经。《本草纲目》载："助雅致，清神思。"《本草原始》载："清头目，利肺气，去痰壅滞上热。"《饮片新参》载："平肝和胃，止脘痛、头晕，进饮食。"《采珍集》载："梅花瓣，雪水煮粥，解热毒。专供疏肝解郁，美容艳体。"

挥发性成分

花得油率 0.1%，主要成分为苯甲醛（42.93%），苯甲酸苄酯（9.16%），二十一烷（7.96%），二十三烷（7.39%），棕榈酸（3.62%）和 3- 烯丙基 -6- 甲氧基苯酚（2.51%）等。

相关经方、验方

（1）瘰疬　鸡蛋开一小孔，放入梅花蕾 7 朵，封口，置饭上蒸熟，去梅花食蛋，每日 1 个。

（2）麻疹　梅花瓣 9 g、青橄榄 5 个，水煎服。

（3）唇上生疔　鲜梅花瓣贴患处。

现代科研主要成果及其药理作用

具有疏肝和中，化痰散结的功效，用于肝胃气痛，郁闷心烦，梅核气，瘰疬疮毒。现代药理研究表明，能促进胃肠蠕动、舒张血管、提高免疫、抑菌、降低血糖、降血脂的功效。临床上，还用其治疗精神类疾病。

具有抗氧化，抗黑色素沉着及抗抑郁等作用。源自青梅花的生物总黄酮具有优良的生物抗氧化能力和显著的黄嘌呤氧化酶抑制活性。白梅花甲醇提取物及其乙酸乙酯溶解部分、正丁醇溶解部分、水层部分均对自由基清除有较强作用。白梅花的甲醇提取物可防止黑色素沉积，可预防和改善雀斑的发生。绿萼梅总黄酮可能通过促进脑内单胺类递质释放、调节下丘脑 - 垂体 - 肾上腺轴（HPA 轴）功能及改善氧化应激等途径起到抗抑郁的作用。

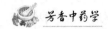

道地药材资源及开发前景

药用梅花主要有绿萼梅、白梅花、红梅花等，主产于中国，具有 7000 ~ 7500 年的应用历史，我国具有 3000 年以上的引种栽培史和 2000 年以上育种及应用梅花的历史。日本、朝鲜、新西兰亦有分布。药用的白梅花为蔷薇科植物梅的干燥花蕾。别名绿萼梅（《本草纲目拾遗》），或绿梅花（《药材学》）。白梅花主产于江苏、浙江等地；花冠红色者称"红梅花"，主产于四川、湖北等地。目前全国范围大面积种植红梅的基地在江苏沭阳，面积达 2100 多亩，主要品种为红梅、绿梅、榆叶梅等。

作为药食两用品，具有很好的有效性及安全性。比如在食疗方面，梅花粥、梅花茶都能很好地提高我们的生活质量，增加了养生方面的多元性。在药品开发方面，从梅花中提取的绿萼梅总黄酮，具有抗抑郁作用，药品开发研究前景十分乐观，具有极大的研究与利用价值。梅花含有的挥发油，具有促进胃肠蠕动、提高免疫、抑菌的作用。作为芳香类药材在防疫方剂中的功效价值值得在后续的医疗工作中逐步探索、开发，让梅花为人类健康做出更大贡献。

225 大腹皮 dàfùpí

为棕榈科槟榔属槟榔 *Areca catechu* Linn. 的干燥果皮，乔木，别名槟榔皮、大腹毛、茯毛、槟榔衣、大腹绒等。

生物学特性、采收与预处理

喜高温湿润气候，耐肥，不耐寒，16 ℃就有落叶现象，5 ℃就受冻害，最适宜生长温度为 25 ~ 28 ℃。年降雨量 1500 ~ 2000 mm 地区适宜生长。幼苗期荫蔽度 50% ~ 60% 为宜，成年树应全光照。以土层深厚，有机质丰富的砂质壤土栽培为宜。

采收与预处理 冬季至次春采收未成熟的果实，煮后干燥，纵剖两瓣，剥取果皮，习称"大腹皮"；春末至秋初采收成熟果实，煮后干燥，剥取果皮，打松，晒干，习称"大腹毛"。干燥大腹皮破碎预处理，可提高挥发性成分的得油率。

性味、归经及典籍记载

性微温，味辛。归脾、胃、大肠、小肠经。《日华子本草》载："下一切气，止霍乱，通大小肠，健脾开胃，调中。"《开宝本草》载："主冷热气攻心腹，大肠壅毒，痰膈，醋心。并以姜盐同煎，入疏气药良。"《本草纲目》载："降逆气，消肌肤中水气浮肿，脚气壅逆，瘴疟痞满，胎气恶阻胀闷。"《本草再新》载："泻肺，和胃气，利湿追风，宽肠消肿，理腰脚气，治疟疾泻痢。"

挥发性成分

得油率 0.03%，主要成分为芳香族化合物、酮羰基化合物、有机酸类化合物等。其中植酮是酮羰基化合物中含量最高的物质，相对含量为 2.09%，是抗氧化、抗菌作用的物质基础，同时，由于其具有较好的定香作用，被广泛用于花香型香精的调配，是一种非常有价值的香料。

相关经方、验方

（1）脚气、肿满腹胀、小便涩、大便秘 大腹皮 15 g（锉）、槟榔 15 g、木香 9 g、木通 30 g（锉）、郁李仁 15 g（汤浸去皮，微炒）、桑根白皮 30 g（锉）、牵牛子 30 g（微炒）、上药捣筛为散，每服 6 g，加生姜、葱白，水煎服。

（2）脾气停滞、脾经受湿，致头面虚浮、四肢肿满　五加皮、地骨皮、生姜皮、大腹皮、茯苓皮各等分，上为粗末，每服 3 g，水煎服。

（3）漏疮恶秽　大腹皮煎汤洗之。

现代科研主要成果及其药理作用

现代研究表明，具有显著药理作用的槟榔碱，能兴奋胆碱受体，增加腺体分泌，具有促消化、抗高血压、镇静等功能。其药理作用主要表现在对消化系统有生理活性，具有促进胃肠动力作用，可使胃电节律失常，可增大胃体环行肌条的收缩波平均振幅，其作用部分通过胆碱能 M3 受体，而不是由 M2 受体介导；其还可抑制肠道内毒素移位中 iNOS、SP 的作用。

道地药材资源及开发前景

是我国热带地区主要的经济作物，主产地在海南省。果是我国四大南药之一。海南是我国最大的产地，占全国产量的99%；广东省东部的高州和雷州也有分布；广西、福建及云南部分地区作为观赏树木，也有少量种植。国外以印度尼西亚、印度、菲律宾等地产量最大。

所含的亚油酸、油酸等脂肪酸对人体有重要生理功能，可用作食品添加剂、保健品等。目前大腹皮已广泛进入日常生活，随着其挥发性成分研究的不断深入，其应用范围还在日益扩大。

芳香健康养殖开发路径　大腹皮能显著增强大鼠的胃排空和肠道传输，而且有促胃肠动力作用，也有实验表明大腹皮的促胃肠动力作用与胃肠道 P 物质的分布增加、血管活性肠肽的分布减少及胃动素的释放存在着密切关系。

226　月桂 yuèguì

为樟科月桂属月桂 *Laurus nobilis* Linn. 的叶、果实，常绿小乔木，别名月桂树、桂冠树、甜月桂、月桂冠等。

生物学特性、采收与预处理

叶革质有醇香。花期为 3—5 月，果熟期为 6—9 月。喜光，稍耐阴，喜温暖湿润气候，亦耐干旱。对土壤要求不严，宜深厚、肥沃、排水良好的壤土或砂质壤土生长最好。以播种、扦插与分株繁殖，以扦插为主。

采收与预处理　9 月果熟时采收，除去杂质、洗净、切丝、干燥。果仁发黑者为次品，不可使用。将筛选过的叶进行破碎预处理后，可提取挥发性成分。

性味、归经及典籍记载

性微温、味辛，归肺经。《本草纲目》载："治百病，养精神，和颜色，为诸药先聘通使，久服轻身不老，面生光华，媚好常如童子。"《注医典》载："月桂樱子，是月桂树的果实；大小如欧榛，外壳偏黑色，壳薄，用手指可以分开，内壳壁淡黄色，微香。"《药物之园》载："月桂树，是一种高大的树，可生长千百年，叶比柳树长，柔软，味辛；分家生和山生两种，种子大小如欧榛，仁富具有油性，味辛，气味芳香。"

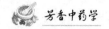

挥发性成分

月桂叶含挥发油 0.3% ~ 0.5%，高达 1% ~ 3%，主要成分是芳樟醇、丁香油酚、牻牛儿醇、1,8-桉叶素、松油醇等；树皮和树干挥发油主要成分为乙酸-α-松油酯和 1,8-桉叶素。

相关经方、验方

（1）脘胀腹痛、跌仆损伤　月桂叶 3 ~ 6 g，煎汤内服；外用，适量，煎汤洗浴。

（2）膀胱虚寒、小便不禁　月桂樱子 15 g、乳香 15 g、香附 15 g、香桃木实 15 g、高良姜 15 g、孜然 15 g、蜂蜜 250 mL，药物研成细粉，过筛，与炼蜜制成蜜膏即可。内服，每日 2 次，每次成人 6 g，儿童 2 g。

现代科研主要成果及其药理作用

月桂叶挥发油具有抗菌、杀菌、抗病毒作用，对枯草芽孢杆菌、痤疮杆菌、腐生葡萄球菌、金黄色葡萄球菌等有很好的抑制作用。对牙周炎发生菌，如龈拟杆菌、中间普氏菌、产黑色素拟杆菌、具核梭杆菌、伴放线杆菌、黏性放线菌和螨虫等均有强烈作用。其挥发油有短期的预防感冒的功效，无不良反应。

月桂挥发油主要用于调味品、医药、化妆品和化工领域。

道地药材资源及开发前景

月桂原产于地中海盆地，我国分布于浙江、江苏、福建、四川、云南等地。

月桂叶和果含挥发油，用于食品及皂用香精；叶片可作调味香料或罐头矫味剂；种子含植物油约 30%，供工业用。

月桂树姿优美，四季常青，为园林绿化观赏树种，适宜作为绿化树兼药材推广。

芳香健康养殖开发路径　月桂叶成分木香烯内酯对小鼠谷胱甘肽 -S- 转移酶有诱导作用，具有畜禽药物开发前景。

227　玳玳花 dàidàihuā

为芸香科柑橘属玳玳花 *Citrus aurantium* Linn.var.*amura* Engl. 的干燥花蕾，小乔木，别名代代花、玳玳圆、春不老、回青橙等。

生物学特性、采收与预处理

花期为 5—6 月，果成熟期为 12 月。性喜温暖湿润环境、喜光照、喜肥、稍耐寒（比茉莉、白兰耐寒性强）。

采收与预处理　一般采收花蕾，阴干、晾干、晒干、低温烘干、高温烘干均等。花芳香，用以熏茶叶称为代代花茶。花进行破碎预处理，采用传统水蒸气蒸馏、超声辅助水蒸气蒸馏和微波辅助水蒸气蒸馏 3 种方法提取挥发性成分。

性味、归经及典籍记载

性平，味辛、甘、微苦，归肺、脾经。《饮片新参》载："理气宽胸，开胃止呕。"《动植物民间药》载："治腹痛，胃痛。"《浙江中药手册》载："调气疏肝。治胸膈及脘腹痞痛。"

挥发性成分

果皮得油率为 0.6% ~ 0.8%，主要成分为含柠檬烯、芳樟醇、牻牛儿醇、香茅醇、缬草酸、月桂烯、罗勒烯、异松油烯、蒎烯、莰烯、松油醇、橙花醇、金合欢醇、橙花叔醇、茉莉花素、壬醛、癸醛、辛酸、苯乙酸、苯甲酸、邻位氨基苯甲酸甲酯等。

相关经方、验方

（1）肝胃气痛　玳玳花 3 g、玫瑰花 6 g，川楝子 9 g、制香附 9 g，水煎服。

（2）高血压、头晕　玳玳花 6 g、绿茶 6 g，冲泡，代茶饮。

（3）肝区胀痛　玳玳花、素馨花、郁金各 9 g，糖少许，水煎服。

现代科研主要成果及其药理作用

现代研究表明，具有强心、利尿、镇静及减慢心率的功能，能降低神经系统的兴奋性和脊髓反射机能亢进，用于急性病和慢性心功能不全。主治充血性心力衰竭、心性水肿和心房纤维性颤动，与溴化银合用能加强对癫痫病的治疗作用。具有治疗阿尔兹海默症的功效；良好的抗氧化损伤及神经保护作用；利尿、镇静、抗肿瘤和抗感染等作用。抗氧化作用主要为其提取物中含有柚皮苷和新橙皮苷，研究使用柚皮苷和新橙皮苷作为对照品使用，结果发现玳玳花提取物主要成分为柚皮苷和新橙皮苷，具有好的抗氧化作用，并能降低 UVB 引起的皮肤细胞内的 ROS 水平。

道地药材资源及开发前景

主要分布于中国南部各地，浙江、江苏、广东、贵州等地均有栽培。花味甘，微苦。疏肝和胃，理气解郁。主治胸中痞闷、脘腹胀痛、呕吐少食。清血，促进血液循环，舒肝、和胃、理气，适合脾胃失调而肥胖的人群有破气行痰，散积消痞之功，治咳嗽气逆、胃脘作痛等功效。玳玳花不仅具有药用价值，还具有减肥功效和观赏价值。

花是一种美容茶，略微有点苦，但香气浓郁，闻之令人忘倦，可镇定心情，解除紧张不安。此外，也有助于缓解压力所导致的腹泻，能清血、促进循环，还有减脂瘦身的效果。

北方只能盆栽，香气浓郁，果实美观，花后结出橙黄色扁圆形的美丽果实，压满树枝，虽不可食，但可留存树上数年，美观别致，是深受人们喜爱的观赏花卉植物。

228　橙花 chénghuā

为芸香科柑橘属橙花 *Citrus aurantium var.amara* Engler 的干燥花序，常绿灌木或小乔木，别名苦橙花、酸橙花、玳玳花、枳壳花等。

生物学特性、采收与预处理

适合生长在湿润、阳光充足，疏松、肥沃而又排水良好的微酸性土壤，中性土壤中也能较好生长。不耐寒，幼苗怕霜冻，成苗后抗寒能力增强。花期通常在每年的 5 月。果子成熟的时间在每年的 12 月。

采收与预处理　每年 5—6 月是采摘时节，根据需要采摘花蕾期花或花盛期花。立夏前后，选晴天上午露水干后，摘取含苞未开的花朵，先用急火烘至 7～8 成干，呈现黄色后，再用文火烘至全干，放干燥处，防蛀、防霉，可入药。提取挥发油须采摘刚刚绽放的花朵，可采用水蒸气蒸馏法提取。

性味、归经及典籍记载

性平，味甘、辛、微苦，归肝、胃经。《饮片新参》："理气宽胸，开胃止呕"。《动植物

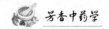

民间药》："治腹痛，胃痛"。《浙江中药手册》载："调气疏肝。治胸膈及脘腹痞痛。"

挥发性成分

花蕾得油率为 0.25%，平均得油率在 0.07% ~ 0.12%，主要成分为柠檬烯、芳樟醇、牻牛儿醇、香茅醇、缬草酸等。

相关经方、验方

（1）头痛　橙花挥发油 3 滴，热敷后颈部。

（2）滋养、改善干燥肌肤　橙花挥发油 2 滴+茉莉挥发油 1 滴+薰衣草挥发油 1 滴+玫瑰果油 10 mL；橙花挥发油 1 滴+玫瑰挥发油 1 滴+檀香挥发油 1 滴+荷荷巴油 10 mL 涂抹全身肌肤。

（3）调理内分泌　橙花挥发油 2 滴+天竺葵挥发油 1 滴+薰衣草挥发油 1 滴+荷荷巴油 10 mL 按摩肌肤；橙花挥发油 1 滴+洋甘菊挥发油 1 滴进行熏香，可改善更年期情绪问题。

现代科研主要成果及其药理作用

挥发油对于金黄色葡萄球菌、乙型溶血链球菌和白色念珠菌的抗性最强，抑菌效果颇佳，是一种很有研究价值和开发前景的芳香植物资源，可作为天然抑菌剂开发利用。

现代研究表明，其具有调节胃肠功能作用。水提液能显著促进小鼠的在体小肠推进率，在一定浓度范围内对小鼠离体十二指肠、空肠、回肠的收缩幅度均有抑制作用。

与葛花配伍后具有良好的解酒作用。

制成的保健茶具有调节血脂的作用。以米头花、扑头花和开花后采收的橙花为原料，经微波杀青干燥、冷却、包装等工序，能生产出色、香、味俱佳的橙花保健茶。

道地药材资源及开发前景

分布于我国南部各地，江苏、浙江、广东、贵州等地均有栽培。江苏、浙江为主要产地。橙花挥发油最早在欧洲使用，带有点苦味、药味的百合花香味，常被一些名媛贵族拿来当作美容用品，一直以来被视为是贵族的香水。法国橙花挥发油的年产量也约为 1000 kg。至今为止，法国南部仍然是橙花挥发油最大的加工产地。如今，突尼斯和摩洛哥的产量最高，品质也相当。橙花所提炼的挥发油因其产出比几乎和玫瑰一样少，因此橙花挥发油价格昂贵，每千克达到几千美元，具有很好的开发前景。近几年，由于需求旺盛，大量苦橙树苗被广泛种植，价格随着需求的强弱而有所波动。

橙花挥发油也是食品香精家族中常见的一员，Pemberton 配方（可乐）、Reed 配方、Merory 配方都毫无例外地都有用到。其效力强烈，在食品香精中只需加入一点点，就可以带来新鲜清香的美味。

芳香健康养殖开发路径　橙花挥发油添加到饲料中，可以增加猪的食欲，治腹痛、胃痛，增强猪的抵抗力，还可以降低养殖成本。

229　葡萄柚 pútáoyòu

为芸香科柑橘属葡萄柚 *Citrus paradisi* Macf. 的干燥未成熟果实、果皮、花及叶，常绿乔木，别名西柚、朱栾等。

生物学特性、采收与预处理

对气候的适应性很强，对栽培条件不苛求，喜高温及排水良好的砂质土壤，具有很强的抗热性和抗旱性，适宜热带和亚热带气候区种植，甚至干热的沙漠地区也能栽培。在果实成熟期，所需热量大，如果热量不足，会延长果实的成熟期。不能受霜冻，抗寒性介于柠檬与宽皮柑橘之间，与甜橙类似。嫁接繁殖。

采收与预处理　入药为枳壳，7 月果皮尚绿未成熟时采收，自中部横切为两半，晒干或低温干燥。成熟后采收的葡萄柚易受拟茎点霉和蒂腐色二孢侵染而得蒂腐病。采果后及时用药剂处理，以杀灭附于果面的病菌，一般用多菌灵、特克多或抑霉唑溶液浸泡。

性味、归经及典籍记载

性温，味苦、辛、酸，归脾、胃、大肠经。《药性论》载："治遍身风疹，肌中如麻豆恶痒，主肠风痔疾，心腹结气，两胁胀虚，关膈拥塞。"《开宝本草》载："主风痒麻痹，通利关节，劳气咳嗽，背膊闷倦，散留结、胸膈痰滞，逐水，消胀满、大肠风，安胃，止风痛。"

挥发性成分

挥发油存在于果皮、花及叶子中，果皮含量最多，占湿重的 1%～3%。化学成分主要为萜烯类化合物和含氧化合物。柠檬烯含量 80%～90%，石竹烯、罗勒烯、β - 月桂烯、β - 杜松烯、α - 蒎烯等各自为 0.1%～1.0%。含氧化合物含量为 1%～10%，主要为醇类、醛类、酯类、酚类等，含量较多的有芳樟醇、α - 松油醇、百里香酚、癸醛、柠檬醛，其芳樟醇可达到含氧化合物总量 50% 以上。

相关经方、验方

（1）直肠脱垂　10 岁以下小儿每日用枳壳 30 g，甘草 3～9 g，水煎，分 3～5 次服；成人每日用枳壳 30～60 g、升麻 9 g、炙甘草 6～12 g，台参、生黄芪，据身体强弱，适当增减，水煎分 2 次服。

（2）大便下血　枳壳 6 g、乌梅肉 9 g、川黄连 1.5 g，共研细末，饭前开水冲下，分 2 次服。

（3）子宫脱垂　枳壳 15 g、蓖麻根 15 g，水煎兑鸡汤服，每日 2 次。

（4）痢疾腹痛　炙甘草 18 g、炒枳壳 72 g，上药研为细末，每服 3 g，空腹热汤服用。

（5）风疹痒不止　枳壳 90 g，麸炒微黄，去掉内瓤，研成细末，每服 6 g，非时，水 1中盏，煎至 6 分，去滓服。

现代科研主要成果及其药理作用

挥发油组分具有较强的抗菌活性，抑制机制可能与葡萄柚提取物破坏细胞壁结构的完整性有关。葡萄柚有较强的生物活性，类胡萝卜素、柠檬苦素类化合物、类黄酮是葡萄柚中主要功能成分。

抑制肠道和肝脏细胞色素 P4503A4（CYP3A4）来降低达泊西汀的清除率。葡萄柚能够平衡老鼠胰岛素和葡萄糖水平。葡萄柚果皮提取物抗氧化活性物质含量较高，茶多酚、葡萄柚提取物联用具有相加作用，能够抑制 S.mutans 产酸、黏附、葡糖基转移酶活性及产水不溶性多糖能力。葡萄柚黄酮能够抑制骨髓增生异常综合征细胞株（MDS 细胞株）Skm-l 细胞增殖，作用机制是通过抑制 P13K/Akt/NF-kB 信号通路，使得细胞周期停滞在 G_0-G_1 期。

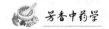

道地药材资源及开发前景

起源尚无定论，部分学者认为原产于中国南部，可能是柚与甜橙的自然杂种。目前，除美国的佛罗里达州、得克萨斯州和加利福尼亚州外，在西班牙、摩洛哥、以色列、约旦、南非、巴西、墨西哥、牙买加和亚洲也形成了商业化栽培。由于丰产优质品种被选育出来并陆续在生产上应用，二战后开始大面积栽培葡萄柚。葡萄柚的育种、栽培、生产经营及科研等活动，只有100多年的历史。

中国台湾1917年开始从美国夏威夷引种，现已有较大面积栽培，多数分布在台湾省南部海拔100～300 m的山坡地带，以马叙（Marsh）和路比（Ruby）两个品种最多。四川省于1919—1939年从美国引进邓肯（Duncan）、马叙、汤普森（Thompson）3个品种，1978—1988年陆续引进星路比（Star Ruby）和奥若布郎柯（Oroblanco）。此外，还从古巴引进古巴柚（实为葡萄柚）等品种。广东、浙江等省在20世纪70年代也从美国引种，20世纪80年代海南大学把葡萄柚引入海南，福建省20世纪80年代从美国引进有核、黄肉品种邓肯葡萄柚。

由于葡萄柚味苦、偏酸，不符合我国大众口味，且未充分认识和掌握葡萄柚的营养价值、特性及栽培技术，产量不高，效益低，至今葡萄柚在我国仍只是零星栽培。葡萄柚要求有效积温指标高达3500 ℃，比甜橙中要求有效积温指标最高的晚熟品种2000 ℃还要高出75%。我国热带及南亚热带气候区如海南、广东、广西、福建、云南均为最佳种植区。到2010年，我国葡萄柚实际消费量由1999年的26 800 t增加到34 500 t，递增率为1.7%。葡萄柚具有丰富的多甲氧基黄酮、酚酸和较高的黄烷酮，既可鲜食，又可加工制作成果汁、果粉、蜜饯等产品，果皮和种子可提取挥发油、类黄酮。

中国是柑橘消费大国，适度发展葡萄柚种植对改善我国柑橘品种结构具有重要意义。

芳香健康养殖开发路径　中药葡萄柚对家兔体外血小板聚集有显著的抑制作用。葡萄柚籽提取物在一定程度上可改善宁都黄鸡的屠宰性能和肉品质，降低料量比。

6　芳香安神药

230　柏子仁 bǎizǐrén

为柏科侧柏属侧柏 *Platycladus orientalis*（Linn.）Franco 的种仁，乔木，别名柏仁、柏实、柏子、柏麦、侧柏子、香柏子、扁柏子、侧柏仁、扁柏仁、香柏仁等。

生物学特性、采收与预处理

生于湿润肥沃地，石灰岩石地也有生长，新鲜柏子仁呈黄白色或淡黄色，久置陈货则呈黄棕色，并有油点渗出。种仁外面常包有薄膜质的种皮，顶端略尖，圆三棱形，基部钝圆。质软油润，断面黄白色，胚乳较多，子叶2枚，均含丰富的油质。气微香，味淡而有油腻感。

采收与预处理　秋、冬季采收成熟种子，晒干，除去种皮，收集种仁。除去杂质及残留的种皮，炒用。柏子仁破碎预处理，可以提高挥发性成分的得油率。

性味、归经及典籍记载

性平、味甘，归心、肾、大肠经。《本草正》载："柏子仁，气味清香，性多润滑，虽滋阴养血之佳剂，若欲培补根本，乃非清品之所长。"《本草纲目》载："柏子仁，性平而不寒不燥，味甘而补，辛而能润，其气清香，能透心肾，益脾胃，盖上品药也，宜乎滋养之剂用之。"

挥发性成分

侧柏叶含挥发油 0.8%，干木材含挥发油 1.1%，树皮含挥发油 0.3%，干果壳含挥发油 0.4%。种子含柏木醇等萜类成分：红松内酯、15-16-双去甲-13-氧代-半日花-8(17)-烯-19酸、15,16-双去甲-13-氧代-半日花-8(17)，11E-二烯-19-酸、14,15,16-三去甲半日花-8(17)-烯-13,19-二酸、二羟基半日花三烯酸。含脂肪油约 14%。

相关经方、验方：

（1）脱发　当归、柏子仁各 200 g，研成细末，再用蜂蜜制成梧桐子大小的丸，每日 3 次，每次饭后服用。

（2）老人虚秘　柏子仁火麻仁松子仁各 80 g，研成细末，用白蜡炼制丸为梧桐子大小，每日 3 次，每次 1 丸。

（3）肠风下血　柏子仁 14 枚，用沙炒至破皮，将柏子仁和沙子一起用布包起来，用白酒 50 mL，煎至 40 mL 服用，主要治疗因饮酒所致肠风下血。如非饮酒所致，则可用艾叶煎汤服用。

现代科研主要成果及其药理作用

柏子仁挥发油具有改善睡眠的功效，提高睡眠质量。低剂量能显著缩短小鼠入睡时间，而中、高剂量却与对照组差异不明显，提示适当降低可能会在缩短小鼠入睡时间方面表现更突出。能显著减少小鼠自主活动次数，增加戊巴比妥钠阈下剂量引起小鼠睡眠个数，延长戊巴比妥钠引起的小鼠睡眠时间，而对入睡潜伏期无明显影响。

道地药材资源及开发前景

侧柏生于湿润肥沃地，石灰岩石地也有生长。分布于东北南部，经华北向南过广东、广西北部，西至陕西、甘肃、西南至四川、云南、贵州等地。

柏子仁是一味常用药，来源广泛。因此，对其挥发油的化学成分、药理作用和临床应用进行全面系统的总结、剖析，揭示其中 3 者的内在联系和相关性，既可以为其制定相关质量标准提供依据，又能保证药品的质量，保证其临床应用的安全性和有效性。

芳香健康养殖开发路径　含有柏子仁的中药草复方添加剂对育肥猪按饲喂日粮的 4% 添加，在试验期内实验组平均增重 50 kg，对照组平均增重 41 kg，试验组平均比对照组多增重 9.0 kg。另外，还可用于治幼畜惊风抽搐。

231 胶香树 jiāoxiāngshù

为芸香科炬香木属胶香树 *Amyris balsamifera* Linn. 的树脂，常绿小乔木或灌木，别名阿米香树、西印度檀香、美洲榄香脂、脂檀、蜡烛树、滴乳香、熏陆香等。

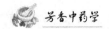

生物学特性、采收与预处理

树高 4～5 m，罕达 6 m。性喜温暖、湿润气候，耐高温、高湿。以土层深厚、疏松肥沃、富含腐殖质、排水良好的砂质土壤坡地上生长最好。

采收与预处理　以树干皮部伤口渗出的树脂入药，夏秋间采收。夏季生长旺盛期，树脂流出较多，渗出黄灰色的树脂。树脂呈不规则团块状，表面灰黄色，近半透明，有特异的木香香气。挥发油可以由流出的树脂经水蒸气蒸馏获得，但许多情况下，挥发油从它的木质部蒸馏而得。挥发油优质产品为浅黄色黏稠的液体，具有强烈、好闻的木头燃烧过的气味，略有辛辣味。

性味、归经及典籍记载

性温，味辛、苦，归肺、肝经。目前未见典籍记载。

挥发性成分

挥发油的挥发性高，干材蒸馏，得油率为 2%～4%，主要化学成分为烯、醇、呋喃、红没药酮等。

相关经方、验方

（1）放松神经　胶香树挥发油 4 滴、快乐鼠尾草挥发油 2 滴，基础油 10 mL，配合手法按摩头部，放松和舒缓神经系统，缓解身心压力。

（2）助眠　熏香中加入胶香树挥发油 4 滴、薰衣草挥发油 4 滴、安息香挥发油 4 滴、依兰挥发油 2 滴，助益失眠患者在沉稳的木质芳香气味中放松身心，安稳入睡。

（3）驱除蚊虫　胶香树、薰衣草、柠檬香茅挥发油，滴在棉花球上，放置于房屋角落，或制作成挥发油喷雾，直接喷在房屋、衣角或皮肤上。

（4）减少橘皮组织　胶香树、圆叶布枯、印度花椒、竹叶花椒、椭圆叶布枯、咖喱叶挥发油各 2 滴，加入 10 mL 的椰子油，混合均匀。建议用法 1 天 3 次，以 10 滴按摩油涂抹在橘皮组织部位，认真按摩 2 min 后，以热水泡下半身 5 min。

（5）膀胱炎　胶香树、圆叶布枯、印度花椒、竹叶花椒、椭圆叶布枯、咖喱叶（可因氏月橘）挥发油各 1 滴，加入 10 mL 的椰子油，混合均匀。感觉排尿不顺时，每次排尿后以调油 3 滴涂抹小腹与会阴部。

现代科研主要成果及其药理作用

其挥发油有活血止痛、杀菌、化痰的作用，可预防传染性疾病，还有许多和檀香近似的性质，因此，它的各种疗效，可以檀香来推论。倍半萜类多具消炎的特质，所以富含倍半萜的胶香树也是如此。

其挥发油与檀香、没药的挥发油作用相似，对皮肤有冷却和干燥的作用，可以缓解皮肤炎症，对慢性皮肤疾病有很好疗效，如溃疡、真菌感染、伤口感染等。此外，还有益于治疗泌尿方面的疾病。

其挥发油的抗痉挛性质源于它的镇定、安抚的特性，因此，胶香树有益于咳嗽和胸腔方面的疾病，特别适合治疗慢性支气管炎、黏膜炎、咽炎和咳嗽等痰量多的疾病；对感冒引起的高烧、病毒性喉咙痛也很有效；它也能降低血压。

其挥发油对神经有镇静作用，能舒缓神经紧张，给人愉悦安详的感觉。点燃胶香树挥发油也可以获得与檀香一样的效果，使人宁静而不觉得困倦。

道地药材资源及开发前景

分布于中美洲等热带沿海地区，红海沿岸至利比亚、苏丹、土耳其等地。主产于红海沿岸的索马里和埃塞俄比亚。大部分产区属海洋性热带雨林气候，年平均气温在 25 ℃以上，年降雨量 1500 ~ 2500 mm。

挥发油的香气属于低音段，挥发性低、持久度高，主要用途是做香水的定香剂和香皂，也是化妆品的主要成分之一。胶香树挥发油产量不大，价格中等，常作为檀香挥发油的替代品。

7　芳香开窍药

232　**樟脑** zhāngnǎo

为樟科樟属樟树 *Cinnamomum camphora*（Linn.）Presl. 的根、干枝、叶经提炼制成的颗粒状结晶，常绿乔木，别名韶脑、潮脑、脑子、游脑、树脑等。

生物学特性、采收与预处理

栽培或野生于河旁，或生于较为湿润的平地。

采收与预处理　一般在 9—12 月砍伐老树，取其树根、树干、树枝、树叶，锯劈成碎片，置蒸馏器中进行蒸馏，含有的樟脑及挥发油随水蒸气馏出，冷却后，即得粗制樟脑。粗制樟脑再经升华精制，即得精制樟脑，具窜透性的特异芳香，常温中易挥发，宜密闭干燥储存。

性味、归经及典籍记载

性热、味辛、有小毒，归心、脾经。《本草纲目》载："通关窍、利滞气，治邪气，霍乱，心腹痛，寒湿脚气，疥癣，风瘙，龋齿，杀虫，着鞋中去脚气。"《普济方》载："作膏治诸恶疮及打跌损伤，风湿脚气等疾。"《品汇精要》载："主杀虫，除疥癣，疗汤火疮，敌秽气。"

挥发性成分

本品为（1R，4R）–1,7,7– 三甲基二环［2.2.1］庚烷 –2– 酮，系自樟科植物中提取制得。在常温中易挥发。

相关经方、验方

（1）冻疮　樟脑 15 g、猪脂 50 g，先将猪脂炼好、去渣，再将炼好的猪油倒入锅内，下樟脑，微火炼十余分钟，冷为膏，用瓶装好，封口备用，敷 3 ~ 5 次即愈。

（2）足癣　樟脑、黄柏等份混合后均匀涂抹患处并包扎，数日则愈。

现代科研主要成果及其药理作用

挥发油具有杀虫、抑菌的功效，对毛囊蠕形螨和皮脂蠕形螨均有显著的杀灭作用，其杀虫效果与药物浓度及药物作用时间呈正相关。推测，樟脑挥发油可能是通过直接触杀作用和神经肌肉毒性作用引起虫体死亡，螨虫的神经系统可能是樟脑挥发油的作用靶点之一。

挥发油通过抑制大肠杆菌的代谢、趋化性和某些抗性反应抑制大肠杆菌的生长，大肠杆菌通过加大产能、增强自身抗性反应维持自身生命活动。对大肠杆菌的抑菌效果随浓度增加

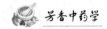

而加强，1/4MIC 为反应平衡点。此外，挥发油具有抗生素的效果或具有帮助抗生素发挥效果的作用。

道地药材资源及开发前景

主产于中国台湾，广泛分布于我国长江以南、西南及南方沿海各省区。其挥发油是一种极具潜力的绿色抑菌剂，对大肠杆菌具有强烈的抑制效果。其挥发油杀灭蠕形螨的实验成功将为研制开发新的天然抗蠕形螨药物提供依据。今后，应深入研究樟脑挥发油功能，优化提取技术，开发新产品。

芳香健康养殖开发路径　樟脑提取物制得的樟脑磺酸钠注射液对畜禽具有强心、兴奋呼吸，治疗机体衰竭、体温降低的疾病现象。

233　苏合香 sūhéxiāng

为金缕梅科枫香属苏合香 *Liquidambar orientalis* Mill. 的干燥树脂，乔木，别名流动苏合香、帝膏、帝油流等。

生物学特性、采收与预处理

喜生长于湿润、肥沃的土壤上。

采收与预处理　初夏时节将树皮割破，深至木部，使树分泌香脂，浸润皮部。秋季剥下树皮，通过压榨，提取香脂；残渣加水煮后再榨，除去杂质和水分，即制成初制品。如再将初制品溶于乙醇中，过滤，蒸去乙醇，则制成苏合香精，以上制品均应放于阴凉处密封，防止挥发。

性味、归经及典籍记载

性温，味辛，归心、脾经。《名医别录》载："主辟恶……温疟，痫痓。去三虫，除邪，令人无梦魇。"《本草纲目》载："气香窜，能通诸窍脏腑，故其功能辟一切不正之气。"据《本草备要》载："走窜，通窍开郁，辟一切不正之气。"

挥发性成分

其树脂含挥发油，绿色果实内含挥发油 0.26%，主要成分由树脂酯类及树脂酸类组成，前者为树脂醇类与芳香酸结合而成的酯类，后者主要为齐墩果酮酸和 3- 表 - 齐墩果酮酸。

苏合香的化学成分中主要包含苯甲醇（0.66%）、α - 松油醇（0.40%）、苯甲酸（0.30%）3 种化合物与文献所报道的相同。除此，还发现了肉桂烯（1.95%）、安息香醛（2.21%）、乙酸苄酯（2.74%）、氢化肉桂醛（1.87%）、乙酸苯丙酯（2.43%）、α - 蒎烯（0.89%）、绿叶烯（3.43%）、乙酸肉桂酯（1.20%）、石竹烯（4.12%）、肉桂酸异丁酯（2.13%）、β - 杜松烯（0.85%）、苯甲酸苄酯（29.87%）、5α - 雄烷（0.94%）、硬尾醇氧化物（2.49%）、异广藿香烷（1.23%）、2,6,6- 三甲基 -3-（苯硫基）环庚 -4- 烯醇（1.05%）、17- 氧白羽扇豆碱（3.21%）、肉桂酸苄酯（2.65%）、氢化枞醇（2.39%）、4,14- 松香油（1.85%）、（5,α）-17- 氮杂 - 雄烷 -16 酮（2.20%）等 52 种在文献中未曾报道的成分。

相关经方、验方

（1）多梦、梦魇　苏合香 1 g，生姜 5 g，人参 2.5 g，每晚临睡前泡汤内服。可治疗多梦、梦魇。

（2）冻疮 苏合香溶解于乙醇之中，涂抹、外敷于冻疮之上，可治疗冻疮。

（3）心痛、腹痛 苏合香 1.5 g、五灵脂 6 g、藿香梗 3 g，研成粉末，每次用生姜泡汤调下 1.5 g。可治疗急性的心痛、腹痛。

现代科研主要成果及其药理作用

苏合香挥发油具有较强的神经药理作用，容易透过血脑屏障。研究发现苏合香挥发油可增加大鼠空肠和回肠 Rho-123 的吸收速率常数和表观通透系数（$P < 0.01$），对 P-gp 及其基因 MDR1 mRNA 表达作用的降低率分别为 61.86% 及 38.46%；$P < 0.01$）。抑制 P-gp 及其基因的表达可能是苏合香挥发油促进 Rho-123 肠吸收的主要机制之一。

苏合香挥发油能不同程度改善缺血再灌注大鼠的脑水肿程度，对脑缺血损伤有一定保护作用，可能与减少氧化应激损伤，改善脑血管血液动力状态，调节脑内氨基酸水平，降低兴奋性氨基酸毒性，抑制脑细胞凋亡，降低脑缺血性神经元损伤相关。

道地药材资源及开发前景

苏合香是苏合香树树干渗出的香脂加工而成，其主要来源靠进口，主产于欧、亚、非 3 洲交界的土耳其南部及叙利亚、埃及、索马里等国，现我国广西、云南亦有引种。

苏合香具有良好的止痛作用，除了能够有效缓解心绞痛外，也能显著缓解阴缩疼痛、胃痛及痛经等。但是，其止痛作用是苏合香的主要开发前景之一，利用其止痛及抗菌作用，或许可以解决临床常见感染引起的疼痛，这不失为造福人类的一大贡献，也是其药品开发的趋势。

芳香健康养殖开发路径 苏合香对未孕大鼠在体及离体子宫平滑肌有抑制作用，其机制可能与阻断缩宫素受体和 M 胆碱受体有关。苏合香可通过改善心功能、减少心肌梗死面积、减缓心肌细胞坏死、降低心肌酶活性，从而有效防治大鼠心肌缺血损伤，并以低剂量组作用最佳。

234 安息香 ānxīxiāng

为安息香科安息香属安息香 *Styrax benzoin* dryand 或越南安息香 *Styrax tonkinensis*（Pierre）Craib ex Hart. 的树脂，乔木，别名泰国安息香、青山安息香、白叶安息香等。

生物学特性、采收与预处理

喜温暖、阳光充足的环境，耐短时期霜冻。适于年平均气温 18 ~ 26 ℃。在土层深厚、排水良好的砂质壤土生长较好。喜湿润，分布在年降水量 1200 ~ 1800 mm 的地区，但不耐水渍。排水不良、易受水淹的低洼地及地下水位高的地方，都不适于育苗、造林、种子繁殖。

采收与预处理 树干经自然损伤或于夏、秋季割裂树干，收集流出的树脂，阴干。可利用水蒸气蒸馏和顶空固相微波萃取挥发性成分。

性味、归经及典籍记载

性平，味辛、苦，归心、脾经。《香谱》载："此乃树脂，形色类胡桃瓤，不宜于烧，而能发众香。"《伤寒选录》载："或言烧之能集鼠者为真。"《本经逢原》载："安息香，紫黑黄相和如玛瑙，研之色白者为上；粗黑中夹砂石、树皮者为次，乃渣滓结成也；有屑末不成块者为下，恐有他香夹杂也。修制最忌经火。"

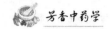

挥发性成分

水蒸气蒸馏树脂的得油率为 0.20%，经鉴定含 48 个成分，占挥发油总量的 91.38%。其中，含量较高的有肉桂酸肉桂酯（15.86%）、肉桂酸苄酯（15.82%）、3- 苯基 2- 丙烯醛（16.46%）、苯甲酸苄酯（11.88%）。

相关经方、验方

（1）卒然心痛或经年频发　安息香研末，沸汤服 2 g。

（2）寒湿冷气、中霍乱阴证者　安息香 3 g、人参 2 g、制附子 2 g，煎汤调服。

（3）小儿腹痛、曲脚而啼　安息香酒蒸成膏、沉香 9 g、木香 9 g、丁香 9 g、藿香 9 g、八角茴香各 9 g、香附子 15 g、缩砂仁 15 g、炙甘草 15 g，研末，以膏和炼蜜丸，芡子大，每服 3 g，紫苏汤送下。

（4）心腹痛　安息香 15 g、桃仁 15 g、莪术 15 g、使君子 15 g、全蝎 0.3 g、阿魏 3 g、小茴香 9 g，将以上 7 味中药研细末，炼蜜为丸，如皂荚子大，每服 3 丸，薄荷汤送服。

现代科研主要成果及其药理作用

安息香挥发油能安抚情绪，消除紧张压力，缓解忧郁、沮丧及悲伤的心情，缓解孤独情绪和失落感，使情绪高涨；香草醛具有抗惊厥、抗癫痫、镇静的作用，可用于治疗各型癫痫。

香脂酸为安息香主要挥发性成分，占挥发性成分总量的 45.51%，主要功效为开窍醒神，行气活血，止痛。用于中风痰厥，气郁暴厥，中恶昏迷，心腹疼痛，产后血晕，小儿惊风。安息香中含有的香草醛具有抗惊厥、抗癫痫、镇静的作用，可用于治疗各型癫痫。苯甲酸具有抗真菌、消毒防腐的作用，可用于治疗皮肤癣和生产防腐剂。安息香常作为芳香开窍剂的组成药，发挥开窍醒神之功，具有消炎、消肿、止痛等作用，在启动血管新生方面也可能发挥着重要作用。安息香酊为刺激性祛痰药，还可外用作局部防腐剂，一般皆用其复方酊剂。

道地药材资源及开发前景

原产于中亚古安息国、龟兹国、漕矩吒国、阿拉伯半岛及伊朗高原，我国主要分布在云南、广西、广东、广西等地，另外多进口自越南、泰国。根据安息香树生长特点，适合在热带地区的山地、台地、梯地种植。

安息香科植物资源在我国分布广、种类多，具有较强的适应性。该科植物有较高的分类价值、药用价值和观赏价值。

芳香健康养殖开发路径　2003 年，欧盟允许在猪料中添加不超过 1% 的苯甲酸作为酸化剂，2018 年批准用作肉鸡和蛋鸡饲料添加剂。2014 年，美国批准苯甲酸作为酸化剂在饲料和饮水中使用。我国已经将苯甲酸作为防腐剂、防霉剂添加到《饲料添加剂品种目录（2013）》中。苯甲酸具有甲醛气味，会对动物采食量有一定影响。

235　龙脑 lóngnǎo（附　龙脑精油、龙脑纯露）

为龙脑香科龙脑香属龙脑香树 *dryobalanops aromatica* Gaertn.f. 的树脂中析出的天然结晶化合物。药名分别载 "天然冰片" "艾片" 和 "冰片（合成龙脑）"。"天然冰片"（右旋龙脑）为樟科植物樟 *Cinnamomum camphora*（Linn.）Presl 的新鲜枝、叶经提取加工制成。"艾片"（左旋龙脑）为菊科植物艾纳香 *Blumea balsamifera*（Linn.）DC. 的新鲜叶经提取加工制成的结晶。"冰片（合成龙脑）"以松节油、樟脑等为原料，经化学方法合成，或以松节油中的 α‑蒎烯与脱水草酸为原料，经催化缩合成草酸龙脑酯，再经苛性钠皂化制得。常绿乔木，别名龙脑、龙脑香、冰片、片脑、冰片脑、梅花脑、老梅片、梅片等。

生物学特性、采收与预处理

生长需要疏松的土壤，而且透气性也要足够好，深厚、松软的土最佳。同时，要有好的光照，种植地不能光线太暗，而且也不能被较强的阳光暴晒。不能在高温下生长，且其生长过程需要充足的水分。主要生长在弱酸性黄土土壤，海拔 500～800 m 处，喜阳、气温连续冰冻期少于 10 d。

采收与预处理　采摘季节为每年 11 月份至次年的 2 月份，每年采摘 1 轮，每年可连续采摘。每 666.7 m² 产枝叶约 1 t，种植 3 年即可采收。

性味、归经及典籍记载

性寒，味辛、苦，归心、脾经。孙思邈《千金翼方》载："龙脑香及膏香：味辛苦，微寒。一云温、平、无毒。主心腹邪气，风湿积聚，耳聋明目，去目赤肤翳。"苏敬等《唐本草》载龙脑："其清香，为百药之先，万物中香无出其右者。"《新修本草》载："主心腹邪气，风湿积聚，耳聋，明目，去目赤肤翳。"唐慎微《证类本草》载龙脑油："摩一切风，杀腹藏及皮肤内一切虫。"李时珍《本草纲目》载："龙脑片。归心、脾、肺经。开窍醒神，清热止痛。治神昏痉厥、各种疮疡、咽喉肿痛、目赤翳障、聤耳。"

挥发性成分

龙脑樟挥发油主要化学成分为龙脑、桉油精、樟脑、乙酸龙脑酯、α‑蒎烯、柠檬烯、β‑月桂烯、α‑松油醇、芳樟醇、β‑蒎烯、α‑丁香烯。各成分主要功效是：龙脑有止痛、抗感染、消肿，开窍醒神，安神助眠，促进其他药物透皮吸收的功效；桉油精主要有解热、消炎、抗菌、防腐、平喘、祛风和止痛作用；樟脑用于消毒杀菌，防腐防虫；乙酸龙脑酯有显著的镇痛和对胃肠道调节作用；α‑蒎烯有镇咳、祛痰和抗真菌作用；柠檬烯有祛痰、解热抗感染作用；β‑月桂烯有祛痰、镇咳之功效；α‑松油醇具有促进人体荷尔蒙的释放和提高甲状腺素渗透的作用；芳樟醇有抗菌抗病毒和镇静作用；β‑蒎烯对微生物有明显抑制作用；α‑丁香烯具有一定的平喘作用。

相关经方、验方

（1）中耳炎　冬季取新鲜猪苦胆 1 个，冰片、明矾比例为 1 : 5（具体多少视猪苦胆大小而定），将猪苦胆上端用刀切一小口，再将按比例混合好的龙脑、明矾粉末灌入猪苦胆中，边灌边搅拌，灌满用线将口结扎，置于干燥通风处阴干。待完全干燥后，去掉猪苦胆外皮，将内容物装入瓶中密封备用，待用时再研细。用药前，先用双氧水将耳道冲洗干净，棉签拭干，然后取细管将适量研好的细粉吹入患耳，每日 2～3 次。

（2）面神经麻痹　龙脑适量，研为细末，加医用凡士林、香粉（女性化妆用品）各适量，调匀成膏。用时取药膏适量摊成钱币大小，外敷于患侧面部，外用纱布固定，3 h 后取下。每日 1 次，1 周后即见显著效果。取新鲜蓖麻籽 10 g，去皮研碎；龙脑 3 g，研末。二者混匀后装入纱布袋中，将纱布袋放在患侧面部，以覆盖颊车、地仓、翳风穴为宜，然后用热水袋或热水杯放在纱布袋上加热，持续 0.5 h。每日 2 次，药物每日一换。

（3）牙周炎、牙髓炎　取新鲜仙人掌 30 g，洗净去刺，捣烂呈稀糊状，加龙脑少许，均匀涂在纸张上，贴敷于炎症部位。每日 1 次，3～5 次即愈。

（4）烧烫伤　黄连 30 g、黄柏 30 g、生大黄 30 g、寒水石 40 g、龙脑 10 g、芝麻油 2000 mL，先将三黄入麻油内浸 24 h，然后文火熬至微枯，去渣滤清，待凉后入研细的寒水石、龙脑粉末，搅匀，装瓶备用。用药前，先用生理盐水洗净患处，再用 1% 新洁尔灭消毒，暴露创面，每日外敷上述油膏 2～3 次，保持创面湿润，直至痊愈。

现代科研主要成果及其药理作用

天然冰片为樟科植物樟 *Cinnamomum camphora*（Linn.）Presl 的新鲜枝、叶经提取加工制成的结晶，同时也可以获得龙脑挥发油、龙脑纯露；左旋龙脑存在于艾纳香 *Blumea balsamifera*（Linn.）DC 的叶子，经提取加工制成的结晶，一般称为艾片；合成龙脑为消旋体，一般称为合成冰片。无论是右旋龙脑、左旋龙脑还是合成龙脑三者都有开窍醒神、清热止痛之功效，用于热病神昏、痉厥，中风痰厥，气郁暴厥，中恶昏迷，目赤，口疮，咽喉肿痛，耳道流脓等症状。临床上用于治疗烧烫伤，眼疾，中风等疾病。药理学证实，天然冰片及合成冰片同时具有抑菌、抗氧化、止痛消炎、退热、保护心脑血管等功效。

梅花冰片对金黄色葡萄球菌、白色葡萄球菌、耐药金黄色葡萄球菌有明显的抑制作用。冰片有消肿止痛、抗感染、促进创面愈合等作用。实验研究结果表明，芦荟冰片烧伤膏在给药 5 d 后疗效逐渐显著，给药 13 d 后烫伤小鼠创面愈合情况明显优于磺胺嘧啶给药组，并且烫伤部位不留疤痕。

专家们研究发现：龙脑极易透过血脑屏障，促进神经胶质细胞的分裂与生长；对中枢神经系统有双向调节和保护作用，既能镇定安神又能开窍醒脑；能恢复长时间连续作业者的活动和认知能力；能改善眼部血液循环，增强角膜上皮细胞的通透性，明目。龙脑还可通过改善缺血脑组织的血氧供应，改善能量代谢，提高脑组织抗氧化酶的活性，抑制脂质过氧化反应来达到保护脑组织免受损伤的作用；能快速透过血脑屏障并且促进药物透过血脑屏障；能明显使经细胞吞饮的物质转运加速，提高某些药物体内生物利用度及血药浓度；龙脑对胰岛素透口腔黏膜吸收也有显著促进作用。

资料还显示，多个国家在龙脑抑制癌细胞生长方面已有成果，如德国研制的龙脑抗癌剂已获专利，有多个添加天然龙脑的药物配方被研制出来，用于治疗直肠癌、宫颈癌、阴道癌、血管癌、恶性淋巴瘤和治疗癌症疼痛等方面已取得不同程度的效果；日本已从龙脑植物中提取到抑癌效果明显的化合物。

中国人民解放军军事医学科学院已初步试验发现：龙脑能使肺癌细胞凋亡。中国人民解放军军事医学科学院教授、瑞典皇家医学院博士后毛建平说："经过细胞实验发现，龙脑通过嗅，对鼻咽癌、肺癌的癌细胞有凋亡作用。"

中国工程院院士、原北京同仁医院院长韩德民对龙脑樟树中提取的龙脑做深入研究后认为，龙脑有很好的抗感染、抗过敏作用，对 80%～90% 的炎性介质通道上有阻塞作用。其次，龙脑的芳香、通气、开窍功能，对变异性鼻炎、鼻腔阻塞、过敏性鼻炎有很好的作用。

国医大师孙光荣说：龙脑是原地原产、品种纯正的原生中药材，具有通透、开窍、辟秽、洁净、防疫功能。广泛适用于防治重大传染病、慢性病、职业病、地方病和精神疾病等，是预防、医疗、保健配方的广谱型、精粹型中药材。结合我国历代医家经验和现代研究实验，龙脑适用于内科、妇科、儿科、骨伤科等疑难重病；具有辟秽功能，预防重大传染疾病及地震后、水灾后等传染性疾病；龙脑还对癌细胞有凋亡作用。

主要成果及其药理作用有以下几点。

促进药物吸收　①促进透皮吸收。龙脑是一种有效的透皮促进剂，可促进外用皮质激素、双氯芬酸等药的透皮吸收。②促进药物透过眼角膜，提高眼部用药的生物利用度。③促进药物透过鼻黏膜，提高药物经鼻腔吸收入脑的速度，增加了脑组织药物的吸收量，是治疗缺血性脑血管机能不全急性期的一种速效途径。

易透过血脑屏障　龙脑易透过血脑屏障。研究表明，龙脑能明显松弛血脑屏障的胞间闭锁小带，从而加速物质胞间转移。

对抗循环系统缺血与损伤　龙脑有利于冠脉痉挛的防治，并可减轻缺血引起的心肌损伤。实验发现单味龙脑对急性心肌梗死的麻醉犬产生与冠心苏合丸类似的作用，能使冠状窦血流量回升，减慢心率，降低心肌氧耗量。

对中枢神经系统有双向调节和保护作用　一是对中枢的双向调节作用。龙脑对中枢神经兴奋性有双向调节作用，既能镇静安神，又有醒脑作用。二是对中枢神经系统的保护作用。龙脑对大脑还有保护作用，利于脑水肿恢复，保护脑缺血后继发损伤，改善受损觉醒能力。此外，龙脑还有促进神经胶质细胞分裂作用。

促进创伤愈合　龙脑能增加肉芽组织结构和表皮细胞再生，修复皮肤附属器官，具有较强的创伤愈合作用。

抗菌、抗感染、抗病毒、镇痛作用　龙脑能明显抑制醋酸引起的小鼠腹腔毛细血管通透性增高，具有抗感染作用；能明显延长热刺激引起小鼠痛反应时间及减缓痛反应，具有镇痛作用；体外直接抗病毒试验显示具有抑制流感病毒的作用。

抗生育作用　龙脑能使中晚期妊娠小鼠流产，妊娠终止率分别为 100% 和 91%，但对早期妊娠作用不明显。

道地药材资源及开发前景

左旋龙脑为菊科植物艾纳香 *Blumea balsamifera*（Linn.）DC. 的新鲜叶经提取加工制成的结晶。艾纳香有冰片艾之称，为我国贵州道地药材，其他艾片主要生产于广东、广西、云南等省。

龙脑，俗称"植物麝香"，原产于印尼苏门答腊岛等地，在我国是稀缺资源。在隋唐年间是与金冠、象齿齐名的贡品。龙脑在传统中药里有着广泛应用，具有极高的药用价值和保健功能。但由于我国过去未发现龙脑，长期以来只能从印尼、菲律宾等国进口。1988 年，在湖南新晃侗族自治县步头降苗族乡的原始森林中发现中国第一株富含龙脑的野生樟科植物——龙脑樟，经湖南省药品检验所和江苏省理化测试中心检验，龙脑樟叶片中挥发油含量为 1.2% ~ 1.9%，经精炼提纯后右旋龙脑纯度达到 99.9999%，符合国家药典标准。初期育苗十分艰难，经过多年艰辛探索和实践，最终攻克难关，通过无性繁殖技术进行扦插育苗，再移栽上山种植，改写了我国不产龙脑的历史。目前，全县境内已拥有 1533.3 hm² 龙脑樟原料

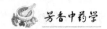

林基地，新晃龙脑樟的成功种植，奠定了龙脑产业发展的基础。

龙脑香，天然龙脑香自古一直受人们所追捧，在佛教里，龙脑既是礼佛的上等供品，也是"浴佛"的主要香料之一，还被列入"密宗五香"（沉香、檀香、丁香、郁金香、龙脑香）。天然龙脑质地纯净，熏燃时不仅香气浓郁，而且烟气甚小。无论是在东方还是西方，历来都被视为珍品。唐宋时期，出产龙脑的波斯、大食国的使臣还专门把龙脑作为"国礼"送给中国的皇帝。龙脑香早在西汉时就已传入中国。据《史记·货殖列传》记载，在西汉的广州已能见到龙脑香。今日用龙脑加工成的线香盘香，或者是天然冰片直接通过香熏炉加热，香味通透深远，广泛应用于品茶、香熏、礼佛、静心、瑜伽等日常生活的场景中。

通过龙脑樟提取的右旋龙脑，既是名贵药材、高级香料和化妆品的理想原料，又是食品、日化、保健品的添加剂，其药效远远优于合成冰片和左旋龙脑。它广泛用于医药（如速效救心丸、脑心通、洁尔阴洗液、苏合香丸、安宫牛黄丸、复方熊胆滴眼液、各种膏药等）、高级香料（如薰衣草、古龙、松针等香型产品）、日化（如挥发油、乳膏、中药牙膏、沐浴露、驱蚊剂等）、食品添加剂（如口香糖、烟草等）、防腐剂等行业中。

芳香健康养殖开发路径　龙脑主治神昏惊厥，喉咙肿痛，心热舌疮，目赤翳障，疮疡肿痛。马、牛3~6g，羊、猪1~1.5g。孕畜慎用。

附　龙脑精油 lóngnǎojīngyóu

龙脑精油为纯天然植物单方精油，是创造"美嗅健身"新概念之天赐佳品，已有两千多年的记载史。新晃龙脑精油的成分及香气远超其他地区龙脑精油。与龙脑同时萃取获得，但比龙脑更为稀少、更具价值。龙脑精油其香气较为龙脑更为浓郁，直入心肺，在体内能走能窜，使毒气、浊气宣散体外，经络条达。可广泛应用于医药、化妆品、香熏及各类日化产品。

附　龙脑纯露 lóngnǎochúnlù

龙脑纯露是人体全能护理液，它无色、无毒、无刺激、无化学配方。其中龙脑、桉油精、松油醇等成分的比例关系完全是自然天成的配方，它能有效抑制厌氧菌、肠道致病菌、致病性酵母菌、化脓性球菌。具有镇定、消炎作用，对皮肤、黏膜、眼睛均无刺激，可用于抑菌消毒、皮肤日常补水、晒后修复及护理等。

8　芳香温里药

236　八角茴香 bājiǎohuíxiāng

为八角科八角属八角茴香 *Illicium verum* Hook.f. 的干燥成熟果实，常绿乔木，别名八角珠、八角香、八角等。

生物学特性、采收与预处理

南亚热带树种，喜冬暖夏凉的山地气候，以土层深厚、疏松、排水良好、肥沃湿润、腐殖质含量丰富、排水良好的偏酸性壤土或砂质壤土栽培为宜；在干燥瘠薄或低洼积水地段生长不良。幼树喜荫，成年树喜光。忌强光和干旱，怕强风。

采收与预处理　果实分春果和秋果两种。春果通常占年产量的 20%，秋果占 80%。春果每年 3—4 月成熟，秋果在 9—10 月成熟。当果实由青色变黄色时便可采收。采回的果实宜立即加工，若遇上阴雨连绵的天气，则用火烘。烘干或晒干后用麻袋或编织袋装好，置阴凉干燥处存放。用水蒸气蒸馏法提取挥发油时，原料自然阴干过程中要适当翻晒，避免发霉变质。另外，在蒸馏时，开始火力应大，待有蒸馏液流出时火力要适当减小，并保持稳定，使蒸出来的油水汽得到充分冷凝。蒸馏快结束时，加大火力使附着在蒸馏器壁上的挥发油充分蒸出。蒸馏过程中，切不可压火或停火，否则会大大地降低得油率。

性味、归经及典籍记载

性温、味辛，归肝、肾、脾、胃经。《本草求真》载："大茴香，据书所载，功专入肝脾肾，凡一切沉寒痼冷而见霍乱。寒疝、阴肿、腰痛，及干、湿脚气，并肝经虚火，从左上冲头面者用之，服皆有效。盖茴香与肉桂、吴茱萸，皆属厥阴燥药，但萸则走肠胃，桂则能入肝、肾，此则体轻能入经络也。必得盐引入肾，发出阴邪，故能治疝有效。"《品汇精要》载："主一切冷气及诸疝痛。"《医学入门》载："专主腰痛。"

挥发性成分

八角茴香含挥发油 4% ~ 5%，主要成分茴香脑、胡椒酚、茴香酮、蒎烯，脂肪油 22%，蛋白质、树脂等。从新鲜枝叶或成熟果实中提取得到的无色至淡黄色的澄清液体，有芳香气味，味辛甜。果实中提取出来的挥发油的商品名为小茴香挥发油，也叫甜小茴香挥发油，主要成分为茴香脑即八角茴香脑，占 80 ~ 90%。茴香脑、草蒿脑和茴香酸是八角茴香挥发油的特征风味成分。

相关经方、验方

（1）小肠气坠　八角茴香 15 g、小茴香 15 g、乳香少许，水（煎）服取汗。

（2）腰重酸胀　八角茴香，炒、为末，食前酒服 100 g。

（3）风毒湿气、攻疰成疮、皮肉溃烂化农、行步无力、皮肉燥热　茴香（炒）50 g、地龙（去土、炒）50 g、川乌头（炮、去皮尖）50 g、乌药（锉）50 g、牵牛（炒）50 g，研杵匀细，酒煮糊为丸，如梧桐子大，每服空腹盐汤下 15 丸，每日 2 次。

现代科研主要成果及其药理作用

八角茴香挥发油具有抗氧化、抑菌、杀虫、镇痛、升高白细胞、抑制神经系统的作用，还可以作为天然防腐剂应用于食品中。

八角茴香挥发油具有开胃下气、散寒、暖肾及止痛等功效，还有较好的抑菌、杀虫活性、抗自由基氧化、抗感染、镇痛、抗病毒、抗癌作用。其所含的莽草酸是最新应用于制造抗禽流感药物"达菲"的重要原料。

八角茴香挥发油可以直接用于食品作为加香、调味的香料使用，具有良好的抑菌作用，不良反应小、保持食品天然风味等优点。在医药上可用于抗菌消炎的药物，有助于缓解癫痫发作，但如果使用过多，会减慢呼吸、循环及神经反应。

道地药材资源及开发前景

八角茴香主产地是我国广西和云南等省区，是一种重要的辛香料，分布在桂西南、桂南、桂东南、桂中部分县。

八角茴香是目前已知莽草酸含量最高的植物。莽草酸具有抗感染、镇痛作用，作为禽流感治疗用药"达菲"的原料受到广泛关注，具有较高的药用价值。已开发的新药克服了"达菲"在药剂学方面的不足、生产过程环保、成本低、售价低廉，能被广大群众接受，作为抗流感病毒类药物，市场前景光明。

芳香健康养殖开发路径　研究发现八角籽粕的蛋白质和粗纤维含量与大豆皮相似，并且通过对八角籽粕成分的分析和与饲料卫生标准的对比，提出了八角籽粕在动物饲料上应用的构想。八角茴香挥发油在蛋鸡养殖上使用，可以改善鸡蛋营养成分含量、蛋黄颜色和提高机体抗氧化能力。此外，八角茴香还可以提高母兔和奶牛产奶量、提高肉鸡性能、雏鸡及兔生产性能。

237　肉桂 ròuguì

为樟科樟属肉桂 *Cinnamomum cassia*（Linn.）J.Presl 的干燥干皮、树皮，大乔木，别名牡桂、紫桂、大桂、辣桂、桂皮、玉桂等。

生物学特性、采收与预处理

喜温暖湿润，忌积水。幼苗喜阴，忌烈日直射，成龄树在较多阳光下才能正常生长。喜微酸性或酸性土壤，在 pH 4.5 ~ 5.5 的红、黄壤土生长良好。肉桂属深根性树种，要求土层深厚、质地疏松、排水良好、通透性强的砂壤土或壤土。

采收与预处理　当树龄 10 年以上，韧皮部已积成油层时可采剥。春、秋季节均可剥皮，4—5 月剥的称春桂，品质差；9 月剥的称秋桂，品质佳。树皮晒干后称桂皮，加工产品有桂通、板桂、企边桂和油桂。一般使用无溶剂微波萃取肉桂挥发性成分。

性味、归经及典籍记载

性大热，味辛、甘，归肾、脾、心、肝经。《神农本草经》载："主上气咳逆结气，喉痹吐吸，利关节，补中益气。"《本草求真》载："气味纯阳，辛甘大热，直透肝肾血分，大补命门相火。"《本草汇》载："肉桂，散寒邪而利气，下行而补肾，能导火归原以通其气，达子宫而破血堕胎，其性剽悍，能走能守之剂也。若客寒犯肾经，亦能冲达而和血气，脉迟在所必用。其逐瘀、治疝、消痈有功者，盖血虽阴类，用之者必借此阳和耳。"

挥发性成分

桂皮得油率为 1.98% ~ 2.06%，其主要成分为桂皮醛，占全油的 75% ~ 85%。此外，还有邻甲氧基肉桂醛、肉桂醇、肉桂酸、乙酸苯丙酯、冰片烯、龙脑、苯甲醛、香芹酚和香豆素等。

相关经方、验方

（1）寒痰咳嗽　苍术、白术、莱菔子各 90 g，肉桂 30 g、干姜 30 g，附片、甘草、白芥子各 45 g，苏子 60 g，共为细末，泛水为丸，每服 6 g，1 日 2 次。

（2）小便不通、小腹胀痛　黄柏 30 g、知母 30 g、肉桂 1.5 g，上药研为细末，水泛为丸，每次 9 g，每日 1 ~ 2 次，温开水送服。

（3）冻疮　肉桂 3 g、樟脑 2 g、山莨菪碱 400 mg，共研细末，加凡士林 9 g，调匀外敷。

现代科研主要成果及其药理作用

药理学证实，肉桂挥发油中的肉桂醛具有退热、镇痛、抑制神经系统的功效，肉桂酸具有促进消化、升高白细胞、抑菌、抗肿瘤等功效。

肉桂挥发油中的含有大量的肉桂醛，其对实验动物的人工发热有一定的降温作用。肉桂醛为其发挥解热作用的主要成分。肉桂醛对胃肠道有刺激作用，具有一定促进消化的作用，可排出消化道内积气，对于胃肠道痉挛引起的疼痛有缓解作用。

肉桂挥发油对细菌及真菌均具有较强的抑制作用。且其对耐药菌种仍有较强的抑制作用，对目前由于大量使用抗生素而引起的耐药性这一现状有很大的研究价值。也被证实能够调节肠道紧密连接蛋白的表达，提高肠道屏障的完整性，促进肠道健康。肉桂醛具有降血压作用。动物实验表明，肉桂醛通过舒张麻醉犬和豚鼠的外周血管产生降压作用，甚至可引起犬血管舒张作用持续到血压降至基线的恢复期。大鼠实验发现，肉桂醛同时阻碍 Ca^{2+} 流入和 Ca^{2+} 释放，以不依赖内皮的方式扩张大鼠血管平滑肌产生舒张血管功能。肉桂醛除了在胰岛素缺乏症中具有促胰岛素作用外，还能通过抑制血管收缩力来预防 1 型和 2 型糖尿病患者的高血压。肉桂分离得到的肉桂醛和肉桂酸对心肌缺血的积极作用，预示其治疗心血管疾病的潜力。

中国桂皮分离得到的活性成分 –2– 甲氧基肉桂醛，可降低肿瘤坏死因子 α 激活的内皮细胞中的血管细胞黏附分子 –1 的表达，诱导血红素氧合酶从而减轻鼠心肌缺血损伤。从菲律宾肉桂中分离得到的一种木脂素 – 肉桂素（8R,8'S-4,4'– 二羟基 –3,3'– 二甲氧基 –7– 羰基 –8，8'– 新木脂素），已被证实是一种潜在的血栓素合成酶抑制剂和血栓素 A2 受体拮抗剂，抑制血栓素受体介导的血管平滑肌细胞增殖，可能具有预防血管疾病和动脉粥样硬化的潜力。

道地药材资源及开发前景

原产于中国，现广东、广西、福建、云南等省区的热带及亚热带地区广为栽培，其中尤以广西和广东栽培为多，两个省（区）的肉桂产量占我国肉桂产量的 95% 以上，广东省肇庆市高要区及德庆县是全国肉桂重要产区，广西的防城港市、东兴市、玉林市、桂平市和北流市为主产区。

由于肉桂挥发油是天然的，毒副作用小，使之作为食品防腐剂成为可能。肉桂挥发油的抑菌效果比山梨酸钾和苯甲酸钠的都要好，其肉桂醛的 MIC 仅为山梨酸钾和苯甲酸钠的 1/6 ~ 1/64，表明肉桂挥发油在抗菌方面具有一定的应用前景。

芳香健康养殖开发路径　肉桂挥发油在肉仔鸡养殖上使用，能提高 21 日龄以上肉仔鸡的免疫功能。肉桂挥发油具有抑菌、抗氧化、抗感染、抗肿瘤、调节糖脂营养代谢等生物活性。肉桂挥发油在动物饲粮中的应用日益广泛，可用于调节机体营养代谢、提高动物生长性能、改善机体氧化应激及降低疾病发生率，同时可抑制饲料中有害菌生长。

238　花椒 huājiāo（附　椒目）

为芸香科花椒属青椒 *Zanthoxylum schinifolium* Sieb. et Zucc. 和花椒 *Zanthoxylum bungeanum* Maxim. 的干燥成熟果皮，落叶大灌木或小乔木，别名椒、大椒、秦椒、蜀椒、角椒、南椒、巴椒、汗椒、汉椒、川椒、点椒、红花椒等。

生物学特性、采收与预处理

喜温暖湿润，喜阳光，耐旱，较耐荫，不耐严寒，不耐涝，不抗风。对土壤适应性较强，以土层深厚、疏松肥沃的砂质壤土或壤土中生长良好，但在石灰岩发育的碱性土壤中生长最好，多用于钙质山地造林。

采收与预处理　秋季采收成熟果实，晒干，除去杂质，与种子分开、备用。破碎预处理后，采用固相微萃取法提取挥发性成分。

性味、归经及典籍记载

性热、味辛，归胃、大肠经。《神农本草经》载："主风邪气，温中，除寒痹，坚齿发，明目。主邪气咳逆，温中，逐骨节皮肤死肌，寒湿痹痛，下气。"《名医别录》载："疗喉痹，吐逆，疝瘕，去老血，产后余疾腹痛，出汗，利五脏。附六腑寒冷，伤寒，温疟，大风汗不出，心腹留饮，宿食，肠澼下痢，泄精，女子乳余疾，散风邪瘕结，水肿，黄疸，杀虫鱼毒。开腠理，通血脉，坚齿发，调关节，耐寒暑，可作膏药。"《食疗本草》载："灭瘢，下乳汁。"

挥发性成分

叶的得油率为0.05%～0.50%，果实的得油率为0.20%～10.83%，果皮的得油率为0.75%～7.60%。同时蒸馏萃取法提取叶的得油率为1.47%，果实的得油率为2.70%～12.50%，果皮的得油率为3.75%～12.58%。超临界萃取果实的得油率为4.00%～14.20%，果皮的得油率为4.24%～13.39%，种子的得油率为12.28%～13.20%。亚临界萃取干燥果实的得油率为5.42%。有机溶剂萃取果实的得油率为4.80%～14.43%，果皮的得油率为2.00%～11.84%。微波萃取法提取叶的得油率为2.29%，果实的得油率为0.91%～2.88%。超声波萃取法提取果实的得油率为10.40%，果皮的得油率为6.74%，种子的得油率为7.80%。

花椒挥发油主要成分为烯类、醇类、酯类和醛酮类，相对含量较高的是丙酸松油脂、胡椒酮、柠檬烯、1，8-桉叶素、月桂烯等，还含 α-蒎烯、β-蒎烯、香桧烯、β-水芹烯、α-松油烯、紫苏烯、芳樟醇、胡椒酚、α-松油醇、反式丁香烯等。

相关经方、验方

（1）蛔虫性肠梗阻　麻油100～200 g，置锅中煎熬，投入花椒15～20 g，至微焦即捞出弃去；待药油微温时1次服完。如梗阻时间过长，中毒症状明显，有肠坏死或有阑尾蛔虫可能者，则不宜服用。

（2）回乳　花椒10～25 g，加水400～500 mL，浸泡后煎煮浓缩成250 mL，然后加入红糖（白糖效果不佳）50～100 g，于断奶当天趁热1次服下，日服1次，1～3次即可回乳。绝大多数于服药后6 h乳汁即显著减少，第2天乳胀消失或胀痛缓解。

（3）中阳衰弱、阴寒内盛之脘腹剧痛症　花椒6 g、干姜12 g、人参6 g，水煎2次，取汁，兑入饴糖3 g，分2次温服。

现代科研主要成果及其药理作用

花椒挥发油具有抗病毒、抑菌及清除自由基等功效。花椒挥发油中1，8-桉叶素具抗氧化作用，对羟基自由基有一定的清除作用，对油脂的过氧化有明显的抑制作用。

花椒挥发油对嗜铬细胞瘤细胞和宫颈癌 Hela 细胞有抑制作用；花椒对金黄色葡萄球菌、

表皮葡萄球菌、蜡样芽孢杆菌、结核杆菌、大肠杆菌、铜绿假单胞菌、肺炎克雷伯菌、沙门氏菌等具有抑菌作用；对烟曲霉、黑曲霉、新型隐球菌、白色念珠菌等真菌及猪呼吸综合征病毒、猫杯状病毒、鼠诺如病毒、乙肝病毒和流感病毒等具有抑制作用。

道地药材资源及开发前景

花椒是我国的特产和传统出口商品。野生于海拔 2500 m 以下路旁、山坡的灌木丛中，或为栽培，是著名的香料、油料资源，也是干旱半干旱山区重要的水土保持树种。我国大部分地区均有分布，北自东北南部，南至五岭，东起江苏、浙江，西至西藏均有栽培。主产于河北、山东、陕西、甘肃、河南等地。四川汉源的花椒有"贡椒"的美誉。青椒则主产于重庆江津、四川金阳和辽宁丹东。陕西的韩城、凤县是著名的花椒产区之一。该地花椒栽培历史悠久，品质优良，被人们誉为"凤椒"，2005 年国家林业局将凤县命名为"中国花椒之乡"，凤县花椒也是国家质检总局正式公布的大红袍花椒原产地域保护产品。山西乡宁县截至 2019 年种植花椒 1200 万株，成为全国第 2 大花椒产区。

在食品领域，花椒具浓郁的辛辣香味，可除膻解腥，是烹调海味、腥味、肉类及凉拌食品的调料，现有花椒粉、花椒调味油、花椒挥发油、花椒油树脂等产品。花椒籽油含丰富的不饱和脂肪酸，是理想的保健性食用油，可开发防治心血管疾病的医药和保健食品。随着超临界 CO_2 萃取和喷雾干燥技术的应用，开发花椒微胶囊产品将成为今后花椒产品的开发趋势。

芳香健康养殖开发路径　花椒籽油饼在育肥猪养殖上使用，可提高育肥猪的生长性能，降低饲粮成本，从而增加养殖效益。花椒可用于治疗猪疥癣、蛔虫、关节炎、胃肠炎、喘气病及子宫脱垂、膀胱炎等疾病。花椒籽粉可以改善家禽的免疫机能，提高生产性能及肉品质。

附　椒目 jiāomù

为芸香科花椒属落叶小乔木，秋季采收成熟果实，晒干，除去杂质，与种子分开备用。味苦、辛、性寒，有小毒。归脾、膀胱经。内服 10～30 g，煎汤，炼蜜为丸。具有利水消肿、祛痰平喘功效，主治水肿胀满、痰饮喘逆。椒目的挥发油主要成分是芳樟醇，占18.5%，其次是月桂烯和叔丁基苯，还有香桧烯、α-蒎烯、柠檬烯、松油醇和辣薄荷酮等。椒目醇提取物有明显的止咳作用，且其平喘作用强于水提物，还能有效防止气道重建，可有效治疗气喘。

239　荜澄茄 bìchéngqié

为樟科木姜子属山鸡椒 *Litsea cubeba*（Lour.）Pers. 的干燥成熟果实，乔木，别名山苍子、山鸡椒、澄茄、毗陵茄子、荜澄茄、荜茄等。

生物学特性、采收与预处理

喜光或稍耐阴，常生于荒山、荒地、灌丛中或疏林内、林缘及路边。

采收与预处理　秋季果实成熟时采收，除去杂质，晒干。提取荜澄茄挥发性成分时，要先对原料进行破碎预处理，可采用超临界 CO_2 萃取法获取挥发油。

性味、归经及典籍记载

性温，味辛，归脾、胃、肾、膀胱经。《开宝本草》载："主下气消食，皮肤风，心腹间气胀，令人能食。"《滇南本草》载："泡酒吃，治面寒疼痛，暖腰膝，壮阳道，治阳痿。"《本草

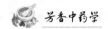

述钧元》载："荜澄茄，疗肾气膀胱冷，少类于蜀椒；治阴逆下气塞，少类于吴萸，以温为补，洵属外伤于寒及内虚为寒之对药。至于温益脾胃，令人能食，其本在暖补肾与膀胱之气也。"

挥发性成分

荜澄茄含挥发油约5%，成分中含量最高的为萜烯类，包括d-柠檬烯、α-蒎烯、β-蒎烯、α-水芹烯、β-罗勒烯、石竹烯；其次为醇类，主要有芳樟醇、龙脑、香茅醇、杜松醇；酮类有樟脑；醛类主要为柠檬醛等。

相关经方、验方

（1）阿米巴痢疾　荜澄茄子连皮研细，装入胶囊中服。每次1g，隔2h1次，每日4次，视病情轻重连服3~5日。如服后有胃肠道刺激反应者，可加入等量碳酸镁。

（2）中暑　荜澄茄5~10g，水煎服。

（3）支气管哮喘　荜澄茄、胡颓子叶、地黄根（野生地）各25g，水煎服。忌食酸、辣。

现代科研主要成果及其药理作用

药理学证实，荜澄茄挥发油有平喘、镇咳和祛痰、抑制血小板聚集，改善心肌缺血和脑血栓等功效，有明显的镇痛、消炎、抗焦虑和止痛作用，其镇痛率可达30%以上。其挥发油中的柠檬醛可显著抑制白色假丝酵母、黄曲霉和念珠菌；柠檬酸对淡色库蚊、阴道滴虫、异尖线虫的幼虫有很好的杀灭作用，从而表现出较强的抑菌、防腐和杀虫活性。此外，荜澄茄挥发油对人口腔鳞状细胞OEC-M1、肝癌细胞J5和肺腺癌细胞A549有细胞毒活性。

荜澄茄可促进某些药物的经皮吸收，如浓度为5%的荜澄茄挥发油可促进雪上一枝蒿总碱的经皮渗透；浓度为7%的荜澄茄挥发油可促进乌头碱的经皮渗透；浓度2.5%荜澄茄挥发油与浓度7%的月桂氮䓬酮混合使用可促进罗通定的经皮吸收。

道地药材资源及开发前景

广泛分布于亚洲东部、大洋洲和太平洋诸岛、印度、马来西亚和印度尼西亚等国家和地区，在我国主要分布于长江以南，广西、广东、福建、江西、浙江、湖南、云南、江苏、四川等省，其中，福建、湖南和四川有大规模的人工种植。

花、叶、果可提取挥发油，具柠檬果香，用于调配柠檬香精及各种复配香精并应用于日化和食品行业。具防腐抑菌作用的荜澄茄挥发油可开发出防腐剂、抑菌剂和防霉剂。荜澄茄挥发油内的柠檬醛可作为主香剂和调香剂应用于日化产品中，还可合成名贵香精，如紫罗兰酮和鸢尾酮等。柠檬醛作为合成香料及制药工业的中间体，开发前景十分广阔。因荜澄茄挥发油可促进某些药物的经皮吸收，可以其为原料开发出新的药用辅料，提高药效。

芳香健康养殖开发路径　荜澄茄可作为促生长抗生素替代品。饲粮中添加0.02%~0.04%的荜澄茄挥发油可以提高断奶仔猪生长性能，降低腹泻率和死淘率，降低料肉比从而提高经济效益。作用机制可能与提高抗氧化能力、抗感染水平和肠道屏障功能等因素相关。在肥育猪日粮中添加一定水平的荜澄茄挥发油可改善试猪的生长性能和血液生理生化状况，并能提高试猪机体抗氧化水平和对养分的消化吸收效率，且表现出了替代抗生素（金霉素）的潜能，可作为促生长抗生素替代品。日粮添加250mg/kg荜澄茄挥发油为宜。与其他草药配伍还可用于治疗牛肠胃痉挛、黄牛产后风、母马产后血滞腹痛症。

240　丁香 dīngxiāng

为桃金娘科丁香属丁香 *Eugenia caryophllata* Thunb. 的干燥花蕾，常绿乔木，别名丁子香、支解香、雄丁香、公丁香、大叶丁香等。

生物学特性、采收与预处理

热带植物，性喜温暖湿润，怕寒、怕涝，不抗风。幼龄树喜阴不耐烈日暴晒，成龄树喜光，宜选土层深厚、肥沃、排水良好的砂壤土栽培。

采收与预处理　当花蕾由绿色转红时采摘，除去花柄，晒干。破碎后，采用顶空固相微波萃取 – 气相色谱 – 质谱联用法获取挥发油。

性味、归经及典籍记载

性温，味辛，归脾、胃、肺、肾经。《药性论》载："治冷气腹痛。"《海药本草》载："主风疳匿，骨槽劳臭。治气，乌髭发，杀虫，疗五痔，辟恶去邪。治奶头花，止五色毒痢，正气，止心腹痛。"《本草纲目》载："治虚哕，小儿吐泻，痘疮胃虚灰白不发。"

挥发性成分

干花蕾得油率为 17% ~ 21%，花序轴与花柄得油率为 5% ~ 7%，茎得油率为 4% ~ 6%，叶得油率为 2%，主要成分为石竹烯、丁香油酚、乙酰丁香油酚、α – 葎草烯、α – 蒎烯、α – 金合欢烯、δ – 杜松烯、水杨酸甲酯、2– 庚酮等。

相关经方、验方

（1）癣　丁香 16 g，加入 70% 酒精至 100 mL，浸 48 h 后去渣，每日外搽患处 3 次。

（2）胃寒疼痛　高良姜 150 g，茴香（炒）45 g、甘草（炙）45 g，丁香 15 g，上药为末，每服 6 g，沸汤调服，不拘时。

（3）呃逆　陈皮 6 g、茯苓 4.5 g、半夏 4.5 g、甘草 1.5 g、藿香 1.5 g、丁香 1.2 g，加生姜，水煎，入姜汁 3 ~ 5 匙调服。

现代科研主要成果及其药理作用

药理学证实，丁香酚具有解热镇痛、抗菌消炎的功效，其解热作用强于对乙酰氨基酚，二者均是通过抑制脑内 PG 合成而解热；其镇痛抗感染机制可能与抗氧化、清除自由基、抑制环氧化酶和脂肪化酶活性有关，亦可通过抑制白细胞游走，趋氧化性和超氧化物阴离子发生而产生解热、镇痛和抗感染作用。

丁香挥发油具有抑菌功效，对产酸克雷伯菌、肠炎沙门氏菌、痢疾志贺氏菌、大肠杆菌、表皮葡萄球菌、金黄色葡萄球菌和幽门螺杆菌有显著的抑制作用，体内实验也显示腹腔注射或灌胃丁香挥发油，均可降低大肠杆菌和金黄色葡萄球菌引起的小鼠急性感染的死亡率。

道地药材资源及开发前景

主产于坦桑尼亚、马来西亚、印度尼西亚等地，其中马来西亚的槟榔屿所产质量最佳。我国广东有少数市县种植和企业生产。

由于丁香具有良好的体内外抑菌能力，因此可用以开发针对细菌性痢疾、肠道传染病、扁桃体炎、上呼吸道感染等疾病的抑菌药，还可开发出用于食品、日化品的防腐保鲜剂。以

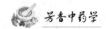

丁香挥发油开发的牙科手术中麻醉良药亦在临床上广泛使用。丁香酚对植物病毒病的防治效果较好，可开发出生物源抑菌剂。

芳香健康养殖开发路径　丁香酚在动物生产中具有促生长、改善肠道菌群和杀虫活性，明显具有代替抗生素效力。

241　樟树 zhāngshù

为樟科樟属植物香樟 *Cinnamomum camphora*（Linn.）Presl. 的根、茎、枝、叶、果实，乔木，别名樟木、油樟、芳樟、小叶樟、乌樟、臭樟等。

生物学特性、采收与预处理

为深根性树种，主根发达，萌芽力强，耐修剪，抗风能力较强。喜光，稍耐阴，喜温暖湿润气候，生长速度中等，对土壤要求不严。较耐水湿，但不耐干旱、瘠薄和盐碱土。种子繁殖。

采收与预处理　根 2—4 月间采挖，洗净，切片晒干，不宜火烘，免失香气；茎全年可采，洗净，切片，阴干；叶片，全年可采，阴干；果实，秋季采，阴干。新鲜样品经干燥后，在 $V_{(叶)}:V_{(水)}=1:4$ 的料液比下，用挥发油提取器进行加热回流提取，水沸腾开始计时，提取出的挥发油量最大。

性味、归经及典籍记载

性温，味微辛，归肝、脾经。《分类草药性》载："（香樟根）治一切气痛，理痹，顺气，并霍乱呕吐。"《贵阳民间药草》载："（香樟根）可理气，行血，健胃。治胃病，筋骨疼痛，狐臭，脚汗。"

挥发性成分

根、茎、枝、叶、子中均含有丰富的挥发油，但实际提取的原料以叶和果实为主。枝的平均得油率 0.49%，叶的平均得油率 2.67%。其挥发油的主要成分是萜类、倍半萜类、酯、醇等，主要有 1, 8- 桉叶油素、芳樟醇、松油醇、樟脑、右旋龙脑、橙花叔醇等。

相关经方、验方

（1）百日咳、痢疾　香樟干皮 3 g，山慈菇 1.5 g，红糖 6 g，水煎服。

（2）高热感冒、麻疹　香樟果 1～2 枚，研末，开水送服。

（3）百日咳、痢疾　香樟果 6 g，桉叶 6 g，水煎服。

现代科研主要成果及其药理作用

药理学证实，樟树挥发油具有抑菌、杀虫的功效；其根具有理气活血、祛风除湿、温中止痛、辟秽和中的功效，用于治疗上吐下泻、心腹胀痛、风湿痹痛、跌打损伤、疥癣瘙痒；果具有解表退热的功效，用于治疗高热感冒、麻疹、百日咳、痢疾；叶具有止血功效，研末敷治外伤出血。

香樟挥发油中的芳樟醇、β- 芳樟醇、γ- 石竹烯均具有抑菌作用。香樟叶中黄酮类化合物的抑菌活性实验表明：香樟叶提取物对大肠杆菌、枯草芽孢杆菌、金黄色葡萄球菌均有抑制活性，且对大肠杆菌的抑菌作用最强；香樟叶提取物对霉菌具有一定的抑制效果。香樟叶挥发油能明显抑制产毒菌株生产黄曲霉毒素 B_1，其抑制作用与香樟叶挥发油的浓度呈量效关系。

香樟挥发油具有杀虫驱虫活性。研究香樟茎皮、叶和果实各部位挥发油的杀虫活性，发现所有的挥发油及单一化合物对赤拟谷盗和烟草甲均具有很强的熏蒸毒性。香樟叶挥发油对烟草甲有很强的熏蒸和接触毒性，其 LC50 和 LD50 分别为 2.5 mg/L 和每个成虫 21.25 μg，其主要成分 D- 樟脑和芳樟醇具有较强的烟熏毒性（LC_{50}=2.36、18.04 mg/L）和接触毒性（LD_{50}=13.44、12.74 毫克/个成虫）。

香樟籽挥发油能降低健康及肥胖大鼠的体脂沉积，改善血脂，同时能改善高脂饮食导致的肥胖大鼠的炎症反应和氧化应激。香樟中的植醇作为疫苗配方佐剂可有效唤起机体的抗体反应。

道地药材资源及开发前景

作为国家二级保护树种，被誉为江南宝树，主产于我国南方及西南各省区，分布在长江以南，其中以江西、浙江、福建等省份较多，尤其以四川省宜宾地区生长面积最广，在 2006 年被推选为宜宾市的"市树"，成为宜宾地区的主要林木。培育繁殖基地还有江苏沭阳、浙江、安徽等地。越南、朝鲜、日本也有分布，其他各国常有引种栽培。

芳樟醇作为芳樟醇型挥发油中的主要成分，素有"香料之王"美称，在世界范围内使用频率最高、用量最大的 25 种香料原料中，芳樟醇名列榜首，是一种广谱性香料。除此之外，它还是维生素合成的重要原料。樟脑型樟树挥发油中化学成分含量最多的是樟脑，樟脑的应用领域十分广泛，在日用化工方面，可以用于制作香水、肥皂及各种除臭剂等，在医药方面可以用于制作强心剂、兴奋剂及各种防腐剂和病危患者的急救剂等。桉叶油素型樟树挥发油中主要含有化学成分桉叶油素，其主要应用于食用香精中，特别是用于口腔卫生剂、牙粉、漱口水、咳嗽药水等香精中。龙脑型樟树挥发油其主要化学成分是右旋龙脑，又称天然冰片，作为重要的医用原料而得到广泛应用，并且现代医学研究发现在提高药物生物利用度上也有显著效果。

芳香健康养殖开发路径　香樟挥发油具有强烈的抑菌效果。在肺炎小白鼠模型中，香樟挥发油通过小鼠自然呼吸抵达肺部发挥抑菌作用，进而促进小鼠肺部的恢复。可将香樟挥发油制作成固体栓剂，在畜牧养殖中呼吸道疾病的预防和治疗方面具有广阔前景。

242　阴香 yīnxiāng

为樟科樟属阴香 *Cinnamomum burmannii*（C.G.et Th.Nees）Blume 的叶、树皮或根，常绿乔木，别名广东桂皮、小桂皮、山肉桂、山玉桂等。

生物学特性、采收与预处理

喜阳光，喜暖热湿润气候及肥沃湿润土壤。常生于肥沃、疏松、湿润而不积水的地方，在土壤覆盖面积大并且土层深厚的非钙质土适于生长。自播力强，母株附近常有天然苗。多生于疏林、密林、灌木丛或溪边路旁，生长旺盛，抗逆性很强，是抗二氧化硫、杀菌能力较强的树种。

采收与预处理　夏季剥阴香树皮，晒干。叶秋季采收，晒干。原料干燥后破碎，采用微波预处理，再提取挥发油。

性味、归经及典籍记载

性温，味辛、微甘。《岭南采药录》载："味毕气香。"《广西中草药》载："味辛、微甘，气香，性温。"《福建药物志》载："辛、甘，温。"

挥发性成分

阴香叶及树皮得油率为 0.76%，挥发油主要化合物为醇酮类占 80.4%，另外烯烃类占 2.4%，酯类占 6.56%，氧化物占 2.88%，还含有少量的烷烃占 0.45%。其中含量较高的成分有龙脑（47.23%）、α-松油醇（2.12%）、乙酸龙脑酯（5.42%）、香豆素（13.20%）、匙叶桉油烯醇（3.17%）、石竹素（2.88%）、6,10,14-三甲基-2-十五烷酮（2.58%）。

相关经方、验方

（1）寒性胃痛　阴香树皮 9 g，水煎服。

（2）风湿关节痛　阴香树皮 6 g，五指毛桃根 30 g。水煎服。

（3）跌打损伤　阴香树皮、杨梅树皮各等量。研末，酒调敷伤处。

现代科研主要成果及其药理作用

阴香叶挥发油具有抗肿瘤、抗过敏、保护胃黏膜等功效。阴香皮具有抗溃疡作用，阴香皮水提取物能抑制大剂量糖皮质激素地塞米松所致阳虚小鼠的胸腺萎缩，抑制率为 16.7% ~ 50.0%，且小剂量优于大剂量。

阴香叶挥发油具有一定的抗氧化性。阴香果实花色苷的对 1,1-二苯基-2-三硝基苯肼自由基、超氧阴离子自由基、羟自由基的清除活性均较 V_c 强，尤其是对羟自由基的清除活性为 V_c 的 16.09 倍，能清除体内自由基，降低氧化酶的活性，降低冠心病发病率。花色苷能降低三酰甘油水平，抑制胆固醇吸收，降低低密度脂蛋白胆固醇含量。还具有抗变异、抗肿瘤、抗过敏、保护胃黏膜等多种医疗保健功能。

阴香果实中提取的原花青素具有多种生物学作用，能清除自由基，有效地降低胆固醇和低密度脂蛋白水平，预防血栓形成，有助于防治心脑血管疾病、抗肿瘤、抗辐射、延缓衰老、提高人体免疫力等功效，并对治疗外周静脉功能不全、眼科疾病及淋巴水肿等疾病均有很好的疗效。

道地药材资源及开发前景

阴香在我国广泛分布于广东、广西、江西、福建、浙江、湖北和贵州等地。龙脑型阴香是阴香的一个化学型品系，亦称梅片树，可以从其枝叶中提取天然右旋龙脑。天然右旋龙脑，又称冰片或梅片，历史上一直作为名贵药材和香料，广泛应用于医药、香料、化妆品和食品工业，其主要药用功能是开窍醒神、清热止痛，是我国复方丹参滴丸、双料喉风散等 60 多种中成药的主要成分。我国历史上不产冰片，依赖于从印度尼西亚进口，20 世纪 70 年代我国开始从樟科樟属阴香树的枝叶中提取天然右旋龙脑。阴香耐寒、抗风和抗大气污染，适应性强等特点，对于规模化繁育梅片树、发展我国天然右旋龙脑极为有利。

阴香叶挥发油可用来生产高级香料、高级化妆品，具有抗氧化、防蛀、抑菌等生理活性。从阴香籽油中提取分离出来的主要成分为月桂酸三酯甘油，以它作为天然工业原料生产单月桂酸甘油酯，不会引入其他脂肪酸，产品纯度高，易分离，绿色环保。阴香叶挥发油中龙脑含量丰富，具有类似樟脑和松木的气息，香气清凉尖刺，微带药香、胡椒香，是稀有、贵重的中药材，阴香叶具有防蛀、抑菌功效，其提取的挥发油在医药、食品及化妆品等领域得到广泛的应用，可作为潜在的天然药物及天然香料资源加以利用。

阴香叶挥发油中龙脑含量丰富，是稀有、贵重的中药材，具有类似樟脑和松木的气息，香气清凉尖刺，微带药香、胡椒香，能改善血脑屏障的通透性，有促进其他物质透过血脑屏障进入脑组织的作用。

芳香健康养殖开发路径 阴香在改善大鼠的体重、食物消耗量和降低血糖方面有益，在畜禽养殖方面具有开发前景。

9 芳香解表药

243 桂枝 guìzhī

为樟科樟属肉桂 *Cinnamomum cassia*（Linn.）J. Presl 的干燥嫩枝，常绿乔木，别名柳桂等。

生物学特性、采收与预处理

喜温暖气候，适宜生长温度为 26～30 ℃。喜湿润，忌积水，要求雨量充沛，相对湿度 70% 以上。肉桂属半阴性树种，对光照的要求随着树龄不同而变化。肉桂属植物是深根性树种，要求土层深厚、质地疏松、排水良好、通透性强的砂壤土或壤土。喜微酸性或酸性土壤，在 pH 4.5～6.5 的红、黄壤土上生长良好。

采收与预处理 除去杂质，洗净，润透，切厚片，干燥储存。采用水蒸气蒸馏法提取挥发油时，先进行切段预处理。

性味、归经及典籍记载

性温，味辛、甘，归肺、心、膀胱经。《本草纲目》记载："治一切风冷风湿，骨节挛痛，解肌，开腠理，抑肝气，扶脾土，熨阴痹。"《新修本草》："桂，味甘、辛，大热，有毒。利肝肺气，心腹寒热。"

挥发性成分

挥发油含量高、质量好，得油率为 0.69%，成分有桂皮醛、莰烯、苯甲醛、β-榄香烯、β-荜澄茄烯等，还含酚类、有机酸、多糖等。

相关经方、验方

（1）痹症 桂枝 12～20 g、麻黄 4.5 g、附子 4.5 g、南星 4.5 g、茯苓 9 g、细辛 3 g、神曲 15 g、生甘草 9 g，水煎服。

（2）风寒感冒 葛根 12 g、麻黄 9 g（去节）、芍药 6 g、生姜 9 g（切）、甘草 6 g（炙）、大枣 12 枚、桂枝 6 g（去皮），水煎服。

（3）鼻窦炎 桂枝 10 g、茯苓 10 g、丹皮 10 g、桃仁 10 g、芍药 10 g、金银花 10 g、苍耳子 10 g、辛夷 10 g、白芷 10 g、黄芩 10 g、薄荷 6 g、甘草 6 g，水煎服。

现代科研主要成果及其药理作用

桂皮挥发油能扩张血管，改善血液循环，促使血液流向体表，从而有利于发汗和散热。挥发油、桂皮醛对结核杆菌、变形杆菌有抑制作用。桂皮醛能促进胃肠平滑肌蠕动、增强消

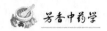

化机能。

桂枝挥发油、桂皮醛在鸡胚内能够产生较佳的抗流感病毒作用，其中以 70% 醇浸剂采收的抗病作用最佳。还有研究结果显示，桂枝挥发油与桂皮醛体外明显抑制甲型流感病毒在 MDCK 细胞中增殖，并能有效治疗流感病毒株感染的小鼠。桂枝具有利尿作用，为麻醉犬静脉静脉注射桂枝（0.029 g/kg），可显著增加犬尿量。给犬注射五苓散（0.25 g/kg，内含桂枝、茯苓、白术、泽泻、猪苓），也可见犬尿量增多，单纯为犬注射桂枝、茯苓、白术、泽泻、猪苓这 5 味药材，其中以桂枝采收的利尿效果最佳，提示桂枝是五苓散中主要的利尿成分。

桂枝具有广泛的药理学作用，包括镇静、平喘、止热和预防过敏等作用，且临床应用价值高，对治疗风湿痹痛患效果显著。

道地药材资源及开发前景

原产于我国，现广东、广西、福建、云南等省区的热带及亚热带地区广为栽培，其中尤以广西栽培为多。印度、老挝、越南至印度尼西亚等地也有种植，但大都为人工栽培。

国内外对桂枝的化学成分研究主要集中于挥发油类和有机酸类，对其水溶性部位化学成分研究较少。近年研究证实了桂枝在临床治疗上的显著疗效，但对桂枝扩血管和抗凝血作用研究少。桂枝的药理活性甚多，应充分利用桂枝多种药理活性，开发出更多产品，使其发挥更大临床价值。

芳香健康养殖开发路径　桂枝对马、牛和驼等具有治疗风寒表证、关节痹痛、水湿停滞等功效。

10　芳香止血药

244　侧柏叶 cèbǎiyè

为柏科侧柏属侧柏 *Platycladus orientalis*（Linn.）Franco 的干燥枝梢和叶，乔木，别名香柏、扁柏、扁桧、丛柏叶等。

生物学特性、采收与预处理

为温带树种，喜光。适应性强，耐干旱瘠薄，抗盐碱，萌芽能力强，耐寒力中等，抗风能力较弱。喜生于湿润肥沃排水良好的钙质土壤中。

采收与预处理　叶全年均可采收，其中夏、秋季采收最佳。剪下大枝，干燥后取其小枝叶。不宜暴晒，摊放在通风干燥处阴干，保持其叶青绿色。阴干后扎成小把，装入竹篓或麻袋，置阴凉干燥处存放，备用。

性味、归经及典籍记载

性寒，味苦、涩，归肺、肝、脾经。《本草纲目》载："主治吐血衄血，痢血崩中赤白，轻身益气，令人耐暑寒，去湿痹，止饥。"《本草经疏》载："侧柏叶，味苦而微温，义应并于微寒，故得主诸血崩中赤白。若夫轻身益气，令人耐寒暑，则略同于柏实之性矣。惟生肌去湿痹，乃其独擅之长也。"

挥发性成分

叶得油率为 0.9% 左右，成分为柏木脑、α-蒎烯、顺罗勒烯、α-侧柏酮、侧柏烯、桧烯、小茴香酮等，以柏木脑含量最高。

相关经方、验方

（1）各种出血　断红丸：侧柏叶（微炒黄）、川续断（酒浸）、鹿茸（醋煮）、附子（炮）、黄耆（去芦）、阿胶（锉，蛤粉炒成珠）、当归（酒浸）各 30 g，白矾（枯）15 g。

（2）出血症　柏叶浸剂：鲜侧柏叶 32 g，75% 酒精 100 mL。

现代科研主要成果及其药理作用

其挥发油具有抑菌功效，对产气杆菌、大肠杆菌、四联球菌、金黄色葡萄球菌都有抑制作用。侧柏叶有抗肿瘤活性、抗感染、抗红细胞氧化、神经保护、降血脂、镇静等作用。侧柏叶总黄酮能激活毛母细胞、促进血液循环，同时具有抗菌、去头皮屑、促进头发再生、增强毛囊代谢功能，使毛发生长能力衰退的毛囊复活，补充营养成分而发挥出养发、生发功效。

道地药材资源及开发前景

中国特产，同科的还有圆柏、柏木、崖柏、罗汉柏等。侧柏在我国大部分地区均有分布。

资源丰富，使用安全，具有很好的养生作用，还有良好的生发作用，作为中药防脱发成分在洗发香波中发挥重要作用。侧柏还具有观赏和环保价值。对土壤要求不严，含盐量高达 0.2% 亦能生长，可以充分利用荒地、贫瘠地、盐碱地进行人工栽培。此外，萌芽能力强、耐修剪、寿命长、抗烟尘、抗二氧化硫、氯化氢等有害气体，适合大力发展。

芳香健康养殖开发路径　在犊牛饲料中添加侧柏叶有助于提高犊牛采食速度，促进瘤胃的运动，具有畜禽养殖应用前景。

245　降真香 jiàngzhēnxiāng

为豆科黄檀属降香檀 *dalbergia odorifera* T.Chen、印度黄檀 *Dalbergia sissoo* Roxb 的树干或根部心材，乔木，别名降真香、鸡骨香、紫藤香、降香檀、花梨母等。

生物学特性、采收与预处理

阳性树种，种子繁殖，对温度适应性较强，喜光。在陡坡、山脊、岩石、干旱瘠瘦地均能生长。生长的土壤为微酸性或中性，以褐色砖红壤和赤红壤土为主。

采收与预处理　全年均可采收。将树干削去外皮和白色木部，锯成段；或将根部挖出，削去外皮，锯成段，晒干。将树皮制成粗粉，采用水蒸气蒸馏法结合气相色谱-质谱联用法萃取降真香挥发油。

性味、归经及典籍记载

性温，味辛，归肝、脾经。《海药本草》载："温平，无毒。"《本经逢原》载："降真香色赤，入血分而下降，故内服能行血破滞，外涂可止血定痛。又虚损吐红，色瘀味不鲜者宜加用之，其功与花蕊石散不殊。"《本草纲目》载："疗折伤金疮，止血定痛，消肿生肌。"

挥发性成分

得油率为 1.5% ~ 2.0%，主要化学成分为黄酮类化合物、β–没药烯、β–金合欢烯、氧化石竹烯、金合欢醇、榄香素、甲基丁香酚、威士忌内酯、肉桂醛、黄酮素、鞣质。叶、茎、果等不同部位可分离得到多种挥发油类成分。1961 年首次报道从香港产降真香叶中分离得到 2 种含量相同的挥发油，即柠檬烯和 α–蒎烯，但未见具体含量。从越南产降真香的地上茎部位通过蒸馏得到了 34 种挥发油成分，其中 α–蒎烯（57.4%），β–石竹烯（13.6%）为其主要成分。曾春晖等采用气相色谱–质谱联用法分离鉴定降真香不同部位挥发油成分，用毛细管气相色谱法对其叶、茎、果挥发油进行分析，分别鉴定出 84、67、65 个化合物，占挥发油总量的 91.4%、80.99% 和 94.13%，其中萜类 46 个（66.67%），醇类 14 个（20.29%），酯类 1 个（1.44%），其他类 8 个（11.6%）。通过比较可以发现，不同地域的降真香植物的挥发油主要成分是存在差异的。

相关经方、验方

（1）痧毒中肾 降真香桃花散：降香 25 g、牛膝 100 g、桃花 35 g、红花 35 g、大红凤仙花 35 g、白蒺藜 50 g。

（2）封闭疮口，主恶疮 降真香散：降真香、木香、麒麟竭、白芷、白蔹、黄连（去须）、黄柏各等量。

（3）金疮出血 降真香、倍子、桐花等量，研末敷。

现代科研主要成果及其药理作用

降真香挥发油具有舒张血管、增加冠脉流量、降血脂、降血压、抗凝血、抗血栓、抗心肌缺血、抗肿瘤、抗氧化、抑菌等功效。

降真香挥发油和纯露均有抗血栓形成作用，大剂量时均能较显著抑制大鼠血栓形成，抑制率分别为 37.2% 和 41.2%，还能提高孵育兔血小板 CAPM 水平（$P < 0.01$），促进兔血浆纤溶酶活性（$P < 0.01$）。说明二者均有抗血栓形成作用。降真香能明显提高家兔红细胞变形能力，并通过抑制血小板聚集功能来改善血液流变性质。

降真香的超临界提取物和水提液的石油醚部位有非常明显的镇痛作用；乙酸乙酯部位能显著地缩短小鼠的出血和凝血时间。降真香挥发油能显著恢复大鼠心电图的 ST 段偏移程度，明显改善由异丙肾上腺素诱发的急性心肌缺血，以及在抗血小板凝集方面具有显著作用。降真香含有丰富的挥发油、倍半萜及黄酮等成分，具有舒张血管、增加冠脉流量、降血脂、降血压、抗凝血、抗血栓、抗心肌缺血、抗肿瘤、抗氧化、抗感染镇痛及抑制破骨细胞功能下降等药理活性。黄酮类化合物则有较强的抗氧化、抗感染、抗肿瘤作用。

道地药材资源及开发前景

降真香主产于印度、泰国、菲律宾、越南等国家，中国海南白沙、东方、乐东、三亚，广东肇庆、广州、珠海及海南西沙群岛有栽培。在我国海南、云南、两广地区，以及东南亚等地均有分布。

自唐宋以来，其在宗教、香文化中发挥重要作用。研究证明，其有广泛的药效作用。挥发油类成分具有镇痛、镇静、增加冠脉流量、抗血栓、抗血小板聚集等作用，并且对神经细胞的氧化损伤有较好的保护作用，可作为潜在的神经保护剂加以开发。

由于过度的开发利用，使其生物资源迅速减少，因此寻找降真香的替代品是未来的研究重点。研究表明，降真香叶的主要生物成分与心材的活性成分相近，含有挥发油和黄酮类物质，且降真香叶挥发油对金黄色葡萄球菌、白色葡萄球菌、枯草芽孢杆菌、黑曲霉和白色念珠菌具有较好的抑制活性，尤其是白色念珠菌。降香叶可作为相对的可再生资源进行合理开发。

芳香健康养殖开发路径　提取降真香挥发油后的残渣可以作为鸡饲料添加剂，提升肉质和口感。

11　芳香活血化瘀药

246　乳香 rǔxiāng

为橄榄科乳香属乳香树 *Boswellia carterii* Birdw. 及同属植物 *Boswellia bhawdajiana* Birdw. 树皮渗出的树脂，落叶乔木，别名乳头香、塌香、马思答吉等。

生物学特性、采收与预处理

热带山地植物，适宜在热带干旱气候生长。月平均气温在 10 ℃以上，年降雨量大多在 300 mm 以下也能生长良好。

采收与预处理　春、夏季均可采收，以春季为盛产期。采收时，于树干的皮部由下向上顺序切伤，并开一狭沟，使树脂从伤口渗出，流入沟中，数日后汇成干硬的固体，即可采取。落于地面者常黏附砂土杂质，品质较次。进行破碎预处理，各因素对出油量的影响顺序为萃取时间＞加水量＞浸泡时间。

性味、归经及典籍记载

性微温，味辛、苦，归心、肝、脾经。《神农本草经疏》载："风水毒肿，邪干心脾，恶气内侵，亦由二经虚而邪易犯。癥疹痒毒，总因心脾为风湿热邪所干致之。脾主肌肉，而痛痒疮疡皆属心火，此药正入二经，辛香能散一切留结，则诸证自瘳矣。"《本草纲目》载："乳香香窜，入心经，活血定痛，故为痈疽疮疡、心腹痛要药。"

挥发性成分

含挥发油 3%～8%，呈淡黄色，有芳香，其主要化学组分为乙酸辛酯（44.92%），异丁酸橙花叔酯（13.27%），辛醇 -1（6.49%），以及水芹烯、柠檬烯、马鞭草烯酮等。

相关经方、验方

（1）口疮　乳香、没药、雄黄各 3 g，轻粉 1.5 g，巴豆霜少许，上为末，搽患处。

（2）乳香丸　乳香、没药、沉香各 30 g，蝎尾 4 枚，槟榔 45 g，上为末，炼蜜和丸，黍米大，每服 3 丸，石菖蒲、钩藤煎汤送下。治小儿腹痛多啼、唇黑囊肿、惊风内钓、角弓反张。

（3）乳香膏　乳香（研）、松脂、白蜡各 15 g，白胶香 60 g，杏仁植物油 500 g。先将松脂在炭火上熔开，下白胶香、白蜡化开，入油搅匀，过滤去渣，在水中持拔呈白色如银，再入乳香拔白色，摊贴患处。治恶疮。

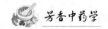

现代科研主要成果及其药理作用

乳香呈长卵形滴乳状、类圆形颗粒或黏合成大小不等的不规则块状物。大者长达 2 cm（乳香珠）或 5 cm（原乳香）。表面黄白色，半透明，被有黄白色粉末，久存则颜色加深。质脆，遇热软化。破碎面有玻璃样或蜡样光泽。具特异香气，味微苦。

乳香挥发油具有镇痛、抗菌、抗肿瘤、抗溃疡、抗氧化，以及改善记忆力等功效，其挥发油、乳香醇提物对小鼠具有明显的镇痛作用。乳香挥发油能抑制肝癌细胞株 SMMC–7721 的增殖，并可能通过上调线粒体内 bax/bcl–2 的表达比例诱导 SMMC–7721 细胞的凋亡，而且其诱导的凋亡具有细胞周期依赖性。

乳香提取物能提高醋酸致胃溃疡大鼠溃疡再生黏膜结构和功能成熟度，加之其抗幽门螺杆菌和抗感染等作用，能提高溃疡愈合质量。乳香能促进多核白细胞增加，以吞噬死亡的血球及细胞，改善新陈代谢，从而起消炎作用。对慢性皮肤溃疡愈合亦有促进作用。

道地药材资源及开发前景

分布于红海沿岸至利比亚、苏丹、土耳其，以及索马里、埃塞俄比亚及阿拉伯半岛南部等地。

乳香为传统活血止痛中药，其特点是既有良好的抗感染、抗菌、镇痛作用，又能改善微循环，促进损伤组织修复，乳香的开发利用尤其在抗胃溃疡和抗肿瘤方面，有广阔前景。

乳香同时是香水和化妆品中的常见成分，用来抗老化或紧致肌肤；还可做干燥花的稳定剂，有助于香味持久；亦是香熏产品的重要原料。因此，基于乳香的传统应用和现代研究，以乳香为主料的护肤养颜产品和香熏产品有待进一步研发。

芳香健康养殖开发路径　提取乳香挥发油后的残渣可作为猪饲料，起到代替抗生素的作用，以生产无抗生素猪肉。冬季畜禽生冻疮后，可将乳香挥发油涂抹在伤口，治疗因寒冷产生的冻疮；乳香对母牛乳腺炎也有治疗作用。

247　没药 mòyào

为橄榄科没药属没药树 *Commiphora myrrha* Engl.（*C.molmol* Engl.）及同属植物树干皮部渗出的油胶树脂，小乔木，别名末药等。

生物学特性、采收与预处理

生于海拔 500 ~ 1500 m 的山坡地。树皮薄，光滑，小片状剥落，淡橙棕色，后变灰色。核果卵形，尖头、光滑、棕色，外果皮革质或肉质。种子 1 ~ 3 颗，但仅 1 颗成熟，其余均萎缩。花期夏季。

采收与预处理　11 月至翌年 2 月采收。树脂可由树皮裂缝自然渗出；或将树皮割破，使油胶树脂从伤口渗出。初呈淡黄白色黏稠液，遇空气逐渐凝固成红棕色硬块。采得后去净杂质，置干燥通风处保存。

性味、归经及典籍记载

性平、味苦，归肝、心、脾、肾经。《本草衍义》载："没药，大概通滞血，跌仆损份疼痛，皆以酒化服。血滞则气壅凝，气壅凝则经络满急，经络满急，故痛且肿。凡打扑着肌肉须肿胀者，经络伤，气血不行，壅凝，故如是。"《本草纲目》载："乳香活血，没药散血，皆能止痛消肿，生肌，故二药每每相兼而用。"

挥发性成分

得油率为 2.5% ~ 9%，主要成分为丁香油酚、间苯甲酚、枯醛、蒎烯、二戊烯、柠檬烯、桂皮醛、罕没药烯等。有的没药挥发油尚含 α‑没药烯、β‑没药烯及 d‑苧烯等。

相关经方、验方

（1）妇人血瘀　没药、红花、延胡索、当归各等份，上为细末，每次 6 g，冲服。

（2）风冷搏于肺脏、上攻于鼻、则令鼻痛　没药、炒全蝎、炮天南星、炮白附子、雄黄、当归、朱砂、胡黄连、牛黄、白芷、麝香、官桂（去皮）、丁香、炙甘草各 7.5 g，乌梢蛇（酒浸，去皮骨，炙）15 g，上为细末，每服 1.5 g，温酒调服。

（3）跌仆损伤、筋骨疼痛　没药、乳香、芍药、川芎、川椒（去目及合口者）、当归各15 g，自然铜（炭火烧）6 g，上为末，用黄蜡 60 g 溶开，手搅匀，为丸，弹子大，每服 1 丸，用好酒煎开趁热服。

现代科研主要成果及其药理作用

没药中的挥发油、榄香烯、甾酮类成分等具有良好的抗菌消炎、抗肿瘤、降血脂、镇痛及保护肝脏等功效，能够减少白细胞介素 ‑1β 的合成，刺激白细胞介素 ‑6 的合成。因此，其能够抑制与牙周炎相关的牙龈炎症。药理学实验分析得出，从没药中提取出的 3 种倍半萜烯成分，至少有两种成分具有镇痛作用，主要是由于呋喃类倍半萜的存在。而含量最多的呋喃桉叶烷 ‑1,3‑ 二烯、莪术烯和呋喃二烯，前两者显示具有镇痛效果。这些进一步验证了没药传统功用的消肿定痛的的功效。

没药倍半萜中含有 β、δ、γ‑榄香烯，榄香烯有很好的抗肿瘤作用。因此，β‑榄香烯已作为抗癌药物用于治疗各种癌症。没药对 C_6 胶质瘤细胞、A2780 细胞、A2708 细胞、Shikawa 细胞和 SK‑OV‑3 细胞等均表现出显著的抗肿瘤功效。

道地药材资源及开发前景

主产于非洲东北部的索马里和埃塞俄比亚的干旱地区、肯尼亚北部、阿拉伯半岛南部，其他地区如苏丹、马达加斯加、利比亚、印度、中国等地也有分布。

具有退热、抗感染、镇痛、兴奋、降血脂、黏膜保护、抗组胺、抗胃溃疡、抗寄生虫、抗微生物、抗肿瘤等多种药理活性，可用于治疗脾、肝、胃、胸、脑、鼻、眼部等多种肿瘤等，而且较安全，无明显不良反应。没药的抗癌作用机制与常用的化疗药物比较，不仅作用强，而且更加安全。根据没药的临床适应证，选择合适的一个或多个细胞系或其他抗肿瘤药筛选模型，进行系统全面的活性评价或活性指导下的分离，从而更好地阐明没药抗肿瘤活性的物质基础，为抗肿瘤药物开发奠定科学基础是下一步没药临床和实验研究的重要方向。

目前没药在香料、化妆品、食品和药品中都有应用。FDA 批准没药应用于食品，欧洲香料提取物生产委员会也认为没药作为食品芳香添加剂是安全的。基于没药传统应用和现代研究，可以作为漱口液、牙粉、牙膏等添加成分，用于防治口腔溃疡等疾病。

芳香健康养殖开发路径　没药可用于治疗猪牛痈毒疮；当有机体出现过高的免疫反应时，可以抑制免疫反应，避免损伤有机体而出现免疫性疾病；没药还可以用于治疗家畜眼炎，在动物防疫中发挥重要作用。

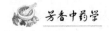

248 苏木 sūmù

为豆科云实属苏木 *Caesalpinia sappan* Linn. 的干燥心材，小乔木或灌木，别名苏枋、苏方、苏方木、棕木、赤木、红柴、红苏木、落文树等。

生物学特性、采收与预处理

花期为 5—10 月，果期为 7 月至翌年 3 月。生于海拔 200～1050 m 的山谷丛林中。

采收与预处理　种植后 8 年可采入药。把树干砍下，削去外围的白色边材，截成每段长 60 cm，粗者对半剖开，阴干后，扎捆置阴凉干燥处贮藏。5—7 月，将树干砍下，取心材，晒干。

性味、归经及典籍记载

性平，味甘、咸，归心、肝、脾经。《唐本草》载："主破血，产后血胀闷欲死者。"《本草纲目拾遗》载："主霍乱呕逆及人常呕吐，用水煎服之。破血当以酒煮为良。"《本草纲目》载："苏枋木，少用则和血，多用则破血。"

挥发性成分

得油率为 0.019%，成分中已鉴定出占总挥发油成分 42.01% 的 16 个化合物，其中（Z，Z）-9，12- 亚油酸的含量最高达 10.53%。

相关经方、验方

（1）受风寒而为咳嗽或咯血　苏木、当归、生地黄大黄、芍药各等份，上为末，每服 9 g，温酒调服。

（2）瘀毒血瘀成块、坚硬突起不移者　苏木 60 g，白蒺藜、红花、延胡索、桃仁各 30 g，独活 9 g，五灵脂 21 g，降香、姜黄、赤芍各 18 g，大黄 15 g，乌药、三棱、莪术、陈皮、青皮、皂角刺、香附（酒炒）各 12 g，共为细末，每服 6 g，温酒送下。

现代科研主要成果及其药理作用

挥发油有降低血脂和胆固醇、减少动脉粥样硬化、抑制癌细胞生长和促进大脑发育等作用。成分中的（Z，Z）-9,12- 亚油酸即亚油酸，具有生酮和促进肝脏脂质（三酯甘油，磷脂和胆固醇）分泌作用，它是人体必需的脂肪酸，是人体组织、细胞的组成成分。亚油酸与脂类代谢和胆固醇代谢密切相关，并具有降低血脂和胆固醇、减少动脉粥样硬化、抑制癌细胞生长和促进大脑发育等作用。

还具有挥发性醇类化合物，一般具有令人兴奋的调和性气味，如雪松醇是倍半萜醇类化合物，具有柏木香气，是木香型、檀香型等香精的重要组分，是一种良好的定香剂，并且具有抗肿瘤活性。

道地药材资源及开发前景

主产于东南亚地区，在我国主要分布于南方各地，以广西为主要生产及栽培区。20 世纪 50 年代开始，国内大量苏木资源被发现，结束了苏木的进口历史。广西地区还应用苏木植物的生物学特点，开发其石漠化治理的能力，实现了退耕还林，并获得较大的经济效益。

其挥发油中的（E，E）-2,4- 葵二烯醛是《食品添加剂使用卫生标准 GB 2760—96》规定允许使用的香料之一，主要是用于配制鸡肉香精及土豆片、柑橘、油炸品和香辛型食品的食用香料。苏木不仅具有药用价值，而且还是一种可开发利用的香料植物，需要通过对苏木挥发油含量和成分的分析，进一步开发利用苏木生理活性和药用资源，确定质量标准。苏木挥发油来源广泛且毒性小，是一个具有潜力的生物资源，随着现代分离和检测技术的不断进步，必将在医药、保健品、病害虫防治、食品等方面发挥更大的作用。

芳香健康养殖开发路径　苏木对鼠心脏、肝脏、肾脏等具有保护作用。具有畜禽药物开发潜力。

12　芳香补益药

249　**桑椹** sāngshèn

为桑科桑属桑树 *Morus alba* Linn. 的干燥果穗，落叶乔木，别名桑实、葚、乌椹、文武实、黑椹、桑枣、桑葚子、桑粒、桑果等。

生物学特性、采收与预处理

雌雄异株，花单性。果为聚花果，果实密集。喜温暖湿润气候，稍耐荫。气温 12 ℃以上开始萌芽，生长适宜温度为 25 ~ 30 ℃，超过 40 ℃则受到抑制，降到 12 ℃以下则停止生长。耐旱，不耐涝，耐瘠薄。对土壤的适应性强。桑椹是桑椹树的果实，大多在温暖湿润的气候下生长。桑椹在 12 ℃左右开始萌芽，由小核果集合而成，直径为 0.5 ~ 1.0 cm，长 1.5 ~ 2.0 cm。桑椹呈暗紫色、棕红色或黄棕色，也有少量呈乳白色，并具有短果梗。

采收与预处理　每年 4—6 月果实成熟时采收，去杂质，晒干或略蒸后晒干。具体成熟时间各地不一样，南方早点，北方稍迟点。成熟的果油润，酸甜适口，以个大、肉厚、色紫红、糖分足者为佳。破碎预处理后萃取挥发油。

性味、归经及典籍记载

性寒，味甘、酸，归肝、肾经。《新修本草》载："单食，主消渴。"《滇南本草》载："益肾脏而固精，久服黑发明目。"《随息居饮食谱》载："滋肝肾，充血液，祛风湿，健步履，息虚风，清虚火。"

挥发性成分

干燥嫩枝的得油率为 0.58%，叶的得油率为 0.03% ~ 0.10%；同时蒸馏萃取法提取干燥嫩枝的得油率为 1.05%；乙醚超声萃取 – 水蒸气蒸馏阴干叶的得油率为 0.10%。成分主要为桉叶素和香叶醇。桑椹中含有多酚、挥发油及氨基酸等化学成分。

相关经方、验方

（1）心肾衰弱不寐　鲜桑椹 50 ~ 100 g，水适量煎服。

（2）习惯性便秘　鲜桑椹 50 g，麦冬 15 g，水煎服。

（3）瘰疬　黑熟者 2 斗许，以布袋取汁，熬成薄膏，白汤点 1 匙，日 3 服。

现代科研主要成果及其药理作用

桑椹具有滋阴补血，生津，润肠的功效。药理学证实桑椹具有抗癌、抗氧化、延缓衰老、抗疲劳、激发淋巴细胞转化、降血糖、促进造血细胞生长和预防心脑血管疾病等功效。

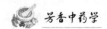

故能滋补阴血，主要用于阴虚亏虚证。

桑椹具有调整机体免疫功能、抗衰老、抗氧化、抗疲劳、促进血细胞生长、降糖、降脂、降血压、护肝、抗 HIV 病等生理活性。免疫调节的物质基础为桑椹多糖，具有调节 Th1 免疫倾向的潜力，而且对脾脏淋巴球组成变化具有影响；花青素对佐剂性关节炎具有抑制作用；绿原酸具有抑菌、抗感染、调节脂质代谢等功效。桑椹籽油、桑椹果汁及桑椹果粉均具有抑制脂质过氧化作用，从而具有抗动脉粥样硬化作用。

果实的乙醇提取物具有抑制亚油酸氧化、清除 DPPH、超氧阴离子和羟基自由基能力。桑椹果汁加工废弃物——桑椹饼的甲醇提取物具有清除 DPPH 自由基、超氧阴离子自由基和羟基自由基的能力，并且认为在桑椹的 11 种酚类物质中，咖啡酸具有较强的清除超氧阴离子自由基和羟基自由基的能力，其活性比 2，6- 二叔丁基对甲酚还要高。

道地药材资源及开发前景

果初熟时为绿色，成熟后为红色或黑紫色。具有极其丰富的营养和多种医疗保健功能，与沙棘、悬钩子等一起被誉为"第三代水果"。1993 年，桑椹被国家卫健委认定为"既是食品又是药品"的农产品之一。由于桑椹具有极高的深加工开发价值，其生理活性及相应的食药用产品的开发技术越来越受到重视。

果实营养丰富，功能独特，是一种宝贵的天然资源，开发利用前景广阔。桑椹是药性温和的中药材，能补肝益肾、滋阴养血、养颜乌发，可加工制成桑椹罐头、膏、果酱、酒、饮料、乳酸品等食品。桑椹提取物具有很强的抗氧化活性，可有效地延缓油脂氧化反应。多酚物质具有多种生物活性功能（抗氧化性、消除体内自由基、抑菌等）和药理作用（抗衰老、降血脂、降血压、预防心血管疾病、防癌抗癌等），在食品和医药领域具有广阔的应用前景。

芳香健康养殖开发路径　桑椹富含蛋白质、糖类、维生素等多种营养物质和功能性物质，且富含动物所必需的氨基酸。现代医学药理、药效毒性测试表明桑甚椹提高动物体内酶活性，增强抗寒、耐劳能力及提高机体免疫功能等。桑椹在畜牧养殖方面具有广阔开发前景。

250　沙枣 shāzǎo

为胡颓子科胡颓子属沙枣 *Elaeagnus angustifolia* Linn.、东方沙枣 *E.angustifolia* Linn.var. *orientalis*（Linn.）Kuntze（*E.orientalis* Linn.）和尖果沙枣 *E.oxycarpa* Schlecht. 的成熟果实，落叶乔木，别名银柳、银柳胡颓子、桂香柳、香柳等；尖果沙枣又名黄果沙枣。

生物学特性、采收与预处理

适应力强，山地、平原、沙滩、荒漠均能生长。树侧根发达，根幅很大，在疏松的土壤中，能生出很多根瘤，其中的固氮根瘤菌还能提高土壤肥力，改良土壤。5 月底至 6 月初进入花期，7 月上旬见幼果，8 月下旬果实成型，10 月份果实成熟，果期 100 d 左右。每年 3—4 月扦插繁殖。

采收与预处理　树皮四季可采剥，刮去外层老皮，剥取内皮，晒干备用。果实成熟时分批采摘，鲜用或烘干。将果实、树皮、花和叶进行破碎预处理后，通过水蒸气蒸馏方法，提取其挥发性成分。

性味、归经及典籍记载

树皮性凉、味酸、微苦；果实性凉、味酸、微甘；归肺、肝、脾、胃、肾经。《全国中草药汇编》载："沙枣树皮具有清热凉血，收敛止痛。用于慢性气管炎，胃痛，肠炎，白带；外用治烧烫伤，止血。沙枣果实具有健脾止泻，用于消化不良。"《新疆中草药手册》载："强壮，镇静，固精，健胃，止泻，调经，利尿；治胃痛，腹泻，身体虚弱，肺热咳嗽。"

挥发性成分

得油率为 2.3%，挥发性成分有反 – 肉桂酸、顺 – 肉桂酸、顺 – 对羟基肉桂酸、反 – 对羟基肉桂酸等。

相关经方、验方

（1）养肝益肾、健脾调经　沙枣 15 ~ 30 g，内服煎汤。

（2）外伤出血　沙枣树皮研末，敷患处。

（3）黄疸型肝炎　沙枣树皮 9 g、龙胆草 6 g、刺黄柏 12 g、茵陈 15 g、车前草 15 g，水煎服。

（4）急性肾炎　沙枣树皮 3 g（研细）、刺黄柏 1.5 g、土黄连粉 1.5 g，开水送服，第 1 日服 3 剂，第 2 日服 2 剂，3 日后每日服 1 剂。

现代科研主要成果及其药理作用

果实营养丰富，树干和树枝含大量树胶。树皮有解毒，止血，收敛止痛，清热凉血的功效，主治慢性气管炎，胃痛，肠炎，白带，烧烫伤，外伤出血，急慢性肾炎，黄疸型肝炎。

可食部分的乙醇提取物对人宫颈癌细胞株、人卵巢癌细胞株、人乳腺癌细胞株和人膀胱癌细胞株有生长抑制作用，有调节人体免疫力和抗肿瘤的作用。果实中含有鞣质和胶质有抗感染、抗腹泻的作用。

道地药材资源及开发前景

中国主要分布在西北各省区和内蒙古西部，少量分布到华北北部、东北西部、新疆南部、甘肃河西走廊、宁夏中卫、内蒙古巴彦淖尔市和阿拉善盟、陕西榆林等地，都有用沙枣营造的大面积农田防护林和防风固沙林。山西、河北、辽宁、黑龙江、山东、河南等省区，也在沙荒地和盐碱地引种栽培。

耐旱、耐盐碱，多生长在戈壁、荒漠和半荒漠地带，这里污染较少。在西北地区，资源十分丰富，茎叶花果各部分都具有利用价值，果又易于贮藏，食品加工原料不会短缺，综合利用价值高，在种植和加工方面均有优势。

芳香健康养殖开发路径　沙枣作为饲料，在我国西北已有悠久的历史，其叶和果是羊的优质饲料，羊四季均喜食。羊食沙枣果实后不仅增膘肥壮，还能提高母羊发情和公羊配种率，有利繁殖。在西北冬季风暴天气，沙枣林则是羊群避灾保畜的场所。也可饲喂猪及其他牲畜，对猪的育肥增膘、产仔催奶均有良好促进作用。

251 女贞子 nǚzhēnzǐ

为木樨科女贞属女贞 *Ligustrum lucidum* Ait. 的干燥成熟果实，常绿大灌木或小乔木，别名桢木、女贞木、冬青、蜡树、小叶冻青、水蜡树、鼠梓木、青蜡树、白蜡树、大叶蜡树等。

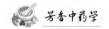

生物学特性、采收与预处理

适应性强，适宜在温暖湿润气候条件下生长，具有喜温、喜光、稍耐阴、不甚耐寒的特性。对土壤要求不严，在土质肥沃、土层深厚、排水良好的中性或微酸性土壤上生长良好。以砂质土壤上或黏质土壤上栽培为宜，在红、黄土壤上亦能生长。对大气污染的抗性较强，对二氧化硫、氯气、氟化氢及铅蒸气均有较强抗性，也能忍受较高的粉尘、烟尘污染。

采收与预处理　移栽后4～5年开始结果，在每年冬季12月果实成熟变黑而有白粉时打下，除去梗、叶及杂质，晒干，或将果实略熏后，晒干；或置热水中烫过后晒干。种子破碎预处理后，可采用顶空固相微波萃取技术，萃取其挥发性成分。

性味、归经及典籍记载

性凉，味甘、苦，归肝、肾经。《神农本草经》载："主补中，安五脏，养精神，除百疾。久服肥健。"《本草备要》载："益肝肾，安五脏，强腰膝，明耳目，乌须发，补风虚，除百病。"

挥发性成分

花的得油率为0.07%。采用水蒸气蒸馏法提取大（长）叶女贞（*L.compactum* Wallex G Don Hook.f.）花挥发油，通过GC-MS技术共鉴定出20种化合物，占总挥发油的96.097%。其化学成分主要是2-苯基乙醇（61.660%）、芳樟醇（8.853%）、苯甲醇（7.972%）和愈创木酚（4.114%）。采用GC-MS法分析测定女贞子挥发油，分离出57种成分，鉴定出50种化合物，约占挥发油的96.38%，研究结果表明其药用成分主要是桉叶素（4.95%），苯甲醇（2.50%），乙酸龙脑酯（0.2%），三苯甲醇（6.63%）。

相关经方、验方

（1）神经衰弱　女贞子、旱莲草、桑椹各15～30g，水煎服。

（2）高脂血症　每次口服女贞子蜜丸1丸（每丸含生药5.3g），1个月为1个疗程。

（3）慢性苯中毒　女贞子、旱莲草、桃金娘根各等份，共研细末，炼蜜为丸，每服10g。

现代科研主要成果及其药理作用

女贞子主要含萜类、黄酮类、苯乙醇苷类、挥发油、脂肪酸等，萜类和苯乙醇苷类是其中含量较高的成分。女贞子挥发油具有抗氧化、抑菌的功效，其挥发油对革兰阳性菌和阴性菌生长均有较好的抑制作用。尤其对铜绿假单胞菌生长有极好的抑制作用，最大抑制圈直径（22.8±0.8）mm比阳性对照庆大霉素更强（22.6±1.0）mm。小叶女贞果实挥发油具有较好的抗氧化活性，对亚硝酸钠的清除作用优于1mg/mL 2,6-二叔丁基-4-甲基苯酚。

女贞子能显著升高外周白细胞数目，其有效成分为齐墩果酸，对放疗或化疗所致白细胞减少有升高作用。有强心、扩张冠状血管、扩张外周血管等心血管系统作用。有利尿及保肝作用，齐墩果酸可使变性坏死的肝组织恢复正常，减轻丙氨酸活力下降，肝组织炎症反应减弱，血中丙种球蛋白下降，并能促进肝细胞再生，使坏死区迅速修复。女贞子中含熊果酸和齐墩果酸的粗提物对移植性肿瘤有抑制作用。女贞子多糖有抗氧化、抗衰老、增强免疫等功效。女贞子多糖能抑制衰老小鼠胸腺指数和脾脏指数下降，对抗心、肝、肾组织中MDA升高及脑组织中LF升高，抑制心、肝、肾组织中SOD及GSH-P^{x}活力下降，证明女贞子多糖具有延缓衰老作用。

道地药材资源及开发前景

在我国原系野生药材，资源丰富，分布较广，主产于华东、中南、西南等地区。全国除野生外亦有栽培，湖南、河南、四川、江苏和浙江等地均能种植，主产于浙江金华、兰溪，江苏淮阴、镇江，湖南衡阳，四川简阳、安岳等地区。其中四川简阳、安岳两地女贞子品质较佳，其他产区虽有资源，但采摘加工未形成规模，可供商品较少，各中药材专业市场商品药材 70% 左右的货源来自上述产区。

近年对其果实、花和叶的化学成分与药用价值均开展了研究，已从花挥发油中初步鉴定出 18 个成分，鲜叶治疗口腔溃疡有效率达 68%。除药用外，在保健食品方面也有开发利用前景。

芳香健康养殖开发路径　女贞子粉在蛋鸡养殖上使用，可提高蛋鸡生产性能，改善肠道组织形态；在仔猪养殖上使用，可以提高仔猪生产性能和改善肝肾功能，并且对肠道顺畅起到积极作用。饲粮中添加女贞子提取物可改善产蛋后期蛋鸡抗氧化能力、脂质代谢水平及线粒体功能引起的脂肪肝综合征。其粗蛋白质量分数 13% 的日粮可引起产蛋后期蛋鸡肝脂肪积累、线粒体肿胀以及基质减少等微观病变，添加女贞子提取物可预防和缓解以上病变。女贞子多糖也可能通过抑制破骨细胞分化及调节钙磷代谢发挥抗骨质疏松。

13　芳香收涩药

252　**肉豆蔻** ròudòukòu

为肉豆蔻科肉豆蔻属肉豆蔻 *Myristica fragrans* Houtt. 的种仁，常绿乔木，别名迦拘勒、豆蔻、扎地、肉果、玉果、顶头肉、麻尖等。

生物学特性、采收与预处理

喜热带和亚热带气候，适宜生长气温 25~30 ℃，抗寒性弱，在 6 ℃时即受寒害。喜湿润的环境，年降雨量在 1700~2300 mm，忌积水。幼龄树喜阴，成龄树喜光。以土层深厚、松软、肥沃和排水良好的壤土栽培为宜。一般以种子育苗移栽繁殖，极少使用无性繁殖。

采收与预处理　4—6 月及 11—12 月各采 1 次，采回的果实除去果皮，剥下假种皮，将种仁在 45 ℃条件下慢慢烘干，经常翻动，待干种仁摇之作响即为肉豆蔻；新鲜假种皮放在棚内风干至色泽发亮，皱缩，再压扁后晒干，从鲜红色变为橙红色即成肉豆蔻衣。破碎预处理后，采用水蒸气蒸馏法提取其挥发性成分。

性味、归经及典籍记载

性温，味辛、苦，归脾、胃、大肠经。《本草经疏》载："肉豆蔻，辛味能散能消，温气能和中通畅。其气芬芳，香气先入脾，脾主消化，温和而辛香，故开胃，胃喜暖故也。故为理脾开胃、消宿食、止泄泻之要药。"

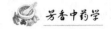

挥发性成分

叶的得油率为0.41%~1.40%，种仁的得油率为1.36%~12.59%，假种皮的得油率为8.00%~14.10%，种子的得油率为3.61%~6.33%；超临界萃取种仁的得油率为10.10%~11.70%；微波萃取种仁的得油率为8.23%。挥发油成分主要有肉豆蔻醚、丁香油酚、异丁香油酚、右旋蒎烯、右旋芳樟醇、右旋龙脑、松油醇、牻牛儿醇、黄樟醚等。

相关经方、验方

（1）心热、心慌　檀香25 g、肉豆蔻15 g、广枣15 g。制成煮散剂。每次3~5 g，每日1~3次，煎服。

（2）肺热、心赫依热、咳喘、刺痛　沉香100 g、檀香40 g、广枣40 g、红花40 g、石膏40 g、北沙参40 g、肉豆蔻20 g、紫檀香20 g，制成散剂，每次1.5~3 g，每日1~2次，温开水送服。

（3）消化不良、食积、胃阳衰弱　蛇床子、肉豆蔻、干姜、荜茇、胡椒、石榴、白豆蔻、光明盐、紫硇砂、肉桂各等量，制成散剂。每次1.5~3 g，每日1~2次，白糖水送服。

（4）冷痢腹痛、不能食　肉豆蔻50 g（去皮），醋和面裹煨，捣末，每服10 g，粥饮调下。

现代科研主要成果及其药理作用

其挥发油具有催眠协同、中枢抑制和镇静、抗感染、护肝等作用，其挥发油可增加雏鸡由乙醇引起的睡眠时间问题，此作用可能与其对单胺氧化酶抑制有关。丁香油酚、甲基丁香油酚等的混合液腹腔注射可使小鼠翻正反射消失，其中甲基丁香油酚的作用较强而毒性较小，给大鼠腹腔注射可产生麻醉作用。虽然产生中枢抑制作用，但脑电图显示，产生大量慢波，但并不改变脑内多巴胺、去甲肾上腺素和5-羟色胺的水平。肉豆蔻甲醇提取物对角叉菜胶所致大鼠足肿和醋酸诱发小鼠血管渗出性炎症均有显著持久的抗感染作用，其抗感染有效成分是肉豆蔻醚。以小鼠为实验对象，实验证明肉蔻五味丸低剂量具有抗抑郁和改善抑郁症患者认知功能，降低患者血清炎症因子水平作用。

道地药材资源及开发前景

原产于印度尼西亚马鲁古群岛中部，主要栽培地位于班达岛及其邻近小岛，因其生长条件有特殊限制，很难移植，18世纪以前仅产于马鲁古群岛。现在主产于印度尼西亚及马来西亚，我国福建、云南、广东、海南等省先后开始引种，现仅海南省引种成功。在中国范围内，最适宜肉豆蔻栽培区域主要集中在海南、云南、西藏等省（区），海南省作为国内肉豆蔻引种成功的区域，其栽培区域面积最大。

肉豆蔻是常用的中药材和著名的天然香料原料，除大量药用外，从中提炼出的肉豆蔻挥发油和肉豆蔻衣挥发油，主要用于肉类、饮料等食品中，少量用于男性香水、古龙水、香皂和化妆品中，经济效益较高，具有较大市场发展前景。

芳香健康养殖开发路径　在肉鸡日粮中添加肉豆蔻，有助于提高饲料转化率，促进肉鸡的生长。肉豆蔻具有畜禽养殖应用前景。

253　银杏 yínxìng

为银杏科银杏属银杏 *Ginkgo biloba* Linn. 的干燥成熟种子、叶，落叶大乔木，别名白果、公孙树、鸭脚树、蒲扇等。

生物学特性、采收与预处理

喜适当湿润、排水良好的深厚土壤，较能耐旱，不耐涝。土壤为黄壤或黄棕壤，pH 5～6。雌株一般 20 年左右开始结实，500 年生的大树仍能正常结实。一般 3 月下旬至 4 月上旬萌动展叶，4 月上旬至中旬开花，9 月下旬至 10 月上旬种子成熟，10 月下旬至 11 月落叶。有播种、分蘖、扦插、嫁接 4 种繁殖方式。

采收与预处理　适时的采收期是以种子开始有自然降落为主要标志，一是种子的外种皮表面覆盖上一薄层白色的"果粉"；二是外种皮已由青绿色转变为橙褐色或青褐色，手捏时有松软之感；三是中种皮已完全骨质化。采收后及时进行脱皮、漂白和阴干。叶宜分期采收，通常从 8 月上旬开端，先采基部叶片，再连续采收中部和上部叶片。每次采摘短枝的 1/3 叶片，最终 1 次在叶行将变黄时 1 次采完。

性味、归经及典籍记载

性平，味甘、苦、涩，有小毒，归肺、肾经。《本草纲目》载："熟食温肺、益气、定喘嗽、缩小便、止白浊；生食降痰、消毒杀虫。"《本经逢源》中载白果有降痰、清毒、杀虫之功能，可治疗"疮疥疽瘤、乳痈溃烂、牙齿虫龋、小儿腹泻、赤白带下、慢性淋浊、遗精遗尿等症"。

挥发性成分

叶得油率为 0.73%，所含的醇、酮、醛类物质及单萜、倍半萜类物质都具有独特的香气特征及药用疗效。其中，芳樟醇具有强烈的木香、芫荽样气息；叶绿醇具有清香香韵，是一个不饱和醇，可有效控制胆固醇；金合欢醇具有温和新鲜清香，有似铃兰花香，味甜；石竹烯具有介于丁香油和松节油之间的气味，有似丁香油的辛香和木香，味干而略苦；糠醛具有甜似面包、焦糖，似肉桂、杏的香气，但持久性差；金合欢基丙酮具有清甜、玫瑰甜的高雅花香。

相关经方、验方

（1）寒嗽痰喘　白果 7 个，煨熟，以熟艾作 7 丸，每果入艾 1 丸，纸包再煨香，去艾吃。

（2）哮喘痰嗽　白果仁 40 g、麻黄 30 g、甘草 20 g、苏子 20 g、款冬花 20 g、半夏 20 g、桑白皮 20 g、白茯苓 250 g、乌豆 250 g、蜜 250 g，煮熟晒干为末，以乳汁半碗拌湿，九蒸九晒，丸如绿豆大。每服 30～50 丸，白汤下。

（3）赤白带下、下元虚惫　白果 50 g、莲肉 50 g、江米 50 g、胡椒 15 g，为末，用乌骨鸡 1 只，银杏煨熟，出火气，食之，米饮下。

现代科研主要成果及其药理作用

国内外大量研究发现，叶提取物能通过保护血管内皮细胞、抗感染、抗氧化应激、抑制血小板活化与聚集、调节脂代谢等多种机制发挥抗动脉粥样硬化作用。临床试验和动物实验均表明叶能有效降低动脉粥样硬化的血脂浓度，并且能够显著改善血管内皮功能。银杏制剂已被用于多种癌症的辅助治疗，临床上叶提取物可以与索拉非尼联合用药治疗癌症。叶提取物治疗使肝癌组织学特征得到显著改善；能够通过抑制乳腺癌细胞芳香酶发挥抗肿瘤作用；通过抑制 KSR1 介导的 ERK1/2 信号通路逆转胃癌细胞化学耐药，增强化疗敏感性，其机制可能与其抗氧化活性相关；叶提取物山柰素能有效抑制胰腺癌细胞增殖和诱导癌细胞凋亡。叶提取物长期使用可改善中年大鼠短期记忆；叶提取物 EGb761 可改善间歇低氧引起的记忆障碍和氧化应激，通过多种机制参与抗氧化作用。白果内酯可以使海马糖皮质激素受体表达增加，降低焦虑水平，提高学习和记忆能力。叶提取物对帕金森病具有改善作用各种临床试验证实，叶提取物可作为神经系统 Tau 蛋白病的候选药物。叶提取物可与其他药物联合治疗AD，如 EGb761 和高压氧 HBO、黄酮和云芝多糖组合。银杏对伴有相应基础疾病的阿尔茨海默患者十分有益。

白果中含有的白果酸、白果酚，有抑菌杀菌作用和抗病毒功效，可用于治疗呼吸道感染性疾病。白果水浸剂味甘苦涩，具有敛肺气、定喘咳的功效，对于肺病咳嗽、老人虚弱体质的哮喘及各种哮喘痰多者，均有辅助食疗作用。外种皮中所含的白果酸及白果酚等，有抗结核杆菌的作用，用生菜籽油浸的新鲜果实，对改善肺结核病所致的发热、盗汗、咳嗽咯血、食欲不振等症状有一定作用，可用于治疗肺结核。银杏用在哮喘防治中，其作用机制为抑制哮喘有关的炎症介质和调节免疫功能，还可以影响 MAPK 等信号通路来防治哮喘。

道地药材资源及开发前景

野生银杏残存于中国江苏徐州北部（邳州市）、山东南部临沂（郯城县）地区、浙江西部山区。银杏现存分布大都属于人工栽培区域，在中国、日本、朝鲜、韩国、加拿大、新西兰、澳大利亚、美国、法国、俄罗斯等国家和地区均有大量分布。从资源分布量来看，以山东、浙江、江西、安徽、广西、湖北、四川、江苏、贵州等省最多，而各省资源分布也不均衡，主要集中在江苏的泰兴、新沂、大丰，邳州，山东省郯城县新村、泰安市、烟台市，湖北省宜昌市雾渡河镇、湖北随州的洛阳镇，何店镇花园村，广西的灵川、兴安等。银杏果的最大生产地是江苏的泰兴市，产量占全国的三分之一。

银杏属于干果类，其经济结果年限可达数百年之久。在诸多的干果中，银杏的经济价值排名第三，有很大的发展前景。价值主要体现在食用和药用。中国白果产量占世界总产量的90%，叶、果是出口创汇的重要产品，尤其是防治高血压、心脏病重要的医药原料。已知其化学成分的银杏叶化学提取物多达 160 余种。药用主要体现在医药、农药和兽药 3 个方面，利用银杏果叶的有效化学成分和特殊医药保健作用加工生产保健食品、药物和化妆品，正引起国内外研究、开发、生产单位的重视，各国众多企业竞相研制生产以银杏为原料的天然绿色产品，替代对人体健康有较大不良反应的合成化学品。

芳香健康养殖开发路径 叶及其提取物在肉鸡养殖上使用，能提高肉鸡的养分利用率、生产性能、抗氧化和免疫性能；叶提取物在蛋鸡养殖上使用，具有提高蛋品质、降低鸡蛋胆固醇含量的作用。

14　芳香驱虫杀虫药

254　槟榔 bīngláng

为棕榈科槟榔属槟榔 *Areca catechu* Linn. 的干燥成熟种子（果皮、花蕾均可入药），常绿乔木，别名仁频、宾门、宾门药钱、白槟榔、椰玉、橄榄子、洗瘴丹、大腹槟榔、槟榔子、青仔、槟榔玉、椰玉等。

生物学特性、采收与预处理

喜高温湿润气候，耐肥，不耐寒，16 ℃就有落叶现象，5 ℃就受冻害，最适宜生长温度为 25 ~ 28 ℃。年降雨量在 1500 ~ 2000 的 mm 地区适宜生长。幼苗期荫蔽度以 50% ~ 60% 为宜，成年树应全光照。以土层深厚，有机质丰富的砂质壤土栽培为宜。种子有果内后熟特性。

采收与预处理　11—12 月将采下的青果，煮沸 4 h，烘 12 h 即得槟干。3—6 月采收成熟果实，晒 3 ~ 4 d，捶破或用刀剖开取出种子，晒干。亦有经水煮，熏烘，待干后剥去果皮，取出种子烘干，称为椰玉。较优的水煮预处理工艺为水煮时间 10 min、水煮温度 100 ℃。较优的热风干燥工艺为干燥温度 60 ℃、装载质量 24 kg/m^2。20 kPa 预处理后，在 35 d 贮藏期内能保持良好产品品质。

性味、归经及典籍记载

性温，味苦、辛，归胃、大肠经。《名医别录》载："味辛温，无毒。"《药性论》载："味甘，大寒。"《海药本草》载："味涩，温。"《珍珠囊》载："辛。纯阳。"《医学启源》载："气温，味辛。"

挥发性成分

在最佳提取条件下，得油率可达 3.71%。槟榔主要含有生物碱、黄酮、脂肪酸、萜类和甾体等多种化学成分，其中脂肪酸和鞣质的含量较高。种子含总生物碱 0.3% ~ 0.6%，主要为槟榔碱及少量的槟榔次碱，去甲基槟榔碱、去甲基槟榔次碱、槟榔副碱，高槟榔碱等。

相关经方、验方

（1）蛔虫腹痛　槟榔 50 g、酒 2 盏、煎 1 盏，分两次服。

（2）食积满闷呕吐　槟榔、半夏、砂仁、萝卜籽、麦芽、干姜、白术各 6 g，水煎服。

（3）小儿头疮　槟榔水磨，晒干，以生油调，涂之。

现代科研主要成果及其药理作用

现代研究表明，其药理作用十分广泛，具有降血压、促消化、抗抑郁、抗氧化、杀虫灭螺等作用，对人体的消化系统、神经系统、心血管系统、内分泌系统均有一定影响。槟榔碱具有类 M 受体激动样作用，能兴奋胆碱能 M 受体，促进唾液分泌和胃肠道蠕动，有助于消积化食。槟榔碱易透过血脑屏障，一定剂量的槟榔碱可引起机体产生兴奋，能达到抗疲劳和抗抑郁的效果。动物实验证明，槟榔种子所含鞣质提取物能通过抑制血管紧张素转化酶，从而达到降血压效果。槟榔所含的儿茶素不仅能扩张血管，还具有抗血小板的活性。槟榔碱还具有抗动脉粥样硬化、降血糖及调节血脂的作用。槟榔含有单宁、槟榔碱等成分，其中槟榔碱具有广谱的驱虫效果，可以使虫体的神经系统麻痹，致使虫体失去活动能力，并且增强宿主肠蠕动，而发挥抗寄生虫活性。

槟榔可广泛应用于绦虫、蛔虫、虫积腹痛、积滞泄痢、里急后重、水肿脚气、疟疾等病症的治疗，有驱虫、抗病原微生物、抗高血压、抗癌作用。

道地药材资源及开发前景

是我国热带地区主要经济作物，主产地在海南省。槟榔果是我国四大南药之一。海南是我国最大的产地，占全国产量的 99%；广东省东部的高州和雷州也有分布；广西、福建及云南部分地区作为观赏树木，也有少量种植。国外以印度尼西亚、印度、菲律宾等地产量最大。槟榔中所含的亚油酸、油酸等脂肪酸对人体有重要生理功能，可用作食品添加剂、保健品等。我国的槟榔资源丰富，利用槟榔种子废弃物提取脂肪酸，原料廉价，提取效率高，具有广阔的商业生产前景。

目前，海南省槟榔初加工企业主要在琼海市、万宁市、定安县、陵水县等市县。此外，还有大量农户、合作社从事槟榔初加工。深加工企业主要都是槟榔常规产品加工企业，而其衍生产品的生产加工才刚刚起步，以生产槟榔多糖多酚（简称槟酚）为主。槟酚作为食品原料可生产槟榔饮料、糖果、饼类、酒类等近百种食品。海南的槟榔与东南亚的相比较，不仅纤维柔软、耐咀嚼，而且生物碱含量高，具有明显质量优势，市场前景非常好。

芳香健康养殖开发路径 槟榔在兽医临床上主要用于治疗绦虫等；消灭钉螺；还广泛用于术后胃肠功能紊乱、功能性消化不良，还有抗氧化，抗感染镇痛等功效。文献报道中畜牧业生产中槟榔用于动物都是为了驱肠道寄生虫，对绦虫病非常有效，对鸡球虫病效果中等。

255 土荆皮 tǔjīngpí

为松科金钱松属金钱松 *Pseudolarix amabilis*（Nelson）Rehd. 的干燥根皮或近根树皮，乔木，别名罗汉松皮、土槿皮、荆树皮、金钱松皮，金松等。

生物学特性、采收与预处理

喜温暖阴湿气候，不耐寒，忌强光。宜选择肥沃、疏松的砂质壤土栽培。花期为 4—5 月，果期为 10—11 月。用扦插繁殖。

采收与预处理 夏季剥取、切丝、晒干。以色红棕者为佳。破碎预处理后，采用常压水蒸气蒸馏法提取挥发性成分。

性味、归经及典籍记载

性温，味辛，有毒，归肺、脾经。《本草纲目拾遗》载："汪连仕采药录，罗汉松一名金钱松，又名经松，其皮治一切血，杀虫瘰癣，和芦荟、香油调搽。"

挥发性成分

新鲜叶的得油率为 0.04%，其中含量较高的化学成分有棕榈酸、9，12- 十八烷二烯酸（Z，Z）等。二者分别占总挥发性成分的 38.01% 和 20.90%。

相关经方、验方

（1）局限性神经性皮炎 土荆皮 50 g、蛇床子 50 g、百部根 50 g、五倍子 40 g、密陀僧 30 g、轻粉 10 g，共研细末备用。先以皂角煎水洗患处，再以元醋调药粉呈糊状，涂敷患部，上盖 1 层油纸，以保持药物潮润，每日换 1 次，直至痊愈。对病程短病情不太严重或散漫的患者，可用纱布包药糊，日擦数次，取得同样效果。

（2）会阴部湿疹 土荆皮 30 g、苦参 150 g、黄芩 20 g、黄连 20 g、地龙 20 g、大黄 20 g、黄柏 20 g、薄荷脑 20 g、红花 10 g、蛇脂 10 g、冰片 15 g、软膏基质 600 g。

（3）小儿头癣 土槿皮 60 g、苦参 30 g、生百部 30 g、蛇床子 30 g、川楝子 30 g、苍术 20 g、白矾 20 g，外洗，2 次/天，每次 30 min，洗后联合土槿皮酊与克霉唑药水用于治疗小儿头癣，10 d 为 1 个疗程。

现代科研主要成果及其药理作用

主要含土荆皮酸、β - 谷甾醇、鞣质、挥发油、多糖等。《中国药典》规定土荆皮含土荆皮乙酸不得少于 0.25%。土荆皮体积分数 95% 乙醇提取物分离得到 8 个化合物，其结构鉴定为熊果苷、异香草醛、阿魏酸、香草酸、儿茶素、土荆皮酸、α - 谷甾醇、β - 谷甾醇。土荆皮具有杀虫、疗癣、止痒等功效。

土荆皮乙酸对球拟酵母菌和白色念珠菌的抑制作用显著；土荆皮乙酸通过激活天冬氨酸特异性半胱氨酸蛋白酶 3，促使细胞凋亡、抑制端粒酶的活性、抑制细胞骨架蛋白等途径实现抑制肿瘤细胞增殖；土荆皮乙酸对肝癌 BEL-7402、直肠癌 SW620、胃癌 SGC7901、膀胱癌 5637 等细胞株有明显的细胞毒活性；土荆皮乙酸对卵巢癌 SKOV3 和宫颈癌 Hela 细胞有明显的抑制作用；土荆皮乙酸的碳酸氢钠溶液皮下、肌注、灌胃和静脉给药，对大鼠和家兔均能产生明显的抗早孕作用；体内外研究发现土荆皮乙酸具有抑制体内新生血管形成的活性，机制是土槿皮乙酸通过抑制 VEGF 促内皮细胞生存信号转导通路中的 ERK1/2、KDR/flk-1 和 Akt 的磷酸化，诱导内皮细胞凋亡，抑制血管生成；土荆皮酊作用于家兔胆囊后，使胆囊黏膜细胞核、细胞器、膜结构及细胞间连接发生不可逆改变。

土荆皮可通过抑制真菌作用治疗手癣、脚癣、体癣等，通过细胞毒活性治疗胃癌、肝癌、宫颈癌等疾病。

道地药材资源及开发前景

主产于浙江、安徽、江苏。作为土荆皮乙酸主要来源于金钱松，是特有的著名古老孑遗松树种，大约起源于白垩纪中晚期，曾广泛分布于北纬 33° ~ 55° 地区，在第四纪冰期后，相继灭绝，只有在长江中下游地区幸存下来，现在正处于濒危状态。

土荆皮乙酸作为抗菌药物，其毒性小、广谱、药效好，可避免抗菌药物存在的很多不良反应、细菌耐药性等问题。其在真菌细胞内产生多面生理效应，作用途径多样化，适合于长期及预防性应用。土荆皮乙酸为天然化合物，可将其开发为新的抗菌制剂。另外，抗肿瘤药多数选择性低，在起到治疗作用的同时还杀灭正常细胞。土荆皮乙酸的优势在于其对肿瘤细胞生长及凋亡的影响较大，表现出一定的选择性。进一步深入研究土荆皮乙酸的作用机制，并以其为先导化合物进行修饰、改造，进而制备更高效、低毒的衍生物，对研发高选择性、高效能的抗肿瘤新药具有重要意义。

芳香健康养殖开发路径 土荆皮具有良好的抗菌消炎作用，可用于治疗畜禽的各种皮肤病，如家兔足螨病、猪蹄叉腐烂、羊传染性脓包性口炎。土荆皮在畜禽养殖方面具有开发前景。

256 榧子 fěizi

为红豆杉科榧树属榧 *Torreya grandis* Fort. 的干燥成熟种子，常绿乔木，别名中国榧、榧树、玉榧、野杉子等。

生物学特性、采收与预处理

花期为 4 月中下旬，果熟为翌年 9 月。果实为坚果，营养价值极高。正常生长生育期年

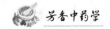

平均温度 14 ~ 18 ℃，为亚热带比较耐寒的树种。喜温湿润、弱光凉爽的气候环境。喜微酸性到中性的壤土，耐干旱耐贫瘠，红壤、沙（石、砾）灰土都能适应种子繁殖。

采收与预处理 在白露节气青皮开裂成熟，采摘后马上堆沤腐烂掉青皮，也可剥皮，剥下的假种皮可用于榨取优质的食用油。去皮后在阴凉通风处继续堆沤约 25 d，待果仁上的淡紫色果衣转化成易脱去的黑衣，这时也降解了有毒成分。堆沤后分两次炒制，第 1 次炒至七成熟，入盐水浸约 1 h，然后下锅进行第 2 次炒制至全熟，2.5 kg 鲜果可炒出 0.5 kg 干果。从降低水分的热效率和保留营养成分考虑，推荐采用微波进行预处理后，提取挥发油。

性味、归经及典籍记载

性平，味甘，归大肠、肺、胃经。《本草纲目》载："治五痔，去三虫蛊毒、疗寸白虫，消谷，助筋骨，行营卫，明目轻身，令人能食；治虫积腹痛，小儿疳积，燥咳，便秘，痔疮。"《神农本草经》载："主腹中邪气，去三虫，蛇螫。"《本经逢原》载："与使君子同功。"

挥发性成分

假种皮中含挥发油 2%，主要成分是倍半萜类物质（68.91%），单萜类物质（14.52%）和二萜类物质（12.39%），且含有少量的酯类化合物。

相关经方、验方

（1）白虫　香榧子 100 枚，去皮，火燃啖之，能食尽佳，不能者，但啖 50 枚亦得，经宿虫消自下。

（2）十二指肠虫、蛔虫、蛲虫等　香榧（切碎）50 g，使君子仁（切细）50 g，大蒜瓣（切细）50 g，水煎去滓，1 日 3 回，食前空腹时服。

（3）卒吐血出　先食蒸饼 2 ~ 3 个，以香榧为末，白汤服 15 g，日 3 服。

（4）疗钩虫病　每日吃炒香榧 15 ~ 20 g，直至确证大便中虫卵消失为止。

现代科研主要成果及其药理作用

香榧子中的不饱和脂肪酸占总脂肪酸的 87.28%，其中亚油酸、油酸和二十碳三烯酸质量分数分别为 42.02%、32.14% 和 9.80%。香榧因含有大量上述物质，故具有抗氧化、改善血脂水平的功能、调节血脂水平的作用。

香榧有祛除绦虫、钩虫的作用；因含生物碱，对子宫有收缩作用，民间用以堕胎；果仁内含 4 种脂碱，对淋巴细胞性白血病有明显的抑制作用，对治疗和预防淋巴肉瘤有益，可用于治疗多种肠道寄生虫病，杀虫能力较强；含较多维生素 A，对眼睛干涩、易流泪，夜盲等症状有预防和缓解的功效；脂肪酸和维生素 E 含量较高，常食可润泽肌肤、延缓衰老；能消除疳积、润肺滑肠，化痰止咳，适用于多种便秘、疝气、痔疮、消化不良、食积、咳痰症状。

道地药材资源及开发前景

原产自我国东南部，为中国特有树种，是世界上稀有的经济树种。目前主要分布于江苏南部、浙江、福建北部、江西北部、安徽南部，西至湖南西南部及贵州松桃等地。香榧为国家二级保护植物，因经过人工嫁接培育，现存古香榧树基部多有显著的"牛腿"状嫁接疤痕。古香榧树历经千年仍硕果累累，堪称古代良种选育和嫁接技术的"活标本"，极具价值。

芳香健康养殖开发路径 香榧籽挥发油可能通过调节 AMPKα/SREBP-1c 信号通路实现调节大鼠血脂、提高抗氧化水平的生物功效。榧子在畜禽养殖方面具有开发前景。

257 蓝桉 lán'ān

为桃金娘科桉属蓝桉 *Eucalyptus globulus* Labill. 的叶或果实，常绿乔木，别名灰叶桉、尤加利、玉树、蓝油木、灰杨柳、小球桉树等。

生物学特性、采收与预处理

为南亚热带树种，喜冬暖夏凉的温暖湿润气候，能耐 –4 ℃短期低温及轻霜，适生地年平均气温 15 ~ 19 ℃、年平均降水量 1000 mm 左右。喜光，不耐阴，不耐水涝。对土壤要求不严格，但不耐强钙质土壤或强碱性土壤，在排水良好、水分充沛和肥力中等的土壤上或重黏土上发育最好，在缺硼地区生长不良。主要用种子繁殖，也可在夏季和秋季进行扦插繁殖。

采收与预处理 叶全年可采，折取老叶，洗净现用或晒干备用。果实在夏季或冬季成熟时采收，晒干。提取挥发性成分前，先对果实进行破碎预处理。

性味、归经及典籍记载

性稍温，味偏苦、辛，小毒。李承祜《生药学》载："煎液，治丹毒与其他传染性化脓症。"《广西中药志》载："预防感冒和治疗痢疾。"《四川中药志》载："治关节痛及做外科手术后之罨包。"《现代实用中药》载："解热，治肠炎及膀胱疾患。"

挥发性成分

挥发油是蓝桉主要成分，新鲜叶和枝梢用水蒸气蒸馏方法提取挥发油。采叶时间以 4—9 月为宜，平均得油率在 1% ~ 1.7%，其中桉叶素含量占 63% ~ 73%。冬季得油率低，所含桉叶素仅占 60% ~ 65%。树冠顶部枝叶含挥发油量高于下部枝叶。

相关经方、验方

（1）食积腹胀 桉树果 9 g、牛至（香薷）9 g，水煎服。

（2）疟疾 桉树果 9 g，煮豆腐吃。或一口钟 9 g、草果 9 g、甘草 6 g，水煎服。

（3）皮炎和皮癣 桉树果和叶，乙醇泡后外涂。

现代科研主要成果及其药理作用

叶和果实都具有药用价值。其叶入药称桉叶，又叫桉树叶、蓝桉叶、羊草果叶；其成熟果实入药称一口钟，又叫一口盅、金钟菩提、红喇叭花、扣子七、胜利果，因果实外形像倒挂的小钟而得名。

蓝桉挥发油具有一定的抗菌、抗氧化等活性，国内外学者对挥发油的成分研究也较为深入。由于各研究者所提取和鉴定的方法存在不同，所以得出成分数量、具体成分及其含量等也不同。蓝桉的品种、生境及树叶成熟度均对其叶的挥发油组成和质量有影响，但是都含有较高的 1,8–桉叶素（47.7% ~ 75.8%）、莰烯和 α–蒎烯或异丙基环己烯酮。桉挥发油是医药、香料、食品、化妆品等工业的重要原料，大量用于医药制品和制造各种香精，如用于口香糖、止咳糖、牙膏、含漱剂、空气清新剂等，主要起赋香和杀菌作用。

蓝桉叶或果实的浸提物及黄酮类、挥发油、多酚类等化合物均具有较好的抗病毒和抗菌活性。蓝桉的抗肿瘤活性研究主要集中在其中的间苯三酚类化合物和三萜类化合物。主要研究结果：间苯三酚类物质 eucalyptal A ~ C 对 HL-60 和 A-549 肿瘤细胞都具有较好的抑制活性；对蓝桉果实中的化合物进行抗肝癌活性筛选显示，白桦脂酸、熊果酸、2- 羟基白桦脂酸和 β - 谷甾醇浓度为 1 μmol/h，对肝癌细胞抑制率分别为 53.7%、56.2%、65.5% 和 51.3%；对蓝桉果实中分离得到的化合物进行抗肿瘤活性筛选试验表明，大果桉醛 B 对人体的肝癌细胞、胃癌细胞、食管癌细胞、肾癌细胞、肺癌细胞和结肠癌细胞的抑制率分别为 91.75%、91.6%、89.46%、90%、92% 和 89%；对口腔癌细胞、人白血病细胞抑制率较低，分别为 81.9% 和 82.8% 等。

道地药材资源及开发前景

原产澳大利亚东南角的塔斯马尼亚岛，我国云南、四川、重庆、贵州、江西、广西等地有引种栽培，特别是云南。叶片和幼枝均可用来蒸馏挥发油，我国已是世界上桉挥发油的最大出口国，而云南生产的桉挥发油是云南省的重要出口商品，占全国桉挥发油出口量的 70%。

桉属植物约有 600 种，集中于澳大利亚及其附近岛屿，其中不少是极高大的乔木，用途广泛，世界各地热带亚热带地区广泛引种栽培，有少数种类引种至温带地区。我国于 1890 年引种桉树，现有近 80 种，其中半数是新中国成立后引入的，其有速生、适应力强、抗病虫害、高经济价值等特点，有部分种类在造林方面已取得初步成效，主要树种有细叶桉、赤桉、柠檬桉、窿缘桉、大叶桉、斜脉胶桉、蓝桉、直杆蓝桉等，现今桉树类种植面积仅次于巴西，位列世界第二。桉树用途广泛，首要用途是作为木材，最主要是用于制浆造纸，还可制造成人造纤维浆粕的原料、木炭、胶合板等，作为造船和码头用材及其他多种建筑材料。其花是蜜源植物，其蜂蜜具有独特风味。

我国很早就把蓝桉的叶和果实作为药用，被称为"一口钟"的果实药材，以云南产的更为名贵，主要产于西南贡山海拔 3000 多米的悬崖风化石地带。随着人们在对蓝桉中化学成分及其生物活性、药用价值、临床验证等方面的研究成果不断增加，蓝桉在医药和生物学领域将会有更广阔的应用前景。

芳香健康养殖开发路径　研究表明蓝桉叶多酚具有提高机体抗氧化和改善肉质的性能，在畜禽养殖方面具有应用前景。

258 雪松 xuěsōng

为松科雪松属雪松 *Cedrus atlantica* Man. 的果实、叶或木材，常绿乔木，别名北非雪松、大西洋雪松等。

生物学特性、采收与预处理

浅根性树种。树形优美、高大、挺拔。适应性强，在黏重黄土及瘠薄干旱地上均能生长，但在积水洼地或地下水位过高处，则生长不良。

采收与预处理　10—11 月开花。球果翌年成熟时采收，椭圆状卵形，熟时赤褐色。提取果实和叶片挥发性成分时，先将果实进行破碎预处理，采用常规水蒸气蒸馏获得挥发油。

性味、归经及典籍记载

性温，味辛、涩，归心、肝、胃、大肠经。始载于《中国经济植物志》。

挥发性成分

枝叶的得油率为 0.34% ~ 0.75%，干燥花序的得油率为 0.13%，果实的得油率为 5%。通过水蒸气蒸馏法、挤压法、冷浸法或溶剂提取法萃取的黏稠黄色液体，具有温暖的木头香气。化学成分包括雪松烯、雪松醇、大西洋酮和其他倍半萜烯类，以及数种萜烃类。

相关经方、验方

（1）改善皮肤　乳液 50 mL+雪松挥发油 6 滴+洋甘菊挥发油 4 滴+柑橘挥发油 3 滴。

（2）呼吸道感染　雪松挥发油 2 滴+迷迭香挥发油 3 滴+柠檬挥发油 2 滴。

（3）泌尿感染　雪松挥发油 2 滴+薰衣草挥发油 3 滴+杜松子挥发油 2 滴。

（4）驱虫剂　雪松挥发油 15 滴+尤加利挥发油 8 滴+丁香挥发油 7 滴+水 100 mL。

现代科研主要成果及其药理作用

其挥发油具有很强的杀菌作用，对浅表的真菌具有明显抑制作用；对支气管感染和尿道感染有治疗作用，对阴道炎和膀胱炎效果特别好。雪松的木材粉末 50% 乙醇提取物具有明显的抗痉挛活性。对雪松中具有解痉活性的化学成分进行了分离鉴定，根据相关药理实验得出雪松醇即是其解痉作用的主要成分。

雪松松针挥发油烃类和醇类对 DPPH 自由基、ABTS 自由基和 –OH 自由基有明显的清除作用，其 IC50 分别为 0.30 μg/mL、0.22 μg/mL 及 0.96 μg/mL，且呈现一定的量效关系。雪松中提取分离得到的木脂素对白血病病毒和艾滋病病毒具有抑制作用。雪松挥发油在治疗脱发中起主要作用。此外，从雪松中分离得到的天然成分还具有抗过敏、抗丝虫和灭钉螺等生物活性。雪松挥发油具有减压缓和紧张情绪，调节心情的作用。

道地药材资源及开发前景

原产于非洲西北部的阿特拉斯山海拔 1300 ~ 2300 m 林中，分布于阿尔及利亚，摩洛哥。

作为药物用途的历史很久远，最早可以追溯到圣经时代，古埃及人将雪松油添加在化妆品中用来美容，也当作驱虫剂使用。美国的原住民也将雪松当作药疗及净化仪式使用的圣品。经蒸馏可得雪松挥发油，是治疗头皮屑及皮疹的绝佳选择。此外，雪松是一种熏香的原料，是西藏传统医学的重要药材之一，也是我国常用的优良环境绿化树种，南方各大城市用作庭园绿化树种广泛栽培。

芳香健康养殖开发路径　雪松提取物可以替代抗生素用于肉鸡饲料中，通过促进生长，提高免疫功能，抗氧化等提高肉鸡的生产效益，同时，能够显著提高肉鸡的屠宰性能，一定程度改善鸡肉品质。

15　香料植物药

259　辣木 làmù

为辣木科辣木属辣木 *Moringa oleifera* Lam. 的根、皮、叶，落叶乔木，别名鼓槌树、象腿树、山葵树等。

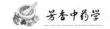

生物学特性、采收与预处理

适宜生长温度是摄氏 25 ~ 35 ℃，在有遮阴的情况下能忍受 48 ℃的高温，也能耐受轻微的霜冻。喜温耐旱，抗逆性强，对土壤适应性强。对细菌、真菌等致病生物有较强的抵抗能力，有白粉病、根腐病，白蚁和毛毛虫危害，但罕见重大病虫害发生。

采收与预处理　采收嫩梢，在未老化处人工采摘。采摘时，一般在嫩梢长到 20 ~ 30 cm 长时、叶片完全展开后。采摘后的嫩梢，可直接煮食或煎炒；成熟叶片的采收一般在叶片呈深绿色时，直接采摘整个复叶，采摘后及时晾干或烘干。微波处理使辣木籽粉表面出现小的凹陷、卷曲和破碎；高压处理使辣木籽粉呈不均匀的片状结构；而超声使辣木籽颗粒变得更加细小，有明显的孔洞。3 种预处理辅助水酶法均不同程度地破坏了辣木籽的表观结构，其中超声的空化和机械振荡作用及高压的膨胀挤压作用对其结构的破坏效果更为明显，更有利于蛋白酶水解细胞内部的蛋白质，促进油脂释放。因此，超声和高压预处理能够有效地提取挥发油。

性味、归经及典籍记载

性微温、味辛，无毒，归肺、心、胃经。高等教育出版社出版的《香料植物资源学》及科学出版社出版的《广西天然香料》中有详细记载。

挥发性成分

水蒸气蒸馏新鲜叶的得油率为 0.53%；有机溶剂浸提新鲜叶的得油率为 0.88%；石油醚热提种子的得油率为 25.50%；超临界萃取种子的得油率为 30.80%。

籽、叶、茎和根中的挥发性香气成分达 48 种挥发性化合物，主要包括酯类、醛类、酮类、醇类、酮类和烃类等，但其主要组分和相对含量差异较大。叶中的挥发性香气成分最为丰富。同时，叶中含有的一些香气组分如己烯醛、藏红花醛、β–紫罗酮、二氢猕猴桃内酯等，在天然香精香料的配制中有广泛应用。

相关经方、验方

（1）痛风　辣木叶茎皮磨粉泡水冲服，一汤匙剂量，服用时间越长效果越明显。外用：辣木根泡酒或者与酒研磨后搓于患处。

（2）糖尿病　食用辣木茶可控制血糖水平，减少并发症的发生。或用辣木籽，每天配合辣木茶服用，1 d 食用 1 ~ 2 次，1 次 1 ~ 2 粒，对糖尿病患者的血糖可以起到明显的降低稳定作用，连续食用 1 个月后可感受到明显效果。

（3）白发变黑、齿落再生、返老还童　天门冬 1000 g，辣木籽 500 g，辣木叶 500 g，熟地黄 500 g，弄成粉末，炼成蜜丸弹子大。每次用湿酒送服 3 丸，每日 3 次，服用 10 d，身轻耳明；服用 20 d，百病消，颜（脸色）如花；服用 30 d，白发变黑齿更生；服用 50 d，行及奔马。

（4）强肝、改善睡眠、增强免疫力记忆力、加速代谢、排毒减肥　辣木籽泡茶，先喝一口后，吃 1 ~ 3 粒（剥壳食内籽），食用后再喝多量的水，食用一段时间后喝 300 ~ 500 mL 温开水，1 ~ 2 个月后即见功效。

现代科研主要成果及其药理作用

医用价值多种多样，如有退热、消炎、排石、利尿、降压、止痛、强心等功效。树枝可以作壮阳药物，果实可用来治疗肝脏、脾脏、经脉等特殊部位的疾病和破伤风，种子中提取的挥发油可用作治疗风湿病的外用药物，叶有治疗抑郁症的功效，叶片和豆荚中的一些成分有降压作用。还能辅助治疗多种慢性疾病，如糖尿病、骨质疏松、高血压等，还有消炎预防感染、提高免疫力的功效。种子有治疗腹部肿瘤、缓解风湿引起的疼痛和发炎的功效。种子以外的各个部位具有止痉挛、驱蠕虫、消炎、兴奋、强心、促进血液循环、利尿、预防结石、驱除肠内寄生虫、祛风和帮助消化的作用。

另外，辣木籽对解决神经系统疾病有帮助，树皮及树根等部位可以降低血压及血糖、缓和发炎肿大、肠胃不适、风湿关节疼痛等，也可以舒缓神经系统，对于止痛有良好的作用。

道地药材资源及开发前景

原产地是印度北部次喜马拉雅山系区域，现在广泛种植于亚洲、非洲和中美洲的 30 多个热带、亚热带的国家和地区，我国广东、云南、海南、福建等地有栽培。

常种植在村旁、园地，亦有逸为野生的。辣木全株都可利用，从叶子、果荚、果实、种子到花朵，各有各的妙处。建议加强种植技术研究，不断扩大种植面积。

芳香健康养殖开发路径　辣木叶在蛋鸡养殖上使用，能提高蛋品质；在母猪养殖上使用，可提高发情率、受胎率和配种分娩率。将辣木叶应用于饲料，可以有效地促进动物生长。既可以直接加工为饲料成品，也可以从辣木叶中提取出多糖、黄酮等功能活性物质，以添加剂的形式加入到动物的饲料中。主要功能有增强动物的免疫力、降低动物肌肉组织中的脂质氧化程度、降低胆固醇、促进生长。添加混合辣木叶的青贮饲料，其有氧稳定性得到了很大改善，发酵质量、营养价值也进一步提高。

260　互叶白千层 hùyèbáiqiāncéng

为桃金娘科白千层属互叶白千层 *Melaleuca alternifolia*（Maiden & Betche）Cheel，或狭叶白千层 *Melaleuca linariifolia* Sm. 的嫩梢和树叶，常绿乔木，别名玉树、千层皮、纸树皮、脱皮树等。

生物学特性、采收与预处理

喜温暖潮湿环境，要求阳光充足，适应性强，生长于较干旱的沙地，多为栽培，能耐干旱、高温及贫瘠土壤，亦可耐轻霜及短期 0 ℃左右低温。用种子繁殖，育苗移栽。土壤 pH 5.5～6，微酸性砂壤土，靠近水源的地方生长良好。

采收与预处理　全年可采收，采收后阴干。用水蒸气蒸馏法提取挥发性成分时，先对叶片及嫩枝进行干燥和破碎预处理。

性味、归经及典籍记载

性微温，味辛、涩，归脾、肾经。始载于《广州常用中草药手册》。《中国药用植物图鉴》载："白千层叶和枝蒸取的挥发油可镇痛、驱虫及防腐，治耳痛，齿痛，风湿痛及神经痛。"

挥发性成分

采用复蒸工艺，挥发油得率为 1.18%，主要挥发性成分为萜品 -4- 醇、1,8- 桉叶油素、γ- 萜品烯、α- 萜品烯、γ- 松油烯等。

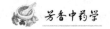

相关经方、验方

（1）风湿骨痛、神经痛、肠炎腹泻　互叶白千层干叶 18～27 g，水煎服。

（2）过敏性皮炎、湿疹　互叶白千层鲜叶煎水洗。

（3）神经衰弱、失眠　互叶白千层鲜叶 9～15 g，水煎服。

（4）咳嗽　互叶白千层鲜叶 20 g，浸泡内服，或将 1～2 滴互叶白千层挥发油与半茶匙椰子挥发油混合按摩胸部和颈部，可缓解由普通感冒或其他呼吸系统疾病引起的咳嗽。

现代科研主要成果及其药理作用

互叶白千层挥发油具有消炎、杀虫、抗癌等功效，挥发油中的萜烯 -4- 醇具有较强的抗菌活性。白千层叶及嫩枝中提取的挥发油可用于治疗由细菌和真菌引起的皮肤黏膜感染、口腔黏膜溃疡、牙龈炎、手足癣等疾病。利用互叶白千层制备的挥发油脂质体/壳聚糖纳米纤维能有效地防止沙门氏菌的微生物污染。挥发油可用于呼吸道疾病、皮肤炎症、生殖泌尿道感染等的治疗，提高免疫力。

白千层叶和小枝中提取的挥发油杀菌力强，能迅速杀死金黄色葡萄球菌、大肠埃希氏杆菌等顽固细菌，可以抑制 H1N1 病毒的复制，能够作为抗病毒药剂。

采用气相色谱 - 质谱（GC-MS）联用技术分析了互叶白千层挥发油的化学成分，并用菌丝生长速率法测定了互叶白千层挥发油对 4 种植物病原真菌的抑菌活性，表明互叶白千层挥发油在 5.0～10.0 μL/mL 浓度范围对立枯丝核菌菌丝生长抑制率为 100%；处理 2 d 时，挥发油在 2.5～10.0 μL/mL 浓度下对小孢拟盘多毛孢菌、水稻稻瘟病菌和香蕉枯萎病菌的菌丝生长抑制率达 71.59% 以上，其抑菌作用均随着处理浓度的增加而增强，随着挥发油处理时间的延长，对植物病原菌表现出较好的持效性；对挥发油成分进行抗氧化活性和抗肿瘤活性研究，从中分离出了 18 种单体化合物，其中芦丁对肺腺癌细胞 SPCA-1 及人胃癌细胞 SGC-7901 的抑制率高达 70% 以上；木樨草素对人胃癌细胞 SGC-7901 的抑制率为高达 77.97%；多糖成分具有较强的清除 -OH、ABTS+、DPPH 自由基的能力。

道地药材资源及开发前景

互叶白千层原产于澳大利亚新南威尔士北海岸，目前我国广东、广西、福建、四川、海南和云南等地均有较大规模的引种栽培。

在防治植物病害方面，互叶白千层挥发油对立枯丝核菌、小孢拟盘多毛孢菌、水稻稻瘟病菌和香蕉枯萎病菌具有较强的抑菌活性，在农用抗菌剂应用中有较大的应用潜力。由于长期大量的使用化学合成农药会引发一系列的生态环境问题，因此筛选开发与环境友好的植物源农药是必然的趋势，植物挥发油可作为新一代植物源农药开发研究的方向。据研究，五叶白千层树皮乙醇提取物在低浓度下对黑麦草、苜蓿幼苗根和茎的生长有促进作用，表明在饲草种植区、草坪建植区可适量种植五叶白千层。也可对互叶白千层其他组织及化感物质进行筛选，开发环境友好的饲草生长促进剂。此外，因其树形优美、生长速度快，适合用作行道树，也适用于高速公路和郊野公路绿化。

芳香健康养殖开发路径　互叶白千层挥发油在肉鸡养殖上使用，可增强肉鸡免疫功能，促进小肠发育，同时还具有良好的抗感染和抗氧化效果。

261　丝柏 sībǎi

为柏科柏木属丝柏 *Cupressus sempervirens* Linn. 的干燥成熟果实或叶，常绿乔木，别名地中海柏树等。

生物学特性、采收与预处理

喜温耐旱，主要产于西班牙等地中海气候地区，年降水量约 300 mm，地中海气候地区夏季炎热干燥，冬季温和多雨，月均温度为 10 ~ 24 ℃，适应良好。同时，它抗逆性强，自我修复能力强，对土壤适应性强，可在低肥力的土地上生存，尤其是酸性的低肥力地区。

采收与预处理　每年 2—3 月开花，球果两年成熟，暴晒脱粒，装入袋中，置通风干燥处储藏。提取挥发性成分时，先对成熟球果进行破碎预处理。

性味、归经及典籍记载

性平，味酸、苦，归肺、膀胱经。丝柏非我国传统中药，未检索到典籍记载。但丝柏具有良好的收缩、止咳、止尿、止汗、止血、消肿作用，一些出版物中有记载。

挥发性成分

丝柏球果挥发性成分得油率为 0.5% ~ 3%，为无色或呈淡黄色液体，主要成分为 65% ~ 70% 左右的单萜烯类（尤其是 β - 蒎烯与松油醇）、约 15% 的倍半萜烯及 7% 倍半萜醇等。已识别的化合物约占 90.45%，三环烯 0.17%，α - 侧柏烯 0.18%，α - 蒎烯 53.56%，α - 小茴香烯 0.72%，莰烯 0.24%，香桧烯 1.01%，β - 蒎烯 1.78%，α - 萜品烯 18.9%，对伞花烃 0.82%，柠烯 1.95%，γ - 萜品烯 0.31%，萜品油烯 3.15%，α - 松油醇 1.08%，甲基百里香基醚 0.14%，麝香草酚 3.84%，冰片烯 0.72%，白菖油萜 0.31%，异长叶烯 1.35%，δ - 荜澄茄烯 0.22%，还有雪松醇、雪松樟脑、单宁等。

相关经方、验方

（1）紧实肌肤　葡萄柚挥发油，丝柏挥发油，丁香挥发油组合可紧实皮肤。

（2）收敛毛孔　天竺葵挥发油，丝柏挥发油，甜橙挥发油组合可收敛毛孔。

（3）消肿　丝柏挥发油涂抹水肿处可消肿。

（4）痔疮出血　丝柏挥发油局部涂抹可缓解痔疮出血。

现代科研主要成果及其药理作用

丝柏挥发油有木质和琥珀香气，具有阳刚气息，可使人心灵清澈而振奋，具有调节荷尔蒙、抗痉挛、舒缓及净化心灵的作用。可收敛及舒缓肌肤、调节油脂分泌、紧缩毛孔。丝柏挥发油可消除水肿、治疗痔疮出血、减肥瘦身、调理肌肤、净化心灵。

丝柏挥发油有相当优越的收敛效用，具有收缩血管与改善失禁功能，降低浮肿、减轻出血、多汗症状；丝柏挥发油也是循环系统的良药，能调节肝功能，帮助血液循环，调节生殖系统；丝柏挥发油能减缓经前症候群及更年期出现的一系列症状，如脸部潮红、荷尔蒙不平衡、易怒等；还可以调节卵巢功能失常，对于痛经或经血过多有很好的效果；丝柏挥发油也有改善流行性感冒带来的咳嗽、支气管炎、百日咳及气喘，可减轻肌肉酸痛或风湿性关节炎；丝柏挥发油还具有抑制弹性蛋白酶活性的作用和止血的作用。最新研究显示，丝柏挥发油纳米纤维对大肠杆菌、金黄色葡萄球菌具有良好抗菌活性。

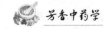

道地药材资源及开发前景

为常绿针叶树，约有 20 多种。原产于欧洲地中海地区，现在主要产地为法国、西班牙、摩洛哥等欧洲温带地区及北美地区。我国南京及庐山等地有引种栽培，生长良好。

目前市面上，推出多个丝柏挥发油产品品牌，销量良好。在化妆品领域，丝柏挥发油用作速效祛痘的辅助原料。丝柏挥发油还可用于按摩推拿、放松身心、洗浴、安眠等。在医药领域，可以对丝柏有效成分进行提取，进行安抚女性更年期带来的一系列症状、调节卵巢功能、调节人体脏器功能、减轻肌肉酸痛、止咳平喘等辅助性药物的开发，提高人们日常生活质量。

丝柏树高大坚实，可以当建材、棺木及雕刻之用；丝柏圆锥形的球果呈棕灰色，是萃取挥发油的主要来源，它阳刚般的气味，可拿来当男性古龙水或刮胡水，其收敛效果很好，且具有阳刚气息。现在还有以丝柏为原料，经热处理或 TiO_2 沉积制备磁性生物吸附剂，扩大丝柏的用途。

芳香健康养殖开发路径 丝柏提取物对各种细菌性鱼病有抗菌作用，可将其添加至鱼饲料中，有利于鱼类的生长，提高成活率，减少鱼病的发生，进而提高养殖效益。

262 玫瑰蔷薇木 méiguīqiángwēimù

为樟科安尼巴木属玫瑰蔷薇木 *Aniba rosaeodora* Ducke 的木材和树根，常绿乔木，别名巴西玫瑰木、花梨木等。

生物学特性、采收与预处理

生长在热带雨林中，年平均气温约 27 ℃，年降雨量约 3500 mm，属高温高湿环境。在海拔 1280 m 的山地大草原、森林地区可看到。是一种濒危物种，生长在南美洲的部分热带雨林。它是一种芳香的常绿乔木，树冠狭窄，椭圆形，可长至 30 m 高，直径 2 m。叶片坚韧，形状窄椭圆形。暗红色的花聚在一起。适宜在轻（砂质）、中（土壤）和重（黏质）砂质黏土壤上生长，喜排水良好的土壤。适宜的 pH 为酸性、中性和碱性土壤。它可生长在半阴（轻林地）或无阴，潮湿的土壤。

采收与预处理 新鲜的或风干的玫瑰蔷薇木材和树根，进行破碎预处理，采用水蒸气蒸馏法提取挥发性成分。

性味、归经及典籍记载

性温，味辛，归肝、肾经。是近代从南美地区进入中国的舶来品，中医古籍中无相关记载。现代的《芳香疗法和芳疗植物》书中有详尽阐述。

挥发性成分

玫瑰蔷薇木挥发油得油率为 0.8% ~ 1.6%，具有清甜新鲜的木香香气，略带辛辣味道，香气飘逸而不留长，闻起来像山谷中的混合花香，即拥有多种挥发油的混合香气，能振奋人的精神。挥发油主要化学成分为芳樟醇，其次为松油醇、香叶醇、橙花醇、桉叶素、甲基庚烯醇、甲基庚烯酮、对甲基苯乙酮、对甲基四氢苯乙酮等。开运玫瑰蔷薇木挥发油中的芳樟醇多是左旋性的；巴西玫瑰蔷薇木挥发油中的芳樟醇则有一定量的右旋体。

相关经方、验方

（1）缓解头痛和肌肉紧张　在空气中喷雾或滴几滴玫瑰蔷薇木挥发油在枕头上，在芳香中放松身心，能有效缓解紧张造成的头痛和肌肉疼痛。

（2）紧致皮肤、减轻妊娠纹　定期使用含玫瑰蔷薇木挥发油的乳液按摩腹部、臀部和大腿，可以滋润紧致皮肤，在一定程度上淡化妊娠纹。

（3）舒缓情绪　香熏中滴入玫瑰蔷薇木挥发油和薰衣草挥发油，在洗完澡后用基础油（如红花油）稀释过的玫瑰蔷薇木挥发油从脚部向上循环按摩皮肤，可以起到舒缓情绪，预防皱纹的作用。

现代科研主要成果及其药理作用

玫瑰蔷薇木挥发油有杀菌、振奋功效，可作为止痛剂、抗抑郁药、抗菌剂、壮阳药、治头疼药、除臭剂、杀虫剂、兴奋剂、滋补剂等。

玫瑰蔷薇木挥发油是温和的止痛剂，芳樟醇和桉树脑是其主要成分，对精神和身体具有镇静作用。在精神方面有助于平静、提神、减少焦虑，治疗性冷淡，缓解疲劳；生理方面具有治疗痤疮、皮炎、疤痕、干燥和敏感皮肤等炎症的功效；它可以调理身体，刺激免疫系统，对淋巴炎和病毒感染后产生的疲倦颇有疗效，适合免疫力降低的人使用；稳定中枢神经系统，有促进人体整体平衡的效果，经常用于缓解痛经或肌肉疲劳，可减轻头痛，尤其是与恶心有关的头痛；也能减轻因时差引起的不适症状；可使头脑清醒、镇定神经，特别适合备考或长时间开车精神高度紧张的人使用。另外，还有抗抑郁和振奋功能，很适合帮助忧郁或心情沉重、极度疲劳的人摆脱心理困境。

玫瑰蔷薇木挥发油作为按摩油使用，可维持皮肤油脂平衡和弹性，也有保护皮肤的功效；具有消毒杀菌功能，有效改善皮肤干燥、发炎，可治疗多种皮肤病，如痤疮、过敏等；能有效地刺激细胞，使组织再生，促进伤口愈合，甚至能抗皱与延缓皮肤老化。

据资料显示，玫瑰蔷薇木挥发油有良好的催情壮阳功效，在恢复性欲方面非常有效，对性无能、性冷淡患者颇有裨益。另外，玫瑰蔷薇木挥发油的驱虫和除臭效果也很好。

道地药材资源及开发前景

玫瑰蔷薇木只生长在南美洲的亚马孙地区。开运玫瑰蔷薇木原产圭亚那，木材很像红木，年产约 20 t；巴西玫瑰蔷薇木主要产于巴西及秘鲁，树种木材颜色偏黄灰色，1985 年产量约 140 t，2006 年产量约 38.5 t。

玫瑰蔷薇木挥发油中含芳樟醇、松油醇等，是制造芳樟醇的重要原料，亦用作皂用香料，有时也可将它加入抗妊娠纹乳霜中。它气味香甜，市售的沐浴乳和皮肤保养剂中经常添加玫瑰蔷薇木挥发油，很受消费者欢迎。

玫瑰蔷薇木挥发油是香水工业中使用最广泛的植物原料之一，在巴西亚马孙地区被用作药用植物。玫瑰蔷薇木的开发前景巨大，盈利空间也很高，但更多地应做到对其濒危物种的保护，对玫瑰蔷薇木的栽培技术和种植方式也还需要进一步地改进和完善。玫瑰蔷薇木挥发油价格较高，现在已经有很多种植园栽培玫瑰蔷薇木。

芳香健康养殖开发路径　玫瑰蔷薇木挥发油有镇静、收敛、稳定的特性，吸嗅能够缓解小鼠的抑郁样行为，在畜禽养殖方面有开发前景。

第17章

芳香动物与矿物药

1 芳香理气药

263 龙涎香 lóngxiánxiāng

为抹香鲸科抹香鲸属动物抹香鲸 *Physeter catodon* Linn.（*P.macrocephalus* Linn.）的肠内异物如乌贼口器和其他食物残渣等刺激肠道而成的分泌物，海洋大型动物，别名龙腹香、灰琥珀、龙泄、龙涎、鲸涎香等。

生物学特性、采收与预处理

龙涎香是抹香鲸的分泌物，由于它未能消化鱿鱼、章鱼的喙骨，会在肠道内与分泌物结成固体后吐出。刚吐出的龙涎香黑而软，气味难闻，不过经阳光、空气和海水长年洗涤后会变硬、褪色并散发香气，可用于制造香水。龙涎香比重小于水，为 0.7 ~ 0.9，干燥后现琥珀色，带甜酸味，熔点 60 ℃，燃烧发蓝焰，可溶解于纯酸中，并且有黄绿色荧光现象，本身并无多大香味，燃烧时香气四溢，酷似麝香而更幽雅，熏过之物保有持久芬芳。龙涎香亦是各类动物排泄物中最名贵的中药，极为难得。自古以来，龙涎香就作为高级的香料使用，它的价格昂贵，差不多与黄金等价。

采收和预处理 获得死亡抹香鲸后，收集肠内分泌物，经干燥后即成蜡状的硬块。刚从动物体内取出时有恶臭，但到一定时间释放出一种特殊的香气。抹香鲸的肠中分泌物也能排出体外，漂浮于海面，可从海面和海滩上获取。

性味、归经及典籍记载

性味甘、酸、温，归心、肝、肺、肾经。《本草纲目拾遗》载："气腥，味微酸咸，无毒。活血，益精髓，助阳道，通利血脉。又廖永言：利水通淋，散症结，消气结，逐劳虫。"

挥发性成分

龙涎香成分为碳酸钙、氯化钾和少量氯化铁等，约含龙涎香醇（25%）、氧化钙（6.21%）、氧化镁（9.88%）、五氧化二磷（4.65%）、二氧化硅（6.02%）等。

相关经方、验方

（1）温邪内陷心包 犀角粉 1 g、羚羊角粉 1 g、麝香 0.3 g、牛黄 0.3 g、冰片 0.3 g、龙涎香 0.3 g、珍珠粉 0.3 g、琥珀 3 g、朱砂 3 g、薄荷冰 0.15 g，研末送服。

（2）咳喘气逆、神昏气闷、心腹诸痛　龙涎香研末内服 0.3 ～ 0.6 g。

（3）痰热蒙蔽心窍　马宝 600 g、琥珀 30 g、龙涎香 30 g、珍珠 3 g、牛黄 15 g。

现代科研主要成果及其药理作用

龙涎香具有化痰止咳、行气活血、散结止痛、利水通淋的功效，用于神昏气闷、心腹诸痛、消散症结、咳喘气逆。"鹭鸶咳丸"是一种金箔为衣的蜜丸，其中有龙涎香，用其芳香走窜之性，促进肺窍宣通之力。

现代分析化学指出，龙涎香是由衍生的聚萜烯类物质构成的，这是一种类似于橡胶的物质，其中多种成分具有沁人心脾的芳香。龙涎香呈蜡状，生成于抹香鲸的肠道中。抹香鲸的基本食物是枪鲗鱼类（如大王乌贼），在消化的过程中枪鲗鱼的尖嘴会扎伤它们的肠道，而肠道中分泌的龙涎香物质正是医治其伤口的良药。龙涎香从鲸的肠道中慢慢穿过排入海里或者是在鲸死后其尸体腐烂而掉落水中。

天然龙涎香料的香成分是随着分离、纯化、分析技术的进步被逐步弄清的，其中有 5 个关键香成分，其中最能体现龙涎香特征的降龙涎香醚是龙涎香香料的典型代表，其余组分有不同强度的龙涎香香气。相信随着科学技术的不断进步，分离纯化的手段不断更新，龙涎香香气与分子结构关系的研究将会不断取得新的进展。

道地药材资源与开发前景

龙涎香是抹香鲸的分泌物，抹香鲸多分布于热带、温热带的温暖海洋中，一雄多雌的群居生活。分布遍及各大洋，我国分布于黄海、东海、南海，尤以中国台湾海域为最多。

自古以来，龙涎香就作为高级的香料使用，香料公司将收购来的龙涎香分级后，磨成极细的粉末，溶解在酒精中，再配成 5% 浓度的龙涎香溶液，用于配置香水，或作为定香剂使用。龙涎香的国际市场由香水大国法国控制，每千克价格波动在 7 万 ～ 28 万元人民币之间，香料公司收购之后再进行加工，加工后的成品则以高于原材料 2 ～ 3 倍的价格进行售卖。根据一些资料显示，世界龙涎香交易最盛时高达每年 600 kg，但是由于人类对抹香鲸的大量捕杀，目前龙涎香的交易量已经下降到每年 100 kg，好在龙涎香的一些有效成分能人工合成，因此各种龙涎香的合成代用品应运而生，这样从一定程度上可以有效保证市场供应量，但却也不能完全代替大海赠予人类的龙涎香，特别是天然龙涎香中含有的龙涎甾，加入香水中会在皮肤上形成一种薄膜，使香味经久不散，由于现代人对天然香味的偏爱和追求，因此龙涎香具有很大的市场潜力。

芳香健康养殖开发路径　与麝香相似，少量使用对动物中枢神经系统有兴奋作用，大量则表现抑制；对离体心脏有强心作用，对整体动物则引起血压下降。

264　麝香 shèxiāng

为鹿科麝属动物林麝 *Moschus berezouskii* Flerov、马麝 *Moschus sifanicus* Przewalski 或原麝 *Moschus moschiferuc* Linn.us 成熟雄体香囊（位于肚脐和生殖器之间的腺体）中的干燥分泌物，呈颗粒状或块状，陆生脊椎动物，别名当门子、脐香、麝脐香、四味臭、臭子、腊子、香脐子、香麝、樟子、山驴子、遗香、心结香、生香、元寸香等。

生物学特性、采收与预处理

麝香香囊经干燥后，割开香囊取出的麝香呈暗褐色粒状物，品质优质者有时亦析出白色晶体。固态时具有强烈的恶臭，用水或酒精高度稀释后有独特的动物香气。

采收与预处理　一般在 10 月到翌年 3 月为狩猎时期，但以 11 月间猎得者质量较佳，此时它的分泌物浓厚。将雄麝的脐部腺囊连皮割下，捡净皮毛等杂质，阴干，然后将毛剪短，即为整香，挖取内中香仁称散香。

性味、归经及典籍记载

性温、味苦，无毒，归心、脾、肝经。《医学入门》载："中谈'麝香'，通关透窍，上达肌肉。内入骨髓……"《本草纲目》云："……盖麝香走窜，能通诸窍之不利，开经络之壅遏。"

挥发性成分

麝香含有多种化学成分，其中包括大环酮类、含氮杂环类和甾体化合物等，主要成分是麝香酮。

相关经方、验方

（1）中风不醒　麝香 10 g、研末、入清油 100 g，和匀灌之。

（2）痔疮　麝香 0.15 g、马钱子粉末 7.5 g，冰片、铜绿、白矾各 1.5 g，用药取少量的药粉，撒于痔疮上即可。

（3）痰迷心窍　麝香 0.5 g，月石、牙皂、明矾、雄精各 5 g，上共研匀，密闭贮存，每服 2.5 g。

现代科研主要成果及其药理作用

麝香具有开窍醒神、活血通经、止痛、催产的功效。药理学证实麝香酮有兴奋中枢、抗痴呆、抗肿瘤等作用，故麝香有开窍醒神，活血化瘀等功效，主要用闭证神昏。

从麝香分离的麝香 –65，对巴豆油引起的小鼠耳部炎症的抗感染作用约为氢化可的松的 40 倍，并证明麝香对炎症全部过程都有不同程度的作用。尤其是炎症早期向中期过度时，效果更明显，具有抑制小鼠毛细血管通透性和强大的抑制白细胞游出作用。天然麝香醇溶成分甲醇再提取物的抗感染机制，可能抑制炎症组织中环氧化酶的活性，从而影响花生四烯酸的代谢，即麝香有抗感染镇痛等效果。麝香有抗感染、生肌、镇痛、止血等作用，可用于溃疡等疾病。麝香能够改善心肌供血，增加心输出量，故麝香对于缓解心绞痛有明显作用。

道地药材资源及开发前景

麝香是中国特产的一种名贵药材，主产于西藏自治区的喜马拉雅山、大雪山脉、沙鲁里山脉、宁静山脉、雀儿山脉等地，此外四川甘孜藏族自治州、阿坝藏族自治州理县、松潘、茂汶羌族自治县，贵州、云南、广西横断山脉、大瑶山、大苗山，甘肃、陕西祁连山脉、岷山、秦岭山脉、贺兰山脉，安徽、湖北大别山脉、潜山、霍山，内蒙古自治区阴山山脉，东北大小兴安岭及长白山脉，河南伏牛山等山林地区都有生产。以康藏高原及四川阿坝草原为中国麝香的主要产地，销往全国并出口。现四川马尔康饲养场试行了 3 种活麝取香的方法，有"捅槽取香""手术取香"及"等压法"等，取香后生长正常，并能继续再生麝香，而且生长速度也较快。

麝香有良好的开窍醒神、活血化瘀的功效，对脑中风、冠心病、心绞痛等心脑血管疾病有良好的功效。现人工麝香研究已取得巨大成功，据国家药监局网站公布的数据显示，目前总计有 760 家企业生产销售含麝香的中成药 433 种，其中 431 种用人工麝香替代了天然麝香，替代率达到 99% 以上。其中有清凉止痛的六神丸，对病毒性肝炎、胆囊炎、尿路感染灵验的八宝丹胶囊，还包括治疗痔疮的马应龙麝香膏等知名中成药品。人工麝香解决了药材不足的缺陷，是我国珍稀动物药材代用品研究的重大突破。

芳香健康养殖开发路径　麝香草酚能降低蛋雏鸡血清细胞因子 IFN-γ 和 IL-2 水平；使卵清蛋白免疫小鼠脾细胞分泌 IL-2 和 IFN-γ 水平显著降低。猪链球菌 2 型感染组子鼠出现体温升高、精神沉郁、被毛杂乱、体重下降，部分小鼠眼部出现脓性分泌物；而麝香草酚给药组小鼠仅感染初期出现轻微体温升高、精神沉郁，并且麝香草酚能够显著降低链球菌感染小鼠炎性细胞因子 IL-6 的产生，显著减轻脑、肾及肺组织的病理学损伤，能够缓解机体炎症发展。因此麝香草酚能够有效抵抗猪链球菌 2 型感染引起的炎症，具有良好的应用前景。

2　芳香安神药

265　琥珀 hǔpò

为古代松科松属植物埋藏地下经年久转化而成的化石样物质的树脂，植物化石，别名育沛、虎魄、虎珀、江珠、琥魄、兽魄、顿牟、血琥珀、血珀、红琥珀、北方之金。

生物学特性、采收与预处理

是古代松科植物的树脂被埋于地底，长年累月后凝结形成的碳氢化合物。其形成一般有 3 个阶段：第 1 阶段是树脂从柏松树上分泌出来；第 2 阶段是树脂被深埋，并发生了石化作用，树脂的成分、结构和特征都发生了明显的变化；第 3 阶段是石化树脂被冲刷、搬运、沉积和发生成岩作用从而形成了琥珀。其无臭、味淡、质地很脆、不溶于酸，微溶于乙醚、氯仿及温热乙醇溶液中。琥珀的主要化学成分是天然的植物树脂，此为一种浅黄色透明物质，外观与新鲜的蜂蜜颇为相似。

采收与预处理　一般从地层或煤层中挖出后，洗净除去砂石、泥土等杂质。由于琥珀质地轻，储藏方便，所以人们对完美无瑕的琥珀情有独钟，具有非常高的收藏价值。药用的琥珀，一般有碾磨成粉内服、燃烧成烟吸入、浸泡外敷等。

性味、归经及典籍记载

性平、味甘，归心、肝经。《本草经疏》载："琥珀，专入血分。心主血，肝藏血，入心入肝，故能消瘀血也。此药毕竟是消磨渗利之性，不利虚人。大都从辛温药则行血破血，从淡渗药则利窍行水，从重镇药则镇心安神。"《本草纲目》载："琥珀气味甘平、无毒，能安五脏、定魂魄、消瘀血、通五淋、壮心明目、止痛安神、破血生机，治疗心神不宁、失眠多梦、惊风癫痫、月经停闭、小便涩痛、瘀血等病，用琥珀冲茶，有镇静的功效。"

挥发性成分

琥珀挥发油中主要化学成分是倍半萜类化合物及其衍生物，其中斯巴醇、氧化石竹烯、

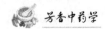

咕巴烯、马兜铃烯环氧化物、榄香烯和石柱烯等倍半萜类化合物的质量分数较高。倍半萜类化合物在植物体内常以醇、烯环氧化合物等形式存在于挥发油中，是挥发油中高沸点部分的主要组成成分。

相关经方、验方

（1）心经之火、移于小肠、溲溺淋浊、涩或痛　琥珀 5 g、天冬 7.5 g、麦冬 7.5 g、生地 25 g、丹参 10 g、丹皮 10 g，赤芍、木通各 5 g，甘草梢 2.5 g、淡竹叶 20 张、灯心草 1 m。

（2）天吊惊风抽搐　琥珀末 1 分，真珠末 1 分，朱砂末半分，铅霜半分，赤芍药末 1 分半，上拌匀，每服 1 字，煎金、银、薄荷汤调下，无时。

（3）病后虚烦不睡　琥珀、真珠、生地、甘草各 5 g，当归、黄连各 15 g，朱砂 10 g，上为末，米糊丸，如粟米大，每服 30 丸，食后，麦门冬汤下。

现代科研主要成果及其药理作用

琥珀具有镇惊安神、明目祛翳、收敛生肌的功效。药理学证实琥珀具有治疗癫痫、急性泌尿道感染、肿瘤及关节疼痛等功效。琥珀挥发油具有调节免疫力、镇静及抗癌的功效。

琥珀斯巴醇有调解免疫力作用，能增强体质、免疫力，对平喘、祛痰也有较好的作用。氧化石竹烯为环氧化合物，具有较好的镇静和抗癌作用，与琥珀的药效基本一致。

道地药材资源及开发前景

主产于广西、云南等地。商品规格按产地不同分为云珀、广西珀、河南珀、湖南珀、抚顺珀等，均分 1 ~ 3 等，按加工程度不同分为毛珀、光珀两种。云南琥珀为道地药材，广西、河南次之。

最新科学研究证明，琥珀酸对人体器官有着积极影响，能增强免疫力，使人精力充沛并保持体内酸性的平衡。琥珀酸作为重要的戒酒药，可减轻对酒精的依赖性，琥珀的现代临床应用将越来越广泛。

芳香健康养殖开发路径　琥珀酸对防治虾肠炎中有一定效果。另外，研究表明禽日粮中添加琥珀酸可以模拟运动影响肌纤维类型，从而改善肉质。因此，琥珀在畜禽药物开发方面具有潜力。

266　麝鼠香 shèshǔxiāng

为仓鼠科麝鼠属动物成龄雄性麝鼠 Ondatra zibethicus Linn. 香腺囊内的乳白色分泌物，陆生脊椎动物，别名麝香鼠、青根貂、水老鼠、水耗子、沼泽松鼠。

生物学特性、采收与预处理

麝鼠适应性很强，对温度、湿度要求并非十分严格，它们可以在中国寒冷的东北、干旱的西北地区生存繁殖，也可以在南方多湿温暖、甚至高温炎热的地区落户。麝鼠住在湿地，包括池塘、湖、沼泽及河岸，麝鼠多数在将近黎明及黄昏和夜间的时间活动。雄性的麝鼠用一种强烈的麝鼠分泌物来表示身份以划分地盘。麝鼠爱活动，但由于相对肥胖，四肢短小，身体伏地，因此其活动范围比较小，也相对固定，区域性很强，而且活动的时间、次数、路线也有一定的规律性。麝鼠喜欢游泳，水中活动自如，潜水能力很强，麝鼠的视觉和嗅觉相当迟钝，但听觉却很灵敏。它们吃香蒲及其他水中的植物、淡水河蚌、青蛙、淡水螯虾及小龟。它们则是鼬、狐、土狼、狼、猞猁及大鸦形目的猎物。其门牙强而有力，突伸于口腔之外，大量啃咬挺水植物的根、芽及果实，也吃柳树芽及附近的农作物和果园的果实。

采收与预处理 麝鼠的毛皮加工与海狸鼠的毛皮加工过程是一样的，可以剥成片状，也可以剥成圆筒状，其初加工的过程也是分刮油、上楦、干燥 3 步，不过楦板的尺寸有些不同。

取香技术取香可在活体和死体上进行。死体取香：在剥皮时，将香囊小心地剥下，麝香囊位于公鼠尿生殖孔前方的腹中线两侧，取囊时，先用镊子或止血钳将开口一端也就是尿道口掐住，然后腾出一只手小心剥离，就像剥猪胆那样，防止剥坏，褪去上面薄膜，然后边拉边剥，从根部取下，将香取出。活体取香：取香前为保定麝鼠需用铁丝网卷制成保定笼，笼呈圆锥形，长 30 cm，上部的开口 5 cm，下部开口 15 cm。将雄鼠一手提尾，把头送入保定笼内，当其钻入到上开口时，迅速连笼掐住鼠的颈部保定好。另一人用拇指和食指摸到香囊的准确位置，先轻轻地按摩一会，然后把排香管开口处捏挤几下，使排香口通畅，再从香腺囊的上部向下部逐段按摩和捏挤，香液就会从包皮口处流出来。另一手持试管或玻璃瓶承接香液。一侧采香后，再采另一侧。采香时用力要适度，免得造成麝鼠疼痛而抑制泌香。

性味、归经及典籍记载

性温、味辛，归心、脾经。《神农本草经》载："主辟恶气……温疟，蛊毒、痫痓，去三虫。"《名医别录》载："中恶，心腹暴痛胀急，痞满，风毒，妇人产难，堕胎，去面䵟，目中肤翳。"《本草纲目》载："通诸窍，开经络，透肌骨，解酒毒，消瓜果食积，治中风、中气、中恶、痰厥、积聚癥瘕。"

挥发性成分

初步鉴定，麝鼠香有 28 种组分，占全部峰面积的 81.32%，其中含量较高的有环十五烷酮（16.82%）和十七烷酮（18.04%），为麝鼠香的主要香气成分。

相关经方、验方

（1）卒中风 青州白丸子，入麝香同研碎为末，生姜汁调灌之，如牙紧，可自鼻中灌入。

（2）中风不醒 麝香 10 g，研末，入清油 100 g，和匀灌之。

（3）痰迷心窍 麝香 0.5 g，月石、牙皂、明矾、雄精各 5 g，上共研匀，密闭贮存，每服2.5 g。

现代科研主要成果及其药理作用

麝鼠香具有芳香开窍、镇静安神、消肿止痛等功效。药理学证实麝鼠香具有抗衰老，改善血液流变学异常的作用。

麝鼠香具有促进未成龄小白鼠体重增长、增加小白鼠前列腺 - 贮精囊的重量的作用；对抗小白鼠红细胞在高渗液和低渗液中溶血稳定红细胞膜作用明显，增强小白鼠肝脏中超氧化物歧化酶的活性。抗衰老作用显著。

道地药材资源及开发前景

麝鼠原产于北美洲，20 世纪初才引种到欧洲。1957 年开始先后在中国黑龙江、新疆等地饲养。近年来，麝鼠种群扩大较快，如新疆各县凡有水域的地方都有麝鼠栖息，全省生存的麝鼠在 1000 万只以上，是麝鼠产区。据报道，国内已有民间专家在麝鼠养殖方面有重大突破，进行科学化、产业化规模养殖。

麝鼠香是一种名贵的动物香料，国内国际高级化妆品和有关药物所需的动物香料都是靠麝鼠分泌的麝香和灵猫分泌的灵猫香。以它研制出的药品，对治疗高、低血压、冠心病、心脏负担过重、心肌肥大、动脉粥样硬化等疾病具有很好的疗效。含有麝香的保健化妆品，具有明显的抗感染抑菌、增加皮肤活性、降低过氧化脂质和脂褐质含量之功效，有很强的市场竞争力。

芳香健康养殖开发路径　麻醉犬静脉注射麝鼠香和天然麝香 24 mg/kg 均能降低动脉血压，但麝鼠香减慢心率的作用比麝香明显，并有降低心肌耗氧量的作用。麝鼠香可能通过减少内源性血管活性物质 ET 的释放，增加 CGRP 的含量，提高心肌中 VEGF 的表达来改善心肌缺血的状况，对大鼠急性心肌缺血后期继发性损伤起到一定的保护作用。

267　灵猫香 língmāoxiāng

为灵猫科灵猫属动物大灵猫 *Viverra zibetha* Linn、小灵猫 *Viverricula indica* desmarest（*Veverra indica* desmarest）的香腺囊中的分泌物，陆生脊椎动物，大灵猫别名文狸、灵狸、香狸、香猫、山狸、九节狸、九江狸、五间狸、七支狸、青鬃、禾狸等；小狸猫别名笔猫、斑灵猫、麝猫、七间猫、乌脚猫、包公狸、果子狸等。

生物学特性、采收与预处理

灵猫分小灵猫与大灵猫。小灵猫外形与大灵猫相似而较小，体重 2～4 kg，体长 46～61 cm，比家猫略大，吻部尖，额部狭窄，四肢细短，会阴部也有囊状香腺，雄性的较大，肛门腺体比大灵猫还发达，可喷射臭液御敌。全身以棕黄色为主，唇白色，眼下、耳后棕黑色，背部有五条连续或间断的黑褐色纵纹，具不规则斑点，腹部棕灰，四脚乌黑，故又称"乌脚狸"。尾有 7～9 个深褐色环纹，栖息于多林的山地，比大灵猫更加适应凉爽的气候。多筑巢于石堆、墓穴、树洞中，有 2～3 个出口。以夜行性为主，虽极善攀援，但多在地面以巢穴为中心活动。喜独居，相遇时经常相互撕咬。小灵猫的食性与大灵猫一样，很杂。该物种有占区行为，但无固定的排泄场所。每年 5—6 月份产仔，每胎 4～5 仔，2 岁达到性成熟。

大灵猫的体形较大，身体细长，额部相对较宽，吻部略尖。体长 65～85 cm，最长可达100 cm，尾长 30～48 cm，体重 6～11 kg。体毛主要为灰黄褐色，头、额、唇呈灰白色，体侧分布着黑色斑点，背部的中央有一条竖立起来的黑色鬣毛，呈纵纹形直达尾巴的基部，两侧自背的中部起各有一条白色细纹。颈侧至前肩各有 3 条黑色横纹，其间夹有两条白色横纹，均呈波浪状。胸部和腹部为浅灰色。四肢较短，呈黑褐色。尾巴的长度超过体长的一半，基部有 1 个黄白色的环，其后为 4 条黑色的宽环和 4 条黄白色的狭环相间排列，末端为黑色，所以俗名"九节狸"。大灵猫的雄兽在睾丸与阴茎之间，雌兽在肛门下面的会阴部附近都有一对发达的囊状芳香腺，雄兽开启的香囊呈梨形，囊内壁的前部有一条纵嵴，两侧有3～4 条皱褶，后部每侧有两个又深又大的凹陷，内壁生有短的茸毛；雌兽开启的香囊大多呈方形，内壁的正中仅有一条凹沟，两侧各有一条浅沟。香囊中缝的开口处能分泌出油液状的灵猫香，起着动物外激素的作用。灵猫香经过人工精炼、稀释后，可以制成具有奇异的香味的定香剂。

采收与预处理　取香有 3 种方式：一为刮香。将灵猫隔离，用竹刀将抹在木质上的香膏刮下，每隔 2 ~ 3 d 取香 1 次；二为挤香。将灵猫关入取香笼中人工固定，拉起尾巴，紧握后肢，掰开香囊开口，用手捏住囊后部轻轻挤压，油质状香膏即可自然泌出，或用角制小匙插入会阴部的香腺囊中，刮出浓厚的液状分泌物；三为割囊取香。即灵猫屠杀取皮后割下香囊，阴干或烘干，这种香一般称为死香。

性味、归经及典籍记载

性温、味辛，归心、肝经。《本草纲目拾遗》载：灵猫香"主中恶，心腹卒痛，疟，疫气，镇心安神"。《本草图经》载："香狸，人以作脍，生若北地狐生法，其气甚香，微有麝气。"《广西药用植物》载："宣窍，行气，止痛。"

挥发性成分

灵猫香中含多种大分子环酮，如灵猪香酮，即 9- 顺 - 环十七碳烯 -1- 酮，含量为 2% ~ 3%。另含多种环酮，其中 5- 顺 - 十十 - 顺 - 环十七碳二烯酮含量高达 80%；环十七碳酮 10%；9- 顺 - 环十九碳烯酮 6%；6- 倾 - 环 - 十七碳烯配 3%；环十六碳酮 1%，以及相应的醇和酯。

相关经方、验方

灵猫香散灵猫香、辛夷各 1.5 g，适量外敷患处。用于跌打损伤、血肿、陈伤新发、风湿劳损、关节疼痛、各种肿块。

现代科研主要成果及其药理作用

灵猫香散具有活血、开窍、催生等作用。药理学证实灵猫香具有抗感染、镇痛、抗惊厥功效。

灵猫香可缩短其睡眠时间，而且可拮抗戊巴比妥的毒性。受试动物血中及全脑中的戊巴比妥含量均显著低于对照组。合成灵猫香也可缩短大鼠戊巴比妥钠的睡眠时间，小白鼠的实验表明有协同作用，对照组抽筋发生率为 60%，灵猫香组为 90%，说明灵猫香对低级中枢有兴奋作用。

灵猫香对多数未孕大白鼠子宫有兴奋作用，对早孕家兔子宫均呈兴奋作用，但有时出现痉挛现象。对离体子宫具有兴奋作用，不论雄性、雌性的灵猫香，均具有与麝香相同的兴奋作用。

道地药材资源及开发前景

灵猫科灵猫属动物，主要有大灵猫与小灵猫两个品种，大灵猫主要分布在非洲埃塞俄比亚及我国云南地区、华东地区和秦岭南部；小灵猫在亚洲地区除印度、缅甸、孟加拉有分布外，我国秦岭、淮河以南地区均有分布，其中以江南各省山区尤为丰富。

268　海狸香 hǎilíxiāng

为狸科河狸属动物欧亚河狸（别名海狸）*Castor fiber* Linn. 及加拿大河狸 *Castor canadensis* Kuhe 的香囊分泌物，陆生脊椎动物，别名河狸鼠、沼狸、海狸等。

生物学特性、采收与预处理

海狸香是指捕杀海狸切取香囊，呈褐色树脂状经干燥的海狸香原料。

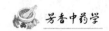

采收与预处理　将海狸香以海狸香 1 分及稀酒精 10 分的比例稀释成乙醇酊剂，即释放出愉快的温和的动物香气。除乙醇酊剂外，海狸香还可以制成树脂状，制备方法是用丙酮、苯或乙醇萃取干燥的碎末腺囊。在海狸的生殖器附近有两个梨状腺囊，其内的白色乳状黏稠液即为海狸香，雄雌两性海狸均有分泌。

性味、归经及典籍记载

性温，味甘，归肝经。林翔云著《辨香术》有记载。

挥发性成分

海狸香主要含海狸香脂挥发油、胆甾醇、苯甲酸、酚、碳酸钙等。

相关经方、验方

（1）神经性疼痛性、痉挛性　海狸香 0.1 ~ 0.5 g。

（2）用于脏躁症　海狸香酊 1 次量 1 ~ 3 g，口服。

现代科研主要成果及其药理作用

海狸香具有镇痉的功效，主治神经系统疾病，能减轻疼痛性及痉挛性症状。

利用海狸鼠屠体的心脏可提取 ATP 钠盐。ATP 钠盐属于辅酶类药，有改善机体代谢和供给能量的作用，用于因细胞损伤后细胞酶减退的各种疾病。利用海狸鼠屠体小肠可提取肝素。肝素是作为抗凝血药应用于临床。海狸鼠的脑垂体含有多种激素物质，如促滤泡激素、促黄体素等，同时还可提取肾上腺皮质激素、促甲状腺素、生乳素、生长素和垂体中叶激素。此外，利用海狸鼠屠体的胆囊可提取胆汁酸、胆红素等生化物质。

道地药材资源及开发前景

主产在加拿大、阿拉斯加和西伯利亚等地，俄罗斯和我国与俄罗斯接壤的新疆、内蒙古和东北地区也有分布，但还未组织生产。

3　芳香活血化瘀药

269　五灵脂 wǔlíngzhī

为鼯鼠科复齿鼯鼠属动物复齿鼯鼠 *Trogopterus xanthipes* Milne-Edwards 的干燥粪便，陆生脊椎动物，别名药本、寒号虫粪、寒雀粪等。

生物学特性、采收与预处理

从山野悬崖石洞中或树洞中掏取或在悬崖较平坦的石面上收集。灵脂米采得后常混有砂石等杂物，灵脂块往往与岩石附着相当牢固，有时岩石、泥土一并带起，采收时用锤、铁凿敲下。

采收与预处理　四季均可采收。采收后将砂石、泥土等杂物除净，晒干。利用蒸馏萃取法提取五灵脂中的挥发性组分。

性味、归经及典籍记载

性温，味苦、咸、甘，归肝经。《开宝本草》载："主疗心腹冷气，小儿五疳，辟疫，治肠风，通利气脉，女子月闭。"《本草衍义补遗》记述五灵脂"能行血止血，治心腹冷气，妇人心痛，血气刺痛。"《本草纲目》记载："止妇人经水过多，赤带不绝，胎前产后，血气诸痛。男女一切心腹、胁肋、少腹诸痛，疝痛，血痢，肠风腹痛。身体血痹刺痛，肝疟发寒热，反胃，消渴及痰涎挟血成窠，血贯瞳子，血凝齿痛，重舌，小儿惊风，五痛，癫疾。杀虫，解药毒及蛇蝎蜈蚣伤。"

挥发性成分

五灵脂中挥发性成分含量较高的组分：月桂酸（7.00%），雪松醇（4.41%），4-甲基吡啶（4.10%），豆蔻（3.37%），1-（3-甲苯基）乙酮（2.53%），苯甲醛（2.42%），2-甲氧基苯酚（2.0%）。

相关经方、验方

（1）口眼歪斜、半身不遂　五灵脂、骨碎补、川乌、当归各等份，上为细末，无灰酒打糊为丸，梧桐子大，每服 7～15 丸，温酒送下。

（2）瘀血内阻、月经不调、小腹急痛、产后腹痛、恶露不行　五灵脂（酒研）、蒲黄（炒香）各等份，为末，每服 6 g，先用酽醋调熬成膏，再用水煎，食前热服。

（3）气壅血阻、昏迷不醒、偏身沉重、不能转侧　五灵脂、陈皮各 30 g，青皮、天仙子、姜黄、莪术、三棱各 21 g，枳壳 18 g，白蔻仁、乌药各 15 g，沉香、木香各 6 g，阿魏 3 g，上为末，水泛为丸，绿豆大。

现代科研主要成果及其药理作用

五灵脂具有通利血脉、活血止痛、散瘀止血的功效。药理学证实五灵脂具有降低全血黏稠度、改善微循环、降低心肌细胞耗氧量、抗应激性损伤、增强免疫功能、抗感染、抗溃疡，以及清除自由基等作用。

五灵脂可降低全血黏稠度，能减轻实验性动脉粥样硬化大鼠血管内皮病变程度；水提物有较好的改善微循环作用，具有促纤溶作用，能对抗尿激酶引起的纤维蛋白溶解；还可降低心肌细胞耗氧量，提高实验动物耐缺氧、耐寒和耐高温的能力；五灵脂煎液可增强环磷酰胺造成的免疫功能低下小鼠的胸腺指数，促进溶血素抗体形成；五灵脂能明显抑制角叉菜胶致大鼠足肿胀度；五灵脂可抑制实验性胃溃疡的胃酸分泌、保护胃黏膜；对 Shay 模型大白鼠胃黏膜的保护作用实验中指出，其机制可能为抑制胃泌素释放，从而减少胃酸分泌对胃黏膜的损害，调节改善胃黏膜血流，增加胃黏膜的防御功能。

五灵脂的乙酸乙酯提取物灌胃给药能明显抑制醋酸引起的小鼠腹腔毛细血管渗出。腹腔注射对小鼠棉球肉芽组织增生有明显的抑制作用。腹腔注射对二甲苯所致的小鼠耳郭肿胀、角叉菜胶所致大鼠足肿胀有显著抑制作用，能明显降低炎症组织前列腺素 E 含量，但对血清皮质酮水平无显著影响，推测其抗感染作用可能与垂体-肾上腺皮质激素系统无关，表明其抗感染作用可能与抑制 PGE 的合成与释放有关。

道地药材资源及开发前景

复齿鼯鼠是中国的特有品种，其共有 4 个亚种，著名亚种又叫河北复齿鼯鼠，体型较小，体背面鲜黄褐赤色，喉及体腹面白色，前后足背面鲜黄褐色，分布于河北西部平山、涉县山区，辽宁、吉林、山西和陕西南部秦巴地区的洛南、商州、山阳、柞水、安康、宁陕、石泉和西乡等地。

新疆阿勒泰地区是五灵脂的产地之一。据调查，五灵脂除了作为中药材外，当地的哈萨克族和维吾尔族牧民有用五灵脂药材泡茶饮的习惯。五灵脂中含有高丰度的产短链脂肪酸有益菌，如拟杆菌、梭杆菌等，上述菌群与促进人类肠道健康密切相关。肠道微生物通过基因、蛋白质及代谢产物，经肠—脑轴、肠—肝轴、肠—骨轴、肠—血管轴和其他轴参与包括糖尿病在内的多种疾病的发生发展。因此，基于五灵脂传统功用和现代研究基础上的相关调整，肠道菌群的药品和保健品有待于进一步开发。

芳香健康养殖开发路径　研究显示，五灵脂与食醋混合后可用于治疗猪消化不良；可用于治疗母猪产仔后出现的胎衣不下，促进母猪排出胎衣；少腹逐瘀汤具有活血化瘀、温经止痛的功效，五灵脂作为该汤的一味药材，可用于治疗牛产后白带。

4　芳香补益药

270　蜂蜜 fēngmì

为蜜蜂科昆虫中华蜜蜂 *Apis cerana* Fabricius 或意大利蜜蜂 *Apis mellifera* Linn. 所酿的蜜，昆虫类动物，别名石蜜、食饴、食蜜、蜜、白蜜、白沙蜜、蜜糖、杀蜜、蜂糖等。

生物学特性、采收与预处理

蜂蜜是蜜蜂将采集的植物花蜜混以蜜蜂唾液腺的分泌物，经充分酿制而贮藏在蜂巢的甜性物质。蜂蜜为稠厚的液体，白色至淡黄色（白蜜），或橘黄色至琥珀色（黄蜜）。夏季如清油状，半透明，有光泽；冬季则易变成不透明，并有葡萄糖的结晶析出，状如鱼子。气芳香，味极甜。以水分小，有油性，稠如凝脂，用木棒挑起时蜜汁下流如丝状不断，且盘曲如折叠状，味甜不酸，气芳香，洁净无杂质者为佳。

采收与预处理　采收多在春、夏、秋季进行。取蜜时先将蜂巢割下，置于布袋中将蜜挤出。新式取蜜法是将人工蜂巢取出，置于离心机内，把蜜摇出过滤，除出蜂蜡和碎片及其他杂质即可。

性味、归经及典籍记载

性平、味甘，归肺、脾、大肠经。《神农本草经》载："主心腹邪气，诸惊痫痉，安五脏诸不足，益气补中，止痛解毒，和百药。"《本草纲目》载："和营卫，润脏腑，通三焦，调脾胃。"

挥发性成分

蜂蜜中化学成分以还原糖为主，主要来源于花蜜中的蔗糖，通过蜜蜂分泌转化酶的作用而产生。蜂花粉挥发油中含有 12 种脂肪酸，得油率为 8.50% ~ 10.99%。蜂蜜还含有少量的挥发油、氨基酸、维生素、微量元素、有机酸、色素、醇、胶质物、蜂花粉、激素及多种酶类等。酸类化合物包括有机酸、无机酸和氨基酸等。

相关经方、验方

（1）急性肠梗阻　以文火将蜂蜜熬制成如手指粗，3 ~ 6 cm 长的"蜂糖栓"，塞入肛门。

（2）乌头中毒　蜂蜜 50 ~ 100 g，开水冲服，多在服后 0.5 h 症状开始缓解，1 ~ 2 h 后基本消除。

（3）习惯性便秘、老年和孕妇便秘　蜂蜜 30 g，每晨冲服。

现代科研主要成果及其药理作用

蜂蜜具有较广泛的抗菌谱，能抑制许多细菌的生长；其中的酚类化合物具有抗感染活性；具有直接或间接的免疫调节功效。未经处理的天然成熟蜂蜜具有很强的抗菌功效。此外，还有抗氧化、调节血糖、调节胃肠功能、保护肝脏、增强心肌功能、加速创伤组织修复、滋补强壮与促进组织再生等功效。故能补中缓急润燥解毒，主要用于中虚内燥及缓解药物毒烈之性。

蜂蜜所含的葡萄糖、维生素及磷、钙等物质能够滋润神经系统，调节神经系统功能紊乱，治疗神经系统疾病，从而起到增加食欲、促进睡眠的作用。其含有丰富的氨基酸和酶等营养物质，能促进儿童生长发育，提高机体的抗病能力，是极佳的滋补品。此外，能调节神经系统功能、改善睡眠、提高脑力和体力活动能力。可通过直接和间接作用抑制或杀灭细菌，直接作用是通过特定蜂蜜组分直接抑制或杀死细菌，间接作用是诱导整个生物体对细菌的抗菌反应。其对肿瘤具有一定的预防与控制作用，能通过上调促凋亡蛋白和下调抗凋亡蛋白的表达，诱导癌细胞凋亡，可以影响癌细胞的周期阻滞。

对冠心病有良好的防治效果，亦有利于心脏的保护。其作用机理是蜂蜜富含维生素、具有抗氧化性和抗菌性、对血压和血糖有双向调节作用、能促进肝脏的脂肪代谢等。其含有大量易被吸收的葡萄糖和果糖，对改善心肌代谢、增强心肌功能具有良好的效应。它能为心脏工作提供足够的能量，有利于对心脏的保护。此外，还能促使血管扩张，改善冠状动脉的血液循环，使血液的成分正常化，血红蛋白含量增加，心血管张力加强，扩张冠状血管等，故可用于治疗虚脱、心悸及心力衰竭、心绞痛等病症。对幼儿的血红蛋白含量也会有所提高。

道地药材资源及开发前景

蜜蜂是一种营群体生活的昆虫。每一蜂群，由 1 个母蜂、数百个雄蜂和上万个工蜂所组成。母蜂为群体中的核心，专司产卵；工蜂为生殖系统不发育的雌性蜂，专司采蜜、酿蜜、喂饲幼虫、筑巢及防御等职。目前全国大部分地区养殖的品种主要是意大利蜜蜂。分布很广，全国大部地区均产。

蜂蜜不仅在食品领域可作为优良的营养益生食品，还在医药领域及农牧领域中具有广泛的应用，其被誉为"大自然中完美的营养食品"。在世界范围内被广泛应用，是药品生产中很好的甜味剂、黏合剂、抗氧化剂等。在医疗、食疗、养颜等方面有着不可或缺的地位。随着国内外对其研究的不断深入，其新的化学成分与药理作用不断被发现，其临床应用也越来越广泛。

芳香健康养殖开发路径　蜂蜜对多种细菌有抗菌作用，能够抑制多种病原菌的繁殖；蜂蜜可以刺激肝组织的再生，对中毒动物的肝脏起到保护作用；蜂蜜还可以改善心肌功能，起到强心的作用；可用于治疗黄牛黑斑病烂红薯中毒、家畜日射病及猪马铃薯中毒。

5 芳香驱虫杀虫药

271 蜂房 fēngfáng

为胡蜂科昆虫果马蜂 *Polistes olivaceous*（Degeer）、日本长脚胡蜂 *Polistes japonicus* Saussure 或异腹胡蜂 *Parapolybia varia* Fabricius 的巢，各种胡蜂动物的蜂巢，别名露蜂房等。

生物学特性、采收与预处理

蜂房即是蜜蜂的巢，是蜜蜂居住和工作的空间。

采收与预处理　秋、冬季采收，晒干，或略蒸，除去死蜂死蛹，晒干。以色灰白、体轻、稍有弹性者为佳。用有机溶剂对露蜂房中挥发性化学成分进行提取，并对其进行分离鉴定和测定各化合物在挥发性成分中的相对百分含量。

性味、归经及典籍记载

性平，味甘，归胃经。《证治准绳》载：以蜂房与生南星、生草乌、白矾等共为细末，米醋调涂。治风虫牙痛，可与细辛水煎漱口用。《普济方》中载有十余首以蜂房为主的治牙痛方。

挥发性成分

蜂房中含挥发油（蜂房挥发油）0.4% ~ 0.6%，含软脂酸以甲酯计 0.92 ~ 1.02 mg/g，挥发油中含四特丁基焦儿茶酚、硬脂酸、软脂酸等多种成分。

相关经方、验方

（1）蜂蜇肿胀　蜂房 0.5 g、白矾 0.5 g，共捣为末，以水煎成膏，厚涂蜂蜇肿胀处。

（2）头癣、体癣　蜂房 1 个、蜈蚣 2 条，明矾适量，文火焙焦研末，麻油调匀，外搽患处。

（3）急慢性皮炎、湿疹、手足皲裂、皮肤干燥　硼砂 2.5 g，用蒸馏水 12 mL 溶解，入白蜂蜡 7.5 g，加热溶化，再入液状石蜡 30 mL 混匀成膏，蘸药涂抹患处。

（4）冻伤、裂伤、水火烫伤　芝麻植物油 65 g，将生地 15 g 煎至焦黑，去生地渣，加入蜂蜡 10 g，凡士林 35 g，溶化后加入黄柏粉 30 g，白蔹粉 30 g，拌匀成膏状备用，外搽患处。

（5）祛腐生肌、消炎止痛　蜂房 1 g，水煎去渣取液，用于冲洗创面脓液、污物。另取露蜂房研末，以菜油调敷患处，对外伤性感染、烫伤、蜂窝织炎、化脓性疮面有效，促进创口早期愈合。

现代科研主要成果及其药理作用

蜂房具有攻毒杀虫、祛风止痛的功效，用于疮疡肿毒、乳痈、瘰疬、皮肤顽癣、鹅掌风、牙痛、风湿痹痛等症。

蜂房水提取液对急性和慢性炎症均能抑制，主要对慢性疼痛有镇痛作用。此外，还有降压、扩张血管、强心、抗癌、抑菌及祛蛔虫、绦虫作用；蜂房活性物质可能通过抑制各种细胞因子的表达而起到抗感染及增强机体免疫的作用。蜂房的活性物质能增强机体免疫力，降低嗜酸粒细胞、淋巴细胞数量以控制炎症的发展，达到治疗呼吸道疾病的效果；蜂房对多种耐药性细菌具有较强的抑制作用，其机制可能是破坏细菌的耐药基因；蜂房提取物还可能具有抗生素类效应，从而起到抑菌的作用；蜂房提取物能抑制口腔致龋菌的生长，对口腔龋病有抑制作用。

道地药材资源及开发前景

资源丰富，全国大部分地区均产。中医对蜂房应用广泛，自古以来一直用于治疗痈毒、恶疮。目前研究发现蜂房有抗菌、抗感染、抗病毒、抗肿瘤、麻醉、抗葡萄糖转移酶活性、抗黏附性、抗生物膜等特性；现代临床中将其用于治疗肝癌、肺癌、骨癌、胃癌、乳腺癌等。基于蜂房的活性成分复杂，临床应用广泛，更值得进一步研究，加大对蜂房资源的开发和利用。

芳香健康养殖开发路径　蜂房可用于治疗猪乳腺炎，将蜂房与饲料混合并将蜂房煎液外洗乳头，可以使猪乳房肿痛消失，分泌出正常的乳汁。

参考文献

1. 国家药典委员会.中华人民共和国药典［S］.北京：中国医药科技出版社，1953、1963、1977、1985、1990、1995、2000、2005、2010、2015、2020 年版.

2. 中国兽药典委员会.中华人民共和国兽药典［S］.北京：中国农业出版社，2020 年版二部.

3. 秦建军.受孕母羊的混合饲料［P］.重庆：CN105918661A，2016-09-07.

4. 王有江，刘海涛.香料植物资源学［M］.北京：高等教育出版社，2021.

5. 王有江.天然香料产业发展设计［M］.长春：吉林人民出版社，2014.

6. 王羽梅.中国芳香植物［M］.北京：科学出版社，2008.

7. 王羽梅.中国芳香植物资源［M］.北京：中国林业出版社，2020.

8. 中国科学院中国植物志编辑委员会.中国植物志［M］.北京：科学出版社，1992.

9. 师宝萍.品香鉴香用香图鉴［M］.北京：化学工业出版社，2015.

10. 师宝萍.浅论香之三理养生［J］.中国化妆品，2017.

11. 全国中草药汇编编写组.全国中草药汇编（上册）［M］.北京：人民卫生出版社，1975.

12. 全国中草药汇编编写组.全国中草药汇编（下册）［M］.北京：人民卫生出版社，1978.

13. 李时珍.本草纲目［M］.北京：人民卫生出版社，1982.

14. 杨明.中医香疗学［M］.北京：中国中医药出版社，2018.

15. 杨德全.中药学［M］.北京：人民卫生出版社，2005.

16. 吴克刚，柴向华.食品微胶囊技术［M］.北京：轻工业出版社，2006.

17. 吴普述.神农本草经［M］.太原：山西科技出版社，1991.

18. 张卫明，肖正春.中国辛香料植物资源开发与利用［M］.南京：东南大学出版社，2007.

19. 张志国，杨磊，吴萍，等.中药经验鉴别常用术语与图谱［M］.长沙：湖南科学技术出版社，2022.

20. 张宝海，韩向阳，孙京涛.28 种芳香特菜栽培［M］.北京：中国农业出版社，2003.

21. 陈策，任安祥，王羽梅.芳香药用植物［M］.武汉：华中科技大学出版社，2013.

22. 林翔云.辨香术［M］.北京：化学工业出版社，2018.

23. 国家中医药管理局《中华本草》编委会.中华本草［M］.上海：科学技术出版社，1999.

24. 南京中医药大学.中药大辞典［M］.上海：上海科学技术出版社，2006.

25.《中国香料植物栽培与加工》编写组.中国香料植物栽培与加工［M］.北京：中国轻工业出版社，1985.

26. 省培根.新编中药志（第五卷）［M］.北京：化学工业出版社，2006.

27. 钟赣生.中药学（新世纪第四版）［M］.北京：中国中医药出版社，2016.

28. 洪刍.香谱［M］.杭州：浙江人民美术出版社，2016.

29. 徐世义.药用植物学［M］.北京：化学工业出版社，2004.

30. 徐昭玺.百种调料香料类药用植物栽培［M］.北京：中国农业出版社，2003.

31. 翁为良，房书亭.临床中药学［M］.郑州：河南科学技术出版社，1998：24-28.

32. 郭巧生.药用植物资源学［M］.北京：高等教育出版社，2013.

33. 龚千锋.中药炮制学［M］.北京：中国中医药出版社，2016.

34. 康延国.中药鉴定学［M］.北京：中国中医药出版社，2005.

35. 清·徐大椿.神农本草经百种录［M］.北京：人民卫生出版社，1956.

36. 傅京亮.中国香文化［M］.济南：齐鲁书社，2008.

37. 辞海编辑委员会.辞海（缩印本）［M］.上海：上海辞书出版社，1979.

38. 颜正华.中药学［M］.2版.北京：人民卫生出版社，2006.

39. 于二汝，王少铭，罗莉斯.天然香料植物迷迭香研究进展［J］.热带农业科学，2016，36（07）：29-36.

40. 于海波.红花黄色素生物活性及在动物生产中的应用研究进展［J］.饲料研究，2021，44（10）：119-122.

41. 万红才，徐作刚，刘晓艳.留兰香质量标准探讨［J］.中国药业，2019，28（15）：20-23.

42. 门文卉，陈晗，李先永，等.泽泻提取物对绿壳蛋鸡生产性能及胆固醇代谢的影响［J］.食品与生物技术学报，2017，36（4）：376-382.

43. 马千里.当归对断奶仔猪生长性能的影响［J］.国外畜牧学（猪与禽），2021，41（2）：42-43.

44. 马艳华.甘草提取物对肉兔生长性能、胴体性状和肉质的影响［J］.中国饲料，2021，（2）：114-117.

45. 马耀萍.牛蒡茎叶对猪机体免疫功能及增重效果的试验［J］.中兽医学杂志，2015，（3）：69-70.

46. 王凤，温桃群，桑文涛.荆芥挥发油化学成分及药理作用研究现状［J］.中南药学，2017，15（3）：312-318.

47. 王文亮.章丘大葱的营养价值及开发前景［J］.中国食物与营养，2011，17（12）：70-71.

48. 王玉文.白芷的化学成分、药理作用及制剂研究进展［J］.中国民族民间医药，2011，20（17）：28-29.

49. 王世明.茉莉酸酯类可改善秋甜桃果实着色及品质［J］.中国果业信息，2019，36（5）：64-65.

50. 王永健，汪保，王新峰，等.紫苏副产物在动物养殖中的应用［J］.饲料研究，2020，43（8）：130-133.

51. 王永慧，叶方，张秀华.辛夷药理作用和临床应用研究进展［J］.中国医药导报，2012，9（16）：12-14.

52. 王有江.芳香疗法在天然香料产业中的地位与作用［J］.中国化妆品，2017，（Z02）：80-85.

53. 王宇，王琳，刘蕾.牛至油体外抗肿瘤活性研究［J］.中国微生态学杂志，2010，（12）：1101-1102.

54. 王志祥，赵贵武，潘选梅，等.黄荆对 DLY 育肥猪生长性能的影响［J］.上海畜牧兽医通讯，2018，（3）：31-33.

55. 王作承，常瑞莲，张桂菊.蔓荆子及其炮制品炮制沿革及现代研究［J］.药学研究，2018，37（11）：673-675.

56. 王林.治疗抑郁、失眠等症的牛至提取物［J］.国外医药（植物药分册），2008，23（6）：282.

57. 王桂英，曹贵玲，司振书.日粮中添加大蒜素对蛋鸡生产性能、蛋品质及抗氧化功能的影响［J］.饲料研究，2021，44（13）：49-52.

58. 王健.艾叶在养殖业上的应用［J］.吉林农业，2001，（7）：26.

59. 王浩，印遇龙，邓百川，等.植物提取物的特性及其在母猪生产中的应用［J］.动物营养学报.2017，29（11），3852-3862.

60. 王梦月，贾敏如.白芷的化学成分研究进展［J］.中药材，2002，（6）：446-449.

61. 王甜甜，曹赟，蒋运斌.中药辛夷研究进展［J］.亚太传统医药，2017，13（18）：74-78.

62. 王婷，王凤杰，苗明三.芫荽化学、药理及临床应用特点分析［J］.中医学报，2016，31（12）：1954-1956.

63. 王嘉俊，李梦瑶.中医芳香疗法现代研究［J］.新中医，2019，（03）：38-41.

64. 王燕.迷迭香酸的生物学功能及其在畜牧业上的应用前景［J］.广东饲料，2013，22（12）：31-34.

65. 牛金玲，刘永需，张玉娟，等.牛至挥发油在畜禽养殖业中的应用研究进展［J］.山东畜牧兽医，2021，42（4）：60-64.

66. 亢君芳，雷雪芹，徐廷生，等.用里艾叶粉对蛋鸡产蛋性能与蛋品质的影响［J］.饲料工业，2019，40（2）：21-25.

67. 邓雪华，王光忠，孙丽娟.牛至挥发油化学成分 GC-MS 分析［J］.中药材，2007，30（5）：555-557.

68. 左胜.基于药物体系的藁本质量评价研究［J］.北京中医药大学学报，2014，37（7）：481-485，505.

69. 石宁.茴香油在动物生产性能及健康方面的研究进展［J］.中国草食动物科学，2017，37（4）：49-53.

70. 叶丽琴，孙萌，张忠爽. 药用芳香植物资源开发与利用［J］. 辽宁中医药大学学报，2017，19（5）：127–130.

71. 田华，杜婷，黄开合，等. 蔓荆子的药理作用研究进展［J］. 中国医药导报，2013，10（9）：29–30.

72. 史须斌，SalahH.Esmail. 家禽日粮中添加黑色小茴香和大蒜粉的研究［J］. 国外畜牧学（猪与禽），2013，33（5）：29–31.

73. 付炎，秦荣飞，李鑫，等. GC–MS指纹图谱结合化学计量学方法分析艾草挥发油质量［J］. 沈阳药科大学学报，2019，36（8）：675–681.

74. 白建. 日粮添加蒲公英粉和虾青素对蛋鸡饲喂效果的研究［J］. 饲料研究，2021，44（9）：59–62.

75. 司建河，杨文财，冯德萍，等. 百里香挥发油对麻花鸡肠道乳酸杆菌和大肠杆菌影响的研究［J］. 当代畜，2014，（6）：60–62.

76. 吕慧源，李漠，王志明，等. 山银花和黄芩提取物对肉鸡生长性能、免疫器官发育及抗氧化机能的影响［J］. 中国畜牧杂志，2021，57（1）：175–179.

77. 朱叶，尹德辉，吴珠. 响应面法优化益智仁总黄酮提取工艺研究［J］. 中华中医药学刊，2019，37（7）：1558–1561，1795.

78. 朱栋梁，张晓宇，刘非. 水蒸气蒸馏法和同时蒸馏萃取法制备新疆产罗马甘菊油及成分比较［J］. 香料香精化妆品，2016，（3）：25–29.

79. 朱琳. 桑叶的主要营养成分及其药理作用的研究进展［J］. 北方蚕业，2017，38（2）：9–15，23.

80. 乔永树，邹贵太. 黄荆子作为饲料添加剂的初步观察［J］. 中兽医医药杂志，1988，（6）：16–17.

81. 庄延双，胡静，蔡皓. 苍耳子化学成分及药理作用研究进展［J］. 南京中医药大学学报，2017，33（4）：428–432.

82. 刘丹. 生姜主要生物活性成分提取及应用研究进展［J］. 食品工业科技，2016，37（20）：391–395，400.

83. 刘双利，姜程曦，赵岩. 防风化学成分及其药理作用研究进展［J］. 中草药，2017，48（10）：2146–2152.

84. 刘冬雪. 唐宋时期甲香的分布及应用［J］. 内蒙古农业大学学报（社会科学版），2011，13（1）：313–315.

85. 刘传梦，陈海鹏，谭柳萍. 苍耳子药理作用及毒性研究进展［J］. 中国实验方剂学杂志，2019，25（9）：207–213.

86. 刘洪丽，左文山，王诚，等. 饲粮中添加艾叶粉对生长肉兔营养物质表观消化率、氮代谢和肌肉品质的影响［J］. 动物营养学报，2018，30（2）：755–762.

87. 刘艳青. 牛至挥发油对断奶仔猪生产性能及血清生化指标的影响［J］. 湖南畜牧兽医，2021，（2）：42–44.

88. 闫旭宇，李玲，陈婷．灵香草挥发油的提取及其防腐保鲜效果［J］.食品与机械，2016，32（11）：111-115.

89. 安胜英，郭欣，刘观忠，等．黄芪和当归提取物对蛋鸡生产性能和蛋品质的影响［J］.饲料工业，2017，38（18）：1-4.

90. 许源，宿树兰，王团结．桂枝的化学成分与药理活性研究进展［J］.中药材，2013，36（4）：674-678.

91. 孙凡．薄荷复合挥发油吸嗅对轻度认知功能障碍患者乙酰胆碱酯酶影响的研究［J］.中国实用医药，2019，14（10）：19-21.

92. 孙兴姣，李红娇．麻黄属植物化学成分及临床应用的研究进展［J］.中国药事，2018，32（2）：201-209.

93. 孙克年．艾叶的开发利用［J］.饲料研究，1997，（6）：17-18.

94. 孙弟芬，徐丹，黄远玲，等．益母草提取物对绿壳蛋鸡产蛋初期产蛋性能及蛋品质的影响［J］.饲料工业，2020，41（12）：16-19.

95. 孙晓红，邵世和，李洪涛．防风的临床应用及研究［J］.北华大学学报（自然科学版），2004，（2）：138-141.

96. 孙晓珊，林冬梅，王铮，等．甘草及其提取物的药理作用、提取工艺及在家禽养殖中的应用［J］.饲料研究，2021，44（11）：139-141.

97. 孙震晓，孙晋华，程霜．中药地椒提取物的抗肿瘤作用及对小鼠免疫功能的影响［J］.中西医结合学报.2003，1（3）：209-210，238.

98. 严霞，陈狄冰，纪嘉升，等．复合植物挥发油与微生态制剂组合对竹丝鸡生长性能、血清生化指标及肠道绒毛的影响［J］.广东饲料，2018，27（11）：25-28.

99. 苏俊萌．林下套种草珊瑚养殖肉鸡的生长特性与抗病能力研究［J］.南方农业，2016，10（15）：163-164.

100. 杜建．芳香疗法源流与发展［J］.中国医药学报，2003，18（8）：454-456.

101. 李川，江文君，李铁林．中药机械炒制概述及展望［J］.中成药，1992，（11）：40.

102. 李云贵，徐望龙．玉兰的化学成分及药理活性研究进展［J］.广州化工，2013，41（3）：28-29，47.

103. 李月文．生姜资源及开发利用［J］.中国林副特产，2005，（1）：57-59.

104. 李文凤，李龙，周博．日粮添加红景天苷对肉鸡生长性能和腹水敏感性的影响［J］.饲料研究，2021，44（7）：60-62.

105. 李玉荣．饲粮添加桑叶粉对保育猪生长性能及生化指标的影响［J］.养猪，2019，（5）：11-12.

106. 李巧云．发展养殖业，橘皮有妙用［J］.乡村科技，2014，（3）：36.

107. 李平，孙玉龙，廖吉林．青贮艾草对肉牛生长性能、胴体品质及肌肉脂肪酸组成的影响［J］.中国饲料，2019，（4）：31-35.

108. 李刚，董自亮．罗勒化学成分和药理作用研究新进展［J］.亚太传统医药，2013，9（4）：63-66.

109.李芷悦，李峰，张煜.中西医"芳香疗法"发展路径的比较研究［J］.中国医药导报，2017，14（28）：93-96.

110.李丽，王金丽，王轶，等.芦荟粉对蛋鸡产蛋后期生产性能和蛋品质的影响［J］.饲料研究，2021，44（14）：50-53.

111.李妍岚，曾光尧，周美辰.黄荆子化学成分研究［J］.中南药学.2009，7（1）：24-26.

112.李欣泽，周双.生姜提取物对热应激肉鸡生长性能、血清生化指标、抗氧化功能及肉质的影响［J］.北方牧业，2020，（13）：27.

113.李建民，李爱江，王玉海.艾叶粉添加剂对岭南黄肉鸡生产性能的影响［J］.畜牧科学，2011，9（13）：64.

114.李美萍，王微，张婕，等.艾叶提取物对黄嘌呤氧化酶的抑制作用及对高尿酸血症小鼠的降尿酸作用［J］.现代食品科技，2019，35（1）：22-30.

115.李振凯，宋乐，雷燕.银柴胡生物学、化学成分及药理作用研究进展［J］.南京中医药大学学报，2020，（1）：136-140.

116.李敏，苗明三.香薷的化学、药理与临床应用特点分析［J］.中医学报，2015，30（4）：578-579.

117.李鸿昌.对中药羌活化学成分及药理作用的研究［J］.当代医药论丛，2019，17（15）：195-197.

118.李淑萍.薄荷茎叶粉对断奶前后仔猪生长性能的影响［J］.乡村科技，2019，（20）：103-104.

119.李新，李凌，连慧香.玉米须多糖对肉鸡生长性能和免疫功能的影响［J］.饲料研究，2020，43（8）：39-42.

120.李福泉，张娟，林建和.饲粮中添加黄芩提取物对肉鸡生长性能、营养物质消化率和肉质的影响［J］.中国饲料，2020，（2）：29-32.

121.李德坤，李静，李平亚.木贼科植物研究概况Ⅱ.药理活性［J］.中草药.2000，（8）：87-89.

122.杨军，刘静波，王作昭.木贼科植物的化学成分和药理活性及其在食品工业中的开发应用［J］.食品研究与开发，2011，32（3）：185-188.

123.杨远超.蔓荆子黄素对小鼠单核巨噬细胞增殖和凋亡的影响［J］.中国现代医学杂志，2018，28（21）：1-9.

124.杨志杰，李秀丽.中药罗勒的研究进展［J］.世界中医药，2013，8（8）：976-978.

125.杨昕宇，肖长芳.麻黄临床应用与药理作用研究进展［J］.中华中医药学刊，2015，33（12）：2874-2877.

126.杨涛.生姜的功效及其开发利用［J］.现代农业科技，2009，（12）：84，86.

127.杨崇仁，许敏，李海舟.试论香药的概念和历史［J］.世界最新医学信息文摘，2019，19（A1）：40-41.

128. 杨媚, 刘霜莉, 王玉洁, 等. 百里香酚的生理功能及其在畜禽生产中的应用 [J]. 饲料研究, 2020, 43 (10): 131-135.

129. 杨慧, 马培. 紫苏叶化学成分、抗感染作用及其作用机制研究进展 [J]. 中国药理学与毒理学杂志, 2017, 31 (3): 279-286.

130. 肖頔, 葛鑫宇, 黎绢花. 柴胡桂枝汤联合文拉法辛治疗中重度抑郁症的临床研究 [J]. 中西医结合心脑血管病杂志, 2019, 17 (20): 3215-3217.

131. 吴有华, 刘力, 王敬, 等. 艾叶粉对肉鸡免疫器官指数生长的影响 [J]. 江西畜牧兽医杂志, 2014, 6 (4): 14-16.

132. 吴有华, 刘力, 王敬, 等. 艾叶粉对肉鸡免疫器官指数及生长的影响 [J]. 江西畜牧兽医杂志, 2014, (6): 14-16.

133. 吴芳, 田一农, 解新安. 食品级 Tween80 微乳对红茶茶汤沉淀控制作用的研究 [J]. 食品工业科技, 2014, 35 (9): 264-268.

134. 吴娇, 苗辉. 芸香科植物杀虫及抑菌活性研究进展 [J]. 中国植保导刊, 2015, 35 (10): 18-26.

135. 吴萍, 杨磊, 杨喜艳, 等. 《中国药典》数种药材学名的商榷 [J]. 亚太传统医药, 2020, 16 (4): 213-215.

136. 吴萍, 梁晓岚, 张志国. 百种易读错中药与炮制名称考察 [J]. 中国现代中药, 2017, 19 (10): 1480-1484.

137. 吴富鑫, 童津津, 熊本海, 等. 苦参碱的生物学功能及其在畜牧生产中的应用前景 [J]. 动物营养学报, 2019, 31 (12): 5454-5460.

138. 位亚丽, 王志国. 中药配伍理论研究 [J]. 世界中医药, 2013, (5): 509-511.

139. 余洋, 沈媛媛, 杨彩梅, 等. 大蒜粉对肉鸡生长性能、抗氧化能力、免疫力和肠道形态的影响 [J]. 动物营养学报, 2021, 33 (7): 3790-3798.

140. 邹忠梅, 于德泉, 丛浦珠. 葱属植物化学及药理研究进展 [J]. 药学学报, 1999, (5): 76-81.

141. 辛海量, 秦路平, 吴彩华, 等. 蔓荆的综合应用及开发前景和保护对策 [J]. 全国第六届天然药物资源学术研讨会. 2004 (3), 189-191.

142. 汪天龙, 董丽, 喻礼怀, 等. 复合植物挥发油在畜禽生产中应用的研究进展 [J]. 中国饲料, 2020, (7): 65-69.

143. 汪焕新, 宁武春. 胡椒巧治畜禽疾病 [J]. 福建畜牧兽医, 2004, (1): 58.

144. 宋叶, 梅全喜, 成金乐. 沉香炮制方法及入药方式探讨 [J]. 中药材, 2018, 41 (10): 2467-2470.

145. 宋延飞, 张鹏, 夏凡. 加味郁金散对断奶仔猪生长性能及血清免疫指标的影响 [J]. 中国饲料, 2018, (9): 52-55.

146. 宋娜丽, 照日格图, 却翎. 细辛的化学成分和生物活性研究概况 [J]. 中国民族民间医药, 2008, (4): 50-52.

147. 宋琼莉, 周泉勇, 韦启鹏, 等. 桑叶提取物对矮脚黄鸡生长性能、屠宰性能及肉品质的影响[J]. 动物营养学报, 2018, 30 (1): 191-201.

148. 张旭, 朱静波, 燕海峰, 等. 艾草粉对蛋鸡生产性能、蛋品质、血清生化和抗氧化指标的影响[J]. 动物营养学报, 2020, 32 (10): 4873-4880.

149. 张志国, 杨磊, 邓桂明, 等. 中医药历代度量衡的研究[J]. 辽宁中医杂志, 2018, 45 (3): 499-503.

150. 张志国, 杨磊, 邓桂明, 等. 中国药典"根和根茎/根茎和根"中"根茎"概念的商榷[J]. 中药材, 2017, 40 (3): 576-579.

151. 张志国, 杨磊, 刘浩, 等.《中国药典》数种中药入药部位的名称冠以"根茎"的讨论[J]. 辽宁中医杂志, 2019, 46 (4): 805-815.

152. 张志国, 杨磊, 吴萍, 等. 消风散与清燥救肺汤中胡麻品种的商榷[J]. 中成药, 2012, 34 (8): 1585-1586.

153. 张志国, 黄大香. 对贯彻实施及修订《中国药典》内容的几点建议[J]. 中国药房, 1999, 10 (4): 178-179.

154. 张贵杰, 黄克斌. 广西莪术化学成分和药理作用研究进展[J]. 广州化工, 2015, 43 (11): 24-26.

155. 张晋青, 李梦怡, 杨桂梅, 等. 板蓝根饲料添加剂对猪育肥性能与抗病力的影响[J]. 青海畜牧兽医杂志, 2021, 51 (1): 28-31.

156. 张倩、陈进春. 白芷活性成分的研究进展[J]. 中医临床研究. 2016, 8 (28): 145-146.

157. 张爱武, 刘乐乐, 何学敏. 肉豆蔻化学成分与药理活性的研究进展[J]. 内蒙古医科大学学报, 2014, 36 (1): 85-88.

158. 张家琼. 苍耳子饼喂鸭产蛋多[J]. 饲料研究, 1982, (4): 38.

159. 张梦婷, 张嘉丽. 麻黄的研究进展[J]. 世界中医药, 2016, 11 (9): 1917-1921, 1928.

160. 张琳玉, 黄佳豪, 李鑫, 等. 苦杏仁对肉鸡生长性能和肉品质及肝脏抗氧化能力的影响[J]. 粮食与饲料工业, 2021, (1): 50-55.

161. 张紫阳, 肖红艳, 凌浩, 等. 饲粮中添加迷迭香提取物对奶山羊生产性能、抗氧化能力及免疫功能的影响[J]. 动物营养学报, 2021, 33 (10): 5771-5780.

162. 张婷婷, 郭夏丽, 黄学勇. 近30年来中药羌活化学成分研究进展[J]. 中国中药杂志, 2015, 40 (15): 2952-2963.

163. 张燕红. 艾叶粉对鹌鹑蛋品质的影响[J]. 农家参谋, 2018, (6): 112.

164. 张耀文, 马文峰, 张志丹, 等. 女贞子粉对蛋鸡产蛋后期生产性能、蛋品质及肠道组织形态的影响[J]. 家畜生态学报, 2019, 40 (7): 38-43.

165. 陈文、敬美莲. SC-CO2 和乙酸乙酯萃取芸香中活性成分的比较分析[J]. 基因组学与应用生物学, 2019, 38 (5): 2393-2398.

166. 陈正收，曾光尧，周应军. 中药黄荆不同药用部位、不同采收时间的木脂素类成分含量测定研究［J］. 中南药学. 2014, 12（3）: 262-265.

167. 陈员玉，吴国清，原一桐，等. 淫羊藿中药添加剂对贵妃鸡产蛋性能和蛋品质的影响［J］. 山西农业科学, 2019, 47（8）: 1481-1484.

168. 陈利军，智亚楠，陈思宇. 留兰香挥发油熏蒸抑菌活性研究［J］. 植物保护, 2019, 45（2）: 75-80.

169. 陈宏燕. 艾蒿粉对肉仔鸡抗氧化和免疫功能及相关基因表达量的影响［D］. 内蒙古农业大学, 2017.

170. 陈明霞，方心灵，刘贤旭. 姜黄素的生理功能及其在肉鸡生产上的应用研究进展［J］. 黑龙江畜牧兽医, 2020,（11）: 43-46.

171. 陈金文，陈维岩，高宏伟，等. 艾叶粉作猪饲料添加剂试验［J］. 饲料研究, 1991,（9）: 29-30.

172. 陈思，王倩倩. 人参提取物对蛋鸡产蛋性能、蛋品质、血清生化指标及经济效益的影响［J］. 中国饲料, 2021,（8）: 41-44.

173. 苗琦，方文娟，张晓毅. 江香薷化学成分及药理作用研究进展［J］. 江西中医药大学学报. 2015, 27（2）: 117-120.

174. 林昌华，刘妍璨，李晓玉，等. 苦玄参提取物对仔猪生长性能的影响研究［J］. 畜牧与饲料科学, 2019, 40（1）: 36-40.

175. 林翔云. 天然植物与芳香疗法［J］. 中国化妆品, 2019,（12）: 83-85.

176. 欧阳臻，陈钧. 桑叶的化学成分及其药理作用研究进展［J］. 江苏大学学报（自然科学版）, 2003,（6）: 39-44.

177. 易鑫，杜红，彭佳昊，等. 辣木叶与地衣芽孢杆菌联用对蛋鸡产蛋后期生产性能、蛋品质和抗氧化能力的影响［J］. 饲料工业, 2021, 42（14）: 9-13.

178. 罗忠杨，黄成林，沙图. 薏苡仁壳喂肉牛育肥试验报告［J］. 乡村科技, 2016,（35）: 34-35.

179. 金久宁，李梅. 丝绸之路上传播的芳香植物［J］. 中国野生植物资源, 2016, 35（4）: 5-8.

180. 周军. 艾叶和生石灰在养猪业上的应用［J］. 兽医导刊, 2014,（2）: 43-44.

181. 周洪彬，魏景坤，刘洋，等. 植物挥发油对肉仔鸡生长性能、免疫功能及肠道发育的影响［J］. 动物营养学报, 2020, 32（8）: 1-9.

182. 周艳艳. 牛至浸膏对肠道运动及解热镇痛作用的实验研究［J］. 湖北中医学院学报, 2001, 3（3）: 22-24.

183. 周爱德，李强，雷海民. 白芷化学成分的研究［J］. 中草药, 2010, 41（7）: 1081-1083.

184. 周衡朴，任敏霞，管家齐. 菊花化学成分、药理作用的研究进展及质量标志物预测分析［J］. 中草药, 2019, 50（19）: 4785-4795.

185. 庞青松，都晓春．黄芪多糖对断奶幼兔生长性能、腹泻率及免疫功能的影响［J］．中国饲料，2021，（9）：58-61．

186. 郑昆，钟肖飞，张华．艾叶挥发油类成分及其药理作用的研究进展［J］．中国实验方剂学杂志，2020，26（18）：224-234．

187. 官扬，胡慧明，潘婷．蔓荆子的药理作用及其临床应用研究进展［J］．江西中医药，2013，44（4）：72-73．

188. 官玲亮，吴丽芬．芳香植物罗勒的研究进展［J］．热带农业科学，2013，33（8）：42-46，52．

189. 居文明，周有才．回转式括板洗药机［J］．中成药研究，1979，（2）：37-39．

190. 赵桂芝，王绪平，俞忠明，等．艾叶挥发油对耳肿胀急性炎症模型小鼠的抗感染作用研究［J］．浙江中医杂志，2016，51（4）：288-289．

191. 郝红玲，张艳娜，郑梅红，等．益母草、当归等添加剂对肉种鸽生产性能的影响［J］．山东畜牧兽医，2021，42（7）：10-12．

192. 郝爽，闫爽，于俪婧，等．淫羊藿苷对雏鸡频繁疫苗免疫应激状态下免疫功能和生长性能的调控作用［J］．饲料研究，2021，44（10）：26-30．

193. 郝瑞芬，贾会玲，钱骅．不同生长期留兰香挥发油含量与品质评价［J］．中国食品添加剂，2017，（9）：55-60．

194. 胡明，权美平．罗勒挥发油功效研究进展［J］．保鲜与加工，2017，17（6）：122-125．

195. 柏妍，郎侠，王彩莲，等．饲粮中添加牛至挥发油和莫能菌素对荷斯坦犊牛血清生化指标、消化酶活性及瘤胃微生物区系的影响［J］．畜牧兽医学报，2019，50（12）：2458-2469．

196. 侯蕾，王亚玲，王文锦．益智仁化学成分研究［J］．中草药，2020，51（2）：315-320．

197. 恰特克·海奴拉．牛至挥发油的生物学功能及在羊生产上的应用［J］．养殖与饲料，2021，20（6）：56-57．

198. 宫汝淳，赵杨，崔晓漫，等．薄荷提取物对夏季高温期蛋鸡生产性能、蛋品质及血液生化指标的影响［J］．中国畜牧杂志，2021，57（8）：210-214．

199. 姚宇，吴华生，温刘发．鱼腥草提取物对肉鸡生产性能的影响［J］．广东饲料，2019，28（12）：34-36．

200. 秦竹，秦越．麻黄附子细辛汤对心境障碍抑郁型大鼠模型行为学影响的研究［J］．江西中医药大学学报，2017，29（2）：70-71，116．

201. 袁海建，李卫，金建明．桂枝汤化学成分、药理作用机制与临床应用研究进展［J］．中国中药杂志，2017，42（23）：4556-4564．

202. 夏晨，邬彩霞，赵国琦．TMR 中添加艾叶对乳风味的影响［J］．中国奶牛，2011，（24）：18-24．

203. 顾关云，蒋昱. 芸香的化学成分与药理活性［J］. 国外医药（植物药分册），2003，（2）：47-50.

204. 徐汉虹，赵善欢. 芸香挥发油的化学成分和杀虫活性初探［J］. 天然产物研究与开发，1994，（4）：56-61.

205. 徐红蕊，陈小连，时建青，等. 艾叶对热应激蛋鸡抗氧化功能、产蛋性能和蛋品质的影响［J］. 浙江大学学报（农业与生命科学版），2017，43（1）：113-119.

206. 徐红蕊，陈小连，时建青，等. 艾叶对热应激蛋鸡抗氧化功能、产蛋性能和蛋品质的影响［J］. 浙江大学学报（农业与生命科学版），2017，43（1）：113-119.

207. 徐荣. 黄荆子及其提取物的药理学价值品鉴［J］. 中医药学报，2014，42（6）：90-92.

208. 徐锋，王德健，王凤. 桂枝挥发油的药理作用研究进展［J］. 中华中医药杂志，2016，31（11）：4653-4657.

209. 徐瑞，王改琴，刘春雪，等. 虎杖对保育猪生长性能和血液生化指标的影响［J］. 饲料工业，2017，38（20）：11-13.

210. 徐德春，蒋纪洋，沈俊美. 苍术古今炮制研究初探［J］. 时珍国医国药，2001，（3）：257-258.

211. 殷召军. 吴茱萸的炮制历史沿革及其发展［J］. 江西中医药，2004，（10）：57-59.

212. 高铎，马峰涛，孙鹏. 金银花提取物的生物学功能及其在养殖中的应用［J］. 动物营养学报，2019，31（5）：2045-2051.

213. 唐忠. 藁本化学成分及药理研究［J］. 中国医药指南，2011，9（30）：34-35.

214. 唐祖年，杨月. 芸香挥发油 GC-MS 分析及其生物活性研究［J］. 中国现代应用药学，2011，28（9）：834-838.

215. 畜禽养殖中金银花的应用［J］. 北方牧业，2014，（23）：29.

216. 黄晓巍，刘玥欣，刘轶蔷，等. 荆芥化学成分及药理作用研究进展［J］. 吉林中医药，2017，37（8）：817-819.

217. 梅全喜，高玉桥，董鹏鹏. 艾叶的毒性探讨及其研究进展［J］. 中国药房. 2016，27（16）：2289-2292.

218. 曹振兴，史彬林，张鹏飞，等. 艾蒿粉对肉仔鸡免疫及抗氧化功能的影响［J］. 粮食与饲料工业，2015，（11）：70-73.

219. 曹蓉，侯德兴，宋泽和，等. 厚朴总酚对黄羽肉鸡生长性能、肉品质和抗氧化功能的影响［J］. 动物营养学报，2019，31（12）：5696-5706.

220. 章新友. XY-Z 型数控超声润药机的研制［J］. 中国医学物理学杂志，2004，（1）：49-50.

221. 梁学清，丹丹. 细辛药理作用研究进展［J］. 河南科技大学学报（医学版）. 2011，29（4）：318-320.

222. 彭连举. 芫荽可使母兔增乳［J］. 北方牧业，2003，（13）：13.

223. 蒋冬月，李永红. 芸香叶片和花瓣释放挥发性有机物成分及其变化规律［J］. 浙江农林大学学报，2018，35（3）：572-580.

224. 韩宇昕，边连全，刘显军，等. 红花籽油对育肥猪生长性能和背最长肌脂代谢指标、脂肪酸组成的影响［J］. 动物营养学报，2016，28（8）：2564-2570.

225. 韩璐，孙甲友，周丽. 没药化学成分和药理作用研究进展［J］. 亚太传统医药，2015，11（3）：38-42.

226. 程瑞，王燕. 金银花的生物学功能及其在畜牧兽医上的应用前景［J］. 广东饲料，2013，22（3）：42-44.

227. 程慧林，田川尧，蔡锋隆，等. 紫苏籽油对蛋雏鸡生长性能、免疫功能及 PUFAs 组成的影响［J］. 畜牧与兽医，2020，52（1）：68-74.

228. 温亚娟，项丽玲，苗明三. 薄荷的现代应用研究［J］. 中医学报，2016，31（12）：1963-1965.

229. 谢仲德，易东阳，方应权. 川芎炮制历史沿革及现代研究［J］. 中国实验方剂学杂志，2012，18（9）：290-293.

230. 鄢景森，李景辉，贾超. 细辛的资源开发利用与研究进展［J］. 辽宁科技学院学报，2010，12（3）：43-44，55.

231. 赖玲林，彭小芳，冷恩念. 中药桑叶药理作用的研究进展［J］. 安徽医药，2016，20（12）：2210-2214.

232. 窦秀静，房春洋，皇甫迎旭，等. 百里香酚的功能及其在动物生产中的应用［J］. 动物营养学报，2020，32（12）：5491-5499.

233. 窦晓利，乔德华，何振富，等. 百里香在动物生产中的应用［J］. 甘肃畜牧兽医，2018，48（12）：21-24.

234. 臧埔，武晓琳，郜玉刚，等. 不同产地细辛有效成分与毒性成分的比较研究［J］. 中国现代应用药学，2014，31（4）：416-421.

235. 廖飞，侯晓琪，韩昌权，等. 青蒿在畜禽养殖业中的应用研究进展［J］. 安徽农业科学，2021，49（17）：23-25.

236. 廖延智. 超临界萃取野生艾草挥发油的 GC-MS 分析［J］. 食品工程，2013，（4）：46-49.

237. 熊峻. 天胡荽属植物化学成分及药理作用研究进展［J］. 亚太传统医药，2019.15（11）：179-183.

238. 熊浩铭，郭勇庆，田汉晨，等. 饲粮中添加人参多糖对泌乳母兔生产性能及哺乳仔兔免疫性能的影响［J］. 饲料工业，2021，42（9）：53-57.

239. 潘龙，程建波，卜登攀，等. 酸枣仁提取物的生物学作用及其在畜牧生产中的应用［J］. 中国畜牧兽医，2013，40（4）：105-110.

240. 潘旭，张昌浩. 木贼化学成分和药理作用研究近况［J］. 吉林医药学院学报，2018，39（3）：216-218.

241. 潘利，隋美霞．金银花在防治畜禽疾病中的应用及前景［J］．科技资讯，2017，15（36）：225-226.

242. 薛山．不同提取方法下紫苏叶挥发油成分组成及抗氧化功效研究［J］．食品工业科技，2016，（19）：67-74.

243. 霍务贞，卫世杰，袁旭江，等．气相色谱－质谱联用分析茵陈与牛至挥发油的化学成分［J］．广东药学院学报，2010，26（5）：492-496.

244. 冀艳，刘跃敏．黄连提取物对肥育猪生长性能、营养物质消化率及肉质的影响［J］．中国饲料，2020，（8）：29-32.

245. 魏长玲，郭宝林．紫苏叶挥发油的不同化学型及研究进展［J］．中国中药杂志，2015，40（15）：2937-2944.

246. 魏彤，曹斌云，张津，等．日粮中添加黄芪多糖对奶山羊产奶性能和免疫指标的影响［J］．饲料研究，2021，44（11）：6-9.

247. 魏国会，杜梅素，宋宁，等．艾叶油的平喘作用研究－小鼠卵蛋白复制法［J］．时珍国医国药，2010，21（1）：86-87.

248. 魏秋华，任哲．2019新型冠状病毒感染的肺炎疫源地消毒措施［J］．中国消毒学杂志，2020，（1）：59-62.

249. 于彩云．八角茴香油对蛋鸡产蛋性能、养分利用率和抗氧化性能影响的研究［D］．泰安：山东农业大学，2019.

250. 王永胜．檀香树叶和种子的亚慢性毒性及对文昌鸡肉品质的影响［D］．广东海洋大学，2012.

251. 王亚琦．崖柏挥发油提取及其功能性研究［D］．长沙：中南林业科技大学，2016.

252. 代禄梅．灵香草中三萜皂苷及其抗肿瘤活性研究［D］．桂林：广西师范大学，2017.

253. 朱敏翘．互叶白千层油对肉鸡免疫功能的影响［D］．广州：华南农业大学，2017.

254. 任小杰．银杏叶及其提取物对肉鸡生产性能、抗氧化指标和免疫性能的影响［D］．泰安：山东农业大学，2018.

255. 刘忠全．川芎酒炙前后川芎嗪含量变化的研究与分析［D］．兰州：甘肃中医药大学，2018.

256. 孙子文．紫苏叶有效成分的提取及生物活性研究［D］．太原：中北大学，2014.

257. 孙灵芝．明清香药史研究［D］．北京：中国中医科学院，2015.

258. 严小青．中国古代植物香料生产、利用与贸易研究［D］．南京：南京农业大学，2008.

259. 李波．艾叶油的抗感染活性研究［D］．晋中：山西农业大学，2013.

260. 吴正．麻黄的应用源流及其配伍规律研究［D］．南京：南京中医药大学，2016.

261. 吴富璇．中药蔓荆子化学成分研究［D］．长沙：湖南师范大学，2019.

262. 汪晓．苍耳子对小鼠过敏性鼻炎模型的治疗及作用机制研究［D］．长春：长春中医药大学，2018.

263. 汪润民. 互叶白千层油对肉鸡小肠粘膜形态和细胞免疫功能的影响［D］. 广州：华南农业大学，2018.

264. 张迪. 女贞子对断奶仔猪小肠黏膜形态及免疫功能的影响［D］. 保定：河北农业大学，2019.

265. 张崇佩. "樟帮"特色黄连水炒吴茱萸炮制工艺及其化学成分研究［D］. 南昌：江西中医药大学，2019.

266. 张鹏飞. 艾蒿水提物对脂多糖刺激的肉仔鸡免疫和抗氧化功能的影响及其机理研究［D］. 呼和浩特：内蒙古农业大学，2018.

267. 陈建烟. 花叶艳山姜叶片挥发油提纯、结构鉴定及生物活性研究［D］. 福州：福建农林大学，2014.

268. 周锦龙. 银杏叶提取物对蛋鸡生产性能和胆固醇代谢的影响［D］. 广州：华南农业大学，2016.

269. 郑健. 留兰香活性成分的研究［D］. 沈阳：沈阳药科大学，2004.

270. 郑家欢. 药用植物挥发油的提取及抗抑郁活性研究［D］. 广州：广东药科大学，2017.

271. 赵玉霞. 樟帮特色米泔漂苍术工艺及药效学研究［D］. 南昌：江西中医药大学，2019.

272. 顾小卫. 紫苏、陈皮和艾叶对奶牛乳风味、乳品质、瘤胃内环境及血液生化指标的影响［D］. 扬州：扬州大学，2010.

273. 唐莹翠. 黄荆子抗肿瘤有效成分资源调查及有效部位工艺研究［D］. 长沙：中南大学，2009.

274. 黄薪安. 柑桔花主要成分分析及挥发油提取技术研究［D］. 长沙：湖南农业大学，2014.

275. 梁永飞. 花椒籽替代不同比例玉米对育肥猪生产性能、肉品质、脂肪酸组成的影响［D］. 兰州：甘肃农业大学，2020.

276. 隆雪明. 艾叶挥发油的免疫作用及其对部分细胞因子 mRNA 表达的影响［D］. 长沙：湖南农业大学，2008.

277. 程强. 日粮中添加包被肉桂油对肉鸡免疫功能和肠粘膜屏障基因表达的影响［D］. 武汉：武汉轻工大学，2018.

278. 焦祖帅. 桑叶粉、构树叶粉、辣木叶粉对母猪生产性能的影响［D］. 广州：华南农业大学，2018.

279. 曾岑. 麻黄桂枝配伍对中枢神经系统的作用及分布动力学差异研究［D］. 成都：成都中医药大学，2015.

280. Florou-Paneri P, Christaki E, Giannenas I. Feed Additives, Aromatic Plants and Herbs in Animal Nutrition and Health［M］. Academic Press, 2020.

281. Abad M J, Bedoya L M, Apaza L, et al. The Artemisia Linn. genus: a review of bioactive essential oils［J］. Molecules, 2012, 17（3）：2542-2566.

282. Abbas M, Ali R. The effects of peppermint on exercise performance [J]. Journal of the International Society of Sports Nutrition, 2013, (10): 15.

283. Amiresmaeili A, Roohollahi S, Mostafavi A, et al. Effects of oregano essential oil on brain TLR4 and TLR2 gene expression and depressive-like behavior in a rat model. [J]. Research in pharmaceutical sciences, 2018, 13 (2).

284. Annamaria B, Jiménez-Carmona M M, Clifford A A. Extraction of Rosemary by Superheated Water [J]. Journal of Agricultural and Food Chemistry, 1998, 46 (12): 5205-5209.

285. Arundhati J, Khushbu K, Modi A, et al. Up-regulation of neurotrophic factors by cinnamonand its metabolite sodium benzoate: therapeutic implications forneuro degenerative disorders [J]. Journal of Neuroimmune Pharmacology, 2013, 8 (3): 739-755.

286. Kwon BM, Lee SH, Cho YK. Synthesis and biological activity of cinnamaldehydes as angiogenesis inhibitors [J]. Bioorganic and Medicinal Chemistry Letters, 1997, 7 (19): 2473-2476.

287. Cabello CM, Bair WB, Lamore SD. The cinnamon-derived Michael acceptor cinnamic aldehyde impairs melanoma cell proliferation, invasiveness, and tumor growth [J]. Free Radical Biology and Medicine, 2009, 46 (2): 220-231.

288. Costa CARA, Cury TC, Cassettari BO. Citrus aurantium Linn. essential oil exhibits anxiolytic like activity mediated by 5-HT1A-receptors and reduces cholesterol after repeated oral treatment [J]. BMC Complementary and Alternative Medicine, 2013, (13): 42.

289. Chu G M, Song Y M. Effect of dietary addition of wormwood (Artemisia montana Pampan) on performance of fattening pigs and selected hematological and immunological indices [J]. Livestock Science, 2012, (147): 188-191.

290. Danielsson I., Lindman B. The definition of microemulsion [J]. Colloids and Surfaces, 1981, 3 (4): 391-392.

291. Dimaio D, Liao JB.Human papillomavirus and cervical cancer [J].Advances in Virus Research, 2006, (66): 125-159.

292. Elisabetsky E, Marschner J, Souza DO. Efects of linalool on glutamatergic system in the rat cerebral cortex [J]. Neurochemical Research, 1995, 20 (4): 461-465.

293. Ezekwudo D, Shashidharamyrthya R, Devinenid, et al.Inhibition of expression of anti-apoptotic protein Bcl-2 and induction of cell death in radioresistant human prostate adenocar-cinoma cell line (OPC-3) by methy jasmonate [J].Cancer Letters, 2008, 270 (2): 277-285.

294. Falaki M, Shams Shargh M, Dastar B, et al.Growth Perform- ance, Carcass Characteristics and Intestinal Microflora of Broiler Chickens Fed Diets Containing Carum copticum Essential Oil [J]. Poultry Science Journal, 2016, 4 (1): 37-46.

295. Filly A, Fabiano-Tixier A S, Louis C, et al. Water as a Green Solvent Combined with different Techniques for Extraction of Essential Oil from Lavender Flowers [J]. Comptes Rendus Chimie, 2016, 19 (6): 707-717.

296. Filomena N, Florinda F, Raffaele C, et al. Essential oils and antifungal activity [J]. Pharmaceuticals, 2017, 10 (86): 1-20.

297. Fingrut O, Reischer D, Rotem R, et al.Jmsmonates in-duce nonapoptotic death in high-resistence mutant p53-expressing B-lymphoma cells [J]. British Journal of Pharmacology, 2005, 146 (6): 800-808.

298. Gaysinsky S., Davidson P.M., McClements D.J., et al. Formulation and characterization of phytophenol-carrying microemulsions [J].Food Biophysics, 2008, 3 (1): 54-65.

299. Gaysinsky S., Taylor TM., Davidson PM., et al. Antimicrobial efficacy of eugenol microemulsions in milk against Listeria monocytogenes and Escherichia coli O157: H7 [J]. Journal of Food Protection, 2007, 70 (11): 2631-2637.

300. Ge Y B, Wang Z G, Xiong Y, et al. Anti-inflammatory and blood stasis activities of essential oil extracted from Artemisia argyi leaf in animals [J]. Journal of Natural Medicines, 2016, 70 (3): 531-538.

301. Gong J, Yin F, Hou R, Yin Y. Review: Chinese herbs as alternatives to antibiotics in feed for swine and poultry production: Potential and challenges in application. Journal of Animal Science, 2014, (94): 223-241.

302. Hossain S J, Hamamoto K, Aoshima h. Effects of tea componentson the response of GABA(A) receptors expressed in Xenopus Oocytes [J]. Journal of Agricultural and Food Chemistry, 2002, (50): 3954-3960.

303. Hwang YC, Jenkins EM. Effect of acupuncture on young pigs with induced enteropathogenic Escherichia coli diarrhea. [J].American Journal of Veterinary Research, 1988 Sep; 49 (9): 1641-3. PMID: 3066247.

304. Ismaili H, Tortora S, Sosa S, et al. Topical anti-inflammatory activity of Thymus willdenowii [J]. Journal of Pharmacy and Pharmacologyl, 2001, 53 (12): 1645-1652.

305. Jimenez Misas CA, Rojas hermandez NM, Lopez Abraham AM.Biological evaluation of Cuban plants [J].Revista Cubana de Medicina Tropical, 1979, 31 (1): 37-43.

306. Kasper S, Gastpar M, Muller W E. Silexan, an orally administered Lavandula oil preparation, is effective in the treatment of 'subsyndromal' anxiety disorder: a randomized, double blind, placebo controlled trial [J]. International Clinical Psychopharmacology, 2010, (25): 277-287.

307. Khajenoori M, Asl A H, Eikani M H. Subcritical Water Extraction of Essential Oils from Trachyspermum ammi Seeds [J]. Journal of Essential Oil Bearing Plants, 2015, 18 (5): 1165-1173.

308.Kim Y J, Kim C M, Choi J H, et al. Effect of dietary mugwort (Artemisia vulgaris Linn.) and pine needle powder (Pinus densiflora) on growth performance, serum cholesterol levels, and meat quality in broilers [J]. African Journal of Biotechnology, 2012, 11 (55): 11866-11873.

309. Chao LK, Hua KF, Hsu HY. Study on the Anti-inflammatory activity of essential oil from leaves of Cinnamomum osmophloeum [J]. Journal of Agricultural and Food Chemistry, 2005, 53 (18): 7274-7278.

310. Lehner J, Eckersberger C, Walla P. Ambient odor of orange in a dental office reduces anxiety and improves mood in female pacients [J]. Physiology and Behavior, 2000, (71): 83-86.

311. Li Q, Morimoto K, Kobayashi M. Visiting a forest, but not a city, increases human natural killer activity and expression of anti-cancer proteins [J]. International Journal of Immunopathology and Pharmacology, 2008, (21): 117-128.

312. Li S, Tian Y, Wu K, et al. Modulating plant growth-metabolism coordination for sustainable agriculture. [J]. Nature, 2018, 560 (7720): 595-600.

313. Li Y, Yao JY, Han CY, et al. Quercetin, Inflammation and Immunity [J]. Nutrients. 2016, 8 (3): 1-14.

314. Maruzella J, Sicurella N. Antibacterial activity of essential oil vapors [J]. Journal of the American Pharmaceutical Association (Scientific Edition), 1960, 49 (11): 693-695.

315. Mathew S, Abraham T E. Studies on the antioxidant activities of cinnamon (cinnamomum verum) bark extracts, through various in vitro models [J]. Food Chemistry, 2004, (94): 520-528.

316. Migiwa K, Takashi T, Etsumori H. Lemon oil vapor causes an antistress effect via modulating the 5-HT and DA activities in mice [J]. Behavioural Brain Research, 2006, (172): 240-249.

317. Qneibi M, Jaradat N, Hawash M. The Neuroprotective Role of Origanum syriacum L. and Lavandula dentata L. Essential Oils through Their Effects on AMPA Receptors [J].BioMed Research International, 2019, 2019: 5640173.

318. Mottahedin P, Asl A H, Khajenoori M. Extraction of Curcumin and Essential Oil from Curcuma longa Linn. by Subcritical Water via Response Surface Methodology [J]. Journal of Food Processing and Preservation, 2017, 41 (4): 814-821.

319. Mo KB, Li J, Liu FF, et al, Superiority of Microencapsulated Essential Oils Compared With Common Essential Oils and Antibiotics: Effects on the Intestinal Health and Gut Microbiota of Weaning Piglet [J]. Frontiers in Nutrition. 2021, (8): 808106.

320. Nildem K, NihalZekiye E. The Effect of different Amounts of Cinnamon Consumption on Blood Glucose in Healthy Adult Individuals [J]. International Journal of Food Science, 2019, Article ID 4138534, 9.

321. Babaev O, CPiletti Chatain C, Krueger-Burg D. Inhibition in the amygdala anxietycircuitry [J]. Experimental and Molecular Medicine, 2018, 50 (4): 18.

322. Okti H, Tri U, Marla A, et al.Effect of Mangosteen (Garcinia Mangostana Linn.) Peel Extract as an Antibiotic Growth Promoter on Growth Performance and Antibiotic Resistance in Broilers [J].Veterinary World, 2019, 13 (4): 796-800.

323. Passos C P, Yilmaz S, Silva C M, et al. Enhancement of grape Seed Oil Extraction Using a Cell Wall Degrading Enzyme Cocktail [J]. Food Chemistry, 2009, 115 (1): 48–53.

324. Penoel D. Eucalyptus smithi essential oil and its use in aromatic medicine [J]. British Journal of Phytotherapy, 1992, 2 (4): 154–159.

325. Re L, Barocci S, Sonnino S. Linalool modifies the nicotinic receptor–ion channel kinetics at the mouse neuromuscular junction [J]. Pharmacology Research, 2000, (42): 177–182.

326. Brahmachari S, Jana A, Pahan K. Sodium benzoate, a metabolite of cinnamonand a food additive, reduces microglial and astroglial inflammatory responses [J]. The Journal of Immunology, 2009, 183 (9): 5917–5927.

327. Khasnavis S, Pahan K. Sodium benzoate, a metabolite of cinnamon and a food additive, upregulates neuroprotective parkinson disease protein DJ–1 in astrocytes and neurons [J]. Journal of Neuroimmune Pharmacology, 2012, 7 (2): 424–435.

328. Yu SM, Wu TS, Teng CM. Pharmacological characterization of cinnamophilin, a novel dual inhibitor of thromboxane synthase and thromboxane A2 receptor [J]. British Journal of Pharmacology, 1994, 111 (3): 906–912.

329. Segvic K M, Kosalec I, Mastelic J, et al. Antifungal activity of thyme (Thymus vulgarisLinn.) essential oil and thymol against moulds from damp dwellings [J]. Letters in Applied Microbiology, 2007, 44 (1): 36–42.

330. Shin S, Kim JH.In vitroinhibitory activities of essential oils from two KoreanThymusspecies againstantibiotic–resistant pathogens [J]. Archives of Pharmacal Research.2005, 28 (8): 897–901.

331. Takaishi M, Uchida K, Fujita F. et al. Inhibitory effects of monoterpenes on human TRPA1 and the structural basis of their activity [J]. Journal of Physiology Science, 2014, (64): 47–57.

332. Takashi Yamamoto, Tadashi Inui, Tadataka Tsuji. The odor of Osmanthus fragrans attenuates food intake [J]. Scientific Reports, 2013 (3): 1518.

333. Tisserand R. Lavender beats benzodiazepines. International Journal of Aromatherapy [J]. 1988, 1 (1): 1–2.

334. Hiroshi U, Atsumi S, Shunsuke S. Anti–depressive–like effect of 2–phenylethanol inhalation in mice [J]. Biomedicine & Pharmacotherapy, 2019, (111): 1499–1506.

335. Wang Z Y, Zheng H J, Shi S Y, et al. Comparison of Chemical Components of Essential Oil from Ocimum basilicum var. pilosum Extracted by Supercritical CO_2 Fluid and Steam Distillation [J]. Journal of Chinese medicinal materials, 2015, 38 (11): 2327–2330.

336. Weber N, Andersen D, North J. In vitro viricidal effects of Allium sativum [J]. Planta Medica, 1992, 58 (5): 417–423.

337. Wen W, Lu J, Zhang K, Chen S. Grape seed extract inhibits angiogenesis via suppression of the vascular endothelial growth factor receptor signaling pathway [J]. Cancer Prevention Research (Phila), 2008, 1 (7): 554–561.

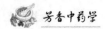

338. Yang Z, Wang F, Yin YX, et al. Dietary Litsea cubeba essential oil supplementation improves growth performance and intestinal health of weaned piglets [J]. Animal Nutrition. 2022, (10): 167-177.

339. Yeruva L, Keon JP, Madhavi B, et al.Delayed cytotoxic effects of methyl jasmonate and cis-jasmone induced apoptosis in prostate cancer cell [J].Cancer Investigation, 2008, 26 (9): 890-899.

340. Zeng ZK, Zhang S, Wang HL, et al. Essential oil and aromatic plants as feed additives in non-ruminant nutrition: a review [J]. Journal of Animal Science and Biotechnology. 2015, (6): 7.

341. Zhang PF, Shi BL, Su JL, et al. Relieving effect of Artemisia argyi aqueous extract on immune stress in broilers. [J]. Journal of Animal Physiology and Animal Nutrition (Berl). 2017, 101 (2): 251-258.

342. Zhao F, Shi B L, Sun D S, et al. Effects of dietary supplementation of Artemisia argyi aqueous extract on antioxidant indexes of small intestine in broilers [J]. Animal Nutrition, 2016, 2 (3): 198-203.

药性分节索引

3. 芳香收涩药

6. 芳香利湿药

7. 芳香温里药

8. 芳香活血化瘀药

9. 芳香补益药

10. 芳香平肝息风药

11. 芳香止血药

12. 芳香理气药

药名拼音索引

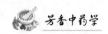

药名笔画索引